儿科急危重症

主　编　刘春峰　魏克伦

科学出版社
北　京

内 容 简 介

本书全面介绍了小儿、新生儿各系统常见急危重症，结合临床新进展，重点阐述了儿科急危重症的诊断要点、治疗要点、紧急处理方法、危重病例的单项指标判定、临床监测和特殊治疗技术，特别是肺疾病介入性治疗、体外生命支持、镇静镇痛等技术，简明实用，内容丰富，适用于中青年儿科医师和基层医师阅读参考。

图书在版编目（CIP）数据

儿科急危重症 / 刘春峰，魏克伦主编 . —北京：科学出版社，2019.10
ISBN 978-7-03-062257-0

Ⅰ . ①儿…　Ⅱ . ①刘…　②魏…　Ⅲ . ①小儿疾病－急性病－诊疗　②小儿疾病－险症－诊疗　Ⅳ . ① R720.597

中国版本图书馆 CIP 数据核字（2019）第 200254 号

责任编辑：郝文娜 / 责任校对：郭瑞芝
责任印制：赵　博 / 封面设计：龙　岩

科 学 出 版 社 出版
北京东黄城根北街 16 号
邮政编码：100717
http://www.sciencep.com
北京虎彩文化传播有限公司印刷
科学出版社发行　各地新华书店经销
*
2019 年 10 月第　一　版　开本：787 × 1092　1/16
2024 年 4 月第五次印刷　印张：35 1/4
字数：816 000
定价：195.00 元
（如有印装质量问题，我社负责调换）

编著者名单

主　编　刘春峰　魏克伦

副主编　许　巍

秘　书　王玉静

编　者（按姓氏笔画排序）

马可泽	王　弘	王　策	王大佳	王玉静
王丽杰	王秀丽	文广富	白　菡	邢艳琳
曲双双	朱俊丞	任　雪	刘　宁	刘　喆
刘绍基	刘春峰	刘雪雁	许　巍	许玲芬
孙　莹	杜　悦	李　宁	李　沫	李　淼
李玖军	李建波	杨　芳	杨　明	杨　妮
杨　敏	吴　捷	何晓光	佟玉静	佟雅洁
辛　颖	宋文良	宋诗蓉	张　丹	张　涛
张青梅	张俊梅	陈　宁	周　楠	单丽沈
赵　莹	赵成广	荣　箭	相　云	贺琳晰
贾慧敏	夏艳秋	徐　刚	徐凤丹	郭明明
裴　亮	滕　旭	魏克伦		

前　　言

儿童急危重症病情变化快，涉及的系统多，基层医师对相关知识需求比较迫切。

中国医科大学附属盛京医院的儿科专家于2005年编写了《儿科急症手册》。在原人民军医出版社出版，这本手册具有内容全面，简明实用，出版后得到业内同仁好评，多次重印，已成为许多年轻医师及基层医师的随身工具用书。

近10年来，儿科急危重症专业的发展日新月异，新的诊治技术随着医学科学的不断发展而不断更新，为适应新学科发展，满足广大青年医师、基层儿科工作者的需要，我们吸取国内外新的医学成就和最新进展，在《儿科急症手册》的基础上重新编写了《儿科急危重症》，本书全面介绍了儿科急危重症的诊断要点、治疗要点、紧急处理方法，增加了新的危重病例的单项指标的判定、临床监测与诊断、特殊治疗技术，尤其是肺疾病介入性治疗、体外生命支持、镇静镇痛技术等，力求内容实用，并与最新儿科急症诊疗规范衔接。

本书凝聚着众多专家、学者的智慧和心血，并经多次推敲、反复讨论修改，总体来说，基本达到了我们编写此书的目的。但随着儿科急危重症医学技术的快速发展，书中肯定还存在不足，我们非常期望广大读者在阅读此书时给出宝贵意见，便于我们再版时改进。

此书的出版如能对儿科急症事业的发展有所裨益，将是我们最大的欣慰。

中国医科大学附属盛京医院
刘春峰　魏克伦
2019年5月

前 言

目　　录

第1章 儿科危重症

第一节 呼吸心搏骤停与心肺脑复苏

呼吸心搏骤停是临床最危急、最严重的疾病状态，呼吸骤停与心搏骤停可先后发生，互为因果，其结果是血液循环及各脏器供血停止，低氧血症，导致各脏器缺血缺氧性损伤及复苏后再灌注损伤，如不及时处理可导致迅速死亡，或由于随后发生的多脏器功能衰竭而死亡，或可能遗留神经系统后遗症。对呼吸心搏骤停的患者必须争分夺秒地采用急救手段恢复心肺功能，并于心肺复苏开始后迅速进行脑损伤的预防及治疗，最终使脑功能恢复，这一急救过程与方法称为心肺脑复苏。

【诊断要点】

1.病史　患儿突然昏迷，刺激或呼叫后无反应，多有相应的前驱病史或有意外损伤病史，如有呼吸困难和面色苍白、发绀或神志改变、抽搐等，或创伤、电击、溺水、窒息、中毒等。

2.查体　完全呼吸心搏停止时，患者昏迷，触诊大动脉搏动或心前区搏动消失，呼吸停止（无胸或腹的起伏运动），瞳孔散大，皮肤黏膜苍白或发绀，听诊心音消失。

3.以下情况也应视为心搏、呼吸骤停的前兆，需要心肺复苏

（1）严重心动过缓，年长儿心率＜30次/分，婴儿心率＜60次/分，新生儿心率＜80次/分。

（2）呼吸过于浅弱、缓慢，呈抽泣样呼吸或呼吸极度困难，虽有呼吸动作，胸部听诊无呼吸音。

4.辅助检查　心电图表现为心室颤动或各种类型的心动过缓或完全停止呈直线。心电机械分离系指心肌完全停止收缩，而心电图仍显示心电活动，表现为不同程度的传导阻滞、室性自搏等，甚至有正常的心电活动，但并不排血，也测不出脉搏和血压，一般预后不良。

【治疗要点】

1.基础生命支持　第一目击者应施行现场急救，给予基础生命支持，即采用人工呼吸及人工心脏按压的方法，以保证包括脑在内的各脏器基本供血及供氧的要求，减少脑及各脏器的损伤，并在可能的条件下尽快建立静脉通道，以便于使用基本抢救药物，待病情稳定后转往条件好的医院。《2010美国心脏协会心肺复苏及心血管急救指南》对于

非专业人员推荐复苏顺序由ABC改为CAB，即现场复苏时可首先进行心脏按压，以免由于通畅气道及人工通气等耽误心脏按压，导致脑等器官缺血时间过长。但对于专业人员应视具体情况决定复苏顺序，多数儿童患者更多的是呼吸原因所致心排停止，因此，首先给予通气是合理的，而对于一个明确的心源性的心排停止，首先进行心脏按压是有益的，但无论什么原因，迅速开始的心肺复苏对预后至关重要。

（1）C（Circulation，人工循环）：胸外心脏按压法是通过向脊柱方向按压胸骨，使心脏内血液被动排出的复苏措施，是目前心肺复苏时最常使用的方法。儿童胸廓组织薄，弹性大，按压时易于改变前后径，正确而有效的按压可使心排血量达正常的30%～40%，而脑组织只需正常供血的15%即能避免永久性损害，但需注意心脏按压的中断时间不得超过10s。

1）婴儿胸部按压：有两种方法，即双指按压法和双手环抱按压法。非专业急救和单人急救时，对婴儿应采用双手指按压法进行胸部按压，按压部位为两乳头连线中点下。双人急救时推荐专业急救者使用双手环抱法。双手环绕婴儿胸部，拇指置于胸骨下1/2处，其余4指分开并环绕胸廓，拇指用力按压胸骨的同时，其余4指给予反向压力以按压胸廓。

2）学龄前与学龄儿童胸部按压：与成人类似，采用单掌或双掌法。患儿仰卧于硬板上，急救者将掌根部置于胸骨下1/2处按压，肘关节呈伸直位，借助体重及肩臂之力垂直向脊柱方向按压，按压幅度均应达到胸廓厚度的1/3～1/2，下压与放松时间大致相等，按压频率为每分钟100次。

3）按压与通气比值：按压与人工呼吸应协调进行，但避免同时按压及人工通气。除新生儿外（按压与通气3∶1），2人抢救时心脏按压与人工通气比为15∶2，1人抢救时按压与通气比应按30∶2进行，更强调持续心脏按压的重要性。患儿建立人工气道后不再按照上述按压、通气周期进行双人急救，其中一人持续给予胸部按压，频率为每分钟100次，另一人给予人工呼吸，频率为每分钟8～10次。注意，按压时手指切勿触及胸壁，避免压力传至肋骨引起骨折，放松时手掌不应离开胸骨，以免按压点移位。用力不可过猛，否则有肝、肺、胃破裂的可能。

自主循环恢复有赖于有效的胸外按压，美国心肺复苏指南强调了有效胸外按压的重要性，即做到有力、速度快、按压后胸壁充分复位，尽量减少对按压的干扰，具体包括以下几点。①用力按压。按压幅度为1/3～1/2胸廓厚度。②快速按压。按压频率为每分钟100次。③每次按压后手完全但轻微抬高胸壁，使胸廓完全回复至原来位置。④胸外按压过程中应尽量减少按压中断，除非建立人工气道或除颤时短暂的停顿，按压中断时间不得＞10s。急救人员疲劳会导致按压频率和深度不足，以及两次按压间胸廓回复不完全。研究显示，即使在急救人员否认感到疲劳的情况下，胸外按压质量亦会在数分钟内下降，因此，新版指南推荐急救人员应轮流进行胸外按压（每人按压约2min），以防因疲劳而导致胸外按压的质量及频率下降；轮换时尽可能快速（＜5s），以尽量缩短胸外按压中断时间。

（2）A（Airway，通畅气道）

1）置患儿头部于轻度后仰位，托起下颌防止舌根后坠阻塞气道，对外伤患儿疑有颈椎损伤时，则不应伸展颈部，采用上推下颌的方法打开气道。

2）清除鼻腔、口咽部分泌物、呕吐物及可见的异物、血块等，可用吸痰管吸引，或用手指或器械取出可见的异物，不推荐盲目用手指探寻异物，有可能将异物推到深部。对完全性气道阻塞的异物吸入，年长儿可采用Heimlich手法，婴儿则推荐拍背和挤压胸部相结合的方法排出异物。现场可用简易管用口吸出分泌物、痰液等，有条件者可行气管插管吸出气道内分泌物，使气道通畅。采用其他方法异物难以排出的完全性上气道阻塞，必要时可采用环甲膜切开法或穿刺法（异物或阻塞在环甲膜以上）。

3）有条件时可使用口咽导气管或鼻咽导气管通畅气道。

（3）B（Breathing，人工呼吸）：儿科呼吸心搏停止的原因中更多的是呼吸衰竭，因此有效的通气常是抢救的关键，甚至不需要心脏按压或给予复苏药物即可挽救患儿生命。

1）口对口人工呼吸：适于现场急救，患儿平卧，肩背稍垫高，头后仰使气道平直（口、咽、气管轴接近一条直线），急救者位于患儿一侧，用手将下颌向上托起（若为婴儿，急救者将手置于颈后，使头略向后伸即可），另一手的拇、示指捏紧患儿鼻孔，深吸气后口与患儿口紧贴，吹入适量气体，至患儿上胸部抬起时停止吹气，随之立即放开鼻孔，呼气靠弹性回缩使肺内气体排出，重复进行上述操作，儿童每分钟15～20次，婴儿每分钟30～40次，吹气应均匀，不可用力过猛。于数次吹气后应缓慢挤压上腹部一次，排出胃内气体。若患儿牙关紧闭，可采用口鼻吹气法，对婴幼儿急救者也可使口完全覆盖患儿口鼻吹气。健康人呼出的气体中含有16%～17%的氧气，肺泡动脉氧分压可达10.7kPa（80mmHg），通气量达患儿正常通气量的2～3倍，足够患儿机体需要。

2）复苏器人工呼吸：急救人员或急诊、儿科重症监护病房（PICU）经常使用的人工通气方法。一般采用复苏器面罩人工通气，是复苏时实行人工正压通气非常有效的方法，其设备简单，容易掌握，是医务人员必须掌握的基本技能。操作者一手固定面罩（大小为从鼻梁到下颌，恰好覆盖口、鼻而不压迫眼，下方不超过下颌）使之与患儿面部紧密接触，并托起下颌，另一手则有节律地挤压、放松气囊。挤压次数及力量视患儿年龄而异。通过观察胸廓起伏及听诊呼吸音强弱，可判断通气量适当与否。常用的气囊通气装置为自膨胀气囊，通常的氧气浓度为30%～40%。气囊尾部可配有储氧装置，保证输送高浓度的氧气。带有储气装置的气囊可以提供浓度为60%～95%的氧气。气囊常配有压力限制活瓣，使捏球压力不超过35～40cmH_2O，可以避免气压伤的发生。

3）气管插管（气管切开）人工呼吸：气管插管或气管切开后使用复苏器进行人工通气，是一种最为有效的通气方式，适于口对口或复苏器人工呼吸效果不佳，或需机械通气，或由于外伤、出血、喉头水肿等不适于口对口或复苏器人工呼吸的情况。目前，在有条件的场所进行人工通气是推荐的最佳方法［如在重症监护室（ICU）、急诊室或转运过程中等］。

心肺复苏有效的标志：①按压的同时可触及颈动脉、股动脉搏动；②扩大的瞳孔缩小，对光反应恢复；③口唇、甲床、面色好转；④肌张力增强或出现不自主运动；⑤自主呼吸出现。

2.进一步治疗或高级生命支持（ALS）　进一步治疗或ALS是在上述基础生命支持的基础上，应用药物等高级生命支持手段力图恢复自主心搏和自主呼吸并使生命指征稳定的过程，这一过程应于基础生命支持开始后迅速进行，甚至同步进行，但部分患儿在进行有效的基础生命支持后可以恢复自主呼吸和心搏，而不必使用药物。

（1）给氧与通气：可通过各种形式给患儿吸氧，如鼻导管、面罩、口咽导气管、喉罩通气、球囊面罩正压通气、气管插管正压通气等。

（2）维持和改善循环

1）继续高质量的胸部按压：只要自主循环未恢复就应持续按压。

2）复苏药物及抗心律失常药物治疗。

a.给药途径：应在原有的静脉通道给药，以争取时间。以利用上腔静脉系统的周围静脉为好，若条件允许也可使用骨髓或气管内给药。由于心内注射的许多不良反应，目前已不被采用。

b.常用药物

肾上腺素：是心肺复苏时最常应用的药物，可兴奋α受体及β受体，具有正性肌力和正性频率作用，可提高血压，其半衰期为2min。用法：首次静脉注射稀释成万分之一浓度，即0.01mg/kg（0.1ml/kg，1 ∶ 10 000溶液），若首次无效，可3～5min重复1次，目前不主张使用大剂量。亦可采取气管内给药，0.1mg/kg，心搏恢复后可持续静脉滴注，速度为0.05～1.0μg/（kg·min）。

阿托品：用于心动过缓或三度房室传导阻滞、有机磷中毒。用法：0.01～0.02mg/kg，最大为0.1mg/kg，5min重复1次，最大剂量儿童1mg、青少年2mg。通常经静脉给药。

碳酸氢钠：目前的观点认为除非心搏呼吸停止时间较长或血气分析证实有严重的代谢性酸中毒，不应常规使用碳酸氢钠，尤其在复苏的最初阶段应慎重使用，否则可能导致医源性高渗、高钠、低钾并加重细胞内酸中毒。用法：在给予基础生命支持及肾上腺素，心搏仍不恢复，无血气分析的情况下，一般先给予5%碳酸氢钠5ml/kg，稀释成等渗液后快速静脉滴入。尽管碳酸氢钠已不作为一期复苏药物，但在患儿有足够通气量，第1次肾上腺素给药后效果不佳时可考虑使用。

钙剂：现已不作为一期复苏药，但在低钙血症、高钾血症、高镁血症时仍可应用。注意其可能导致细胞内钙超载，加重已缺氧细胞的损伤。用法：葡萄糖酸钙100～200mg/kg（10%葡萄糖酸钙1～2ml/kg），最大剂量1次2.0g，氯化钙1次20～50mg/kg（10%氯化钙0.2～0.5ml/kg），最大剂量1次1.0g，注意缓慢静脉滴注。

利多卡因：用于心室颤动及室性心动过速。在抢救后始终听不到心音，除心搏确实未恢复外，还应注意可能有心室颤动，在继续心脏按压的同时做心电图以确定是否有心室颤动。用量：1mg/kg，加5%葡萄糖溶液10ml中心静脉推注，5～10min后可重复用，总药量不超过5mg/kg。

胺碘酮：目前更推荐胺碘酮用于室性心动过速或心室颤动等，剂量5mg/kg［IV/IO（静脉/骨髓）］，可重复使用至12mg/kg，最多不超过300mg。

纳洛酮：用于逆转麻醉药或毒物引起的呼吸抑制及镇静作用，剂量0.1mg/kg，可静脉或气管内给药。

目前不主张给呼吸兴奋药，如洛贝林等，而要采用上述人工通气的方法保持通气，以便缺血缺氧纠正后能逐渐恢复自主呼吸。

（3）电击除颤（复律）：虽然在儿科少见，但心室颤动也可能是心搏骤停的原因，或在复苏当中出现心室颤动、室性心动过速等心律失常，可用电击除颤（复律）。无脉室性心动过速和心室颤动应用非同步，能量首次2J/kg，此后4J/kg。但需注意无论除颤是否成功都应进行5个循环的心肺复苏（CPR）。要尽量减少除颤对CPR的干扰。目前已证实了小婴儿使用除颤仪的安全性，指南推荐最好首先使用手动除颤仪，无手动时可选择衰减型自动除颤仪或标准型自动除颤仪（AED）。

3. 复苏后治疗（PLS）　维持保护各脏器功能，尤其是保护脑功能，最终使脑功能恢复，并进行病因治疗。

（1）维持有效循环、纠正低血压：可通过扩容、纠正酸中毒及给予血管活性药，以及病因治疗等维持血液循环的稳定。多巴胺、多巴酚丁胺是常用的正性肌力药及升压药，用于复苏后血液循环的维持。心电监护在心肺复苏当中很重要，除便于观察心搏是否恢复外，还可及时发现出现的心律失常，及时采取相应的措施。

（2）维持正常通气：必要时给予机械通气，但目前不主张过度通气。

（3）脑复苏：主要措施是为脑组织创造低温、低压的颅内环境，防止水肿加重和颅内压增高，减少脑的氧耗及代谢，消除一切不利于脑功能恢复的内环境紊乱（如低血糖、离子紊乱等），如降温、解痉、脱水疗法（甘露醇、呋塞米等）、激素、维持内环境稳定及高压氧等。体温低于37℃时，温度每下降1℃，脑耗氧量减少7%，低温能降低脑代谢和颅内压、减轻炎症反应等。一旦患儿条件允许应尽可能早地进行亚低温治疗。目标温度32～34℃相对安全。降温的速度目前没有太多限制，如果患儿状态允许，尽快降温到目标温度，而延迟降温是否对治疗不利尚不明确。复温的速度每2小时不要超过0.5℃，以防止脑在过快的复温过程中出现过度灌注和神经源性水肿。亚低温治疗时间多选用24～72h，但对于脑损伤严重，72h仍昏迷的患儿可以适当延长亚低温时间，但原则上不超过5～7d。

（4）其他脏器功能支持：如胃肠功能、肾功能的维持等。

（5）其他：治疗原发病，防止再次发生呼吸心搏骤停。

（刘春峰）

第二节　脓　毒　症

【诊断要点】

脓毒症是导致儿童死亡的主要疾病，严重威胁着儿童的健康。1991年美国危重病学会（Society of Critical Care Medicine，SCCM）和美国胸科医师协会（American College of Chest Physicians，ACCP）召开联席会议，提出脓毒症的概念，即感染所引起的全身炎症反应综合征（systemic inflammatory response syndrome，SIRS）；严重脓毒症是指脓毒症导致的器官功能障碍或组织低灌注；脓毒性休克是指脓毒症诱导的组织低灌注和心血管功能障碍，即“Sepsis-1”。2016年美国医学会发布了最新的脓毒症定义和诊断标准，即“Sepsis-3”。新的定义提出脓毒症是指宿主对感染的反应失调而导致的危及生命的器官功能障碍。Sepsis-3提出感染或可疑感染的患者，当序贯性器官功能衰竭评估（sequential organ failure assessment，SOFA）评分≥2分时（表1-1），即可诊断为脓毒症，即脓毒症=感染+（SOFA≥2分）；并将脓毒性休克定义为脓毒症的一个特定阶段，指出现了严重的循环障碍和细胞代谢异常。脓毒性休克的诊断标准为除外容量不足，仍需要升压药维持平均动脉压（mean arterial pressure，MAP）≥65mmHg（1mmHg=0.133 kPa），伴有血清乳酸水平＞2mmol/L。该诊断标准的要点可应用于儿童脓毒性休克的判定，但血压阈值应根据年龄作相应调整。

表1-1　序贯性器官功能衰竭评估（SOFA）

系统/器官	变量	0分	1分	2分	3分	4分
呼吸系统	PaO_2/FiO_2［mmHg（kPa）］	≥400（53.3）	＜400（53.3）	＜300（40）	＜200（26.7）＋机械通气	＜100（13.3）＋机械通气
血液系统	血小板（$\times10^9$/L）	≥150	＜150	＜100	＜50	＜20
肝脏	胆红素［mg/dl（μmol/L）］	＜1.2（20）	1.2～1.9（20～32）	2.0～5.9（33～101）	6.0～11.9（102～204）	＞12.0（＞204）
中枢神经系统	Glasgow评分	15	13～14	10～12	6～9	＜6
肾脏	肌酐［mg/dl（μmol/L）］	＜1.2（110）	1.2～1.99（110～170）	2.0～3.4（171～299）	3.5～4.9（300～440）	≥5.0（≥440）
	尿量（ml/L）	≥500			＜500	＜200
心血管系统	平均动脉压（mmHg）	≥70	＜70			
	多巴胺［μg/（kg·min）］			≤5	＞5	＞15
	多巴酚丁胺			任何剂量		
	肾上腺素［μg/（kg·min）］				≤0.1	＞0.1
	去甲肾上腺素［μg/（kg·min）］				≤0.1	＞0.1

基于国际指南，结合中国实际情况，中华医学会儿科学分会急救学组、中华医学会急诊医学分会儿科学组、中国医师协会儿童重症医师分会对我国儿科脓毒性休克诊治推荐方案进行部分修订，于2015年提出更新的专家共识。

儿童脓毒性休克诊断，脓毒症患者出现组织灌注不足和心血管功能障碍即可诊断为脓毒性休克，表现为：

（1）低血压：血压<该年龄组第5百分位，或收缩压<该年龄组正常值2个标准差以下。

（2）需用血管活性药物始能维持血压在正常范围［多巴胺＞5ug/（kg·min）］或任何剂量的多巴酚丁胺、去甲肾上腺素、肾上腺素。

（3）具备下列组织低灌注表现中3条：

①心率、脉搏变化：外周动脉搏动细弱，心率、脉搏增快，见表1-2；

②皮肤改变：面色苍白或苍灰，湿冷，大理石样花纹。如暖休克可表现为四肢温暖、皮肤干燥。

③毛细血管再充盈时间（CRT）延长（＞3s）（需除外环境温度影响），暖休克时CRT可以正常。

④意识改变：早期烦躁不安或萎靡，表情淡漠。晚期意识模糊，甚至昏迷、惊厥。

⑤液体复苏后尿量仍<0.5ml/（kg·h），持续至少2h。

⑥乳酸酸中毒（除外其他缺血缺氧及代谢因素等），动脉血乳酸＞2mmol/L。

表1-2　各年龄组特定生理参数和实验室变量

年龄组	心率（次/min）		呼吸频率（次/min）	白细胞计数（$\times10^3$/mm）
	心动过速	心动过缓		
≤1周	＞180	100	＞50	＞34
～1个月	＞180	＜100	＞40	＞19.5或＜5.0
～1岁	＞180	＜90	＞34	＞17.5或＜5.0
～6岁	＞140	NA	＞22	＞15.5或＜6.0
～12岁	＞130	NA	＞18	＞13.5或＜4.5
≤18岁	＞110	NA	＞14	＞11.0或＜4.5

注：NA：不适用；低值取第5百分位，高值取第95百分位。

【治疗要点】

脓毒症治疗原则：控制感染，器官支持治疗。

当发生脓毒性休克时，根据中华医学会儿科学分会急救学组、中华医学会急诊医学分会儿科学组、中国医师协会儿童重症医师分会2015年制订的儿童脓毒性休克（感染性休克）诊治专家共识进行治疗。

1.呼吸支持　确保气道畅通（A），给予高流量鼻导管供氧或面罩氧疗（B）。如鼻导管或面罩氧疗无效，则给予无创正压通气或尽早气管插管机械通气。在插管前，如血流动力学不稳定，应先行适当的液体复苏或血管活性药物输注，以避免插管过程中休克加重。如果患儿对液体复苏和外周正性肌力药物输注无反应，应尽早行机械通气治疗。

Sepsis 3推荐对脓毒症所致急性呼吸窘迫综合征（ARDS）或非ARDS的呼吸衰竭患者，均主张继续贯彻肺保护性通气策略，即小潮气量的机械通气。

2.循环支持

（1）液体复苏

1）首剂首选等渗晶体液（常用0.9%氯化钠）20ml/kg，5～10min静脉输注，然后评估体循环灌注改善情况［意识、心率、脉搏、毛细血管再充盈时间（CRT）、尿量、血压等］。若循环灌注改善不明显，则再给予第2、3次液体，可按10～20ml/kg，并适当减慢输注速度，1h内液体总量可达40～60ml/kg。如仍无效或存在毛细血管渗漏或低蛋白血症，可给予等量5%白蛋白。液体复苏期间严密监测患儿对容量的反应性，如出现肝大和肺部啰音（容量负荷过度），则停止液体复苏并利尿。如有条件可同时监测中心静脉压（CVP）数值的动态变化，液体复苏后CVP升高不超过2mmHg，提示心脏对容量的反应性良好，可以继续快速输液治疗；反之，机体不能耐受快速补液。第1小时液体复苏不用含糖液，若有低血糖可用葡萄糖0.5～1.0g/kg纠正。

初期复苏治疗目标（EGDT）：一旦诊断脓毒性休克，在第1个6h内达到：CRT≤2s，血压正常（同等年龄），脉搏正常且外周和中央搏动无差异，肢端温暖，尿量1ml/（kg·h），意识状态正常。如果有条件进一步监测如下指标并达到：CVP8～12cmH$_2$O，中心静脉混合血氧饱和度（ScvO$_2$）≥70%，心指数（CI）

3.3 ～ 6.0L/（min・m^2），初始液体复苏时血乳酸增高者复查血乳酸至正常水平，血糖和离子钙浓度维持正常。

Sepsis 3未再推荐EGDT，推荐在第1个3h内予以30ml/kg的晶体液开始早期液体复苏。新版指南的一个重要变化是推荐使用动态指标来预测液体反应性（被动抬腿试验、每搏变异度等），而不是使用静态指标如CVP等来指导进一步的液体复苏。

2）继续和维持输液：继续输液可用1/2 ～ 2/3张液体，根据血电解质测定结果进行调整，6 ～ 8h输液速度5 ～ 10ml/（kg・h）。维持输液用1/3张液体，24h内输液速度2 ～ 4ml/（kg・h），24h后根据情况进行调整。在保证通气的前提下，根据血气分析结果给予碳酸氢钠，使pH＞7.15即可。根据患儿白蛋白水平、凝血状态等情况，适当补充胶体液，如白蛋白、血浆等。

（2）血管活性药物：经液体复苏后仍然存在低血压和低灌注，需考虑应用血管活性药物提高和维持组织灌注压，改善氧输送。①多巴胺：用于血容量足够和心脏节律稳定的组织低灌注和低血压患儿。多巴胺对心血管的作用与剂量相关，中剂量［5 ～ 9μg/（kg・min）］可增加心肌收缩力，用于心排血量降低者。大剂量［10 ～ 20μg/（kg・min）］可使血管收缩，血压增加，用于休克失代偿期。根据血压监测调整剂量，最大不宜超过20μg/（kg・min）。②多巴酚丁胺：具有正性肌力作用，用于心排血量降低者，剂量5 ～ 20μg/（kg・min）。多巴酚丁胺无效者，可用肾上腺素。③肾上腺素：小剂量［0.05 ～ 0.3μg/（kg・min）］具有正性肌力作用。较大输注剂量［0.3 ～ 20μg/（kg・min）］用于多巴胺抵抗型休克。④去甲肾上腺素：暖休克时首选去甲肾上腺素，输注剂量0.05 ～ 1.00μg/（kg・min），当需要增加剂量以维持血压时，建议加用肾上腺素或以肾上腺素替换去甲肾上腺素。⑤米力农：属于磷酸二酯酶抑制剂，具有增加心肌收缩力和扩血管作用，用于低排高阻型休克。可先给予负荷量25 ～ 50μg/kg（静脉注射，＞10min），然后以维持量0.25 ～ 1.0μg/（kg・min）静脉输注。⑥硝普钠：当血流动力学监测提示心排血量降低、外周血管阻力增加、血压尚正常时，可给予正性肌力药物加用扩血管药物，以降低心室后负荷，利于心室射血和心排血量增加。一般使用短效制剂，如硝普钠0.5 ～ 8.0μg/（kg・min），应从小剂量开始，避光使用。

Sepsis 3唯一变动的是，推荐在去甲肾上腺素基础上如果仍有低血压，可加用血管加压素（剂量上限0.03U/min）或肾上腺素中的任意一种，以达到目标MAP，或者是加用血管加压素（剂量上限0.03U/min）以降低去甲肾上腺素的用量。

3. *积极抗感染治疗*　诊断脓毒性休克后的1h内应静脉使用有效的抗微生物制剂。需依据流行病学和地方病原的流行特点，选择覆盖所有疑似病原微生物的经验性药物进行治疗。尽可能在应用抗生素前获取血培养（外周、中央或深静脉置管处各1份）或其他感染源培养（如尿液、脑脊液、呼吸道分泌物、伤口渗出液、其他体液等）。降钙素原（PCT）、C反应蛋白（CRP）动态检测有助于指导抗生素治疗。同时，积极寻找感染源，选择合适的影像学检查，尽快确定和去除感染灶，如采取清创术、引流、冲洗、修补、去除感染装置等措施。

新版指南特别强调了脓毒症及脓毒性休克应根据药代动力学/药效动力学优化抗生素应用。

4. *肾上腺皮质激素*　对于液体复苏无效、儿茶酚胺（肾上腺素或去甲肾上腺素）抵抗型休克，或有暴发性紫癜、因慢性病接受肾上腺皮质激素治疗、垂体或肾上腺功能异常的脓毒性休克患儿，应及时应用肾上腺皮质激素替代治疗，可用氢化可的松50mg/（m^2·d），维持剂量3～5mg/（kg·d），最大剂量50mg/（kg·d）静脉输注（短期应用）。也可应用甲泼尼龙1～2mg/（kg·d），分2～3次。对无休克的脓毒症患儿或经足够液体复苏和升压药治疗后血流动力学稳定的脓毒性休克患儿，无须肾上腺皮质激素治疗。

5.控制血糖　脓毒性休克可诱发应激性高血糖，如连续2次血糖超过10mmol/L（180mg/dl），可给予胰岛素静脉输注，剂量0.05～0.1U/（kg·h），血糖控制目标值≤10mmol/L。开始每1～2小时监测血糖1次，稳定后4h监测1次，防止发生低血糖。

新版指南推荐动脉血监测血糖。

6.连续血液净化　脓毒性休克常因组织低灌注导致急性肾损伤（AKI）或急性肾衰竭。在下列情况行连续血液净化治疗（CBP）：①AKI Ⅱ期；②脓毒症至少合并一个器官功能不全时；③休克纠正后存在液体负荷过多经利尿剂治疗无效，可给予CBP，防止总液量负荷超过体重的10%。

新版指南对血液净化技术无相关推荐。其中指出，对肾损伤患者，目前的证据并未证实连续性肾脏替代治疗优于间歇性肾脏替代治疗，因此，脓毒症或脓毒性休克患者伴有肾损伤时采用两种方法均可；无证据表明大剂量优于常规剂量，因此并未推荐高容量血液滤过；无证据证实早期应用效果好于延迟使用。新版指南不推荐将肾脏替代治疗用于仅有血肌酐水平升高或少尿，而无其他明确血液透析指征的脓毒症急性肾损伤患者，强调采用肾脏替代治疗时应更慎重。

7.抗凝治疗　脓毒性休克患儿因内皮细胞损伤常诱发凝血功能异常，尤其易导致深静脉栓塞。儿童深静脉血栓的形成往往与深静脉置管有关，肝素涂层的导管可降低导管相关性深静脉血栓发生的风险。对高危患儿（如青春期前）可应用普通肝素或低分子肝素预防深静脉血栓的发生。如出现血栓紫癜性疾病（包括弥散性血管内凝血、继发性血栓性血管病、血栓性血小板减少性紫癜）时，给予新鲜冷冻血浆治疗。

新版指南明确不推荐对脓毒症和脓毒性休克患者使用抗凝血酶治疗，关于脓毒症和脓毒性休克治疗中使用血栓调节蛋白或肝素，由于缺少证据目前无推荐意见。

8.体外膜肺氧合　对于难治性休克或伴有ARDS的严重脓毒症患儿，如医疗机构有条件且患儿状况允许可行体外膜肺氧合治疗。

9.其他

（1）血液制品：若血细胞比容（HCT）＜30%伴血流动力学不稳定，应酌情输红细胞悬液，使血红蛋白维持100g/L以上。当病情稳定后或休克和低氧血症纠正后，血红蛋白目标值＞70g/L即可。血小板＜10×10^9/L（没有明显出血）或血小板＜20×10^9/L（伴明显出血），应预防性输血小板；当活动性出血、侵入性操作或手术时，需要维持较高血小板（≥50×10^9/L）。

（2）丙种球蛋白：对严重脓毒症患儿可静脉输注丙种球蛋白。

（3）镇痛、镇静：脓毒性休克机械通气患儿应给予适当镇痛、镇静治疗，可降低氧耗和保护器官功能。新版指南推荐对于机械通气的脓毒症患者镇静深度应最小化，无论持续镇静还是间断镇静，以及选定特定的目标镇静状态，应用短效镇静剂如丙泊酚及右美托咪定较应用苯二氮䓬类可能有更好的预后。

（4）营养支持：能耐受肠道喂养的严重脓毒症患儿应及早给予肠内营养支持，如不耐受可给予肠外营养。新版指南更强调肠内营养的重要性，并推荐在喂养不耐受的脓毒症或脓毒性休克患者中使用促动力药，包括甲氧氯普胺（胃复安）和红霉素。肠外营养虽能够提供足够的热量，特别是最初数日存在ICU治疗相关的肠道不耐受而导致喂养不足时，但具有侵入性且与并发症增加有关（包括感染风险增高）。推荐对喂养不耐受或考虑有高误吸风险的脓毒症或脓毒性休克患者放置幽门后喂养管。

（王丽杰）

第三节　急性呼吸衰竭

急性呼吸衰竭是指由于直接或间接原因导致呼吸功能异常，肺脏不能满足机体代谢气体交换的需要，造成动脉血氧分压下降和（或）二氧化碳潴留，并由此引起一系列病理生理改变及代谢紊乱的临床综合征。由于小儿尤其婴幼儿在呼吸系统解剖学、肺力学方面的发育不成熟，易发生呼吸衰竭，急性呼吸衰竭成为儿科危重抢救的主要问题，病死率很高。

【诊断要点】

1.原发病的临床表现　根据原发病不同而异。吸气性喉鸣为上气道梗阻的征象，如喉炎、喉软化及异物吸入等。而呼气延长伴喘鸣是下气道梗阻的征象，如毛细支气管炎及支气管哮喘，若为神经系统疾病则有相应的临床表现。

2.呼吸困难的临床表现　周围性呼吸衰竭表现为呼吸困难、鼻翼扇动、三凹征、点头状呼吸、呻吟等。早期表现为呼吸增快、喘息，以后可出现呼吸无力及缓慢，严重者呼吸停止，一旦呼吸减慢提示呼吸衰竭严重，可很快出现呼吸停止。中枢性呼吸衰竭表现为呼吸节律不齐，可出现潮式呼吸，晚期出现抽泣样呼吸、叹息样呼吸、呼吸暂停及下颌呼吸等。

3.低氧血症的临床表现

（1）发绀：血红蛋白含量正常，一般血氧饱和度降至80%以下时出现发绀。

（2）神经系统表现：烦躁、意识模糊甚至昏迷、惊厥，一般是先兴奋后抑制，可出现嗜睡、反应低下、肌张力低下等。

（3）循环系统表现：心率增快，后可减慢，心音低钝，轻度低氧血症时心排血量增加，严重时减少，血压先增高后期则降低，严重缺氧可致心律失常。

（4）消化系统表现：可有消化道出血，亦可有肝功能损害，合并转氨酶升高。

（5）肾功能损害：尿中出现蛋白、白细胞及管型，少尿或无尿。严重缺氧可引起急性肾小管坏死，出现肾衰竭。

4.高碳酸血症的临床表现

（1）早期可有头痛、烦躁、摇头、多汗、肌震颤。

（2）神经精神异常：淡漠、嗜睡、谵语，严重者可有昏迷、抽搐、视盘水肿。严重者可有脑疝的相应症状及体征。

（3）循环系统表现：心率增快，心排血量增加，血压上升。严重时心率减慢。

5.血气指标

（1）Ⅰ型呼吸衰竭：低氧血症性呼吸衰竭，PaO_2＜8.0kPa（60mmHg），SaO_2＜85%。

（2）Ⅱ型呼吸衰竭：既有低氧血症又有高碳酸血症性呼吸衰竭，PaO_2≤8.0kPa，$PaCO_2$≥8.0kPa（60mmHg）。

（3）临床经常可见的单纯高碳酸血症而无明显低氧血症，在小婴幼儿中更多见，常由于通气障碍所致，$PaCO_2$≥6.65kPa（50mmHg）。虽然目前未归类，但应该视为呼吸功能障碍或呼吸衰竭的前兆，给予必要的改善通气的治疗。

以上血气指标是在海平面、安静、不吸氧状态下所测结果，若正吸氧时判断有无低氧血症则可计算PaO_2/FiO_2（动脉氧分压/吸入氧浓度）比值，正常＞300，若＜250则提示有呼吸衰竭。此外，$PA\text{-}aDO_2$（肺泡-动脉血氧分压差）也可判断有无弥散障碍和通气/血流失调，正常值＜2.0kPa（15mmHg），＞2.0kPa提示有肺内分流。

【治疗要点】

1.病因治疗　治疗原发病，如肺炎应给予抗生素控制感染，哮喘患儿应用激素及气管解痉剂，气胸、脓胸等要引流。

2.保持气道通畅，改善通气功能

（1）保持气道开放的体位，若口、鼻腔分泌物较多，应用吸痰器吸出，喉炎、会厌炎等引起的上气道梗阻，必要时应气管插管或切开。

（2）湿化气道

1）可用加温湿化器加温湿化吸入的氧气，多用于面罩（或头涵）吸氧或气管插管，简易T形管吸氧或鼻塞持续气道正压通气（CPAP）时。

2）超声雾化吸入：由气道痉挛或气管黏膜水肿导致的呼吸困难可根据需要给予布地奈德吸入溶液、气管扩张及吸入治疗等；雾化时要注意供氧，否则会加重低氧血症。

（3）帮助排痰，定时翻身（每2小时翻身1次）拍背吸痰。气管切开或插管者应定时气道冲洗吸痰。

3.氧疗　根据患儿状态及缺氧程度可选用鼻导管、面罩及头涵。吸入氧浓度（FiO_2）一般为30%～60%，氧流量2～10L/min。应严格掌握吸入氧浓度，最好用测氧仪测得，原则上以能维持血氧分压在8.0～10.7kPa（60～80mmHg）的最低吸入氧浓度为宜，以防氧中毒发生。另外，氧流量越大，吸入气的湿化程度要求越高，氧疗时应注意。鼻导管吸氧，氧流量与吸氧浓度大致呈如下关系：

$$\text{吸入氧浓度（\%）}=21+4\times\text{氧流量（L/min）}$$

若经上述措施后仍有低氧血症则应考虑机械通气。

呼吸衰竭严重或呼吸停止时按心肺复苏的要求治疗。

4.药物治疗

（1）纠正酸碱平衡紊乱：呼吸衰竭时的酸碱平衡紊乱主要为呼吸性酸中毒，可通过改善通气予以纠正。混合性酸中毒或代谢性酸中毒时，可适当应用碱性药物。值得注意的是，较长时间的呼吸性酸中毒后，机体通过代偿机制可致代谢性碱中毒，有时pH可达7.5以上，同时可有低氯、低钾等，因此可适当补充10%KCl，或适量生理盐水，代谢性碱中毒严重者可酌情静脉滴注适量盐酸精氨酸。气道梗阻未纠正，碳酸氢钠要十分谨慎使用，以免引起二氧化碳过度潴留。

（2）其他药物：颅内高压时应用脱水降颅压药物，循环障碍时可应用心血管活性药物，液体一般控制在60～80ml/（kg·d）。对于烦躁患儿可适当使用镇静剂，一般用水合氯醛、地西泮等，因可抑制呼吸应慎用。

（3）呼吸兴奋剂：有了机械通气后，尤其在儿科，基本不再应用呼吸兴奋剂。呼吸兴奋剂必须慎用，其对神经肌肉病引起的急性呼吸衰竭无效，常用药物为尼可刹米（可拉明）、洛贝林（山梗菜碱）、二甲弗林（回苏灵）、氨茶碱等。应首先改善气道阻塞，而后用呼吸兴奋剂，否则会增加呼吸肌无效做功，使呼吸肌疲劳，反而加重呼吸衰竭。

5.经鼻高流量氧疗（HFNC） 低氧性呼吸衰竭的患儿，自主呼吸力量和频率足够时可首先使用；可提供21%～100%的氧浓度，可调节加温加湿，氧气流量可在2～70L/min间调整。呼吸道梗阻，评估肺部病变进展很快需要压力特别是呼气末正压支持时，不考虑使用。

6.无创机械通气 可保持患儿呼气末正压通气（PEEP），增加功能残气量，也可为患儿提供一定的吸气相压力支持，减少呼气肌肉做功和氧耗、降低呼吸频率，前者称为CPAP，后者称为BiPAP。同时，可以减轻肺水肿，因增加肺泡内气体总体压力减少了肺泡和肺毛细血管氧分压差。PEEP值多设定为2～5cmH_2O，也可以高至6～8cmH_2O。主要适用于病情相对轻的急慢性呼吸衰竭；有创机械通气撤机后的过渡；先天性心脏病或神经肌肉疾病需要减轻呼吸做功或者肌肉能力稍差时；呼吸暂停偶尔伴发低氧血症者；百日咳剧烈咳嗽喘憋明显者等。已经无自主呼吸、严重昏迷、气道畸形或梗阻、血流动力学不稳定、腹部手术、对无创通气的鼻塞或面罩不耐受者不适用。

7.有创机械通气 一般来说用常规方法治疗呼吸衰竭无效或疗效不佳时可考虑使用呼吸机，呼吸机的使用大大降低了呼吸衰竭患儿的病死率，成为重症抢救室最常用的抢救技术手段之一。有下列情况之一可考虑行机械通气。

（1）呼吸频率下降仅及正常的1/2以下时。

（2）呼吸极微弱，双肺呼吸音弱。

（3）频繁呼吸暂停或呼吸骤停。

（4）虽使用高浓度氧亦不能使发绀缓解。

（5）病情急剧恶化，经上述治疗无效。

（6）血气指标：$PaCO_2$＞8.0kPa（60mmHg），FiO_2为60%，PaO_2＜8.0kPa（60mmHg）。

需要指出的是，既不能随意行机械通气，也不可把机械通气当作临终前的抢救手段，而要掌握最佳时机并遵循个体化原则。

8.气管插管及气管切开指征 难以解除的上气道梗阻，需要清除大量下呼吸道分泌物；吞咽麻痹、呼吸肌麻痹或昏迷严重；需要机械通气。

（许 巍）

第四节 急性呼吸窘迫综合征

急性呼吸窘迫综合征（acute respiratory distress syndrome，ARDS）是在严重感染、休克、创伤等非心源性疾病过程中，肺毛细血管内皮细胞和肺泡上皮细胞损伤造成弥漫性肺间质及肺泡水肿，导致的急性低氧性呼吸功能不全或衰竭。ARDS的主要病理特征为肺微血管通透性增高而导致的肺泡渗出液中富含蛋白质的肺水肿及透明膜形成，并伴有肺间质纤维化。病理生理改变以肺容积减少、肺顺应性降低、肺内分流增加及严重的通气/血流比值失调为主。严重的肺部感染是引起小儿ARDS的最常见的直接原因。

【诊断要点】

诊断标准　在成人柏林方案的基础上，结合儿科疾病的特点，在2015年形成了儿童ARDS诊断国际共识（表1-3），并且列举了可能发展为儿童ARDS的潜在风险（表1-4）。

表1-3　2015年儿童ARDS（PARDS）诊断国际共识

<table>
<tr><td>年龄</td><td colspan="4">除外围生期相关性肺疾病患儿</td></tr>
<tr><td>发病时间</td><td colspan="4">已知临床损害发生7d以内</td></tr>
<tr><td>肺水肿原因</td><td colspan="4">呼吸衰竭，无法完全用心力衰竭或者液体超负荷来解释</td></tr>
<tr><td>胸部影像学</td><td colspan="4">胸部影像学发现与肺实质疾病一致的新发浸润影</td></tr>
<tr><td rowspan="3">氧合</td><td>无创机械通气</td><td colspan="3">有创机械通气</td></tr>
<tr><td>PARDS（无严重程度分级）</td><td>轻</td><td>中</td><td>重</td></tr>
<tr><td>全面罩双水平正压通气
或CPAP＞5cmH_2O，PF比 ≤300，SF比≤264</td><td>4≤OI＜8
5≤OSI＜7.5</td><td>8≤OI＜16
7.5≤OSI＜12.3</td><td>OI≥16
OSI≥12.3</td></tr>
<tr><td colspan="5">特殊疾病</td></tr>
<tr><td>紫绀型心脏病</td><td colspan="4">符合以上年龄、发病时间、肺水肿原因，以及胸部影像学的标准，且急性氧合障碍不能用自身的心脏疾病来解释</td></tr>
<tr><td>慢性肺疾病</td><td colspan="4">符合以上年龄、发病时间、肺水肿原因，胸部影像学表现为新发浸润影，且氧合水平从患者自身基线水平有明显下降，符合以上氧合障碍标准</td></tr>
<tr><td>左心功能障碍</td><td colspan="4">符合以上年龄、发病时间、肺水肿原因，胸部影像学表现为新发浸润影，氧合障碍符合以上标准且不能用左心功能障碍来解释</td></tr>
</table>

注：OI为氧合指数；OSI为氧饱和度指数。

目前该诊断标准均是基于有创正压通气下的，对于未进行机械通气儿童，确实可能很快进展为ARDS者，给予了风险评估（表1-4）。

表1-4　2015年儿童ARDS（PARDS）的潜在风险

<table>
<tr><td>年龄</td><td colspan="3">除外围生期相关性肺疾病患儿</td></tr>
<tr><td>发病时间</td><td colspan="3">已知临床损害发生7d以内</td></tr>
<tr><td>肺水肿原因</td><td colspan="3">呼吸衰竭，无法完全用心力衰竭或者液体超负荷来解释</td></tr>
<tr><td>胸部影像学</td><td colspan="3">胸部影像学发现与肺实质疾病一致的新发浸润影</td></tr>
<tr><td rowspan="3">氧合</td><td colspan="2">无创机械通气</td><td>有创机械通气</td></tr>
<tr><td>鼻面罩
CPAP或BiPAP</td><td>面罩、经鼻气管插管或高流量吸氧</td><td rowspan="2">供氧后SpO_2＞88%，
但OI＜4或OSI＜5</td></tr>
<tr><td>FiO_2≥40%才能使SpO_2达到88%～97%</td><td>SpO_2达88%～97%，所需氧流量：
＜1岁为2L/min
1～5岁为4L/min
5～10岁为6L/min
＞10岁为8L/min</td></tr>
</table>

【治疗要点】

1.积极治疗原发病　主要措施包括①控制感染：对肺部感染、脓毒症等应早期、足量、联用抗生素，避免导致不敏感菌的繁殖或二重感染。②积极抢救休克，改善微循环，适当补充血容量，避免液体输入过大、过快。胶体液和晶体液应合理应用。③及时正确处理创伤，如清创、骨折固定等。④必须输血时，切忌过量，滴注速度不宜过快，最好输入新鲜血液尤其是需大量输血时。库存1周以上的血液含微型颗粒，这些微型颗粒能引起微栓塞，损害肺毛细血管内皮细胞，必须应用时宜用微过滤器。

2.呼吸支持治疗　有效的脏器功能支持尤其是呼吸功能的支持是ARDS治疗的中心环节。

（1）氧疗：使PaO_2达到60～80mmHg。首先使用鼻导管，之后采用面罩或头涵吸氧，但常常难以奏效。

（2）机械通气：仍然是最主要的呼吸支持手段。

1）机械通气的时机选择及体位：ARDS患儿经高浓度吸氧（＞50%）仍不能改善低氧血症（PaO_2＜60mmHg）时，应积极气管插管进行有创机械通气。

取半卧位可显著降低机械通气患者呼吸机相关性肺炎（VAP）的发生。采用30°～45°半卧位。在循环功能稳定、人机协调性较好的情况下，应尽量保留自主呼吸。

俯卧位通气（prone position ventilation，PPV）：俯卧位通气通过降低胸腔内压力梯度、促进分泌物引流和肺内液体移动，可明显改善氧合。为保证ARDS患者在俯卧位时处于安静状态，对耐受差的患者可给予适量镇静剂或肌松剂。

2）肺保护性通气策略：机械通气本身作为损伤因素也可以加重肺损伤。机械通气相关性肺损伤（ventilator-induced lung injury，VILI）主要为压力伤、容积伤、不张伤和生物伤，前三者都属于机械性损伤，后者属于生物性损伤。要点包括以下。

a.潮气量通气（low tidal volume，LTV）：限制其气道平台压，一般潮气量为6～8ml/kg，气道平台压＜30～35cmH_2O，防止肺泡过度膨胀。潮气量减少后引起的每分通气量减少可通过适当增快呼吸频率来代偿。

b.允许性高碳酸血症（permissive hypercapnia，PHC）：是指采用低容限压控制通气策略，在保证氧合的同时，允许动脉血二氧化碳分压（$PaCO_2$）在一定范围内缓慢升高。PHC是肺保护性通气策略的结果，并非ARDS的治疗目标。一般$PaCO_2$不超过9.33kPa（70mmHg），若pH＜7.2持续24h肾脏仍未进行代偿，可考虑静脉输注碳酸氢钠。

3）肺复张（recruitment maneuver，RM）：采用RM手法促进ARDS患者塌陷肺泡复张及改善氧合是ARDS常用的治疗手段，通常在实施肺保护通气策略的基础上进行。临床应用比较成熟的是控制性肺膨胀技术和PEEP递增法。在吸气时使用一次或反复多次的气道高压迅速复张塌陷的肺泡，增加肺容量和功能残气量，提高氧合及肺顺应性，即控制性肺膨胀技术，成人推荐吸气压为30～45cmH_2O、持续时间30～40s。PEEP递增法则是在限制气道峰值压40～45cmH_2O的前提下，逐步升高PEEP水平，每次增加5cmH_2O，直到PEEP达到30～40cmH_2O，然后再逐渐降低PEEP，每次调整PEEP后，维持30～60s。使用RM后，复张的肺泡维持在开放状态的时间主要与PEEP水平有关。

如果PEEP高于肺泡临界关闭压水平，一次RM的效果最长可维持4h。

4）最佳PEEP的应用：ARDS应采用能防止肺泡塌陷的最低PEEP。最佳PEEP的选择强调个体化的设置，要综合考虑患者呼吸力学（P-V曲线形状）、循环状况及全身情况、肺形态学等。常用方法如下：

a.根据最佳氧合选择最佳PEEP。在原呼吸机参数基础上或从低水平（3～5cmH_2O）开始，调节FiO_2，使SpO_2至85%，再逐渐增加PEEP（每次2cmH_2O），并降低吸入氧浓度，使FiO_2＜50%，SpO_2＞85%，心排血量无明显减少，最后稳定30min再测血气，直至达最佳。

b.根据压力-容积（P-V）曲线选择。理论上最佳PEEP的选择根据肺静态P-V曲线吸气相找出低位拐点高所对应的压力Pflex，然后将PEEP定位在Pflex＋2cmH_2O的水平，经验设置为8～12cmH_2O。

c.其他。例如，通过测定肺复张容积来选择最佳PEEP。

5）通气模式：持续气道正压通气（continuous positive airways pressure，CPAP）或呼气末正压通气（positive end expiratory pressure，PEEP）为首选，间歇正压通气（intermittent positive pressure ventilation，IPPV）为常用的通气模式。当呼吸机参数处于非安全范围时，应针对不同的病理生理机制及时应用或加用其他通气模式或支持方式。

a.非侵入性正压通气（noninvasive positive pressure ventilation，NPPV）：适用于神志清醒、自主呼吸能力强的患者，可避免有创通气和VAP的发生。但迄今为止，尚无足够的数据显示NPPV可以作为ARDS导致的急性低氧性呼吸衰竭的常规治疗方法，ARDS患者应慎用NPPV。

b.压力预置型通气（pressure preset ventilation，PPV）：与定容型通气模式相比，压力波形近似方形，产生同样潮气量所需压力明显降低，且有吸气末正压功能，流量多为递减波，人机顺应性较好，故已逐渐成为临床上首选的通气模式。

c.压力支持通气（pressure support ventilation，PSV）：该通气模式需要患者的自主呼吸触发，触发后患者每次吸气时呼吸机给予一定的支持压力，呼吸频率完全决定于患者，潮气量的大小决定于压力大小和患者的呼吸力量，但需注意应用该模式时需患者有较好的自主呼吸触发能力。PSV时人机易于同步，提供的吸气流量为减速波形，有利于气体交换和增加氧合。PSV可保证ARDS时非均质的肺内各区带的气道压不会超过预定吸气压值，从而减少VILI的发生。

d.反比通气（inverse ratio ventilation，IRV）：吸气时间超过1/2呼吸周期称为反比通气。IRV理论上可使气道平均压增高，肺内分流减少，而伴以较低的PEEP和吸气压（PIP）水平。此外，因呼气时间缩短，产生内源性PEEP（PEEPi），可增加功能残气量（functional residual capacity，FRC）。但其与自主呼吸不能协调，且可能对血流动力学产生影响，故主要用于正比通气无效的患者。

e.双相正压通气（biphasic positive airway pressure，BiPAP）：是使患者的自主呼吸交替地在两种不同的气道正压水平上进行，以两个压力水平间转换引起呼吸容量的改变而达到机械通气的辅助作用，其实质是自主呼吸＋双水平的持续气道正压通气。在不同通气条件下有不同的通气模式，可满足从指令到间歇指令和自主呼吸的不同需要，提高了人机配合度。同时，BiPAP可实施低潮气量通气，降低气道压力，防止VILI的发生。

6）辅助通气措施

a.吸入一氧化氮（NO）：可选择性扩张肺血管，NO分布于肺内通气良好的区域，可扩张该区域的肺血管，显著降低肺动脉压，减少肺内分流，改善通气血流比例失调，并且可减少肺水肿形成。但是氧合改善效果仅限于开始NO吸入治疗的24～48h。目前的研究证实吸入NO并不能改善ARDS的病死率。因此，吸入NO不宜作为ARDS的常规治疗手段，仅在一般治疗无效的严重低氧血症时可考虑应用。一般吸入浓度从5ppm（1ppm＝1mg/L）开始，视病情逐渐增加，最大不宜超过40ppm。治疗前宜先测定患者对NO的反应性（PaO_2/FiO_2增高＞20%为有反应）。其禁忌证包括高铁血红蛋白清除障碍；有出血倾向、颅内出血及严重左心衰者慎用；ARDS早期，吸入NO可能因扩张血管使有害物质在肺内扩散时慎用。

b.高频通气（high frequency ventilation，HFV）：指通气频率≥4倍正常频率的辅助通气，包括高频喷射通气（high-frequency jet ventilation，HFJV）、高频正压通气（high-frequency positive pressure ventilation，HFPPV）和高频震荡通气（high frequency oscillation ventilation，HFOV），其可在一定范围内纠正肺泡萎陷，改善气体交换。HFOV是近年来应用于临床的一种新的模式，以500～3000次/分的高频活塞泵运动，将少量气体（20%～80%解剖无效腔量）送入和抽出气道，可明显改善氧合，且具有较低的气道压力，可减少肺气压伤。目前有学者建议ARDS患者应早期应用高频通气，以减少气压伤及气漏的发生。其并发症包括气压伤、低血压、黏液嵌塞、坏死性气管支气管炎、肺不张等。

c.液体通气（liquid ventilation，LV）：部分液体通气是在常规机械通气的基础上经气管插管向肺内注入相当于功能残气量的全氟碳化合物，然后进行正压通气，以降低肺泡表面张力，促进肺重力依赖区塌陷肺泡复张，增加肺顺应性和改善气体交换，可作为严重ARDS患者常规机械通气无效时的一种选择。

d.体外膜氧合技术（extracorporeal membrane oxygenation，ECMO）：是一种呼吸循环支持技术，采用静脉-动脉高流量分流建立体外循环，以改善氧合、减轻肺负担、利于肺功能恢复，可作为常规治疗无效时严重呼吸循环衰竭患者的治疗手段。但有研究显示，ECMO并不改善ARDS患者预后。随着ECMO技术的改进，ECMO在新生儿呼吸衰竭的治疗中也取得了良好效果。ECMO的禁忌证包括：①严重的出血性并发症；②免疫功能严重抑制；③不可逆的脑损伤；④严重的慢性肺疾病。其主要并发症是出血、血栓形成和各种感染。近年来由于肺保护通气策略和NO吸入的实行，小儿ARDS应用ECMO的数量有所减少。

3.*药物治疗*　尚缺乏临床公认的有效的ARDS药物治疗方案，目前研究较多的药物主要包括以下几种。

（1）糖皮质激素：具有广泛的抗炎性、减轻肺毛细血管渗透性，抑制多形核中性粒细胞（PMN）、血小板聚集及微血栓形成，增加肺表面活性物质合成，减轻微小肺不张的作用。理论上讲，糖皮质激素对ARDS的治疗是有益的，但几个多中心随机对照研究均证实糖皮质激素用于预防和早期治疗ARDS是无效的。一度认为糖皮质激素有可能对ARDS后期的炎症反应和纤维化过程具有抑制作用，但最近的大规模随机对照研究表明ARDS后期应用糖皮质激素尽管能够部分改善氧合，但并不降低病死率，甚至可能增加病死率。因此，不推荐常规应用糖皮质激素预防和治疗ARDS，但对于过敏原因导致的ARDS患者，早期应用糖皮质激素的经验性治疗可能有效。此外，感染性休克并发ARDS的患者，如合并肾上腺皮质功能不全，可考虑应用替代剂量的糖皮质激素。

（2）肺泡表面活性物质：ARDS患者存在肺泡表面活性物质减少或功能丧失，易引起肺泡塌陷。肺泡表面活性物质能降低肺泡表面张力，减轻肺炎症反应，阻止氧自由基对细胞膜的氧化损伤。因此，补充肺泡表面活性物质可能成为ARDS的治疗手段。但目前肺泡表面活性物质的应用仍存在许多尚未解决的问题，如最佳用药剂量、具体给药时间、给药间隔和药物来源等，还不能将其作为ARDS的常规治疗手段。

（3）前列腺素E_1：前列腺素E_1（PGE_1）不仅是血管活性药物，还具有免疫调节作用，可抑制巨噬细胞和中性粒细胞的活性，发挥抗炎作用。但是PGE_1没有组织特异性，静脉注射PGE_1会引起全身血管舒张，导致低血压。目前认为只有在ARDS患者低氧血症难以纠正时，才考虑吸入PGE_1治疗。

（4）*N*-乙酰半胱氨酸和丙半胱氨酸：抗氧化剂*N*-乙酰半胱氨酸（NAC）和丙半胱氨酸（procysteine）通过提供合成谷胱甘肽（GSH）的前体物质半胱氨酸，提高细胞内GSH水平，依靠GSH氧化还原反应来清除体内氧自由基，从而减轻肺损伤。但尚无足够证据支持NAC等抗氧化剂用于治疗ARDS。

（5）环氧化酶抑制剂：布洛芬等环氧化酶抑制剂，可抑制ARDS患者血栓素A_2的合成，并对炎症反应有强烈的抑制作用。但临床研究显示，布洛芬既不能降低危重患者ARDS的患病率，也不能改善ARDS患者的生存率。因此，布洛芬等环氧化酶抑制剂尚不能用于ARDS常规治疗。

（6）细胞因子单克隆抗体或拮抗剂：炎性细胞因子在ARDS发病中具有重要作用。但有关细胞因子单克隆抗体或拮抗剂是否能够用于ARDS的治疗，目前尚缺乏临床研究证据。因此，不推荐将细胞因子单克隆抗体或拮抗剂用于ARDS治疗。

（7）己酮可可碱及其衍化物利索茶碱：己酮可可碱（pentoxifylline）及其衍化物利索茶碱（lisofylline）均可抑制中性粒细胞的趋化和启动，减少促炎因子肿瘤坏死因子（TNF-α）、白细胞介素-1（IL-1）和白细胞介素-6（IL-6）等释放，利索茶碱还可抑制氧自由基释放。但目前尚无随机对照试验（RCT）证实己酮可可碱、利索茶碱对ARDS的疗效。因此，己酮可可碱或利索茶碱不推荐用于ARDS治疗。

（8）重组人活化蛋白C：重组人活化蛋白C（rhAPC，或称drotrecogin alfa）具有抗血栓、抗炎和纤溶特性，已被试用于治疗严重感染。但rhAPC治疗ARDS的Ⅱ期临床试验正在进行。因此，尚无证据表明rhAPC可用于ARDS治疗。

（9）酮康唑：是一种抗真菌药，可抑制白三烯和血栓素A_2合成，同时还可抑制肺泡巨噬细胞释放促炎因子，但目前仍没有证据支持酮康唑可用于ARDS常规治疗，同时为避免耐药，对于酮康唑的预防性应用也应慎重。

（10）鱼油：鱼油富含ω-3脂肪酸，如二十二碳六烯酸（DHA）、二十碳五烯酸（EPA）等，也具有免疫调节作用，可抑制二十烷花生酸样促炎因子释放，并促进PGE_1生成。研究显示，肠内补充EPA和γ-亚油酸可以显著改善急性肺损伤（ALI）和严重感染、感染性休克患者的氧合、肺顺应性，明显缩短机械通气时间与ICU住院时间，并有降低病死率的趋势。

4.对症治疗

（1）液体管理：高通透性肺水肿是ARDS的病理生理特征，肺水肿的程度与ARDS的预后呈正相关，因此，在维持循环稳定、保证组织器官灌注的前提下，通过积极的液体管理，改善ARDS患者的肺水肿具有重要的临床意义。在保证组织器官灌注前提下，以最低有效血容量来维持循环功能，实施限制性的液体管理（利尿和限制补液），实现液体轻度负平衡，有助于改善ARDS患者的氧合和肺损伤。应用利尿减轻肺水肿的过程可能会导致心排血量下降，器官灌注不足，因此，ARDS患者的液体管理必须考虑到二者的平衡，必须在保证脏器灌注的前提下进行。有条件情况下，应监测血流动力学变化来指导补液量，同时注意患者的精神状态、尿量和血气分析等监测。

（2）营养支持治疗：ARDS患者处于一种应激和高代谢状态，营养不良将导致呼吸肌疲劳和多脏器衰竭，应及时给予全身营养支持治疗，如病情允许，应尽量经口摄取或以鼻胃管供给营养；在有消化道出血和消化功能极度低下时，可给予静脉营养。ARDS患者早期不宜应用白蛋白制剂，宜选用复方氨基酸溶液为静脉营养补充，有研究认为谷氨酸和精氨酸可能是ARDS患者有益的饮食添加剂；碳水化合物的供给应适量，因过量的葡萄糖可加重呼吸负担，甚至造成脱机过程中的高碳酸血症；脂肪代谢的呼吸商较葡萄糖低，对呼吸衰竭患者影响较小。

（3）控制体温：充分镇静，必要时应用肌松剂；合并心功能不全时，需使用血管活性药物如多巴胺、多巴酚丁胺等；保持内环境稳定；合并凝血紊乱时可使用抗凝治疗，常用小剂量肝素持续静脉滴注。

（4）持续性血液净化：理论上讲，ARDS患者血液中存在着大量中分子的炎性介质，可加重或导致肺及其他脏器功能障碍或衰竭。持续性血液净化在高容量血液滤过的情况下，可清除大部分相对分子量为1万～30万的中分子细胞因子，还可通过吸附机制清除炎症细胞因子，减少肺血管外的肺水含量、维持内环境稳定和机体容量调节，但其确切疗效尚待进一步研究。

（许　巍）

第五节　休　克

休克是指由感染、失血、失水、心功能不全、过敏、创伤等多种病因引起的有效循环血量急剧减少，并导致急性全身性微循环障碍，使维持生命的重要器官供血不足、严重缺血、缺氧而产生代谢障碍与细胞受损的病理状态，其各因素间可相互影响、互为因果，甚至形成恶性循环，导致多系统器官功能障碍或衰竭，是致死的重要原因。尤其是感染性休克，在儿科仍有较高的发病率及病死率，是临床治疗的难点问题。

【休克分类】

1.低血容量性休克　多由于大量失血、失液所致，如大量出血、频繁呕吐、腹泻、大面积烧伤、血浆广泛渗出等。

2.分布异常性休克（血管源性休克）　并没有明显的体液大量丧失，而是由于体内血液分布异常，导致有效循环血量相对不足，如感染性休克、过敏性休克、神经源性休克等。一方面是由于毛细血管通透性增强，大量血浆成分外渗到组织间隙中，另一方面，机体在受到某些损害因素刺激后，通过神经反射或体液调节，引起内脏血管广泛扩张，甚至使原来处于关闭状态的血管也出现扩张，使大量血液淤滞在扩张的微血管床内或组织间隙中，使参加有效循环的血量急剧降低而引起休克。

3.心源性休克　是由于心脏泵血功能不足、心排血量降低所致休克，如暴发性心肌炎、心脏压塞、心律失常以及各种先天性心脏病所致心力衰竭。

【诊断要点】

1.原发病的临床表现　原发病如感染性休克有感染中毒症状，低血容量性休克有腹泻、呕吐及脱水症状或大出血、贫血表现，心源性休克有心脏原发病的症状及体征。

2.组织器官低灌注的表现　包括皮肤、脑、肾及脉搏、心率等的改变。皮肤低灌注可有面色苍白或青灰、四肢凉、皮肤花纹、毛细血管再充盈时间延长。脑低灌注可有烦躁或淡漠，反应迟钝、神志不清或昏迷、惊厥等。尿量减少是肾等脏器低灌注的重要表现。脉搏是反映心排血量及灌注的重要指标，休克时脉快、弱，早期外周搏动减弱，晚期中心动脉搏动减弱或消失是心搏即将停止的危险信号，心率快，可有心音低钝，重者血压下降，脉压变小。由于组织缺血缺氧可出现呼吸急促。

3.多系统器官功能障碍的表现　多系统器官功能障碍可出现心力衰竭、呼吸衰竭（重者可出现ARDS），脑功能障碍，肝、肾功能障碍，弥散性血管内凝血（DIC）等。

4.休克的分期　一般根据有无血压下降分为休克代偿期（血压正常或略低，血压下降＜20mmHg）及休克失代偿期（血压明显下降）。一般在休克失代偿期可出现各脏器的功能不全。难治性休克期（顽固性休克）是指用常规的抗休克综合治疗措施难以纠正，或反复发生休克，最后休克难以回逆的阶段。难治性休克是当前休克研究和临床治疗的难点，此期常有多脏器功能衰竭。

【休克时的监测】

1.常规监测　心搏、脉搏、呼吸、血压、脉压、毛细血管再充盈时间以及核心、外周温差等应不少于每15～30分钟测定1次，直到病情稳定。如有监护设备则应持续监测，还应监测心电图、血氧饱和度。尤其在无有效血流动力学监测条件时，经常听心音、摸脉搏强弱，测定毛细血管再充盈时间及监测血压、脉压，对初步判断休克程度、治疗效果及有无心功能障碍具有重要意义。

2.血流动力学监测

（1）中心静脉压（CVP）：是右心前负荷的指标，正常值为0.49～1.18kPa（6～12cmH_2O），＜6cmH_2O提示血容量不足；＞12cmH_2O提示心力衰竭，液量过多。CVP是判断休克时血容量及是否心功能不全的简单有效的指标。

（2）肺动脉楔压（PAWP）：是反映左心前负荷的指标，正常值为1.07～1.60kPa（8～12mmHg）；＜1.07kPa（＜8mmHg）提示血容量不足，＞2.67kPa（20mmHg）提示左心功能不全，3.47～4.0kPa（26～30mmHg）提示重度肺充血，＞4.0kPa（＞30mmHg）提示有肺水肿，PAWP与CVP结合能更准确反映心脏前负荷及血容量情况，也可判断有无左侧心力衰竭。

（3）心排血量及外周循环阻力：心排血量可用有创及无创方法进行测量，对判断休克时心功能状态、指导治疗具有重要意义。心源性休克多为心排血量下降，而感染性休克早期多为高心排血量低外周阻力，到一定时期则可出现心排血量下降，出现低排高阻。休克患者血流动力学的评价对指导液体复苏、血管活性药物的使用具有重要意义。儿童与成人休克血流动力不同，通常是低心排高外周阻力。

3.血气分析　血气分析可监测体内酸碱平衡紊乱情况，休克时代谢性酸中毒（代酸）的严重程度与疾病的严重程度及预后有密切关系，间接反映组织缺血缺氧的程度，此外也是纠正酸中毒（纠酸）治疗的重要依据。

4.血乳酸、心肌酶谱、C反应蛋白（CRP）、降钙素原（PCT）的测定　血乳酸测定是反映组织缺血、缺氧及脏器损伤程度的指标，血乳酸高低及清除速率反映疾病严重程度及预后。CRP与PCT测定可反映感染的程度，对细菌与病毒的鉴别诊断也具有重要参考价值。心肌酶谱的测定对判断有无暴发性心肌炎、心肌损害等具有重要辅助价值，同时心肌酶谱也是反映其他脏器受损程度及病情轻重的指标。

5.尿量监测　尿量监测是监测循环状态的重要指标之一，反映休克时肾脏毛细血管的灌注量。学龄儿童＜400ml/d；学龄前儿童＜300ml/d；婴幼儿＜200ml/d即为少尿或尿量＜1ml/（h·kg）。

6.其他常规辅助检查　包括三大常规检查尤其是血常规、胸部X线片、脑脊液（CSF）、血培养、血糖、血清电解质测定及各脏器功能检查指标，对判断病因及各脏器功能状况具有重要意义。

【治疗要点】

一般休克的治疗包括扩容（液体复苏）、纠正酸中毒、心血管活性药及维持器官功能几个方面，要求争分夺秒，在最短时间内终止休克进展。针对不同原因导致的休克也有特殊的治疗，如心源性休克重点是强心，减轻心脏负担，而不能大量补液。而感染性休克要同时给予有效抗感染及抗感染治疗，过敏性休克则在以上治疗的同时给予抗过敏治疗。

休克治疗的目标：①CRT＜2s；②心音脉搏有力；③四肢温暖；④意识状态良好；⑤血压正常；⑥尿量＞1ml/（h·kg）；⑦CVP 8～12mmHg，MAP 65mmHg，$ScvO_2$＞70%，CI 3.3～6.0L/（min·m^2）。

1.补充血容量　补充血容量在休克的治疗中占重要地位，是决定预后的重要因素。除心源性休克补液要慎重外，其他休克都要迅速扩充血容量，多使用生理盐水，也可应用人血白蛋白、血浆、右旋糖酐-40（低分子右旋糖酐）等胶体液，大量失血需补充血液，目前没有证据表明晶体液或胶体液在改善预后方面孰优孰劣。通常给予生理盐水首剂20ml/kg，5～10min快速静脉输入或推注。若首剂扩容效果不佳，必要时可给第2或第3剂，仍然20ml/kg，1h内可达60ml/kg甚至更多，但应密切关注心功能状态或是否有肺水肿。第1小时内补液是否充分关系到预后，在快速补液后6～8h及24h内应继续补液和维持补液，此阶段应适当补充胶体液。

补液时的其他注意事项如下。

（1）补充含钠液量的多少，应根据原发病、年龄、病情等综合考虑。如原发病是中毒性痢疾，可用等张含钠液；如流行性脑脊髓膜炎（流脑）则用1/3～1/2等张液体；

年龄较小者如新生儿补液张力不宜太高。

（2）治疗早期不宜输全血以免增加血黏度，但HCT＜0.3时则可酌情输血。

（3）因为晶体液维持时间短，4h后仅剩40%，故在继续补液及维持补液阶段应酌情补胶体液，如血浆、右旋糖酐-40、人血白蛋白等。

（4）应注意高渗血症发生。

（5）补液的每一阶段（尤其是第一阶段）都应对血流动力及疗效作出评估，坚持个体化原则，如第一阶段给了一剂20ml/kg液体后疗效不佳，估计仍有血容量不足，可再给一次20ml/kg液体，前提是无明显心功能障碍或无明显肺水肿的情况发生。在判断不准的情况下，可做CVP监测以指导补液。

（6）注意大量晶体液输入后所致低蛋白血症可引起胃肠功能障碍、肠壁水肿、缺血及运动障碍。

2.纠正酸中毒　休克时绝大多数都有明显的代谢性酸中毒，它是休克严重程度的指标之一。严重的酸中毒可影响组织细胞代谢及脏器功能，因此对于中、重度代谢性酸中毒应用5%碳酸氢钠纠正，最好在血气分析指导下进行，以免发生高渗血症或高钠血症。计算公式为5%碳酸氢钠（ml）=-BE×体重（kg）×0.5，一般先用1/2～2/3量，稀释成1.4%浓度滴入，再根据血气分析决定用量，应强调纠正酸中毒不可过急，切忌短时间内为追求血气正常大量使用碳酸氢钠。因为休克所致代谢性酸中毒并非碳酸氢根丢失所致。补充碳酸氢根虽有一定作用，但微循环不改善、缺氧不缓解，乳酸等酸性代谢产物仍会源源不断产生，酸血症不可能完全纠正，因此改善脏器低灌注、改善循环状态才是纠正酸中毒的根本。鉴于纠正酸中毒的许多不良反应，目前已不把纠正酸中毒作为休克的首选治疗。

3.应用血管活性药　提高血压、增强心肌收缩力、改善脏器灌注往往是应用血管活性药的主要目的，通常在给予扩容后循环仍无明显改善时考虑应用血管活性药。应根据不同的血流动力学选择不同的药物，对于心源性休克，心血管活性药则是主要的抢救措施之一。

多巴胺和多巴酚丁胺一直是治疗儿童休克的主要用药。对多巴胺和多巴酚丁胺治疗无反应者，考虑多巴胺抵抗存在，可选择肾上腺素（冷休克）或去甲肾上腺素（暖休克），若对肾上腺素或去甲肾上腺素不反应，则可能有感染相关的对β受体不敏感的情况，或称儿茶酚胺抵抗性休克，可应用磷酸二酯酶抑制药如氨力农、米力农，能起到较好效果，米力农是近来使用较多的药物，尤其对心力衰竭患者有较好效果。对心力衰竭患者除应用正性肌力药外，也可同时应用扩血管药如硝普钠等，减轻心脏后负荷。

莨菪类药物可调节微循环紊乱，必要时可考虑应用，常用的莨菪碱为山莨菪碱（654-2）。应及时评价休克的血流动力学，以选择合适的心血管活性药及治疗方案。临床上休克持续时应考虑治疗是否恰当。

4.应用肾上腺皮质激素　对感染性休克有肾上腺皮质功能低下（低功）或相对低功者，近来主张采用小剂量、中疗程的皮质激素治疗。通常在对扩容和血管活性药反应欠佳时考虑应用激素，可用氢化可的松或甲泼尼龙（甲基强的松龙），不主张大剂量冲击疗法。暴发性心肌炎引起的心源性休克主张使用激素。

5.控制感染　控制感染对感染性休克尤为重要，对感染性休克患儿适用降阶梯治疗或“重拳出击”原则，使用广谱、高效抗生素，并多主张联合用药，尤其在病原不明确的情况下，应兼顾革兰氏阳性及阴性菌，并考虑到耐药菌的可能。金黄色葡萄球菌可用万古霉素、超广谱β-内酰胺酶（ESBL）。革兰氏阳性菌可用亚胺培南/西司他丁（泰能）或美罗培南（美平），非典型菌可用红霉素，真菌可用氟康唑。同时，应明确病灶，如化脓性阑尾炎、腹膜炎、胆囊炎应及时手术，去除病灶或引流。

6.维护重要脏器功能　维护心、脑、肺、肝、肾功能，防治DIC，有低血糖或低血钙者要给予纠正。可采用血浆置换、连续血液滤过等血液净化疗法维持内环境稳定，清除过多的炎症介质。针对凝血机制障碍可使用肝素（多主张小剂量肝素）及抗凝血酶Ⅲ，活化蛋白C在儿科不推荐使用，因能增加出血的风险。针对体内NO过多，近来有使用亚甲蓝的报道，对改善预后可能有益。纳洛酮是吗啡受体拮抗药，在休克早期应用，能增强心肌收缩力，增加心排血量，提高平均动脉压，并减少血小板在肺内聚集，剂量0.05～0.1mg/kg，1次静脉注射，可重复使用，也可持续静脉滴注，0.04～0.1mg/（kg·h）。

对ARDS采用小潮气量肺保护性机械通气策略，对顽固性休克可采用ECMO治疗。

（刘春峰　刘　喆）

第六节　心功能衰竭

心功能衰竭是指由于心脏的泵功能（心肌收缩或舒张功能）减退，即心排血量绝对或相对不足，不能满足全身组织代谢需要的病理状态，是儿科常见的一种危急重症，是各种心脏病的严重阶段，小儿各年龄段均可发生，以婴幼儿期最常见且多呈急性经过，如不及时控制，往往威胁生命。

【诊断要点】

1.病史　存在引起心功能衰竭的原发病和诱因，如先天性心脏病、风湿性心脏病、心肌炎、心肌病、心律失常、肺炎、毛细支气管炎、哮喘、肾炎、高血压、贫血、输液过多过快等。

2.临床表现　除原发病的原有表现以外，有肺循环淤血（右侧心力衰竭）和动脉系统供血不足（左侧心力衰竭）的表现。

（1）右侧心力衰竭的表现

1）症状：食欲缺乏、恶心、积食，尿少，右季肋部或剑突下胀痛、水肿和体重增加。

2）体征：体位性水肿，肝大伴触痛，颈静脉怒张，肝颈静脉反流征阳性，也可出现体腔积液的表现（如胸腔积液、腹水等）。

（2）左侧心力衰竭的表现

1）症状：烦躁，呼吸困难，阵发性夜间呼吸困难，端坐呼吸，咳嗽，咳泡沫血痰和多汗。

2）体征：呼吸浅促，面色苍白或发绀。心音低钝，心动过速，奔马律，心界扩大，肺内可闻及喘鸣音和水泡音，尤其肺内迅速增多的水泡音要注意左侧心力衰竭的可能。

心功能衰竭的临床表现在不同的年龄组有所不同，如年长儿与成人相似，表现为劳累后气急、乏力、食欲缺乏、腹痛、咳嗽、左侧或右侧心力衰竭，而婴幼儿常见的症状为呼吸急促、喂养困难、哭声弱、烦躁、多汗、精神萎靡、体重增长缓慢，水肿及颈静脉怒张等不明显，而且左侧心力衰竭或右侧心力衰竭不易区分，两者常同时存在或相继发展为全心衰竭。

3.辅助检查

（1）胸部X线：心影多呈普遍性增大，心脏搏动减弱，肺纹理增加，肺门阴影增宽。急性肺水肿时肺野呈云雾状阴影，肺透过性减低，有时可见叶间积液及肋膈角变钝。

（2）心电图：多有窦性心动过速，心室、心房肥厚，ST-T改变或心律失常。心电图有助于病因判断。

（3）超声心动图：可观察心脏形态及功能的变化，如心室内径增大、腔静脉增宽、室间隔和室壁运动幅度减弱，心脏有无先天结构异常及瓣膜病变（如赘生物等），心脏的每搏量、心排血量、射血分数及心指数亦可评估肺动脉压高低，对病因判断及心功能评估具有重要意义。

（4）血流动力学监测：一般中心静脉压增高，肺毛细血管楔压及心室充盈压升高，重者动脉血压下降，外周血管阻力增加，可采用有创及无创方法测定（如心导管、超声、阻抗法或核素心肌灌注扫描）。

（5）其他：严重者累及其他脏器，出现肝、肾功能改变，动脉血气分析可为低氧血症、酸中毒、离子紊乱等。

【诊断标准】

1.症状与体征

（1）安静时心率增快，婴儿心率＞180次/分，幼儿＞160次/分，年长儿＞120次/分，而不能用发热或缺氧解释者。

（2）呼吸困难，发绀突然加重，安静时呼吸达60次/分以上。

（3）肝大达肋下3cm以上，或在密切观察下短时间内较前增大，而不能以横膈下移等原因解释者。

（4）心脏扩大、心音明显低钝，或出现奔马律。

（5）突然烦躁不安，哭闹、厌食、多汗、面色苍白或发灰，而不能用原有疾病解释。

（6）尿少，下肢水肿，体重增加。

（7）血压偏低、脉压变小、四肢末梢凉、皮肤发花。

（8）急剧增多的肺内水泡音。

2.其他检查　症状与体征为临床诊断的主要依据，尚可结合下列1～2项检查进行综合分析。

（1）胸部X线检查（见【诊断要点】3.辅助检查）。

（2）心电图检查（见【诊断要点】3.辅助检查）。

（3）超声心动图检查（见【诊断要点】3.辅助检查）。

临床上述指标应结合不同年龄特点综合分析判断，不可机械照搬，以免延误诊治。如某些心功能衰竭可无明显心率增快，不能据此说患儿无心功能衰竭，而不给予强心治疗，要结合患者有无气促、肺部水泡音，心脏有无明显扩大，肝大小及有无生长缓慢等进行综合判断。

【心功能分级】

1.婴幼儿　0级：无心功能衰竭表现。Ⅰ级：轻度心功能衰竭。每次哺乳量＜105ml，或哺乳时间需30min以上，呼吸困难，心率＞150次/分，可有奔马律，肝大肋下2cm。Ⅱ级：中度心功能衰竭。每次哺乳量＜90ml，或哺乳时间需40min以上，呼吸频率＞60次/分，呼吸形式异常，心率＞160次/分，肝大肋下2～3cm，有奔马律。Ⅲ级：重度心功能衰竭。每次哺乳＜75ml，或哺乳时间需40min以上，呼吸＞60次/分，心率＞170次/分，有奔马律，肝大肋下3cm以上，末梢灌注不良。

2.年长儿　Ⅰ级：心功能代偿期，仅有心脏病体征，无心功能衰竭症状，活动不受限。Ⅱ级：活动量较大时出现症状，活动轻度受限。Ⅲ级：活动稍多即出现症状，活动明显受限。Ⅳ级：安静休息时即有症状，完全丧失活动能力。

【治疗要点】

1.病因治疗　控制和解除引起心功能衰竭的基本病因和诱因是治疗心功能衰竭的重要环节，如抗感染、抗风湿、纠正电解质紊乱、治疗贫血或维生素B缺乏、控制高血压、手术治疗先天性心脏病等。对先天性心脏病患者，内科治疗往往是术前的准备，而且手术后亦需维持治疗一段时期。

2.一般治疗

（1）休息、镇静：轻者限制体力活动，重者需绝对卧床，体位应采取头高足低位，床头抬高15°～30°，年长儿可取半坐（半卧）位。尽量避免患儿烦躁、哭闹，必要时可适当应用镇静药物，可用水合氯醛、苯巴比妥、地西泮（安定）和吗啡等药，常能取得满意效果，但需警惕呼吸抑制。

（2）饮食：少量多餐，易消化富有营养的低盐饮食。

（3）吸氧：严重发绀或呼吸困难者应给予吸氧，有肺水肿者应给予吸入乙醇（酒精）氧（连氧的水封瓶中加入50%～70%的乙醇）。

（4）水、电解质及酸碱平衡：要限制输液量及速度，婴幼儿60～80ml/（kg·d），年长儿40～60ml/（kg·d），要把全日量用输注泵均匀输入，心功能衰竭时奶量应减少，尤其静脉输液量要控制到最低程度。另外，要维持钾、钠、钙、镁等在正常范围。有酸中毒、低血糖应及时纠正。

（5）改善心肌代谢：能量合剂、极化液、抗氧化药、1,6-二磷酸果糖、左卡尼汀等。

3.增加心肌收缩力

（1）洋地黄药物：迄今为止洋地黄仍是儿科临床上广泛使用的强心药物之一。洋地黄作用于心肌细胞上的Na^+-K^+-ATP酶，抑制其活性，使细胞内Na^+浓度升高，通过Na^+-Ca^{2+}交换使细胞内Ca^{2+}升高，从而加强心肌收缩，使心室排空完全，心室舒张终末期压力明显下降，从而使静脉淤血症状减轻。近年认识到洋地黄对神经内分泌和压力感受器也具有影响。洋地黄能直接抑制过度的神经内分泌活性（主要抑制交感神经）。除正性肌力作用外，洋地黄还兼有负性传导、负性心率等作用，洋地黄对左心瓣膜反流、心内膜弹力纤维增生症、扩张型心肌病和某些先天性心脏病等所致的心功能衰竭均有效，尤其对于合并心率增快、心房扑动、心房颤动者更有效，而对贫血、心肌炎引起者疗效差。

1）药物及用法：小儿时期常用的洋地黄制剂有地高辛、毛花苷C（西地兰），一般首选地高辛，必要时亦可用毛花苷C，使用时应注意心肌情况和个体差异，一般使用原则是洋地黄化后给予维持量治疗。

对于轻症可口服或开始即给予维持量，对重症则病初给予洋地黄化量静脉治疗，以后根据不同疾病决定维持量使用时间。如原发病是肺炎、肾炎等则不需使用太长时间，而原发病若为心内膜弹力纤维增生症、心肌病或先天性心脏病则使用较长时间维持。需注意维持量也可达到治疗作用，或达到一定时间也可达到化量。毒毛花苷K（毒毛旋花子苷K）由于毒性太大已不推荐使用。一般需长期维持者多用地高辛口服。

2）使用洋地黄注意事项：①用药前应了解患儿2～3周洋地黄使用情况；②心肌炎、心肌缺血时剂量应缩小，洋地黄化宜慢；③早产儿及新生儿肝、肾功能差，剂量亦小；④注意电解质紊乱，尤其低钾血症、低镁血症，慎重使用钙剂，尽量在血药浓度高峰以后使用（4～6h或以后）。

3）中毒及处理

a.中毒反应：①心律失常。常见有窦性心动过速、异位心律（婴幼儿以房性期前收缩、房性心动过速、心房颤动多见，年长儿以室性期前收缩多见，有时呈一联律，三联律）、非阵发性交界性心动过速、房室传导阻滞或窦房传导阻滞，少数有室性心动过速。②胃肠道症状。厌食、恶心、呕吐、腹痛、腹泻。③神经系统症状。精神缺乏，嗜睡，头痛，头晕，严重者抽搐和昏迷。有患儿可出现视觉改变，黄视、绿视和复视。

b.处理原则：①停用洋地黄；②停用利尿剂和激素等一切排钾药；③补钾，轻者口服10%氯化钾1～2ml/（kg·d）或按0.1g/（kg·d），分3次口服，重者静脉滴注氯化钾，以10%葡萄糖溶液稀释成0.3%浓度，每小时0.03～0.04g/kg静脉滴注，总量不超过0.15g/（kg·d），纠正心律失常参见心律失常的治疗。

（2）非洋地黄类正性肌力药物

1）儿茶酚胺类正性肌力药物（β肾上腺素能兴奋药）：常用的有多巴胺5～10μg/（kg·min）及多巴酚丁胺2～10μg/（kg·min）。

2）非洋地黄、非儿茶酚胺类正性肌力药物：目前主要指磷酸二酯酶抑制药，用于儿茶酚胺或洋地黄疗效不佳者或中毒者。此外，还有钙增敏药如左西孟旦。

a.氨力农（氨联吡啶酮，氨利酮）：每次1～4mg/kg，每日3次口服，逐日加量，静脉注射时每次0.75～3mg/kg。用生理盐水稀释后5min内滴完，必要时30min内重复，然后5～10mg/（kg·min）静脉滴注。长期用药血小板减少，肝功能受损。

b.米力农（二联吡啶酮）：每次25～75μg/kg静脉注射，可持续静脉滴注0.25～0.75μg/（min·kg），其正性肌力作用为氨力农的10～20倍。

4.利尿　钠、水潴留为心力衰竭的一个重要病理生理改变，故合理应用利尿剂为治疗心力衰竭的一项重要措施，可减轻心脏前负荷，减轻脏器淤血。常用利尿剂有排钾类药物，包括氢氯噻嗪（双氯克尿噻）、氯噻嗪等，保钾类药物包括螺内酯（安体舒通）、氨苯蝶啶、髓袢利尿剂呋塞米（速尿）、依他尼酸（利尿酸），此类药物作用强而迅速，系强利尿剂，但因排钾，故用利尿剂时要注意水、电解质紊乱。脑钠肽是新近使用的抗心力衰竭药，有较强的利尿作用。

5.扩血管　近年来应用血管扩张药治疗顽固性心力衰竭取得一定疗效，尤其对心脏储备能力较差的婴幼儿，降低心脏后负荷的治疗效果有时不亚于正性肌力药。常用的扩血管药物可分为3大类。

（1）以扩张动脉为主的有肼屈嗪（肼苯达嗪）、酚妥拉明等。适用于心排血量减低，外周血管阻力增高的患者，主要是减轻心脏后负荷。

（2）以扩张静脉为主的有硝酸盐类，如硝酸甘油、硝酸异山梨酯（消心痛）、吲哚美辛，适用于肺淤血为主者，主要为减轻心脏前负荷。

（3）既扩张动脉亦扩张静脉者，如硝普钠、卡托普利（巯甲丙脯酸）等，此类药物同时减轻前后负荷。扩血管药物对顽固性心功能衰竭和急性肺水肿患者有良好效果，尤其对左心室充盈压增多的患者疗效最好，可有效增加心排血量。左心室前负荷不足时用药可使心排血量减少，故须严格掌握适应证，谨慎使用，并严密监测血压、心率、呼吸、面色、肢体温度和尿量等，根据疗效和反应及时调整剂量。使用静脉血管扩张药应从小剂量开始，逐渐加量，需长期维持者可换用口服制剂，血容量不足、血压偏低者应慎用。目前临床最常用的是血管紧张素转化酶抑制药，除血管扩张作用外，尚能抑制醛固酮分泌从而减少水、钠潴留。用法：卡托普利（巯甲丙脯酸）剂量为每日0.4～0.5mg/kg，分2～4次口服，首剂0.5mg/kg，以后根据病情逐渐加量，可加至2mg/kg，主要不良反应有粒细胞减少、蛋白尿、皮疹和低血压等。使用该药后可不用同时口服保钾利尿药，因为该药本身有保钾作用。依那普利（苯脂丙脯酸）剂量为每日0.05～0.1mg/kg，一次口服。

6.急性肺水肿的处理

（1）乙醇（酒精）氧吸入：有抗泡沫作用。

（2）半卧位或坐位：双足下垂，减少回心血量和肺血液量。

（3）镇静：吗啡1次0.1～0.2mg/kg，皮下注射、肌内注射或静脉注射，但小婴儿及呼吸衰竭、休克、昏迷者禁用。

（4）利尿：呋塞米1次1～2mg/kg静脉注射，可隔4～6h重复使用。

（5）快速洋地黄化：静脉注射毛花苷C。

（6）扩血管：常用酚妥拉明0.3～0.5mg，隔15～30min重复1次，根据病情延长间隔，每次总量＜10mg。

（7）氨茶碱：按1次3～5mg/kg，加入10%葡萄糖溶液内静脉注射，可扩张冠状动脉，降低肺动脉压，也有强心作用。

（8）肾上腺皮质激素：减少血管渗透性，使回心血量减少并改善心肌代谢，常用地塞米松或氢化可的松。

（9）持续血液净化：用于上述治疗后疗效不佳者，可迅速排出体内多余液体。

（10）机械通气：肺水肿严重，影响通换气功能，低氧血症难以纠正者，可予机械通气。

（11）其他：必要时用止血带四肢轮流缚扎、松解或用放血疗法。

（刘春峰　刘　喆）

第七节 致死性心律失常

致死性心律失常也称为恶性心律失常，是指直接引起血流动力学不稳定或能迅速恶化导致血流动力学不稳定的心律失常。心律失常发生时，心排血量急剧降低，导致休克和组织低灌注、缺血缺氧，冠状动脉灌注不足导致心肌缺血，最终引起心搏骤停，如未能及时采取特殊的治疗措施，将导致死亡。因此，及时识别并快速治疗致死性心律失常是危重患者抢救成功的关键。

【快速评估】

通过对每一个危重患者的生命体征进行细致的评估，尤其关注是否有休克或心搏骤停表现同时分析心电图是否有心律失常，以及这种心律失常是否足以引起血流动力学障碍来确认致死性心律失常。

1.休克甚至心搏骤停表现　精神状态及反应差、意识障碍、面色苍白或发绀、呼吸增快、脉搏增快或减慢、肢凉、毛细血管再充盈时间延长、尿量减少、血压降低。严重者呼吸停止，脉搏消失。

2.快速心电图分析　如病情允许，应描记12导联标准心电图。紧急情况下可选择任意导联或利用心电监护仪显示的心电图进行分析，重点观察QRS波频率和时限以及P-QRS-T的关系，注意特征性心电图表现，快速判定心律失常的类型。

心室率（QRS波频率）快速计算方法：心室率=300/RR间期大格数。

QRS时限：若时限正常（≤0.08s，窄QRS波），提示为窦性或室上性节律；若时限延长（＞0.09s，宽QRS波），提示为室性节律，或室上性心动过速伴束支传导阻滞、室内差异性传导。

3.迅速查找病因　常见有先天性心脏病、心肌炎、心肌病、风湿性心脏瓣膜病、电解质紊乱、缺氧、酸中毒、药物不良反应或中毒、内分泌代谢性疾病、严重创伤、心脏手术及心导管检查等。

4.分类　根据中央动脉搏动快慢和有无，将致死性心律失常分为快速心律失常、慢速心律失常和无脉性心律失常。

（1）快速心律失常：包括①窦性心动过速；②室上性心动过速；③室性心动过速。

（2）慢速心律失常：包括①窦性心动过缓；②窦性停搏伴房性、交界区或室性逸搏心律；③高度房室传导阻滞。

（3）无脉性心律失常：包括①心脏停搏；②心室颤动和无脉性室性心动过速；③无脉性电活动（电机械分离）。

【诊断和治疗】

详见心律失常章节及呼吸心搏骤停与心肺脑复苏相关章节。

（邢艳琳）

第八节　惊厥持续状态

惊厥是指一种症状，表现为躯体和（或）肢体的强直和（或）抽搐（即发作含运动成分），既可以是癫痫的一种表现，也可以是非癫痫的一些其他急性病的症状表现，如中枢神经系统感染、急性代谢紊乱等。

惊厥发作持续30min以上，或两次发作间歇期意识不能恢复达30min以上者称为惊厥持续状态。目前的研究表明，如果惊厥发作持续超过5～10min，没有适当的止惊治疗很难自行缓解。基于此，学界近来越来越倾向于将癫痫持续状态（SE）持续时间的定义（或者称作"操作性定义"）缩短至5min，这种定义的修改强调的是在惊厥超过5 min后即应按照惊厥性癫痫持续状态（CSE）开始处理，大于30min而且两种止惊药未能控制者就应按照难治性癫痫持续状态（RSE）的治疗方案进行，其目的就是强调早期处理的重要性。惊厥持续状态属于危重急症，应紧急处理，以防止惊厥后脑损伤的形成。

【诊断要点】

1.病史

（1）现病史：应询问平素健康情况，惊厥发作前有无外伤、感染、发热、服药、中毒等诱因，惊厥发作有无先兆，抽搐发作表现的特点、持续时间，有无意识障碍，抽搐时伴发症状（包括口周发绀、口吐白沫、二便失禁等）、发作频率以及惊厥停止后患儿的情况（包括意识状态、玩耍如常、疲乏、头痛、神经精神症状等）。除此之外，还要询问有无其他系统的异常症状，如咳嗽、头痛、呕吐、腹泻、心悸、水肿、少尿等。对于癫痫患儿突然出现惊厥加重，应该注意是否为突然断药所引起，是否有擅自停药或者漏服药物。

（2）既往史：应询问过去有无类似发作，第一次发作的年龄、发作表现、频率及既往患病史。

（3）个人史：应包括母孕期情况、分娩过程、新生儿期情况、生长发育史及智力发育水平。

（4）家族史：怀疑有遗传倾向、先天性、遗传代谢性疾病者应仔细询问家族史。

2.临床表现　惊厥发作分阵挛性、强直性发作两种，有的患儿阵挛和强直发作兼而有之，称为强直-阵挛发作。新生儿惊厥发作大多不典型，表现为微小发作，如双眼凝视、斜视、眨眼、呼吸暂停、吸吮和咀嚼动作，或一过性颜面青紫、潮红，或出现其他奇异的、不寻常的一过性现象。

对于惊厥发作的患儿最好能目睹其发作情况，尤其注意是否伴有瞳孔散大、意识丧失。除进行一般体格检查及监测重要生命体征外，还应注意检查皮肤有无皮疹、出血点、色素斑及外伤痕迹等，应详细检查头型、前囟、颅缝、五官、瞳孔大小、对光反射、眼底、球结膜有无水肿等。强调完成全面体格检查的同时，重点进行详细的神经系统检查。

3.惊厥初步诊断的分析方法　进行初步诊断时首先应判断是否与感染有关，其次考虑患儿的年龄，因为不同年龄有不同的好发疾病，还应注意发病的季节，是一次发作还是反复发作，最后根据患儿惊厥的特点进行相关的检查，以便确诊。

4.辅助检查

（1）在急诊情况下，对于惊厥持续状态者，推荐首先做急诊血常规、血糖、血电解质（小婴儿必须包含钙、镁）、急诊肝肾功能、血气分析、血氨，如果有病史线索提示时，可酌情行脑脊液检查、抗癫痫药血药浓度检测、血培养、血毒物检测等。

（2）常规脑电图、动态或视频脑电图检查：是诊断癫痫和确定发作类型的客观指标之一，弥漫性高幅慢波对脑炎的诊断有参考价值。

（3）头颅CT、MRI检查：可发现颅内出血、肿瘤、先天畸形、变性病、脱髓鞘疾病及某些炎症时的并发症。

（4）遗传代谢病筛查：对于病程长、合并有智力发育落后的惊厥，应进行相应的血或尿代谢性疾病筛查、基因诊断或染色体检查等，以进一步明确诊断。

【治疗要点】

治疗目标是尽最大可能减少惊厥持续状态的脑损伤，而导致脑损伤的最主要因素是病因及惊厥持续的时间，因此治疗原则是尽快止惊，同时积极寻找并去除、治疗潜在病因。

1.一般治疗　惊厥发作时，立即使患儿平卧，将头偏向一侧，以防止误吸发生。为防止舌咬伤，可将压舌板包裹纱布后放入口腔。保持呼吸道通畅，及时吸痰、吸氧。

2.止惊治疗

（1）一线治疗药物：当前国际上关于惊厥和惊厥持续状态的初始急诊止惊治疗（院前或急诊室）推荐的首选药物都是苯二氮䓬类，包括地西泮、劳拉西泮（国内尚无）或咪达唑仑（非静脉应用）。地西泮直肠制剂及咪达唑仑、劳拉西泮滴鼻剂或咪达唑仑颊黏膜制剂，由于使用方便、疗效肯定，更多用于院前（尤其是家庭）急诊处理，但是目前国内没有这些剂型。

止惊时地西泮注射液的首选方法仍为静脉注射，首剂0.2～0.5mg/kg，最大不超过10mg，速度1～5mg/min；肌内注射吸收慢且不稳定，不适合用于止惊治疗；国内也有导管直肠给药，0.3～0.5mg/kg，但是由于使用的不是专用直肠用药装置和剂型，存在一些问题，因此仅能作为没有其他更合适的快速止惊方法时的替代，如在一些偏远的基层单位。

对于医院内惊厥急诊处理，在不能或者难以马上建立静脉通道的情况下，咪达唑仑肌内注射具有很好的止惊效果，由于操作简便、快速，咪达唑仑注射液特别适合在医院儿科急诊以及院前急救时作为常备首选止惊药之一，推荐剂量是首剂0.2～0.3mg/kg，最大不超过10mg。如果第一次苯二氮䓬类治疗无效，可以在10min后再用一次同样剂量。

基于国内药物的现状，10%水合氯醛灌肠也是一种较实用的初始止惊方法，剂量为0.5ml/kg（50mg/kg），稀释至3%或5%灌肠。

（2）二线治疗药物：苯妥英或磷苯妥英（国内无静脉剂型）、苯巴比妥，部分国家还推荐使用丙戊酸（静脉）、左乙拉西坦（静脉，临床经验尚少）。

目前国际上通行的治疗方案中，苯巴比妥只是作为儿童惊厥急诊处理的二线甚至三、四线用药（但是在院内发生的新生儿惊厥持续状态可以作为首选），首剂负荷量15～20mg/kg，单剂最大量200mg，12h后给维持量3～5mg/kg，其缺点是对意识影响较大，尤其在脑炎等急性疾病时会影响意识的判断。如果经苯二氮䓬类应用后发作已经控制，可作为长效药物应用，每次5～10mg/kg以巩固止惊效果。

国外目前对于静脉注射丙戊酸钠评价较高，认为其疗效等于或者优于苯妥英钠，也没有苯巴比妥影响意识的缺点，因而被认为是将来可能替代苯妥英钠和苯巴比妥的治疗CSE的二线药物，静脉用首剂20mg/kg，然后1～5mg/（kg·h），或者每8小时给予3 mg/kg，最大量＜40mg/（kg·d）或者血浓度达到75～100mg/L。应用时密切监测肝功能和血氨及脑病样表现。既往有肝功能异常或者怀疑遗传代谢病者应避免使用。

左乙拉西坦：用法是首剂20mg/kg（单剂最大量3g），静脉推注，速度5mg/（kg·min），随后以20～30mg/kg维持；如无静脉制剂，也可采用鼻饲，剂量为首剂20mg/kg，若无效可在12h后再用20mg/kg，最大剂量不超过3000mg/d。

（3）三线治疗药物（针对难治性SE）：主要为麻醉药，包括咪达唑仑（静脉用）、丙泊酚、戊巴比妥、硫喷妥等。

持续静脉输注咪达唑仑（咪唑安定）：先按体重给予首剂0.2～0.3mg/kg静脉推注，然后以1μg/（kg·min）的速度持续静脉泵入，如发作未得到控制，则每10分钟递增1μg/（kg·min），直至最大量为18～30μg/（kg·min）或者出现严重不良反应，惊厥完全控制后至少维持有效剂量24h，再逐渐每2小时递减1μg/（kg·min）至停药。其优点是起效快、剂量调整方便、对心血管系统及意识状态影响小；缺点是半衰期短、需持续给药，大剂量时仍然可能出现呼吸循环障碍，尤其是低血压，因此较大剂量时［一般＞10μg/（kg·min）］应该在重症监护室进行。较大的起始剂量以及较快的加量速度对发作控制得更快。咪达唑仑最长静脉输注可持续12d，因有少数患者停药后出现惊厥反跳，故强调减停此药时应该缓慢。

持续静脉输注丙泊酚：目前使用方法尚不一致，多数学者建议首剂1mg/kg静脉推注，如果无效，可以间隔5min重复一次1～2mg/kg，直至发作停止或者最大量10 mg/kg，继而以1～2mg/（kg·h）维持，如无效可以每小时增加1mg/kg，至最大维持量5mg/（kg·h）。其优点是半衰期短、意识恢复快，对呼吸道和心脏副作用小，能降低脑组织代谢及颅内压。应用时应严密监视副作用，尤其是丙泊酚持续滴注可能导致“丙泊酚输注综合征”，表现为心功能衰竭、横纹肌溶解、代谢性酸中毒、肾衰竭，严重者可导致死亡。其高危因素包括剂量大、使用时间过长、同时应用儿茶酚胺及皮质激素以及体重指数小。

（4）难治性SE的其他治疗选择：目前尚缺乏有效的治疗手段，应积极寻找病因，争取对因治疗。可以尝试免疫治疗（甲泼尼龙、大剂量丙种球蛋白、血浆置换等）、$MgSO_4$、生酮饮食治疗、利多卡因、低温治疗，某些病例可尝试外科治疗。

3.*减轻脑水肿*　惊厥时间过长易引起惊厥后脑损伤或脑水肿，惊厥后应适量、适时给予脱水剂如甘露醇、呋塞米、皮质类固醇等。

4.*病因治疗*　止惊治疗的同时或者稍后尽快明确惊厥的病因尤为重要。根据病因进行相应的治疗，如降温、纠正酸碱失衡离子紊乱、低血糖、维生素B_6缺乏，正规治疗癫痫、颅内感染、颅内出血等。

5.*营养神经*　应用营养神经类药物。

（刘雪雁）

第九节　急性颅内压增高

颅内压是指颅腔内容物对颅骨内板所产生的压力。颅腔内容物由脑组织、脑脊液和脑血容量三方面组成。正常情况下三者保持相对恒定，使颅内压维持在正常范围内。颅内压以腰椎穿刺时所测得的脑脊液的静水压表示。一般来说，新生儿的颅内压为0.098～0.196kPa（10～20mmH_2O），婴儿为0.294～0.784kPa（30～80mmH_2O），幼儿为0.392～1.47kPa（40～150mmH_2O），年长儿为0.588～1.76kPa（60～180mmH_2O）。

颅内压增高（intracranial hypertension）是指由多种原因引起颅内容物总容积增加或颅腔容积变小，颅内压力增高并超出其代偿范围而出现一系列症状、体征的临床综合征。凡能引起脑脊液循环障碍、脑血流量增加、脑组织体积增大的疾病，均可引起急性颅内压增高。当颅内压在1.47～2.67kPa时，称为颅内压轻度增高，2.8～5.33kPa时为中度增高，超过5.33kPa时为重度增高。颅内压增高是儿科常见的临床症状，属于急症，早期诊断很重要，若不及时处理，可出现脑疝，引起死亡。

【诊断要点】

1.*病史*　病史询问很重要，具体包括下列内容。

（1）急性感染性疾病：各种颅内感染、瑞氏综合征、痢疾、肺炎、败血症。

（2）缺氧、缺血性损伤：休克、窒息、溺水、CO中毒、肾衰竭、肝衰竭、食物及药物中毒、严重脱水、离子紊乱。

（3）颅内占位性病变：颅内出血、血肿、脓肿、肉芽肿及良性、恶性肿瘤。

2.*临床表现*

（1）头痛：是颅内压增高最常见和最早出现的症状。婴幼儿表现为烦躁、易激惹、脑性尖叫或用手拍打头部；年长儿则表现为额颞部，甚至全头的胀痛或搏动性头痛，清晨最重，体位变动或用力动作后头痛加重。

（2）呕吐：常在清晨空腹时发生，为喷射性呕吐，与饮食无关，呕吐前无明显恶心。

（3）眼部改变：视盘水肿、展神经麻痹、复视、视网膜前出血、落日眼及视神经萎缩等。

（4）意识改变：表现为淡漠、迟钝、谵妄、嗜睡、昏睡，甚至昏迷。

（5）生命体征改变：早期出现呼吸、脉搏减慢，血压升高，随病情进展，可出现血压下降，脉搏加快，呼吸不规则。

（6）神经系统受损体征：惊厥、四肢肌张力增高，腱反射不对称，病理反射阳性等。

（7）头颅改变：前囟膨隆，头围进行性增大，颅缝开大，伴头面部颞浅静脉怒张。

（8）脑疝：主要有两种。

1）小脑幕切迹疝：又称天幕裂孔疝或颞叶钩回疝，临床主要表现为脑疝早期颅内压增高症状进一步加重，血压升高、呼吸深慢、意识障碍程度加深、疝侧瞳孔散大、对光反射迟钝或消失。严重时出现疝侧上睑下垂，眼球呈外展位，甚至双侧瞳孔散大或变形，对光反射消失，呼吸节律不整，呈中枢性呼吸衰竭，脉搏细速，血压下降，对侧或双侧肢体瘫痪，病理征阳性，去大脑强直，最后，突然呼吸、心搏停止而死亡。

2）枕骨大孔疝：又称小脑扁桃体疝。临床表现为早期由于脑膜或血管壁神经末梢以及颈神经根受牵拉和压迫，出现颈枕区疼痛。当延髓和神经受压时出现颈强直、强迫性头位。第四脑室出口受压时出现频繁呕吐、头痛加重。另外，还有眩晕、听力减退、声音嘶哑、吞咽困难等后组脑神经受累症状，此时称慢性枕骨大孔疝，患儿意识清楚，无生命体征改变。当急性枕骨大孔疝突然发生或慢性疝急性加重时，患儿突然出现呼吸停止、昏迷，双侧瞳孔散大、固定，对光反射消失，四肢迟缓性瘫痪，肌张力消失，腱反射消失，中枢性呼吸衰竭、循环衰竭，迅速死亡，甚至来不及抢救。

脑疝分期：急性脑疝发生时，病情进展迅速，很难做到准确分期。根据小脑幕切迹疝和枕骨大孔疝引起的脑干功能损害以及其他伴随症状的发生发展，大致可分为三期。

脑疝前驱期（早期）：突然意识障碍进一步加重，剧烈头痛、呕吐、烦躁不安、呼吸深而慢、血压升高、脉搏增快、体温上升。

脑疝代偿期（中期）：昏迷加深，呼吸更深更慢，血压进一步升高，脉搏减慢，局限性神经功能定位症状出现，肌张力改变。

脑疝衰竭期（晚期）：中枢性呼吸衰竭、血压降低、脉搏细速，双侧瞳孔散大，深昏迷，肢体瘫痪，肌张力消失。

3. 实验室检查　如果患儿有导致颅内压增高发生的原发病，出现头痛、呕吐、惊厥、前囟膨隆与紧张、球结膜水肿、血压偏高、脉搏缓慢及呼吸不规则时应考虑有颅内压增高的可能。在病情允许情况下，依据病史与查体所见，可进行以下检查。

（1）腰椎穿刺：对确定诊断有重要意义。但颅内压明显增高者，应先降颅压以防脑疝发生。

（2）头颅CT或MRI：神经影像学检查必不可少，应早期检查，对明确颅内压增高的病因十分必要，同时还可了解脑水肿程度、脑室大小、脑皮质及神经髓鞘发育情况、出血、占位病变等。

（3）头颅X线：可发现颅骨病变及显示颅缝大小。

（4）脑部超声：对于前囟未闭的患儿，此项检查有助于了解脑室大小、颅内出血、血肿及其他病变。

（5）血液检查：根据可能的病因选择相关检查，如血常规、电解质、血糖、肝肾功能、出凝血功能、毒物分析、血气分析、病毒及支原体抗体测定、代谢筛查等。

（6）其他：脑电图、脑血流图、脑血管造影、核素检查等。

【治疗要点】

1. 一般治疗

（1）体位：安静、侧卧，头部抬高30°。

（2）观察病情变化：密切监测血压、呼吸、脉搏、体温、瞳孔、意识状态及肌张力等。

（3）维持能量、营养、水、电解质平衡，记录出入水量，控制入液量，限制输液速度，保持呼吸道通畅，必要时人工辅助呼吸。

（4）加强护理：昏迷者定时翻身、吸痰，更换体位，防止压疮、肺炎、尿路感染及眼部疾病。

2.病因治疗　针对引起颅内压增高的病因进行合理的治疗。颅内占位者或颅内血肿应采用外科治疗，脑积水者可行脑脊液分流术，颅内感染者给予抗生素、抗病毒制剂。同时，注意改善脑缺氧、缺血及代谢障碍。

3.降低颅内压及减轻脑水肿

（1）脱水剂：常用的一线脱水药物为甘露醇、呋塞米、地塞米松。①甘露醇：剂量为0.5～1.0g/kg，每日3～4次，连续使用2d后与其他脱水剂联合使用疗效更佳；②呋塞米：每次1～2mg/kg，每日2～3次，可单独或与甘露醇合用；③白蛋白加呋塞米疗法：白蛋白可提高血管内胶体渗透压，后者利尿、脱水，一般是在静脉滴注白蛋白结束后30min内静脉推入呋塞米，使降压作用更持久；④甘油：0.5～1.0g/kg，每日2～3次，重者可静脉滴注甘油果糖注射液，轻者可口服50%甘油盐水。

（2）类固醇激素：一般常用①地塞米松：首剂0.5～1.0g/kg，4h一次，共2～3剂，之后0.3～0.5mg/kg，6～8h一次，连用2～7d；②氢化可的松：5～8mg/kg，每日1～2次；③甲泼尼龙：15～30mg/kg，每日1次，连用3d，类固醇激素兼有抗炎、抗水肿及免疫调节作用。

（3）过度通气：人工辅助通气，降低血$PaCO_2$，促进脑血管收缩，降低颅内压。但对于发病机制为脑血管收缩导致脑水肿者不宜使用。

（4）脑脊液引流：严重颅内压增高，内科治疗疗效不好时，可用外科方法，常用颞肌下减压术、大骨瓣减压术。一般较少使用腰椎穿刺、侧脑室穿刺进行减压。

4.对症治疗　退热、止惊、生命体征支持、冬眠低温及液体疗法。

5.营养神经及抗脑细胞损伤药物　常用药物有神经细胞代谢促进剂、1,6-二磷酸果糖、神经营养因子、能量合剂、苯巴比妥和肾上腺皮质激素、钙拮抗剂、维生素B等。

（刘雪雁）

第十节　急性脑功能衰竭

急性脑功能衰竭是指颅内外多种疾病引起脑功能严重损害，临床上以意识障碍和生命体征紊乱为主要表现的综合征。一方面小儿脑可塑性大，脑发育尚未成熟，对脑损伤的耐力较成人为大，另一方面小儿脑功能衰竭早期症状隐匿，发展迅速，因此其诊断判定标准及治疗较成人大为不同。

【诊断要点】

1.临床诊断　脑功能衰竭时，脑内发生一系列生理生化改变，临床上出现许多症状和体征，而实验室检查所见则是非特异性的，主要是与原发病有关的变化。因此，脑功能衰竭的诊断主要是依据脑部受损的临床征象。不论病因如何，临床诊断主要包括意识障碍和颅内压增高的分析和判断。

（1）意识障碍：是急性脑功能衰竭的主要临床表现之一。意识正常即意识清醒，表现为对自身与周围环境有正确理解，对内外环境的刺激有正确反应，对问话的注意力、理解程度以及定向力和计算能力均正常。意识障碍通常可分为觉醒障碍和意识内容障碍。依据检查时刺激的强度和患者的反应，可将觉醒障碍区分为嗜睡、昏睡、浅昏迷、中昏迷和深昏迷；意识内容障碍常见的有意识模糊、精神错乱、谵妄状态。

（2）脑水肿、脑疝：脑功能衰竭的重要病理改变是脑水肿、颅内压增高。典型表现为头痛、恶心、呕吐与视盘水肿，常伴有血压增高、脉搏缓慢、呼吸慢而深、瞳孔缩小、烦躁不安或意识障碍、抽搐等生命体征的变化。随着颅内压增高，终致脑疝形成。急性发作者常表现为突然和急剧进展的意识障碍、瞳孔变化、呼吸与循环功能异常、肌张力障碍等。如未及时解除，可在短时间内致死。脑疝的出现是急性脑功能衰竭发生发展的严重后果，早期识别与防治脑疝的形成与发展有极其重要的意义。临床上常见而危害大的脑疝有小脑幕裂孔下疝、枕骨大孔疝和小脑幕裂孔上疝，它们可单独存在或合并发生。

2.病因诊断　通常必须依据病史、体格和神经系统检查，以及有关的实验室资料，经过综合分析，才能查出导致脑功能障碍的原发病因。由于脑功能衰竭的病因众多，起病迅速，从临床实际需要出发，快速区分原发病变位于颅内还是颅外具有较大价值。

（1）颅内疾病：原发病变在颅内，随着病程进展，最终导致脑功能衰竭。临床上通常先有大脑或脑干受损的定位症状和体征，较早出现意识障碍和精神症状，大多伴明显的颅内压增高，有关颅内病变的辅助检查多有阳性发现。常见的有急性脑血管病、颅内占位性病变（肿瘤、脓肿）、颅脑损伤、颅内感染及癫痫持续状态等。

（2）全身性疾病：全身性（包括许多内脏器官）疾病可影响脑代谢而引起弥散性损害，又称继发性代谢性脑病。同原发性颅内病变相比，其临床特点是先有颅外器官原发病的症状和体征，以及相应的辅助检查的阳性发现，而后才出现脑部受损的征象。由于脑部损害为非特异性或仅是弥散性功能抑制，临床上一般无持久和明显的局限性神经体征及脑膜刺激征，主要是多灶性神经功能缺失的症状和体征，且大都较对称。通常先有精神异常、意识内容减少，一般是注意力减退、记忆和定向障碍、计算和判断力降低，有错觉、幻觉，随病程进展，意识障碍加深。此后有的可出现不同层次结构损害的神经体征，如昏迷较深和代谢性抑制很严重，而眼球运动和瞳孔受累相对较轻。常见病因有外源性中毒、内分泌与代谢性疾病、感染性疾病、物理性与缺氧性损害等。

3.脑功能监测

（1）必要的神经系统检查

1）角膜反射：是衡量意识障碍程度的重要标志。长时间的角膜反射消失，常提示预后不良。

2）其他反射：瞳孔对光反射、咳嗽反射、吞咽反射、脊髓反射等的存在或消失，提示脑干功能恢复或消失。

（2）电生理监测

1）脑电图：须连续监测，对脑功能状态、病变部位、治疗及预后判断等有一定价值。脑电图正常，提示预后良好，可以完全恢复脑功能；脑电图极度异常，提示中枢神经功能严重受损。

2）脑干诱发电位：为测定脑干功能状态的客观方法。常用的为脑干听觉诱发电位，因其一般不受麻醉药物的影响。

3）脑血流图：测定脑部循环状态，为脑死亡诊断提供依据。

4）短潜伏期体感诱发电位（SLSEP）：其受失语、主观感觉、意识及认知功能等影响较小，可以反映丘脑及大脑半球不可逆的病变情况，有助于早期判断患者的脑功能损伤程度，其分级越高，提示预后不良率越高。

4.脑死亡的判定　脑功能衰竭最严重的后果是脑功能永远不能恢复，称为脑死亡或过度昏迷或不可逆性昏迷，系指枕骨大孔以上（包括第一颈髓）颅腔内全部脑神经元的不可逆性死亡。脑死亡是颅内结构的最严重损伤，一旦发生，即意味着生命的终止。

依据《脑死亡判定标准与技术规范（儿童质控版）》（2015年）进行脑死亡的判定。

（1）判定的先决条件：①昏迷原因明确；②排除了各种原因的可逆性昏迷。

（2）临床判定标准：①深昏迷。②脑干反射消失：瞳孔对光反射、角膜反射、头眼反射、前庭眼反射、咳嗽反射均消失。③无自主呼吸：靠呼吸机维持通气，自主呼吸激发试验证实无自主呼吸。自主呼吸激发试验需严格按照以下方法与步骤进行。

先决条件：①膀胱温度或肛温≥35℃（中心体温＞35℃）。如体温低于这一标准，应给予升温。②收缩压达到同年龄正常值。如存在低血压，应给予升压药物。③动脉血氧分压（PaO_2）≥200mmHg（1mmHg=0.133kPa，下同）。如PaO_2低于这一标准，可吸入高浓度氧气。④动脉血二氧化碳分压（$PaCO_2$）35～45mmHg。如$PaCO_2$低于这一标准，可减少每分通气量。慢性二氧化碳潴留者$PaCO_2$可＞45mmHg。

试验方法与步骤：①吸入100%氧气10min。②脱离呼吸机8～10min。③脱离呼吸机后即刻将输氧导管通过人工气道置于隆突水平，输入100%氧气4～6L/min。④密切观察胸、腹部有无呼吸运动。⑤脱离呼吸机8～10min，抽取动脉血检测$PaCO_2$，恢复机械通气。

结果判定：$PaCO_2$≥60mmHg或$PaCO_2$超过原有水平20mmHg仍无呼吸运动，即可判定无自主呼吸。

注意事项：①自主呼吸激发试验过程中可能出现明显的血氧饱和度下降、血压下降、心率减慢及心律失常等，此时须即刻终止试验，并宣告本次试验失败。②自主呼吸激发试验至少2名医师（1名医师监测呼吸、血氧饱和度、心率、心律和血压，另1名医师管理呼吸机）和1名护士（管理输氧导管和抽取动脉血）完成。

以上3项临床判定标准必须全部具备。

（3）确认试验：①脑电图：显示电静息。②经颅多普勒超声（TCD）：显示颅内前循环和后循环血流呈振荡波、尖小收缩波或血流信号消失。③短潜伏期体感诱发电位（SLSEP）：正中神经SLSEP显示双侧N9和（或）N13存在P14、N18和N20消失。

以上3项确认试验需至少具备2项。

（4）判定时间：临床判定和确认试验结果均符合脑死亡判定标准可首次判定为脑死亡。29d至1岁婴儿，首次判定24h后再次复查，结果仍符合脑死亡判定标准，方可最终确认为脑死亡。1～18岁儿童，首次判定12h后再次复查，结果仍符合脑死亡判定标准，方可最终确认为脑死亡。严重颅脑损伤或呼吸心搏骤停复苏后应至少等待24h再进行脑死亡判定。

【治疗要点】

1.一般处理　原则上应将患者安置在有抢救设备的重症监护室内，以便严密观察，抢救治疗。给氧，并加强护理。一般常取侧卧位或仰卧位（头偏向一侧），利于口鼻分泌物的引流。保持床褥平整、清洁，一般2～4h翻身1次，骨突易受压处加用气圈或海绵垫，并适当按摩。为防止舌后坠，定期吸痰，保持呼吸道通畅，注意口腔清洁。留置尿管者，定期冲洗膀胱及更换尿管。急性期有昏迷者先短时禁食，静脉补液，在生命体征稳定后，依病情给予易消化、高蛋白，富含维生素、有一定热量的流食（可行鼻饲）。

2.病因治疗　针对病因采取及时果断措施是抢救脑功能衰竭的关键。对病因已明确者，迅速给予有效的病因处理。如颅脑外伤与颅内占位性病变，应尽可能早期手术处理；出血性脑血管病有指征时尽早行手术清除血肿，或行脑室穿刺引流术；急性中毒者应及时争取有效清除毒物和应用特殊解毒措施；各种病原体引起的全身性感染和（或）颅内感染，应选用足量敏感的抗生素等药物。

3.对症处理

（1）控制脑水肿，降低颅内压：除采取保持呼吸道通畅、合理地维持血压、适量补液及防止高碳酸血症等措施外，尚需应用脱水剂，如3%高渗盐水。高渗盐水可以在血管和组织间建立渗透梯度，使水分从细胞内和组织间隙进入毛细血管，从而使脑内的水分减少，高渗盐水还可通过扩容作用使平均动脉压增加，脑灌注压增加，纠正脑微循环细胞代谢紊乱的状态。此外，20%甘露醇注射液2.5ml/kg静脉快速滴注，依病情4～12h一次；呋塞米1mg/kg，4～12h一次；20%人体白蛋白静脉滴注。常用上述药物联合或交替使用。

（2）维持水、电解质和酸碱平衡：一般每日入液量控制在70～80ml/kg，尽量保持出入液量平衡；同时应注意纠正电解质紊乱如低钾或高钾血症，以及酸碱平衡失调。

（3）镇静止痉：对有抽搐、兴奋、躁动等表现者，可选用地西泮（安定）、苯巴比妥、咪达唑仑等镇静、抗惊厥药物，必要时可应用丙泊酚等麻醉药物。

（4）控制感染：有感染者，应根据细菌培养与药敏结果选择有效的抗生素。

（5）防治脏器功能衰竭：包括防治心、呼吸和肾衰竭，以及消化道出血等并发症。

4.低温疗法　低温疗法（体温32～34℃）一般采用全身降温和头部局部降温（降温头盔、降温颈圈等）。全身降温效果较确切，包括降温毯或降温仪、胃内注入冰水、腹腔灌洗和体外泵等。常用的降温措施是使用降温毯放置在患者身体的上、下面和冰盐水鼻胃灌洗。一旦直肠温度达到33℃，通过降温毯、恒温器的调整，保持患者的体温在32～34℃。由于32℃以下低温在临床上可带来许多严重并发症如诱发心室颤动（室颤）等，应尽量避免温度低于32℃。在采用低温疗法时，一般需要给予镇静药物，并加强心电、SaO_2、血压和呼吸监测。低温疗法的应用时间取决于患者的病情，一般为2～14d。复温要慢，速度过快对颅内压增高者非常有害，应该用10～12h或以上时间逐步完成（＜0.5℃/h）。应注意防治以下并发症：心律失常；出血倾向；肺部感染；水、电解质紊乱，低温时低钾和高温时高钾；低温期休克和复温时颅内压增高等。一般认为，对脑功能衰竭患者伴休克状态、用升压药物维持血压者和临床已有脑死亡征象者，不宜采用低温疗法。

5.脑保护剂及脑代谢活化剂的应用 脑保护剂能减少或抑制自由基的过氧化作用，降低脑代谢从而阻止细胞发生不可逆性改变，形成对脑组织的保护，如甘露醇、纳洛酮、神经节苷脂等；脑代谢活化剂为促进脑细胞代谢、改善脑功能的药物，如脑蛋白水解物、胞磷胆碱、小牛血去蛋白提取物等。

6.改善微循环、增加脑灌注量 对无出血倾向，由脑缺氧或缺血性脑血管病引起的脑功能衰竭，可用降低血液黏稠度和扩张脑血管的药物，以改善微循环和增加脑灌注量，帮助脑功能恢复。

7.高压氧疗法 高压氧治疗在脑功能衰竭的复苏中具有重要意义，它能提高血液、脑组织、脑脊液的氧含量和储氧量；增加血氧弥散量和有效弥散距离；改善血脑屏障，减轻脑水肿，降低颅内压；促进脑电活动、脑干生命功能和觉醒状态，促使昏迷者苏醒；减轻无氧代谢和低氧代谢，促进高能磷酸键（ATP、KP）的形成，调节生物合成和解毒反应，纠正酸中毒，维持有效循环，改善其他重要脏器的功能。通过上述高压氧的综合作用，可打断脑缺氧、脑水肿的恶性循环，促进脑功能恢复和复苏。因此，有适应证者应尽早使用。

（王玉静 许 巍）

第十一节 弥散性血管内凝血

弥散性血管内凝血（disseminated intravascular coagulation，DIC）是在许多疾病基础上，致病因素损伤微血管体系，导致凝血活化、全身微血管血栓形成、凝血因子大量消耗并继发纤溶亢进，所引起的以出血及微循环衰竭为特征的临床综合征。DIC的临床过程包括高凝状态期、消耗性低凝期、继发性纤溶亢进期和脏器衰竭期。

【诊断要点】

1.原发疾病 DIC不是一个独立的疾病，而是众多疾病复杂病理过程中的中间环节。引起DIC的基础疾病或诱因包括严重感染、肿瘤及血液病、组织损伤、心血管疾病、大手术、中毒、窒息等。

2.临床表现

（1）出血倾向：自发性出血，出血部位可以发生在皮肤黏膜、针刺部位、手术创面、胃肠道、泌尿道或其他器官。

（2）休克或微循环衰竭：易出现血压下降或休克，且休克的原因不能用原发病解释，或抗休克治疗难以纠正。

（3）多发性微血管栓塞：可累及各组织、器官的微血管，导致组织及器官缺血坏死、脏器功能衰竭等病变，发生呼吸衰竭、循环衰竭、意识障碍、多脏器功能衰竭等。

（4）微血管病性溶血：红细胞机械性破坏所致血管内溶血，可有贫血、黄疸、血红蛋白尿等。

3.实验室检查

（1）反映凝血因子消耗的证据

1）血小板计数减少：常降至100×10^9/L以下或呈进行性下降。

2）出血时间和凝血时间延长：在高凝状态时，凝血时间可缩短。

3）凝血酶原时间（PT）延长：超过正常对照3s以上有意义（出生4d内的新生儿PT超过20s才有意义）。

4）纤维蛋白原减少：低于1.5g/L有意义，个别高凝血期病例反可升高超过4.0g/L。

5）部分激活的凝血活酶时间（APTT）延长：年长儿正常为42s，新生儿44～47s，早产儿范围更宽。APTT比正常对照延长10s以上才有临床意义。高凝血期APTT可缩短，低凝血期及继发纤溶期APTT延长。

6）抗凝血酶Ⅲ（AT-Ⅲ）测定：DIC早期血浆中AT-Ⅲ即明显减少。

7）其他：如凝血因子Ⅷ测定、蛋白C测定，其在DIC时浓度下降。

（2）反映纤溶系统活化的证据

1）血浆鱼精蛋白副凝试验（3P试验）：此实验在DIC早期多呈阳性，但晚期以纤溶亢进为主时，因纤维蛋白单体形成很少，所形成的可溶性复合物也少，故3P试验常为阴性。新生儿3P试验应在出生2d以后才有诊断价值。有些疾病如恶性肿瘤，肝、肾疾病及手术创伤后也可出现3P阳性。

2）优球蛋白溶解时间：正常为90～120min，＜70min提示纤维蛋白溶解亢进。

3）纤维蛋白降解产物（FDP）含量测定：正常人血清FDP＜10mg/L，超过20mg/L提示纤维蛋白溶解亢进。

4）D-二聚体（D-dimer）测定：＞0.5mg/L有意义，此试验对DIC有特异性。

（3）DIC早期诊断标志物：凝血酶抗凝血酶复合物（TAT）。

诊断标准包括存在引起DIC的原发疾病，有2项以上临床表现，并在如下这些项目中有3项阳性：①血小板＜100×10^9/L或进行性下降（肝病时血小板数≤50×10^9/L）。②血浆纤维蛋白原含量＜1.5g/L（白血病及其他恶性肿瘤＜1.8g/L，肝病＜1.0g/L）。③3P试验阳性或血浆FDP＞20mg/L（肝病FDP＞60mg/L），或D-二聚体水平升高≥4倍。④PT缩短或延长3s以上或呈动态变化（肝病时PT延长5s以上），APTT缩短或延长10s以上。⑤纤溶酶原含量及活性降低。⑥AT-Ⅲ含量及活性降低＜60%（不适于肝病）或蛋白C下降。⑦凝血因子Ⅷ：蛋白C活性＜50%（肝病必备）。

（4）中国弥散性血管内凝血诊断积分系统（CDSS）：DIC是一个动态的病理过程，检测结果只反映这一过程的某一瞬间，利用CDSS更有利于DIC的诊断，见表1-5［《弥散性血管内凝血诊断中国专家共识（2017年版）》］。

表1-5　中国弥散性血管内凝血诊断积分系统（CDSS）

积分项	分数
存在导致DIC的原发病	2
临床表现	
不能用原发病解释的严重或多发出血倾向	1
不能用原发病解释的微循环障碍或休克	1
广泛性皮肤、黏膜栓塞，灶性缺血性坏死、脱落及溃疡形成，不明原因的肺、肾、脑等脏器功能衰竭	1
实验室指标	
血小板计数	

积分项	分数
非恶性血液病	
≥100×10^9/L	0
（80～100）×10^9/L	1
＜80×10^9/L	2
24h内下降≥50%	3
恶性血液病	
＜50×10^9/L	1
24h内下降≥50%	1
D-二聚体	
＜5mg/L	0
5～9mg/L	2
≥9mg/L	3
PT及APTT延长	
PT延长＜3s且APTT延长＜10s	0
PT延长≥3s或APTT延长≥10s	1
PT延长≥6s	2
纤维蛋白原	
≥1.0g/L	0
＜1.0g/L	1

注：非恶性血液病，每日计分1次，≥7分时可诊断为DIC；恶性血液病，临床表现第一项不参与评分，每日计分1次，≥6分时可诊断为DIC。

PT，凝血酶原时间；APTT，部分激活的凝血活酶时间。

【临床分型】

1.急性型　大多数DIC表现为此型，常见于严重感染或大手术后，起病急，病情凶险，出血严重，持续数小时至数天。

2.亚急性型　病情持续数天至数周，常见于急性白血病、恶性肿瘤转移等。

3.慢性型　起病慢，病情轻，病程可长达数月，临床出血轻，常见于慢性疾病和巨大血管瘤、系统性红斑狼疮等。

【鉴别诊断】

1.血栓性血小板减少性紫癜（TTP）　TTP是一组以血小板血栓为主的微血管血栓出血综合征，其主要临床特征包括微血管病性溶血性贫血、血小板减少、神经精神症状、发热和肾脏受累等。

2.溶血尿毒综合征（HUS）　HUS是以微血管内溶血性贫血、血小板减少和急性肾衰竭为特征的综合征。

3.原发性纤溶亢进　原发性纤溶亢进时无血管内凝血存在，无血小板消耗与激活，血小板正常，D-二聚体正常或轻度增高。

4.严重肝病　多有肝病病史，肝功能损害及黄疸明显，血小板轻度减少，脾功能亢进时可有全血细胞减少。凝血因子Ⅷ活性正常或升高。纤溶亢进与微血管病性溶血表现少见。

【治疗要点】

1.治疗原发病　对于原发疾病的治疗是终止DIC病理过程的关键环节。

2.改善微循环

（1）右旋糖酐-40（低分子右旋糖酐）：具有扩充血容量，疏通微循环，降低血液黏稠度，减低血小板黏附和抑制红细胞凝集作用。首次剂量为10ml/kg静脉滴注，以后每次5ml/kg，6h一次，全日量不超过30ml/kg。

（2）血管活性药物：血管扩张药可解除血管痉挛，改善微循环，常用山莨菪碱（654-2）、异丙肾上腺素、酚妥拉明和多巴胺等。

3.抗凝治疗

（1）肝素的应用可阻断或减慢血管内凝血，是DIC治疗最常用的药物。一般主张在DIC早期应用效果较好。凡有以下指征者即可使用：①处于高凝血状态者；②有明显栓塞症状者；③消耗性凝血期表现为凝血因子、血小板、纤维蛋白原进行性下降，出血逐渐加重，血压下降休克者。前两种情况下一般单用肝素等抗凝血药物即可，不宜输血或补充凝血因子；后一种情况肝素与凝血因子的补充应同时进行。此外，对慢性或亚急性DIC也可应用肝素，但注意有颅内出血或脊髓内出血，伴有血管损伤及新鲜创面如消化性溃疡、肝病合并DIC、DIC后期，以纤维蛋白溶解为主者应禁用肝素，否则会加重出血。

剂量和用法：①在高凝血期可0.5～0.75mg/kg，静脉滴注，4～6h一次，或以每小时15μg/kg速度持续静脉滴注；②对低凝血期目前倾向于小剂量或超小剂量，10～15μg/kg，4～6h一次，或5μg/kg，4～6h一次，尤其已经有明显出血倾向或出血较多时；③在DIC早期，临床症状不明显，实验室检查仅有1～2项异常，如血小板下降、D-二聚体阳性，而其他指标改变不明显时，可用超小剂量5μg/kg，每日2～3次给予。在应用肝素期间必须密切观察病情并监测凝血时间，要求凝血时间控制在20～30min，如＜20min可加大剂量，如＞30min且出血加重，可能是肝素用量过大，应停用，必要时静注鱼精蛋白中和。此外，应注意个体化原则，对肝、肾功能不良者，肝素量宜减小，间隔要长，可间隔12h一次，现主张使用低分子量肝素（速碧林等），可减少出血等不良反应发生。

停药指征：①诱发DIC的原发病已控制或缓解；②用药后病情好转，出血停止，血压稳定；③凝血酶原时间和纤维蛋白原恢复正常或接近正常（一般于1～3d恢复），即可逐渐减量至停药。用药时间一般尽可能持续3～7d，血小板的回升缓慢（数天至数周），不宜作为停药的指征。

（2）抗血小板凝集药物：常用药物包括①阿司匹林，剂量为每日10mg/kg，分2～3次口服；②双嘧达莫（潘生丁），剂量为每日10mg/kg，分3次口服。

（3）其他抗凝血因子的应用：近年国外已开始在临床试用抗凝血酶Ⅲ和蛋白C浓缩剂治疗DIC，取得了一定的临床效果，但儿科使用蛋白C应慎重，有加重出血的风险。

4.抗纤维蛋白溶解药物　DIC早期禁用，只在DIC中、晚期以纤维蛋白溶解亢进为主、出血严重时应用，最好在肝素化的基础上慎用纤维蛋白溶解抑制药，可能有助于DIC后期的治疗。

（1）氨基己酸（6-氨基己酸，EACA）：每次0.08～0.12g/kg，缓慢静脉注射或稀释后静脉滴注。

（2）氨甲苯酸（对羧基苄胺，PAMBA）：每次8～12mg/kg，每日2次静脉滴注。

（3）氨甲环酸（止血环酸，AMCA）：每次10mg/kg，静脉滴注。

5.补充血小板和凝血因子　一般应在DIC凝血因子消耗期或低凝血期补充血小板和凝血因子，且一般与肝素同时应用。

（1）新鲜血浆：每次10～15ml/kg，可补充凝血因子并有助于纠正休克和改善微循环。

（2）新鲜冷冻血小板：血小板低于20×10^{9}/L，有活动性出血倾向，需紧急输注血小板。

（3）纤维蛋白原：适用于有明显低纤维蛋白原血症或出血严重者，以使血浆纤维蛋白原＞1.0g/L为宜。

（4）其他凝血因子制剂：DIC的中、晚期可以出现多种凝血因子的缺乏，可输注凝血酶原复合物、Ⅷ：C因子浓缩剂、维生素K。

【疗效评估】

1.痊愈　①引起DIC的基础疾病被治愈或得到有效控制；②DIC引起的症状、体征消失，脏器功能不全恢复正常或达到DIC前状态；③实验室指标恢复正常或达到DIC前水平。

2.显效　以上3项指标，符合2项。

3.无效　DIC症状、体征和实验室指标无好转，或病情进展、死亡。

（王　弘）

第十二节　急性胃肠功能衰竭

急性胃肠功能衰竭通常是指消化食物、吸收营养和排泄废物等环节发生障碍所致的临床综合征，常发生在多种危重症的基础上，往往合并多个脏器功能的障碍，表现为呕吐、腹胀、腹痛、腹泻和便秘等，严重者可出现呕血、便血和中毒性肠麻痹。肠道是严重感染、组织缺氧缺血时受影响最早和最严重的器官之一。危重状态时，由于全身炎症反应、毛细血管渗漏、大量液体渗出，血管舒缩功能障碍，均会累及胃肠脏器。胃肠功能受损后，将影响胃肠对营养物质和水的消化吸收功能，影响肠道菌群及其产物的吸收和调控功能，进而影响胃肠的内分泌和免疫功能。肠道功能损伤可导致大量细菌移位，进而引起肠源性感染、肠源性内毒素血症。

【诊断要点】

1.临床表现

（1）腹胀、肠鸣音减弱或消失是最常见的体征，主要是由肠麻痹所致，因此常称为“中毒性肠麻痹”。

（2）应激性溃疡是上消化道出血时重要的体征，早期在胃管抽出液中有咖啡样液体或大便隐血试验阳性，可作为早期诊断的指标，重者有呕血和便血。机体在应激状态下，肠黏膜遭受缺血缺氧及能量代谢障碍，迅速出现浅表糜烂、充血水肿而导致出血，患者除腹胀外，可有恶心不适、腹痛等症状，呕吐咖啡色液体或排黑色大便等。

2.辅助检查 ①监测胃黏膜内pH（pHi）：正常情况下pHi为7.35～7.40，如果pHi＜3.5，提示胃肠黏膜缺血缺氧，是发生胃肠功能衰竭和应激性溃疡的高危因素。长时间pHi减低，提示除胃肠功能衰竭外，也可能存在全身灌注不良。②*D*-乳酸水平检测：*D*-乳酸水平越高，反映肠黏膜缺氧缺血的损害越严重，可作为早期诊断的依据。③二胺化氧化酶（DAO）测定：研究证明血浆中DAO活性变化能作为反映肠黏膜屏障功能损伤的敏感指标，DAO升高是检测肠黏膜缺氧的指标。④肠黏膜通透性测定：肠黏膜遭受缺氧缺血的损害后，通透性升高。

3.诊断 主要依据临床表现即腹胀、肠鸣音减弱或消失、口吐咖啡样液体三大症状及辅助检查。

按中华医学会儿科学组1995年5月通过的多器官功能衰竭诊断标准，小儿胃肠系统功能衰竭诊断标准为：①应激性溃疡出血需输血者；②出现中毒性肠麻痹，有高度腹胀者。

【治疗要点】

胃肠功能衰竭的治疗原则包括：①积极治疗原发病；②降低胃内酸度；③对症治疗，控制感染、减轻胃肠道负荷、营养支持；④止血治疗，应用止血药或内镜止血。

1.控制原发病 控制原发病是治疗的关键，如系感染性疾病，应清除病灶，选用有效的抗生素控制感染。儿科危重症：①避免和纠正持续低灌注，使用自由基清除剂，使胃肠道尽早摆脱缺氧状态。②保证热量及营养供给，注意营养代谢平衡。胃肠道外营养是临床上治疗胃肠功能衰竭的有效儿科危重症方法，但更多资料显示胃肠道内营养可促进消化液和酶的分泌，促进肠蠕动的恢复，有利于肠道菌群平衡，故若病情允许应尽早恢复经口摄食。③微生态疗法。补充肠道有益菌，维持菌群平衡，如补充双歧杆菌能促进损伤的肠黏膜机械屏障及生物屏障的修复。同时，选择性杀灭一些潜在性致病菌，如大肠埃希菌、肺炎克雷伯杆菌和铜绿假单胞菌等，即选择性肠道去污（selective digestive decontamination，SDD）。通过选择性使用抗生素，治疗原发感染和继发胃肠源性感染。胃肠应用不吸收的抗生素及全身应用抗生素，清除肠道致病微生物和内毒素，以调节肠道菌群、增加胃肠动力、提高肠道局部免疫力并加快胃肠黏膜的更新修复。SDD的目标是减少肠道中G^-菌和真菌的数量，而不影响厌氧菌的数量，如口服新霉素。

2.上消化道出血的治疗 ①禁食：应用西咪替丁等H_2受体拮抗剂，抑制胃酸分泌。②生长抑素治疗：生长抑素八肽（奥曲肽）是一种合成的生长抑素类药物，可抑制胃酸、消化酶等分泌，保护出血灶血痂免受侵蚀，促进肠黏膜上皮修复。用法为50～100μg皮下注射，每8小时一次（q8h），2～3d后停药；或50～100μg立即静脉注射，然后每小时12.5～25μg静脉滴注，持续24h，可连用3d。③输血：对大出血者输血是抢救的根本措施，有利于恢复、维持血容量，同时根据周围循环情况使用多巴胺、山莨菪碱等血管舒张药。还可适当使用凝血酶粉或云南白药胃管内注入，静脉滴注垂体后叶素、血凝酶（立止血）、维生素K_1等止血药物。④内镜止血：怀疑上消化道出血时应尽早进行胃镜检查，同时可行内镜直视下止血治疗。伴有血流动力学障碍的出血，内镜检查可以明确诊断，但活动性出血和大量出血时，除了内镜检查，血管造影术是合适的选择。推荐早期（24h内）上消化道内镜检查，而急性静脉曲张出血需要更紧急（12h内）的干预。可联合使用肾上腺素和血管夹、热凝固术或注射组织硬化剂等方法。上消化道内镜检查阴性的胃肠道出血，需进行结肠镜检查，而结肠镜亦阴性时，可使用内镜探查小肠。内镜检查阴性的活动性消化道出血，需考虑内镜手术或介入治疗。

3.腹胀的治疗　①禁食：在腹胀持续存在且进食后腹胀加重或有胃潴留和上消化道出血时宜禁食，症状好转后及时喂养。②胃肠减压：可减少吞咽气体的存积，吸出消化道内滞留的液体和气体，减低胃肠道内压力，还可以尽早发现胃内咖啡样液体。③肠管排气或促进肠管蠕动：尽可能撤除减慢肠蠕动的药物（儿茶酚胺、镇静、阿片类药物），纠正损害肠动力的因素（高血糖、低钾血症）。尽早或预防性使用通便药物。促动力药物如胃复安和红霉素，可用于增加上消化道（胃和小肠）动力，而新斯的明可抑制胆碱酯酶，增加肠管蠕动，促进小肠和结肠的动力；酚妥拉明是α受体阻滞剂，能扩张肠系膜小动脉，兴奋胃肠道平滑肌，使肠蠕动增加而减轻腹胀；生理盐水20～50ml灌肠，能刺激结肠蠕动。④纠正电解质紊乱：缺钾者尽早补充氯化钾。⑤中医药治疗：针刺（足三里、合谷、中脘）。

4.内毒素血症的治疗　抗炎性介质治疗可用抗脂多糖（LPS）抗体中和内毒素，并促进其清除。各种炎性介质拮抗体如单克隆TNF-α抗体、IL-1受体拮抗剂、单克隆IL-8抗体及免疫球蛋白等应尽快使用，以中止炎性介质对机体的继发损害。

5.代谢支持疗法　及早给予正确的代谢支持疗法是阻止病情继续发展的重要措施，可提供足够的热量，阻断无氧酵解，限制分解代谢，维持正氮平衡，防止内源性蛋白过量消耗，以恢复机体的免疫功能。

6.中成药治疗　①大黄的主要作用是促进胃肠蠕动，改善胃肠黏膜血液循环，加快胃肠内细菌和毒素排泄，杀灭肠道内细菌，促进损伤的胃肠黏膜修复，阻止肠道内细菌移位。同时，可提高危重症患者对胃肠营养的耐受性，拮抗炎性反应，降低血内TNF浓度。用法：生大黄粉溶解后胃管注入，小儿体重5kg者每次1g，5～10kg者用2g，10～15kg者用3g，＞15kg者用6～12g；6h后可重复，或以大黄粉敷脐。②以葱白或芥末敷脐。

（王丽杰）

第十三节　腹腔内高压综合征

腹腔内高压综合征又称腹腔室隔综合征（abdominal compartment syndrome，ACS），是指因腹腔内压急性进行性升高，腹部和全身器官发生一系列病理生理改变，导致的各器官功能障碍和衰竭。由于心、肺、肾、神经系统、胃肠道、腹壁等均受到腹腔内高压的影响，故腹腔内高压综合征往往造成较高的死亡率。

【诊断要点】

ACS的诊断依据主要有损伤类型、症状、损伤发生到器官功能受损的时间，以及减压后的生理反应。由于临床查体时通常不能准确地反映腹腔内压力，因此更加客观的检查方法对诊断此疾病非常必要。根据2013版《儿童腹腔内高压及腹腔间隙综合征国际指南》的定义，重症儿童腹腔内压力（IAP）为4～10mmHg，儿童腹腔内高压（IAH）是指持续或反复的IAP病理性升高＞10mmHg。儿童腹腔内高压综合征是指持续的IAP＞10mmHg且伴有由于IAP升高导致的新的器官功能障碍或原有器官功能损伤加重。

1.病因诊断

（1）腹壁顺应性下降：腹部外伤、严重创伤、严重烧伤、俯卧位、腹部手术后强行关腹。

（2）腹腔内容物增加：急性胰腺炎、大量腹腔积血/积液/气腹、腹腔感染/脓肿、腹腔肿瘤或腹膜后肿瘤、腹腔镜注气压力过大、肝功能不全或肝硬化伴腹水、胃扩张或幽门梗阻、肠梗阻、肠扭转、结肠假性梗阻、腹膜透析出入液体不平衡。

（3）毛细血管渗漏：酸中毒、损伤控制性剖腹手术、低体温、大量液体复苏或液体正平衡、大量输血。

（4）其他方面：年龄、菌血症、凝血病、床头抬高、巨大切口疝修补术、机械通气、肥胖或体质指数升高、呼气末正压（PEEP）＞10cmH_2O（1cmH_2O=0.098kPa）、腹膜炎、肺炎、脓毒症、休克或低血压。

2.临床表现

（1）有以下情况者应警惕ACS的发生：①腹部手术的患者术后出现腹部膨胀；②开放或闭合性腹部外伤的患者；③机械性通气的ICU患者有其他器官功能障碍者；④患者腹部膨胀，有持续的ACS的症状和体征，如无尿、低氧、低血压、不能解释的酸中毒、肠系膜缺血、颅内压增高；⑤患者没有手术史，但有大量液体复苏伴毛细管渗漏（腹膜炎、脓毒性休克、外伤等）。

（2）有以下情况者应高度怀疑ACS的发生：①腹部膨胀、压痛、缺乏蠕动；②无尿、少尿；③使用机械通气的患者中出现呼吸衰竭伴高气道压；④多器官功能衰竭（MOF）在进展，且CT的改变也能进一步确认IAP的升高及ACS的存在。

3.IAP的测量

（1）直接测量法：直接置管于腹腔内，然后连接压力传感器或压力计，或在腹腔镜手术中通过气腹机对压力进行连续监测。此方法测量值准确，但为有创操作，加之大多数患者腹腔情况复杂，故限制了其临床应用。

（2）间接测量法：通过测量腹腔内脏器的压力间接反映IAP，可通过直肠、胃，上、下腔静脉及膀胱间接测量。

1）膀胱测压法：取平直仰卧位，经尿道膀胱插入导尿管；排空膀胱后夹闭尿管，经尿管向膀胱内注入无菌生理盐水1ml/kg，最少注入3ml，最多不超过25ml。停留30～60s，将注射生理盐水的输液管与注射器分离，使输液管最上端与空气相通，以腋中线耻骨联合水平为零点，待输液管中液体自然下降至不再下降，在患儿呼气末、腹肌无主动收缩时读取数据。

2）直肠压力法：可通过开放性连续缓慢经直肠导管灌肠的方法进行直肠压力测量，也可使用一种特殊的充满液体的气囊导管，但该导管较为昂贵，因此限制了其使用。此外，由于剩余粪便可以阻止导管尖端张开，会导致IAP偏高，且该方法技术要求高，操作也较烦琐。

3）胃内压法：腹内压与胃内压呈显著正相关。该方法是通过鼻胃管向胃内注入等渗盐水，连接至压力计或传感器，以腋中线为零点进行测量。胃内压测量可用于外伤后盆腔血肿或骨折、膀胱外伤、腹膜粘连等不能用膀胱压监测IAP的情况。该方法操作简单且费用低，但会受鼻饲物质或胃内气体的影响。

4）上、下腔静脉压法：此方法可以对腹腔内压进行连续性动态监测且不受尿量的影响，但需要进行深静脉置管且为有创性操作，有感染、静脉血栓形成等危险，所以一般只应用于已深静脉置管的危重患者。

【治疗要点】

1.腹腔减压　对于ACS，绝大多数人认可的治疗方法是立即行开腹手术减压，且越早越好。当患者已开始出现反应性低血压、急性呼吸衰竭或急性肾衰竭时，开腹减压是必要的。对伴有休克的复合伤患者或同时有严重颅脑损伤的患者，开腹减压术可能应更早进行。但对严重IAH但无ACS的患儿，不建议采用开腹减压治疗。开腹减压后敞开皮肤和筋膜不缝合能最大限度地降低腹内压，但可导致水、电解质、血清丢失，以及热能丧失，也可因内脏外露引起肠瘘、腹内感染等危险。

另一种减压方式为暂时腹壁关闭，用无菌塑料膜与腹壁切口筋膜或皮肤进行缝合，覆盖内脏，防止内脏脱出，减轻腹壁张力，降低腹内压，防止脱水、电解质丢失及腹腔感染，通过透明的塑料膜可直接观察肠管水肿和血供情况，效果明显优于前者。

此外，对于腹部开放的伤口，使用伤口负压治疗的方法能够促进腹部筋膜的早期关闭；无论之前是未进行处理还是已行剖腹减压治疗，如果技术许可，均建议使用经皮导管穿刺引流IAH/ACS的腹水。

2.内科处理　对于存在任何IAH/ACS高危因素的患儿，除了常规的生命体征监护，均应给予IAP监测。存在ACS高危因素或已存在ACS的重症患儿，建议尽量避免液体正平衡。对于胃或肠管扩张而导致IAH/ACS的患者，可以使用经鼻胃管或直肠管进行胃肠减压。其他的PICU处理包括维持血流动力学稳定，纠正低体温、凝血功能障碍和酸中毒等生理紊乱，合理应用抗生素以及给予有效呼吸支持。短暂使用神经肌肉阻滞剂也可以作为治疗IAH/ACS的暂时性方法。经皮行腹腔积液引流也可以简单有效地降低腹腔内压力。

（李玖军）

第十四节　急性肝衰竭

肝衰竭是指由多种因素引起的严重肝脏损害，导致其合成、解毒、排泄和生物转化等功能发生严重障碍或失代偿，出现以凝血功能障碍、黄疸、肝性脑病、腹水等为主要表现的一组临床综合征。急性肝衰竭为急性起病，无基础肝病史，2周内出现以Ⅱ度以上肝性脑病为特征的肝衰竭临床表现。

【诊断要点】

1.病史采集　肝衰竭常见病因如下，采集病史时应加以注意。

（1）病毒感染：我国学者统计婴儿组中1/3的肝衰竭由巨细胞病毒（CMV）感染引起，居已知病因的第一位，年长组是以乙型肝炎病毒（HBV）和甲型肝炎病毒（HAV）

感染为主。

（2）药物或食物中毒：最常见的药物是对乙酰氨基酚（扑热息痛）。其他肝毒性物质，如乙醇、四氯化碳、异烟肼、四环素等抗生素、非甾体抗炎药等，亦可诱发肝衰竭。此外，毒蘑菇、鱼胆、发霉的粮食（黄曲霉素）都是引起肝衰竭的常见原因。

（3）各种遗传代谢性疾病：如酪氨酸血症、半乳糖血症、抗胰蛋白酶缺乏、Wilson病、瑞氏综合征等。此类患者除肝功能异常外，还可能存在孕期及生后生长发育异常的情况。

2.临床表现

（1）肝功能损害：极度乏力，有明显厌食、腹胀、恶心、呕吐等严重消化道症状；短期内黄疸进行性加深；出血倾向明显，血浆凝血酶原活动度（PTA）＜40%［或国际标准化比值（INR）≥1.5］，且排除其他原因；肝进行性缩小，标志肝坏死的出现。

（2）肝性脑病

一期（前驱期）：轻度性格改变和行为失常，如脾气不好，无故哭闹，忧郁，淡漠。注意力不集中，言语增多，食欲异常，但回答问题准确，吐字不清，语速减慢。此期可出现扑翼样震颤（flapping tremor或asterixis），也称肝震颤。扑翼样震颤常为双侧对称性，也有发生在一侧。脑电图多正常。此期经数天或数周，症状多不典型。

二期（昏迷前期）：以意识改变、睡眠障碍和行为失常为特征。定向和理解能力减退。计算能力和书写能力障碍。语言不清，举止反常，不能进行简单的智力游戏，如搭积木、插拼图、用木棒摆五角星等几何图形。睡眠习惯昼夜颠倒，可出现狂躁、幻觉、恐惧等精神症状。此期除扑翼样震颤阳性外，脑电图出现对称性慢波，肌张力增高，踝阵挛阳性，巴宾斯基征阳性，伴运动失调。

三期（昏睡期）：以昏睡和精神错乱为主。患儿大部分时期呈昏睡状态，呼之可醒，可以应答，常有意识模糊和幻觉。

四期（昏迷期）：神志完全丧失，不能唤醒。浅昏迷时，对痛刺激有反应，压眶反射存在，扑翼样震颤无法引出。深昏迷时，各种反射消失，肌张力降低，瞳孔常放大，可出现阵发性惊厥、踝阵挛等。脑电图可出现棘慢波。

（3）肝肾综合征：一般无慢性肾病史，原先肾功能可完全正常，氮质血症和少尿一般进展较缓慢，肾衰竭可于数月、数周内出现，但也可于数日内迅速出现，表现为进行性及严重的少尿或无尿及氮质血症，并有低钠血症和低钾血症，严重无尿或少尿者亦可呈高钾血症，甚至可因高血钾而致心脏骤停发生猝死。一般肝病先加重，然后出现肾衰竭，但也可同时出现，随肾衰竭出现，肝损害日益加重。

3.理化检查

（1）血清学检查

1）血清胆红素：血清总胆红素一般均超过171.0μmol/L（10mg/dl），平均每天增长17.1μmol/L（1mg/dl）或更多，以直接胆红素升高为主。

2）酶胆分离：重症肝病谷丙转氨酶（ALT）及谷草转氨酶（AST）显著下降，与胆红素上升呈分离现象，即“酶胆分离”。

3）血氨基酸测定：支/芳氨基酸比值正常时其物质的量之比为3∶1～4∶1，重症肝炎者降至1∶1～1.5∶1及以下。游离色氨酸明显增高，对促进肝性脑病的发生起重要作用。

4）前白蛋白测定：可早期反映肝衰竭。肝衰竭会影响蛋白质合成，白蛋白在体内半衰期约为20d，前白蛋白半衰期仅为1.9d，因而其在患者血中浓度下降出现较早。通过电泳测定进行动态观察，若持续低水平并日渐下降，则预后不良。

5）甲胎蛋白（AFP）：AFP升高表示肝细胞再生能力旺盛，见于正常新生儿或肝癌患者。肝损伤后有肝细胞再生时AFP亦呈阳性。若肝细胞进行性坏死时AFP由阴性转为阳性，浓度逐渐升高，表明有肝细胞再生，预后良好。

（2）凝血象检查：凝血酶原时间延长或凝血酶原活动度下降对诊断及估计预后有重要意义。轻症凝血酶原活动度低于60%，重症常低于40%，示预后不良。

（3）弥散性血管内凝血（DIC）有关检测：红细胞形态异常，呈三角形、芒刺状或呈碎片，血小板进行性减少，纤维蛋白原降低，凝血酶原时间延长，均为DIC早期指标。

（4）B型超声检查：可监测肝、脾、胆囊、胆管等器官大小、超声影像及有无腹水、肿物等。

（5）脑电图检查：肝性脑病早期患者即呈现特异性脑电图波形，如慢波、三相波，且持续时间较长，有助于早期发现肝性脑病。

【治疗要点】

1.一般治疗

（1）卧床休息，减少体力消耗，减轻肝脏负担。

（2）给予重症监护，监测生命体征、血清电解质和酸碱度、血氨、凝血功能等，保持呼吸道通畅，必要时进行机械通气，监测中心静脉压。

（3）推荐肠道内营养，包括高碳水化合物、低脂、适量蛋白饮食，肝性脑病患者需限制经肠道蛋白摄入，进食不足者，每日静脉补给足够的热量、液体和维生素；控制经肠道的蛋白质摄入量，对难以通过胃肠道提供足够热量的患儿，可经中央静脉导管进行全胃肠道外营养。适量给予维生素B、维生素C、维生素D、维生素E、维生素K及腺苷三磷酸、辅酶A等以补充营养。

（4）积极纠正低蛋白血症，补充白蛋白或新鲜血浆，静脉输入白蛋白每日1g/kg，并酌情补充凝血因子。

（5）进行血气监测，注意纠正水电解质及酸碱平衡紊乱，特别要注意纠正低钠、低氯、低镁及低钾血症。

2.并发症治疗

（1）肝性脑病：限制蛋白质摄入，对于肠道出血患者应及时清理肠道。应用乳果糖，降低肠道pH，减少氨的吸收。应用肠道微生态调节剂，以减少肠道细菌易位或降低内毒素血症及肝性脑病的发生。同时，肝性脑病患者需要积极减轻脑水肿，有颅内压增高者，给予甘露醇及利尿剂交替使用；也可使用低温疗法防止脑水肿，降低颅内压。

（2）肝肾综合征：发生急性肾衰竭的病因复杂，多种因素造成舒血管物质生成增加，累及循环系统，引起外周动脉舒张阻力下降，导致肾血流量下降，形成肝肾综合征。因此，预防及治疗肝肾综合征需要从多个方面同时进行，如保持有效循环血容量、应用系统性血管活性药物、维持相对正常的平均动脉压、限制液体摄入量（24h总入量不多于尿量加500～700ml）、持续性血液净化等。

（3）凝血功能异常：应用维生素K对症补充。对显著凝血障碍患者，可给予新鲜血浆、凝血酶原复合物和纤维蛋白原等对症补充，血小板显著减少者可输注血小板；对于合并消化道出血者应给予H_2受体阻滞剂或质子泵抑制剂，行胃肠减压者应避免使用尖锐的鼻导管之类可引起消化道出血的装置。

（4）感染：应尽早、定期进行细菌及真菌培养检测。在出现活动性感染和病情恶化时，应根据细菌培养结果尽早选用敏感、对肝肾无毒性或影响较小的强效抗生素。在一切医疗及护理操作中都应严格消毒隔离制度，一切医疗操作和器材都要无菌消毒。

3.特殊治疗

（1）人工肝：人工肝的工作原理在于通过体外装置，发挥清除有害物质、补充营养物质、暂时替代衰竭肝脏部分功能的作用。

1）非生物型人工肝：包括吸附剂、血液透析、血液灌流、血液滤过、血浆置换等多种方法的单一或联合应用。血液透析/滤过疗法可清除小分子毒素，但不能清除蛋白结合毒素；血液（血浆）灌流虽能够清除蛋白结合毒素，但亦能同时清除患者体内的有益物质，还能激活体内的补体系统等，激发体内炎症反应，从而加重病情；血浆置换虽能清除蛋白结合毒素和水溶性毒素，但每次治疗剂量有限（通常2～3L），同时治疗本身还能清除促进肝脏再生的物质，另外输注大量冷冻血浆还可引起枸橼酸中毒及血源性疾病的传播等。

2）分子吸附再循环系统（molecular adsorbent recirculating system，MARS）：其治疗原理是将患者体内的毒素包括蛋白结合毒素和非结合毒素，通过一种特殊透析器被转移至20%白蛋白透析液中，与白蛋白结合或溶解于白蛋白溶液中；然后结合毒素的白蛋白透析液再分别经常规透析、活性炭吸附和阴离子树脂吸附而得到再生，再生后的白蛋白透析液再与患者血液进行交换，从而连续对患者体内的毒素进行清除。

3）生物型人工肝：生物型人工肝技术的核心是生物反应器。它由许多条中空纤维毛细管构成，患者的血浆经此流过，在毛细管外有许多肝细胞，或单独存在或与胶原的微载体小粒结合在一起，这一支持系统可模拟肝脏的解毒、合成和分泌功能。目前该技术主要使用的是其他种系的肝细胞，如猪肝细胞。

（2）肝移植：辅助性肝移植（auxiliary liver transplantation，ALT）已成为治疗暴发性肝衰竭、急性肝衰竭及慢性终末期肝病患者的重要治疗手段。ALT的常用术式主要有三类，一是异位辅助性肝移植，二是辅助性部分原位肝移植，三是辅助性原位全肝移植。有学者证实切除部分肝脏可以改善肝脏血流动力学，并且能减少肝组织坏死和减少肝脏毒性对机体造成的影响。儿童行肝移植者相对较少。

（李玖军）

第十五节　急性肾损伤

急性肾损伤（AKI）又称急性肾功能不全，是由于不同原因引起的肾脏生理功能急剧减低甚至丧失，导致代谢产物堆积，血尿素氮（BUN）及血清肌酐（SCr）迅速升高并引起水、电解质紊乱及急性尿毒症症状。大多数患者为少尿或无尿，因感染或药物导致急性间质改变，尿量可接近正常。按病因与肾脏的关系可分为肾前性肾功能不全、肾性肾功能不全和肾后性肾功能不全。

肾前性肾功能不全：由于全身有效循环血量急剧下降和心排血量降低，致使肾皮质血流量及肾小球滤过率降低。在一定时间内如低灌注量恢复，则肾功能可恢复正常，如超过一定时间则发生肾实质损害。

肾性肾功能不全：肾小球疾病见于链球菌感染后肾炎、紫癜性肾炎、肾病、狼疮肾炎、遗传性肾炎、肿瘤等；肾小管坏死见于药物、生物毒素、化学品中毒；溶血引起的血红蛋白尿、溶血尿毒综合征、肝肾综合征、流行性出血热等引起的肾缺血；双侧肾髓质破坏；肾盂肾炎、双侧肾发育不全；与缺血、感染、药物、造影剂、手术、挤压综合征相关的急性肾损伤。

肾后性肾功能不全：任何原因引起的尿路梗阻都可引起急性肾衰竭。

目前急性肾损伤的一个新的分类标准为RIFLE，已经在成人和儿童中广泛应用。RIFLE分期标准的目的在于为急性肾损伤统一概念和统一分层标准。此标准建立在SCr相对于基础值的突然升高和尿量的急剧减少上（表1-6）。

表1-6 儿童AKI RIFLE分期标准

AKI分期	eCCl	尿量
R期（risk）	下降25%～50%	＜0.5ml/（kg·h）持续8～16h
I期（injury）	下降50%～75%	＜0.5ml/（kg·h）持续16～24h
F期（failure）	下降≥75%或eCCl＜35ml/（min·1.73m^2）	＜0.3ml/（kg·h）超过24h或无尿≥12h

【诊断要点】

1.临床表现

（1）少尿期：少尿期可持续10～14d，如果治疗2周后仍少尿，注意急进性肾炎。

1）少尿：24h尿量＜250ml/m^{2}或学龄儿童＜400ml，学龄前儿童＜300ml，婴幼儿＜200ml；＜50ml为无尿。

2）电解质紊乱：表现为三高三低，即高钾、高磷、高镁血症和低钠、低钙、低氯血症。

a.高钾血症：血钾超过6.5mmol/L为危险界限，为此期死亡首要原因。表现为烦躁不安、嗜睡、恶心、呕吐、四肢麻木、胸闷、憋气等症状。心率缓慢、心律失常可致猝死。心电图T波高尖、基底窄（落帐篷T）、QRS增宽、P-R间期延长。一至三度房室传导阻滞，心室纤颤等。

b.低钠血症：分为两种情况。稀释性：主要由于水潴留，血钠被稀释，表现为体重增加、水肿、倦怠、头痛、神志淡漠，严重者可有惊厥、昏迷。此期治疗应严格限制水分及钠入量，补钠会加重水肿使病情进一步恶化。失钠性：腹泻、呕吐、大面积烧伤等，有脱水及血液浓缩表现。

c.高血磷和低钙血症：磷在体内蓄积使血磷升高；钙在肠道内与磷结合从肠道排

出，引起低钙血症。但因常有酸中毒，游离钙不会降低，故很少出现低钙抽搐，但若接受大量碱剂后则易诱发。

d.高镁血症：高镁与高钾症状相似。

3）代谢性酸中毒：表现为萎靡、乏力、嗜睡、呼吸深长，面色灰、口唇樱桃红，可伴心律失常。

4）氮质血症：氮质血症程度与病情严重程度一致。

5）消化系统：表现为食欲缺乏、恶心、呕吐、腹部不适等症状，10% ～ 40%的患者可有消化道出血。

6）中枢神经系统：脑水肿出现意识障碍、躁动、谵语、抽搐、昏迷等尿毒症脑病症状。

7）血液系统：为血管内凝血、溶血所致出血倾向、皮肤瘀斑及贫血。

8）呼吸及循环系统：主要是心力衰竭和肺水肿，表现为呼吸困难、不能平卧、心率加快、肺底湿啰音、下肢水肿等。

9）高血压：可出现轻或中度高血压，严重者为高血压脑病。

10）易合并感染：70%左右合并严重感染，以呼吸道及泌尿道感染为常见。

（2）多尿期：多尿持续时间5 ～ 10d，部分患者可长达1 ～ 2个月。此时入量以尿量的2/3为宜。临床表现为①低钠血症和脱水。②低钾血症：肌肉松软、无力以至麻痹；呼吸困难、胸闷、腹胀、心音低钝、心界扩大等。心电图QT间期延长、T波低平、U波出现、ST段下降、期外收缩及房室传导阻滞等。

2.实验室检查

（1）针对可能引起肾衰竭的病因进行检查：贫血（罕见因失血所致，贫血是因血被稀释或溶血，见于狼疮肾炎、肾静脉栓塞及溶血尿毒综合征）；白细胞减少（狼疮肾炎）；血小板减少（狼疮肾炎、肾静脉栓塞、溶血尿毒综合征）；血清补体C3水平降低（链球菌感染、狼疮肾炎或膜增殖性肾小球肾炎）；抗链球菌抗体、抗肺炎支原体抗体、抗病毒抗体等，尤其要注意急进性肾炎相关抗体。

（2）有关肾衰竭的各项检查：电解质、肾功能检测等。

（3）影像学检查：胸片可见心脏大、肺充血；超声波检查、肾核素扫描及必要时做逆行肾盂造影，了解肾脏大体形态，有无尿路梗阻及判断肾功能。

（4）肾活检：临床安全的情况下可做肾活检，判断肾衰竭的原因及评估预后。

【治疗要点】

1.少尿期

（1）补液试验：当患儿可能有血容量不足时可做补液试验，即用2∶1等渗液15 ～ 20ml/kg快速输注（0.5 ～ 1h输完），需注意心肺功能。失血者可用全血，伴酸中毒者加适当碳酸氢钠。如改善循环后尿量明显增加，为肾前性少尿；如尿量仍＜17 ml/h，则可能为肾实质性肾衰竭。

（2）利尿试验：如补液后无排尿可用20%甘露醇0.2 ～ 0.5g/kg，在20 ～ 30min推注，如尿量＞40ml/h表明为肾前性少尿，需继续补液改善循环。如尿量增加不明显，可试给呋塞米1.5 ～ 3mg/kg，若仍无改善为肾实质性肾衰竭。甘露醇为渗透性脱水剂，具有降低肾血管阻力、增加肾血流量和肾小球滤过率、减轻间质水肿等作用，特别在肾衰竭早期应用更好。但甘露醇在肾性肾衰竭时不能由尿排出，可致循环充血，有循环充血者应慎用甘露醇，有明显血容量不足者应慎用呋塞米。

（3）入液量：肾性肾衰竭应严格控制水分入量，“量出为入”。如无特殊液体丢失（呕吐、腹泻等），入液量可允许20～30ml/（kg·d），监测有无脱水或水肿，每日测体重，如入量控制合适，每日应减少10～20g/kg，血钠不低于130mmol/L，血压稳定。

（4）饮食：摄入低蛋白、低盐、低钾和低磷食物。蛋白质0.5～1.0g/(kg·d）为宜。

（5）纠正高钾血症：血钾＞6.5mmol/L为危险界限，应积极处理。①碳酸氢钠：5%碳酸氢钠每次3～5ml/kg，用葡萄糖2份稀释后在5min内静脉注射。如心电图（EKG）未恢复正常，15min后重复1次。碳酸氢钠溶液作用迅速，但持续时间短，仅维持30～90min。②葡萄糖酸钙：钙可拮抗钾对心肌的毒性作用，10%葡萄糖酸钙10ml静脉滴注，每日可用2～3次，但应用洋地黄者慎用。③高渗葡萄糖和胰岛素：促进钾进入细胞内，每3～4g葡萄糖配1U胰岛素，每次用1.5g/kg糖可能暂时降低血钾1～2mmol/L，15min开始起作用，可持续12h或更长，必要时可重复。防治高钾血症要减少机体蛋白质的高分解代谢，供给足够热量，限制含钾较高的饮食和药物及不输库存血等。

（6）低钠血症：应区分是稀释性还是缺钠性低钠血症。在少尿期前者多见，严格控制水分入量多可纠正，一般不用高渗盐，因会引起容量过大导致心力衰竭。缺钠性者当血钠＜120mmol/L，且又出现低钠综合征时，可适当补充3%NaCl，1.2ml/kg可提高血钠1mmol/L，先给3～6ml/kg，可提高2.5～5.0mmol/L。或按以下公式计算出总量后，先给1/3的量。

$$3\%NaCl（ml）=［130－血钠浓度（mmol/L）×0.6kg］/0.5$$

（7）代谢性酸中毒：轻症多不需治疗。当血中HCO_3^-＜12mmol/L或动脉血pH＜7.15时，应适当补碱，5%碳酸氢钠1ml/kg可提高HCO_3^-1mmol/L。给碱性液可使血容量扩大和诱发低钙抽搐。

（8）低血钙和高血磷：低血钙给予10%葡萄糖酸钙10ml静脉注射，每日1～2次。同时，限制含磷食物，补充足够能量，减少组织分解。

（9）高血压、心力衰竭及肺水肿：呋塞米每次2～3mg/kg；降压用硝苯地平，6岁以上小儿每次5～10mg，每日2～3次。高血压脑病用硝普钠10～20mg加在5%葡萄糖100ml内，根据血压调节滴数1～8μg/（kg·min）静脉滴注。心力衰竭时，慎用洋地黄制剂，易产生中毒。出现肺水肿，应用加压面罩给氧，吗啡0.1～0.2mg/kg皮下注射，放血或止血带轮流缚扎四肢，必要时血液净化。

（10）透析治疗：透析指征①血生化指标BUN＞28.56mmol/L（80mg/dl）；SCr＞530.4mmol/L（6mg/dl）；血钾＞6.5mmol/L或心电图有高钾表现；严重酸中毒。②尿毒症症状明显，少尿2～3d，有周围神经或精神症状者。③心力衰竭、肺水肿。④化学毒物或药物中毒。

2.多尿期　注意脱水、低钾、低钠。

附　肾功能不全诊断指标的应用

（1）肾小球滤过率（GFR）：是指单位时间（min）内从双肾滤过的血浆量（ml）。

既往临床以菊粉的清除率（只从肾小球滤过，不被肾小管重吸收和排泌）作为测定GFR的“金指标”，由于程序复杂，目前以肌酐清除率（CCr）代替GFR。由于新生儿及婴儿收集24h尿标本较困难，Schwartz等提出了根据血浆肌酐浓度（SCr）、GFR和身长（L）之间的关系，推算不同年龄GFR，其公式如下所示。

新生儿至1岁：$GFR=\frac{0.45\times L}{Pcr}$

儿童（1～13岁）：$GFR=\frac{0.55\times L}{Pcr}$

13～21岁：男：$GFR=\frac{0.70\times L}{Pcr}$

女：$GFR=\frac{0.57\times L}{Pcr}$

其中，Pcr：mg/dl；L：cm；GFR：ml/（min·1.73m²）。

（2）肌酐清除率（CCr）：是指肾脏在1min内，能把多少毫升血浆内的内生肌酐全部清除出去。

受试者连续3d低蛋白饮食且避免剧烈运动；第4天准确留取24h尿液（用4～5ml甲苯防腐）；准确测定尿液总量及尿肌酐含量；同时于留尿当天采血测定血浆肌酐浓度。

①内生肌酐清除率

$$CCr（ml/min）=\frac{尿肌酐浓度（mg/dl）\times 尿液量（ml/min）}{血浆肌酐浓度（mg/dl）}=\frac{Ucr\times V}{Pcr}$$

$$矫正后CCr[ml/（min\cdot 1.73m^2）]=CCr\times\frac{1.73[成人标准体表面积（m^2）]}{小儿实测体表面积（m^2）}$$

②参考值：新生儿为25～70ml/(min·1.73m²),6～8个月为65～80ml/(min·1.73m²),2～3岁为80～126ml/（min·1.73m²）

（3）钠排泄分数（FE_{Na}）：是经肾小球滤过而未被肾小管重吸收的钠的百分率，是尿液分析中最敏感的指标，阳性率高达98%。在肾前性肾衰竭时，$FE_{Na}<1\%$，而肾性肾衰竭时＞2%～3%。

$$FE_{Na}=\frac{尿钠（mmol/L）\times 血浆肌酐（\mu mol/L）}{血浆钠（mmol/L）\times 尿肌酐（\mu mol/L）}\times 100\%$$

（4）自由水清除率（C_{H_2O}）：是测量肾脏稀释功能指标，肾衰竭早期即下降。

$$C_{H_2O}=尿量(ml/h)\times\left(1-\frac{尿渗透压}{血渗透压}\right)$$

（5）肾衰竭指数（RFI）：肾前性肾衰竭时，RFI＜1，而肾性肾衰竭时＞1，可达4～10。

$$RFI=\frac{尿钠（mmol/L）\times 血浆肌酐（mg/dl）}{尿肌酐（mg/dl）}$$

（6）尿钠排出量：肾衰竭时尿钠排出＞40mmol/L，而肾前性肾衰竭时＜20mmol/L。

上述尿液分析指标在鉴别肾前性氮质血症和急性肾小管坏死中具有重要价值，其方法简便、灵敏，诊断准确率以FE_{Na}最佳，其次为自由水清除率、尿钠、尿渗透压，正确率可达90.5% ~ 97.6%。为肾前性少尿时，肾小管保持完好的浓缩和重吸收钠的能力，因此少尿常合并低尿钠＜20mmol/L及高渗尿（＞500mOsm/L），而肾小管坏死（ATN）时，肾小管浓缩和重吸收钠的能力均下降，故呈少尿高尿钠（40mmol/L）和低渗尿（＜350mOsm/L），但在应用尿液分析指标进行鉴别时应注意：①是否应用利尿剂（如呋塞米或其他袢类利尿剂），因应用利尿剂后可使尿钠排出增多，影响诊断的正确率；②有蛋白尿、糖尿或应用甘露醇、右旋糖酐后均可使尿比重及尿渗透压上升，最好在应用此类药物前留尿。

（杜　悦　王秀丽）

第十六节　高血压危象及高血压脑病

高血压危象是指血压急骤升高造成中枢神经系统、眼、肾脏及心脏等器官损害的一种急重症。由于儿童高血压易被忽视，就诊时常常已经发生高血压危象，表现为受损器官的相关临床症状，早期诊断并给予及时恰当的治疗是避免靶器官损伤的关键。

【诊断要点】

1.高血压的定义　儿童高血压是指3次或3次以上平均收缩压或舒张压高于同性别、年龄和身高儿童的第95百分位，儿童高血压Ⅰ级指收缩压或舒张压高于95百分位、小于99百分位加5mmHg，Ⅱ级指收缩压或舒张压高于99百分位加5mmHg。不同程度的高血压均可能出现高血压危象的临床表现。

2.高血压危象的病因　虽然儿童原发性高血压呈现逐年增高的趋势，但是继发性高血压仍是儿童高血压危象的主要病因，肾源性高血压是最常见的病因。儿童继发性高血压的病因多样，继发于泌尿系统的疾病包括急性肾小球肾炎、慢性肾衰竭、溶血尿毒综合征、先天性肾发育不良、梗阻性肾病、肾动脉狭窄等；继发于心血管系统的疾病包括多发性大动脉炎、主动脉缩窄等；继发于内分泌系统的疾病包括Cushing综合征、甲状腺功能亢进、甲状旁腺功能亢进、嗜铬细胞瘤等；继发于中枢神经系统的疾病包括脑肿瘤、颅内出血等；继发于药物的包括糖皮质激素、他克莫司、环孢素等。

3.高血压危象的临床表现

（1）新生儿期高血压可能表现为呼吸暂停、易激惹或喂养困难等。儿童期高血压危象根据受累靶器官的不同，表现为相应的特征性的临床症状。

（2）高血压脑病表现为头晕、头痛、呕吐、视物模糊、意识模糊、面神经瘫、偏瘫、惊厥甚至昏迷。

（3）左心衰竭表现为气短、心悸、少尿，查体发现心界扩大或奔马律。

（4）肾脏疾病是儿童继发性高血压最常见的病因，同时肾脏也可能是高血压损伤的靶器官，表现为血尿、腰痛及肾功能不全。

（5）眼科表现为视网膜出血、视盘水肿、视力下降、急性缺血性视神经病、皮质盲。

4.辅助检查

（1）对于初步测量血压异常的患儿，需分别测量四肢血压，有创动脉血压监测具有实时准确的特点，动态血压监测用于高血压危象稳定后的评估。

（2）实验室检验：尿常规、尿芳香苦杏仁酸、肾功能、心肌酶谱、血气分析、血糖、血脂、肾素-血管紧张素-醛固酮系统活性、甲状腺素等，用于筛查继发性高血压的病因及评估肾脏及心脏受累的程度。

（3）心电图：可表现为左心室肥厚及心肌缺血改变。

（4）超声：心脏超声可表现为左心室肥厚及心脏射血分数下降，用于高血压危象及后期心脏损害的随访监测。肾脏超声用于检查肾脏大小及其实质结构。血管超声用于继发性高血压的病因诊断。

（5）头颅MRI：高血压脑病的头颅MRI可表现为可逆性后部脑病，大脑双侧顶枕区域白质对称性受累，损伤区域在T_2加权呈现高信号、弥散加权呈现低或等信号。

（6）胸部X线：用于评估心脏大小，CT及增强CT用于查找嗜铬细胞瘤及血管源性的继发性高血压。

（7）眼底检查：眼底火焰样出血、棉絮斑、黄白色渗出、视盘水肿和视网膜水肿提示高血压危象，视盘水肿提示出现明显的脑水肿。

【治疗要点】

1. 高血压危象的治疗原则

（1）高血压危象的患儿应当移送至ICU，监测血压的同时进行心肺及神经系统状态的监护，并应用静脉降压药，一般认为最初8h的血压下降程度不能大于初始血压的25%，然后在24～48h逐渐降压至正常水平。

（2）继发于急性或慢性肾功能不全的患儿，血压增高与容量负荷加重有关，药物降压治疗的同时，应给予利尿或透析治疗以减少容量负荷。

（3）高血压脑病应避免降压过快，避免使用抑制中枢的药物如可乐定。

（4）嗜铬细胞瘤手术前，推荐使用α受体阻滞剂控制血压，常用酚妥拉明。

（5）肾动脉狭窄应避免使用血管紧张素转化酶抑制剂及血管紧张素受体拮抗剂。

2. 用于治疗高血压危象的常用药物 具体见表1-7。

表1-7 治疗高血压危象的常用药物

药物	用法用量	分类	作用时间	不良反应	禁忌证
硝普钠	0.5～1μg/（kg·min），iv	释放一氧化氮	1～2min	低血压，心悸，增加颅内压，硫氰酸盐及氰化物毒性	高颅压
尼卡地平	0.2～3μg/（kg·min），iv	钙通道阻滞剂	15min～4h	低血压，心悸，外周性水肿	脑出血急性发作期颅内压增高
艾司洛尔	50～1000μg/（kg·min），iv	β受体阻滞剂	10～20min	低血压，心动过缓，支气管收缩，外渗引起皮肤坏死	哮喘，充血性心力衰竭
拉贝洛尔	0.25～3mg/（kg·h），iv	α、β受体阻滞剂	5min～4h	低血压，心动过缓，房室传导阻滞，支气管痉挛，鼻充血	哮喘，脑出血

药物	用法用量	分类	作用时间	不良反应	禁忌证
肼屈嗪（肼苯达嗪）	0.1～0.6mg/kg，q4～6h，iv	直接扩张小动脉	1～4h	心悸，心动过速，发热，皮疹，关节痛，狼疮样综合征	心动过速
非诺多泮	0.8～1.2μg/（kg·min），iv	多巴胺D_1受体阻滞剂	1h	低血压，心动过速，低血钾，鼻充血	—
酚妥拉明	0.05～0.1mg/（kg·剂量），iv（最大剂量5mg/dose）	α受体阻滞剂	15～30min	低血压，心动过速，鼻充血，加重消化道溃疡	—
硝苯地平	0.1～0.25mg/kg，q4～6h，po（最大剂量10mg/剂量）	钙通道阻滞剂	4～8h	低血压，心动过速，外周性水肿，血小板减少，皮疹	—
可乐定	1～6μg/（kg·dose），q6h，po	中枢α受体激动剂	6～8h	低血压，心动过速，突然停药会引起反跳性高血压，镇静作用，口干	避免突然停药
米诺地尔	0.1～0.2mg/kg，qd，po（最大剂量5mg/d）	直接扩张小动脉	1.5～24h	心动过速，液体潴留，肺水肿	心包积液
氯沙坦	0.7mg/kg，qd，po（最大剂量100mg/d）	血管紧张素Ⅱ受体拮抗剂	1.5～24h	低血压，高血钾，血尿素氮、肌酐升高，发热，腹泻，流感样症状	肾上腺动脉狭窄或双侧肾动脉狭窄

注：iv.静脉滴注；po.口服；qd.每天1次。

（王秀丽）

第十七节　代谢危象

代谢危象一般指由于各种原因造成机体代谢紊乱而引起的临床危象。若不及时诊断处理，可很快致死或致残。代谢危象的病因繁多而复杂，任何疾病只要引起机体严重代谢紊乱均可导致代谢危象。临床常见的内分泌疾病如糖尿病酮症酸中毒或非酮症性高渗昏迷、先天性肾上腺皮质增生症所致的肾上腺危象，以及肾衰竭及其他原因引起的严重电解质紊乱等均属代谢危象。此类情况将在后续章节中详细介绍，此处不再赘述。由先天性代谢病（IEM，又称遗传代谢病）引起的代谢危象在临床相对少见，加之病因复杂，表现缺乏特异性，易造成临床医生对其认识不足，识别困难。本节重点介绍由IEM引起的代谢危象的识别和紧急治疗。

【发病机制】

IEM是因基因缺陷导致其编码的酶类缺乏或结构异常，致使代谢底物不能按正常途径进行代谢而导致的一类疾病，多为单基因隐性遗传。多数IEM的临床表现出现于新生儿和儿童期，但也有成人期发病者。IEM导致临床症状的机制可分为3类：小分子毒性物质蓄积、能量不足和异常大分子代谢产物的积聚。引起代谢危象的机制主要有2种：小分子毒性物质蓄积和能量产生严重不足。

【诊断要点】

1.IEM的临床表现　IEM的临床表现缺乏特异性，其症状、体征也常与其他常见临床疾病相似。出现下列表现应怀疑IEM的可能：①原来行为和喂养正常的婴幼儿在短时间内（几小时或几周）出现危及生命的严重情况；②新生儿期或婴儿期出现惊厥和（或）肌张力减低，特别是顽固性惊厥；③新生儿或婴儿有异常气味；④持续或反复呕吐；⑤生长发育迟缓（体重增长缓慢或体重下降）；⑥呼吸暂停或呼吸窘迫（呼吸频率增快）；⑦黄疸或肝大；⑧疲乏、昏睡；⑨昏迷，特别是间歇性昏迷；⑩难以解释的出血；⑪家族中，特别是兄弟姐妹中有不明原因新生儿、婴幼儿死亡史或类似疾病患者；⑫父母为近亲结婚；⑬脓毒症（特别是大肠埃希菌感染的脓毒症）。

2.IEM代谢危象的临床表现　其临床表现同样缺乏特异性。常见表现为食欲缺乏、恶心、呕吐、腹泻、精神萎靡、嗜睡或行为改变。若未及时处理，则可迅速出现惊厥、昏迷、呼吸异常，甚至在数小时或数天内死亡。可有多种诱因，以感染、饥饿和剧烈运动较为常见，亦有报道疫苗接种导致代谢危象发作者。

3.初步辅助检查　怀疑IEM代谢危象时，初步的辅助检查包括：①血气分析；②血糖；③全血细胞计数（IEM常见血小板减少）；④尿常规和酮体；⑤血氨；⑥血清电解质；⑦血尿酸；⑧肝功能检查，包括酶学和胆红素；⑨血乳酸和丙酮酸。代谢性酸中毒、低血糖、血乳酸及丙酮酸等有机酸增高、血氨增高、肝功能异常均有提示作用。

4.IEM的筛查和确诊检查　目前已开展的IEM筛查主要包括尿有机酸检测和干血片串联质谱检查，可较快获得检查结果，对可疑病例应及早进行。根据初步辅助检查和筛查结果，进行有针对性的酶学和基因学检查，以期尽快明确诊断。

【IEM代谢危象的急诊处理】

IEM代谢危象的处理原则：按儿童高级生命支持的原则及时评估并处理可能危及生命的危急症状；纠正代谢紊乱，及时清除毒性物质；补充代谢辅助因子；提供充分的液量和热量并控制外源性毒性物质的摄入。

1.稳定呼吸和循环　所有患儿均应按儿童高级生命支持的方法进行快速评估，若评估中发现有危及生命的严重情况，如心搏骤停应立刻开始心肺复苏，严重呼吸窘迫或呼吸衰竭、休克和心肺衰竭应立刻给予保证气道开放、高浓度给氧、扩容纠正休克等复苏治疗，维持呼吸和循环功能。

2.停止摄入可能的毒性物质（蛋白质、脂肪、果糖、半乳糖）　在代谢危象或急性期，特别是在新生儿或婴幼儿期的有机酸或尿素循环代谢障碍时应立即停止所有蛋白质的摄入，直至经筛查确定诊断后方可给予去除或减少其不能代谢成分的特殊饮食。

3.静脉输注葡萄糖，提供足够的热量和液体，防止进一步的分解代谢　在急性代谢危象期应给予高热量摄入，可同时输注葡萄糖和胰岛素以进一步降低蛋白分解，并在恢复期促进蛋白的生物合成。热量至少应达60kcal/kg，同时在纠正脱水的基础上，供给足够的液体以维持机体代谢所需。一般情况下可给予10%～15%葡萄糖8～10mg/（kg·min）。输入小剂量的胰岛素0.2～0.3IU/kg可以使合成代谢进一步提高。

但应注意，对于空腹耐受减低的患者（如糖原贮积病、糖异生异常、先天性高胰岛素血症、脂肪酸氧化缺陷、生酮和解酮作用异常），以肝脏产生葡萄糖的速率［新生儿为7～8mg/（kg·min）］补充葡萄糖易于改善症状；而对于内源性中毒的患者通常需要供应更高的能量以促进合成代谢。但提供高糖对能量代谢障碍性遗传代谢病（特别是丙酮酸脱氢酶复合物缺乏）患者具有潜在风险，因其可加重乳酸酸中毒。

在葡萄糖输注过程中，应注意定期检测乳酸以及酸碱平衡状态。

4.纠正急性代谢紊乱，清除毒性代谢产物　及时纠正急性代谢紊乱，如脱水、代谢性酸中毒、低血糖、电解质紊乱等；清除毒性代谢产物，如氨等。

（1）纠正低血糖：首先给予葡萄糖0.5～1.0g/kg，静脉注射，随后持续静脉输注葡萄糖，维持血糖稳定在120～170mg/dl（6.7～9.4mmol/L）以减轻分解代谢。常需较高的输入葡萄糖速度，可达12～15mg/（kg·min）。治疗过程中应监测血糖，根据血糖情况随时调节葡萄糖的输入速度。

（2）纠正酸中毒：血浆碳酸氢根＜10mmol/L时应给予碳酸氢钠，开始剂量为0.25～0.50mmol/（kg·h），治疗过程中监测血气分析，并根据血气分析结果及时调节碳酸氢钠的剂量和速度，严重者可能剂量需高达0.5～1.0mmol/（kg·h）。

（3）增加毒物排泄：①高氨血症的治疗：尿素循环障碍所致高氨血症伴脑病者，给予苯甲酸钠和苯乙酸钠，负荷量均为250mg/kg（$5.5g/m^2$），用10%葡萄糖20ml/kg稀释后于1～2h输入。怀疑为尿素循环障碍不伴酸中毒者，给予10%盐酸精氨酸200～600mg/kg静脉输入。负荷量后，继续给予苯甲酸钠250～500mg/（kg·d）、苯乙酸钠250～500mg/（kg·d）、精氨酸200～600mg/（kg·d）持续静脉输入。上述药物静脉输入时均应稀释至1%～2%的浓度并经中心静脉导管给药。已确诊的氨甲酰磷酸合成酶（CPS）和鸟氨酸氨甲酰基转移酶（OTC）缺乏者，盐酸精氨酸剂量减至200mg/（kg·d）。左旋肉碱可结合并灭活苯甲酸钠和苯乙酸钠，因此应避免同时使用。②左旋肉碱有助于有机酸的排泄，左旋肉碱的剂量见“【IEM代谢危象的急诊处理】5.补充代谢辅助因子”部分。

（4）血液净化治疗：对于病情危重或药物治疗效果不佳的IEM代谢危象，血液净化可起到挽救生命的效果。血液净化可有效清除血氨、有机酸分子等小分子毒性物质，常用方法有腹膜透析、血液透析和持续肾替代治疗。对于严重高氨血症和酸中毒，应及早开始血液净化，并首选持续静脉血液透析治疗。

5.补充代谢辅助因子　使用药理学剂量的维生素辅助因子可以提高残存的酶活性。常用维生素B_1（硫胺素）5～20mg/kg（最大500mg）口服，每日1次；生物素5～20mg口服，每日1次；维生素B_{12}（氰钴胺）1～2mg肌内注射，每日1次；维生素B_2（核黄素）200～300mg口服，每日3次；左旋肉碱100～200mg/kg口服，每日3次，或25～50mg/kg静脉注射，随后予25～50mg/（kg·d），最大量3g/d。

6.避免发作诱因　反复发作的疾病类型应注意避免发作诱因，如感染、空腹、创伤、特殊饮食或药物等。

（佟雅洁）

第十八节　肿瘤溶解综合征

肿瘤溶解综合征（tumor lysis syndrome，TLS）是由于肿瘤细胞短期内大量溶解后，细胞内容物快速释放入血，引起的以高尿酸血症、高钾血症、高磷血症、低钙血症和急性肾功能不全为主要临床表现的一组临床综合征，多由化疗等治疗诱发引起，也可出现自发溶解。

【诊断要点】

1.实验室TLS（laboratory TLS，LTLS） 细胞毒性治疗3～7d符合以下至少2项指标即可确定：①尿酸≥476μmol/L或8mg/dl或增高25%；②钾≥6.0mmol/L或6mg/L或增高25%；③磷≥2.1mmol/L（儿童）或≥1.45mmol/L（成人）或增高25%；④钙≤1.75mmol/L或降低25%。

2.临床TLS（clinical TLS，CTLS） LTLS合并以下1项：①肾功能损伤；②心律失常/猝死；③癫痫发作。

【分级】

主要根据肾功能不全程度、心律失常、癫痫的危重程度等临床情况来对TLS评价分级。LTLS仅以有或无来分级，见表1-8。

表1-8 TLS的分级

	1	2	3	4
LTLS	＋	＋	＋	＋
肾功能不全	肌酐=1.5倍正常上限或肌酐清除率30～45ml/min	肌酐＞（1.5～3）倍正常上限或肌酐清除率20～30ml/min	肌酐＞（3～6）倍正常上限或肌酐清除率10～20ml/min	肌酐＞（1.5～3）倍正常上限或肌酐清除率20～30ml/min
心律	无干预指征	无紧急干预指征	有症状的和不能完全控制的或可用器械控制（如除颤仪）	危及生命，如心律失常合并充血性心力衰竭、低血压、晕厥、休克
癫痫	无	一次短暂全身发作，抗惊厥药可以很好控制或偶有不影响日常生活活动的局灶性运动性癫痫发作	有意识改变的癫痫；有控制不佳的癫痫发作；尽管药物干预，仍暴发癫痫全身大发作	长期、反复或难以控制的癫痫（如癫痫持续状态或顽固性癫痫症）

【危险因素】

1.宿主因素 如低血压、脱水、已有肾损害（包括血液肿瘤对肾脏浸润引起的肾损害）、梗阻性尿路疾病、高尿酸（儿童＞476μmol/L、成人＞595μmol/L）和少尿等。

2.增殖迅速的肿瘤 血液系统恶性肿瘤发生率高于实体瘤，儿童以急性淋巴细胞白血病（ALL）和高分化的非霍奇金淋巴瘤（NHL），尤其Burkitt淋巴瘤最为常见，其次为淋巴母细胞淋巴瘤等，TLS在急性髓系白血病的发生率较低。

3.肿瘤负荷 如＞10cm的巨块肿瘤、全身广泛病变、乳酸脱氢酶（LDH）＞2倍正常上限或白细胞（WBC）＞25×10^9/L等。

4.治疗因素 针对增殖速度快而对治疗高度敏感的肿瘤细胞，如急性淋巴细胞白血病，实体瘤如神经母细胞瘤、成神经管细胞瘤、横纹肌肉瘤和生殖细胞瘤，应用化疗药物如糖皮质激素、顺铂、阿糖胞苷、单克隆抗体（如美罗华）、靶向治疗等。

【预防及治疗】

1.水化 充分水化是预防和治疗TLS最基本的措施。恰当的静脉补液可增加肾小球滤过率，防止尿酸等结晶沉积，一般每天补液量为3L/m^2或200ml/kg（如＜10kg），并维持尿量＞100ml/（m^2·h）或3ml/（kg·h）（如＜10kg），如有必要可使用利尿剂。

2.碱化尿液　既往采用碳酸氢钠碱化尿液的方法，虽然能增加尿酸的溶解度，但同时会明显降低黄嘌呤及次黄嘌呤的溶解度（最适pH为6.5），特别是在使用别嘌醇（别嘌呤醇）后更易引起黄嘌呤结晶，引起梗阻性肾病，还有可能导致代谢性碱中毒、钙盐沉积等潜在并发症，因而在应用尿酸氧化酶后，目前不推荐使用碳酸氢钠预防和治疗TLS。碱化尿液可考虑应用于中度尿酸升高并且不伴高血磷的患者。

3.降低尿酸

（1）别嘌醇：通过竞争性抑制黄嘌呤氧化酶阻止黄嘌呤和次黄嘌呤向尿酸转化，减少尿酸形成，但它不能减少已经产生的尿酸，故用药2～3d才能起效。口服别嘌醇200～300mg/（m^2·d）或静脉用别嘌醇40～150mg/（m^2·8h），作用时间18～30h。别嘌醇阻断核酸代谢后可造成黄嘌呤和次黄嘌呤堆积，黄嘌呤结晶在肾小管沉积可导致急性梗阻性尿路病。另外，别嘌醇能降低其他嘌呤类药物如巯嘌呤的降解，因而此类药物与别嘌醇合用时需要减量。

（2）尿酸氧化酶：通过尿酸氧化酶促进尿酸分解代谢为尿囊素是降低尿酸的有效方法。重组尿酸氧化酶拉布立酶具有起效快、作用明显、安全性高的特点。儿童0.15～0.2mg/（kg·d），静脉输注＞0.5h，共5d。拉布立酶禁用于对该药过敏或有超敏反应体质者，高铁血红蛋白血症患儿，葡萄糖-6-磷酸脱氢酶缺乏者，或其他可引起溶血性贫血的代谢性疾病患者。

4.纠正电解质紊乱

（1）高钾血症：可采取①葡萄糖酸钙：稳定细胞膜，拮抗钾对心肌的毒性。10%葡萄糖酸钙2ml/kg加入等量5%葡萄糖静脉注射，一般5min起效，可持续1～2h。②促进钾进入细胞内：胰岛素和高渗葡萄糖（胰岛素0.25U/kg＋葡萄糖1g/kg）泵入；沙丁胺醇雾化吸入（每次2.5～5mg，可连续给3～6次）。③纠正酸中毒：5%碳酸氢钠3～5ml/kg，稀释成等渗液静脉注射5～10min，同时可碱化尿液促钾进入细胞内。

（2）高磷血症：氢氧化铝凝胶可抑制肠道吸收磷而降低血磷，治疗高磷有助于纠正低钙血症。

（3）低钙血症：无症状的低钙血症一般无须补钙，因为这可能加重钙磷沉积造成肾功能损害，仅在出现低钙症状时补钙。

5.血液透析　药物不能控制的高磷血症、高钾血症、高尿酸血症、低钙血症、高容量负荷、高血压、严重的酸中毒和（或）伴中枢神经系统症状的尿毒症，具备一项或多项者为透析指征。

（王　弘）

第十九节　严重过敏反应

严重过敏反应是指暴露于刺激物后由免疫或非免疫机制介导肥大细胞及嗜碱性细胞脱颗粒释放的多种生物活性介质［如组胺、白三烯（LTs）、前列腺素（PG）、血小板激活因子（PAF）等］及细胞因子所诱发的，累及多个系统、脏器的严重全身反应，危重者可在数分钟内导致死亡。

【诊断要点】

符合下列三条中的其中一条即可诊断。

1.急性起病（几分钟至数小时）表现为皮肤和（或）黏膜组织的症状（如全身性皮肤瘙痒、潮红，全身性荨麻疹，口唇、舌、腭垂或上腭水肿等），至少伴有一项以下症状。

（1）突发呼吸系统症状和体征（如气短、喘息、咳嗽、喘鸣、低氧血症等）。

（2）突发血压下降、低血容量症状。

2.接触可疑变应原后（几分钟至数小时）出现下列症状中的两项及以上

（1）突然出现的皮肤或黏膜症状（如全身性皮肤瘙痒、潮红，全身性荨麻疹，口唇、舌、腭垂或上腭水肿等）。

（2）突发呼吸系统症状和体征（如气短、喘息、咳嗽、喘鸣、低氧血症等）。

（3）突发血压下降或者终末器官衰竭症状（如晕厥、意识丧失等）。

（4）突发的持续性胃肠道系统症状（如痉挛、腹痛、呕吐等）。

3.暴露已知变应原后几分钟至几小时内出现的低血压

（1）婴幼儿和儿童：收缩压降低（因年龄而异）或收缩压降低超过30%。1～12个月低于70mmHg；1～10岁低于70mmHg＋（2×年龄）；11～17岁低于90mmHg或收缩压下降＞30%。

（2）成人：收缩压低于90mmHg或降低超过患者基础血压的30%。

【治疗要点】

急诊急救指南建议方案

（1）一线治疗：肾上腺素。①一旦发生严重过敏反应，第一时间给予肾上腺素。②如过敏反应有可能加重，个别情况下考虑早期应用。③大腿中外侧肌内注射肾上腺素（1：1000），儿童为0.01ml/kg，肌内注射最大剂量0.3ml。④患者如需重复注射肾上腺素，至少要间隔5min。⑤肌内注射效果不明显，需要持续输注的患者，应建议在有经验的医师及有心电监护的医疗中心、急诊室或危重症监护室开展。

（2）二线治疗：①远离引起过敏的诱发因素。②立即呼救，同时评估患者状态。③严重过敏反应伴有循环系统功能异常，应给予抬高下肢仰卧位；如果呼吸窘迫，需端坐位；意识不清，需侧卧位。④高流量面罩吸氧。⑤循环系统不稳定，应建立静脉通路输注（20ml/kg）晶体液。⑥吸入短效β_2受体激动剂，缓解支气管收缩。

（3）三线治疗：①口服H_1或H_2受体阻断剂可缓解皮肤相关症状。②全身给予糖皮质激素可能降低迟发相呼吸道疾病风险；大剂量雾化吸入激素可能对上气道的梗阻有益。

（4）监护和出院：①呼吸系统损伤应至少监护6～8h；循环系统不稳定需要监测12～24h。②在撤掉监护前，对未来发生过敏反应的风险进行评估，并给予肾上腺素自动注射器，以防复发。③给予患者出院指导，其中包括避免过敏原的措施以及肾上腺素自动注射器的应用说明。专科医生和食物过敏营养学专家随访，给予患者提供支持的医疗组织的联系方式。

（单丽沈）

第 2 章 新生儿常见急重症

第一节　危重新生儿的概念与监护

【新生儿危重病例的单项指标】

凡具有下列指标的任何一项，可定为危重新生儿病例。

（1）需行气管插管机械辅助呼吸者或反复呼吸暂停对刺激无反应者。

（2）严重心律失常，包括阵发性室上性心动过速合并心力衰竭、心房扑动和心房颤动、阵发性室性心动过速、心室扑动和颤动，房室传导阻滞（二度Ⅱ型以上）、心室内传导阻滞（双束支以上）。

（3）有弥散性血管内凝血者。

（4）反复抽搐，经处理24h以上不缓解者。

（5）昏迷，弹足5次无反应者。

（6）体温≤30℃或＞41℃。

（7）硬肿面积≥50%。

（8）血糖＜1.1mmol/L（20mg/dl）。

（9）高胆红素血症换血指征者。

（10）出生体重≤1000g者。

【危重新生儿的监护】

（1）对于生命体征不稳定的患儿给予无创持续心率、呼吸、血压与经皮血氧饱和度监测。

（2）对病情极危重的患儿可采取侵入式外周动脉或脐动脉插管持续监测血压和血流动力学，采取不同措施，确保患儿平均动脉压稳定，维持重要器官功能。同时也包括一般的监测，如体温、体重、出入液量及各器官功能变化。

（朱俊丞　魏克伦）

第二节　高危新生儿转运

高危新生儿是指已发生或可能发生危重疾病而需要监护的新生儿，高危程度与新生儿的先天缺陷及所患疾病有关，但在很大程度上与高危妊娠对新生儿的威胁，以及新生儿出生体重、妊娠周龄、高龄产妇等有关，这些新生儿中部分出生时即有威胁生命的病症存在，部分则处于潜在的危险因素中，需在有经验的医生、护士及有一定设备条件的监护中心进行密切观察及监护。

高危新生儿转运不是一个简单的运送过程，而是一项连续监护的复杂过程，相当于一个流动的新生儿重症监护病房。其目的是安全地将高危新生儿转运到新生儿重症监护病房（NICU）进行救治，然而转运过程中可能存在患儿病情变化和死亡的风险，因此，转运前要对转运相关工作流程进行充分了解，以达到降低新生儿死亡率的目的。

【转运前人员、装备及药品的准备】

（一）转运人员

1.人员组成　除司机外，至少应由1名医生及1名护士组成。医生在转运小组中应起主导作用，是转运组织者及决策者，转运医生和护士应接受专业化的培训，不但要有丰富的专业知识和技能，还应具备良好的团队组织、协调和沟通能力。

2.转运医生及护士需掌握的技术

（1）熟练掌握新生儿复苏技术。

（2）能识别潜在的呼吸衰竭，掌握气管插管和T-组合复苏器的使用技术。

（3）熟练掌握转运呼吸机的使用与管理。

（4）能熟练建立周围静脉通道。

（5）能识别早期休克征象，掌握纠酸、扩容等技术。

（6）能正确处理气漏、窒息、发绀、惊厥、低血糖、发热、冻伤、呕吐、腹泻、脱水、心律失常等常见问题。

（7）能熟练掌握儿科急救用药的剂量和方法。

（8）掌握转运所需监护、治疗仪器的应用和数据评估。

（二）转运装备及仪器配置

1.交通工具　目前以转运救护车为主，有条件的可选择直升机或固定翼飞机作为转运工具，实现更快速、长距离航空转运。

2.仪器配置

（1）基本设备（配置在转运车上）：转运暖箱、转运呼吸机、心电监护仪、脉搏氧监护仪、微量血糖仪、氧气筒（大）、负压吸引器、便携氧气瓶、输液泵、T-组合复苏器、急救箱、空氧混合仪、转诊记录单、危重评估表。

（2）便携设备（配置在急救箱内）：喉镜及各型号镜片、气管导管、吸痰管、胃管、吸氧管、注射器、针头、复苏囊及各型号面罩、胸腔闭式引流材料、听诊器、固定胶带、纱布、体温计、无菌手套、吸氧头罩或面罩、喉罩、备用电池。

（3）药物配置（配置在急救箱内）：5%、10%、50%葡萄糖注射液，0.9%氯化钠注射液、盐酸肾上腺素注射液、5%碳酸氢钠注射液、多巴胺、利多卡因、呋塞米、甘露醇、苯巴比妥钠注射液、肝素钠注射液、无菌注射用水、皮肤消毒制剂。根据不同病情或转出医院要求，还应配备特殊的药物。

3.通信　转运机构应配有固定电话，24h有专人接听，并能通知有关医生；转运人员应配有专用移动电话，以便随时与转诊单位及接诊单位联系。

【转运决策与知情同意】

（一）转运指征

以实现分级诊疗为原则，依据患儿病情及各层级危重新生儿救治中心技术能力制订转运指征；每个区域医疗条件的差异致使患儿转运指征也有所不同。

（二）围生期宫内转运

鼓励适合宫内转运的孕妇进行宫内转运，将具有高危因素的孕妇转至高危孕产妇救治中心。高危孕妇围生期转运可明显减少转运风险，提高危重患儿的抢救成功率。高危妊娠包括：①孕妇年龄＜16岁或＞35岁；②孕龄＜34周，可能发生早产者；③既往有异常妊娠史者；④各种妊娠并发症；⑤产前诊断胎儿先天畸形，出生后需外科手术者；⑥可能发生分娩异常者；⑦胎盘功能不全；⑧妊娠期接触过大量放射线、化学毒物质或服用过对胎儿有影响的药物者；⑨盆腔肿瘤或曾有手术史者。

（三）知情同意

转运前应充分评估转运风险：转运前应将患儿的病情、转运的必要性、潜在风险、转运和治疗费用告知家属，获取患儿父母的知情同意和合作，并在知情同意书上签字。家属有决定是否转运及向何处转运的权利。

【转运三方的准备工作】

1.转诊单位的准备工作

（1）准备患儿病史、查体及出生后给予的相关处置等患儿病情介绍。

（2）准备患儿化验、影像检查等相关检查资料。

（3）准备孕母妊娠、分娩病史及孕母相关检查。

（4）依医院现有条件尽力稳定患儿病情，待转运团队到达。

（5）与家属沟通，取得家属初步同意。

2.转运人员转运前的准备工作

（1）检查所需转运设备及用品是否齐全，功能是否良好，20min内完成并出发。

（2）出发前及转运前分别告知转出医疗机构及接诊医疗机构预计到达时间。

（3）在到达转出医疗单位后尽快熟悉患儿产前、产时情况及诊治过程，评估目前的整体状况，进行危重评分。

（4）如需要，应积极进行转运前急救，稳定病情，使患儿在整个转运过程中全身状况稳定，避免或减少在途中做紧急处理。处理方法参考STABLE程序。S (sugar)，注意维持血糖稳定，可足跟采血，应用快速血糖仪检测，确保患儿血糖维持在2.6～7.0mmol/L。T(temperature)，保持体温稳定，确保患儿体温维持在36.5～37.2℃。A(assisted breath)，保持呼吸道通畅，清除患儿呼吸道内的分泌物，视病情需要给氧，必要时进行气管插管及机械通气，维持有效通气，此时应适当放宽气管插管指征，对途中有可能插管者，应在转运前完成气管插管。B(blood pressure)，维持血压稳定，监测血压、心率及血氧饱和度，必要时应用多巴胺及多巴酚丁胺维持血压。L(lab works)注意监测患儿血气指标，根据结果进行纠酸及补液，确保水、电解质及酸碱平衡。E(emotional support)，情感支持，由医生向患儿的法定监护人讲明目前患儿病情及转运途中可能会发生的各种意外情况，稳定家属情绪，使其主动配合。除此之外，还应建立静脉通路，便于静脉给药或者输液；置胃管，排空胃内容物，防止呕吐及误吸；确诊气胸者，必要时给予胸腔穿刺排气。

3.接诊单位的准备工作　随时与转运人员及转诊单位电话联系，了解患儿病情变化及到达时所需处理，给予相应准备。

【转运途中的处理】

1.途中病情的观察和护理　应确保患儿的生命安全，注意预防各种“过低症”，如低体温、低血糖、低氧血症和低血压等。

2.重点注意问题

(1)将患儿置于转运暖箱中保暖，注意锁定暖箱的箱轮，以减少途中颠簸对患儿脑部血流的影响。在车厢空调有效的环境里，也可以由转运护士将患儿抱在怀中，这种方法不仅可以减少震动的影响，还能起到保暖的作用。

(2)注意体位，防止颈部过伸或过曲，保持呼吸道通畅，必要时清理呼吸道分泌物，防止呕吐及误吸。

(3)连接监护仪，加强对体温、呼吸、脉搏、经皮血氧饱和度、血压、肤色、输液情况的观察。

(4)如需机械通气，推荐使用T-组合复苏器或转运呼吸机，注意防止脱管和气胸等并发症。

(5)控制惊厥，纠正酸中毒、低血糖等，注意监测血糖，维持途中患儿内环境稳定。

3.转运记录　记录途中用药及操作，填写相关记录单。

【转运后处理】

1.转运结束后处理　向主管医生汇报患儿病情、转运经过，详细填写转运记录；给予患儿测量生命体征，评价转运质量；通知转诊单位及家属患儿已安全到达；清理补充转运器械及物品，为下一次转运做准备。

2.转运质量评估　为提高转运质量，必须定期回顾转运状况，寻找转运存在问题，总结经验教训，客观评价转运质量，定期组织培训。

（夏艳秋）

第三节　超低出生体重儿管理

根据出生体重，将＜1000g的新生儿称为超低出生体重儿（extremely low birth weight infant，ELBWI）或超未成熟儿（extremely premature infant）。2005年中华医学会儿科学会新生儿学组对47个城市产科新生儿的调查资料显示，我国ELBWI发生率为0.2%。由于超低出生体重儿各组织器官发育极不成熟，其死亡率高、并发症多、预后不良，故在出生早期及时的营养、呼吸、循环支持对抢救此类新生儿格外重要。

一、超低出生体重儿的营养支持

胎儿的肠管在胎龄28周时已经分化，功能性小肠蠕动在胎龄30周开始，34周左右已有系统性肠蠕动，β-半乳糖苷酶等在34周虽然尚不充分，但给予肠内营养即可活化。大多数早产儿在出生后24h内可听到肠鸣音，提示已有肠蠕动，可进行肠内营养。但由于患儿缺乏经口喂养所需要的吸吮力、协调的吞咽功能和食管运动的同步功能，故大部分需要鼻饲管喂养。

【ELBWI的营养需求】

（一）能量需求

早产儿的能量平衡公式：能量摄入＝能量排泄＋能量储备＋能量消耗。对于临床情况平稳、处于稳定生长状态下的早产儿来说，推荐能量摄入为110～135kcal/（kg·d），见表2-1。而ELBWI要达到150kcal/（kg·d）才能达到理想体重增长速度。

目前研究表明，在早产儿出生后第1周能量消耗较低，为40～50kcal/（kg·d），出生后第2周增加至55～65kcal/（kg·d）。疾病状态下的早产儿和ELBWI能量消耗较高，而在中性温度、胃肠外营养时能量需求相对较低。

表2-1　早产儿的能量需求

项目	能量需求［kcal/（kg·d）］
总能量消耗	65
基础代谢	50
活动消耗	5
体温调节	10
能量排泄	15
能量储备	30～50
推荐能量摄入	110～135

（二）营养素的推荐摄入量

在制订早产儿营养支持的目标时，应考虑到体重和年龄的不同。

（1）体重标准：出生体重1000g、1500g和2000g是重要界限。

（2）年龄界限：①转变期（出生后7d以内）：维持营养与代谢的平衡。②稳定-生长期（临床情况稳定至出院）：达到正常胎儿的宫内生长速率平均15g/（kg·d）；超低出生体重儿的理想速率达到18～20g/（kg·d）。③出院后时期（出院至1岁）：完成追赶性生长。

由于早产儿的自身特点，不同出生体重和不同生理阶段对各种营养素的需求也不同，见表2-2。在制订早产儿营养策略时，应针对不同个体进行个体化调整。

表2-2 超低出生体重儿理想的营养摄入量

项目		第1天（kg/d）	转变期（kg/d）	生长期（kg/d）
液体（ml）	肠外	90～120	90～140	140～180
	肠内	90～120	90～140	160～220
能量（kcal）	肠外	40～50	75～85	105～115
	肠内	50～60	90～100	130～150
蛋白质（g）	肠外	2	3.5	3.5～4.0
	肠内	2	3.5	3.8～4.4
碳水化合物（g）	肠外	7	8～15	13～17
	肠内	7	8～15	9～20
脂肪（g）	肠外	1	1～3	3～4
	肠内	1	1～3	6.2～8.4
钠（mmol/L）	肠外	0～1	2～5	3～5
	肠内	0～1	2～5	3～5
钾（mmol/L）	肠外	0	0～2	2～3
	肠内	0	0～2	2～3
氯（mmol/L）	肠外	0～1	2～5	3～7
	肠内	0～1	2～5	3～7
钙（mmol）	肠外	0.5～1.5	1.5	1.5～2.0
	肠内	0.8～2.5	2.5	2.5～5.5
磷（mmol）	肠外	0	1.5～1.9	1.5～1.9
	肠内	0.6～1.9	1.9～4.5	1.9～4.5
铁（mg）	肠外	0	0	0.1～0.2
	肠内	0	0	2～4
维生素D（IU）	肠外	40～160	40～160	40～160
	肠内	150～400	150～400	150～400
维生素K（IU）	肠外	500（肌内注射/次）	10	10
	肠内	0	8～10	8～10

【ELBWI的肠内营养】

（一）乳类选择

1.*母乳喂养* 早产母乳中的成分与足月母乳不同，在营养价值和生物学功能方面对早产儿有特殊作用。首选亲生母亲母乳，其次为捐赠人乳。

2.*母乳强化剂* 由于早产儿的摄入量限制和人乳中蛋白质和主要营养素含量随泌乳时间延长而逐渐减少，早产儿难以达到理想的生长状态。目前国际推荐母乳喂养的超低出生体重儿使用母乳强化剂以确保达到预期的营养需求（表2-3）。添加时间为早产儿耐受100ml/（kg·d）的母乳喂养之后，将母乳强化剂加入母乳中进行喂养。一般按标准配制的强化母乳能量密度可达80～85kcal/ml。如果需要限制喂养，可增加母乳能量密度至90～100kcal/ml。母乳强化剂应在达到100ml/（kg·d）前开始使用，以提供足够的蛋白质和能量。

表2-3 不同乳类主要营养成分表（每100ml含量）

乳类	能量（kJ）	蛋白质（g）	脂肪（g）	碳水化合物（g）	钙（mg）
早产母乳	280	1.6	3.5	7.3	25
强化母乳	334～355	2.5～2.8	4.1～4.3	7.9～9.6	112～138
早产儿配方	334～343	2.8～3.5	4.1～4.3	9.7～11.0	135～180
早产儿过渡配方	305～309	2.6～2.8	3.4～4.1	9.9～10.5	100～120
婴儿配方	281～284	1.4～1.6	3.5～3.6	7.3～7.6	51～53

3.*早产儿配方奶* 适用于胎龄＜34周、出生体重＜2000g的早产儿住院期间应用。ELBWI在未达到全肠道喂养时，早产儿配方乳能量密度为293kJ/100ml（70kcal/100ml）。在达到全肠道喂养后，能量密度可增加到335kJ/100ml（80kcal/100ml）。

4.*下述情况者应酌情考虑* ①母亲为人类免疫缺陷病毒（HIV）和人类嗜T细胞病毒（HTLV）感染者，不建议母乳喂养；②母亲患有活动性结核病，可采集母乳经巴氏消毒后喂养，治疗结束7～14d后可继续母乳喂养；③母亲为乙肝病毒（HBV）感染或携带者，可在婴儿出生后24h内给予特异性高效乙肝免疫球蛋白，继之接受乙肝疫苗免疫接种后给予母乳喂养；④母亲为巨细胞病毒（CMV）感染或携带者，其婴儿可以给予母乳喂养，但早产儿有较高的被传染风险，建议采集母乳巴氏消毒后喂养；⑤单纯疱疹病毒感染时若皮肤愈合，可以母乳喂养；⑥母亲为梅毒螺旋体感染者，如皮损不累及乳房，可以停药后24h母乳喂养；⑦母亲正在接受放射性核素诊疗，或曾暴露于放射性物质，乳汁中放射性物质清除后可恢复母乳喂养；⑧母亲正在接受抗代谢药物及其他化疗药物治疗，乳汁中药物清除后可恢复母乳喂养；⑨半乳糖血症和苯丙酮尿症并非母乳喂养的绝对禁忌证，需检测血清苯丙氨酸和半乳糖-1-磷酸水平，可适量母乳喂养和无苯丙氨酸及半乳糖配方喂养。

（二）喂养方法

1.*喂养开始时间* 原则上是尽早开始喂养，有窒息或脐静脉置管者可适当延迟24～48h，最迟不超过3d。早期喂养可以促进胃肠功能的发育，缩短达到全肠喂养的时间，体重恢复快，并降低胆汁淤积、减少院内感染发生率以及缩短住院天数。

2.*微量喂养* 适用于转变期，一般时间为2～14d，可以间断喂养或连续喂养。间断喂养能促进胃肠激素的分泌，对能够耐受的患儿可以选择连续喂养。每天小于10～20ml/kg的奶量，均匀分成6～8次，采用母乳或早产儿配方奶喂养，不必稀释。如能耐受，则逐渐增加奶量，5～7d加到20ml/（kg·d），见表2-4。

表2-4 极低与超低体重儿的肠内微量喂养

出生体重（g）	开始奶量（ml）	开始间隔时间（h）	如耐受，增长奶量
500～749	0.5	6	0.5ml，q4h；1.0ml，q4h；1.0ml，q2h
750～999	1.0	6	1.0ml，q4h；1.5ml，q4h；1.5ml，q2h
1000～1499	1.5	6	1.5ml，q4h；2.0ml，q4h；2.0ml，q2h

3.非营养性吸吮　对不能经肠道喂养或喂养不耐受者可给予非营养性吸吮，可以刺激口腔内感觉神经纤维，加速吸吮反射的成熟，促进胃肠道激素的释放，刺激胃肠道动力的发育成熟，缩短从鼻饲管喂养到经口喂养的时间。

4.增加奶量　在稳定-生长期应循序渐进地增加奶量，以不超过20ml/（kg·d）为宜，否则容易出现喂养不耐受或坏死性小肠结肠炎。视耐受情况每1～2天增加1次奶量。以每天增长15～20g/kg体重为宜。

5.喂养方式　随着早产儿出生后吸吮、吞咽和呼吸功能的发育成熟，在胎龄32～34周或体重达到1500g时可以考虑由鼻饲喂养向经口喂养逐渐过渡。

（三）喂养耐受性的判断和处理

1.观察胃内残余奶量　鼻饲喂养的早产儿每次喂养前应抽取胃内残余奶量，如残留量少于喂养量的1/3，可将残余经鼻饲管注回胃内，连同母乳或配方奶达到预期喂养量。如残留量多于喂养量的1/3，则需要减少喂养量或暂停喂养1次。如胃液中含有较多的血液、胆汁等异常胃液成分，则需要禁食水，查找病因。

2.观察腹胀及排便　注意腹围的变化，需要在固定部位及时间进行测量。腹围增加1.5cm或腹胀且有张力时应减量或停止喂养1次并查找病因。如胎便排出延迟或大便不畅应谨慎给予生理盐水灌肠以帮助排便。

3.观察呼吸　观察有无呼吸暂停，注意呼吸暂停与喂养、体位的关系。如有胃食管反流，应采取体位疗法（头高足低位、俯卧位或右侧卧位），减少喂养量，必要时给予红霉素5mg/（kg·d）。

【ELBWI的肠外营养】

目前不主张全静脉营养。但是当新生儿存在消化道功能障碍、坏死性小肠结肠炎（NEC）、重症呼吸窘迫综合征（RDS）、重症循环障碍或严重败血症时，应当给予全肠外营养。

（一）肠外营养的方法

1.途径

（1）周围静脉：操作简便，适于短期应用（＜2周），并且液体渗透压≤900mOsm/L，糖浓度应＜12.5%。主要并发症为静脉炎。尽可能选择最小规格的输液管。

（2）脐静脉（PVC）：操作简便，仅适用于初生婴儿。应注意插管深度和留置时间（一般不超过2周）。可能引起门静脉高压、肝脓肿、肝撕裂、肠缺血坏死等。

（3）经皮外周中心静脉置管（peripherally/percutaneously inserted central catheter，

PICC）：推荐使用，留置时间长，可输注高渗液体（如15%～25%葡萄糖溶液），但需特别护理，防止感染而增加血栓、心律失常、胸腔积液、乳糜胸等风险。

2.输注方式　推荐使用全合一输注方式，配制顺序如下。

（1）电解质溶液、水溶性维生素、微量元素等制剂先后加入葡萄糖溶液后放入营养袋。

（2）氨基酸放入营养袋。

（3）最后将脂溶性维生素加入脂肪乳剂后放入营养袋，边加边轻轻混合均匀。

（4）注意避光保存，现配现用。

（二）肠外营养液的组成

1.热量与液体需要量　临床上大多数情况下肠外营养提供的热量以60～80kcal/（kg·d）为宜。随着肠内营养能量摄入的逐渐增加，可减少肠外营养的热量。置于辐射抢救台的ELBWI在出生后前2天的液体量如表2-5所示。

置于辐射抢救台、光疗、发热、排泄丢失等需要增加液体量，气管插管辅助通气时经呼吸道非显性失水减少，心、肺、肾功能不全时需控制液体量。

表2-5　置于辐射抢救台的ELBWI在出生后前2天的液体需要量及监测情况

序号	出生体重（g）	胎龄（周）	液体量［ml/（kg·d）］	监测电解质频率
1	500～600	23	140～200	6小时/次
2	601～800	24	120～130	8小时/次
3	801～999	25～27	90～110	12小时/次

注：置于湿化的婴儿暖箱中液体量减少20%～30%。

第2天以后的液体量及成分应根据评估结果给予。①体重：如有可测量体重的温箱，每天测量2次；如无且病情稳定者，每天测量1次，病情不平稳者，视情况测量体重。每日生理体重丢失量维持在1%～2%较为适合。②尿量和尿比重：出生后12h内有尿即可。第1个24h尿量应大于0.5ml/（kg·h），第2天尿量1～2ml/（kg·h），第3天尿量3～3.5ml/（kg·h）。尿量大于5ml/（kg·h）提示出液量较多，应注意离子紊乱的发生。尿比重一般维持在1.008～1.015。③心率和中心静脉压：心率维持在140～160次/分。中心静脉压正常值在6～10cmH_2O，低于范围时提示血容量不足，高于范围时提示血容量过多或心功能不全。④电解质监测：应注意血清钠离子、钾离子、钙离子的水平，异常时及时处理。

2.葡萄糖　静脉输注速度从4～8mg/（kg·min）开始。如能耐受，可以每日增加1～2mg/（kg·min），直到达到需要量，最大剂量不超过11～14mg/（kg·min）。在出生后最初几天，如改变输注糖速度或血糖不稳定，应每4～6小时测1次血糖。高血糖可以引起呼吸暂停和颅内出血，如果血糖＞6.7mmol/L或尿糖＞2＋，应降低输注糖浓度。如输注糖速度在4mg/（kg·min）或输注5%葡萄糖时仍存在持续高血糖，可慎重使用胰岛素0.05～0.1U/（kg·h）。另外，由于肝糖原储存较少，糖原异生和分解酶的活性也较低，低血糖也时有发生。低血糖可导致严重的脑损伤，应密切监测血糖变化，特别是应用胰岛素时。

3.氨基酸　主张从出生后数小时就开始应用氨基酸是为了避免早期营养不良。氨基酸的起始剂量为1.0～2.0g/（kg·d），每天增加1.0g/（kg·d），可弥补每日的丢失量。最终目标量为3.5～4.5g/（kg·d）。但是肝功能障碍或结合胆红素增高的患儿氨基酸给予量不应超过2.0g/（kg·d）。小儿氨基酸溶液浓度为6%，输注时配制浓度2%～3%，中心静脉输注时可达4%。

4.脂肪乳剂　推荐早产儿应用20%浓度的中长链脂肪乳剂。出生后24h开始，脂肪乳剂起始剂量1.0g/（kg·d），按0.5～1.0g/（kg·d）增加，总量3.0～4.0g/（kg·d）。影响脂肪清除率的最重要因素是脂肪乳剂的输入速度，应24h均匀输注，最快速度应小于12g/（kg·h）。高胆红素血症、出血倾向或凝血功能障碍、严重感染时慎用。

【ELBWI的出院后营养管理】

（一）ELBWI出院后强化营养的重要性

目前强调早产儿尤其ELBWI出院后继续强化营养的重要性，其目的是帮助早产或低出生体重儿达到理想的营养状态，满足其正常生长和追赶性生长两方面需求。

（二）强化营养的方法

ELBWI出院时常尚未足月（未达到预产期），应该继续给予强化母乳或早产配方奶喂养直至胎龄满40周，或根据生长情况持续至矫正胎龄52周，并应继续母乳喂养至6月龄以上。此后，强化母乳的热量密度应较前降低，即半量强化（73kcal/100ml），人工喂养者逐渐转换为早产儿过渡配方奶。混合喂养者可根据生长情况，将早产儿配方奶或早产儿过渡配方奶作为母乳的补充。

根据目前循证医学的原则，出院后强化营养可以应用至矫正年龄3个月到矫正年龄1岁，ELBWI需要强化的时间应相对延长。主要根据体格生长各项指标在校正同月龄的百分位数决定是否继续或停用强化营养。

出院后，由于早产儿的追赶性生长常表现在1岁以内，尤其前半年，矫正月龄6个月以内理想的体质增长水平应在同月龄标准的第25～50百分位以上，身长增长紧随其后，而头围的增长对神经系统的发育尤为重要。

（三）其他营养素的补充

1.维生素　人乳中水溶性维生素和脂溶性维生素均难以满足早产儿的生长需要，尤其是维生素A和维生素D。出生后即补充维生素D 800～1000U/d,3月龄后改为400U/d，直至2岁。维生素A摄入量1332～3330U/（kg·d）。

2.矿物质　①铁：出生后2～4周开始补充元素铁2mg/（kg·d），直至矫正胎龄1岁；②钙：推荐摄入量120mg/（kg·d）；③磷：推荐摄入量35～75mg/（kg·d）。

3.长链多不饱和脂肪酸（LC-PUFA）　补充①DHA：55～60mg/（kg·d）；②ARA（二十碳四烯酸）：35～45mg/（kg·d），直至胎龄40周。

（四）其他食物的引入

ELBWI引入食物的时间相对较晚，一般不宜早于校正月龄4个月，不迟于校正月龄6个月。引入的顺序也介于校正月龄和实际月龄之间，从强化铁的米粉开始，逐渐过渡到固体食物。

ELBWI常有进食困难，表现为不会咀嚼、吞咽不协调、厌食等，这些问题需要在随访中给予有针对性的指导和训练，培养ELBWI良好的饮食习惯和进食行为。

ELBWI理想的营养目标是获得与同孕周胎儿相似的体质结构，而不仅仅是达到相同的体重增长速度。

二、超低出生体重儿的呼吸支持

【出生前管理】

推荐胎龄小于35周且有先兆早产表现的孕妇应用糖皮质激素促进肺发育成熟，增加肺表面活性物质的产生，促进肺泡及毛细血管的发育。降低RDS的严重性及对机械通气的需求是ELBWI呼吸支持的重要环节。

【分娩室呼吸支持】

产房内尽可能配备呼吸机、持续气道正压通气呼吸机、T型复苏器（Neopuff）、空氧混合仪等。

（一）氧气及复苏

血氧饱和度监测是分娩室呼吸支持方式的客观依据。胎儿在宫内的血氧饱和度为30%～40%，应避免在出生后短期内血氧迅速增高。建议ELBWI在复苏时＜28周者使用30%浓度的氧，28～31周者使用21%～30%浓度的氧。然后用脉搏血氧饱和度仪调整给氧浓度，保持血氧饱和度在目标值，因此分娩室内应有空气、氧气混合气体用于ELBWI的复苏。

（二）气管插管

气管插管指征：仅适用于面罩正压通气无效的早产儿。推荐对胎龄小于26周的早产儿应尽早经气管插管给予表面活性物质，并且需要在双肺听到呼吸音或拍摄胸部X线片后由相应的专家完成。

【无创性呼吸支持】

无创性呼吸支持是存在呼吸问题早产儿的最佳呼吸支持手段，包括持续气道正压通气（continuous positive airway pressure，CPAP）、非侵入性经鼻正压通气（noninvasive positive pressure ventilation，NIPPV）及湿化高流量鼻导管通气（HF）。

CPAP是一种创伤性极小的呼吸支持模式，用于心率正常、功能残气量（FRC）及自主呼吸建立缓慢、有自主呼吸的新生儿。《中国新生儿复苏指南》（2016年北京修订）中指出，胎龄＜30周的无须插管复苏的早产儿应立即给予持续气道正压通气。CPAP的参数设定应结合病情，一般PEEP在4～6cmH$_2$O，维持PaCO$_2$ 45～65mmHg，PaO$_2$ 50～70mmHg，可接受的pH为7.25～7.35，一般不低于7.20。但如PaCO$_2$持续高于

60mmHg，则为机械通气指征，原因是持续高碳酸血症可影响脑血流导致早产儿脑室出血的发生。

NIPPV包括同步间歇通气和强制间歇通气。小规模临床研究显示，与CPAP相比，NIPPV可以降低呼吸功，增加潮气量和呼气末正压，增加功能残气量，更易撤机，可降低支气管肺发育不良（BPD）的发生，但需要大规模临床多中心试验验证。

高流量鼻导管通气（high flow nasal cannula，HFNC）多用于机械通气后撤机使用，可以减少重新气管插管机械通气的比率，临床效果有待于进一步评价。ELBWI应用流量为2～4L/min。

【肺表面活性物质的应用】

（一）欧洲新生儿呼吸窘迫综合征防治共识指南

（1）对RDS患儿应使用天然型肺表面活性物质（pulmonary surfactant，PS）。

（2）PS的早期治疗应成为标准化的使用方法，但对出生后需要气管插管稳定时可以在产房内使用PS。

（3）有RDS高危因素的早产儿，出生后立即给予PS，可减少呼吸机使用及气漏发生，降低死亡率。

（4）对RDS患儿应尽早给予PS治疗。推荐方案：胎龄小于26周者吸入氧浓度＞30%，胎龄大于26周者吸入氧浓度＞40%时可给予PS治疗。

（5）猪PS首剂200mg/kg治疗RDS的效果优于100mg/kg猪PS或牛PS。

（6）CPAP治疗失败者可考虑使用INSURE技术。

（7）有自主呼吸者可使用LISA或MIST技术替代INSURE技术。

（8）对于进行性加重的RDS患者，需持续吸氧、机械通气或CPAP（通气压力为6cmH_2O），吸入氧浓度50%以上时，可考虑第二次或第三次应用PS。

（9）CPAP下需机械通气者，可第二次应用PS。

（10）只要ELBWI病情稳定，应尽早拔管，改为CPAP，缩短机械通气时间。

（二）肺表面活性物质给药方式

1.INSURE（intubation-surfactant-extubation）技术　即气管插管-肺表面活性物质-拔管技术，将肺表面活性物质与非侵袭性通气方式相结合，可以减少机械通气及其并发症的发生。但是在多数＜26周早产儿中常常失败，多数仍需要再插管。

2.LISA（less invasive surfactant administration）/MIST（minimally invasive surfactant treatment）技术　经细管肺表面活性物质注入技术是肺表面活性物质运用技术的创新，该技术以细管替代气管插管，通过患儿有效自主呼吸，完成外源性肺表面活性物质替代治疗。该技术可降低气管插管对气管黏膜损伤的风险，避免肺表面活性物质运用过程中的正压通气过程。

【机械通气策略】

（一）传统机械通气

正压通气常选择同步通气（SIMV）方式，主要应用参数如下。

1.潮气量及吸气压（PIP）　理想的潮气量选择常用4～6ml/kg。一般情况下，RDS早产儿PIP初调为18～20cmH_2O，潮气量4～6ml/kg，而用于ELBWI的PIP不应超过20cmH_2O。

2.呼气末压（PEEP）及吸气时间　RDS时PEEP应为4～6cmH_2O，但当有左向右分流时，动脉压低，肺顺应性低，$PaCO_2$增高或患者为ELBWI时，PEEP应小于4cmH_2O。吸气时间过长可导致气胸的发生，应以0.3～0.4s为宜。

3.氧气的提供　监测血氧饱和度及动脉血气。RDS早期血氧饱和度应在87%～92%，动脉血氧分压40～60mmHg。而ELBWI的理想血氧分压是50～70mmHg，SaO_2为90%～94%。

4.允许性高碳酸血症　目前可接受的$PaCO_2$水平是45～65mmHg，pH＞7.20。

（二）高频通气

高频通气（high frequency ventilation，HFV）是用微小潮气量，以呼吸频率300～900次/分维持平均气道压稳定，使肺泡暴露于压力差极小的范围，降低了肺泡扩张或萎陷的危险，常用于传统通气模式下$PaCO_2$持续增高或严重呼吸衰竭，可改善氧合，有效降低$PaCO_2$。它用较小潮气量、高频率降低肺泡张力，减少肺损伤危害。更换指征：常频通气$FiO_2 \geqslant 60\%$、平均气道压力（mean airway pressure，MAP）≥15cmH_2O；胸片提示气漏；不能纠正的持续性高碳酸血症等。

【体外膜肺氧合】

体外膜肺氧合（extracorporeal membrane oxygenation，ECMO）的基本原理是通过动静脉插管，将血液从体内引流到体外，经人工膜肺氧合后，再经泵将氧合血灌入体内，维持机体各器官的供血和供氧，对严重的心肺功能衰竭患者进行较长时间呼吸心脏支持，使患者心肺得以充分休息，为进一步治疗和心肺功能的恢复赢得宝贵的时间。常用于严重呼吸衰竭经积极机械通气病情仍无缓解者。但体重＜2kg或胎龄＜34周为相对禁忌证，需要结合临床病情进行进一步临床治疗。

三、超低出生体重儿的循环支持

（一）正常血压范围

目前应用比较普遍的早产儿血压定义：早产儿出生后第1天的平均动脉压（mean arterial pressure，MAP）应高于其孕周，出生后第3天，其MAP应维持在30mmHg以上。

（二）ELBWI低血压及处理

允许性低血压的定义：早产儿血压低于其出生孕周，但全身血流及灌注是正常的，特别是脑血流未受影响，这部分患儿即使不治疗其远期预后也没有影响，通常于出生后24h内可自发性升高。允许性低血压虽然不需要治疗，但仍需要密切观察脏器的血流灌注情况，进行适当的处理。

1.扩容

（1）对病情稳定的新生儿，中心静脉压（central venous pressure，CVP）正常维持在2～6cmH_2O（1cmH_2O=0.098kPa），CVP＜2cmH_2O时考虑有低血容量，而CVP＞6cmH_2O时则考虑右心室功能不全。对血容量不足的新生儿，持续CVP测量对是否应做进一步扩容的判断有所帮助。

（2）有急性失血或低血压的ELBWI可试用10～20ml/kg晶体液或胶体液，在30min内推注。目前更倾向于使用晶体液扩容。

（3）对于ELBWI，每次化验的采血量应准确记录，当采血量达到早产儿估计血容量的10%时，应及时补充这部分医源性失血。

2.血管活性药物

（1）多巴胺：在5～20μg/（kg・min）的剂量范围内，随着剂量的增加最初可以增加心肌收缩力，但最终可以引起外周血管的收缩，特别是增加肺血管阻力而引起肺动脉压增高。

（2）多巴酚丁胺：在早产儿中应用较少，常在多巴胺应用效果不好时作为二线血管活性药物应用。

（3）肾上腺素：当剂量在0.125～0.5μg/（kg・min）时，其升血压作用和增加脑血流方面与多巴胺有相同的效果，同时可增加心肌收缩力及心率。

（4）去甲肾上腺素：在新生儿中应用较少。

（5）糖皮质激素：当合并低血压的ELBWI对扩容、儿茶酚胺类药物治疗无反应（难治性低血压）时，使用地塞米松或氢化可的松可以在短期内有效地提高患儿的血压。

（6）其他：磷酸二酯酶抑制剂在新生儿中的应用研究较少，其作用效果也不确定。具体药物包括米力农、左西孟旦等。

（三）动脉导管未闭的处理

（1）早产儿动脉导管未闭（PDA）常无特异性症状，可表现为低血压、代谢性酸中毒或二氧化碳潴留等，早期B超筛查可以明确诊断。

（2）目前对早产儿PDA的治疗方法及治疗时间的选择尚有争论。对有症状的PDA多主张早期处理，液体量控制在120ml/（kg・d）。治疗药物目前有吲哚美辛（消炎痛）或布洛芬，当药物治疗无效时推荐使用手术结扎，但手术不推荐在出生后1周内进行，因有引起缺血再灌注脑损伤和出血的风险，手术后需要注意左侧心力衰竭、肺水肿及血流动力学不稳定等，应密切监护。

（四）新生儿持续性肺动脉高压的处理

新生儿持续性肺动脉高压（persistent pulmonary hypertension of the newborn, PPHN）：由于极低出生体重的早产儿缺少肺动脉平滑肌，测量其肺动脉舒张压与收缩压均显困难，当有高碳酸血症、低氧血症、代谢性酸中毒、循环量减少、心功能不全及低体温等情况发生时，均可造成PPHN。PPHN的治疗目的是降低肺血管阻力、维持体循环、纠正右向左分流以及改善氧合情况。应根据病因进行对应的治疗，包括纠正酸中毒、机械通气、纠正和治疗心功能障碍及扩张肺血管等，也可以根据情况给予吸入一氧化氮（NO）治疗。

（周　楠）

第四节 早产儿呼吸暂停

呼吸暂停是指呼吸气流中断。短时间的呼吸停止（5～10s），在早产儿中较常见，无心率和皮肤颜色改变，属正常表现。病态的呼吸暂停常伴有心率下降和发绀或苍白，需要临床积极干预。

目前被广泛接受的早产儿呼吸暂停（apnea of prematurity，AOP）的定义：胎龄＜37周的婴儿呼吸停止时间超过20s，或不足20s但伴有心动过缓（心率≤100次/分或下降到基础心率的2/3以下且持续时间≥4s）、发绀（SpO_2≤80%且持续时间≥4s）或苍白。短暂的气流中断即可导致心动过缓或低氧血症，所以临床上观察到的早产儿呼吸暂停常常少于20s。

【病因和分类】

呼吸暂停是新生儿时期呼吸调控异常最重要的疾病之一，通常发生于34周以下的早产儿，周数越小发生率越高；重量（WT）＜1800g（约34周）早产儿有25%至少发生1次呼吸暂停，几乎所有＜28周的早产儿都会发生呼吸暂停。

根据发病机制，呼吸暂停主要分中枢型、阻塞型及混合型三种类型。常见中枢型和混合型；每个新生儿通常只有一种形式的呼吸暂停占主导地位。

1.中枢型　患儿没有自主呼吸或呼吸动作，但无呼吸道阻塞；原因主要是产生吸气的中枢神经系统驱动力不足或消失。

2.阻塞型　有呼吸动作，但是缺乏上部分气道开放的神经肌肉控制，尽管患儿持续进行呼吸动作，气流仍无法进入患儿肺内（气流阻塞通常发生在咽部水平）。

3.混合型　最常见，占50%以上；气流阻塞后伴发中枢性呼吸暂停，反之亦然。

【发病机制】

1.呼吸中枢发育不成熟

（1）外周化学感受器受体主要位于颈动脉体，通过低氧发挥对呼吸的调节作用，由于在宫内化学感受器已经适应了低氧环境（PaO_2为23～27mmHg），到出生后的富氧环境，外周化学感受器对低氧的呼吸反应常表现为钝化和静默状态，导致呼吸间歇期延长，甚至发生呼吸暂停。这种呼吸调节状态，无论是早产儿还是足月儿通常在出生后2周才能逐步完善以适应出生后的环境；早产儿因为脑干未成熟，突触连接较少、髓鞘化形成不良可能进一步延迟出生后的调整。

（2）睡眠模式：早产儿睡眠周期中快速眼动睡眠（REM）占优势，在REM期潮气量、呼吸频率不规则，氧饱和度基线不稳定，同时对高二氧化碳和低氧反应较差，因此，早产儿呼吸暂停更常见于REM期而非安静睡眠时。当早产儿从REM期觉醒时往往是AOP发生的前兆，唤醒早产儿更易发生喉部闭合而加剧呼吸暂停的发生。

2.化学感受器反应

（1）低氧通气反应：早产婴儿出生后对缺氧的通气反应导致呼吸频率和潮气量最初短暂增加，继之自主呼吸下降、通气不足，可能持续数周，这种晚期的自主呼吸下降被称为低氧通气抑制，这可能与早产儿出生后呼吸调节延迟有关。外周化学感受器刺激也可能导致过度通气后继发于低碳酸血症的呼吸暂停。

（2）高碳酸血症通气反应：作为对高碳酸血症的反应，早产婴儿通过延长呼气时间以增加通气，但不增加呼吸频率和潮气量，导致比足月儿更少的每分通气量。相对于没有发生呼吸暂停的早产儿，这种高碳酸血症通气反应在发生呼吸暂停的早产儿中更加明显。

3.神经递质　目前已发现多种神经递质与AOP发病相关，这些神经递质的产生导致早产儿通气调控障碍。

（1）γ-氨基丁酸（GABA）：是中枢神经系统主要的抑制神经递质；高碳酸血症能激活延髓的GABA能神经元受体，阻断GABA受体可以预防呼吸抑制和增加呼吸频率。

（2）腺苷：是腺苷三磷酸的产物，是大脑代谢和神经活动的综合产物，尤其是缺氧时。腺苷和GABA在呼吸调节中相互作用，导致呼吸抑制、膈肌收缩力减弱和周期性呼吸增加。

4.喉化学反射的通气反应　早产儿喉黏膜的激活可以导致呼吸暂停、心动过缓和低血压，虽然这种反应被认为是一种保护性反射，但过度的反应可能会导致AOP。这种反射诱导的呼吸暂停被称为喉化学反射，是通过喉上神经传入介导的；多种因素如胃内容物反流、呼吸吞咽不协调等致咽部分泌物过多，均可诱导喉化学反射。

5.遗传变异　可能存在某些发育调控基因，使具有易患因素者发生呼吸暂停。

【临床监测与诊断】

1.常规心电、血氧饱和度监测　对所有胎龄＜35周婴儿应至少在出生后前1周监测，直至无呼吸暂停发生至少5d。

（1）最初的低心率报警值通常设置为100次/分。

（2）由于阻抗呼吸暂停监护仪不能区别气道阻塞时的呼吸运动与正常呼吸，建议另外使用心率监测代替呼吸监测。

2.血液检测　血细胞比容和血培养可以识别贫血、败血症；血生化检查可排除电解质紊乱和代谢紊乱。

3.影像学检查

（1）X线检查：胸部X线能发现肺部疾病如肺炎、肺透明膜病等，并对先天性心脏病的诊断有一定帮助；腹部摄片可排除坏死性小肠结肠炎。

（2）头颅CT：有助于诊断新生儿颅内出血和中枢神经系统疾病。

（3）超声检查：头颅超声检查可排除脑室内出血；心脏超声检查有助于先天性心脏病的诊断。

4.多导睡眠描记　通过监护脑电图和肌肉运动，不但能区别不同类型的呼吸暂停，而且能观察呼吸暂停与睡眠时相的关系，有助于呼吸暂停的病因诊断。

5.原发性呼吸暂停干预标准

（1）呼吸暂停＞20s。

（2）伴有心动过缓或发绀或苍白。

（3）在12h内以＞每小时1次的频率出现。

【治疗方案】

AOP的治疗可以是药理学和非药理学的，其作用机制不同，主要包括减少呼吸功、增加呼吸驱动力和增加膈肌收缩力三个方面；继发性呼吸暂停根据病因的不同通常需要一些特异性的治疗措施。

1.减少呼吸功

（1）俯卧位：俯卧位可改善胸腹同步、稳定胸壁，且不影响SpO_2和呼吸模式。在一项研究中，头部抬高15°的俯卧姿势可以减少近50%的低血氧发作，但在已经接受CPAP或咖啡因治疗的新生儿中，这个姿势没有进一步的积极作用。

（2）正压通气：NCPAP通过鼻塞或鼻面罩输送持续的空氧混合气体，经由咽部向气道传递持续扩张的压力，可以防止咽部塌陷和肺泡性肺不张，增加功能残气量、降低呼吸功、改善氧合、减少心动过缓。研究证实，4～6cmH_2O的CPAP能够显著降低阻塞型和混合型呼吸暂停，建议联合甲基黄嘌呤（methylxanthine）应用，可作为32周以下AOP的重要治疗手段，特别是在撤离呼吸机后发生的呼吸暂停。也可以选择NIPPV或经鼻高流量氧疗（HFNC）。

（3）机械通气：严重和难治性呼吸暂停NCPAP和咖啡因治疗无效者需要机械通气，往往是继发的，参数因人而异，因病而异。

2.增加呼吸驱动力

（1）低流量氧疗：可以降低缺氧和呼吸暂停的程度。

（2）甲基黄嘌呤：腺苷是呼吸中枢神经抑制剂，作为非选择性腺苷受体拮抗剂，甲基黄嘌呤一直是治疗呼吸暂停的主要药物，其作用包括增加通气量、改善CO_2敏感性、减少周期性呼吸和低氧性呼吸抑制等；主要不良反应包括心动过速、呕吐和神经过敏。

甲基黄嘌呤的作用机制主要包括以下几点：抑制腺苷A1受体兴奋呼吸中枢；抑制GABA能神经元腺苷A2受体，减少GABA释放，兴奋呼吸中枢；增加膈肌的收缩力。

（3）咖啡因：为首选药物。接受咖啡因治疗的婴儿具有更短的机械通气时间、更低的支气管肺发育不良发生率，而且可以改善18个月神经发育的结果，减少脑瘫的发病率和认知延迟；而且可能有额外的益处，尽管其机制尚不清楚。临床使用枸橼酸咖啡因首剂20mg/kg（相当于咖啡因10mg/kg）静脉注射，24h后5～10mg/kg（相当于咖啡因2.5～5mg/kg）维持，每日1次。若呼吸暂停未见好转，可追加10mg/kg，同时维持量增加20%。建议出生后3d内早期使用，直至34～36周呼吸暂停消失或者5～7d没有呼吸暂停发生可停用。机械通气的患者建议在撤机前即开始应用。

（4）氨茶碱：首剂5mg/kg，静脉注射（＞30min），12h后维持2mg/kg，每12小时1次。使用过程中需监测血药浓度，范围为5～15μg/ml。

（5）多沙普仑：一种强效的呼吸刺激剂，用于治疗甲基黄嘌呤无效的呼吸暂停。多沙普仑的短期副作用包括易激惹、血压升高和胃潴留，剂量超过1.5mg/（kg·h）时容易发生；长期副作用尚不清楚。有研究发现多沙普仑可降低脑血流、增加脑耗氧量和减少脑部氧供。鉴于其副作用及潜在危害，多沙普仑仅作为AOP的二线用药。

3.增加膈肌收缩力　呼吸暂停可能与膈肌疲劳有关，应用增加膈肌收缩力的药物可能是有益的，不过还没有在新生儿中得到证实。

4.其他治疗方法

（1）保持气道通畅，避免颈部过屈或过伸；及时清理鼻、口、咽部分泌物，吸痰操作轻柔，减少对咽部的刺激。

（2）保温箱温度维持恒定。

（3）物理刺激：呼吸暂停发作时可先给予物理刺激，如托背、摇床、轻弹足底等，或用气囊面罩加压呼吸。

（4）一些疗效不确定的干预措施：如袋鼠式护理、感官刺激（包括触觉和嗅觉刺激）及二氧化碳吸入等。

（何晓光　李建波）

第五节　新生儿呼吸窘迫综合征

新生儿呼吸窘迫综合征（respiratory distress syndrome，RDS），多见于早产儿，表现为出生后数小时出现进行性呼吸困难、顽固性低氧、发绀和呼吸衰竭等，病理上出现肺透明膜，又称肺透明膜病（HMD）。在我国RDS发病率约为1%，较欧美国家低。主要病因与肺合成PS不足有关，早产儿、糖尿病母亲婴儿、剖宫产婴儿、围生期窒息、重度Rh溶血病、SP-A基因变异及SP-B基因缺陷等均是高危因素。

【诊断要点】

临床表现

（1）常见早产儿，出生后不久出现呼吸急促（＞60次/分），呼气性呻吟，吸气时三凹征，病情呈进行性加重，至出生后6h症状已十分明显。继而出现呼吸节律不规则、呼吸暂停、发绀、呼吸衰竭，听诊两肺呼吸音减弱，血气分析$PaCO_2$升高，PO_2下降，BE负值增加，出生后24～48h病情最重，病死率较高，能生存3d以上者肺成熟度增加，可逐渐恢复，但不少患儿并发肺部感染或动脉导管未闭，使病情再度加重。轻型病例可仅有呼吸困难、呻吟，而发绀不明显，经持续气道正压通气（CPAP）治疗可恢复。

（2）X线检查，按病情程度可分为4级。Ⅰ级：两肺野透亮度降低（充气减少），可见均匀散在的细小颗粒（肺泡萎陷）网状阴影（细支气管过度通气）；Ⅱ级：除Ⅰ级变化加重外，可见支气管充气征，延伸至肺野中外带；Ⅲ级：病变加重，肺野透亮度更低，心缘、膈缘模糊；Ⅳ级：整个肺野呈白肺，支气管充气征更明显，似秃叶树枝，胸廓扩张良好，横膈位置正常。

【并发症】

1.动脉导管未闭（PDA）　RDS早期由于肺血管阻力较高，易出现右向左分流，因肺动脉血流增加致肺水肿，出现心力衰竭、呼吸困难，病情加重。在心前区胸骨左缘第2～3肋间可闻及收缩期杂音，很少呈连续性杂音。

2.持续性肺动脉高压（PPHN）　由于缺氧和酸中毒，RDS易并发PPHN，发生右向左分流，使病情加重，血氧饱和度下降。

3.肺部感染　因气管插管、机械通气，易发生肺部感染，使病情加重。

4.支气管肺发育不良（BPD）　因长时间吸入高浓度氧和机械通气，造成肺损伤、肺纤维化，导致BPD。

5.肺出血　主要与早产儿、缺氧有关，常发生在病程2～4d。

6. 颅内出血　RDS可发生颅内出血，主要与早产、缺氧及机械通气有关。

【治疗要点】

1. 肺表面活性物质（PS）治疗　PS对RDS的疗效得到了充分认可，尤其在早产儿中已成为RDS的常规治疗手段。

（1）治疗时机：早期给药是治疗成败的关键，一旦出现呼吸困难、呻吟，立即给药，不要等出现典型RDS改变。

（2）给药：用PS前先给患儿充分吸痰，清理呼吸道，然后将PS经气管插管缓慢注入肺内，左右均等注入，每种PS剂量各不相同，一般每次100～200mg/kg，也有报道首剂200mg/kg，续用100mg/kg效果更好，疗效不好可多次给药。

2.CPAP　CPAP能使肺泡在呼气末保持正压，防止肺泡萎陷，并有助于萎陷的肺泡重新张开。对轻度RDS应早期使用CPAP，压力0.28～0.49kPa（3～5cmH_2O）。及时使用CPAP可减少机械通气的使用，如用CPAP后出现反复呼吸暂停、$PaCO_2$升高、PO_2下降，应改用机械通气。

3. 机械通气　对严重RDS宜采用间歇正压通气和呼气末正压通气，呼吸频率设置35～45次/分，吸气峰压20～25cmH_2O，PEEP 4～5cmH_2O。也可用高频通气，减少传统正压通气所致的副作用。

4. 支持疗法　RDS因缺氧、高碳酸血症导致酸碱、水电解质、循环功能失衡，应给予以纠正，使患儿度过疾病期。液体量不宜过多，以免造成肺水肿，出生后第1～2天控制在60～80ml/kg，第3～5天80～100ml/kg；代谢性酸中毒可给5% $NaHCO_3$纠酸。血压低可用多巴胺5～10μg/（kg·min）改善循环。

5. 并发症治疗　并发PDA时，应用吲哚美辛，首剂0.2mg/kg，第2、3剂0.1mg/kg，每剂间隔12h，静脉滴注或栓剂灌肠，日龄小于7d效果好。若不能关闭动脉导管且严重影响心功能时，应手术结扎。

（曲双双）

第六节　新生儿窒息复苏

一、新生儿窒息

新生儿窒息是指婴儿出生后无自主呼吸或呼吸抑制而导致低氧血症、高碳酸血症和代谢性酸中毒。

【病因】

1. 孕妇缺氧

（1）呼吸功能不全（严重肺部疾病、子痫、特发性癫痫）。

（2）严重贫血。

（3）血红蛋白携氧能力降低（CO中毒）。

2. 孕妇因素导致胎盘循环障碍

（1）充血性心力衰竭。

（2）周围血管收缩（妊娠高血压综合征、特发性高血压、慢性肾炎）。

（3）低血压（失血、休克）。

（4）糖尿病（伴血管病变）。

（5）过期妊娠（胎盘老化）。

3.临产和分娩因素导致胎盘-脐带循环障碍

（1）难产［产力异常（子宫收缩无力或过强）、产道狭窄、胎位异常、巨大儿、难产处理不当］。

（2）胎盘并发症（前置胎盘、胎盘早剥）。

（3）脐带并发症［脐带过短或过长导致绕颈、绕体、打结、扭转或脱垂，牵拉和（或）受压］。

4.胎儿及新生儿因素导致呼吸中枢功能障碍或肺通换气障碍

（1）多胎、早产、宫内发育迟缓。

（2）呼吸中枢受抑制（产妇应用麻醉剂、镇痛药、硫酸镁，新生儿颅内出血、大脑产伤、缺血缺氧性脑病）。

（3）呼吸道梗阻［羊水、胎粪、黏液或血液吸入，双侧鼻后孔闭锁，Robin综合征，喉蹼（隔）狭窄或囊肿，气管蹼或狭窄，气管食管瘘］。

（4）肺发育不全或先天性肺囊肿。

（5）宫内感染（中枢神经系统感染、心肌炎、肺炎）。

（6）宫内失血（胎-母输血、胎-胎输血）。

（7）贫血（同种免疫性溶血病、血红蛋白病）。

（8）先天性心脏病、心力衰竭或休克。

（9）中枢神经系统、心脏或肺畸形、膈疝。

【临床表现】

1.胎儿宫内窒息　早期胎动增强，胎心率≥160次/分；晚期则胎动减少，甚至消失，胎心率＜100次/分；较重窒息者常排出胎粪，羊水呈黄绿色。

2.新生儿窒息　新生儿围生期窒息的首要症状是呼吸停止，最初是呼吸加快，继而出现原发性呼吸暂停（无呼吸或喘息样呼吸）。目前，广泛应用Apgar评分法判定新生儿窒息的严重程度。5项评分相加满分为10分，总分8～10分为基本正常，4～7分为轻度窒息，0～3分为重度窒息，见表2-6。

表2-6　新生儿Apgar评分标准

体征	评分标准			总分		
	0	1	2	1min	5min	10min
皮肤颜色	青紫或苍白	躯干红，四肢青紫	全身红			
心率（次/分）	无	＜100	＞100			
对刺激反应*	无	皱眉，有些动作	咳嗽，喷嚏，哭			
肌张力	松弛	四肢稍屈曲	四肢活动佳			
呼吸	无	浅、慢、不规则，哭声弱	正常，哭声响亮			

*用吸引球或导管插入鼻孔或拍弹足底。

二、新生儿窒息的复苏

（一）复苏前的准备

【复苏器械设备的准备】

1.器械设备

（1）保温设备：预热远红外线复温台，铺设毛巾或毯子。对胎龄＜32周或极小早产儿准备塑料袋或塑料包裹。

（2）吸引设备：吸引球囊或机械吸引器；一次性吸引管、8F胃管及20ml注射器；胎粪吸引管。

（3）正压通气设备：自动充气气囊要具有安全阀或压力表，有储氧袋。此外，有适合足月儿和早产儿的各种型号的面罩；气流充气式气囊或T组合复苏器亦可。

（4）供氧设备：中心供氧源或氧气筒、氧气表和流量表，空氧混合仪，压缩氧气源。脉搏血氧饱和度仪及其传感器。

（5）气管插管设备：喉镜（带大小直式镜片）、各种内径（2.5mm、3.0mm、3.5mm、4.0mm）不带肩的气管导管、管芯。

（6）脐血管导管和插管包。

（7）注射器、针头、手套、胶布、剪刀、听诊器。

（8）药物：1/10 000肾上腺素、生理盐水。

2.器械设备的管理　所有复苏用的器械应经常保持齐备和定点放置，均须事先检查，保证部件齐全、性能完好、消毒无菌，可以随时取用。复苏人员要准确了解备用品的位置，熟练掌握检查复苏器械和设备的结构、性能及使用方法。

3.在产房待产时的准备

（1）准备好复苏所需的器械，按使用顺序排放在已预热的开放式辐射保暖床的一角或其旁边。

（2）对复苏器械设备迅速进行复检，保证组件完整、性能良好。

（3）对于打包的消毒器械包括一次性用品，打开备用，以免延误复苏导致不良后果。

【复苏人员的准备】

（1）人员培训，包括产房和手术室的医师、助产士和护士，都必须经过复苏培训。

（2）每次分娩都应有1名熟练掌握复苏技能并专门负责新生儿的医护人员在场。

（3）高危孕妇分娩时复苏团队中需有儿科医师参加。

（4）多胎妊娠时，每个胎儿都应有一套复苏器械设备和一组复苏人员在场进行复苏。

（5）复苏小组每个成员需有明确的分工，均应具备熟练的复苏技能。

【复苏后的转运】

窒息新生儿经过复苏好转后，转送到新生儿室继续监护；或需要继续治疗，转送到新生儿急救中心或儿科病房。如果需要经过一段距离时，应备有转运车，能够保暖、吸氧、正压通气给氧和输液。

（二）复苏的基本程序

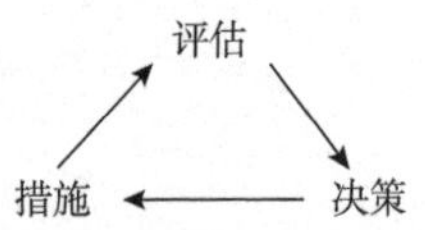

图2-1　复苏的基本程序

【复苏程序】

此评估—决策—措施的基本程序在整个复苏过程中不断重复，见图2-1。评估主要基于3个体征：呼吸、心率、脉搏血氧饱和度。其中，心率对于决定进入下一步骤是最重要的。

【复苏方案】

新生儿窒息目前采用国际公认的ABCD复苏方案：①A（airway）建立通畅的气道；②B（breathing）建立呼吸，包括面罩或气管插管正压人工呼吸；③C（circulation）进行胸外心脏按压，维持循环；④D（drug）药物治疗。复苏的流程图见图2-2。

【复苏过程中的快速评估】

新生儿出生后立即进行快速评估4项指标：①足月吗？②羊水清吗？③有呼吸或哭声吗？④肌张力好吗？

以上4项中有1项为“否”，则进行以下初步复苏。

（三）初步复苏

【保暖】

（1）将新生儿放在辐射抢救台上或采取保温措施如预热毯子、预热床垫、增加环境温度等。

（2）复苏胎龄＜32周的早产儿时，将婴儿置于辐射热源下，用透明薄塑料布覆盖；或用塑料袋包裹其躯干、四肢，摆好体位。监护婴儿体温，防止高温引起呼吸抑制。

【摆正体位清理呼吸道】

1.摆正婴儿体位　仰卧位，颈部轻度仰伸到鼻吸气位，使咽后壁、喉和气管呈直线。

2.清理呼吸道

（1）吸引顺序：应先吸口腔，后吸鼻腔。

（2）吸引的方法：可根据条件采用吸引球、吸引管或电动吸引等方法。

（3）胎粪污染羊水的吸引：当羊水有胎粪污染时，无论胎粪是稠是稀，一娩出先评估新生儿有无活力。有活力指规则呼吸或哭声响亮、肌张力好及心率＞100次/分。其中有1项不好者即为无活力。新生儿有活力时，继续初步复苏；如无活力，应在20s内完成气管插管并采用胎粪吸引管行气管内吸引（图2-3）。如不具备气管插管条件，而新生儿无活力时，应快速清理口鼻后立即开始正压通气。

1）肩娩出前：应立即吸引婴儿的口腔、咽喉部分泌物、羊水和胎粪。不论何种吸管其口径均应在10F以上。

2）肩娩出后：接生者用双手紧抱胸部，复苏者当即用大孔吸管（12F或14F）迅速吸净分泌物，先口咽后鼻腔。过深或过度用力吸引可能导致喉痉挛和迷走神经性的心动过缓并使自主呼吸出现延迟。应限制吸管的深度和吸引时间（＜10s），吸引器的负压不

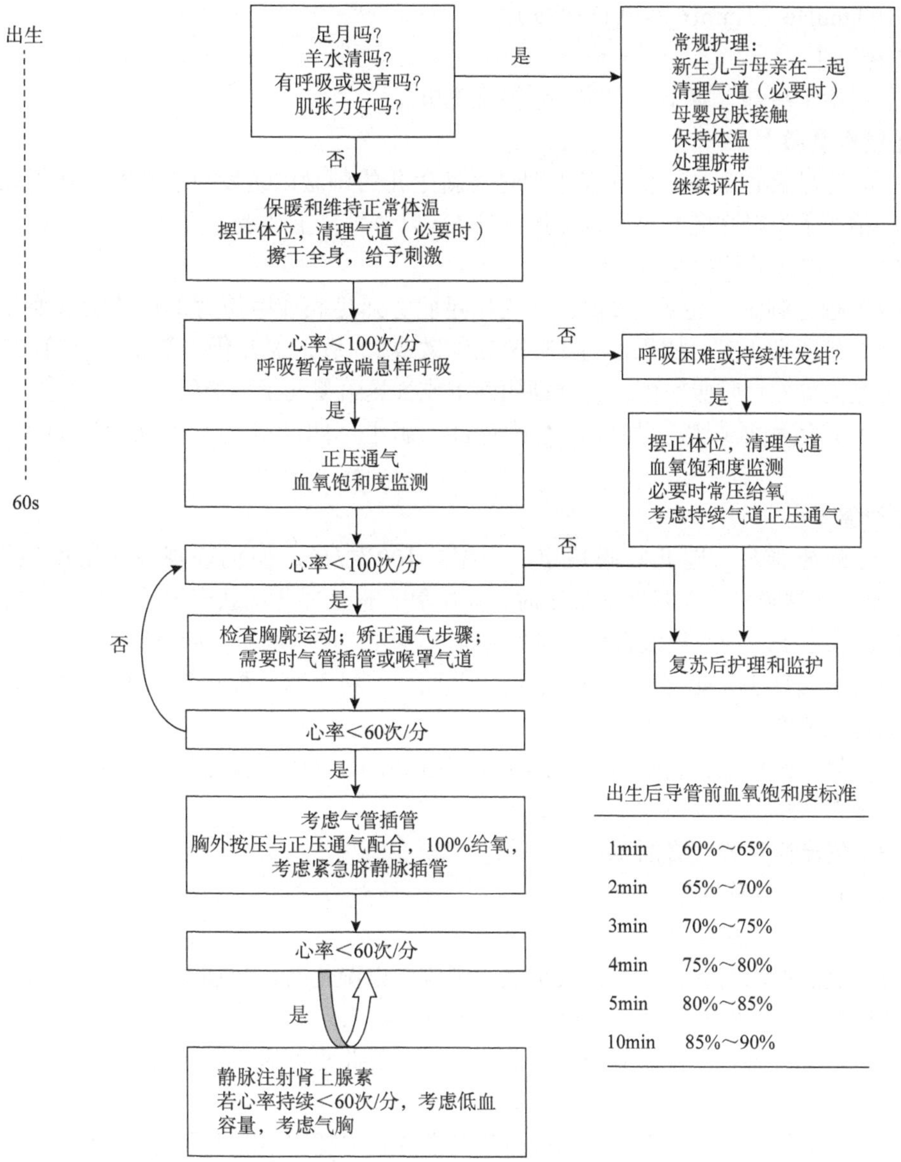
出生
60s
足月吗？
羊水清吗？
有呼吸或哭声吗？
肌张力好吗？
是
常规护理：
新生儿与母亲在一起
清理气道（必要时）
母婴皮肤接触
保持体温
处理脐带
继续评估
否
保暖和维持正常体温
摆正体位，清理气道（必要时）
擦干全身，给予刺激
心率＜100次/分
呼吸暂停或喘息样呼吸
否
呼吸困难或持续性发绀？
是
摆正体位，清理气道
血氧饱和度监测
必要时常压给氧
考虑持续气道正压通气
是
正压通气
血氧饱和度监测
心率＜100次/分
否
是
检查胸廓运动；矫正通气步骤；
需要时气管插管或喉罩气道
否
复苏后护理和监护
心率＜60次/分
是
考虑气管插管
胸外按压与正压通气配合，100%给氧，
考虑紧急脐静脉插管
心率＜60次/分
是
静脉注射肾上腺素
若心率持续＜60次/分，考虑低血
容量，考虑气胸
出生后导管前血氧饱和度标准
1min　60%～65%
2min　65%～70%
3min　70%～75%
4min　75%～80%
5min　80%～85%
10min　85%～90%

图2-2　新生儿复苏流程图

资料来源：中国新生儿复苏项目专家组.中国新生儿复苏指南（2016年北京修订）

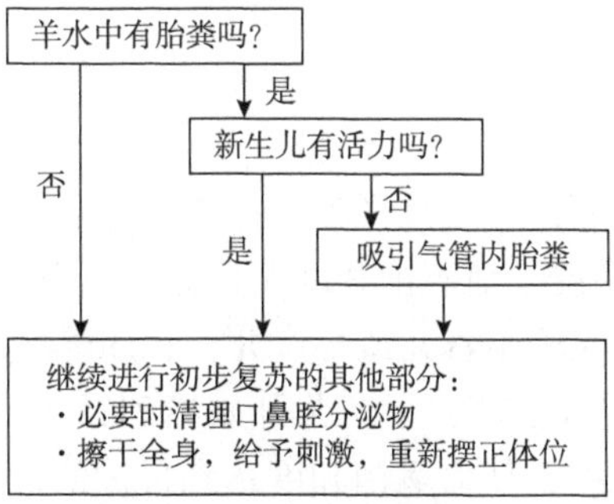
羊水中有胎粪吗？
是
新生儿有活力吗？
否
否
是
吸引气管内胎粪
继续进行初步复苏的其他部分：
·必要时清理口鼻腔分泌物
·擦干全身，给予刺激，重新摆正体位

图2-3　羊水胎粪污染的处理

超过100mmHg（1mmHg≈0.133kPa）。

【擦干】

快速擦干头部、躯干、四肢，拿掉湿毛巾。

【触觉刺激】

1.触觉刺激的方法　彻底擦干即是对新生儿的刺激以诱发自主呼吸，如仍无呼吸，用手轻拍或手指轻弹婴儿足底或摩擦背部2次以诱发自主呼吸。

2.触觉刺激的注意事项

（1）触觉刺激不能超过2次：无论拍足底、弹足底或摩擦背部皮肤刺激婴儿呼吸，无效时只能重复1次。如果经过2次触觉刺激或30s后，婴儿仍不能出现有效的自主呼吸，可能为继发性呼吸暂停，应立即用面罩或气囊给婴儿正压通气。

（2）其他触觉刺激：如轻轻摩擦背部、躯干、四肢等均有不同程度的触觉刺激作用。

【给氧】

1.给氧的指征　婴儿呼吸稳定，心率＞100次/分，但仍表现为持续中枢性发绀（面、躯干和黏膜发绀）且明显加重时，应给氧，直至婴儿皮肤变为粉红色可撤离氧。

2.给氧方法　用空氧混合仪将空气和氧气混合，控制旋钮，调节到理想的氧浓度。

（1）氧气管法：使用氧气管接近新生儿面部，将手弯成杯状罩住新生儿面部，输送氧，保持氧浓度。

（2）氧气面罩法：将输氧导管连接面罩给氧，氧气面罩接近新生儿面部，给予适当的氧浓度。

（3）气流充气式气囊面罩。

（4）T组合复苏器。

3.给氧时的注意事项

（1）氧的加温与湿化：如持续给氧，则应予以湿化及适当加温（31～33℃）。但在紧急的情况下，在短暂时间内，可给干燥氧直接吸入。

（2）监护血氧：连接血氧饱和度监护仪。当婴儿复苏后尚需继续给氧时，应监护血氧水平。

（3）无论如何供氧，面罩应靠近面部以维持氧浓度，不能太紧使面罩内压力太大。

（4）复苏过程中，避免输送未加温加湿的高流量氧，常压给氧的氧流量为5L/min即可，且输氧管端固定，输氧管无弯曲。

（四）正压通气

1.应用指征

（1）初步复苏后有呼吸暂停或喘息样呼吸；心率低于100次/分。

（2）100%氧常压给氧情况下血氧饱和度在目标值以下。

2.正压通气给氧浓度　无论足月儿或早产儿，正压通气均要在脉搏血氧饱和度仪的监测下进行。足月儿可用空气复苏，早产儿开始给21%～40%的氧气，用空氧混合仪根据血氧饱和度调整给氧浓度，使血氧饱和达到目标值，胸外按压时给氧浓度要提高至100%。如暂时无空氧混合仪，可用接上氧源的自动充气式气囊（氧浓度为40%）进行正压通气。自动充气式气囊不连接氧源，氧浓度21%；连接氧源，不加储氧器，氧浓度40%；连接氧源，加储氧器，氧浓度100%（袋状）或90%（管状）。

【保持气道通畅】

（1）体位：新生儿仰卧位，肩下垫高2～3cm，颈部仰伸至鼻吸气位，利于呼吸道开放。

（2）吸净气道分泌物，将面罩或气管导管连接复苏囊进行通气。

【气囊面罩正压通气】

1.*操作者的位置*　立于头侧或左侧（右手握气囊，左手持面罩；反之立于右侧）。

2.*面罩的放置*　选择适当大小的面罩。放置时，先把下颏尖扣上，然后罩住口鼻。不可压到眼睛，以防损伤。按压面罩的力量以能形成密封为度。用拇指及示指和（或）中指持面罩稍向下按压，以环指将面罩下缘固定于下颏。切忌过度用力而导致面部青肿或头颅变形。亦不可压迫颈部（气管）阻碍气道。

3.*通气频率和通气压力*　通气频率为40～60次/分（胸外按压时为30次/分）。通气压力需要20～25cmH_2O（1cmH_2O≈0.098kPa），少数病情严重的新生儿可用2～3次30～40cmH_2O，以后维持在20cmH_2O。

有效的正压通气应使心率迅速增快，用心率、胸廓起伏、呼吸音及血氧饱和度来评价，以心率提高最重要。如在开始的5～10次正压通气无效，应矫正通气，以字母缩写词MRSOPA记忆矫正通气步骤，见表2-7。

表2-7　矫正通气步骤

矫正步骤		采取措施
M	调整面罩	确定面罩与面部封闭良好
R	重新摆正体位	将头调到鼻吸气位
S	吸引口鼻	检查并吸引口鼻分泌物
O	轻微张口	口腔轻微张开，下颌略向前抬
P	增加压力	每几次呼吸逐渐增加压力直到每次呼吸都看到胸廓运动，听到呼吸音
A	改变气道	考虑气管插管或喉罩气道

经30s充分正压通气后，如有自主呼吸且心率≥100次/分，可逐步减少并停止正压通气。如心率＞60次/分但＜100次/分，须继续用气囊面罩或气管导管施行正压通气，每30秒再次评估心率。如心率＜60次/分，给予气管插管正压通气并开始胸外按压。

4.*口胃管放置*　凡应用复苏囊和面罩正压通气时间超过2min者，均需插口胃管并留置，以避免胃肠胀气阻碍呼吸和胃内容物反流误吸。插口胃管的办法如下。

（1）插管深度：用8F胃管，插入深度约等于从鼻根到耳垂然后到剑突与脐之间连线中点的距离。

（2）经口插入胃管，不可经鼻，以免阻碍通气。迅速插入胃管后立刻恢复复苏囊通气。

（3）当导管插入到预期长度后，连接20ml注射器，迅速而柔和地吸净胃内容物。

（4）取下注射器，将胃管末端开放，留作排出进入胃内气体的通道。

（5）确定胃管前端在胃内（不可拉到食管里），留置，用贴膏固定到颊部。

【T组合复苏器（T-Piece复苏器）】

T组合复苏器是一种由气流控制和压力限制的机械装置。

（1）指征：用于足月儿和早产儿正压通气。

（2）用法：需接压缩气源，氧气由T组合复苏器的新生儿气体出口经一个管道输送到新生儿端，与面罩相连使与口鼻密封或与气管导管相连。预先设定吸气峰压（PIP）20～25cmH_2O、呼气末正压（PEEP）5cmH_2O、最大气道压（安全压）30～40cmH_2O。操作者用拇指或示指关闭或打开T形管的开口，控制呼吸频率及吸气时间，使氧气直接流入新生儿气道。由于提供恒定一致的PEEP及PIP，维持功能残气量，更适合早产儿室息复苏时的人工通气的需要。本装置操作容易、使用灵活、压力输出安全稳定及操作者不易疲劳。

（五）新生儿气管插管术

【气管插管指征】

（1）需要气管内吸引清除胎粪时。

（2）气囊正压通气无效或需要延长正压通气的时间时。

（3）胸外按压时。

（4）需要经气管内给药时。

（5）特殊情况：凡疑诊先天性膈疝，或超低出生体重儿需进行气管插管正压通气者。

【器械及其准备】

1.气管插管所用仪器、备品　包括新生儿喉镜，各种型号的气管内导管（内直径为2.5mm、3.0mm、3.5mm及4.0mm），导管芯线，胎粪吸引管，吸引器，复苏气囊，面罩，能提供100%氧浓度的氧气筒、胶布、肩垫及听诊器等。

2.仪器及备品的准备

（1）喉镜：①灯泡应无损，最好有1～2个备用灯泡；②电池能量储备充足，以保证灯泡亮度，预检电池能量不足应更换。

（2）各种型号的气管内导管、吸引管

1）气管内导管的选择主要取决于婴儿的体重（表2-8）。

表2-8　不同体重新生儿所需气管导管的匹配

体重（g）	唇-端距离（cm）*	气管导管内径（mm）
≤1000	6～7	2.5
1000～2000	7～8	3.0
2000～3000	8～9	3.5
＞3000	9～10	4.0

*为上唇至气管导管管端的距离。

2）胎粪吸引管：用胎粪吸引管直接连接气管导管吸引。

3）负压吸引器：应为低负压吸引装置，一般采用负压为60～100mmHg，低值用于低体重儿。

4）氧气：气管插管术前，必须备有连接100%氧源的输氧管。

【气管插管的操作步骤】

（1）保持新生儿的头部呈"鼻吸位"位置，整个过程中应常压给氧。

（2）插入喉镜：术者站在新生儿头侧，用右手固定新生儿头部。左手持握喉镜，将喉镜柄夹在拇指与前3个手指间，小指靠在新生儿颏部提供稳定性，沿舌面侧滑入，镜片将舌推向左侧，推进镜片直至其尖端恰至会厌软骨处（舌根与会厌之间）。

（3）暴露声门：轻轻抬起镜片，上抬时需将整个镜片平行于镜柄方向移动，使会厌软骨抬起，即可暴露声门和声带。抬起镜片时应沿镜柄方向，不可后旋镜柄和翘起镜片尖。抬高舌及会厌时，以左小指从颈前轻压环状软骨处，此时即可暴露声门。

（4）寻找解剖标记，声带看起来像反向的字母"V"。必要时，吸引分泌物改善视野。插入气管导管（可有金属管芯），将管前端置于声门与气管隆嵴之间，接近气管中点。

（5）撤出喉镜时，用右手抵贴婴儿面部，紧贴唇部在原位固定已插入的导管，以左手小心迅速地撤出喉镜，不许改变导管位置，拔出管芯导线。

（6）以上步骤需要在20～30s完成。插入导管时，如声带关闭，可采用Heimlich手法，助手用右手示指及中指在胸外按压的部位向脊柱方向快速按压1次，促使呼气产生，声门就会张开。如限定时间内没完成导管插入或插入后失败，均应在撤出喉镜或导管后给婴儿进行气囊与面罩正压通气，待其状态好转后，再重新操作。

【胎粪吸引管的使用】

气管内吸引胎粪时，将胎粪吸引管直接连接气管导管，以清除气管内残留的胎粪。吸引时复苏者用右手示指将气管导管固定在新生儿的上腭，左手示指按压胎粪吸引管的手控口，边退气管导管边吸引，3～5s将气管导管撤出。必要时可重复插管再吸引。

【判断气管导管位置的方法】

（1）声带线法：导管声带线与声带水平吻合。

（2）胸骨上切迹插管法：操作者或助手的小指尖垂直置于胸骨上切迹，当导管在气管内前进过程中，小指尖触摸到导管的管端，则表示管端已达气管中点。

（3）体重法：体重1kg、2kg、3kg、4kg的新生儿唇-端距离分别为6～7cm、7～8cm、8～9cm、9～10cm。头位改变会影响插入深度。

【判定导管位置及调整措施】

1.早期证实

（1）胸廓起伏对称。

（2）听诊双肺呼吸音一致，尤其是腋下，且胃部无呼吸音。

（3）无胃部扩张。

（4）呼气时导管内有雾气。

（5）心率、肤色和新生儿反应好转。

（6）有条件可使用呼出气CO_2检测仪，可有效确定有自主循环的新生儿气管插管位置是否正确。

2. *最后确定* 如果复苏后仍需继续留置气管插管，则应拍摄胸部X线片，以最后确定导管在气管内的位置，进行适当调整。

（六）喉罩气道

喉罩气道是一个用于正压通气的气道装置。

【指征】

（1）新生儿窒息复苏时如气囊面罩通气无效，气管插管失败或不可行时，喉罩气道能提供有效的通气。

（2）小下颌或舌相对较大，如Robin综合征和唐氏综合征患儿。

（3）多用于出生体重≥2000g的新生儿。

【操作方法】

喉罩气道由一个可扩张的软椭圆形边圈（喉罩）与弯曲的气道导管连接而成。弯曲的喉罩越过舌产生比面罩更有效的双肺通气。采用“盲插”法，用示指将喉罩顶部向硬腭侧插入新生儿口腔，并沿其硬腭滑入至不能推进为止，将喉罩气囊环安放在声门上方，向喉罩边圈注入空气2～3ml后，扩张的喉罩覆盖住喉口（声门），并使边圈与咽下区的轮廓一致。该气道导管有一个15mm接管口，可连接复苏囊或呼吸器进行正压通气。

（七）胸外心脏按压

【指征】

有效的正压通气30s后，心率仍低于60次/分，在正压通气同时进行胸外心脏按压。

【操作方法】

1. *体位* 体位如前所述。

2. *按压方法*

（1）按压部位：胸骨的下1/3，双侧乳头连线下方，但不可按压剑突。

（2）双指按压法：应用一手的中指和示指的两个指尖按压胸骨。无硬垫时用另一只手支撑患儿背部。本法比拇指按压法易于疲劳，但其优点是不受患儿体型大小及操作者手大小的限制。

（3）拇指按压法：双手环抱婴儿胸部，用双拇指按压胸骨，其他手指支撑其脊柱。双拇指并排放置，对于小婴儿也可将两拇指重叠放置。此法不易疲劳，能较好地控制压下深度并有较好的增强心脏收缩和冠状动脉灌流的效果。

（4）压力：按压深度约为胸廓前后径的1/3，产生可触及脉搏的效果。按压和放松的比例为按压的时间稍短于放松时间，放松时拇指或其余手指不应离开胸壁。

（5）频率：按压的频率应接近正常新生儿心率，即每分钟约120次。

（6）按压时间：持续按压60s。

【与正压通气的合作】

胸部按压必须与正压通气同时进行，气囊面罩正压通气时可进行胸外按压，而气管插管正压通气使通气更有效。有条件者应气管插管下正压通气配合胸外按压。胸外按压和人工呼吸的比例应为3 ∶ 1，即90次/分按压和30次/分呼吸，达到每分钟约120个动作。因此，每个动作约1/2s，2s内3次胸外按压1次正压呼吸。

【监护、效果评价及措施】

1.检查心率 在开始按压后45～60s评估心率。如果婴儿对胸部按压反应良好，应每隔30s检测一次，直至心率＞60次/分，则停止按压。如果需要长时间心肺复苏，心率检测的间隔时间可适当延长。

2.评价心率

（1）心率＜60次/分：需要继续进行正压通气与胸部按压治疗，并应同时给予气管插管和药物复苏。

（2）心率＞60次/分：停止胸部按压，以40～60次/分的频率继续给予正压通气，直至心率＞100次/分和婴儿恢复自主呼吸。

（八）用药

【给药途径】

1.脐静脉 是分娩室内婴儿窒息复苏时首选的给药途径，用于注射肾上腺素及扩容剂。可插入3.5F或5F的不透射线的脐静脉导管，导管尖端应仅达皮下进入静脉，轻轻抽吸就有回血。若插入过深，则高渗透性和影响血管的药物可能直接损伤肝脏。务必避免将空气推入脐静脉。

2.末梢静脉 可利用头皮静脉或四肢静脉作为给药和输液途径。

3.气管内滴注 某些药物可直接经气管插管注入。

【复苏常用药物】

1.肾上腺素

（1）指征：心搏停止或在60s的正压通气和胸外按压后，心率持续＜60次/分。

（2）剂量：静脉0.1～0.3ml/kg的1 ∶ 10 000溶液，气管注入0.5～1ml/kg的1∶10 000溶液，必要时3～5min重复1次。浓度为1 ∶ 1000的肾上腺素会增加早产儿颅内出血的危险。

（3）用药方法：首选脐静脉导管或脐静脉注入，有条件的医院可经脐静脉导管给药。如脐静脉插管操作过程尚未完成和无条件开展脐静脉导管的单位，可首先气管内注入1 ∶ 10 000肾上腺素0.5～1ml/kg，若需重复给药则应选择静脉途径。

2.扩容剂

（1）应用指征：婴儿有急性失血的病史和伴有低血容量、休克的临床表现并对复苏无反应者，均应给予扩容剂治疗。

（2）种类：生理盐水。

（3）剂量：首次剂量为10ml/kg。

（4）用法：经外周静脉或脐静脉缓慢推入（5～10min），必要时可重复扩容一次。

（九）正压通气不能产生肺部充分通气的特殊复苏情况

如按窒息复苏流程规范复苏，新生儿心率、肤色和肌张力状况应有改善。如无良好的胸廓运动，听诊未闻及呼吸音，持续发绀，可能有以下问题（表2-9）。

新生儿持续发绀或心动过缓可能为先天性心脏病。此类患儿很少在出生后立即发病。所有无法成功复苏的原因几乎都是通气问题。

表2-9 新生儿复苏的特殊情况

情况	病史/临床症状	措施
气道机械性阻塞		
胎粪或黏液阻塞	胎粪污染羊水/胸廓运动不良	气管导管吸引胎粪/正压通气
后鼻孔闭锁	哭时红润，安静时发绀	口咽气道或气道插管插入口咽部
咽部气道畸形（Robin综合征）	舌后坠进入咽喉上方将其堵塞，空气进入困难	俯卧体位，后鼻咽插管或喉罩气道
肺功能损害		
气胸	呼吸困难，双肺呼吸音不对称	胸腔穿刺术
	持续发绀	
胸腔积液	呼吸音减低	立即气管插管，正压通气
	持续发绀	胸腔穿刺术，引流放液
先天性膈疝	双肺呼吸音不对称	气管插管，正压通气
	持续发绀，舟状腹	插入胃管
心脏功能损害		
先天性心脏病	持续发绀/心动过缓	诊断评价
胎儿失血	苍白，对复苏反应不良	扩容，可能包括输血

资料来源：中国新生儿复苏项目专家组.中国新生儿复苏指南（2016年北京修订）。

（十） 复苏后的处理

复苏后的新生儿可能有多器官损害的危险，应继续监护，包括：①体温管理；②生命体征监测；③早期发现并发症。

维持内环境稳定，包括血氧饱和度、心率、血压、血细胞比容、血糖、血气分析及电解质等。

需要复苏的新生儿断脐后立即进行脐动脉血气分析，出生后脐动脉血pH＜7.0结合Apgar评分有助于窒息的诊断和预后的判断。及时对脑、心、肺、肾及胃肠道等器官功能进行监测，尽早发现异常并适当干预，以减少死亡和伤残。

（十一）早产儿复苏需关注的问题

1.体温管理　置于合适中性温度的暖箱。对胎龄＜32周早产儿复苏时可采用塑料袋保温（见初步复苏部分）。

2.正压通气时控制压力　早产儿由于肺发育不成熟，通气阻力大，不稳定的间歇正压给氧易使其受伤害。正压通气需要有恒定的PIP及PEEP，推荐使用T组合复苏器进行正压通气。对极不成熟早产儿，因肺不成熟、缺乏肺表面活性物质易发生呼吸窘迫综合征，出生后有可能需要立即气管插管，气管内注入肺表面活性物质进行防治。

3.避免肺泡萎陷　胎龄＜30周、有自主呼吸或呼吸困难的早产儿，产房内尽早使用持续气道正压通气。根据病情选择性使用肺表面活性物质。

4.维持血流动力学稳定　由于早产儿生发层基质的存在，易造成室管膜下-脑室内出血。心肺复苏时要特别注意保温，避免使用高渗药物，注意操作轻柔、维持颅压稳定。

5.缺氧后器官功能监测　围生期窒息的早产儿因缺氧缺血，易发生坏死性小肠结肠炎，应密切观察，延迟或微量喂养。注意尿量、心率和心律。

6.减少氧损伤　早产儿对高动脉血氧分压非常敏感，易造成氧损害。需要规范用氧，复苏时给氧浓度应低于65%，并进行脉搏血氧饱和度或血气的动态监测，使血氧饱和度维持在目标值，复苏后应使血氧饱和度维持在90%～95%。定期眼底检查随访。

（张青梅　魏克伦）

第七节　胎粪吸入综合征

胎粪吸入综合征（meconium aspiration syndrome，MAS）是指由于胎儿在宫内或产时缺氧排出胎粪，造成羊水污染，进而被新生儿吸入，导致的呼吸道和肺泡机械性梗阻和化学性炎症，以出生后进行性呼吸困难为主，同时伴或不伴有其他脏器损伤的一组临床综合征。常见于足月儿和过期产儿。

【病因及发病机制】

主要的病因为胎儿宫内窘迫和出生时窒息，另外可见于臀位产、胎盘早剥、脐带脱垂等异常分娩情况。由于缺氧导致肠壁痉挛、肛门括约肌松弛，致使胎粪排出，造成羊水污染。同时，低氧血症又可以刺激胎儿的呼吸中枢，使胎儿出现喘息样呼吸，进而吸入被污染的羊水。

【病理及病理生理】

胎粪吸入肺脏后可引起全身各个脏器发生一系列病理及病理生理变化。

1.气道阻塞　被胎儿吸入的胎粪进入气道及肺泡后引起机械性梗阻，致使气道炎症，发生充血、水肿，进一步加重气道阻塞情况。若产生不完全梗阻，则会引发活瓣效应，出现肺气肿表现，严重时会出现肺气漏。若出现完全梗阻，则会造成肺不张。

2.炎症反应　胎粪中含有胆固醇、脂肪酸、脱落细胞等成分，可刺激气道及肺泡发生炎症反应，24～48h最为严重。在炎症反应的过程中，炎症细胞的大量浸润以及大量炎症介质的释放，会破坏肺泡和气道的上皮细胞，增加肺泡毛细血管的通透性，致使肺水肿的发生，也会造成血浆物质（如纤维蛋白原、白蛋白等）大量渗出。2～3d后，这些物质可形成肺透明膜，加重肺脏损伤。同时，肺部的血管也会出现坏死、出血及形成肺血栓。

3.肺表面活性物质的破坏　由于胎粪成分的直接损害以及炎症介质和血浆渗出物质的抑制作用，肺表面活性物质合成及分泌减少、活性降低，进而加重肺损伤。

4.合并呼吸窘迫综合征（RDS）　由于气道和肺泡的严重炎症反应、肺表面活性物质损伤、炎症介质作用、渗出等影响，重症患儿极易合并呼吸窘迫。

5.合并新生儿持续肺动脉高压（PPHN）　由于低氧血症、酸中毒导致肺动脉痉挛，使肺动脉产生持续高压，右向左分流，进一步加重缺氧。

【诊断要点】

1.胎粪吸入高危患儿　①足月儿及过期产儿更为常见，尤其是有宫内窘迫或出生窒息病史者；②羊水粪染是诊断该病的先决条件。

2.临床表现　出生后即有呼吸困难表现，初期可表现为呼吸浅快、节律不规则，后期呼吸困难逐渐加重，可有鼻翼扇动、三凹征表现。轻者可于48h左右恢复，重者可于2～3d时进行性加重，同时伴有发绀、呻吟，甚至出现呼吸衰竭。

3.体格检查　皮肤、脐带、甲床可见胎粪污染，呈黄绿色。口腔、鼻腔、气管内吸引物中含有胎粪。若患儿出现肺气肿，可出现胸廓对称性或不对称性隆起，双肺呼吸音减低。当出现持续肺动脉高压时，发绀不能通过吸氧得到改善。若发绀或呼吸困难突然加重，则应考虑是否合并肺气漏。

4.实验室检查　动脉血气可提示低氧血症、高碳酸血症、呼吸性（或代谢性、混合性）酸中毒。

5.影像学检查

（1）胸部X线：根据病情轻重，表现多样化。轻型可表现为肺纹理增粗、肺气肿；中型可见颗粒状、团块样阴影，肺气肿时可见透过度增高，偶可见节段性肺不张；重型为广泛渗出影、结节状阴影，肺气肿表现明显，严重者可出现肺气漏，亦可出现肺叶不张。

（2）肺部超声：尽管超声诊断并没有特征性的改变，但是以下几种情况，均可提示有胎粪吸入的可能性。①肺实变伴支气管充气征；②双侧肺或同侧肺出现病变性质与病变程度的不一致，为胎粪吸入不均匀所致；③肺不张，少数极重症患儿可见肺搏动或动态支气管充气征；④胸膜线异常：病变区域的胸膜线消失或者增粗、模糊不清；⑤A线消失，出现B线或肺间质综合征（alveolar interstitial syndrome，AIS）；⑥胸腔积液。但仍需与呼吸窘迫综合征、肺不张、新生儿暂时呼吸增快性肺疾病相鉴别。

【鉴别诊断】

1.羊水吸入过多　羊水吸入过多可见于胎儿严重窒息时，出生后多表现为窒息后肺水肿及相关症状，临床预后相对较好。

2.感染性肺炎　新生儿感染性肺炎一般为宫内感染或产时感染，胸片或肺CT提示肺部炎症改变。

【治疗要点】

（1）促进气管内胎粪排出

1）当发现羊水中混有胎粪时，应积极用大吸引管迅速吸净口咽部及鼻部胎粪。

2）根据新生儿有无活力来决定是否气管插管吸引。是否有活力的判断标准：①哭声是否响亮；②呼吸是否规律；③肌张力是否良好；④心率是否大于100次/分。对于有活力者，吸引管清理呼吸道后可进行密切的观察，暂不插管；对于无活力者，应立即气管插管。

3）气管插管吸引时，胎粪吸引管应与气管插管直接连接，边退边吸引，压力≤100mmHg，时间≤3～5s。不建议生理盐水冲洗。在气道未进行清理前，不行正压通气。

（2）对于胎粪吸入的轻症患者，出生后1～2d有发绀、呼吸困难等临床表现，可给予鼻导管或头涵吸氧、抗生素预防感染处理。

（3）当普通的鼻导管吸氧不能解决呼吸困难及发绀症状或动脉血气分析提示低

氧血症或高碳酸血症时，可应用经鼻CPAP辅助通气治疗。压力一般不超过5cmH_2O，吸入氧浓度在60%～80%。通气压力过大时可能会造成患者肺气肿加重甚至出现肺气漏。

（4）CPAP辅助通气后，若发绀及呼吸困难表现仍无减轻，动脉血氧分压及二氧化碳分压仍无纠正（PaO_2＜50mmHg，$PaCO_2$＞60mmHg），应改用间歇正压通气（IPPV）进行治疗。

（5）应用IPPV模式进行辅助通气时，若胸部X线以肺实变、肺不张为主或血气提示低氧血症时，吸气压力可稍高（22～27cmH_2O），吸气时间可适当延长，呼吸频率35～40次/分，吸呼比1∶1.2～1∶1；若胸部X线以肺气肿为主或血气提示高碳酸血症时，吸气压力稍低（20～25cmH_2O），呼吸频率40～45次/分，吸呼比1∶1.5～1∶1.2。若无并发症，2～3d后可逐渐撤离呼吸机。

（6）注意保温，适当限制入液量，监测血糖及血钙变化，发现异常时及时纠正，合并神经症状时需要注意颅内压变化，预防颅内压增高及脑水肿的发生。

（7）抗生素的应用：积极寻找细菌感染证据以确定抗生素的使用疗程。

（8）肺表面活性物质的应用：被吸入进肺部的胎粪可破坏肺泡内的肺表面活性物质，对于中重度病例，可以使用肺表面活性物质进行补充治疗，剂量为200mg/kg，对合并严重的RDS者可以重复给药。

【预后】

大部分胎粪吸入综合征患者进行积极及时治疗时，一般预后良好，但合并肺气漏或新生儿持续肺动脉高压者，部分重症者预后较差，甚至危及生命。

（周　楠）

第八节　新生儿肺出血

肺出血是新生儿期严重威胁生命的急性及恶性过程。目前无统一定义，大量肺出血是指至少两个肺叶存在出血，以气道吸出血性分泌物伴呼吸功能受损为特征。病因主要为出血性肺水肿，也见于气道局部损伤出血。多发生在出生后第1周（2～4d多见），常见于各种严重疾病的晚期，其发生率为活产儿的0.8‰～1.2‰，多见于早产儿及低体重儿，其中胎龄小于30周者占10%，体重小于1500g者占34%。如不治疗，病死率高达75%～90%。近年来随着正压呼吸治疗的广泛应用，其治愈率明显提高。

【诊断要点】

1.具有以下高危因素　窒息缺氧；早产和（或）低体重；严重败血症；宫内发育迟缓；低体温和（或）寒冷损伤；严重Rh血型不合溶血病；严重肺部疾病，如大量胎粪吸入、肺炎；先天性心脏病、症状性PDA、充血性心力衰竭；凝血功能异常；氧疗、机械通气；使用肺表面活性物质治疗；代谢异常，如尿素循环障碍、高血氨等。

2.症状　原发病症状基础上病情突然恶化，进行性呼吸困难，伴肤色苍白、反应差、皮肤出血等全身症状。喉部或气管插管涌出鲜血。

3.体征　发绀、呼吸增快，呼吸音减低或有湿啰音，心率增快，低血压。

4.出现典型X线改变

（1）广泛的斑片状阴影，大小不一，密度均匀，有时可有支气管充气征。

（2）肺血管淤血影：两肺门血管影增多，两肺或呈较粗网状影。

（3）心影轻至中度增大，以左心室增大较为明显，严重者心胸比＞0.6。

（4）大量出血时两肺透亮度明显降低或呈“白肺”征或可见原发性肺部病变。

5.实验室检查　血常规示红细胞、血细胞比容下降及血小板减少。血气分析示低氧血症、高碳酸血症及代谢性酸中毒，凝血功能异常。

【治疗要点】

（1）早期诊断早期治疗。

（2）保暖、供氧，快速清理呼吸道后气管内滴入止血药物，可用1/10 000肾上腺素每次1ml，必要时重复。除非影响通气，否则不要频繁吸痰。

（3）机械通气：初设PEEP 6～8cmH_2O或以上，根据目标潮气量（6ml/kg）设置PIP，氧浓度60%～80%。也可采用高频通气。

（4）纠正凝血功能障碍：输新鲜冷冻血浆，必要时补充维生素K_1。如发生DIC，参考DIC章节处理。

（5）纠正贫血维持有效循环，输浓缩红细胞或全血。

（6）改善心功能，保证有效灌注，酌情使用血管活性药物和利尿剂。

（7）液体管理：血压稳定情况下适当限液，尤其发生PDA时，限液量60～80ml/kg。维持酸碱平衡及内环境稳定。

（8）表面活性物质：肺出血时表面活性物质生成减少，有研究认为给予外源性肺表面活性物质可降低呼吸机参数，缩短机械通气时间。

（9）营养支持。

（10）治疗原发病。

（马可泽　刘绍基）

第九节　新生儿持续性肺动脉高压

新生儿持续性肺动脉高压（PPHN）是指新生儿出生后肺血管的阻力持续性升高，肺动脉压大于体循环压，由胎儿型循环向正常“成人”型循环的过渡出现障碍，血液在卵圆孔和（或）动脉导管水平出现双向分流或右向左分流，低含氧量血液进入体循环导致持续低氧血症的病理生理过程，常伴有心肌功能障碍和体循环阻力的下降，是多种疾病导致新生儿死亡的最终病理途径。PPHN是NICU较为常见和最为凶险的疾病之一，多发生在足月儿及近足月儿，早产儿亦有发病，发病率约为活产新生儿的2/1000，死亡率因医疗卫生水平不同而差别较大（4%～33%）。

【病因】

1.原发性PPHN　病因为先天性的肺血管发育异常及肺发育不良，病情因发育异常的程度而不同，大多预后不良。主要包括肺血管张力和反应性增高、肺血管管壁结构异常、重塑和肺血管生长、发育和再生过程障碍，如肺泡毛细血管发育不良、高血压性肺血管重塑等。此类患儿临床一般难以发现有潜在的与肺动脉高压（PAH）相关的疾病，但可能存在家族性或基因突变等异常，胸片上往往表现为通气良好的“黑肺”。有学者认为，原发性PPHN是一种未被完全发现的疾病，其真正的病例数目远超过现有数据。

2.继发性PPHN　新生儿期的大部分PPHN为继发性。

（1）肺实质疾病引起缺氧的因素均可导致新生儿肺血管不能适应出生后的环境而舒张，肺动脉压（PAP）无法下降，引发PPHN，又称为肺血管适应不良。常见的有胎粪吸入综合征（MAS）、围生期窒息、呼吸窘迫综合征（RDS）、肺炎、恶性湿肺、败血症、先天性膈疝等。

（2）母亲因素：母亲的生活习惯、孕期疾病及用药在新生儿PPHN的发病中起重要作用。母亲肥胖、糖尿病、吸烟、炎症反应、孕后期应用非甾体抗炎药和抗抑郁药物、胎儿慢性缺氧等，可导致胎儿宫内动脉导管关闭、肺血管张力和反应性增高、肺血管重塑、PAP升高。选择性剖宫产新生儿PPHN发病率较阴道分娩新生儿高数倍，前者血循环中去甲肾上腺素水平较低导致一氧化氮（NO）分泌减少，从而阻碍生后肺血管扩张。

（3）心功能异常：宫内动脉导管关闭引起血流动力学改变，出生后出现肺动脉高压和右心衰竭；完全肺静脉异位引流、肺静脉狭窄、左心发育不良综合征等引起肺静脉高压、左心功能不全，均可继发PPHN。

（4）其他原发或继发性羊水过少综合征、先天性膈疝可导致宫内肺血管床发育减少。红细胞增多高黏滞综合征造成的血流缓慢、肺血管床梗阻。对于呼吸窘迫的新生儿，操作疼痛的刺激以及机械通气时过高的气道平均压为PPHN的重要诱发因素。

【发病机制】

PPHN的发病机制是多因素且复杂的，并未完全被了解。胎儿时期，肺血管阻力（PVR）相对增高，大部分右心室射出的血不经过肺而直接通过主动脉、肺动脉之间的动脉导管流向主动脉。宫内低氧的环境及收缩肺血管的内皮素-1（ET-1）和血栓素的释放，维持肺血管阻力持续增高。出生后，新生儿自主呼吸建立、肺泡膨胀、动脉氧含量上升，内源性扩血管物质NO和前列环素（PGI2）释放增加，导致PVR急剧下降，流经肺循环的血流量增加10倍以上。出生2～6周，PVR下降至成人水平。在PPHN的新生儿中，PVR不能正常下降，持续维持较高水平，当肺动脉压超过体循环压力，在动脉导管和卵圆孔水平即发生肺循环向体循环的分流，出现持续、严重的低氧血症。

1.肺血管内皮细胞受损　内源性血管舒张因子NO、PGI2及内源性血管收缩因子ET-1等均由肺血管内皮细胞分泌。NO和PGI2分别通过激活环鸟苷酸（cGMP）和环腺苷酸（cAMP）的生成引起血管舒张。血管内皮花生四烯酸的代谢产物血栓素（TXA2）则通过磷酸酯酶C信号途径导致血管收缩。ET-1通过与ET_A和ET_B受体结合介导血管平滑肌细胞收缩。

低氧、氧化应激、炎症反应、感染，肺血管壁剪切应力增加等，均可导致肺血管内皮细胞受损，致使血管舒张因子释放减少而收缩因子释放增加，导致肺血管收缩增强及舒张功能障碍，引发及加重PPHN。

2.肺血管重塑及肺血管发育不良　在足月儿或近足月儿，宫内应激，包括绒毛膜炎、胎盘血管损伤、宫内生长发育受限等多种因素导致肺血管重塑，致使管腔狭窄甚至闭塞、肺血管阻力增高，使得胎儿循环向成人循环转变的过程受阻，导致PPHN。血管生成和血管再生障碍，也是PPHN的发病机制之一。肺血管的发育对肺泡发育有积极的促进作用，当肺血管发育不良时，肺泡也往往存在发育不良。如肺泡毛细血管发育不良（ACD）是一种伴有肺泡发育不良的致命性的先天性肺及肺血管系统发育异常，肺动脉管壁增厚和肺毛细血管密度降低是最突出的组织学特征。

3.*肺灌注下降与通气血流比（V/Q）失调* 肺灌注下降、V/Q失调在PPHN的发病机制中占有重要地位。肺血管对酸中毒及低氧敏感，二者均可导致肺血管收缩、PVR增高。PVR在功能残气量（FRC）时最低，无论肺泡塌陷还是扩张，均导致PVR升高。按肺泡内压（Pav，外界压力）、灌注压（PAP）、肺静脉压（Pven，下游压力）之间的关系可将肺部分为不同区域。正常情况下，肺内不存在大量肺泡塌陷及过度扩张，肺血流灌注良好，绝大部分肺组织处于PAP＞Pven＞Pav的状态，V/Q处于适宜状态即0.8左右。在肺部疾病状态下，如MAS、RDS、肺炎、肺水肿，通气不足导致肺泡塌陷，肺血流流经塌陷的肺泡而无法进行氧合，造成肺内分流即血流浪费，V/Q下降，同时低氧造成低氧性肺血管收缩（HPV），导致PVR增高。若机体有效循环血量不足、血压下降（如肺出血的失血性休克、脓毒症休克）或机械通气下平均气道压力过高以及气道梗阻、肺泡过度扩张导致肺泡内压上升，则可能出现Pav高于PAP（Pav＞PAP＞Pven）或PAP与Pav差值下降（PAP＞Pav＞Pven），造成肺血流停止或下降，形成无效腔通气、V/Q增高，肺泡内氧气无法弥散入血，导致气体浪费和低氧血症。上述造成V/Q失调的病理状态，均导致PVR增高、持续低氧血症，进而诱发或加重PPHN。

4.*右心室后负荷增加及右心功能衰竭* 右心室后负荷增加是与PPHN发病和死亡密切相关的因素。PPHN时，PAP增高，右心室后负荷增加。右心室的室壁较薄，心肌收缩的储备能力较左心室少，因此对后负荷的敏感性较左心室更强。过高的右心室后负荷则导致右心室功能障碍甚至衰竭。正常情况下，室间隔位于两个心室正中的位置，如果右心室功能衰竭，右心室压力增加，室间隔向左心室偏移，则导致左心室顺应性下降、左心室腔的容量减小，左心室充盈受损，心排血量下降，出现体循环低血压及代谢性酸中毒。因主动脉、肺动脉通过动脉导管相通，主动脉压与肺动脉压密切相关，体循环压力下降造成肺动脉压下降，加重低氧血症恶化。PPHN时PAP的增高还导致肺血流下降、肺动脉近端扩张和肺小动脉及周围血管水肿，后者致使大气道和小气道梗阻、无效腔增加，进一步加重V/Q失调，导致低氧血症及呼吸性酸中毒，肺血管收缩，PVR增高，进一步增加PAP，最终导致右心功能衰竭。上述病理生理变化即为肺动脉高压危象（图2-4），危及生命。

在PPHN患儿中，如仅通过动脉导管发生右向左分流而心功能和血红蛋白水平正常，一般只发生轻度至中度组织缺氧，可维持导管前SpO_2在80%以上；如果右心室功能障碍、舒张末期压力升高，发生卵圆孔水平的右向左分流，则低氧血症进一步加重。也就是说，出现严重低氧血症的PPHN患儿需警惕右心功能衰竭。值得注意的是，严重的PPHN，右心室和左心室通过动脉导管共同提供体循环血流，PPHN患儿动脉导管关闭或分流受限时容易发生右心功能衰竭。

在动脉导管完全右向左分流的情况下，如果出现卵圆孔水平的左向右分流，则提示左心功能衰竭是此时主要的病理生理改变，由左心房压及肺静脉压增加导致PAP增高，不伴或仅伴有轻度的肺血管收缩。此类患者的治疗应以提高左心室收缩力、减低左心室

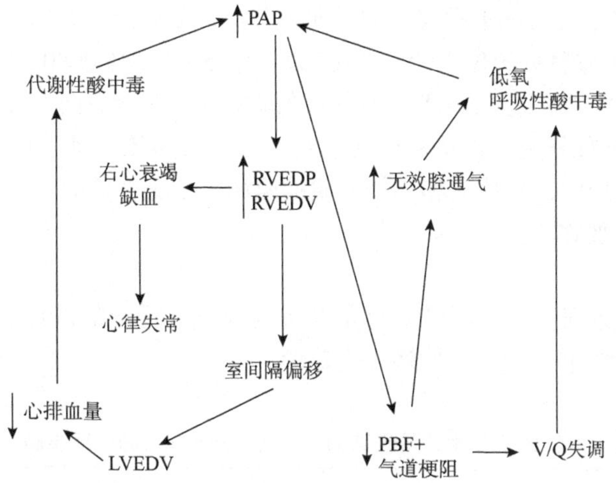

图2-4 肺动脉高压危象的病理生理变化

后负荷为主；肺血管扩张药物以及增加体循环阻力药物的应用，非但无法增加氧合，而且可能造成肺水肿而导致病情恶化。

【诊断要点】

（1）病史：患儿多为足月儿、过期产儿或近足月儿；存在围生期窒息、慢性宫内缺氧、羊水胎粪污染、胎粪吸入、败血症、湿肺、先天性膈疝等疾病，以及母亲孕期服用特殊药物等病史。

（2）临床表现：发绀是PPHN最突出的临床表现。常见出生后24h内出现发绀，吸氧后不能缓解。除原发肺部疾病相关的气促、三凹征、呻吟等呼吸窘迫的临床表现外，血气分析提示严重低氧血症，其程度往往与肺部基础疾病、胸部X线表现不成比例。

（3）体征：三尖瓣反流，心脏听诊可在左或右下胸骨缘闻及收缩期杂音；肺动脉压增高，第二心音增强。

（4）临床诊断：在病史、临床表现和体格检查基础上，结合动脉导管开口前（右上肢）较动脉导管开口后（左上肢或双下肢）动脉血氧分压高10～20mmHg，或导管前经皮血氧饱和度（SaO_2）较导管后高5%或以上，提示PPHN，存在动脉导管水平的右向左分流；当可疑PPHN的患儿未出现上述氧分压或SaO_2差，可能仅存在心房卵圆孔水平右向左分流而无动脉导管水平分流，此时也不能排除PPHN。对于有明显低氧血症且与X线胸片所示的肺部疾病程度不成比例时，应考虑存在PPHN，同时与发绀型先天性心脏病鉴别。PPHN经2周常规治疗或经ECMO应用无效时，应考虑ACD、肺表面活性物质蛋白缺乏、*ABCA3*基因缺陷等并发的PPHN，进行相关检查诊断。

（5）超声心动图检查：超声多普勒方法为确诊肺动脉高压、了解心脏功能、判断治疗效果的主要方法。通过超声多普勒探及经过三尖瓣反流（TR）血流的峰值流速，按简化Bernoulli方程计算：右心室收缩压=右心房压（5mmHg）+（4×TR速度^2）。右心室收缩压与肺动脉收缩压（sPAP）相等，如测得sPAP＞35mmHg或sPAP＞2/3体循环收缩压，或存在心房或动脉导管水平的右向左分流，可诊断PPHN。动脉导管水平右向左分流提示在整个心动周期PAP超过体循环压；双向的血流提示PAP与体循环压大致相等。在卵圆孔水平可出现不同程度的右向左分流，而完全的右向左分流比较少见，如出现则应与完全性肺静脉异位引流（TAPVD）鉴别（出现卵圆孔水平的左向右分流基本可排除TAPVD）。少部分病情严重的患儿在动脉导管完全右向左分流的情况下，出现卵圆孔水平的左向右分流，提示左心功能衰竭，左心房压及肺静脉压增加导致PAP增高。在PPHN的治疗中，心功能和心排血量的监测对于正性肌力药物、容量、血管扩张药物的使用具有重要作用。

【治疗要点】

PPHN的治疗原则：充分的肺泡募集及肺泡通气，适量的液体和心血管功能支持，预防及纠正肺血管收缩，治疗原发病（表2-10）。

表2-10　新生儿持续肺动脉高压（PPHN）的处理步骤

步骤	处理
1	避免接触导致PPHN恶化的环境因素，如压力、疼痛刺激、噪声、过亮的灯光、肺的过度膨胀等
2	提供足够的肺部扩张和通气
3	吸入NO
4	血流动力学评估（包括临床体查、胸片、心指数、多普勒超声心动图等）
5	给予适当的液体容量，根据休克类型（梗阻性、低血容量性、分布性或心源性）给予相应的血管活性药物
6	当出现威胁生命的梗阻性休克时可以考虑使用ECMO

1.*一般治疗*

（1）镇静镇痛，去除不良刺激，避免低体温；避免噪声及光刺激。集中护理操作，尽量减少查体接触、气管内吸痰、穿刺采血等医源性刺激。必要时给予吗啡、咪达唑仑等镇静镇痛。

（2）维持内环境稳定，维持正常体温，维持电解质（尤其钙离子）平衡、血糖稳定，纠正酸中毒（维持pH＞7.25）。以过度通气或输注碱性液体提高血pH，可短暂提高PaO_2，但对于长期治疗及预后无益处，并且有导致肺血管收缩、肺水肿的潜在不良作用，不建议使用。

（3）维持红细胞携氧能力，部分换血缓解红细胞增多高黏滞综合征；输注红细胞纠正贫血，维持血红蛋白在正常水平。

2.*呼吸支持*　呼吸支持的目的是维持最佳肺容量，避免肺萎陷和过度扩张，改善氧合，缓解高碳酸血症。

（1）机械通气：PPHN患儿多需要机械通气。通过呼吸支持复张塌陷的肺泡，减少肺内分流、改善通气血流比，是PPHN治疗的关键环节之一。过高或过低的呼气末正压（PEEP）和平均气道压（MAP）造成肺过度膨胀和肺泡塌陷，均可使PVR增高；过度扩张的肺还可导致肺血流减少。因此，应采用“温和通气”的策略。选择合适的PEEP和MAP，保持动脉血气$PaCO_2$ 40～50mmHg，X线胸片肺下界在第8～9肋间。对于有肺实质性疾病的PPHN，以及在常频通气模式下PIP＞25cmH_2O、潮气量＞6ml/kg才能维持$PaCO_2$＜60mmHg者，可采用高频通气模式。

（2）吸氧浓度：氧具有肺血管扩张作用，但研究表明，吸入超过50%的氧对于肺血管扩张无明显益处。吸入过高浓度氧导致氧化应激和肺损伤，可以抑制iNO对肺血管平滑肌的扩张作用，吸入100%的氧甚至导致肺血管收缩，应避免长时间吸入纯氧及高氧。维持导管前PaO_2 60～80mmHg，SaO_2 0.90～0.97有利于达到最低PVR。严重的PPHN，尤其是先天性膈疝并发PPHN，如血乳酸水平＜3mmol/L、尿量≥1ml/（kg·h），动脉导管开口后的SaO_2在0.80左右亦可接受。

（3）肺泡表面活性物质对于轻症的PPHN，氧合指数（OI，OI=FiO_2×平均气道压×100/PaO_2）在15～25者，原发疾病为RDS、MAS、肺炎等肺实质性疾病者，可使用肺表面活性物质募集肺泡，改善氧合，减少ECMO使用，但对于OI在30以上的重度PPHN效果不明显。

3.支持循环功能　在PPHN的治疗中，支持循环系统功能的原则为减轻右心室后负荷、优化右心室容量、增加右心收缩力、维持左心收缩力及体循环血管阻力（表2-11）。

表2-11　正性肌力药和血管升压药在肺动脉高压中的运用

药物/剂量	作用机制	药效	副作用
多巴胺 2.5～20μg/（kg·min）	内源性去甲肾上腺素前体，不同剂量的作用： 2.5～5μg/（kg·min），激动多巴胺受体 5～10μg/（kg·min），激动β_1受体 10～20μg/（kg·min），激动α受体	多巴胺受体作用：肠系膜、肾和脾血管扩张 β受体作用：心肌收缩增强、冠状动脉血流量增多、血压升高和心排血量增多 α受体作用：外周血管收缩、全身血管阻力增大、肺内外动脉压力增高，肾血流和肠系膜血流减少	大剂量同时会增加体循环血管阻力和肺血管阻力
多巴酚丁胺 5～20μg/（kg·min）	多巴胺合成类似物 激动β受体，主要是β_1受体，其次是β_2受体	通过β_1受体激动增加心排血量； 轻微的外周血管作用	大剂量时会使心率增快
肾上腺素 0.05～2μg/（kg·min）	内源性儿茶酚胺类药物 同时具有α和β受体作用，与剂量相关： 0.05～0.5μg/（kg·min），为β受体作用（β_1＞β_2） 0.5～2μg/（kg·min），表现为α受体作用	通过强力的正性肌力作用增加心排血量 增加体循环血压	大剂量时肺内外血管收缩
去甲肾上腺素 0.5～2μg/（kg·min）	内源性儿茶酚胺类药物 激动β_1、β_2、α_1、α_2受体作用	通过激动心肌α受体增加心排血量； 通过激动外周血管α受体增加血压； 继发性地释放内源性NO可能有改善肺血流的作用	体循环和肺循环血管收缩
米力农 0.3～0.8μg/（kg·min）	磷酸二酯酶抑制剂使心肌细胞内环腺苷酸（cAMP）浓度增高	通过减轻后负荷增加心排血量； 通过增加cAMP浓度扩张肺血管	大剂量时可能会导致体循环血管扩张

PPHN患儿多发生体循环压力下降和心排血量减少，早期应用正性肌力药物及血管活性药有助于增加心排血量、维持足够的血压、提高氧向组织的运输。

（1）提高体循环压力：可以阻断动脉导管水平的右向左分流，提高肺循环血流量，改善全身氧供。维持体循环收缩压在50～70mmHg，平均压在45～55mmHg。有研究表明，对于PPHN新生儿去甲肾上腺素可增加其左心排血量和体循环压力，增加肺血流，同时减低PVR与体循环压力的比值。

（2）补充有效循环血量：当有效循环血量不足或因血管扩张剂应用后血压降低时，可用白蛋白、血浆、生理盐水等补充容量。

（3）支持右心功能：右心功能下降时使用正性肌力药物提高右心功能。多巴酚丁胺在提高右心室收缩力的同时可降低PVR。大剂量的多巴胺［＞10μg/（kg·min）］在提高体循环压力的同时增加PVR，应当避免使用。

（4）纠正左心功能衰竭：以提高左心室收缩力、减低左心室后负荷为主，禁用肺血管扩张药物。磷酸二酯酶-3（PDE-3）抑制剂米力农，兼具扩张肺血管平滑肌和提高心肌收缩力的作用，多用于改善左心功能。

4.血管扩张剂　在采取了充分的肺泡募集和复张措施后，要依据氧合状态、体循环血压、超声测定的心脏功能等，选择进一步的扩血管治疗方案，OI＞25是血管扩张剂的适应证。

（1）iNO：是选择性肺血管扩张剂，可直接舒张肺血管平滑肌，降低PVR和PVP，提高通气血流比，改善氧合，且不导致体循环血压明显下降，是足月儿和近足月儿PPHN的标准治疗手段，可减少ECMO的使用。也有研究报道，在出生第1天即发生严重低氧性呼吸衰竭和PPHN的早产儿，iNO可显著提高氧合。接受iNO治疗的常用初始剂量为20ppm，如氧合稳定，可在12～24h后逐渐降为5～6ppm维持；一般1～5d。iNO应用后氧合改善，PaO_2/FiO_2较基础值增加＞20mmHg提示有效。当氧合改善，PaO_2维持在≥60mmHg（SaO_2≥90%）并持续超过60min，可首先将FiO_2降为＜60%。iNO应逐渐撤离，可通过每4小时降低5ppm；在已达5ppm时，每2～4小时降低1ppm；为减少iNO停用后的反跳，可降至1ppm再撤离。应持续监测吸入的NO和NO_2浓度。间歇测定血高铁血红蛋白浓度；可在应用后2h和8h分别测定一次，然后每天一次；如开始数天的高铁血红蛋白浓度均＜2%，且iNO＜20ppm，可停止检测。对于早产儿，应用iNO后应密切观察，注意出血倾向。对于PPHN伴左心功能不全时，表现为左心房压力增高，心房水平左向右分流而在动脉导管水平右向左分流，此时iNO可以加重肺水肿使呼吸和氧合状态恶化，属于禁忌证。约1/3 PPHN对iNO无反应。

（2）西地那非：是磷酸二酯酶-5（PDE-5）的抑制剂，通过抑制PDE-5的降解，增加血管平滑肌cGMP，使NO通路的血管扩张效果持续。可通过口服和静脉给药。常用口服每次0.5～1.0mg/kg，每6小时1次，可显著降低PAP；静脉制剂对重症、口服有困难者或肠道生物利用度不确定者更有优势，但国内尚无相关的静脉制剂。西地那非可单独应用，也可协同用于iNO治疗效果欠佳或无效的PPHN。体内和体外研究提示，即使短时间的高氧血症也可通过活性氧类（ROS）增加PDE-5的活性。因此，理论上讲，西地那非对于需要高氧机械通气的PPHN更有效。西地那非一般耐受性较好，但仍有发生低血压的风险。

（3）米力农：米力农为PDE-3抑制剂，通过抑制PDE-3活性，增加平滑肌cAMP，使前列腺素途径的血管扩张作用持续；同时有正性肌力作用。米力农与iNO有协同作用，对于部分iNO无效的患儿亦可起到改善氧合的作用。对PPHN伴有左心功能不全者，iNO为禁忌，可给予米力农治疗。使用剂量为负荷量50～75mg/kg静脉滴注30～60min，随即给予0.50～0.75mg/（kg·min）维持；有体循环低血压时不用负荷量。对于＜30周的早产儿，负荷量135mg/kg静脉滴注3h，随即给予0.2mg/（kg·min）维持。因其为非选择性血管扩张剂，有造成体循环低血压的可能；在负荷量前通过给予容量，如生理盐水10ml/kg可减少低血压不良反应。

（4）其他：雾化吸入前列环素（伊诺前列素雾化吸入）、ET-1受体拮抗剂波生坦口服等，均具有扩张肺血管、降低PAP的作用。

5.激素　激素不仅具有抗炎作用，还可以减轻氧化应激，并通过正常化sGC提高cGMP浓度。氢化可的松可改善PPHN新生儿的氧合，特别是对于MAS并发肺水肿、肺血管收缩和炎症反应者，在某些中心作为ECMO之前的拯救治疗。但是，对新生儿应用激素应谨慎权衡利弊。

6.ECMO　对于严重PPHN的新生儿，需要ECMO治疗增加氧合、减轻高碳酸血症和支持右心功能。患儿在最大的呼吸支持情况下，如FiO_2=100%，PIP＞35cmH_2O，而PaO_2＜50mmHg，常频通气OI＞30，高频通气OI＞40，高频通气后2～12h病情仍不改善，可提前告知有转移至有ECMO条件的单位接受治疗的可能性。

ECMO应用指征：

（1）在常频机械通气时OI≥40，在高频通气时OI≥50。

（2）在最大的呼吸支持下，氧合和通气仍不改善：PaO_2＜40mmHg超过2h；在常频机械通气PIP＞28cmH_2O，或在高频通气下MAP＞15cmH_2O，但动脉导管前SaO_2＜85%。

（3）代谢性酸中毒，pH＜7.15，血乳酸增高≥5mmol/L，液体复苏或正性肌力药物应用仍不能纠正的低血压或循环衰竭，尿量＜0.5ml/（kg·h）持续12～24 h。

（4）其他：出生胎龄＞34周，出生体重＞2kg。

【结语】

多种围生期因素导致新生儿出生后由胎儿型循环向正常“成人”型循环的过渡出现障碍，减少危险因素的暴露是预防PPHN的首要环节。PPHN通过肺外右向左分流导致低氧血症，其导致的循环功能衰竭危及生命，因此在治疗中，心功能的优化较维持正常的导管后SpO_2更为重要。PPHN的治疗需要充分的肺泡募集和肺泡通气、iNO等肺血管扩张剂、适宜的液体和心血管功能支持。早期使用正性肌力药物和血管活性药物对于提高心排血量、维持血压、提高氧向组织的运输具有积极的作用。严格的临床情况和超声心动图的评估对于优化PPHN的治疗必不可少，应贯穿始终。

（李　宁）

第十节　新生儿休克

休克指的是不同原因导致机体有效循环血量不足，引起全身器官的急性微循环流量不足、组织氧和营养物质供给不足，进而引起细胞功能障碍，最终导致细胞死亡。循环休克的本质是危及生命的急性循环衰竭，伴有细胞的氧利用障碍。

【病因学和分类】

有效血容量不足被认为是引起休克的根本原因。患者发生休克可能同时存在一种以上的因素。

1.低血容量性休克

（1）出血：胎盘出血、胎-母输血或胎-胎输血、肺出血、颅内出血、DIC等。

（2）血浆丧失：脓毒症等导致毛细血管渗漏，血浆外移到血管外组织间隙。

（3）水分丢失：剧烈吐泻、过度利尿。

（4）静脉回流障碍：张力性气胸。

2.心脏功能障碍　病因包括围生期窒息、脓毒症心肌损伤、心律失常、心脏压塞、代谢异常（低血糖、低血钙等）以及心脏或大血管的解剖结构异常。休克的同时伴有心力衰竭或出生后数天动脉导管关闭时病情恶化（导管依赖）等情况需要考虑先天性心脏病引起的心源性休克。

3.分布性休克　由于人体的血管不能够维持正常的张力和通透性所致。早期的特征为血管扩张导致的低血压、肤色红润（暖休克期），后期血液重新分布，从周围血管流向重要生命器官，肤色灰暗和皮肤花斑（冷休克期）。病因包括药物、围生期窒息、早产儿：NO增加或调节异常以及脓毒症、炎症反应。脓毒性休克是分布性休克的典型案例。休克发生时，血管张力异常，血管内液体丢失于组织间隙，迅速导致血容量不足。脓毒性休克可能同时合并心功能不全。

【临床表现和诊断】

无论是哪一类型的休克，诊断的依据都应该包括临床体征、血流动力学指标和生物化学指标。

1.临床体征　组织灌注不足是休克的核心内容，早期评估皮肤、肾脏和脑灌注情况对休克的早期识别和复苏具有重要意义。休克有时可表现为呼吸窘迫。

（1）皮肤灌注：皮肤温度（湿冷）、花斑评分（苍白-花斑-发绀）、毛细血管再充盈时间（CRT）＞2s（前臂内侧）或＞3s（足跟）。

CRT代表远端毛细血管床从被按压变得苍白后到其恢复灌注的时间，CRT延长或中心部位与远端肢体之间差距较大，均提示外周皮肤灌注不佳。有研究发现，早期液体复苏后恢复正常CRT的患者具有更低的死亡率，而没有反应则提示患者存在更严重的循环障碍。

（2）肾脏功能：尿量减少，＜1ml/（kg·h）。

（3）脑功能：意识状态改变，烦躁不安、嗜睡、少动、肌张力减低。

2.血流动力学指标　包括心率、血压、中心静脉压（CVP）、混合静脉血氧饱和度（SvO_2）和中心静脉血氧饱和度（$ScvO_2$）、无创心排血量监测等。

足月儿第1天MAP＞45mmHg，出生后3d＞50mmHg；＞34周早产儿，MAP＞40mmHg；＜30周早产儿，出生后3d内MAP不低于胎龄；＜26周早产儿，3d后MAP＞30mmHg。以上是各胎龄新生儿不同日龄正常血压的范围。低血压可能反映低循环血容量、低心搏出量或外周血管扩张。休克早期血压可以正常，但脉压可能缩小。

3.生物化学指标

（1）动脉血气分析：代谢性酸中毒、碱缺失超过5～8、低氧血症。代谢性酸中毒是较敏感的指标，pH＜7.0提示休克严重，pH＜6.8则预后不良。

（2）乳酸和乳酸清除率：连续的血乳酸水平监测有助于评估休克严重程度和评价复

苏效果，预测预后。血乳酸水平的上限通常为2mmol/L，对高乳酸血症（Lac＞3mmol/L）的患儿，在最初8h内，每2小时血乳酸下降≥20%可显著降低病死率。

4.附加检查　胸片、心电图、心脏与头颅B超、凝血功能、肝肾功能、感染指标、细菌培养等，有助于病因或病情的诊断。新生儿休克评分见表2-12。

表2-12　新生儿休克评分

分值	肢端温度	股动脉搏动	血压（收缩压）	皮肤色泽	皮肤血流
0	正常	正常	＞8.0kPa	正常	正常
1	凉至膝、肘以下	弱	6.1～8.0kPa	苍白	慢
2	凉至膝、肘以上	未触及	≤6.0kPa	发绀、花纹	甚慢

注：皮肤血流：前臂CRT＜2s为正常，2～4s为1分，＞4s为2分；足跟CRT＜3s为正常，3～5s为1分，＞5s为2分。分度：3分为轻度休克，4～6分为中度休克，≥7分为重度休克。

【治疗】

新生儿休克治疗成功的关键在于早期识别、目标明确：积极的呼吸支持保证通气和氧合、液体复苏恢复和维持循环（正常的灌注和血压）。治疗中保证血管通路，避免输液中断或者外渗而导致临床情况恶化或反复。必须谨记，休克最初的处理不是建立初步诊断，而是立即开通静脉通路进行扩容。

1.病因治疗　休克的病因决定了休克的类型和血流动力学特征，积极、准确治疗原发病极其重要。例如，脓毒性休克给予有效抗生素控制感染、低血容量休克积极补充血容量、梗阻性休克及时解除梗阻因素等。

2.呼吸支持治疗　肺脏作为休克最容易受损的器官之一，在休克早期，微循环障碍导致组织缺氧时即可出现轻度呼吸窘迫的表现，且进展迅速，在选择呼吸支持时应适当放宽指征，早期使用，并以呼吸窘迫是否改善作为判断休克是否纠正的指标之一。可采取无创正压通气或经鼻高流量氧疗（HFNC）以优化组织的氧输送量，应用过程中注意调节氧浓度，避免高氧和自由基产生相关的不良反应。

3.液体复苏　液体复苏是休克治疗的核心内容，早期快速恢复血管内有效血容量是纠正休克的关键。首剂10～20ml/kg，初始复苏（1h内）液体总量可达40～60ml/kg，甚至更高。应注意每次液体输注前后，均需详细评估患儿血流动力学状态，包括全面的临床检查、生理学参数如CRT、血压、脉搏、肢端温度、尿量、意识状态等；如果有条件可进行无创心排血量监测等更加高级的血流动力学监测，有助于了解休克的类型和原因，个体化判断患儿是否存在容量反应性、液体过剩或心血管系统衰竭等情况，指导后续的液体复苏。继续维持输注可选择1/3～1/2张含钠液，6～8h速度5～10ml/(kg・h)。

晶体液、胶体液或平衡液何者更优仍需更多的临床研究证实。不少临床医生首选等渗晶体液（如0.9%氯化钠），因其更易获得且价格不高。白蛋白作为应用大量晶体液进行液体复苏的补充，尤其在患儿存在低蛋白血症时。如果出血和DIC，则考虑输注红细胞和新鲜冷冻血浆。

尽早启动高质量液体复苏恢复患儿组织灌注是休克抢救成功的关键，但同样要重视液体过负荷的评估，尤其是脓毒性休克，在病情稳定、血管活性药物逐步下调之后，及时实施液体移除。

4.血管活性药物的应用　理想的治疗方案设计，应该是能够有效改善患儿的心脏充盈压（前负荷）、心肌收缩力和外周阻力（后负荷）。液体复苏能够迅速有效增加前负荷，而肾上腺素受体激动剂能够增加心肌收缩力或者改变外周血管阻力。

本节主要讨论与血管活性相关的肾上腺素受体：α_1、β_1、β_2受体和多巴胺受体D_1。α_1受体主要分布于血管壁平滑肌细胞，受体激活后可增加细胞内钙离子浓度，使血管收缩，主要是肠系膜、皮肤和肾脏小动脉收缩，提高外周血管阻力；β_1受体主要分布于心脏，受体兴奋后引起正性变力（收缩力）作用和变时（心率）作用，这两种作用均可增加心排血量（CO=HR×SV）；β_2受体主要分布于血管平滑肌和支气管平滑肌，激动后使血管舒张、支气管扩张；D_1受体激动后选择性舒张肾血管、肠系膜血管及冠状动脉。临床常用药物有以下几种。

（1）多巴胺：中等剂量5～10μg/（kg·min）时，明显激动β_1受体，增强心肌收缩力、加快心率，同时兴奋α_1受体，增加血管阻力，总体增加心排血量及MAP。大剂量10～20μg/（kg·min）时，以激动α_1受体为主，升高血压，同时保持β受体作用，发挥一定的正性肌力作用。

（2）多巴酚丁胺：选择性β_1受体激动剂，剂量在5～20μg/（kg·min）时，增加心肌收缩力和心排血量，心率仅略为增快（多巴酚丁胺对心脏的正性变力作用强于变时作用），总外周阻力变化不大（因其α_1受体介导的缩血管效应与β_2受体介导的扩血管作用相互平衡）。

（3）肾上腺素：α和β受体激动剂，通常使用剂量为0.05～1.5μg/（kg·min）。低浓度0.02～0.08μg/（kg·min）时，主要激动β_1受体（增加心肌收缩力和心排血量，收缩压升高）和β_2受体（血管舒张，外周阻力降低，舒张压下降）。高浓度时激动α_1受体占优势：0.1～2.0μg/（kg·min）时，作用于α_1和β_1；＞2.0μg/（kg·min）时，主要作用于α_1受体，产生明显的血管收缩，心脏后负荷增加可能降低每搏量。

（4）去甲肾上腺素：α_1（强效）和β_1受体激动剂（激动β_1受体的作用与肾上腺素大致相等，但激动α受体的作用较肾上腺素稍逊；β_2受体作用弱），逆转低血压的效果明显，特别是在脓毒性休克患儿中。由于β_2受体作用弱，去甲肾上腺素不仅增加收缩压（β_1受体作用），而且增加舒张压，总外周阻力升高；剂量从0.05～0.1μg/（kg·min）开始，逐渐增加，一般不超过1.0μg/（kg·min）。理论上β_1受体激动能够增加心率、增加心排血量，但明显的血压升高引起的反射性迷走神经活动可抵消此效应，最终心率变化不大甚至有所下降，而心排血量因心率的减慢保持不变。

血管活性药物应该在充分、合理的液体复苏后使用，根据希望激活的受体类型选择不同的药物和剂量组合。例如，低心排血量和低外周阻力型休克需要激动β_1受体（可选择多巴酚丁胺）和α_1受体（可选择去甲肾上腺素）；高动力型休克则选择α_1受体血管收缩药物，如大剂量的多巴胺［＞10μg/（kg·min）］、肾上腺素（高浓度）或去甲肾上腺素。低动力型冷休克建议选用肾上腺素0.05～0.3μg/（kg·min），或中等剂量多巴胺5～10μg/（kg·min）；如果患者出现多巴胺抵抗，则考虑应用肾上腺素维持［0.3～2.0μg/（kg·min）］。

强大的缩血管药物在恢复正常血压数值的同时，可能因为后负荷的增加而降低每搏量（特别是心肌收缩力下降的患者），同时会减少组织灌注，建议联用具有血管舒张作用的药物如多巴酚丁胺（同时可以增加心肌收缩力）。婴幼儿脓毒性休克常伴有心功能障碍，常见低心排血量性休克，故增加心肌收缩力的药物如多巴胺、多巴酚丁胺和肾上腺素通常被优先选择。

5.改善微循环　纠正休克的最终目标是恢复组织灌注，复苏微循环，消除氧债，改善预后。液体复苏的启动时机非常重要，有研究发现，只有早期的扩容才能够使小血管的灌注得到改善。也有研究提示，在早期目标导向的液体治疗中，胶体液对于微循环的复苏具有一定的优势。

其他药物方面，在早期液体复苏之后，可以静脉应用莨菪类药物如东莨菪碱或山莨菪碱。在脓毒性休克患儿中，山莨菪碱具有拮抗血管麻痹的效能，同时通过抑制血栓素A2的合成从而抑制血小板聚集及微血栓形成，最终能够改善微循环。用法用量：山莨菪碱每次0.3～0.5mg/kg，东莨菪碱每次0.01～0.02mg/kg，20min重复给药1次，1h内共3次，每天2轮；用药后患儿可出现颜面轻度潮红、心率轻度增快现象，此为莨菪类药物“化”的表现，密切监测即可。也可以每次剂量不变，每天3～4次，病情好转后逐渐减少每天次数。

6.其他治疗

（1）皮质激素：当患儿存在液体抵抗、儿茶酚胺抵抗性休克，特别是早产儿肾上腺功能不成熟，存在可疑或已证实的肾上腺功能减退时可静脉给予氢化可的松，每次0.5～1mg/kg，最快2h起效，每天2～3次，共2～3d；建议在给予激素治疗的同时测定血清皮质醇水平。新生儿肾上腺功能不全的判定：促皮质素刺激后皮质醇峰质量浓度＜180μg/L，或基础皮质醇＜40μg/L，或正性肌力药支持下基础皮质醇＜180μg/L。

（2）肝素：治疗休克时对疑有DIC的患儿目前主张早期应用肝素，不必等待出现高凝状态、DIC实验室指标阳性，且趋向超小剂量和皮下注射。1U/（kg·h）静脉滴注，或每次20～40U/kg，12h 1次，皮下注射。

（3）纳洛酮：休克时内源性阿片类物质（如β-内啡肽）释放增加，β-内啡肽可抑制前列腺素和儿茶酚胺的心血管效应，使血管平滑肌松弛，血压下降。纳洛酮是合成的阿片受体拮抗剂，可解除β-内啡肽对儿茶酚胺的拮抗作用，使β肾上腺素能受体增敏，使α和β肾上腺素能受体恢复平衡，同时可以改变G蛋白水平，增强心脏的兴奋性和敏感性，从而使心脏舒缩功能恢复正常，尤其是围生期窒息缺氧导致的休克。剂量：0.05～0.1mg/kg静脉注射，必要时30～60min重复应用，连用2～4d。

（4）镇痛镇静：需要注意心肌抑制作用和全身血管阻力降低、血流动力学不稳定等不良作用。

（5）控制血糖。

（6）对症支持：保证充足的热量和营养供给，能耐受肠道喂养的患儿及早给予肠内营养支持，如不耐受可给予肠外营养；纠正电解质和酸碱平衡紊乱；维持合理的白蛋白和血红蛋白水平。

【监测】

监测是休克诊治过程中重要的医疗行为。液体复苏的终点需要更多的研究来明确，但微循环参数应该被重视，因为MAP和CO这些宏观血流动力学指标并不能全面、准确地反映组织灌注。

1.宏观灌注指标　包括无创/有创血压监测、混合静脉血氧饱和度（SvO_2）和中心静脉血氧饱和度（$ScvO_2$）、超声心动图等。后续治疗血流动力学支持目标是维持$ScvO_2$ ＞70%、心指数（CI）3.3～6.0L/（min·m^2）。

（1）超声心动图：包括重症超声，可以测量心搏量（SV）、心排血量（CO）、心指数（CI）、射血分数（EF）、下腔静脉宽度等，可以床旁动态监测，有助于早期鉴别休克的原因，评估液体复苏的效果。

（2）超声心排血量监测或生物电阻抗法无创血流动力学监测仪可以提供SV、每搏指数（SI）、CO、CI、外周血管阻力（SVR）、机体含水量等一系列血流动力学参数。

（3）$ScvO_2$可提供关于氧输送和氧需求平衡的重要信息，$ScvO_2$降低提示氧输送不足，尤其是合并血乳酸升高时。类似于其他指标，$ScvO_2$与SvO_2均不能单独用于指导诊疗。

2.外周灌注和微循环　微血管的变化在休克的发病机制中占据重要地位，即使全身血流动力学通过复苏恢复正常，持续的微循环障碍也可能会妨碍组织灌注和氧合。组织灌注监测通常包括CRT、皮肤花纹、身体温度梯度、外周灌注指数（peripheral perfusion index，PPI）。

（1）身体温度梯度：正常情况下手、足温度与躯干温度接近，如果手、足温度低于躯干温度，提示外周灌注不佳。

（2）PPI：使用专门的脉搏血氧监测仪对高危儿进行PPI的持续监测，能够了解外周血流的实时变化情况，有助于识别外周循环灌注不足的新生儿。当小动脉收缩、搏动减弱时，PPI值下降，提示外周灌注不良。De Felice等提出PPI值小于1.24提示患儿病情危重，易发生并发症、预后不良；Granelli和Ostman-Smith提出足月儿出生后1～120h外周PPI值小于0.7应考虑患儿可能罹患严重疾病。

3.氧输送和氧代谢指标

（1）氧代谢概念：氧输送（DO_2）指单位时间内给组织、器官或整个身体提供的氧气，$DO_2=1.34\times Hb\times SaO_2\times CO+0.003\times PaO_2$（其中$1.34\times Hb\times SaO_2$为动脉血氧含量$CaO_2$）。

氧需求（oxygen demand）为理论上的概念，指机体或某个器官在某个特定条件下对氧气的需求量，实际氧需求无法测量。

氧耗（VO_2）指单位时间内组织细胞消耗的氧量：$VO_2=(CaO_2-CvO_2)\times CO$。

氧摄取（O_2ER）指血液中输送的氧气被组织、器官利用的比例。

氧债（oxygen debt）指氧输送和氧需求之间的差值。

氧耗由氧需求和氧输送两个因素所决定，正常氧输送率约为静息时组织需氧量的4倍，即组织摄取了血液中25%的氧气，剩余的75%作为代谢需求增加时的储备。这种储备能力具有重要的病理生理学意义，机体在发生氧输送危机时仍然能够满足机体有氧代谢的需要。

（2）乳酸和乳酸清除率：满足组织氧需求的最低氧输送称为氧输送临界值（DO_2crit），低于此临界值则氧输送无法满足组织需氧量，氧耗低于氧需求，产生氧债，组织缺氧，机体有氧代谢转为无氧代谢，乳酸堆积、碳酸氢盐浓度下降。

从氧代谢的角度，休克的发生发展过程就是氧输送发生变化的过程，休克的治疗就是为纠正氧输送与氧需求失匹配，即降低氧需求和增加氧输送、提高组织氧利用，包括呼吸、循环、血压和功能细胞四个环节。

降低氧需求包括控制体温、防治感染、镇痛镇静和降低呼吸做功等。从公式$DO_2=1.34\times Hb\times SaO_2\times CO+0.003\times PaO_2$可知，增加心排血量（液体复苏、合理的血管活性药物应用）、贫血时输注红细胞、积极的呼吸支持提高血氧饱和度，均可以增加氧输送，最终达到消除氧债的目的。当然，DO_2增加，但微循环血流分布异常，组织灌注不一定得到改善；同时，休克特别是脓毒性休克可能损害氧摄取和利用的因素，如果出现与病情不相称的低氧耗、SvO_2升高，同时又存在乏氧的证据，往往提示机体氧代谢已经陷入衰竭，这种情况比高氧耗更严重。

（何晓光）

第十一节　新生儿气漏综合征

气漏综合征（air leak symdrome）大多是由于出生后窒息的复苏，早产儿呼吸窘迫综合征（RDS），足月儿的胎粪、血液、羊水等吸入，肺炎及先天畸形等原因，导致气体从各级气管、支气管及肺泡逸出，沉积在其他本不该有气体的体腔的现象。也可由对脆弱而不成熟的肺应用不适当的机械通气导致，在新生儿中更为常见，而其严重程度与体重有关。此外，无指征剖宫产、转诊及湿肺等其他呼吸系统疾病，也可增加该病的发病率。

根据气体通过途径、沉积部位不同，该病可分为气胸（pneumothorax）、间质性肺气肿（pulmonary interstitial emphysema，PIE）、纵隔气肿（pneumomediastinum）、心包积气（pneumopericardium）、气腹（pneumoperitoneum）及皮下气肿（subcutaneous emphysema）几种类型。该病可增加新生儿死亡率，因此预防、早期诊断和适当的干预，是严重肺功能不全新生儿护理的关键。

【气胸】

气胸是指气体进入胸膜腔（脏胸膜与壁胸膜之间）的气漏综合征，极低出生体重的早产儿发病率为6%～10%，足月儿发病率为1%。该病主要包括以下3种原因：①肺实质性疾病：RDS和胎粪吸入综合征等引起不均匀的肺泡通气以及气道部分阻塞，如同时正压通气可增加本病的风险。②经肺压异常增高：第一次呼吸时的胸腔负压可达$100cmH_2O$；肺萎陷时，不均一通气、肺出血、PS缺乏和胎儿期的肺液体残留等导致肺泡过度扩张破裂；肺顺应性降低时，为维持氧合正常，气道压力较高；RDS患儿应用PS后肺顺应性改善而未及时降低呼吸机参数；患儿在呼气时对抗呼吸机，使气道压力明显增高；常频正压通气时吸气峰压过高及吸气时间过长等。③直接的机械损伤：如气管插管、喉镜、吸引管、胃管放置不当等损伤气道表层。

1.临床表现　轻型气胸早期表现常不典型。随着疾病进展，新生儿在自主呼吸尤其在机械通气的状态下，突然临床情况及动脉血气恶化，增加对氧或机械通气的需要。患侧胸廓抬高而使两侧胸廓不对称，心尖对侧移位，患侧呼吸音降低；随着气漏进展，呼吸窘迫加重，包括呼吸增快、呻吟、鼻翼扇动、胸壁凹陷，患儿可出现烦躁不安、生命体征不稳定，出现血压增高。当张力性气胸发生时，可出现急性或慢性的发绀，常合并急性心率过缓、低血压、脉压及外周灌注降低、桶状胸和急性腹胀。

2.辅助检查　该病通常通过放射检查确诊。由于张力性气胸的死亡常发生在影像诊断之前，诊断后需立即抢救。胸部X线片检查前可通过胸透光实验进行诊断治疗。常采用光线强度较大的光纤冷光源直接接触胸壁进行探查，如条件不允许也可利用光线较强的细小手电筒代替。选择光线较暗的室内，大量气胸时，整个患侧胸腔透亮，而对侧由于受压而透亮范围很小。此外，需完善前后位胸片。较小的气胸，患侧朝上侧卧位片效果更好。当气体在外侧时，可出现肋膈角异常，呈深沟征。较大的张力性气胸时，可表现为患侧肺有脏层与壁层胸膜分离的透亮区，横膈平坦和纵隔向对侧移位，同侧肺叶萎陷。而当张力性气胸引起临床急剧变化时，可胸腔穿刺进行诊断，同时也可作为治疗。

3.治疗　依据其严重程度而定。

（1）无典型症状及通气支持时，无须特殊处置，常在24～48h吸收。无机械通气且气胸较小的足月儿，100%氧气支持可促进氮气吸收，改善气胸，而对于早产儿由于氧中毒和ROP风险，不宜应用。

（2）胸腔穿刺排气：常用于有症状的气胸或临床急剧恶化或血流动力学受影响患儿。穿刺部位为锁骨中线或腋前线，第3肋间隙。用23～25号导管或头皮针连接带活塞的20ml注射器，紧急胸膜腔穿刺。在穿刺同时进行抽吸，进入胸膜腔后即有气体迅速进入注射器，此时不应继续进针，以免损伤肺组织。如有持续的气体排出，静脉套管针可以连接“T”接头和静脉延伸管进行持续低负压吸引。

（3）胸腔穿刺引流：张力性气胸和机械通气气胸进展时，应用胸腔穿刺引流。穿刺部位为锁骨中线第2～3肋间隙，腋前或腋中线第4～6肋间隙，常应用8～12F导管，而早产儿可应用8～10F猪尾导管或18号大管。胸导管常连接10～20cmH_2O负压促进排出。操作完成后，引流管可见持续的气体排出，临床氧合和循环状态迅速好转。引流后需要完善胸片确定肺膨胀程度及胸导管位置。如果胸导管持续气体流出，需注意导管处肺穿孔或气管内吸入的支气管胸膜瘘。此时需要单侧肺通气、肺切除和支气管瘘缝合。气漏停止后，胸导管水下封闭24h。如无气体继续排出，自主呼吸下呼气时拔出胸导管；机械呼吸下吸气时拔出。拔管后需完善胸片。

（4）机械通气：应用较小的气道压力，或改用高频通气，高频通气适用于各种气漏综合征，可以在尽可能低的平均气道压下，提供足够的通气。

【间质性肺气肿】

间质性肺气肿（pulmonary interstitial emphysema，PIE）是由于肺泡通气不均一，气体易进入顺应性较好的肺单位，使其过度扩张，导致细支气管和肺泡管断裂，气体沉积在肺间质、淋巴及静脉循环中。

该病可导致邻近肺组织萎陷，使肺顺应性下降，导致气道受压，阻力增加，气体压迫使肺淋巴循环障碍，导致肺泡和间质液体滞留，需进一步提高呼吸机的压力，导致更多的气体进入间质，造成恶性循环。

PIE发生后，可导致其他类型的气漏综合征：肺压持续增高，气体沿细支气管旁或血管鞘进入纵隔，可引起纵隔气肿；从纵隔进一步进入胸膜腔引起张力性气胸；纵隔气肿可进入心包腔引起心包积气，也可进入颈部引起皮下气肿，或进入后腹膜引起后腹膜积气；后腹膜积气可进入腹腔，引起气腹，再进入阴囊成为阴囊气肿。罕见情况下，气体进入肺静脉可引起空气栓塞。

1.临床表现　该病可单侧，也可双侧受累，甚至可与气胸同时存在。PIE患儿可发生死亡或BPD，尤其是极低出生体重儿或极小胎龄儿，这些患儿常在出生后24h内出现PIE。间质性肺气肿会使肺顺应性降低，肺部血流减少，换气功能减低，表现为低血压、心动过缓、低氧血症、高碳酸血症和酸中毒，对呼吸支持需求增加。其潜在并发症包括间质气囊上皮化生、肺顺应性下降、肺静脉气体栓塞或导致支气管肺发育不良及慢性肺疾病。

2.辅助检查　主要依据影像学及病理，胸片多呈单叶或多叶散在的囊样变，可见多发、不规则充气型囊肿：包括线状、椭圆或球囊形气囊，常伴有纵隔向对侧移位，心脏体积减小，肺体积增大。

3.治疗

（1）如不严重，PIE通常非手术治疗，降低通气。患侧向下卧位，利用健侧呼吸。

（2）对于非手术治疗无效的患儿可应用Swan-Ganz漂浮导管单肺通气。对于局限性的PIE可健侧选择性支气管插管至少48h。双侧性PIE，需缩短呼吸机的吸气时间，降低潮气量和吸气峰压，减少通气，使肺得到休息，改善过度充气。可应用高频正压通气或高频喷射通气减轻气漏。

（3）对于严重、复杂的PIE，需要肺切除术。

【纵隔气肿】

气体沿细支气管旁或血管鞘进入纵隔，称为纵隔气肿。

1.临床表现　单纯的纵隔气肿常无症状，在低通气下自行缓解，需密切观察有无合并其他气漏综合征如气胸。如纵隔腔累积一定体积的气体，可导致呼吸急促和低氧血症，听诊可出现心音遥远。如纵隔气肿较重，可导致全身及肺静脉堵塞，中央区域扩张，颈静脉怒张及低血压。如不升压，也可导致死亡。

2.影像学检查　侧位片检查，表现为胸骨与心界之间透亮，积气常位于中央，将胸腺包裹或抬高，形成大三角帆影像。

3.治疗　一般纵隔气肿可低通气下自行缓解，无须引流治疗；在纵隔积气不能进入胸腔、后腹膜、颈部软组织，导致不能加压，引起张力压迫时，需要纵隔引流。

（朱俊丞）

第十二节　新生儿缺血缺氧性脑病

新生儿缺血缺氧性脑病（HIE）是指围生期窒息引起的部分或完全缺氧、脑血流减少或暂停所致的颅脑损伤，是导致新生儿死亡和发生后遗症的重要原因之一。在HIE的发病机制中，核心是缺氧、缺血，最关键的环节是二次能量衰竭的发生，二次能量衰竭之间的“潜伏期”是减轻脑损伤的神经保护措施能被成功应用的最佳时期。

【诊断要点】

1.临床表现　HIE的临床症状和体征取决于窒息缺氧的严重性和持续时间，神经系统症状一般于出生后6～12h出现，逐渐加重，至72h内达高峰，随后逐渐好转。根据患儿出生后3d内的神经表现，可将HIE分为轻、中、重三度（表2-13）。

表2-13 HIE临床分度

分度	轻度	中度	重度
意识	激惹	嗜睡	昏迷
肌张力	正常	减低	松软
原始反射			
拥抱反射	活跃	减弱	消失
吸吮反射	正常	减弱	消失
惊厥	可有肌阵挛	常有	有，可呈持续状态
中枢性呼吸衰竭	无	有	明显
瞳孔改变	扩大	缩小	不等大，对光反射迟钝
EEG	正常	低电压，可有痫样放电	暴发抑制，等电位
病程及预后	症状在72h内消失，预后好	症状在14d内消失，可能有后遗症	症状可持续数周，病死率高，存活者多有后遗症

（1）围生期窒息史：胎心监护异常（晚期减速、反复发作减速，胎心＜100次/分，持续5min以上）；出生时脐带或头皮血pH≤7.0；羊水Ⅲ度污染；Apgar评分1min内≤3分，并延续至5min仍≤5分；有明确复苏史。

（2）异常神经症状：出生后72h为该病急性期，可有意识、肌张力及原始反射的异常改变。

（3）病情进展：病情较重者常在出生后12～24h出现惊厥、中枢性呼吸衰竭、脑干损伤症状及多器官功能障碍等。

2.辅助检查

（1）血生化检查：出生时取脐血行血气分析，了解宫内缺氧情况；血清及脑脊液中CK-BB在24～72h异常升高；神经元受损时，血浆中神经元特异性烯醇化酶活性升高。

（2）脑影像学检查：①B超。无创、价廉、操作方便，可在HIE病程早期（72h内）进行，有助于了解脑水肿，基底核和丘脑、脑室内及其周围出血等病变，并动态监测。②CT。有放射线损伤，最适检查时间为出生后4～7d，主要表现为脑水肿及脑坏死，即灰白质界限不清，广泛或局限性低密度灶，重则常伴有蛛网膜下腔出血、脑室及脑实质出血；婴儿期可见脑萎缩及多房性软化。③MRI。无放射线损伤，对脑灰质、白质的分辨率高，对于矢状旁区损伤尤为敏感，为判断脑损伤类型、程度、范围及预后评估提供重要依据；对诊断晚期髓鞘发育延迟较好；扩散加权成像（DWI）可以早期识别脑组织缺血。

（3）脑电生理检查：①脑电图。应在出生后1周内检查，可表现为脑电活动延迟、异常放电、背景活动异常（以低电压和爆发抑制为主）等，可客观反映脑损害程度、判断预后、诊断惊厥。②振幅整合脑电图。简便，可床边连续监测，用于评估HIE程度及预测预后。

【治疗要点】

1.支持疗法　①维持良好的通气功能，保持PaO_2＞60～80mmHg、$PaCO_2$和pH在正常范围。根据血气给予不同方式的氧疗，必要时予NO吸入。②维持脑和全身良好的血流灌注，避免血压剧烈波动。低血压可给予多巴胺2～5μg/（kg·min），也可同时加用等剂量的多巴酚丁胺。③维持适当的血糖水平：维持血糖在正常高值75～100mg/dl（4.16～5.55mmol/L）。

2.控制惊厥　首先苯巴比妥，负荷量20mg/kg，于15～30min静脉滴注，若不能控制惊厥，1h后可加10mg/kg；12～24h后给予维持量，每日5mg/kg。

3.适量限制入液量，预防脑水肿　每日液体总量不超过60～80ml/kg。颅内压高时首先应用利尿剂呋塞米，每次0.5～1mg/kg，静脉注射；严重者可用20%甘露醇，每次0.25～0.5g/kg，静脉注射，6～12h 1次，连用3～5d。

4.亚低温治疗　是迄今唯一可被推荐临床用于中、重度HIE的特殊神经保护措施。应于发病6h内治疗，持续48～72h。

5.新生儿期后治疗　包括智能和体能的康复训练。

（刘　宁）

第十三节　新生儿颅内出血

新生儿颅内出血（intracranial hemorrhage，ICH）是新生儿时期最常见的神经系统疾病，主要与这一阶段自身的解剖生理特点和多种围生期高危因素有关，其特点是发病率高、病情发展快，严重时可导致新生儿死亡或留下严重的神经系统功能后遗症。主要出血类型为硬膜下出血（SDH）、硬膜外出血（EDH）、蛛网膜下腔出血（SAH）、脑室周围-脑室内出血（PIVH）、小脑出血、脑实质出血等。

【病因和发病机制】

1.硬膜下出血　此种出血多见于足月新生儿，主要是由机械性创伤所致，常发生于巨大儿、胎位异常难产或高位产钳助产的新生儿。以颅后窝小脑幕下和幕上出血最为常见。依出血量与部位不同而有不同的临床表现，可出现兴奋、易激惹、惊厥，大量出血可有颅内压增高的表现。持续的大量出血可表现为明显的脑干功能受损：呼吸抑制，甚至频繁的呼吸暂停、角弓反张等。

2.蛛网膜下腔出血　可分为原发性和继发性两类，前者由蛛网膜下腔内血管破裂引起，后者由颅内其他部位出血流入所致。病因包括窒息、产伤、凝血机制障碍、血管畸形和外伤等，其中以窒息和产伤最为常见。

3.脑室周围-脑室内出血　是早产儿颅内出血的最常见类型，也是早产儿脑损伤的最常见病因。早产儿脑室周围出血即室管膜下出血，也称为生发基质出血，当室管膜破溃，血液流入脑室则形成脑室内出血。其发生与胎龄、体重密切相关，胎龄、体重越小，脑发育成熟度越低，越容易发生。

【诊断要点】

1.病史　窒息、反复缺氧、高危妊娠、产伤、早产均为导致颅内出血的常见原因，常为鉴别诊断提供重要依据。

2.临床表现

（1）神经系统兴奋症状：烦躁不安、激惹、肌震颤、尖叫、呼吸增快、心动过速、腱反射亢进，甚至惊厥。

（2）神经系统抑制症状：反应低下、意识障碍、嗜睡、昏迷、肌张力减低或消失、心动过缓、中枢性呼吸衰竭、各种反射减弱或消失、肢体松软。

（3）其他：凝视，斜视，瞳孔不等大或固定、散大，对光反应异常，囟门紧张、隆起，贫血，黄疸等。

3. 辅助检查

（1）超声：对于诊断脑室周围-脑室内出血和小脑出血的敏感性、特异性均较高，并可动态监测出血变化与治疗效果。

（2）CT：适于早期快速诊断颅内出血，对各型颅内出血均有较高的检出率。但分辨率不及MRI，对脑实质病变性质的诊断不及MRI。

（3）MRI：可准确定位，并可明确有无明显的脑实质受累。对疑似脑血管畸形者还可选择磁共振血管造影，但扫描时间长，不适合早期快速作出诊断。

【治疗要点】

1. 基本治疗及护理　保暖、保持安静，最大限度地减少对患儿的刺激，避免剧烈哭闹，减少脑血流剧烈波动。

2. 对症治疗

（1）纠正缺氧及酸中毒，维持内环境稳定。

（2）常规采用止血药物，多用维生素K_1 3～5mg，肌内注射，每日1次，连用3～5d。或应用血凝酶等止血药物。

（3）控制脑水肿，急性出血时可应用呋塞米1mg/kg，4～6h可重复1次，24h后可应用10%甘露醇0.25～0.5g/kg静脉注射，间隔4～6h重复一次。有惊厥者首选苯巴比妥，负荷量为20mg/kg，维持量为5mg/kg，每天一次。

（4）可输注新鲜血或血浆，血浆用量为每次10ml/kg。

（5）补充凝血因子，纠正贫血。

（6）为预防感染，可适当选用抗生素。酌情选用营养神经药物等保护脑细胞。

3. 外科治疗　对于危及生命的较大血肿，可能出现脑干压迫症状，需由神经外科紧急处理。硬膜下出血可行硬膜下穿刺术，每次抽出液体量不超过15ml。

4. 出血后脑积水治疗　对于颅内出血的新生儿除全面的体格检查外，应通过影像学动态监测颅内病情变化，如有头围增大、影像学检查显示脑积水征象者可做脑积水分流术。

（李　沫）

第十四节　坏死性小肠结肠炎

坏死性小肠结肠炎（necrotizing enterocolitis, NEC）是新生儿重症监护病房（NICU）最常见的一种肠道急症，也是危害新生儿尤其是早产儿生命的一种严重疾病。临床上主要表现为腹胀、呕吐、腹泻、便血，严重者发生休克及多器官功能衰竭，腹部X线检查以肠壁囊样积气为特征。流行病学资料显示，活产儿NEC发病率为1‰～3‰，在

NICU的发病率为1%～5%，病死率为16%～20%。出生胎龄越小、体重越低，NEC发病率及病死率越高。Feldens等研究显示：出生体重在1251～1500g的极低出生体重儿（VLBWI），NEC发病率为3%，病死率为30%；出生体重在400～750g的超低出生体重儿（ELBWI），NEC发病率升至14%，病死率可高达40%～45%。25%的NEC患儿会出现小头畸形或严重神经系统发育异常。

【病因和发病机制】

NEC最常累及回肠远端及升结肠近端，研究发现，VLBWI的NEC多发生于空肠，随着胎龄的增加空肠及回肠的发生率逐渐下降，而结肠的发生率逐渐升高。NEC的病因及发病机制复杂，目前尚未完全明了。所有能影响肠道黏膜血液供应，导致黏膜局部缺血及肠蠕动减弱的因素，均有可能引起NEC。

1.早产　早产是已被流行病学研究证实的导致NEC发病的独立高危因素，出生体重越低、胎龄越小，NEC发病率越高。早产儿消化系统发育不成熟，消化、吸收和代谢功能低下；表皮生长因子（epidermal growth factor，EGF）含量低，消化道黏膜损伤后其修复能力差；消化道Toll样受体4（Toll like receptor 4，TLR4）水平高，TLR4信号途径的负调控因子表达量低于足月儿，而TLR4是脂多糖的受体，一旦暴露，TLR4与脂多糖结合可激活转录启动炎症级联因子NF-κB，促进血小板活化因子（PAF）等炎性基因的转录和表达，从而释放大量炎性介质，引发消化道的过度炎症反应。基于上述原因，早产儿更易发生NEC。

2.喂养不当　研究发现90% NEC于肠道喂养后发病，且应用配方奶者远远多于母乳喂养者。大多数哺乳动物的母乳渗透压约300mOsm/L，但为满足新生儿的生长需求，配方奶多被过度浓缩。当配方奶渗透压过高（＞400mmol/L）或奶量增加速度过快（每日＞20ml/kg）时，可损伤新生儿的消化道黏膜，细菌容易侵入消化道壁内并繁殖。但也有研究显示配方奶的渗透压不影响NEC的发病。需要注意的是，延迟肠道喂养并不能降低NEC的发病率。

3.感染　有不少研究显示感染和肠壁炎症是NEC发病的主要病因。NEC通常发生于出生第8～10天以后，正是消化道微生物出现多样化和厌氧菌开始定植之时。研究显示：NEC发病前，正常菌群已发生质的改变，包括肠道菌种数目减少及致病性菌群出现。NEC患儿的粪便培养主要是革兰氏阴性杆菌如克雷伯杆菌、大肠埃希菌、铜绿假单胞菌、艰难梭菌等，而足月顺产儿消化道微生物以乳酸杆菌和双歧杆菌为主。Omarsdottir等发现巨细胞病毒（CMV）多肽或抗原可破坏肠道上皮屏障或通过激活抗病毒多肽的免疫反应而发生肠道炎症反应，提示CMV感染可能与NEC有关。

4.缺血缺氧性损伤　研究发现，缺血缺氧所致的再灌注损伤也是导致NEC发病的重要因素。在小鼠NEC模型中回肠血管收缩剂内皮素-1（ET-1）mRNA表达增加，回肠的血液灌注降低，而消化道黏膜局部应用ET-1可加重血液低灌注。临床观察也发现，NEC患儿肠道内ET-1表达明显增加，与消化道损伤程度呈正相关。NO是一种自由基，有助于维持消化道黏膜血流正常，抑制血小板聚集和白细胞黏附，但高水平的NO可通过促进消化道细胞凋亡，降低消化道细胞的增殖和分化从而加重消化道的损伤，NEC患儿中NO合成酶的主要成分——iNOS，其mRNA表达增高，可能与NEC发病有关。

5.其他　有研究发现，输血可导致急性消化道损伤，可能与输注的浓缩红细胞其可变形性降低、黏附和聚集增加，从而改变消化道的血流动力学、血管渗透压、血液黏度等有关；此外，机体会针对血液中的人类白细胞抗原（HLA）、生物活性脂质、游离血红蛋白、红细胞膜碎片和炎性细胞因子等外源性生物活性物质产生特异的免疫应答和相应的抗体，通过激活补体造成内皮损伤。但也有研究发现，没有证据表明输血与NEC相关。

有研究显示，脐静脉置管（UVC）的患儿NEC发病率增加，其中UVC异位是NEC的独立危险因素，可能与UVC阻塞静脉导管、通过错位的UVC进入门静脉使静脉输液直接进入门静脉循环，从而导致消化道缺血缺氧有关。

先兆子痫（PE）可造成胎盘血供减少，胎儿发生缺血再灌注损伤，生长受限或者早产，且PE的影响在宫内生长受限（IUGR）患儿更为显著。

综上所述，目前认为NEC的发病机制为未发育成熟的肠道在肠黏膜的屏障功能不良或被破坏和肠腔内存在食物残渣的情况下，细菌在肠腔和肠壁繁殖并产生大量炎症介质，最终引起肠壁损伤甚至坏死、穿孔和全身炎症反应甚至休克、多器官功能衰竭。

【临床表现】

胎龄越不成熟，NEC起病越晚：足月儿常发生于出生后3～4d，而胎龄＜28周者常发生于出生后3～4周。NEC的临床表现轻重差异很大，开始时常为非特异性临床表现，包括：体温不稳、反复呼吸暂停、心动过缓、低血糖和休克。典型的胃肠道症状包括：腹胀、呕吐、腹泻或便血三联征。腹胀一般最早出现且持续存在；呕吐先为奶液，逐渐可出现胆汁样或咖啡样物；腹泻或血便出现较晚，血便可为黑粪或鲜血。

目前临床多采用修正Bell-NEC分级标准，见表2-14。

表2-14 新生儿NEC修正Bell分期标准

分期		全身症状	胃肠道症状	影像学检查
ⅠA	疑似NEC	体温不稳定，呼吸暂停，心动过缓，嗜睡	胃潴留，轻度腹胀，大便隐血阳性	正常或肠管扩张，轻度肠梗阻
ⅠB	疑似NEC	同ⅠA	直肠内鲜血	同ⅠA
ⅡA	确诊NEC（轻度）	同ⅠA	同ⅠA和ⅠB，肠鸣音消失，和（或）腹部触痛	肠管扩张，梗阻，肠壁积气征
ⅡB	确诊NEC（中度）	同ⅡA，轻度代谢性酸中毒，轻度血小板减少	同ⅡA，肠鸣音消失，腹部触痛明显和（或）腹壁蜂窝织炎或右下腹部包块	同ⅡA，门静脉积气，和（或）腹水
ⅢA	NEC进展（重度，肠壁完整）	同ⅡB，低血压，心动过缓，严重呼吸暂停，混合性酸中毒，DIC，中性粒细胞减少，无尿	同ⅡB，弥漫性腹膜炎，腹胀和触痛明显，腹壁红肿	同ⅡB，腹水
ⅢB	NEC进展（重度，肠壁穿孔）	同ⅢA，病情突然恶化	同ⅢA，腹胀突然加重	同ⅡB，腹腔积气

【诊断及鉴别诊断】

目前NEC的诊断仍然主要依靠临床表现联合腹部X线检查，但由于其发病机制复杂，缺乏特异性临床表现，早期诊断困难。

1.临床诊断　下列4项特征具备2项可考虑NEC：①腹胀；②便血；③嗜睡、呼吸暂停、肌张力低下；④肠壁积气。若无NEC放射影像学及组织学证据，则视为可疑。

2.X线检查　目前NEC的主要影像学检查仍依靠腹部X线片，非特异性表现包括肠管扩张、肠壁增厚、腹水。具有确诊意义的表现包括：①肠壁间积气；②黏膜下“气泡征”；③门静脉积气，为疾病严重的征象，病死率达70%；④气腹征。

3.超声检查　随着超声分辨率的显著提高及在新生儿病房的广泛应用，超声可较腹部平片更早地发现消化道的变化。在肠穿孔患者中，通过超声可观察到无回声游离液体和肠壁变薄，但X线片中却不能检测到游离空气。

4.血常规、C反应蛋白、血气分析及血培养　白细胞异常升高或降低，血小板、粒细胞总数和淋巴细胞计数不同程度减少，而幼稚粒细胞及幼稚粒细胞/粒细胞总数比例升高，C反应蛋白水平持续升高，是NEC患儿病情严重和进展的重要指标。如伴有难以纠正的酸中毒和严重的电解质紊乱，提示存在败血症和肠坏死，是外科手术的指征。血培养阳性者仅占1/3，如细菌培养阳性，对于明确NEC病因具有一定意义。

5.血浆特异性指标　近年来有研究报道很多特异性肠道相关蛋白，如上皮生长因子、inter-抑制蛋白、小肠脂肪酸结合蛋白、粪便钙卫蛋白等，对NEC的诊断具有一定价值。通过蛋白组学分析检测尿液中的多种生物学标志物，如尿肠源性脂肪酸结合蛋白（intestinal fatty acid binding protein，I-FABP）、尿液血清淀粉样蛋白（serum amyloid，SA）A，以及尿补体，如C3a和C5a等，对NEC的早期诊断和预测疾病的严重程度具有一定价值。但目前尚缺乏大样本、多中心研究结果证实上述生物学标志物应用于临床诊断NEC的价值，其诊断临界值的确定也比较困难，故尚未常规应用于临床。

6.肠道微生态　肠道菌群紊乱或失调可能与NEC发病有关，目前采用16S RNA检测技术可检测肠道微生物，通过了解肠道微生态的变化，对早期诊断NEC具有一定价值。采用高通量测序技术可全面描述肠道微生物群落的复杂性和多样性，具有通量高、测序快、准确度高等优点，是目前最先进的肠道微生态检测技术，但该项技术仍处于研究阶段，尚未应用于临床。

7.氢呼气和甲烷试验　临床上氢呼气和甲烷试验被广泛应用于小肠细菌过度生长和碳水化合物代谢性疾病，以及与之相关疾病的临床诊断和指导治疗。肠道细菌过度生长是导致NEC的重要危险因素之一，研究发现氢呼气和甲烷明显增加的新生儿，最后均被证实发生NEC，且相较于腹平片检查，可提前6～8h早期诊断NEC。但其特异度和敏感度较低，用于NEC诊断的实际操作难度较大，故尚未在临床推广应用。

8.其他　基因中的单核苷酸多态性编码CPS-1，是精氨酸合成中的主要酶，其表达水平的升高与NEC的发病风险具有相关性。IL-18607基因aa基因型频率与NEC严重程度具有相关性。NEC遗传标志物的研究对于NEC的临床诊断具有一定潜力。此外，肠道内镜、消化道pH监测、电脑听诊肠蠕动、脉搏血氧仪监测、近红外光谱等，均对于NEC的早期临床诊断具有一定价值，但目前尚在临床研究中，缺乏大样本数据支持。

【治疗要点】

目前尚无统一有效的治疗方案。

1.内科治疗　对于诊断为Ⅰ、Ⅱ期的NEC患儿，若无明显肠坏死和肠穿孔表现，则主要采取内科治疗，包括禁食、胃肠减压、胃肠外营养、有效抗菌药物抗感染治疗、液体复苏、辅助通气及输血等对症支持治疗。

（1）禁食：禁食时间主要依据NEC患儿病情严重程度而定，一般而言，待患儿临床症状明显好转，腹胀消失、肠鸣音恢复、大便隐血呈阴性后，即可恢复喂养。对于Ⅰ期NEC患儿需要绝对禁食72h，症状较轻的Ⅱ期NEC患儿应禁食6～8d，症状较重的Ⅱ期NEC患儿应禁食9～13d，同时给予患儿足够的静脉营养支持和适当的胃肠减压。

（2）抗菌治疗：抗菌药物的应用在治疗NEC中尤为重要，抗菌药物主要针对革兰氏阳性菌和革兰氏阴性菌。对于病情较重的Ⅱ期NEC患儿，抗菌药物治疗还应针对厌氧菌。美国外科感染学会和传染病协会推荐联合使用氨苄西林、庆大霉素和甲硝唑，或氨苄西林、头孢噻肟和甲硝唑（美罗培南）；若为耐甲氧西林-金黄色葡萄球菌或耐氨苄西林菌株感染，则可使用万古霉素治疗。对血培养阳性的NEC患儿，可再根据药物敏感性试验结果选择敏感抗菌药物治疗。

此外，必须严密监测患儿生命体征，密切随访血常规、电解质、血气分析、凝血功能等生化指标，及时补液维持机体酸碱平衡及内环境稳定，必要时采取机械通气等支持治疗。

2.外科治疗

（1）外科手术适应证：文献报道，20%～60%的NEC患儿需要外科手术治疗。理论上NEC患儿最理想的手术治疗时机应该是严重肠坏死后、穿孔发生前，这不仅可以去除坏死肠管，更能有效减轻毒素吸收及腹腔感染。由于NEC疾病本身的特点，以及对于NEC的检查手段有限等原因，临床上很难准确把握其外科手术的时机。目前，肠穿孔是公认的NEC手术治疗的绝对指征，但是此时手术可导致患儿死亡率明显增加。NEC的相对手术指征主要通过患儿的临床表现、影像学检查特异性表现、生化指标异常及内科保守治疗效果不佳这4个方面进行判断。目前，临床将Duck腹部X线评分（Duck abdominal assessment scale，DAAS），以及7项代谢紊乱（seven clinical metrics of metabolic derangement，MD7）发生率用于预测NEC手术治疗时机，当MD7发生率达到2%，或DAAS≥5分时，即应联系外科会诊，而DAAS≥7分，同时MD7发生率达3%时，患儿肠坏死或穿孔的发生率高达100%，应立即对患儿进行手术探查。这两个评价体系可作为气腹以外NEC手术指征的重要补充，具有临床操作简单易行的特点，同时可作为内外科共识的NEC转诊指征。

（2）外科手术治疗方式：临床对于NEC治疗的目的，在于尽量减少手术本身对患儿带来的影响，减小术后应激反应。在早期切除完全坏死的肠管时，尽可能多的保留肠管，预防术后短肠综合征的发生。开腹肠切除吻合术及肠造瘘术是治疗NEC的两种传统手术方式。新生儿腹腔镜技术能大大降低手术创伤，减轻术后应激反应，目前已趋于成熟。对NEC患儿进行早期腹腔镜探查，可明确诊断并积极进行手术干预。对于病变较轻的NEC患儿，仅需进行腹腔引流术，对于病变典型者，则可进行腹腔镜下一期肠切除肠吻合术。此外，NEC的“钳夹”（clip-and-drop）技术、“修补引流等待”（patch-drain-wait）技术、封闭负压引流（vacuum-assisted closure）技术等，也是近年NEC手术治疗的研究热点。

【预防】

1.预防早产　早产是已被流行病学研究证实的导致NEC发病的独立高危因素。预防早产可降低NEC发病率。做好孕期保健知识宣传，加强围生期保健，定期产前检查，加强高危妊娠管理，预防感染，及时识别先兆早产的临床症状，可最大限度地降低早产发生率。

2.合理喂养　提倡母乳喂养，早期母乳微量喂养可促进新生儿肠道的成熟及完善其屏障功能，刺激胃肠道激素分泌，促进肠道内建立正常菌群，提高喂养耐受程度，降低早期NEC的发病率。适当增加肠内喂养量可促进早产儿生长发育，但肠内喂养量增加过多/过快，可增加NEC发病风险。此外，配方奶与母乳的喂养量及喂养速率是否应该有差别，目前尚不明确，有待进一步研究证实。

3.补充益生菌　学术界关于益生菌预防NEC的有效性一直存在极大的争议。NEC患儿肠道菌群种类少，当大肠埃希菌占主导地位时，发生NEC的可能性更大。补充肠道益生菌不仅给肠道提供物理屏障，阻止病原菌转移/定植，其代谢产物如乳酸/细菌素等也可抑制病原菌生长，并与病原菌竞争营养物质，减少早产儿NEC的发病率及NEC导致的死亡。临床试验研究显示，嗜乳酸杆菌、婴儿双歧杆菌、两歧双歧杆菌、鼠李糖乳杆菌、嗜热链球菌等益生菌制剂的应用，可降低NEC的严重程度，甚至降低其发病率。部分Meta分析亦得出上述结论。但是，最近发表的3期RCT试验显示：短双歧杆菌BBG-001对预防NEC无效。目前大部分指南或推荐指出，虽然有大量的文献证据支持益生菌的使用，但确实没有足够强有力的证据推荐益生菌的常规使用。临床工作中可根据患儿具体情况，在充分衡量益生菌的利弊后使用。

4.防治感染　感染与NEC的发病密切相关。积极预防和治疗新生儿感染，是预防NEC的主要措施。新生儿病房必须完善和落实各项规章制度，医务人员做好手卫生，对新生儿尽可能减少不必要的有创操作，降低院内感染发生率。同时，对新生儿感染做到早期发现、及时治疗。

5.合理应用抗菌药物　新生儿抗菌药物可杀死肠道内的正常菌群，引起肠道菌群失调，甚至导致耐药菌大量生长，尤其是不能经胃肠道喂养的患儿及需要禁食的患儿，抗菌药物的使用更会影响肠道正常菌群的建立，引起二重感染，进而导致NEC的发生。文献报道，对新生儿采取预防性使用抗菌药物超过5d，可促使NEC的发生。因此，临床上应严格掌握新生儿的抗菌药物应用指征，避免滥用抗菌药物。

6.慎用易导致NEC的药物　一些药物的使用，可能导致NEC发病率增高。研究报道，静脉注射丙种球蛋白是导致NEC发生的独立危险因素。新生儿接受H_2受体拮抗剂治疗，也可能引起NEC发病率增高。此外，孕妇产前使用吲哚美辛与NEC发生有关。因此，新生儿尤其是早产儿，应严格把握用药指征，权衡利弊，避免使用容易导致NEC发生的药物。

7.补充乳铁蛋白　文献报道，乳铁蛋白通过下调TLR表达及干扰TLR通路发挥抗炎作用，有助于预防早产儿NEC的发生。乳铁蛋白也可通过作用于白细胞的细胞因子，调节肠道细胞及相关淋巴组织，减少败血症及NEC的发生。一项对于472例低出生体重儿的多中心、双盲、随机、安慰剂对照研究结果显示：给予乳铁蛋白的2组患儿中，败血症发病率明显降低，NEC发病率也有所降低。

综上所述，NEC是一种多因素疾病，针对发病因素，围生期开始预防，提倡母乳喂养，对有高危因素的患儿密切注意喂养耐受情况，监测炎症指标，早发现、早诊断、早治疗，可降低NEC的发病率和病死率。

（徐凤丹）

第十五节　新生儿破伤风

新生儿破伤风（neonatal tetanus）是主要经脐部感染破伤风杆菌而引起的急性严重感染，其并发症多，病死率极高。在未经治疗的情况下，病死率几乎是100%。新中国成立以来，由于普及新法接生及施行孕妇疫苗接种，其发病率已明显降低，但在偏远农村、山区及在私人接生中仍可见。

【病因】

1.病原菌　破伤风梭状杆菌为革兰染色阳性，梭形，厌氧菌，广泛分布于自然界，在土壤、尘埃、人畜粪便中都存在。

2.感染途径　使用不洁剪刀、线绳断脐或接生者的手及包盖脐残端的物品未严格消毒时，病原即可由脐部侵入而致病；新生儿破伤风偶可发生于预防接种消毒不严之后。

【诊断要点】

（1）消毒不严格接生史，不洁口腔护理史。

（2）出生后4～8d发病。

（3）病初患儿哭吵不安，张口不大，吸吮困难；随后牙关紧闭，苦笑面容，肢体呈角弓反张状，轻微刺激即可诱发痉挛发作。

【治疗要点】

1.控制痉挛

（1）地西泮：为首选药物。0.3～0.75mg/kg缓慢静注，一般每4～6小时1次，后改为胃管给药可每次0.5～1 mg/kg，如无好转，必要时可加大剂量或中间加用10%水合氯醛，每次0.5mg/kg，鼻饲或肛注。

（2）苯巴比妥：负荷量为10～30mg/kg，维持量不应大于5mg/kg，以免蓄积中毒。

2.抗毒素　破伤风抗毒素血清1×10^4～2×10^4U/d，静脉滴注，使用1～2次。破伤风免疫球蛋白500IU。

3.抗菌药

（1）青霉素：1×10^5～2×10^5IU/kg，每日2次，共7～10d。

（2）甲硝唑：首剂15mg/kg，以后7.5mg/kg，每12小时1次。

4.其他　清洗脐部，破伤风抗毒素血清1500U，脐周封闭。病初需禁食，痉挛减轻后可改为鼻饲喂养。

5.护理　避光、安静，集中操作，保持呼吸道通畅。

（李　沫）

第十六节　新生儿溶血病

【新生儿ABO溶血病】

新生儿ABO溶血病是由于母婴ABO血型不合引起的同族免疫性溶血病，临床症状轻重不一，多数病例溶血程度较轻，黄疸不严重。

（一）临床表现

1.黄疸　为该病的主要症状，或轻症患儿的唯一症状，新生儿黄疸可于出生后24h内出现并迅速升高，大多数出现在出生后2～3d，若非结合胆红素过高，可透过血脑屏障形成胆红素脑病。

2.贫血　患儿可有不同程度的贫血，血红蛋白可正常或低至100～120g/L，重度贫血仅占少数，部分患儿可于出生后数月持续贫血，称为晚期贫血。

3.髓外造血　严重可出现肝脾大。

4.胎儿水肿　ABO溶血病较为少见。

（二）辅助检查

1.产前检查

（1）父母亲红细胞血型检查。

（2）母亲血型抗体测定。

（3）羊水检查：溶血病胎儿羊水色泽变黄。

（4）产前B超检查：ABO溶血的胎儿少见全身水肿。

2.出生后检查

（1）血常规+网织红细胞测定：红细胞及血红蛋白可下降，外周血涂片可见网织红细胞、有核红细胞、多染性细胞增多。

（2）血清胆红素测定：以非结合胆红素升高为主，部分病例黄疸出现早，出现在出生后24h内，并迅速加深，甚至达换血指标。

（3）抗体测定：在新生儿红细胞或血清中检出抗自身红细胞的血型抗体，是诊断ABO溶血病的主要实验根据。

（三）诊断要点

（1）存在母亲与婴儿ABO血型不合，母亲常为O型血，父亲为非O型血。

（2）新生儿黄疸出现早，进展快。

（3）伴或不伴贫血，网织红细胞增高。

（4）血清学检查直接抗人球蛋白试验和（或）抗体释放试验阳性。

（四）鉴别诊断

1.新生儿败血症　黄疸出现的时间与感染性疾病的发生发展有关，一般有感染中毒表现，新生儿溶血试验筛查为阴性，可与ABO溶血病鉴别。

2. 生理性黄疸　健康足月儿出生后2～3d出现黄疸，4～5d达高峰，5～7d消退。血清总胆红素值尚未达到相应日龄及相应危险因素下的光疗干预标准。

（五）治疗要点

1. 产前治疗　主要包括宫内输血和孕母治疗性血浆置换疗法，但ABO溶血病多因程度不重而无须应用。

2. 出生后治疗

（1）光疗：存在明显高胆红素血症且已经达到光疗干预标准的患儿应及时光疗以降低血清胆红素。对达到换血标准的新生儿先给予强光疗，同时进行换血准备，尽可能减低血清总胆红素。

（2）换血疗法：对于达到换血标准的新生儿可行换血疗法。可置换出患儿血液循环中的胆红素、致敏红细胞和免疫抗体，纠正贫血。血源选择：ABO溶血病患者首选用O型红细胞与AB型血浆混合血，其次为O型血或同型血。

（3）丙种球蛋白：1剂丙种球蛋白，剂量为每千克体重0.5～1g，于2～4h滴入。必要时间隔12h重复1次。

【Rh血型不合溶血病】

Rh血型不合溶血病主要发生在Rh阴性母亲和Rh阳性胎儿，也可发生在母婴均为Rh阳性时，是孕母对自身缺乏的胎儿红细胞抗原所产生的抗体，经胎盘传入胎儿体内所产生的溶血。

（一）临床表现

1. 黄疸　出现得早，进展快且程度较重。若未及时治疗，可引起胆红素脑病，神经系统后遗症的发生率很高，甚至死亡。

2. 贫血　轻度溶血患儿脐血Hb＞140g/L，中度＜140g/L，重度＜80g/L且常伴有胎儿水肿。部分患儿发生晚期贫血，可出现在出生后2～6周。

3. 胎儿水肿　多见于病情严重者。患儿出生时表现为全身水肿，苍白，皮肤瘀斑，胸腔积液，腹水，心力衰竭。严重者为死胎。

4. 髓外造血　随着红细胞的破坏和贫血发生，红细胞生成速率受到影响，刺激肝脏和脾脏造血，引起肝脾大。

（二）辅助检查

1. 产前检查

（1）母亲抗体检测：可做抗人球蛋白间接试验监测孕妇抗体，抗体效价持续上升者提示母儿Rh血型不合溶血病。抗体滴度达到1∶16时宜做羊水检查。

（2）产前超声检查：注意有无胎儿水肿、腹水、肝脾大、胎盘水肿、羊水量等。

（3）胎儿红细胞血型检查。

（4）羊水穿刺：溶血病胎儿羊水呈黄色。羊水胆红素＜8.55μmol/L者，估计胎儿红细胞破坏不严重，考虑等待自然分娩；＞8.55μmol/L且L/S值≥2.0者，提示胎儿肺成熟时应考虑终止妊娠，如＞17.1μmol/L且L/S值≥2.0，应尽快终止妊娠。

2.出生后诊断

（1）血液检查：脐血或新生儿血红细胞及血红蛋白下降、网织红细胞增高、外周血有核细胞增高、血清胆红素水平进行性增高，均为诊断参考，但不作为确诊证据。

（2）血清学检查：Rh血型不合者，Coombs试验直接法阳性即可确诊，并可做释放试验以明确是哪种Rh血型抗体。

（三）诊断要点

（1）存在母亲与婴儿Rh血型不合。

（2）黄疸出现早且迅速加重。

（3）伴或不伴有贫血，网织红细胞增高。

（4）直接抗人球蛋白试验和（或）抗体释放阳性可以确诊。

（四）治疗要点

1.出生前治疗

（1）母体血浆置换：可去除母体血液中的抗体，但抗体仍可继续产生，也不能逆转胎儿的病情。

（2）胎儿宫内输血：输注的红细胞Rh血型与母亲相同，ABO血型与胎儿相同。

（3）母亲或胎儿输注丙种球蛋白：孕28周前，可给孕妇输注丙种球蛋白400mg/（kg·d），连续4～5d，间隔2～3周重复应用，直至分娩。

2.出生后治疗

（1）产房内复苏。

（2）静脉应用大剂量丙种球蛋白：1剂丙种球蛋白，剂量为0.5～1g/kg。

（3）黄疸的管理：连续监测血清总胆红素值，达光疗水平及时光疗，如胆红素水平持续上升达换血水平及时换血治疗。

（4）换血疗法：危重患者可先用浓缩红细胞小量输血或部分交换输血，以纠正血红蛋白和比容，然后再以正常比容的2倍血容量进行换血。

（5）换血指征：①产前诊断明确，新生儿出生时脐血Hb＜120g/L，总胆红素＞68μmol/L，伴水肿、肝脾大和充血性心力衰竭；②出生后12h内血清总胆红素每小时上升＞12μmol/L者；③血清总胆红素达342μmol/L者；④有胆红素脑病早期表现者，无论血清总胆红素水平如何；⑤早产合并缺氧和酸中毒者或前一胎溶血严重者等高危新生儿均应放宽指征。

（6）换血方法：①血源选择：ABO溶血病选择O型红细胞、AB型血浆的重组全血（血细胞比容＞40%），Rh溶血病选择与母亲相同的Rh血型，与患儿相同的ABO血型。②换血量：足月儿血容量80ml/kg，早产儿血容量可达90ml/kg，换血量为患者血量的2倍。③换血方法：将患儿置于开放式辐射台上，安置心肺监护，术前禁食。选择好外周动静脉并穿刺连接好三通管备用，枸橼酸钠抗凝。从动脉端出血，静脉端入血，需同步、等量、等时。每4分钟抽20ml血，匀速抽取。每换血100ml测血糖一次，同时缓慢推注10%葡萄糖溶液1～2ml，换血过程每15～30分钟记录一次生命体征。换血后常规检测血常规、胆红素及血细菌培养。④继续蓝光照射及检测血清总胆红素，换血后第2、4、6小时以及每间隔6h持续检测血清胆红素水平。预防性使用抗生素预防感染。术后禁食6～8h。

（杨　明）

第十七节　新生儿急性肾损伤

新生儿急性肾损伤既往称为急性肾衰竭，是指肾功能受到突然损害，表现为少尿或无尿，水和电解质失衡，酸碱失调，以及血浆中经肾排除的代谢产物浓度（如肌酐）升高。其发生率约占NICU住院新生儿的23%，其中73%为肾前性。众多重症医学和肾脏病协会把急性肾衰竭改称为急性肾损伤，主要是突出早期识别肾损伤的重要性，而不是等到发生衰竭。正常新生儿均在出生后48h内排尿，尿量为1～3ml/（kg·h），尿液浓缩能力尚不成熟。

【诊断要点】

（一）病因

1.肾前性，肾血流减少

（1）低血容量：围生期出血、脱水、腹泻，手术并发症。

（2）心力衰竭。

（3）低血压：败血症、凝血缺陷、出血、体温过低。

（4）低氧血症：窒息，呼吸窘迫综合征，肺炎。

（5）肾血管阻力增加：如红细胞增多症，吲哚美辛及肾上腺素能药物的使用。

上述原因均可引起肾血流量减少，肾小球有效滤过压降低，肾小球滤过率减少，从而导致急性肾损伤。

2.肾性，肾小管失去功能

（1）先天性：肾畸形，肾发育不全，肾病综合征，肾炎。

（2）获得性：肾静脉或肾动脉血栓形成，肾皮质坏死，使用肾毒性药物，DIC，创伤，未经治疗的肾前性原因。

3.肾后性，泌尿系统梗阻

（1）双侧输尿管肾盂连接部阻塞。

（2）双侧输尿管膀胱连接部阻塞。

（3）后尿道瓣膜。

（4）尿道憩室或狭窄。

（5）输尿管囊肿。

（6）神经源性膀胱。

（7）肿瘤压迫。

（二）临床表现

1.非特异性症状　拒食、呕吐、苍白、脉搏细弱。

2.主要症状　少尿或无尿，补液过多时（出现水肿，体重增加）可导致高血压、心力衰竭、肺水肿、脑水肿和惊厥。

3.特征　腹水、水肿等。

（三）实验室检查

（1）尿常规：尿渗透压、尿比重、尿钠、尿肌酐。急性肾衰竭时尿量少而尿比重低，尿中可有较多蛋白质和管型。

（2）血清钾、血清肌酐、尿素氮增高，血清钠、血清氯降低，血清钙也常降低。

（3）EKG可有高钾表现：P波低平，QRS增宽，ST段下移、T波高尖。

（4）必要时可做腹部B超、CT、肾扫描等检查以明确肾畸形等器质性改变。

（四）确诊指标

（1）出生后48h无排尿或出生后少尿［＜1ml/(kg・h)］、无尿［＜0.5ml/(kg・h)］。

（2）血清肌酐（SCr）≥同龄平均值以上两个标准差（表2-15、图2-5）或SCr每日增加＞26.5μmol/L（0.3mg/dl）。

表2-15　足月儿、早产儿正常血清肌酐水平
（均值±标准差，单位：mg/dl）

日龄（d）	＜28周	29～32周	33～36周	＞37周
3	1.05±0.27	0.88±0.25	0.78±0.22	0.75±0.2
7	0.95±0.36	0.94±0.37	0.77±0.48	0.56±0.4
14	0.81±0.26	0.78±0.36	0.62±0.4	0.43±0.25
28	0.66±0.28	0.59±0.38	0.40±0.28	0.34±0.2

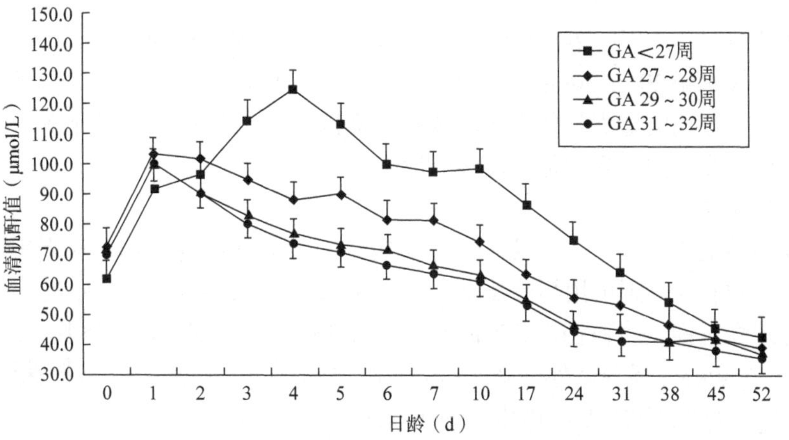

图2-5　早产儿正常血清肌酐-日龄曲线

（3）为鉴别肾前性和肾性损伤，在无心力衰竭及液体超负荷的情况下可行快速补液试验，在1h内输注生理盐水10ml/kg，如尿量无增加，超声波确定膀胱无尿潴留以排除梗阻，则考虑为肾性肾损伤。具体鉴别见表2-16。

表2-16　新生儿肾前性和肾性肾损伤实验室鉴别

项目	肾前性	肾性
尿常规	正常	异常
尿渗透压（mmol/L）	＞350	＜300
尿/血渗透压	＜1.2	1.0左右
尿素氮/血清肌酐（mg/mg）	＞10	同步升高
尿/血清肌酐（mg/mg）	＞20	＜10
尿/血尿素氮（mg/mg）	＞20	＜10
尿钠（mmol/L）	＜20	＞25
FE_{Na}（%）	＜2.5	＞3.0

注：$FE_{Na}(\%)=\frac{尿钠}{尿肌酐}\times\frac{血浆尿肌酐}{血浆钠}\times100\%$。

【治疗要点】

（一）早期防治

（1）纠正低血容量和（或）低血压等肾前因素。

（2）如血压正常，继之可给呋塞米1mg/kg，静脉注射或同时加多巴胺1～5μg/（kg·min）静脉滴注。

（3）准确记录出入水量，每日测体重1～2次。

（4）经上述治疗，如果无尿并排除梗阻性尿道疾病，即开始第二阶段的治疗。

（二）少尿或无尿期的治疗

1.严格限制液体入量　24h入量=前一天尿量＋不显性失水量＋异常损失量－内生水量。不显性失水量20～30ml/kg，内生水量10～20ml/（kg·d），以5%葡萄糖为主，不含钾、钠。治疗期间应保持体重不增或每日降低10～20g，血钠应维持在130mmol/L左右，体重增加或血钠下降均是水过多的标志。

2.保持电解质平衡

（1）控制钠的摄入量，完全无尿，不必补钾；如为稀释性低钠，应限制液体入量；如为缺钠性低钠血症，则可用高渗盐水（3% NaCl，按12ml/kg计算）补充。

（2）处理高血钾，当血钾＞6.5mmol/L，EKG有高钾表现，即刻治疗：①10%葡萄糖酸钙0.5～1ml/kg，稀释后静脉滴注；②5%碳酸氢钠3～5ml/kg，静脉滴注；③25%葡萄糖2ml/kg，每3g糖加1U胰岛素，静脉滴注。

（3）纠正酸中毒，5%碳酸氢钠5ml/kg（3mEq/kg），静脉滴注或以血气-BE值计算。

3.供给热量及营养

（1）热量不应少于167.4kJ，40kcal/（kg·d）。

（2）主要用葡萄糖，浓度为15%～25%。

（3）可给促进蛋白合成的药物，如苯丙酸诺龙12.5mg，肌内注射（im），每周1～2次。

4.治疗高血压 出现高血压，主要是水潴留所致，应限制水和钠的摄入并给利尿剂和降压药。

5.维持钙磷平衡 血磷＞2.24mmol应限制磷的摄入，血钙＜1.87mmol/L给10%葡萄糖酸钙1～2ml/kg，静脉滴注。

6.控制感染 选用对细菌敏感而对肾脏无毒的药物。

7.对症处理 抗惊厥，抗心力衰竭，治疗DIC等。

8.腹膜透析指征

（1）持续性高血钾，经上述措施无效者。

（2）严重的代谢性酸中毒，用$NaHCO_3$不能控制者。

（3）重度水钠潴留及少尿，伴心力衰竭或肺水肿者。

（4）持续氮质血症及少尿＞2d，BUN＞22.42mmol/L（60mg/dl），或每天上升11.21mmol/L（30mg/dl）。

9.持续性血液滤过应用于严重的急性肾衰竭

（1）心肺功能不稳定者。

（2）严重的凝血性疾病者。

（3）由于外科手术或外伤而不能行腹膜透析者。

目前应用的有①持续性动-静脉血液滤过（CAVH）；②持续性静脉-静脉血液滤过（CVVH）；③血液透滤。

（三）利尿期的治疗

治疗原则是掌握好水和电解质的补充（主要是钾、钠、钙），避免感染，注意供给热量。

（四）恢复期的治疗

贫血可少量输血，给予各种维生素。

（马可泽 魏克伦）

第3章 呼吸系统

第一节 急性喉炎与喉梗阻

急性喉炎为喉部黏膜的急性弥漫性炎症，多发生在冬春季节，发病以1～3岁婴幼儿为主，多在病毒感染的基础上继发细菌感染。

【诊断要点】

（1）起病急，犬吠样或“空空”样咳嗽，声音嘶哑，吸气性喉鸣和三凹征，可有发热。

（2）严重时出现发绀、烦躁不安、面色苍白、心率加快。

（3）咽部充血，间接喉镜检查可见喉部、声带有不同程度的充血、水肿。一般白天症状轻，夜间入睡后加重，喉梗阻者不及时抢救，可窒息死亡。

（4）为便于观察病情及掌握气管插管或切开的时机，按吸气性呼吸困难的程度将喉梗阻分为四度。

1）Ⅰ度：患者仅于活动后出现吸气性呼吸困难，肺部听诊呼吸音及心率无改变。

2）Ⅱ度：于安静时亦出现喉鸣和吸气性呼吸困难，肺部听诊闻及喉传导音或管状呼吸音，心率加快。

3）Ⅲ度：除上述喉梗阻症状外，患儿因缺氧而出现烦躁不安、口唇及指（趾）发绀、双眼圆睁、惊恐状、头面部出汗，肺部呼吸音明显降低，心率快，心音低钝。

4）Ⅳ度：患儿渐显衰竭、昏睡状态，由于无力呼吸，三凹征可不明显，面色苍白发灰，肺部听诊呼吸音几乎消失，仅有气管传导音，心律失常，心音钝、弱。

【治疗要点】

小儿急性喉炎发展快，易致喉梗阻，应及时治疗，以免危及生命。主要使用抗生素及糖皮质激素治疗。

1.控制感染　病毒感染可给予干扰素等抗病毒；因病情进展迅速，多有细菌感染，应及早应用抗生素，可用青霉素、大环内酯类或头孢菌素类抗生素，重症者需联合应用抗生素。

2.糖皮质激素　有抗炎和抑制变态反应等作用，能及时减轻喉头水肿，缓解喉梗阻。病情较轻者可使用吸入型糖皮质激素（如布地奈德混悬液雾化吸入可促进黏膜水肿的消退），口服泼尼松；Ⅱ度以上喉梗阻患儿应给予地塞米松、氢化可的松或甲泼尼龙等肌内注射或静脉给药。

3.对症治疗

（1）吸氧：有呼吸困难、发绀者给予吸氧。

（2）镇静剂：有烦躁不安者宜用镇静剂，首选异丙嗪，此药既有镇静又有减轻喉头水肿的作用，剂量不宜过大。或用5%水合氯醛1ml/kg灌肠。禁用冬非合剂，此药可使患儿面色发灰，影响呼吸困难的观察，有时可致喉肌松弛，加重呼吸困难。若用镇静剂患儿仍烦躁，提示缺氧严重，应尽早考虑气管插管或切开。

（3）手术：Ⅲ度喉梗阻严重者或Ⅳ度喉梗阻者应考虑气管切开。

（4）其他：对危重患者应加强监护及支持疗法，注意患儿的营养与电解质平衡，保护心肌功能，避免发生急性心力衰竭。

（相　云）

第二节　重症支气管哮喘

重症支气管哮喘是按照哮喘急性发作严重度分级来定义的。哮喘急性发作常表现为进行性加重的过程，以呼气流量降低为其特征，常因接触变应原、刺激物或呼吸道感染诱发。其起病缓急和病情轻重不一，可在数小时或数天内出现，偶尔可在数分钟内即危及生命，故应及时对病情作出正确评估，以便即刻给予有效的紧急治疗。中华医学会《儿童支气管哮喘诊断与防治指南（2016年版）》根据哮喘急性发作时的症状、体征、肺功能及血氧饱和度等情况，进行严重度分型，不同年龄有不同的诊断标准，≥6岁儿童见表3-1，＜6岁儿童见表3-2。

表3-1　≥6岁儿童哮喘急性发作严重度分级

临床特点	轻度	中度	重度	危重度
气短	走路时	说话时	休息时	呼吸不整
体位	可平卧	喜坐位	前弓位	不定
讲话方式	能成句	成短句	说单字	难以说话
精神意识	可有焦虑、烦躁	常焦虑、烦躁	常焦虑、烦躁	嗜睡、意识模糊
辅助呼吸肌活动及三凹征	常无	可有	通常有	胸腹反常运动
哮鸣音	散在、呼气末期	响亮、弥漫	响亮、弥漫、双相	减弱乃至消失
脉率	略增加	增加	明显增加	减弱或不规则
PEF占正常预计值或本人最佳值的百分数（%）	SABA治疗后：＞80	SABA治疗前：＞50～80 SABA治疗后：＞60～80	SABA治疗前：≤50 SABA治疗后：≤60	无法完成检查
血氧饱和度（吸空气）	0.90～0.94	0.90～0.94	0.90	＜0.90

注：（1）判断急性发作严重度时，只要存在某项严重程度的指标，即可归入该严重度等级。

（2）幼龄儿童较年长儿和成人更易发生高碳酸血症（低通气）。

PEF，最大呼气峰流量；SABA，短效β_2受体激动剂。

表3-2 ＜6岁儿童哮喘急性发作严重度分级

症状	轻度	重度[c]
精神意识改变	无	焦虑、烦躁、嗜睡或意识不清
血氧饱和度（治疗前）[a]	≥0.92	＜0.92
说话方式[b]	能成句	说单字
脉率（次/分）	＜100	＞200（0～3岁） ＞180（4～5岁）
发绀	无	可能存在
哮鸣音	存在	减弱，甚至消失

a血氧饱和度是指在吸氧和支气管舒张剂治疗前的测得值；b需要考虑儿童的正常语言发育过程；c判断重度发作时，只要存在一项就可归入该等级。

【儿童哮喘急性发作的治疗】

儿童哮喘急性发作期的治疗需根据患儿年龄、发作严重程度及诊疗条件选择合适的初始治疗方案，并连续评估对治疗的反应，在原治疗基础上进行个体化治疗。哮喘急性发作需在第一时间内予以及时恰当的治疗，以迅速缓解气道阻塞症状。应正确指导哮喘患儿和（或）家长在出现哮喘发作征象时及时使用吸入性速效β_2受体激动剂，建议使用压力定量气雾剂经储雾罐（单剂给药，连用3剂）或雾化吸入方法给药。如治疗后喘息症状未能有效缓解或症状缓解维持时间短于4h，应即刻前往医院就诊。

哮喘急性发作经合理应用支气管舒张剂和糖皮质激素等哮喘缓解药物治疗后，仍有严重或进行性呼吸困难加重者，称为哮喘持续状态；如支气管阻塞未及时得到缓解，可迅速发展为呼吸衰竭，直接威胁生命（危及生命的哮喘发作）。

1.*氧疗*　有低氧血症者，采用鼻导管或面罩吸氧，以维持血氧饱和度＞0.94。

2.*吸入速效β_2受体激动剂*　是治疗儿童哮喘急性发作的一线药物。如具备雾化给药条件，雾化吸入应为首选。可使用氧驱动（氧气流量6～8L/min）或空气压缩泵雾化吸入，药物及剂量：雾化吸入沙丁胺醇或特布他林，体重≤20kg，每次2.5mg；体重＞20kg，每次5mg；第1小时可每20分钟1次，以后根据治疗反应逐渐延长给药间隔，根据病情每1～4小时重复吸入治疗。如不具备雾化吸入条件，可使用压力型定量气雾剂（pMDI）经储雾罐吸药，每次单剂喷药，连用4～10喷（＜6岁用3～6喷），用药间隔与雾化吸入方法相同。快速起效的长效β_2受体激动剂（LABA，如福莫特罗）也可在≥6岁哮喘儿童作为缓解药物使用，但需要和吸入型糖皮质激素（ICS）联合使用。经吸入速效β_2受体激动剂及其他治疗无效的哮喘重度发作患儿，可静脉应用β_2受体激动剂。

药物剂量：沙丁胺醇15μg/kg缓慢静脉注射，持续10min以上；病情严重需静脉维持时剂量为1～2μg/（kg·min）[≤5μg/（kg·min）]。静脉应用β_2受体激动剂时容易出现心律失常和低钾血症等严重不良反应，使用时要严格掌握指征及剂量，并做必要的心电图、血气及电解质等监护。

3.*糖皮质激素*　全身应用糖皮质激素是治疗儿童哮喘重度发作的一线药物，早期使用可以减轻疾病的严重度，给药后3～4h即可显示明显的疗效。可根据病情选择口服或静脉途径给药。

药物及剂量：①口服：泼尼松或泼尼松龙1～2mg/（kg·d），疗程3～5d。口服给药效果良好，副作用较小，但对于依从性差、不能口服给药或危重患儿，可采用静脉途径给药。②静脉注射：甲泼尼龙每次1～2mg/kg或琥珀酸氢化可的松每次5～10mg/kg，根据病情可间隔4～8h重复使用。若疗程不超过10d，可无须减量直接停药。③吸入：早期应用大剂量ICS可能有助于哮喘急性发作的控制，可选用雾化吸入布地奈德混悬液每次1mg，或丙酸倍氯米松混悬液每次0.8mg，每6～8小时1次。但病情严重时不能以吸入治疗替代全身糖皮质激素治疗，以免延误病情。

4.抗胆碱能药物　短效抗胆碱能药物（SAMA）是儿童哮喘急性发作联合治疗的组成部分，可以增加支气管舒张效应，其临床安全性和有效性已确立，尤其是对β_2受体激动剂治疗反应不佳的中重度患儿应尽早联合使用。药物及剂量：体重≤20kg，异丙托溴铵每次250μg；体重＞20kg，异丙托溴铵每次500μg，加入β_2受体激动剂溶液做雾化吸入，间隔时间同吸入β_2受体激动剂。如果无雾化条件，也可给予SAMA气雾剂吸入治疗。

5.硫酸镁　有助于危重哮喘症状的缓解，安全性良好。药物及剂量：硫酸镁25～40mg/（kg·d）（≤2g/d），分1～2次，加入10%葡萄糖溶液20ml缓慢静脉滴注（20min以上），酌情使用1～3d。不良反应包括一过性面色潮红、恶心等，通常在药物输注时发生。如过量可静脉注射10%葡萄糖酸钙拮抗。

6.茶碱　由于氨茶碱平喘效应弱于SABA，而且治疗窗窄，从有效性和安全性角度考虑，在哮喘急性发作的治疗中，一般不推荐静脉使用茶碱。如哮喘发作经上述药物治疗后仍不能有效控制时，可酌情考虑使用，但治疗时需密切观察，并监测心电图、血药浓度。药物及剂量：氨茶碱负荷量4～6mg/kg（≤250mg），缓慢静脉滴注20～30min，继之根据年龄持续滴注维持剂量0.7～1mg/（kg·h），如已用口服氨茶碱者，可直接使用维持剂量持续静脉滴注。亦可采用间歇给药方法，每6～8小时缓慢静脉滴注4～6mg/kg。

7.其他　经合理联合治疗，但症状持续加重，出现呼吸衰竭征象时，应及时给予辅助机械通气治疗。在应用辅助机械通气治疗前禁用镇静剂。

（李　淼）

第三节　重症肺炎

小儿重症肺炎常发生于6个月至1岁以内的婴幼儿，往往累及其他器官和系统，如肺炎并发心力衰竭、呼吸衰竭、中毒性脑病、微循环障碍、休克、弥散性血管内凝血，严重者还并发多系统功能衰竭。特别是有高危因素的婴幼儿更容易发生并发症，如治疗不及时，病死率更高。

【诊断要点】

社区获得性肺炎（CAP）是指原本健康的儿童在医院外获得的感染性肺炎，包括感染了具有明确潜伏期的病原体而在入院后潜伏期内发病的肺炎。符合以下任何一项的CAP考虑重度CAP。

（1）一般情况差。

（2）拒食或脱水征。

（3）意识障碍。

（4）呼吸频率（RR）明显增快（婴儿RR＞70次/分，年长儿RR＞50次/分）。

（5）发绀。

（6）呼吸困难（呻吟、鼻翼扇动、三凹征）。

（7）多肺叶受累或≥2/3的肺。

（8）胸腔积液。

（9）脉搏血氧饱和度≤92%。

（10）肺外并发症。

【治疗】

采用综合治疗，原则为改善通气、控制炎症、对症治疗、防止和治疗并发症。

1.保持气道通畅，纠正缺氧

（1）保持气道通畅是抢救治疗关键，措施包括体位、雾化、拍背、吸痰等气道管理，严重时紧急气管插管。

（2）空气压缩雾化及氧驱动雾化吸入以空气、氧气为动力，不需要患者用力吸气，药液即可形成细小雾滴，到达毛细支气管及肺泡，达到消炎、祛痰的目的，解除气道梗阻，改善通气；氧驱动雾化吸入的同时还可以进行吸氧，缓解呼吸困难，根据治疗的需要选用雾化药物及决定雾化次数。常规治疗效果不佳者可采用纤维支气管镜（纤支镜）吸痰、灌洗。

（3）有效氧疗是纠正缺氧的重点。以往通常采用鼻导管、头罩、面罩等方式给氧，现在对存在明显低氧血症且常规氧疗无效时及时应用CPAP通气，出现Ⅱ型呼吸衰竭时应根据血气分析及时应用呼吸机进行机械通气。

2.抗菌药物治疗

（1）初始经验性选择胃肠道外抗菌药物治疗，多采用静脉途径给药。要考虑选择的抗菌药物能够覆盖肺炎链球菌（SP）、流感嗜血杆菌（HI）、卡他莫拉菌（MC）和金黄色葡萄球菌（SA），还要考虑肺炎支原体（MP）和肺炎衣原体（CP）的可能和病原菌的耐药情况。可以首选下列方案之一。

1）阿莫西林/克拉维酸（5∶1）、氨苄西林/舒巴坦（2∶1）或阿莫西林/舒巴坦（2∶1）。

2）头孢呋辛、头孢曲松或头孢噻肟。

3）怀疑SA肺炎，选择苯唑西林或氯唑西林，万古霉素不作为首选。

4）考虑合并有MP肺炎或CP肺炎，可以联合使用大环内酯类＋头孢曲松/头孢噻肟。

（2）病原菌一旦明确，选择抗菌药物就应针对该病原。

1）SP：PSSP（青霉素敏感肺炎链球菌）首选青霉素或阿莫西林，PISP（青霉素中度耐药肺炎链球菌）首选大剂量青霉素或阿莫西林，PRSP（青霉素耐药肺炎链球菌）首选头孢曲松、头孢噻肟，备选万古霉素或利奈唑胺。

2）HI、MC：首选阿莫西林/克拉维酸、氨苄西林/舒巴坦或阿莫西林/舒巴坦，备选第2～3代头孢菌素或新一代大环内酯类。

3）葡萄球菌：MSSA、MSCNS首选苯唑西林或氯唑西林、第1～2代头孢菌素，备选万古霉素。MRSA、MRCNS首选万古霉素，备选利奈唑胺，严重感染者可联合用利福平。

4）肠杆菌科细菌（大肠埃希菌、肺炎克雷伯菌等）：不产生内酰胺酶（ESBLs）菌应依据药敏选药，备选替卡西林/克拉维酸、哌拉西林/他唑巴坦；产ESBLs菌轻中度感染首选替卡西林/克拉维酸、哌拉西林/他唑巴坦，重症感染或其他抗菌药物治疗疗效不佳时选用厄他培南、亚胺培南、美罗培南和帕尼培南。产头孢菌素酶（AmpC）者可首选头孢吡肟，备选亚胺培南、美罗培南和帕尼培南。

5）A群链球菌：首选大剂量青霉素、阿莫西林、氨苄西林，备选头孢曲松、头孢噻肟。

6）MP、衣原体、百日咳杆菌：首选大环内酯类，8岁以上可选择多西环素。

7）嗜肺军团菌：首选大环内酯类，可联用利福平。

8）真菌性肺炎：首选氟康唑（针对隐球菌、念珠菌、组织胞浆菌等）、伊曲康唑（针对曲霉菌、念珠菌、隐球菌），备选有两性霉素B及其脂质体、咪康唑等。

（3）抗菌药物疗程：CAP抗菌药物一般用至热退且平稳、全身症状明显改善、呼吸道症状部分改善后3～5d。一般SP肺炎疗程7～10d，HI肺炎、MSSA肺炎疗程14d左右，而MRSA肺炎疗程宜延长至21～28d，革兰氏阴性肠杆菌肺炎疗程14～21d，MP肺炎、CP肺炎疗程平均10～14d，个别严重者可适当延长，嗜肺军团菌肺炎疗程21～28d。

3.抗病毒治疗　如临床考虑病毒性肺炎，可试用利巴韦林，其为广谱抗病毒药物，可用于治疗流感、副流感病毒，腺病毒及RSV感染。更昔洛韦是目前治疗CMV感染的首选药物。另外，干扰素、聚肌胞注射液及左旋咪唑也有抗病毒作用。奥司他韦是神经氨酸酶抑制剂，可用于甲型和乙型流感病毒的治疗。

4.对症治疗　包括解热与镇静、止咳平喘等。部分患儿出现腹胀、低钾血症者，应补充钾盐。缺氧中毒性肠麻痹时，应禁食、胃肠减压，亦可使用酚妥拉明，每次0.3～0.5mg/kg，加5%葡萄糖20ml静脉滴注，每次最大量≤10mg。注意纠正缺氧性酸中毒、改善微循环、补充液量等。

5.糖皮质激素治疗　使用糖皮质激素可以减少炎性渗出，解除支气管痉挛，改善血管通透性和微循环，降低颅内压。

（1）下列情况可以短疗程（3～5d）治疗：①严重喘憋或呼吸衰竭；②全身中毒症状明显；③合并感染中毒性休克；④出现脑水肿；⑤胸腔短期有大量渗出者；⑥肺炎高热持续不退伴过强炎性反应者。有细菌感染者必须在使用有效抗菌药物的前提下加用糖皮质激素。

（2）糖皮质激素的剂量：泼尼松/泼尼松龙/甲泼尼龙1～2mg/（kg·d）或琥珀酸氢化可的松5～10mg/（kg·d）或地塞米松0.1～0.3mg/（kg·d）加入瓶中静脉滴注，疗程3～5d。

6.免疫调节剂　重症肺炎患者静脉输注免疫球蛋白对严重感染有良好的治疗作用，可有封闭病毒抗原、激活巨噬细胞、增强机体抗感染能力和调理的功能。用法：静脉注射用免疫球蛋白（IVIG）200～400mg/（kg·d），每日1次，连用3～5d。

7.并存症的治疗

（1）肺炎合并心力衰竭：吸氧、镇静、利尿、强心、应用血管活性药物。①利尿：可用呋塞米、依他尼酸，剂量为每次1mg/kg，稀释成2mg/ml，静脉注射或加滴壶中静脉滴注；亦可口服呋塞米、依他尼酸或氢氯噻嗪等。②强心药：可使用地高辛或毛花苷C静脉注射。③血管活性药物：常用酚妥拉明每次0.5～1.0mg/kg，最大剂量不超过10mg，肌内注射或静脉滴注，必要时间隔1～4h重复使用；亦可用卡托普利和硝普钠。

（2）肺炎合并缺氧中毒性脑病：脱水疗法、改善通气、扩血管、止痉、应用糖皮质激素、促进脑细胞恢复。①脱水疗法：主要使用甘露醇，根据病情每次0.25～1.0g/kg，每6小时1次。②改善通气：必要时应给予人工辅助通气、间歇正压通气，疗效明显且稳定后应及时改为正常通气。③扩血管药物：可缓解脑血管痉挛、改善脑微循环，从而减轻脑水肿，常用酚妥拉明、山莨菪碱。酚妥拉明每次0.5～1.0mg/kg，新生儿每次≤3mg，婴幼儿每次≤10mg，静脉快速滴注，2～6h 1次；山莨菪碱每次1～2mg/kg，视病情需要，可以10～15min 1次，或2～4h 1次，也可静脉滴注维持。④止痉：一般选用地西泮，每次0.2～0.3mg/kg，静脉注射，1～2h可重复1次；也可采用人工冬眠疗法。⑤糖皮质激素：常用地塞米松，每次0.25mg/kg，静脉滴注，6h 1次，2～3d后逐渐减量或停药。⑥促进脑细胞恢复的药物：常用的有三磷腺苷（ATP）、胞磷胆碱、维生素B_1和维生素B_6等。

（3）抗利尿激素分泌失调综合征（SIADH）：原则为限制水入量，补充高渗盐水。当血钠为120～130mmol/L，无明显症状时，主要措施是限制水的摄入量，以缓解低渗状态。如血钠＜120mmol/L，有明显症状时，按3%氯化钠12ml/kg可提高血钠10mmol/L计算，先给予1/2量，在2～4h静脉滴注，必要时4h后可重复1次。

（4）弥散性血管内凝血（DIC）：治疗原发病，消除诱因，改善微循环，抗凝治疗，抗纤溶治疗，血小板及凝血因子补充，溶栓治疗等。

（5）脓胸和脓气胸：应及时进行穿刺引流，若脓液黏稠，经反复穿刺抽脓不畅或发生张力性气胸时，宜行胸腔闭式引流。

（6）对并存佝偻病、贫血、营养不良者，应给予相应治疗。

8.儿科软式支气管镜术　儿科软式支气管镜能直接镜下观察病变、钳取标本、行支气管肺泡灌洗术和直接吸取肺泡灌洗液进行病原学检测，也能在支气管镜下进行局部治疗。尤其对痰液堵塞合并肺不张的患儿疗效显著。

（相　云）

第四节　毛细支气管炎

毛细支气管炎（bronchiolitis）即急性感染性细支气管炎，主要发生于2岁以下的婴幼儿，多见于1～6个月的小婴儿，以阵发性喘息（wheezing）、三凹征和气促为主要临床特点。呼吸道合胞病毒（RSV）是引起毛细支气管炎最常见的病原，临床上较难发现未累及肺泡与肺泡间壁的纯粹毛细支气管炎，故国内认为它是一种特殊类型的肺炎，称为喘憋性肺炎。

【病因】

毛细支气管炎的病原主要为RSV，可占80%或更多；其次为腺病毒、副流感病毒、鼻病毒、流感病毒等；少数病例可由肺炎支原体引起。感染病毒后，细小的毛细支气管充血、水肿，黏液分泌增多，加上坏死的黏膜上皮细胞脱落而堵塞管腔，导致明显的肺气肿和肺不张，其炎症常可累及肺泡、肺泡壁和肺间质，故可以认为毛细支气管炎是肺炎的一种特殊类型。

【发病机制】

除病毒对气道的直接损伤外，研究较多的是其免疫学机制。以RSV为例，RSV引起的毛细支气管炎损伤的证据包括：①恢复期毛细支气管炎婴儿的分泌物中发现有抗RSV IgE抗体；②对感染RSV的婴儿与动物模型的研究表明，RSV感染时可释放大量的可溶性因子（包括白介素、白三烯、趋化因子），导致炎症与组织破坏；③经胃肠道外获得高抗原性RSV疫苗的儿童，在接触野毒株RSV时比对照组更容易发生严重的毛细支气管炎。近年来研究发现，宿主的基因多态性与RSV毛细支气管炎的发生、发展密切相关。

目前认为具有特应质（atopy）者发生RSV或其他病毒感染时，更易于引起毛细支气管炎。部分毛细支气管炎患儿日后可发生反复喘息，甚至发展为哮喘，但其机制尚不明确。

【流行病学】

毛细支气管炎有时可造成流行，20世纪70年代在我国南方农村曾先后发生过3次流行，80年代在山西运城地区流行，90年代在北京、天津地区流行。70年代初在南方流行时，我国对该病尚缺乏认识，当时病名不一、病原不明，后经卫生部组织全国协作对流行进行监测和研究，方将其定名为"流行性喘憋性肺炎"，为了确定其病原，医学科研人员多年研究，终于在1997年成功地分离到流行性喘憋性肺炎的病原，即呼吸道合胞病毒，并鉴定出流行的病原为呼吸道合胞病毒A亚型，这对今后制作有效疫苗，预防毛细支气管炎的流行提供了重要依据。

【病理】

病变主要侵犯直径75～300μm的毛细支气管，表现为上皮细胞坏死和周围淋巴细胞浸润，黏膜下充血、水肿和腺体增生、黏液分泌增多。病变会造成毛细支气管管腔狭窄甚至堵塞，导致肺气肿和肺不张。炎症还可波及肺泡、肺泡壁及肺间质，出现通气和换气功能障碍。

【临床表现】

1.症状　毛细支气管炎早期呈现病毒性上呼吸道感染症状、咳嗽、低至中度发热（＞39℃高热不常见），1～2d或以后病情进展迅速，出现阵发性咳嗽，3～4d出现喘息、呼吸困难，严重时出现发绀，5～7d达到疾病高峰。其他常见症状包括呕吐、烦躁、易激惹、喂养量下降，小于1个月的小婴儿可出现呼吸暂停。

2.体征　体温升高、呼吸频率增快、呼气相延长，可闻及哮鸣音及细湿啰音，严重时可出现发绀、心动过速、脱水、胸壁吸气性凹陷（三凹征）及鼻翼扇动等表现。

3.病情严重度分级　病情严重度分级见表3-3。

表3-3 病情严重度分级

项目	轻度	中度	重度
喂养量	正常	下降至正常一半	下降至正常一半以上或拒食
呼吸频率	正常或稍增快	＞60次/分	＞70次/分
胸壁吸气性三凹征	无	肋间隙凹陷较明显	肋间隙凹陷极明显
鼻翼扇动或呻吟	无	无	有
血氧饱和度	＞92%	88%～92%	＜88%
精神状况	正常	轻微或间断烦躁、易激惹	极度烦躁不安、嗜睡、昏迷

注：中、重度毛细支气管炎判断标准为存在其中任何1项即可判定。

【发生严重毛细支气管炎的危险因素】

发生严重毛细支气管炎（病情严重度分级为中、重度毛细支气管炎）的危险因素包括：早产（孕周＜37周）、低出生体重、年龄小于12周龄、慢性肺疾病、囊性纤维化、先天性气道畸形、咽喉功能不协调、左向右分流型先天性心脏病、神经肌肉疾病、免疫功能缺陷、唐氏综合征等。

【辅助检查】

1.经皮血氧饱和度监测　建议在疾病早期（最初72h内）或有重度毛细支气管炎危险因素的患儿进行血氧饱和度监测。

2.鼻咽抽吸物病原学检测　毛细支气管炎病毒病原学检测方法包括抗原检测（免疫荧光法、ELISA和金标法）、PCR、RT-PCR等方法。RSV、流感病毒A、流感病毒B、腺病毒等病原谱的检测有助于预防隔离，并避免不必要的进一步检查。

3.胸部X线检查　毛细支气管炎X线表现为肺部过度充气征或斑片状浸润阴影，局部肺不张，支气管周围炎。

4.患儿如果出现下列情况，需要做进一步检查

（1）有脱水征象时需要检测血清电解质。

（2）当体温＞38.5℃，或有感染中毒症状时需做血培养。

（3）重症，尤其具有机械通气指征时需要及时进行动脉血气分析。

【住院与转入ICU指征】

大多数毛细支气管炎患儿临床表现为轻度，疾病呈自限性，有条件时可以在家护理，关注饮食及液体摄入、呼吸及体温情况。中、重度患儿需要入院治疗，密切监测病情变化，及时处理病情的加重和恶化。

基于病情严重度的处理流程见图3-1。

1.入院指征　中、重度毛细支气管炎患儿需要住院治疗，对于有危险因素的患儿应放宽入院指征。

2.转入ICU指征　给予浓度50%的氧吸入仍然不能纠正的严重呼吸困难或窒息的患儿为转入ICU的指征，应对其严密观察，必要时可行气道持续正压通气或气管插管机械通气。

【诊断】

（1）根据症状、体征及临床表现进行临床诊断，并对病情严重程度进行分级。

（2）应评估有无发生严重毛细支气管炎的高危因素。

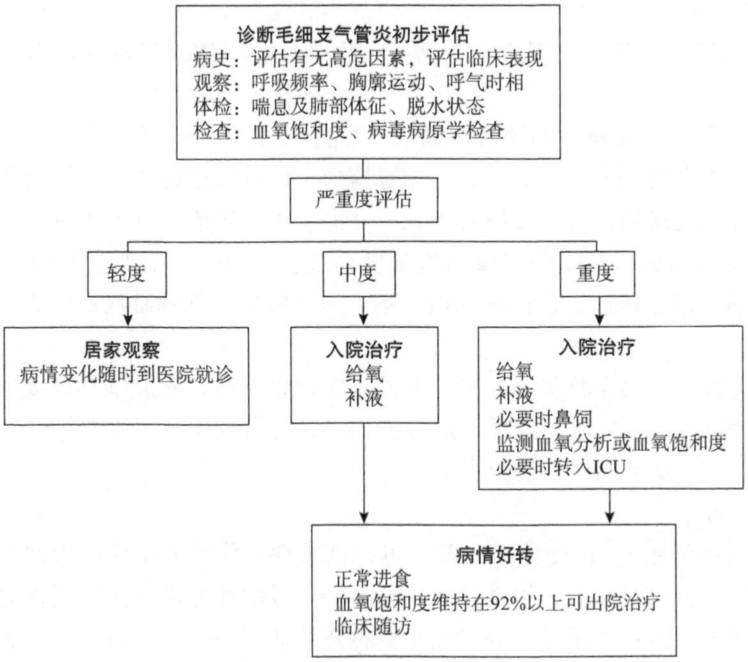

图3-1 基于毛细支气管炎病情严重度的处理流程

【鉴别诊断】

1.上呼吸道感染 病情较轻者，须与上呼吸道感染作鉴别。

2.支气管异物 当有呼吸道阻塞伴感染时，其呼吸道症状与急性气管炎相似，应注意询问有无呼吸道异物吸入史。经治疗后疗效不好、迁延不愈、反复发作者，胸部X线检查表现为肺不张、肺气肿等梗阻现象。

3.肺门支气管淋巴结结核 支气管淋巴结结核患儿肿大的淋巴结压迫气道，可出现喘息，需根据结核接触史、结核菌素试验及胸部X线检查予以鉴别。

4.其他疾病 如纵隔占位、心源性喘息、异物吸入及先天性气管支气管畸形等均可发生喘息，应结合病史和体征及相应的检查加以鉴别。

【并发症】

1.支气管肺炎 患儿可出现高热、缺氧、呼吸困难、急性呼吸衰竭，甚至出现肺不张、肺气肿、脓胸、脓气胸、肺脓肿、心包炎、败血症等并发症，可危及生命。

2.支气管扩张 毛细支气管炎治疗不当，可转变为慢性支气管化脓性炎症，破坏支气管壁，使支气管壁变形扩张、管壁组织被破坏，支气管丧失原有的自然防御能力，也降低了咳嗽效率和排痰功能，为进一步感染提供了条件。随时间进展，恶性循环进一步扩大，病情加重，难以治愈。患儿可出现长时间的间断性发热，咳大量脓痰或咯血，进一步发展会导致肺源性心脏病。

3.慢性支气管炎、肺气肿、肺心病 如果毛细支气管炎不能彻底治愈，反复发作，就会转变成慢性支气管炎，进一步发展成肺气肿、肺心病。患儿可反复发病，长期间断咳嗽、咳痰、喘息，出现劳力性气短、心慌、发绀、水肿，久治不愈。

【治疗要点】

毛细支气管炎的基本处理原则包括监测病情变化、供氧以及保持水电解质内环境稳定。

1.细致观察并随时评估病情变化情况　临床医生需要反复查看患儿病情，评估变化。对处于疾病急性期的住院患儿，运用脉搏血氧监测仪进行经皮血氧饱和度监测。

2.保证呼吸道通畅，保证足够的供氧　在海平面、呼吸空气的条件下，睡眠时血氧饱和度持续低于88%，或清醒时血氧饱和度持续低于90%者有吸氧指征。给氧前宜先吸痰清理气道、摆正体位，以保证气道通畅。对有慢性心肺基础疾病的患儿需要更积极用氧。

3.保证足够碳水化合物供应　患儿若能正常进食母乳，应鼓励其继续母乳喂养，若患儿呼吸频率大于60次/分，且呼吸道分泌物多、容易发生吐奶呛奶导致误吸时可考虑鼻胃管营养摄入，必要时给予静脉营养。

4.药物治疗

（1）支气管舒张剂：β_2受体激动剂。可以试验性雾化吸入β_2受体激动剂或联合应用M受体阻滞剂，尤其是当有过敏性疾病，如哮喘、过敏性鼻炎等疾病家族史时。

（2）糖皮质激素：不推荐常规使用全身糖皮质激素治疗，可选用雾化吸入糖皮质激素治疗。

（3）3%高渗盐水雾化吸入：近年来关于高渗盐水雾化吸入治疗毛细支气管炎受到广泛关注，最新的研究并未完全明确3%高渗盐水雾化吸入治疗毛细支气管炎的有效性。住院患儿在严密监测下试用3%高渗盐水雾化吸入，使用前可雾化吸入支气管舒张剂；使用中若患儿咳喘加重需立即停用，并注意吸痰，保持气道通畅。

（4）抗菌药物：除非有合并细菌感染的证据，否则不作为常规使用。

（5）抗病毒治疗：利巴韦林不推荐常规使用。可雾化吸入干扰素α1b（IFNα1b）每次2～4μg/kg，2次/天，疗程5～7d（A级推荐）；或肌内注射每次1μg/kg，1次/天，疗程3～5d（B级推荐）。

（6）胸部物理疗法：胸部物理疗法不能缩短住院时间，不推荐应用。

【预防】

（1）加强对家长在疾病认识方面的宣教，积极提倡母乳喂养。

（2）RSV F蛋白单克隆抗体——帕利珠单克隆抗体（palivizumab）：该抗体作为被动免疫方式已取代RSV免疫球蛋白，能降低RSV感染导致的住院率并明显降低重症发生率。推荐将其应用于有发生重症风险的高危儿的预防，如早产儿、合并有慢性肺部疾病或先天性心脏病的患儿。从RSV感染高发季节11月开始，采取每千克体重15mg肌内注射，连续5个月，能降低RSV感染住院率达39%～78%。

【预后】

绝大多数毛细支气管炎患儿能够完全康复，无后遗症。住院患儿中的3%～7%需要机械通气。毛细支气管炎引起的死亡大多数发生于小于6月龄的患儿以及合并有心肺疾病的患儿。34%～50%的毛细支气管炎患儿日后会继发气道高反应性疾病。

（李　森）

第五节 气道异物

气管、支气管异物系指声门以下的呼吸道内异物，是常见的呼吸道急重症，是儿童意外死亡的常见原因之一。由于小儿喉头保护性反射功能不良，臼齿未萌出，咀嚼功能差，且进食时爱哭笑打闹，喜将一些玩具含于口中，当其哭笑、惊恐而深吸气时极易将异物吸入气管，多见于学龄前儿童，以婴幼儿最多见。异物的种类很多，以各种瓜子和花生米为最多见。但近年来误吸果冻发生率呈上升趋势，果冻为胶状物，既软，又易碎，根本无法取出，给临床救治带来了一定困难。除上述外生性异物外，还可有内生性异物，如气管、支气管的干酪样坏死组织。重症或昏迷患儿由于吞咽反射减弱或消失，可将呕吐物、食物等吸入气管内。气管、支气管异物其严重性取决于异物的性质和造成气道阻塞的程度，轻者可致肺损害，重者为猝死原因之一。异物停留的部位与异物的性质、性状及解剖部位等有关，绝大多数的细小异物都能进入气管和支气管内，由于右侧支气管与气管纵轴间形成的角度较小且管径粗短，故右侧支气管异物的发生率高于左侧支气管。

【临床表现】

患儿多有误吸异物的病史，当异物刚进入气道时，患儿突发性剧烈呛咳，面红耳赤，有憋气及恶心、呕吐，严重时可致呼吸困难或发绀，此段病史极为重要。吸入异物的性质、大小、部位的不同，临床表现也各异。

异物较大时，多嵌入喉部或气管，出现严重的呼吸困难或窒息，较小、尖锐的异物嵌顿于喉头者，患儿可出现喉鸣、声嘶、失声、阵发性剧咳、吸气性呼吸困难、发绀等。异物停留时间较长者，可有疼痛、咯血等症状。异物停留于气管内，多随呼吸移动而引起剧烈的阵发性咳嗽，睡眠可好转，西瓜子、葵花子等扁而轻的异物可出现气管拍节音。

异物一旦进入一侧支气管或叶支气管，症状可暂时减轻，但仍有阵发性刺激呛咳、轻度喘鸣，之后可因阻塞发生肺不张或肺气肿，当发生炎症时，出现相应肺部炎症体征。

异物不同，症状也不同，植物性异物对黏膜刺激较大，炎性症状重；骨碎屑或金属异物刺激小，炎性症状轻而不明显。由于异物嵌顿造成的阻塞及其程度不同，可出现阻塞性肺气肿或阻塞性肺不张。

气管异物的急诊检查包括X线检查和支气管镜检。由于小儿气管异物中，植物性异物如花生、豆类等占了绝大多数，这些异物X线不显影，而且植物性异物多含有游离脂肪酸，对气管黏膜刺激性较大，易引起“植物性气管支气管炎”，因此必须警惕。

X线透视对不透光异物能直接确定其部位、大小和形态，而对透光异物，则仅能根据呼吸道梗阻情况加以判断。纵隔摆动为支气管异物的主要征象，患儿呼气相时纵隔移向健侧，吸气相时移向患侧，因气管被阻塞，吸气时胸腔负压增加，回心血量增加，因而心影呈吸气相增宽，呼气相缩小，即心影反常大小征。摄X线胸片时，必须同时摄吸气及呼气时的照片。CT检查也具有一定的诊断价值。随着多层螺旋CT的广泛应用，多层螺旋CT可以三维显示气管支气管树，能够直接而准确地定位异物，为支气管异物提供了一种更准确的术前诊断途径。

支气管镜检查对气道异物具有诊断、鉴别诊断及治疗作用，对高度疑诊的病例，应行支气管镜检，尽快确诊，并行异物取出术。若检查失败，但临床仍有可疑者，可隔周复诊。

【诊断】

根据异物吸入史、典型的症状和体征及胸部影像学检查结果，气道异物诊断一般不难。少数家长事后遗忘，或未目睹，应反复询问，临床上可因询问不仔细或患儿家属隐瞒病史或症状不典型而导致误诊和漏诊。患儿长期咳嗽，抗感染、抗结核治疗久治不愈时应高度重视。因此，在临床上如遇到异物吸入史不明显，肺内确有病变，但临床症状非典型的肺结核、支气管肺炎或其他肺部疾患者，如抗感染疗效不佳，应警惕异物的可能，应做支气管镜检查以明确诊断。特别是要注意在原有呼吸道炎症的基础上同时有支气管异物的患儿的诊断。

本病应与急性喉炎、咽喉壁脓肿等作鉴别。

【急救处理】

因异物自然咳出的机会只有1%～4%，气管、支气管异物一旦诊断明确，应立即抢救，将患儿头部放低，并叩击背部，少数异物可自行咳出，但不得将患儿倒置，对声门下异物更应列为禁忌。误吸入液体状异物时，应及时刺激咳嗽，或经鼻腔将导管放入气管吸引。

气管、支气管异物最有效的方法是用气管支气管镜将异物取出，否则随时可由于咳嗽、患儿哭闹等原因而引起移位至总气道或声门下，瞬间发生窒息，甚至死亡。若全身状况较差，则应先积极内科治疗，病情好转后，再施行气管支气管镜检查。液体状异物必要时也可做直接喉镜或支气管镜吸引。术前认真准备，术中密切配合，仔细检查勿漏掉异物，如全身情况允许，推荐使用全身麻醉。钳取异物时，应注意异物变位导致窒息，做好抢救准备，对于较大异物（如蚕豆、芸豆粒等），可以采用化整为零的方法，将异物钳碎取出。术后应常规加用肾上腺皮质激素防止喉头水肿，加用抗生素防止继发感染，并应及时处理并发症，如气管支气管镜术后的气胸、纵隔气肿，以及心力衰竭、脑水肿、酸中毒等。有时手术可能失败，宜争取再次尝试，若仍不成功，可剖胸钳取。喉梗阻严重者应行气管切开术。

对于误吸果冻所致窒息，异物往往无法取出，有人主张采用气管插管行机械通气，气管插管时可将阻塞在气管内的果冻推向一侧支气管，为患儿赢得抢救生命的时间，体位引流、肺部叩拍后经气管插管反复吸引，可将误吸的果冻及呼吸道分泌物吸出，避免了肺部感染及肺不张。此外，早期及时机械通气也可纠正低氧血症，减少脑组织缺氧，对于患儿脑复苏有益。

（赵　莹）

第六节 气道发育异常

气道发育异常是儿童呼吸系统发育不良或迟滞所导致的一类疾病，可导致呼吸道感染、呼吸困难及反复喘息，严重影响患儿生活，甚至危及生命。气道发育异常临床表现多样而缺乏特异性，最常见的症状包括反复性咳嗽、喘息、喉鸣，不易与婴幼儿哮喘、过敏性咳嗽、喉炎等呼吸道疾病区分，故漏诊、误诊率较高。

一、气管狭窄

【概述】

先天性气管狭窄极少单独存在，仅占10%～25%，常合并其他先天性畸形，最常见的是心脑血管异常，国外报道其发生率高达50%，其中包括心血管异常（肺动脉吊带、动脉导管未闭、室间隔缺损、双主动脉弓、锁骨下动脉异常）、呼吸异常（肺动脉缺如或发育不全，气管支气管）及其他。目前导致气管狭窄发生的原因尚不清楚，现广泛认为胚胎发育过程中呼吸系统的异常发育导致了先天性气管狭窄及相关疾病。随着对气管胚胎发育认识的深入，基于分子学的研究发现某些分子通道及转录因子在气管发育过程中起着重要的作用。

【分型】

2003年有人根据临床表现将先天性气管狭窄分为3类：①轻度狭窄：内镜下见狭窄段由狭窄的膜性气管或有足够内径的完整气管软骨环（小婴儿4～6mm）组成，偶有或无临床表现；②中度狭窄：狭窄段膜性气管缺如或有完整的气管软骨环，有临床表现，但没有呼吸窘迫；③重度狭窄：狭窄段见完整的气管软骨环且伴有呼吸窘迫，又将其是否合并有其他先天性畸形分为A、B组。目前趋向于将解剖学特点及临床表现相结合，其分类应包括以下要素：狭窄的程度及长度、是否累及细支气管、有无完整的气管软骨环、临床症状、是否合并其他畸形。

【临床表现与影像诊断】

多数患儿合并有其他先天性畸形，这些畸形可能加重或掩盖相关临床表现，使先天性气管狭窄的诊断被忽略。气管狭窄常以咳嗽、气促、气喘为主诉入院，以阵发性或持续性呼吸困难为主要表现，安静时减轻，哭闹或者感染时加重，主要呈吸气性呼吸困难、发绀及明显的三凹征。支气管镜检是诊断先天性气管狭窄的金标准，镜下可见完整的软骨环具有标志性的意义。支气管镜检不但能准确测量狭窄的长度及最小内径，还能直接观察感染区域，但镜检有可能导致轻微的黏膜损伤，出现黏膜出血、水肿，进一步加重气管狭窄。现代高分辨率CT及三维重建作为一种非侵入性、无创性检查方式被广泛应用，为气管狭窄提供了一种虚拟内镜的诊断方式，同时CT可以提供周围复杂血管及邻近脏器的解剖结构，有研究表明CT气道重建更具敏感性和特异性，甚至有取代支气管镜的趋势，但在儿童中没有类似研究优越性的报道。

【治疗要点】

先天性气管狭窄病例的罕见以及长期存活病例报道的有限性使其治疗方法没有一定

的严格标准，严重的气管狭窄，手术是其首选治疗方式，但具体手术指征仍难以确定，而术后高病死率与并发症的发生率，使得手术治疗气管狭窄趋向保守，如果患者生长发育未受到明显限制或评估患者术后撤离呼吸机困难，可以考虑保守治疗，其保守治疗方案应个体化。

二、气管憩室

【概述】

气管支气管憩室是一种少见的良性气管疾病，气管憩室多数位于胸廓入口处气管右后侧，表现为圆形或卵圆形囊泡，内含气体或液体。气管憩室一般分为先天性憩室和获得性憩室，二者的起源部位、特征、组织学结构等都有所不同。先天性憩室多见于男性，憩室多数较小，且通向气管的开口也较小，好发于声带下方4～5cm处气管右后侧壁。它可能是原始肺蜕化的盲端，也有学者认为它是在第6周胚胎发育过程中，气管背侧的发育缺损所致。先天性憩室具有气管类似的解剖结构，包括气管壁、平滑肌及柱状上皮。有时伴发其他先天性疾病，如食管气管瘘。

获得性憩室多数较大，且憩室开口较大，其腔壁主要由气管上皮构成，而不包含平滑肌和软骨。获得性憩室可发生在任意位置，常出现在胸廓入口气管的右后侧，可能是该部位的解剖缺陷所致，胸腔入口处为胸内外气管的转变点，该处食管倾向位于气管的左后侧，该处气管的右侧壁相对薄弱，当出现长期气管内压力增加时，容易在该处出现向气管腔外膨出的憩室。

【临床表现】

多数患者无明显症状，体检或其他疾病诊治时无意中发现。部分患者有非特异性症状，由于憩室内痰液潴留，可出现气管支气管慢性炎症或压迫症状，包括咳嗽、咯血、呼吸困难、吞咽困难、喘鸣及颈部异物感等，若压迫迷走神经，可导致迷走神经刺激，压迫喉返神经可导致发音障碍。部分患者气管插管后可出现通气困难，亦有气管插管后导致憩室破裂，进而出现纵隔气肿的报道。

【影像学检查】

患者的症状、体征无特异性，诊断主要依赖影像学检查。部分憩室直径较大的患者，胸部X线片可以提示诊断。CT技术提高了气管憩室的检出率，能够明确憩室的位置、大小、开口、起源等因素。气管憩室的CT表现为卵圆形或圆形的含气囊肿，囊内有不规则线状、索条状分隔，外缘多呈不规则分叶状，壁厚薄不一。其位置多位于胸廓入口，T_1～T_2椎体之间，气管右后外方7～8点钟水平，多数患者在随访期间气管憩室的大小、形状及位置无明显变化。薄层CT和多层螺旋CT的应用进一步提高了其检出率。纤维支气管镜有助于进一步确诊，但多数患者气管憩室的开口比较隐蔽，常规气管镜下难以发现，部分患者的气管憩室仅依靠纤维管道与气管相通，故单纯依靠气管镜的诊断阳性率偏低。

【治疗要点】

对于多数无症状患者，无须特别治疗；对于有症状的患者可给予抗炎、体位引流等保守治疗；个别症状严重者或合并反复支气管炎症发作者可考虑手术治疗；对于症状严重的儿童患者可以考虑积极治疗。憩室修补术包括电凝、激光和手术切除等方式，手术可采用经颈、胸或内镜下治疗。

三、肺动脉吊带

肺动脉吊带（pulmonary artery sling，PAS）是少见的血管环畸形之一，属于左肺动脉发育异常，又称迷走左肺动脉，占所有主动脉弓畸形的3%～6%，1897年由Glaevecke和Doehle报道，1958年Contro等以“血管吊带”命名。由于血管环畸形对于邻近气管支气管树的压迫，造成不完全气道梗阻，可出现反复发作的呼吸困难、咳嗽、喘息和反复呼吸道感染等表现。有临床表现的PAS患儿均需外科干预，若仅保守治疗，病死率可高达90%。

【病理机制】

PAS是在正常肺动脉干分叉处左肺动脉（1eft pulmonary artery，LPA）缺如，由右肺动脉后方发出LPA，异常的LPA呈半环形跨过右主支气管，于气管后方和食管前方之间向左走行，并环绕右主支气管和气管远段到达左侧肺门，一吊带样结构在气管远端和主支气管近端形成，对邻近的气管和食管造成不同程度的压迫，常见于气管中下段、气管隆嵴上方和右主支气管的狭窄处，同水平段的气管后壁及食管前壁也可累及。此外，从主肺动脉发出的左位动脉导管或韧带，向左后方与降主动脉相连，与异常LPA形成完全性血管环。

【分类分型】

根据LPA起源的情况，PAS可分为完全性PAS和部分性PAS。完全性PAS是指LPA完全由右肺动脉发出；部分性PAS是指左主肺动脉叶动脉或段动脉自右肺动脉发出，进入左肺门并供血相应肺叶或肺段，而左主肺动脉及其他叶动脉或段动脉的起源和走行均正常。部分性PAS大部分为左上肺叶动脉异常起源，而左下肺叶动脉异常起源罕见。

根据气管支气管形态，将PAS分为Ⅰ、Ⅱ两型和A、B两个亚型，即气管分叉在第4～5胸椎为Ⅰ型，在第6～7胸椎为Ⅱ型，存在右上叶支气管开口为A亚型，不存在右上叶支气管开口为B亚型。ⅠA型气管、支气管形态走行正常，ⅠB型合并右侧气管性支气管；ⅡA型合并右肺上叶支气管，ⅡB型右肺上叶支气管缺如，常合并右上肺发育不良。其中，Ⅱ型PAS比Ⅰ型PAS更常见。

【临床表现】

PAS的临床表现多缺乏特异性，主要表现为气管或食管受压迫而产生的呼吸道或消化道症状，病情轻重取决于合并畸形的类型及严重程度。最常见的表现为气道不完全梗阻严重影响肺通气功能，造成气管内分泌物滞留，进一步引起肺不张和肺炎。患儿多因阵发性呼吸困难及反复呼吸道感染就诊。90%的PAS患儿有临床表现，绝大多数在1岁内出现，部分患儿出生后即有症状。急性呼吸道感染及剧烈活动可诱发或加重病情。

PAS患儿气管狭窄发生率高，其原因可能是异常LPA压迫致局限性气管狭窄，也可能是合并膜状软骨缺失的完全性气管环，还可能是在宫内发育过程中由于异常LPA压迫造成的气管软化，或者以上情况均有发生。PAS也可能合并有完全性气管环、气管软骨软化、气管性支气管、气管憩室、肺叶数目畸形、肺叶发育不良等畸形。

【诊断检查】

诊断PAS最重要的是发现异常LPA起源、走行及其与气管、食管的关系。影像学检查是诊断PAS最主要的手段。确诊主要在于显示LPA异常起源于右肺动脉后方，向左穿行于气管和食管之间到达左肺门。

1.胸部X线检查　无明显特异性，仅为临床提供线索。部分可有气管下段和隆嵴向左移位、左肺门偏低、右肺过度通气及双侧肺野充气不对称等表现。

2.彩色多普勒超声心动图　多普勒超声心动图是临床首选早期诊断方法，具有无创性、可重复性，尤其适于儿科患者。但超声心动图诊断主动脉弓畸形的敏感性不高，对PAS合并的其他畸形并不能完全发现，不能清晰显示心脏周边邻近肺部的血管及组织结构，而且不能显示气管狭窄情况，不及CTA对于心肺、气道及血管结构的显示优势。

3.多层螺旋CT（MSCT）　MSCT是诊断PAS最重要的检查方法，能准确评估肺实质病变和气管病变，具有分辨率高、扫描时间短、镇静要求低等优势，是目前诊断PAS的最佳检查方法。

4.其他　如磁共振成像（MRI）和磁共振血管造影（MRA）、心血管造影、纤维支气管镜、气管支气管造影，都对PAS的诊断有一定作用。

【治疗要点】

PAS患儿的治疗取决于其临床表现及合并气管狭窄的严重程度。对无症状PAS患儿可临床随访，而对反复肺部感染、气道梗阻症状严重患儿，外科手术是唯一治疗方法，包括左肺动脉重建术及狭窄气管成形术。而对于合并气管狭窄的处理，气管成形术虽然可以解除气道梗阻，但是术后可能发生术后吻合口瘘、肉芽组织增生、气管支气管软化等并发症，而针对并发症的治疗如气管支架置入术或外科手术，其治疗效果欠佳，临床选择仍需谨慎。

四、食管呼吸道瘘

食管呼吸道瘘包括食管-气管瘘和食管-支气管瘘，是一种临床少见疾病，可以先天性发病，也可以后天获得，但以后者居多。

【临床表现】

食管-支气管瘘发病率低，临床上常被忽视，其特征性症状为吞咽后阵发性呛咳，咳出食物残渣，有时甚至咳出药片。对于反复发生的相同部位的肺部感染、不明原因的胸腔积液、不明原因的呛咳等有必要排查食管-支气管瘘。

【诊断检查】

诊断除典型的临床症状外，X线食管造影有重要价值，但是常规造影有时难以显示细小瘘管，选用40%泛影葡胺为造影剂，造影时用手压迫上腹部进行摄片，可提高诊断率。CT或MRI亦是对食管-支气管瘘诊断的敏感方法，但对瘘管位置、形状、长短、直径等的了解仍需进行造影检查。胃镜检查不是确诊的必需手段，但胃镜检查可观察瘘口周围情况，必要时可进行活检确诊疾病，并可初步判断如何有效治疗。支气管镜检查可确认瘘口在气管或支气管内的位置，口服亚甲蓝后再行支气管镜检查更易于发现瘘口。口服亚甲蓝后如抽出蓝色的胸腔积液亦可诊断。

【治疗要点】

对于良性瘘，能手术者，尽量手术治疗。手术原则是切除瘘管和病变的肺组织，对于病变不可逆的肺组织可行肺叶或全肺切除术；和瘘有关的食管憩室亦应切除；气管、支气管、食管缺损处分别双层缝合。可于食管和气管之间置入如胸膜、肌肉、心包膜或膈肌瓣等活组织包裹气管侧瘘口以减少瘘复发。一般情况较差，不能耐受手术者或晚期食管癌引起的恶性瘘，一般采取内科保守治疗，包括抗生素控制感染、肺部炎症及营养支持。内镜及介入治疗也可作为一种选择。

五、原发性喉气管肿瘤

原发性喉气管肿瘤是指原发于喉、气管及支气管内的肿瘤，可分为良性及恶性，良性肿瘤以囊肿、血管瘤、纤维瘤及乳头状瘤等为主；恶性肿瘤以恶性纤维瘤、黏液表皮样癌、腺泡细胞癌及横纹肌肉瘤为主。在儿童多为良性肿瘤，恶性肿瘤则较为罕见，约占同类病例的0.05%。患儿多早期缺乏特异性临床表现，一般放射检查也无特异性征象，因此在临床上误诊、漏诊率较高。随着国内外气管镜及支气管镜介入水平的提高和普及，对此类疾病的诊断水平也逐步提高。借助这一手段，利用激光、等离子、动力系统等多种微创治疗方法对瘤体进行切除，避免了传统开胸手术对于患儿的较大创伤，目前被认为是治疗儿童此类疾病的一线方案。

总之，婴幼儿气道发育异常缺乏特异性临床表现、症状，易发生误诊、漏诊。纤维支气管镜术能为气道发育异常的诊断、治疗提供直接依据，且无明显并发症，可作为小儿呼吸系统疾病的有效检查手段。对于反复呼吸道感染、喘息患儿，尤其是在对症综合治疗效果欠佳或无效时，应尽早行纤维支气管镜检查，以提高诊断准确率，及时调整治疗方案，减轻患者痛苦。

（赵　莹）

第七节　气　　胸

胸腔位于脏胸膜和壁胸膜之间，呈封闭型腔隙。由于肺或脏胸膜破裂，空气进入胸膜腔，形成胸膜腔积气，称为气胸。

【诊断要点】

1.症状　临床症状取决于发生快慢、肺萎缩程度和肺部原有的病变。典型病例临床表现为突然发病，患侧剧烈胸痛、气急，继之出现呼吸困难、刺激性干咳；少数患儿发病缓慢，无明显症状。张力性气胸患儿呼吸困难显著，发绀，严重者出现休克、昏迷。

2.体征　小量气胸时体征不明显。气胸在30%以上，患儿胸廓饱满，肋间隙增宽，呼吸运动减弱，叩诊鼓音，心、肝浊音界消失，患侧语颤和呼吸音减弱或消失。大量气胸可使心脏及气管向健侧移位，有液气胸时可闻及胸内振水音。如出现低血压和心动过速提示可能存在张力性气胸。

3.影像学检查　胸部X线是诊断气胸最常用的检查方法。气胸的典型胸片表现为外凸弧形的细线条形阴影，称为气胸线。线外透亮度增高，肺纹理消失，线内侧为向肺门处压缩的肺组织。当肺萎缩程度不一时也可呈分叶状。大量气胸时可见纵隔、心脏向健侧移位。合并胸腔积液时可见气-液平面。若围绕心缘旁有透光带应考虑有纵隔气肿。CT诊断气胸的特异性和敏感性均较高，特别是诊断气胸合并其他复杂肺部病变，如肺组织与壁胸膜粘连形成的局限性气胸；肺大疱与气胸的鉴别。

4.分类

（1）根据病因常分为以下3类。

1）自发性气胸：分为两型。一是原发性气胸，又称特发性气胸，指肺部常规X线检查未能发现明显病变的健康者所发生的气胸，多为肺顶部脏胸膜下细小肺泡破裂引起。二是继发性气胸，继发于肺部各种疾病，肺组织和脏胸膜破裂，或靠近肺表面的肺泡和肺大疱破裂，空气进入胸膜腔所致。儿童多由肺炎、哮喘、弥漫性肺间质纤维化疾病所致。继发性气胸由于存在基础肺疾病，较原发性气胸患者症状明显或程度更重。

2）创伤性气胸：胸部外伤、医疗诊断或治疗操作损伤脏胸膜引起的气胸。如在颈、胸部为诊断或治疗所进行的各项侵入性操作（胸腔穿刺、锁骨下静脉插管、臂丛神经麻醉、胸膜活检、经皮穿刺肺活检等）损伤脏胸膜和肺组织，常为血气胸。在呼吸机治疗过程中，吸气压或呼气末正压过大导致肺泡破裂引起压力创伤性气胸。偶尔在闭合性或穿透性膈肌破裂时伴有胃破裂而引起脓气胸。

3）人工气胸：系用人工方法将空气注入胸膜腔，以鉴别胸膜或肺内病变；或用于治疗肺部疾病如肺结核等。

（2）根据脏胸膜破裂情况及胸腔内压力的变化将气胸分为3类。

1）闭合性气胸：脏胸膜裂口随着肺萎缩而封闭，空气停止继续漏入胸膜腔，胸腔内压接近或稍超过大气压，抽气后胸腔内压下降，留针1～2min压力不再上升。

2）开放性气胸：胸壁损伤，胸膜腔与外界大气直接相通，空气自由进出胸膜腔，胸腔内压接近大气压，肺受压萎陷抽气后压力无改变。

3）张力性气胸：脏胸膜裂口呈单向活瓣或活塞作用，吸气时裂口张开，空气进入胸膜腔；呼气时裂口关闭，空气滞留于胸膜腔内，胸腔内压急骤上升，可超过1.96kPa（20cmH_2O）。抽气至负压不久后又迅速变成正压。肺脏大面积受压，呼吸困难，纵隔推向健侧，并可出现心动过速、低血压等循环系统改变。

【治疗要点】

气胸的治疗方法有保守观察治疗、胸腔穿刺抽气、胸腔闭式引流、外科手术等。可根据患者的症状、血流动力学是否稳定、气胸量大小、气胸发生原因、初发或复发、初始治疗效果等选择治疗的合适方法。

1.*一般治疗*　轻微的自发性气胸不需特殊治疗，卧床休息、少讲话、尽量避免哭闹及减少肺活动，有利于破裂口的愈合和气体吸收。适用于首次发作，肺萎陷在20%以下，不伴有呼吸困难，不需抽气者。如经1周治疗肺仍不膨胀者，则需采用其他疗法。充分吸氧有利于肺的复张。

2.*排气疗法*　适用于呼吸困难明显、肺压缩程度较重的患者，尤其是张力性气胸患儿。

（1）胸腔穿刺术：患儿取坐位或仰卧位，于第2肋间锁骨中线外侧，消毒、局部麻醉、气胸针穿刺进入胸膜腔，抽气至呼吸困难缓解。对大量气胸患儿，一般每日或隔日抽气1次。

（2）胸腔闭式引流术：行肋间切开插管术，即按常规部位消毒、局部麻醉、切开皮肤约1.5cm，用血管钳沿肋骨上缘垂直分离皮下组织及肌层，刺破胸膜腔，将7～8mm口径的鱼口状橡皮管插入气胸腔，切口缝线固定于胸壁上，导管外端接水封瓶。适用于张力性气胸。

3.胸膜粘连术　由于自发性气胸复发率高，为了预防复发，将单纯理化剂、免疫赋活剂、纤维蛋白补充剂、医用黏合剂及生物刺激剂等引入胸膜腔，使脏层和壁层两层胸膜粘连从而消灭胸膜腔间隙，使空气无处积存，即所谓“胸膜固定术”。英国胸科协会（BTS）指南认为化学性胸膜固定术仅适用于不适宜外科手术治疗的持续性漏气患者，不推荐作为首选治疗方法。

4.手术治疗　在经内科积极治疗仍不能复张时，需考虑手术治疗。可在不开胸的情况下经胸腔镜器械操作切口行胸腔内肺楔形切除术、肺大疱结扎术。

（陈　宁）

第八节　胸腔积液

胸膜腔是胸壁与肺部之间的潜在间隙。因肺脏、心脏或全身性疾病导致胸膜腔内液体生成过快或吸收过缓，即可产生胸腔积液（pleural effusion）。胸腔积液为胸部或全身疾病的一部分，按病因治疗尤为重要。按其发生机制可分为漏出性胸腔积液和渗出性胸腔积液两类。漏出液常在纠正病因后吸收。渗出性胸膜炎的常见病因为肺炎、结核和结缔组织病。按有无感染可分为感染性胸腔积液和非感染性胸腔积液。引起成人胸腔积液的主要病因是肿瘤和结核；而在儿童感染性胸腔积液占绝大多数，常见病原依次为支原体、细菌、结核。胸腔积液病因复杂，该病严重影响儿童身体健康，临床应尽早明确胸腔积液的原因以制订相应的治疗方案。

【病因】

引发胸腔积液以渗出性胸膜炎最多见，感染为其最常见病因。

1.胸膜毛细血管通透性增加　如胸膜炎症、结缔组织病、肿瘤，产生胸腔渗出液。

2.胸膜毛细血管内静水压增高　如充血性心力衰竭、缩窄性心包炎，产生胸腔漏出液。

3.胸膜毛细血管胶体渗透压降低　如低蛋白血症、肝硬化、肾病综合征等，产生胸腔漏出液。

4.壁胸膜淋巴引流障碍　癌症淋巴管阻塞、发育性淋巴管引流异常等，产生胸腔渗出液。

5.外伤所致胸腔内出血、食管破裂、胸导管破裂等　产生血胸、脓胸、乳糜胸。

胸腔漏出液与渗出液的区别见表3-4。

表3-4 胸腔漏出液和渗出液的区别

	漏出液	渗出液
病因	非炎症所致	炎症、创伤、肿瘤
外观	淡黄色、透明，浆液性	深黄浑浊，血性、脓性、乳糜性
比重	＜1.018	＞1.018
凝固性	多不能自凝	易凝固
细胞数	＜100×10^6/L	＞500×10^6/L
蛋白定量	＜25g/L	＞30g/L
糖定量	接近血糖	多低于或接近血糖

【诊断要点】

1.临床表现

（1）呼吸系统常见表现：积液量少时，可无临床异常症状，或有明显胸痛，吸气时加重，随着积液增加，胸痛减轻或消失。中、大量胸腔积液可出现气短、胸闷、呼吸困难，甚至出现端坐呼吸并伴有发绀。

（2）原发病症状：有些胸腔积液是原发于肺或胸膜，也可能是全身性疾病在胸膜腔的一个表现，可能伴有严重的基础疾病，如心血管疾病、肾脏疾病及全身消耗性疾病等，故仔细询问病史和观察患者症状，全面体格检查，对于胸腔积液的病因诊断十分重要。

2.体征　胸腔积液的体征与积液的多少有关。少量积液时，可无体征；也可有胸痛致患侧胸部呼吸运动受限，胸式呼吸减弱，触及胸膜摩擦感。中至大量胸腔积液，患侧叩诊浊音，触觉语颤减弱或消失，听诊时患侧浊音区呼吸音减弱或消失，在积液上方和健侧呼吸音增强。大量胸腔积液同时伴有患侧胸廓饱满，气管、纵隔向健侧移位。

3.辅助检查

（1）影像学检查

1）胸部X线：可见大片致密阴影，没有肺纹理，肺底部积液可见患侧“膈肌”升高。通过X线片可初步判断积液量：少量胸腔积液肋膈角变钝，其上缘在第4肋前端以下；中等量胸腔积液上缘在第4肋前端以上，第2肋前端平面以下；大量胸腔积液上缘达第2肋前端以上。包裹性积液局限于一处，不随体位而改变。

2）胸部CT：胸部CT清晰显示积液的同时，还能显示肺内、纵隔及胸膜病变情况，有助于分析积液的病因。

3）胸部超声：胸部超声检查可估计积液量的多少，还可鉴别胸腔积液、胸膜增厚及积液内有无分隔等。另外，对包裹积液可提供较准确的定位诊断，通过积液定位有助于胸腔积液的抽取。

（2）胸腔穿刺液的检查

1）外观：脓胸多为浑浊，有臭味；结核多为黄绿色，易凝结；支原体感染为淡黄色，清亮或略浑浊；乳糜胸呈白色或黄白色乳状液。

2）比重、细胞数及分类、蛋白等检查：脓胸白细胞数显著升高＞10×10^9/L，以中性粒细胞为主；结核细胞数多为（500～5000）$\times10^6$/L，以淋巴细胞为主；寄生虫感染多为嗜酸性粒细胞增加；乳糜胸细胞数多为1×10^9/L，以淋巴细胞为主（＞80%）；血胸更多见于肿瘤和结核。

3）pH、葡萄糖测定：有助于鉴别胸腔积液的病因。脓胸pH多呈酸性（多小于7.25），支原体肺炎合并胸腔积液pH多呈碱性（多大于7.45）。积液葡萄糖显著降低最常见于脓胸，另外，类风湿病全身型伴发胸腔积液也可出现葡萄糖明显降低。支原体肺炎合并胸腔积液葡萄糖接近血糖。

4）酶：乳酸脱氢酶（LDH）、淀粉酶、腺苷脱氨酶（ADA）活性测定，区别漏出液和渗出液，细菌或结核胸腔积液。LDH反映胸膜炎症反应，感染性积液如脓胸积液、肺炎支原体肺炎合并胸腔积液多＞1000U/L；LDH/血液LDH＞3，应注意淋巴瘤。如血胸积液淀粉酶升高超过血淀粉酶，注意胰腺源性血胸。结核ADA升高，但也有文献表明ADA在区别结核和感染性积液中意义不大。

5）脂类测定：有助于鉴别乳糜胸和假性乳糜胸。胸腔积液甘油三酯＞1.26mmol/L提示乳糜胸。

6）病原体：胸液涂片和细菌培养有助于明确感染性胸腔积液的病原。

7）胸腔积液MP-DNA或RNA检测：可以协助肺炎支原体肺炎（MPP）的诊断。

（3）活检

1）经皮胸膜活检：在B超或CT引导下经皮胸膜活检对分析积液病因有重要的意义。

2）胸腔镜或开胸活检：对经上述检查仍不能确诊者，必要时经胸腔镜或开胸直视下活检，是诊断胸腔积液最直接而准确的方法。

【治疗要点】

胸腔积液为胸部或全身疾病的一部分，临床表现形式多样，针对病因治疗尤为重要。一般极少量胸腔积液不需处理；一些少量胸腔积液的患者只需进行诊断性穿刺或者是无须抽液，治疗原发病即可。中等、大量胸腔积液做胸腔穿刺明确积液的性质，结合病史及各项辅助检查明确胸腔积液的病因针对性治疗，并且通过放液解除心、肺、血管等受压情况，避免纤维蛋白沉着、胸膜增厚，改善呼吸，从而保护肺功能。

1.脓胸　急性脓胸治疗原则是控制感染、引流胸腔积液及促使肺复张。针对脓胸的病原菌应尽早、全身应用敏感抗菌药物治疗。引流是脓胸最基本的治疗方法，反复抽脓或闭式引流。可用2%碳酸氢钠（SB）或生理盐水反复冲洗胸腔，或注入尿激酶和链激酶，减少或清除胸膜粘连或间隔形成，使脓液变稀易于引流。慢性脓胸出现胸膜增厚、肺脏不能膨胀、胸廓塌陷、脓腔不能闭合，出现限制性通气功能障碍，应考虑外科胸膜剥脱术等治疗。

2.结核性胸膜炎　多数患者用抗结核药物治疗效果满意。大量胸腔积液者每周抽液2～3次，每次抽液不宜超1L，直至胸液完全吸收。急性结核性渗出性胸膜炎全身毒性症状严重、胸腔积液较多者，在使用抗结核药物的同时，可加用糖皮质激素。

3.支原体肺炎合并胸腔积液　单纯支原体肺炎合并胸腔积液如果没有明显呼吸窘迫症状，多不需要胸腔闭式引流或胸腔穿刺放液，只需积极控制原发病、纠正低蛋白血症、给予糖皮质激素或丙种球蛋白抑制全身炎症反应、中和毒素，胸腔积液多可自行吸收。如胸腔积液合并细菌感染，则需按脓胸处理原则进行处理。

4.乳糜胸　因胸腔积液含有较多淋巴细胞及免疫因子，很少合并感染，多不需抗生素。保守治疗多可自愈。给予胸腔穿刺放液，如每日穿刺量达10ml/（kg·d），则考虑胸腔闭式引流。同时，禁食长链脂肪酸，食用中链脂肪酸或无脂饮食，严重乳糜胸需禁食给予全静脉营养支持3～4周，减少胸导管液体产生，促进胸导管裂口愈合。如保守治疗无效，可给予生长抑素［3～5μg/（kg·h）］抑制淋巴液在肠道的生成。也可给予胸腔内注射红霉素（30mg/kg加入25%葡萄糖10ml，缓慢注入胸腔，夹闭12h，视乳糜液减少情况决定使用次数，间隔48h可重复），引起胸膜腔无菌性炎症，从而促使胸导管闭口处胸膜粘连、胸膜腔粘连闭塞。经过上述治疗多可治愈。

5.儿童恶性胸腔积液　最常见原因是恶性淋巴瘤。胸腔积液也可继发神经母细胞瘤、肺癌、乳腺癌等，以及原发胸膜的肿瘤如恶性间皮瘤。恶性胸腔积液预示肿瘤患者预后不良。针对原发病化疗或放疗；少量积液可不处理待自然吸收，中等量以上积液有压迫症状，应行胸腔穿刺抽出积液，每周2～3次。抽液量不宜过多过快，防止发生胸膜性休克及同侧扩张性肺水肿。在抽吸胸腔积液后，胸腔内注入抗肿瘤药物、生物免疫调节剂、胸膜粘连剂，采用对症支持疗法。

6.全身性疾病导致胸腔积液　如存在全身消耗性疾病、低蛋白血症、心脏疾病、肾脏疾病等导致的胸腔积液，多为漏出液，应积极治疗原发病，提高胶体渗透压、纠正低蛋白血症；减低心脏后负荷，降低胸膜毛细血管静水压，从而减少胸腔积液的生成，促进积液的吸收。

（陈　宁）

第九节　咯　　血

咯血（hemoptysis）是儿童呼吸系统疾病较常见的症状之一。由于儿童咳嗽反射弱或不会将血液咯出，这一症状往往被忽视。很多儿童仅表现为贫血、咳嗽，只有在大量咯血或反复发作时才被发现。因此，在临床上，早期发现咯血相关症状、早期诊断至关重要。儿童咯血病因多样，不仅包括呼吸系统疾病，还包括心血管疾病和其他系统疾病，明确咯血的病因是合理治疗的前提。大咯血是儿科危重症之一，可引起窒息、失血性休克，如不及时救治会危及患儿生命。

【定义及病因】

咯血是指喉及喉以下呼吸道任何部位的出血，经口腔排出的一种临床症状，可表现为咯鲜血或痰中带血。目前对于儿童咯血量界定尚无统一标准。一般认为24h内咯血＞8ml/kg或200ml为大咯血，需积极处理。

咯血的病因多样，一般应从以下几个方面分析。①呼吸系统疾病：气管、支气管、肺部疾病，如感染性疾病，包括急、慢性支气管炎，肺炎，肺结核，肺侵袭性真菌感染等；支气管、肺结构发育异常，如肺隔离症等；支气管扩张症、囊性纤维化；其他如创伤、肿瘤、支气管异物、特发性肺含铁血黄素沉着症等。②循环系统疾病：如先天性心脏病、肺动脉高压、肺栓塞、肺血管畸形等。③全身性疾病：如出凝血功能障碍、结缔组织病等。儿童咯血病因见表3-5，西方国家以囊性纤维化引起的支气管扩张症多见，我国则以感染性疾病相对多见。

表3-5　儿童咯血病因

常见原因	少见原因
支气管炎	外伤
肺炎	血管畸形
肺结核	先天性心脏病
呼吸道异物	特发性肺动脉高压
支气管扩张症	肺栓塞
肺含铁血黄素沉着症	肿瘤
囊性纤维化	出凝血功能障碍
	肺肾综合征
	血管炎

【诊断要点】

1.首先明确是咯血　详细询问咯血时的情况，包括咯血量、颜色和性状，与咳嗽的关系，是否伴有鼻出血或呕吐等，注意排除鼻出血和呕血。临床易误把鼻咽部的上呼吸道出血当成咯血。因此，咯血时要仔细检查有无鼻腔或口咽部的出血，必要时请耳鼻喉科或口腔科医师会诊以明确诊断。

2.判断咯血量　咯血量不同，其病因、预后及紧急处理方法不同。需要注意的是，儿童通常会将痰液或出血咽下，因此，咯血在年龄较小的患儿中少见，常以贫血为首发症状。

3.临床表现及体征　首先要详细询问病史、进行全面的体格检查，根据患儿的临床特点分析导致咯血可能病因，具体见表3-6。

（1）支气管炎、肺炎：是小儿咯血最常见的原因。常伴有发热、咳嗽、咳痰。咳铁锈色痰多见于肺炎球菌肺炎，砖红色胶冻样血痰见于肺炎杆菌肺炎，刺激性干咳见于肺炎支原体肺炎。结合临床表现可确诊。

（2）肺结核：多起病缓慢，患儿有长期低热、咳嗽、乏力、盗汗、食欲缺乏、消瘦等中毒症状，应想到肺结核咯血的可能。空洞型肺结核、支气管内膜结核等可发生咯血。询问卡介苗接种史及结核接触史，胸部X线、结核菌素试验（PPD）及结核感染T细胞斑点试验（T-SPOT）、痰液及胃液涂片抗酸染色有助于诊断。

（3）支气管扩张：长期咳嗽、咳脓痰与体位变化有关，反复咯血、发绀和杵状指（趾）、肺部持续存在局限的湿啰音，应考虑支气管扩张。注意引起支气管扩张的原发基础疾病，如原发性纤毛不动综合征、免疫缺陷病、囊性纤维化、变应性曲霉菌病等。

（4）肺含铁血黄素沉着症：是一组肺泡毛细血管出血性疾病，常反复发作，表现为反复咳嗽、咯血或咳铁锈色痰及缺铁性贫血。急性期CT双侧呈磨玻璃样或云絮状阴影；慢性期双肺可见网粒状阴影。痰液、胃液或支气管肺泡灌洗液找到含铁血黄素细胞是诊断的主要依据。

（5）支气管异物：小婴儿突发咯血，伴有咳嗽、喘息或呼吸困难表现，有或无异物吸入史或呛咳史，应高度怀疑支气管异物。

（6）先天性心脏病：如房间隔缺损、室间隔缺损、法洛四联症、大动脉转位、先天性肺静脉闭锁等，通常以少量咯血为主要表现。主动脉-肺动脉侧支循环、支气管动脉扩张，可引发大量咯血。左心衰竭、肺水肿引起咯血、粉红色泡沫样痰、肺部大量水泡音，可通过病史协助诊断。

（7）咯血伴皮肤瘀点、瘀斑、贫血等全身表现：应注意全身出血性疾病如血小板减少性紫癜、白血病；咯血伴有其他多器官多系统损害者，应考虑结缔组织病如系统性红斑狼疮、韦格纳（Wegener）肉芽肿的可能等。

（8）肺血管畸形：少见病因，是引起大咯血的主要病因之一。临床表现为突发性大量咯血，部分患儿因大量咯血可出现窒息、失血性休克等。包括肺动静脉瘘、肺动脉缺如、支气管支动脉瘤等。胸部CTA及支气管镜等可协助诊断。

表3-6　咯血的临床特点及可能病因

除咯血，伴有的其他临床特点	可能的疾因
发热、咳嗽、咳痰	支气管炎、肺炎
反复下呼吸道感染，咳脓痰，杵状指	支气管扩张，肺脓肿
反复咳嗽、缺铁性贫血，肺部弥漫性病变	特发性肺含铁血黄素沉着症
胸痛、呼吸困难	肺栓塞
劳力性呼吸困难，乏力，夜间呼吸困难，咳粉红色泡沫痰	充血性心力衰竭，左心室功能不全，二尖瓣狭窄
抗凝剂的使用	药物引起的凝血功能异常
旅行史，传染病接触史	结核病，寄生虫病
与月经关系密切	子宫内膜异位

4.辅助检查

（1）全血细胞计数及凝血象检查：红细胞计数与血红蛋白测定有助于判断贫血、出血程度；嗜酸性粒细胞增多提示寄生虫病的可能性；血小板减少见于原发血小板减少性紫癜。如怀疑出凝血功能异常，应进行毛细血管脆性试验、血小板计数、DIC等检查。

（2）病原学检查：如怀疑肺部感染性疾病引起的咯血，需要进行痰液病原学检查，包括细菌、真菌、抗酸杆菌培养；病毒核酸或抗原测定。PPD及T-SPOT有助于结核病的诊断；G试验、GM试验有助于侵袭性肺真菌病的诊断；寄生虫抗体检测有助于诊断包括肺吸虫、包虫在内的寄生虫感染。

（3）细胞学检查：如怀疑肺含铁血黄素沉着症应进行痰液、胃液，必要时进行支气管肺泡灌洗液（BALF）检测含铁血黄素细胞等。

（4）结缔组织病检查：如怀疑结缔组织病导致咯血，应检查尿常规、血清肌酐及尿素氮、抗核抗体（ANA）、抗中性粒细胞胞质抗体（ANCA）、抗肾小球基底膜（GBM）抗体、补体、红细胞沉降率和C反应蛋白等。

5.胸部影像学检查　对于咯血的诊断至关重要，可定位出血部位，判断病灶范围，帮助选择治疗的手段。

（1）胸部X线：临床上较容易获得，是诊断咯血的第一步，可协助判断病灶的范围和出血部位，同时进行病情的监测。然而大约33%的咯血患儿胸部X线片正常，仅46%的出血部位和35%的出血原因可由胸部X线检查明确。因此，胸部X线检查在咯血病因诊断中的作用有限。

（2）胸部CT及胸部CT血管造影（CTA）：对于咯血的诊断和病因探寻非常重要。有助于发现出血部位，而且对于一些疾病可明确诊断，如炎症、支气管腔内的占位或异物等，并可用于患儿的随访、治疗效果的评估。如果病变部位较隐蔽，或体动脉来源血管管径较细，就很难有阳性结果，对于亚段及以下节段的肺栓塞诊断价值有限。

（3）数字减影血管造影（DSA）：是诊断血管病变的金标准，可同时进行栓塞治疗，达到止血的目的。禁忌证为严重出血倾向、未能控制的全身感染及重要脏器衰竭。

6.心脏超声　可发现心脏病变和心脏周围大血管异常。如咯血患儿伴有心脏杂音、发绀等表现，或胸部X线片发现心影增大、肺血增多或稀少时，首先应行心脏超声及大血管的检查。

7.支气管镜　是诊断和治疗咯血的重要工具，不仅可辅助明确咯血的病因，发现出血部位，而且可行病原学、细胞学、组织学和免疫学分析以协助诊断。

支气管镜在大咯血抢救中起着至关重要的作用，可准确、迅速地明确出血部位，清理凝血块，保持呼吸道通畅，直接进行局部止血治疗。但要注意，咯血期间进行支气管镜检查有一定的危险性，严重出血会阻碍探查呼吸道的视野，检查本身也会导致支气管黏膜刺激和出血，因此，其应用受到一定限制。原则上有明显心力衰竭、严重心律失常和出凝血功能障碍未纠正者，为支气管镜检查的禁忌证。在施行支气管镜检查时应做好必要的抢救准备，除必要的药物和急救设备外，还包括双腔气管插管及后续开胸手术准备。

8.基因检测　对明确由基因缺陷所导致的疾病有重要价值，如检测*ENG*和*ALK1*基因突变有助于诊断遗传性出血性毛细血管扩张症。怀疑遗传性肺动脉高压可检测*BMPR2*、*SMAD9*等基因。

【治疗要点】

治疗原则：针对病因治疗、止血治疗及预防咯血引起的窒息、失血性休克。

1.一般治疗　保持安静，卧床休息，避免活动。年长儿注意心理疏导，消除恐慌情绪。有呼吸困难者吸氧。对精神紧张及严重咳嗽者，可适当给予镇静镇咳治疗，同时注意加强护理，及时清理呼吸道分泌物，保持呼吸道通畅。一侧肺疾患致大出血时应向患侧侧卧，以保持健侧呼吸道通畅。急性大咯血致循环血容量不足或重度贫血者给予输血治疗。合并感染者必要时给予抗感染治疗。

2.药物止血治疗

（1）垂体后叶素：大咯血时使用。该药起效迅速且效果显著，有收缩肺小动脉和毛细血管的作用，减少肺血流量，从而使咯血减少。参考使用剂量：0.1 ～ 0.2U/kg，加50g/L葡萄糖注射液20ml，20min静脉滴注，之后0.1 ～ 0.2U/kg，加50g/L葡萄糖注射液200ml持续静脉滴注。用药过程中需监测心率、血压等。若滴注过程中出现头痛、面色苍白、心悸、恶心、出汗、胸闷、腹痛、排便感、血压升高，应减慢输注速度或立即停药。

（2）其他止血药物：血凝酶静脉滴注、肌内或皮下注射，儿童0.3 ～ 0.5U，每12小时皮下注射1次。

3.原发病治疗　咯血明确诊断后应积极进行原发病的治疗，如特发性肺含铁血黄素沉着症、自身免疫性疾病，可给予激素或其他免疫抑制剂治疗，参考相关疾病治疗方案。

4.介入治疗

（1）支气管镜：在大咯血抢救中起至关重要的作用，可局部应用止血药物：快速镜下注入冷盐水2ml和1/10 000肾上腺素2ml反复灌洗，或应用血凝酶（巴曲亭）直接注射到出血部位，其间勿使出血流入正常支气管。也可应用球囊压迫，至出血停止数小时后撤出。对于黏膜出血可直接应用激光和冷冻止血，吸引分泌物或血凝块，解除呼吸道阻塞，镜下直接确诊并取出支气管异物等，为进一步治疗创造条件。但应注意其禁忌证。

（2）选择性支气管动脉栓塞术：采用介入放射学行选择性支气管动脉造影术联合支气管动脉药物灌注和栓塞术治疗儿童咯血，具有微创、止血快、疗效好、并发症少等优点，已广泛应用于临床。其适应证为非手术治疗不能控制的大咯血；病变虽适宜外科治疗，但正值咯血期、手术风险较大，可先行栓塞术控制出血，再择期手术；无外科治疗指征的反复咯血，虽然咯血量不大，但严重影响患儿的正常生活；经各种影像学检查和支气管镜检查仍不能明确出血来源者，可先行诊断性支气管动脉造影，然后酌情行栓塞治疗。

5.外科手术治疗　动脉栓塞治疗失败或大咯血出血部位明确、病变局限肺叶内、无手术禁忌证者，可行肺叶切除。

6.并发症的处理　窒息和失血性休克是大咯血的严重并发症，也是致死的重要原因。发生大咯血时，应严密监测患儿生命体征，患侧卧位，保持呼吸道通畅。对出现休克者需要迅速给予扩容、输血等抗休克治疗，同时，注意抗感染、纠正酸中毒等支持疗法。对于病因未明的咯血患儿，病情稳定期仍需警惕再次大咯血。

总之，导致儿童咯血原因复杂，临床医师需详细询问病史，进行全面体格检查，选择合理的辅助检查，积极寻找病因，并正确评估病情，采取综合治疗。

（陈　宁）

第十节　难治性肺炎支原体肺炎

难治性肺炎支原体肺炎尚无明确的定义，目前普遍接受的是肺炎支原体肺炎经大环内酯类抗菌药物正规治疗7d及以上，临床征象加重，仍持续发热、肺部影像学加重者，可考虑为难治性肺炎支原体肺炎。

【诊断要点】

1.呼吸系统表现　年长儿多见，病情较重，以持续发热、剧烈咳嗽、呼吸困难等为主要表现，中高度发热多见，部分患儿发热时伴畏寒、头痛、胸痛、胸闷等症状。病初大多呈阵发性干咳，少数有黏痰，偶有痰中带血丝，咳嗽逐渐加剧，个别患儿可出现百日咳样痉咳，病程及住院时间长。婴幼儿症状相对较重，可出现喘息或呼吸困难。年长儿肺部湿啰音出现相对较晚，可有肺部实变体征。重症病例可合并胸腔积液和肺不张，也可发生纵隔积气、气胸、坏死性肺炎等。少数患儿表现危重，发展迅速，可出现呼吸窘迫，甚至需要呼吸支持或体外膜肺支持，可导致死亡。

2.其他系统表现　多发生在起病2d至数周，可出现皮肤、黏膜系统、心血管系统、血液系统、神经系统、消化系统等其他系统表现。

（1）皮肤、黏膜损伤常见，皮肤受累的程度不一、表现多样，斑丘疹多见，重者表现为史-约综合征（Stevens-Johnson syndrome）；黏膜损伤通常累及口腔、结膜、尿道，可出现水疱、糜烂和溃疡。

（2）心血管系统受累多为心肌损害，也可引起心内膜炎、心包炎、血管炎，可出现胸闷、头晕、心悸、面色苍白、出冷汗等症状。

（3）血液系统以自身免疫性溶血性贫血常见，其他还有血小板减少性紫癜及单核细胞增多症、噬血细胞综合征、弥散性血管内凝血等。还可伴有肺、脑、脾脏等器官及外周动脉的栓塞。

（4）神经系统可有吉兰-巴雷综合征（Guillain-Barré syndrome）、脑炎、脑膜炎、脑脊髓膜炎和梗阻性脑积水等表现。

（5）消化系统受累可引起肝大和肝功能障碍，少数患儿可发生胰腺炎。

（6）其他：肾小球肾炎和IgA肾病、中耳炎、突发性耳聋、结膜炎、虹膜炎、葡萄膜炎、关节炎及横纹肌溶解等。

3.实验室诊断

（1）急性期和恢复期MP-IgM或MP-IgG抗体滴度呈4倍或4倍以上增高或减低时，可确诊为肺炎支原体（MP）感染。

（2）白细胞计数多正常，重症患儿的WBC计数$>10\times10^9$/L或$<4\times10^9$/L。部分患儿出现血小板增多。C反应蛋白多数明显升高，血清乳酸脱氢酶（LDH）多明显升高。D-二聚体检测则有助于判断是否存在高凝状态。

4.影像学表现　胸部影像学表现进行性加重，表现为肺部病灶范围扩大、密度增高、胸腔积液，甚至有坏死性肺炎和肺脓肿。

5.儿科软式支气管镜下表现　气管、支气管壁水肿，溃疡形成，重者可有肺泡上皮剥脱和呼吸道内黏液栓。支气管黏膜肿胀、平滑肌痉挛，管腔堵塞通气不畅，形成肺不张。黏膜糜烂坏死，可有胶冻样坏死物堵塞气道，黏膜肉芽组织增生及管腔狭窄、塌陷甚至闭塞等。

【治疗要点】

1.抗菌药治疗　若有合并其他病原微生物的证据，则参照CAP指南选择联合使用其他抗菌药物。

（1）大环内酯类抗菌药物：为目前治疗儿童MPP的首选抗菌药物。阿奇霉素用法：10mg/（kg·d），qd，重症可连用5～7d，4d后可重复第2个疗程，但对婴儿，阿奇霉素的使用尤其是静脉制剂的使用要慎重。红霉素用法：每次10～15mg/kg，q12h，疗程10～14d，个别严重者可适当延长。

（2）四环素类抗菌药物：包括多西环素、米诺环素（美满霉素）、替加环素等，因可能使牙齿发黄或牙釉质发育不良等不良反应，应用于8岁以上患儿。

（3）喹诺酮类抗生素：可能对骨骼发育产生不良影响，18岁以下儿童使用受到限制。使用此类药物时应进行风险/利益分析。

2.*糖皮质激素* 多数研究采用常规剂量与短疗程，甲泼尼龙1～2mg/（kg·d），疗程3～5d。也有研究采用冲击疗法取得了良好的效果。C反应蛋白、LDH明显升高，可作为给予全身糖皮质激素治疗的参考指标。如有明显咳嗽、喘息，胸部X线显示肺部有明显炎性反应及肺不张，可应用吸入型糖皮质激素，疗程1～3周。

3.*丙种球蛋白* 如果合并中枢神经系统病变、免疫性溶血性贫血、免疫性血小板减少性紫癜等自身免疫性疾病，可考虑应用丙种球蛋白，一般采用1g/（kg·d），1～2d。

4.*儿科软式支气管镜* 支气管镜通过局部灌洗通畅呼吸道，结合异物钳或活检钳、细胞毛刷等，清除下呼吸道分泌物与痰栓。少数患儿存在黏膜肉芽组织增生，或因管壁纤维化收缩导致不可逆的支气管闭塞，可采用支气管镜下球囊扩张治疗，而呼吸道内炎性肉芽肿致呼吸道堵塞、狭窄，影响远端通气且有相应症状或导致反复感染者可采用支气管镜下冷冻治疗。介入治疗应严格掌握指征。术前应仔细评估、权衡利弊，操作应技术娴熟，术中、术后严密观察，及时处理可能出现的并发症。

5.*肺外并发症的治疗* 如患儿合并肺外并发症，给予相应的对症治疗。

（单丽沈）

第十一节 塑型性支气管炎

塑型性支气管炎是指内生性异物致局部或广泛性支气管堵塞，导致肺部分或全部通气功能障碍，因其内生性异物堵塞支气管，取出时呈支气管塑型而得名。但目前对其命名尚有争议，在国内，该病也被称作纤维素性支气管炎、管型支气管炎和成形支气管炎。

【诊断要点】

1.*原发病的临床表现* 反复咳嗽、喘息、呼吸困难，可伴有发热或胸痛，而咳痰或咯血症状少见。

2.*塑型性支气管炎的表现* 儿童起病隐匿、进展快、症状重，临床表现多样，从轻症到危及生命的重症皆有可能（急性呼吸窘迫类似异物吸入症状）。偶见患儿可自行咳出痰栓样碎片或条索样物，或经支气管镜检查发现气管或支气管内有内生性管型阻塞而取出。大部分患者无法咳出，往往会延误诊断。塑型性支气管炎是基础疾病继发而来的内生性气道异物，不同于外源性异物，可堵塞单侧或双侧支气管，也可广泛堵塞肺段和肺叶，短时间内可突然出现严重呼吸困难。

3.*低氧血症的表现* 顽固性低氧血症，发绀、血氧饱和度下降、二氧化碳潴留；中毒性脑病，呼吸循环衰竭导致的器官功能不全，如心衰、胃肠道出血、肾功能障碍等多器官功能障碍综合征（MODS）表现。部分病例可有急性肺出血。重者可出现呼吸抑制，严重者甚至死亡。

4.*伴发的临床表现* 儿童常伴有肺炎、气管扩张、先天性心脏病、支气管哮喘、囊性纤维化等疾病，我国多例病例表明本病可能是肺炎支原体肺炎气道黏膜损害的重要表现。

5.*肺部查体* 听诊双肺呼吸音粗，管型形成不对称，可一侧呼吸音减低，闻及喘鸣音及痰鸣音。典型者表现为患侧呼吸音减低，呼吸增快，鼻翼扇动，三凹征，反常呼吸。严重缺氧者可出现发绀、中毒性脑病甚至多脏器功能不全。管型部分松脱时，可闻及特殊的“振羽声”。

6.影像学改变　表现不一，除原发肺炎的表现外，可累及局部肺段或肺叶，也可为广泛堵塞，典型表现为肺不张及同侧浸润影，近肺门处可见含气支气管影，而远端不见含气支气管征，可伴有气胸、纵隔气肿。

7.纤维支气管镜下表现　可见塑型部位黄白色管型填塞，气道管型取出后在生理盐水中可延展，外观似树枝样，颜色为白色、黄色或粉红色，有韧性，不易折断，部分伴有咯血。与常见的黏液栓相比，塑型性支气管炎的管型较大，性状更黏，常被形容为“牙膏样”，取出内生性异物管型病理学检查，其外观呈条索状、树枝状，镜下主要为炎性细胞、纤维素、黏蛋白等。

【治疗要点】

1.一般治疗　严密监测生命体征，观察病情变化，氧疗、维持酸碱平衡及电解质稳定。

2.病因治疗　积极治疗原发病，如肺炎应给予抗生素控制感染，哮喘患儿应用激素及气管解痉剂，气胸、脓胸等要引流等。

3.雾化吸入治疗　可雾化吸入布地奈德减轻炎症反应、乙酰半胱氨酸溶解痰液，从而降低痰液的黏滞性，并使痰液液化而易咳出。

4.纤维支气管镜治疗　纤维支气管镜取出支气管管型并进行气道清理是塑型性支气管炎最有效的治疗方法。应用支气管镜探查可以明确管型部位，直接清除支气管管型可以迅速改善局部通气，促进炎症吸收，加速病变黏膜修复，避免支气管狭窄闭塞，改善预后。在经纤维支气管镜介入治疗中，首先对痰栓堵塞部位进行肺泡灌洗，如反复灌洗管型未能清除，则需应用活检钳进行钳取，使用活检钳时动作轻柔，避免出血。并可通过支气管镜局部给予盐酸氨溴索、布地奈德等药物治疗，减轻局部炎症，抑制管型形成。总之，纤维支气管镜是诊断和治疗塑型性支气管炎最有效的、最重要的方法。

（单丽沈）

第 4 章 心血管系统

第一节 暴发性心肌炎

暴发性心肌炎是心肌炎最为严重和特殊的类型，其起病急骤，病情进展迅猛，短时间内可出现循环衰竭以及严重心律失常，并可伴有呼吸衰竭和肝肾功能衰竭，早期病死率极高。该病易被漏诊或误诊，故早期识别、及时诊断并积极治疗尤为重要。

【病因】

病因包括感染、药物、毒素、自身免疫疾病等。病毒感染最常见，如柯萨奇病毒、腺病毒、流感病毒、EB病毒、肝炎病毒等。近几年国外研究发现微小病毒B19及人类疱疹病毒6在暴发性心肌炎中的检出率大大提高，微小病毒B19成为主要病原体。

【发病机制】

发病机制包括病毒介导的心肌损害以及免疫介导的组织损伤。免疫机制在发病过程中起着重要作用，一方面，免疫反应抑制病毒复制，促进病情恢复，对病毒介导的心肌损伤有保护作用；另一方面，持续过度的免疫反应进一步加剧心肌的炎症反应，促进了心肌的坏死和心室肌的收缩功能障碍。

【诊断要点】

1.症状　起病隐匿，表现多种多样且无特异性。早期症状不易识别，多以消化道、呼吸道及神经系统等心外症状为首发表现。发病年龄以学龄期儿童为主，不同年龄临床症状不同，婴幼儿以食欲缺乏、呕吐、腹泻等消化道症状为主；年长儿多表现为腹痛、咳嗽、气促、胸闷、胸痛、心悸、面色苍白、乏力等。在起病24～48h可出现急性心功能不全、阿-斯综合征或严重心律失常。

2.体征　精神反应差、意识障碍、苍白、发绀、心率增快或明显减慢、心律失常、低血压、第一心音低钝、奔马律、肝脏增大、肢端凉等。

3.实验室检查

（1）心肌酶谱：在早期诊断中的价值已逐渐降低，但动态监测有助于病情严重程度分层及预后评估。

（2）心肌肌钙蛋白（cTn）：具有较高的特异性和敏感性，并且在血中浓度窗口期持续时间长，为首选标志物。

（3）N末端B型利钠肽原（NT-proBNP）：通常显著升高，提示心功能受损严重，是诊断心功能不全及其严重性、判断病情发展和转归的重要指标。

（4）心肌损伤新型标志物：心型脂肪酸结合蛋白（H-FABP）具有更高的心脏特异性。基质细胞衍生因子-1（SDF-1）对判断预后及预测心肌纤维化的发生有较高的价值。

（5）其他：血清C反应蛋白、血白细胞介素-10和肿瘤坏死因子-α的明显增高对诊断具有提示意义。

4.心电图　可早于心肌酶的改变，多无特异性。包括广泛ST-T改变、窦性心动过速、高度传导阻滞（房室传导阻滞、束支阻滞、室内传导阻滞），以及各种异位心律失常。

5.超声心动图　室壁运动减弱、左心功能减退、左心室射血分数明显下降（往往同时伴有一过性的室间隔增厚，而左心室舒张末期内径几乎正常）及瓣膜反流等。

6.胸部X线　心影不大或稍增大，肺门血管影增强、上肺血管影增多、肺野模糊等。

7.心脏磁共振成像　诊断价值主要体现在对心肌组织学改变的评价。无创性，具有较高的灵敏度和特异度。2009年《美国心脏病学会杂志》（JACC）推荐心脏磁共振成像检查在心肌炎中的诊断标准：①在T_2加权成像上，局部或全心心肌信号强度增高；②钆剂增强扫描时，T_1加权像全心心肌早期增强显影；③钆剂增强扫描时，心肌呈延迟强化信号。符合以上3条中的2条及以上者可诊断为心肌炎。

8.血清病原学检测　血清病毒抗体检测、病毒基因检测等对明确病原体有帮助。

9.心内膜活检　尽管心内膜活检仍作为诊断心肌炎的“金标准”，但目前在儿科领域尚难以应用推广。

【治疗要点】

一旦诊断，立即开始救治，积极抗心律失常和纠正包括心力衰竭在内的血流动力学紊乱，保证有效组织灌注。故治疗需争分夺秒，除高效的血管活性药物、抗心律失常药物及保护心肌治疗外，甚至需机械性心肺辅助装置支持治疗。

1.一般治疗

（1）绝对卧床休息：一般建议休息至少6个月，6个月后如超声心动图显示左心室大小和功能恢复正常、24h动态心电图监测以及运动试验均未发现显著心律失常发作，则可开始进行日常活动。

（2）镇静、吸氧：保持安静，必要时镇静。面罩或头涵吸氧，必要时呼吸机辅助通气。

（3）改善心肌能量代谢：磷酸肌酸钠1～2g/d静脉滴注；1,6-二磷酸果糖100～200mg/（kg·d），每日1次，7～10d；辅酶Q10每次10mg，每日2次。

（4）血流动力学监测：对于观察病情和判断疗效有重要意义。

2.抗病毒治疗　尽早给予抗病毒治疗有助于降低病死率和改善预后。药物选择应具有针对性，对于肠病毒和腺病毒感染患者，干扰素治疗效果较佳；疱疹病毒感染患者，选择阿昔洛韦或更昔洛韦；甲型或乙型流感病毒感染患者，选择奥司他韦。

3.免疫调节治疗　目前使用仍存在争议，但在成人暴发性心肌炎治疗中推荐尽早足量应用。

（1）静脉用丙种球蛋白：2g/kg，分1～2d使用，或常采用400mg/（kg·d），连续使用5d。

（2）糖皮质激素：使用指征①重症患者表现为突然的心力衰竭和心源性休克；②严重的心律失常和三度房室传导阻滞；③心肌活检证实为慢性自身免疫性心肌炎，病毒检测阴性。甲泼尼龙10～30mg/（kg·d），连续冲击3d后短期内减停，或氢化可的松5～10mg/（kg·d），连用3d，逐渐减量，改为口服泼尼松或甲泼尼龙，至3～4周停用。

4.控制心力衰竭和抗休克治疗

（1）正性肌力药物：心力衰竭时应用小剂量洋地黄应减量1/3～1/2，需谨慎使用。

（2）血管活性药物

1）多巴胺及多巴酚丁胺：如心排血量不足，可用多巴胺2～10μg/（kg·min），剂量不宜超过15μg/（kg·min）。也可与多巴酚丁胺合用，剂量各10μg/（kg·min）。

2）米力农：负荷量25～50μg/kg，15min内缓慢注射，维持量0.25～0.75μg/（kg·min）。宜短期静脉应用，一般不超过1周。

（3）利尿剂

1）呋塞米（速尿）：每次1mg/kg，每日1～2次。

2）奈西利肽（新活素）：负荷量1.5μg/kg，静脉缓慢推注，继以0.0075～0.015μg/（kg·min）滴脉滴注，也可不用负荷量而直接静脉滴注，疗程一般3d，不超过7d。

5.纠正严重心律失常

（1）胺碘酮（乙胺碘呋酮）：初剂5～10mg/kg，分成1～2mg/kg，每隔数分钟1次，以后每日用5～10mg/kg。

（2）电复律：控制心室颤动（室颤）、室性心动过速（室速）。

（3）安装临时心脏起搏器：如药物治疗无效，仍反复出现严重心律失常如病态窦房结综合征，三度房室传导阻滞合并室速、心室扑动（室扑）交替出现时使用。

6.体外膜肺氧合（ECMO） 目前已成为公认的危重难治性暴发性心肌炎患者的重要救治措施。采用静脉-动脉（V-A）模式。当患者出现下列情况之一时，应考虑进行ECMO治疗：①严重泵功能衰竭［射血分数（EF）＜35%，心排指数＜2.0L/（min·m^2）］，使用2种以上正性肌力药物和血管活性药物不能稳定循环持续3h以上；②抗心律失常药物使用下仍出现致命恶性心律失常，如反复室速或室颤；③严重缓慢心律失常使用临时起搏器治疗无效；④心脏停搏。但最佳应用及撤机指征仍需进一步探索。

7.呼吸支持治疗 患者出现充血性心力衰竭、肺水肿、呼吸窘迫、低氧血症时应尽早应用机械通气治疗。

（邢艳琳）

第二节 心内膜弹力纤维增生症

心内膜弹力纤维增生症（endocardial fibroelastosis，EFE）是婴幼儿时期严重的心血管疾病之一，发病年龄大多小于1岁。其病理改变主要是心内膜下弹力纤维和胶原纤维增生致心内膜增厚左心室受累。其病因及发病机制尚不清楚，有学者认为EFE是胎儿时期曾发生胎儿心肌炎，出生后发展为EFE，也可能与宫内缺氧、宫内感染导致心内膜发育不良及遗传因素、自身免疫因素有关。EFE是一类由不同病因所致的具有相似临床症状、体征及病理表现的综合征。

【诊断要点】

1.临床分型

（1）根据超声心动图可分为原发性和继发性。继发性指伴发于某些先天性畸形，如左心发育不良、主动脉瓣狭窄、室间隔缺损等。

（2）根据临床表现、病程特点可分为3型：暴发型、急性型、慢性型。暴发型：年龄多在6周内，婴儿突然出现心力衰竭、心源性休克，可出现猝死。急性型：常见，年龄在6周至6个月之内，起病急，呼吸困难于1～2周加重，若未经适当治疗多在2～3周死于心力衰竭。慢性型：发病稍缓慢，年龄多在6个月以上，进展缓慢，迁延3个月至数年不等。经治疗1/3可获缓解并存活至成年，1/3可因反复心力衰竭而死亡。也有开始以急性型发病，经过治疗演变为慢性型。临床上以急性型为多见。

2.临床表现　主要见于婴儿，多于出生后3～6个月呼吸道感染时被发现，主要表现为急、慢性心力衰竭，易并发肺炎而诱发心力衰竭加重死亡。常见症状：发热、咳嗽、气促、吃奶减少、多汗、口周发绀、体重增加缓慢、生长发育迟缓、面色苍白、活动耐力差、精神萎靡等。体征：心界扩大，心音低钝，心率增快，可闻及奔马律，一般无杂音或仅有轻度的收缩期杂音。合并二尖瓣关闭不全的心尖部听到收缩期杂音。

3.辅助检查

（1）心电图：左室增大占多数，部分表现为右室或双室增大。以ST-T改变为主要表现，T波低平或倒置。少数出现房室传导阻滞或室性心律失常。新生儿可表现为电轴右偏、右室大，病史长者可有肺动脉高压和双室肥厚。

（2）超声心动图检查：①左室显著扩大，呈球形，室间隔和左室后壁运动幅度减弱；②心内膜增厚、回声增强，与心肌界限明显，具有特征性；③二尖瓣改变：左房室腔扩大，二尖瓣环相对缩小，前后瓣叶增厚，前叶活动幅度明显减少，导致二尖瓣关闭不全，瓣膜反流；④心脏收缩及舒张功能降低，E/A降低。

（3）胸部X线：左室增大或心影呈球形增大，左心缘搏动减弱，肺纹理增粗。

4.鉴别诊断

（1）病毒性心肌炎：6个月内婴儿中少见，多有病毒感染史，心电图以ST-T改变、心律失常为主，超声心动图无心内膜增厚表现。心力衰竭控制后，心脏扩大逐渐恢复。

（2）扩张型心肌病：多见于3岁以上患儿，病情进展较缓慢，超声心动图示左室扩大，但心内膜不增厚，无回声增强表现。

（3）心肌致密化不全：各年龄段均可发病，婴儿发病较重。心脏超声提示存在厚而致密化不全的内膜层和薄而致密的心外膜，彩色多普勒超声检查显示小梁间隙血流与心室腔相通。致密化不全心肌与致密化心肌厚度比＞1.5。

【治疗要点】

1.基本治疗　限制体力活动，必要时可给予镇静。限制液体入量，注意输液速度。控制呼吸道感染，纠正贫血。

2.药物治疗

（1）急性心力衰竭可用毛花苷C：小于2岁0.03～0.04mg/kg，大于2岁0.02～0.03mg/kg，首次给总量的1/2，余量分2次每6小时给总量的1/4，12h达饱和；饱和后12h用地高辛维持量，维持量为总量的1/4。地高辛主张长期服用，心力衰竭控制后逐渐减量。应坚持服用其维持量并依据患儿体重增加而增加其维持量，维持用药直至症状消失。X线、心电图恢复正常后1～2年方可停药。过早停用药物可导致心力衰竭复发。重症加用多巴胺、多巴酚丁胺等心血管活性药物。

（2）血管紧张素转化酶抑制剂（ACEI）及利尿剂：ACEI须从小剂量开始，逐渐增加，维持至心功能恢复。对急性心力衰竭者可用呋塞米，维持治疗可用氢氯噻嗪和螺内酯交替或联合使用。但长期使用者应注意水电解质平衡。

（3）有学者认为EFE为自身免疫性疾病，中和体内的抗原或抗体是免疫治疗的一种方法，最常用的是静脉注射大剂量免疫球蛋白，在抗心力衰竭治疗基础上，应用IVIG治疗。糖皮质激素可有效降低心肌炎性反应，减少自身抗体免疫反应导致的心肌及瓣膜损害，泼尼松1.5mg/（kg·d），服用8周后逐渐减量，至0.25～0.5mg/（kg·d）作为维持量，直至心电图正常，X线胸片接近正常，逐渐停药，疗程1～1.5年。

（4）营养心肌及改善心肌代谢：可用磷酸肌酸钠、1,6-二磷酸果糖、辅酶Q10等营养心肌及改善心肌代谢药物。有血栓栓塞者需抗凝治疗。

3.外科治疗　对于药物难以控制的因瓣膜反流造成的心力衰竭应及时行瓣膜置换手术。EFE终末期应行心脏移植。

【预后】

早期诊断、早期治疗、坚持长期规律治疗是决定预后的主要因素之一。EFE 1/3病例可临床痊愈；1/3留有症状，心电图异常或心脏肥大X线改变；1/3死亡。有舒张功能障碍和房室瓣大量分流者、病情反复者、有家族心肌病病史者预后不良，死亡病例多为年龄小于6个月的婴儿，尤其是3个月内的有急性心力衰竭小婴儿。如果临床症状消失、无阳性体征，X线、心电图、超声心动图均正常，则认为临床痊愈。

（王　策）

第三节　感染性心内膜炎

感染性心内膜炎是由各种病原微生物引起的心血管内膜感染性疾病。病原体在受损的心脏瓣膜、心腔内膜及大血管内膜上生长繁殖形成赘生物，如赘生物碎片脱落可导致远处栓塞或血源性种植。

【诊断要点】

1.易感因素　先天性心脏病最多见，如室间隔缺损、动脉导管未闭、主动脉瓣狭窄、二尖瓣脱垂伴反流等。先天性心脏病外科手术应用人工瓣膜、管道、修补材料及术后残余分流或梗阻的病例均易发生感染性心内膜炎。心导管检查、经导管介入治疗、静脉内置管等也是易感因素。另外，拔牙、洗牙、牙周手术、扁桃体摘除术等均可能导致菌血症，也是引起感染性心内膜炎的高危因素。

2.病原微生物　约80%以上的病例由链球菌和葡萄球菌引起。链球菌中以草绿色（α溶血性）链球菌最常见，营养变异链球菌、牛链球菌较前增多。葡萄球菌中以凝固酶阳性葡萄球菌（金黄色葡萄球菌）多见，且近年来有比例增多趋势，凝固酶阴性葡萄球菌（表皮葡萄球菌）少见。此外，β溶血性链球菌、肺炎链球菌、肠球菌、革兰氏阴性杆菌（铜绿假单胞菌、沙门杆菌及HACEK菌组等）少见。非细菌病原体包括伯纳特立克次体（Q热病原体）、巴尔通体、衣原体等。新生儿感染性心内膜炎主要由金黄色葡萄球菌、凝固酶阴性葡萄球菌和B族链球菌引起。

3.临床表现　发热、疲劳、寒战、出汗、苍白、乏力、食欲缺乏、体重减轻、肌痛、关节痛等非特异性表现。新生儿心内膜炎临床表现不典型，病死率高。

（1）发热：最常见，体温多超过38℃，热型不规则或低热，少数病例体温可正常。

（2）心功能不全及心脏杂音：部分病例尤其在先天性心脏病或经手术矫治后的病例中，可呈心功能不全或原有心功能不全加重。瓣膜损伤后的反流可出现相应的心脏杂音，或使原有杂音的性质及响度发生改变。

（3）血管征象：瘀斑（球结膜、口腔黏膜、躯干及四肢皮肤）及Janeway斑（手掌和足底红斑或无压痛的出血性瘀点）在小儿较少见。主要血管（肺、脑、肾、肠系膜、脾动脉等）栓塞可出现相关部位的缺血、出血症状，如胸痛、咯血、头痛、呕吐、失语、偏瘫、抽搐、昏迷、血尿和腹痛等。

4.实验室检查　血白细胞总数增高，中性粒细胞比例升高，红细胞和血红蛋白可呈进行性降低。血清C反应蛋白增高，红细胞沉降率增快，补体降低。尿常规可见蛋白尿和镜下血尿。病程超过6周者可出现类风湿因子阳性。尽可能在应用抗生素之前进行血培养检查及药物敏感试验，在24h内分别从不同静脉点取血2～3次，每次采血量尽量多些，分别采用需氧和厌氧培养基，必要时加做真菌培养。对术中取得的赘生物或感染组织也应做培养及分子生物学检查。另外，血清学检查有助于对非细菌性病原体等进行诊断。

5.超声心动图　是感染性心内膜炎心腔内病变的标准诊断方法。主要征象包括赘生物、腱索断裂、瓣膜穿孔、心内修补材料部分裂开、心内脓肿及人工瓣膜瓣周脓肿等。小儿以赘生物最常见。

附：小儿感染性心内膜炎诊断标准（中华医学会儿科学分会心血管学组，《中华儿科杂志》编辑委员会，2010年）

1.病理学指标

（1）赘生物（包括已形成栓塞的）或心脏感染组织经培养或镜检发现微生物。

（2）赘生物或心脏感染组织经病理检查证实伴活动性心内膜炎。

2.临床指标

（1）主要指标

①血培养阳性：分别2次血培养有相同的感染性心内膜炎的常见微生物（草绿色链球菌、金黄色葡萄球菌、凝固酶阴性葡萄球菌、肠球菌等）。

②心内膜受累证据（超声心动图征象）

a.附着于瓣膜、瓣膜装置、心脏或大血管内膜、人工材料上的赘生物。

b.腱索断裂、瓣膜穿孔、人工瓣膜或缺损补片有新的部分裂开。

c.心腔内脓肿。

（2）次要指标

①易感染条件：基础心脏疾病、心脏手术、心导管术、经导管介入治疗、中心静脉内置管等。

②较长时间的发热≥38℃，伴贫血。

③原有的心脏杂音加重，出现新的心脏杂音，或心功能不全。

④血管征象：重要动脉栓塞、感染性动脉瘤、瘀斑、脾大、颅内出血、结膜出血、Janeway斑。

⑤免疫学征象：肾小球肾炎、Osler结、Roth斑、类风湿因子阳性。

⑥微生物学证据：血培养阳性，但未符合主要标准中要求。

3.诊断依据

（1）具备下列①～⑤项任何之一者可诊断为感染性心内膜炎：①临床主要指标2项；②临床主要指标1项和临床次要指标3项；③心内膜受累证据和临床次要指标2项；④临床次要指标5项；⑤病理学指标1项。

（2）有以下情况时可以排除感染性心内膜炎诊断：有明确的其他诊断解释心内膜炎表现；经抗生素治疗≤4d临床表现消除；抗生素治疗≤4d手术或尸解无感染性心内膜炎的病理证据。

（3）临床考虑感染性心内膜炎，但不具备确诊依据时仍应进行治疗，根据临床观察及进一步的检查结果确诊或排除感染性心内膜炎。

【治疗要点】

1.抗生素治疗　根据血培养结果选择杀菌型、具有较大穿透性的抗生素。早期、足量、足疗程，静脉给药、联合用药。治疗通常需要4～6周，需监测抗生素血药浓度，特别是氨基糖苷类抗生素和糖肽类抗生素。

（1）链球菌性心内膜炎

1）青霉素敏感：青霉素20万U/（kg·d），分4～6次，静脉滴注，4周；或头孢曲松100mg/（kg·d），1次/日，静脉滴注，4周。无青霉素时可用氨苄西林或阿莫西林替代。

2）青霉素不敏感：青霉素30万～40万U/（kg·d），分次，q4～6h，静脉滴注，4周；或头孢曲松100mg/（kg·d），1次/日，静脉滴注，4周。最初2周加用庆大霉素3mg/（kg·d），分次，q8h，静脉滴注。

3）青霉素或头孢曲松过敏：万古霉素30～40mg/（kg·d）（日总量＜2g），分次，q8h，静脉滴注（持续＞1h），4周。

（2）葡萄球菌性心内膜炎：苯唑西林200mg/（kg·d），分次，q4～6h，静脉滴注，6周。最初3～5d加或不加庆大霉素3mg/（kg·d），分次，q8h，静脉滴注。对青霉素过敏，耐药或疗效不佳者可用万古霉素联合庆大霉素。应用利福平时需与耐青霉素酶的青霉素、氨基糖苷类药物或万古霉素合用。表皮葡萄球菌性心内膜炎宜以万古霉素、庆大霉素、利福平联合治疗。

（3）肠球菌性心内膜炎：宜首选氨苄西林，300mg/（kg·d）（日总量<12g），分4次静脉注射，联合应用庆大霉素，4～6周。对青霉素不耐受者可选用万古霉素联合庆大霉素治疗6周。有些肠球菌对庆大霉素或其他氨基糖苷类抗生素耐药，对链霉素敏感者，可选用链霉素替代庆大霉素。多重耐药肠球菌性心内膜炎可选用利奈唑胺30mg/（kg·d），q8h，静脉注射，≥8周。

（4）革兰氏阴性杆菌性心内膜炎：选用第3、4代头孢菌素，头孢曲松100mg/（kg·d），qd，静脉注射；或氨苄西林-舒巴坦300mg/（kg·d），q4～6h，静脉注射，4～6周。

（5）真菌性心内膜炎：多数为念珠菌和曲霉感染，分阶段治疗。第一阶段：应用两性霉素B，试验剂量0.1mg/kg（最大量0.5mg），静脉注射，如能耐受，首日0.5mg/kg，每隔1～2d逐渐增加剂量至3mg/（kg·d），维持剂量，疗程6～8周，常需感染瓣膜置换术；第二阶段：换用氟康唑（大扶康）3～6mg/（kg·d），qd，口服，2～4年。

（6）血培养阴性心内膜炎：为经验治疗，需结合临床特点、病程经过、是否应用过抗生素、社区性感染还是院内感染、瓣膜感染类型、人工瓣膜植入时程及当地细菌耐药情况等进行判断，选择合适的抗生素。

2.外科手术治疗

（1）二尖瓣或主动脉瓣损坏，重度反流或赘生物堵塞导致心力衰竭。

（2）经过合适的抗生素治疗1周以上仍持续发热、血培养阳性，并排除心外病因。

（3）心脏瓣膜穿孔、破损、瓣周脓肿或瘘管形成，赘生物增大呈现局部感染扩散。

（4）大型或有脱落风险的赘生物，特别是位于左心瓣膜上的赘生物。合适的抗生素开始治疗2周，发生≥1次栓塞事件。

（5）真菌或多重耐药病原体引起的心内膜炎等。

3.支持治疗　包括休息、营养和输血等，如有心力衰竭，给予对症处理。

【随访】

在抗生素治疗疗程完成时应进行超声心动图检查，评估心脏瓣膜形态、功能、反流程度及赘生物状况，作为以后随访复查时的对照。治愈患者有复发和再感染的风险，因此，应告知患者家属心内膜炎治疗后可能再次发作。

【预防】

预防对象限于感染性心内膜炎高危病例，在接受涉及牙龈及牙齿根尖周围组织或引起口腔黏膜破损的牙科手术前给予抗生素预防。

（邢艳琳）

第四节　川　崎　病

川崎病是一种急性自限性血管炎，主要发生于婴幼儿，也可见于年长儿甚至成人，以发热、双侧非渗出性球结膜充血、杨梅舌及口唇皲裂、肢端改变、皮疹和颈部淋巴结肿大为主要临床特征。目前已成为儿童后天性心脏病的首位病因。川崎病患儿可出现冠状动脉扩张或冠状动脉瘤，甚至可能出现心肌梗死、猝死或缺血性心肌病。

【诊断要点】

1.典型川崎病的诊断标准　根据2013年日本川崎病诊断标准和2017年AHA川崎病诊断指南，发热≥5d，具有至少4项临床表现：双眼结膜非化脓性充血；口唇潮红干裂，杨梅舌；躯干多形性红斑；卡介苗接种部位的红肿与硬结；手足硬肿，恢复期出现指甲移行处脱皮；非化脓性颈部淋巴结肿大（直径＞1.5cm）；如不满足以上5项中的4项，合并冠状动脉受累亦可诊断。

2.不典型川崎病的诊断标准　发热≥5d，具有2或3项临床指标，且C反应蛋白（CRP）≥30mg/L和（或）红细胞沉降率（ESR）≥40mm/h，有以下3项实验室指标及以上者可诊断：①白蛋白（ALB）≤30g/L；②年龄校正的贫血；③丙氨酸氨基转氨酶（ALT）升高；④发热1周后血小板计数（PLT）≥450×10^9/L；⑤外周血白细胞（WBC）≥15×10^9/L，以中性粒细胞比值（NE）为主。如患儿CRP和ESR均未升高但出现膜状脱皮，或患儿辅助指标不足3项，有心脏超声冠状动脉异常亦可诊断。需除外其他发热出疹性疾病。

3.冠状动脉异常的诊断

（1）冠状动脉扩张标准采用《川崎病冠状动脉病变的临床处理意见》（中华医学会儿科学分会心血管学组，2012年）。

1）冠状动脉直径5岁以下＞3mm，5岁及以上＞4mm。

2）内径≥邻近段的1.5倍。

3）小型冠状动脉瘤≤4mm；中型冠状动脉瘤＞4～8mm；大型或巨大冠状动脉瘤≥8mm。

（2）由于不同年龄体重冠状动脉直径差异较大，2017 AHA川崎病指南主张用体表面积校正的冠状动脉值（z值）诊断冠状动脉扩张更合适。

1）z值≥2.5为冠状动脉瘤（CAA）。

2）z值在2.0～2.5，并存在冠状动脉周围回声增强或冠状动脉缺乏正常的逐渐变细为冠状动脉扩张。

3）小型冠状动脉瘤≥2.5～5.0；中型冠状动脉瘤≥5.0～10.0；大型或巨大冠状动脉瘤≥10.0。

4.各脏器受累的临床表现

（1）心血管系统：心肌炎、心包炎、瓣膜反流、休克；冠状动脉异常；主动脉根部扩大。

（2）呼吸系统：支气管炎、支气管肺炎改变。

（3）肌肉骨关节：关节炎、关节肿痛。

（4）消化系统：腹泻、呕吐、腹痛、肝炎，黄疸、胆囊积液、胰腺炎。

（5）神经系统：易激惹、无菌性脑膜炎、面神经麻痹、感音神经性聋。

（6）泌尿系统：尿道炎，鞘膜积液。

（7）其他：腹股沟脱皮；咽后壁蜂窝织炎；前葡萄膜炎。

5.鉴别诊断

（1）麻疹。

（2）其他病毒感染（如腺病毒、EB病毒）。

（3）葡萄球菌和链球菌毒素介导的疾病（如猩红热和中毒性休克综合征）。

（4）药物过敏反应，包括Stevens Johnson综合征。

（5）全身性幼年特发性关节炎。

（6）脓毒症。

【治疗要点】

1.基本治疗　所有诊断为川崎病的患者在发热前10d内应给予静脉用丙种球蛋白（IVIG）静脉输入治疗（2g/kg，10～12h）；超过10d，如果仍然有发热，炎症指标明显升高，或伴有冠状动脉扩张，也需给予IVIG。阿司匹林30～50mg/（kg·d）分次口服，双嘧达莫3～5mg/(kg·d）分次口服。热退后，及时给予阿司匹林减量至3～5mg/（kg·d），分次口服，如果冠脉复查一直正常，疗程6～8周。

2.川崎病冠脉瘤的治疗

（1）巨大冠状动脉瘤患儿在严重炎症情况下具有血栓形成的高度危险，积极的抗凝和抗血小板治疗可明显提高预后。低分子肝素用法：＜12个月婴儿为150U/（kg·d）（预防）～300U/（kg·d）（治疗），分2次；≥12个月为100U/（kg·d）（预防）～200U/（kg·d）（治疗），分2次，皮下注射。

（2）巨大冠状动脉瘤患儿需要长期抗凝和抗血小板治疗，对于巨大冠状动脉瘤近期发生过冠状动脉栓塞的患者，有学者建议给予抗凝及双抗血小板（阿司匹林加波立维，或阿司匹林加双嘧达莫）治疗。

（3）波立维在我国的药物说明书上没有儿童适应证，但日本及美国心脏协会（AHA）的管理指南均有明确的儿童用法，＜2岁为0.2mg/kg，≥2岁为1mg/kg，每天1次。

（4）应用华法林抗凝总体调整国际标准化比值（INR）（范围1.5～2.5），根据冠状动脉瘤大小和病变严重程度决定INR靠近下限还是上限。

3.丙球不反应病例的治疗

（1）IVIG：治疗结束后至少36h热不退（1周内），无其他原因，炎症指标持续增高，需立即给予IVIG 2g/kg抗炎治疗。

（2）激素应用：第二剂IVIG联合激素对IVIG无反应患儿体温恢复和冠状动脉恢复均有效，但不会降低冠状动脉损害的风险。

（3）英夫利昔（infliximab，IFX）单抗：阻滞肿瘤坏死因子α（tumor necrosis factor-α，TNF-α）的功能是近年来新的一种治疗IVIG无反应性川崎病的方法。单次给药，5 mg/kg，静脉输液，给药时间大于2h。

（4）环孢素、血浆置换，目前国际上应用较少。

4.并发症的治疗

（1）川崎病休克综合征（KDSS），表现为低血压以及心脏舒张功能障碍，可以为心源性、分布性或混合型休克。建议按儿童脓毒症性休克对症处理，可应用血管活性药物如多巴酚丁胺、肾上腺素、去甲肾上腺素、多巴胺等。

（2）及时复查肝功能，白蛋白小于30g/L，须给予及时补充白蛋白治疗；及时纠正低钠血症。

（3）随着川崎病病情的缓解，各系统并发症给予对症治疗后均可缓解。

（王　策）

第五节　心　肌　病

心肌病是指非冠状动脉心脏病、高血压、心脏瓣膜病和先天性心脏病等所导致的心肌结构及功能异常的心肌疾病。根据心脏解剖形态与病理生理，将心肌病分为扩张型心肌病、肥厚型心肌病、限制型心肌病、致心律失常型右室心肌病及未分类心肌病。各类型又进一步划分为家族/遗传性（已知遗传缺陷和未知遗传缺陷）和非家族/遗传性（特发性和已知疾病）。

一、扩张型心肌病

扩张型心肌病是以左心室或双心室扩张、心肌收缩功能障碍为主要特征的心肌结构及功能异常。

【病因】

遗传因素中以常染色体显性遗传最多见，还可见常染色体隐性遗传、X染色体连锁及线粒体遗传。非遗传因素包括急慢性心肌炎、免疫功能及代谢异常、缺血性、药物毒素及心动过速性心肌病等。

【诊断要点】

1.*症状*　起病及进展缓慢，症状轻重不一。主要表现有心功能不全、心律失常，以及心腔内附壁血栓脱落后造成的体、肺循环栓塞等症状。发病早期婴幼儿常无明显症状，仅在体检时发现心脏扩大，年长儿可自诉胸闷、胸痛、乏力及心前区不适等症状。重者可出现心力衰竭及心源性休克。

2.*体征*　心尖搏动弥散或抬举感，心浊音界扩大，心率增快，第一心音减弱，有时可有奔马律，可闻及收缩期杂音，肝脏增大，下肢水肿等。

3.*心电图*　窦性心动过速，ST-T改变，左右心室肥大，以左室大为多见。可见各种类型心律失常。重者QRS低电压。

4.*胸部X线*　心影增大，透视下心脏搏动减弱，肺淤血、肺水肿。

5.*超声心动图*　各腔室明显增大，以左房左室增大为主；室间隔和左室后壁运动幅度减低；房室瓣开放幅度减小；收缩和舒张功能均明显降低，以收缩功能降低为主。

【治疗要点】

1.*一般治疗*　无心功能不全者，适当减少活动，避免剧烈运动；有心功能不全而未心力衰竭者，应限制活动；有心力衰竭者，应绝对卧床休息，吸氧。

2.*控制心力衰竭*　重症给予多巴胺、多巴酚丁胺及米力农等静脉滴注强心，病情改善后改用地高辛口服，注意减量慎用。呋塞米、卡托普利及硝普钠等减轻心脏负荷，注意监测电解质。β受体阻滞剂可发挥抗心肌细胞凋亡和抑制左室重构作用，可提高抗心力衰竭疗效。

3.*纠正心律失常*　心律失常不缓解或严重影响心功能者，应给予抗心律失常药物如胺碘酮等。

4.*控制感染*　呼吸道感染者应及时应用抗生素。

5.改善心肌代谢　磷酸肌酸钠、1,6 - 二磷酸果糖及辅酶Q10等。

6.抗凝治疗　如有栓塞、血栓，口服华法林。

7.免疫疗法　激素等免疫抑制剂疗效不一，有心肌炎者可用泼尼松1～2mg/（kg·d），口服,2周逐渐减量，共6～8周。丙种球蛋白静脉滴注200～400mg/(kg·d)，连用3～5d，对炎症性心肌病有一定疗效。免疫吸附法可清除患者血液中的自身免疫抗体，改善心功能。

8.手术治疗　重症患者积极药物治疗无效，心功能日益减退者可考虑心脏移植。无条件心脏移植者，可考虑左室减容手术。

9.细胞再生及基因治疗　目前尚处于试验阶段。

二、肥厚型心肌病

肥厚型心肌病是以心室壁和室间隔肌肉肥厚为特征的心肌疾病，以左心室受累为主，可引起左室流出道梗阻、舒张功能障碍及心肌缺血等病理生理改变。根据左心室流出道有无梗阻分为梗阻型和非梗阻型。

【病因】

在明确的病因中以遗传因素为主，包括家族性/肌节蛋白基因缺陷、先天性代谢缺陷、神经肌肉疾病及畸形综合征等，多呈常染色体显性遗传。此外，非遗传性病因主要见于糖尿病母亲婴儿，通常不需治疗。

【诊断要点】

1.临床表现

（1）症状：①心力衰竭：主要见于1岁以下婴儿，表现为喂养困难、烦躁、气促、生长发育落后等。②左室流出道梗阻、心肌缺血：主要见于年长儿，表现为胸痛、胸闷、心悸、乏力、劳力性呼吸困难、头晕、晕厥，甚至猝死。

（2）体征：心尖搏动增强，可触及抬举性搏动，心浊音界扩大，有时可听到奔马律，心律不齐。由于二尖瓣反流，可在心尖部闻及全收缩期杂音，并向左腋下传导。

2.辅助检查

（1）胸部X线：早期心影正常；心力衰竭时心影增大，肺纹理增强。

（2）心电图：左房增大，左室肥大，ST-T改变，有时在I、aVL及胸前导联呈现异常Q波，有助于早期诊断。少数可有房室传导阻滞、室上性或室性心动过速等心律失常。

（3）超声心动图：正常室间隔厚度在婴儿≤4mm，学龄前儿童≤5mm，年长儿≤8mm；室间隔与左室后壁厚度几乎相等。本病室间隔和左室后壁有对称性或非对称性增厚或局限、节段性增厚，心肌回声不均匀；心室腔内径正常或减小。在梗阻性肥厚型心肌病，室间隔/左室后壁≥1.3，多伴左室流出道狭窄。左心收缩功能在早期多正常，晚期显著降低。

（4）心脏磁共振：能够精确定义肥厚心肌的分布与类型，特别是对超声心动图不能确诊者。

（5）基因检测：查找突变基因，有助于诊断。

【治疗要点】

主要目的是缓解症状，减低心肌收缩力，改善心室顺应性和预防猝死。

1. 一般治疗　心肌显著肥厚者，应注意休息，避免剧烈运动。

2. 预防猝死　①β受体阻滞剂：首选普萘洛尔，开始剂量0.2～0.5mg/（kg·d），分2～3次口服，以后每3～5天增加一次剂量，4周内达最大耐受量2～3mg/（kg·d），疗程不短于8周。②钙通道阻滞剂：维拉帕米3～5mg/（kg·d），分3次口服。

3. 改善舒张功能　卡托普利2mg/（kg·d），分2～3次口服。

4. 控制心力衰竭　小剂量地高辛（仅用于心腔扩大、梗阻不明显或危及生命的快速房颤者）与β受体阻滞剂合用。也可短期应用米力农或氨力农。有明显容量负荷过重者可给予中小剂量利尿剂，常与β受体阻滞剂或钙通道阻滞剂同用。

5. 抗心律失常　可用β受体阻滞剂、胺碘酮、普罗帕酮，或置入心脏复律除颤器。

6. 化学消融术　如室间隔乙醇消融术。

7. 手术治疗　左室流出道有严重梗阻而药物治疗无效、左室与主动脉脉压差＞50mmHg，室间隔厚度＞15mm者，可手术切除室间隔肥厚肌层，或做左室流出道成形术。

三、限制型心肌病

限制型心肌病是以心室充盈受限、单侧或双侧心室舒张容量减少为特征的一类心肌病，但收缩功能和室壁厚度正常或接近正常，可伴增生性间质纤维化。儿童期极少发病。

【病因】

尚未明确。可能与感染诱发的自身免疫反应、继发于全身性疾病的心肌病变、遗传，以及心肌蛋白的基因突变有关。

【诊断要点】

1. 临床表现

（1）症状：起病隐匿，早期可无症状。以右心病变为主的表现包括颈静脉怒张、肝大、腹水及下肢水肿等。左心病变主要表现为胸痛、咳嗽、呼吸困难、乏力、运动耐力下降、咯血、晕厥、抽搐、甚至猝死等。

（2）体征：听诊肺底部可闻及啰音。心尖搏动减弱，心浊音界扩大，心率增快，可听到奔马律，左房室瓣区可闻及收缩期杂音。

2. 辅助检查

（1）胸部X线：心影轻度至中度增大，偶见心内膜可有线状钙化。右心病变者心影呈球形或烧瓶状，右心房增大；左心病变者左房增大明显，肺淤血。透视下心脏搏动减弱。

（2）心电图：心房增大，心室肥大，以右心室为主；部分有ST-T改变及异常Q波。可有窦性心动过速、房扑、房颤、房室传导阻滞、房性心动过速等心律失常。

（3）超声心动图：心房明显扩大，心室腔狭小，心内膜及左室壁增厚，心室舒张功能异常，收缩功能可正常。常有二尖瓣、三尖瓣关闭不全。可有少量至中量心包积液，少数可有附壁血栓。

（4）心内膜心肌活检：对诊断有重要价值。

【治疗要点】

1.一般治疗　注意休息，避免剧烈运动。预防感染。

2.药物治疗　无特效药物，酌情应用强心药、利尿剂及血管扩张剂等。对伴有脏器嗜酸细胞浸润者，可试用泼尼松1～1.5mg/（kg·d），分2～3次口服。发生血栓栓塞者予抗凝治疗。

3.置入式心脏复律除颤器　对有明显心脏缺血和（或）晕厥等猝死高危患者有利。

4.外科治疗　心内膜剥离术、心脏瓣膜置换术等。心脏移植可根治。

（邢艳琳）

第六节　急性心脏压塞

急性心脏压塞是指短时间内心包腔大量积液，致使心包受压，心室舒张期充盈受阻，引起一系列血流动力学异常，出现急性循环衰竭甚至心源性休克等，可危及生命，需紧急处理。

【病因】

病因包括细菌、结核、病毒、支原体及寄生虫等感染引起的心包炎，急性风湿热，结缔组织病，代谢性疾病，纵隔、肺部及其他恶性肿瘤侵犯心包，胸部外伤及心脏术后出血等。也可见于心包穿刺、心导管术及起搏器置入术等有创性操作导致的医源性创伤。

【诊断要点】

1.临床表现

（1）一般症状与体征：急性病容、发绀、胸痛、恶心、上腹部不适、意识改变、呼吸窘迫、心动过速。典型Beck三联征表现为心音遥远、搏动减弱，静脉压升高及动脉压下降、脉压减小。部分患者在左肺肩胛角和脊柱间叩诊实音，听诊呈管样呼吸音（Ewart征）。

（2）奇脉：吸气时脉搏明显减弱，采用血压计检查，吸气时动脉收缩压下降1.33～2.66kPa（10～20mmHg）或更多。

（3）静脉压升高：颈静脉怒张（Kussmaul征象，即吸气时颈静脉充盈更明显）、肝脏增大、肝-颈静脉回流征阳性。

（4）动脉压下降：部分患者出现烦躁不安、冷汗、面色苍白、肢端湿冷，甚至发生休克或晕厥。

2.辅助检查

（1）化验检查：取决于原发病。对心包穿刺液进行常规、生化及病原学检查。

（2）X线检查：心影可向两侧增大，呈烧瓶状或梨形，左右缘各弓消失。心影随体位而变化，卧位时心底部增宽。肺野清晰。透视下心搏减弱或消失。

（3）心电图：非特异性，如窦性心动过速、低电压、ST段抬高、T波低平或倒置等。当心包炎患者出现完全性电交替（P和QRS向量均随心搏而变化）时，要注意心脏压塞的发生。

（4）超声心动图：是重要的诊断方法。在左室后壁、右室前方、心尖部显示液性暗区。舒张早期的右室流出道塌陷和（或）舒张晚期和等容收缩期的右房游离壁内陷；吸气时右心室扩大，室间隔左移，左心室受压，二尖瓣开放延迟至左房收缩开始时才发生。

（5）血流动力学评估：中心静脉压明显增高，增高程度与心包积液量相关。

【治疗要点】

一经确诊，立即处理。

1.心包穿刺抽液　是缓解心包腔压力、减轻心脏压塞唯一有效的急救措施。应在心电监护或超声心动图监测下进行。必要时可重复进行或做闭式引流。

2.心包切开术　当穿刺后中心静脉压再次上升，重复穿刺放液后心脏压塞症状反复，外伤引起的心脏压塞以及心包肥厚可能转为缩窄性心包炎时可考虑心包切开。

3.病因治疗　查找病因，积极治疗原发病。

4.对症治疗　积极处理呼吸循环衰竭、心源性休克等。

（邢艳琳）

第七节　青紫型先天性心脏病缺氧发作的紧急处理

青紫型先天性心脏病，尤其是伴右室流出道梗阻者，如法洛四联症、大血管错位伴肺动脉瓣狭窄或右室双流出道伴肺动脉瓣闭锁等，常有突然缺氧发作（又称阵发性呼吸困难），轻者为时短暂且呈自限性，重者可危及生命，为先天性心脏病常见急症之一，需积极进行抢救。以下重点讨论法洛四联症缺氧发作的特点及其处理。

【临床特点】

1.诱因　法洛四联症缺氧发作常见于2岁以下的婴儿，而年长儿较少见。发作最常出现在体循环血管阻力处于最低时，如常在晨起或喂奶后不久，啼哭及大便也可诱发。此外，贫血、直立性低血压（如蹲踞后突然站立）、脱水、发热等致体循环血管阻力急速下降时也可促使缺氧发作。情绪激动、酸中毒、心血管造影等可刺激右室流出道肌肉发生痉挛，引起一过性肺动脉阻塞，肺血流量突然减少，也可促使缺氧发作。

2.症状及体征　缺氧发作开始表现为呼吸加快、加深、烦躁、青紫逐渐加重，继之呼吸减慢、心动过缓，若持续时间稍长可致神志不清、抽搐、偏瘫甚至死亡。听诊时可发现心脏原有的杂音变轻或消失，待发作终止后，杂音又可重现。严重的缺氧发作伴有pH下降，出现明显的高碳酸血症和代谢性酸中毒。

【紧急处理】

1.膝胸位　发作时应置婴儿于膝胸位，这种体位一方面可增加小动脉的阻力，以维持体循环的压力，减少心腔内右向左分流；另一方面可减少腔静脉血回流。

2.吸氧　给氧是必要的，严重青紫时应经面罩给100%浓度的氧。

3.药物

（1）吗啡：可镇静及缓解右室流出道痉挛，剂量为0.1～0.2mg/kg，皮下注射，或用葡萄糖液稀释后缓慢静脉注射。

（2）β受体阻滞剂：严重缺氧发作时，可给予普萘洛尔0.05～0.1mg/kg，溶于葡萄糖液中缓慢静脉注射。为预防发作，可口服普萘洛尔1～3mg/（kg·d），分2次，对大部分患儿可减少缺氧发作。

（3）升压药：如上述药物效果不明显，可应用升压药如去氧肾上腺素（每次0.05mg/kg）、间羟胺等，以增高血压；尤其伴低血压患儿，可减少心内右向左分流，改善冠状血管灌注和全身情况。

（4）碱性药物：为快速纠正酸中毒，可给予碳酸氢钠静脉滴注，常用5%碳酸氢钠每次1.5～5ml/kg，有条件时，应做血气分析，根据碱缺失计算碳酸氢钠用量。

（5）禁用地高辛等正性收缩能药物，以免加重右室流出道梗阻。

4.手术治疗　如经上述处理后，仍然未能控制症状发作，可做急诊外科姑息手术，通常应用体-肺循环分流术或右室流出道疏通术。

5.其他　对相对贫血者，应及早给予铁剂以预防或减少缺氧发作。

（文广富）

第八节　肺动脉高压

【定义】

肺动脉高压（pulmonary arterial hypertension，PAH）是不同病因导致的，以肺动脉压和肺血管阻力升高为特点的一组病理生理综合征，肺动脉高压可导致右心室负荷增加，最终发生右心衰竭，临床常见、多发，且致残、致死率均很高。肺动脉高压的诊断标准尚未完全统一，目前多主张以海平面静息状态下右心导管测得的肺动脉平均压（mean pulmonary artery pressure，mPAP）≥25mmHg，运动状态下mPAP≥30mmHg为诊断标准。

【肺动脉高压的分类】

肺动脉高压有不同的分类方法。

（1）根据发病原因是否明确，分为原发性肺动脉高压和继发性。

（2）根据肺动脉阻力、心排血量和肺动脉楔压增高情况分为三类。

1）由肺动脉阻力增大引起的称为毛细血管前性肺动脉高压，如原发性肺动脉高压、肺栓塞。

2）由心排血量增加引起的称为高动力性肺动脉高压，如先天性心脏病、甲状腺功能亢进等。

3）由动脉楔压增高引起的称为毛细血管后性肺动脉高压，如二尖瓣狭窄、左心衰竭等，又称为被动性肺动脉高压。

有些肺动脉高压的发生不是单一因素所致，称为多因性肺动脉高压，又称为反应性肺动脉高压。

（3）根据临床病因分类：按伴发肺动脉高压的临床疾病进行分类，它们有着不同的病理学、病理生理学特点，诊断和治疗也各不相同。

1）肺动脉高压：①特发性。②家族性。③相关因素所致：结缔组织病，先天性体-肺分流性心脏病，门静脉高压，HIV感染；其他如甲状腺疾病、糖原贮积症、戈谢病（Gaucher disease）、遗传性出血性毛细血管扩张症、血红蛋白病、骨髓增生性疾病及脾切除。④肺静脉和（或）毛细血管病变所致肺静脉闭塞病、肺毛细血管瘤。⑤新生儿持续性肺动脉高压。

2）左心疾病所致的肺动脉高压：左心房及左心室的心脏疾病，二尖瓣或主动脉瓣疾病，收缩功能不全，舒张功能不全，瓣膜病。

3）肺部疾病和（或）低氧所致的肺动脉高压：慢性阻塞性肺疾病，间质性肺疾病，睡眠呼吸障碍，肺泡低通气病变，慢性高原病，发育异常性疾病。

4）慢性血栓和（或）栓塞性肺动脉高压：肺动脉近端血栓栓塞，肺动脉远端血栓栓塞，非血栓性肺栓塞［肿瘤、寄生虫（或虫卵）、外源性物质等］。

5）其他疾病：结节病，组织细胞增生症，淋巴管瘤病，肺血管压迫性病变。

【肺动脉高压的分级】

1. *右心导管压力分级*　根据静息条件下右心导管测得的mPAP对肺动脉高压进行分级，轻度为26～35mmHg；中度为36～45mmHg；重度为＞45mmHg。

2. *超声心动图分级*　超声心动图诊断肺动脉高压的参考标准：

（1）除外肺动脉高压：三尖瓣反流速率≤2.8m/s，肺动脉收缩压≤36mmHg，无其他超声心动图参数支持肺动脉高压。

（2）可疑肺动脉高压：三尖瓣反流速率≤2.8m/s，肺动脉收缩压≤36mmHg，有其他超声心动图参数支持肺动脉高压；三尖瓣反流速率2.9～3.4m/s，肺动脉收缩压37～50mmHg，伴或不伴有其他超声心动图参数支持肺动脉高压。

（3）肺动脉高压可能性较大：三尖瓣反流速率＞3.4m/s，肺动脉收缩压＞50mmHg，伴或不伴有其他超声心动图参数支持肺动脉高压。

运动多普勒超声心动图不推荐用于肺动脉高压的筛查，其他一些可以增加肺动脉高压可疑程度的超声心动图参数包括肺动脉瓣反流速率的增加和右心射血时间的短暂加速；右心腔内径增大、室间隔形状和运动的异常、右心室壁厚度的增加和主肺动脉扩张，但这些参数均出现在肺动脉高压较晚期。

较常用的是根据伯努利（Bernoulli）方程，通过超声心动图测量三尖瓣反流速率，结合右心房压力值，可以估算肺动脉收缩压（pulmonary arterial systolic pressure，SPAP）。公式如下：

$$\mathrm{SPAP}=4V^2+\mathrm{RAP}$$

其中，V为三尖瓣反流速率；RAP为右心房压。RAP近似值：无或少量三尖瓣反流时，5mmHg；轻、中度三尖瓣反流时，10mmHg；重度三尖瓣反流，右心明显增大时，15mmHg。

【临床表现】

1. *症状*　儿童PAH的症状与成人不同。婴儿常表现为低心排血量、食欲缺乏、发育不良、出汗、呼吸急促、心动过速和易激惹。此外，婴儿和年长儿由于卵圆孔未闭导致右向左分流，出现劳累后发绀。无明显卵圆孔未闭分流的患儿常表现为用力后晕厥。儿童期之后，其症状与成人相同，最常见的为劳累后呼吸困难，有时有胸痛。右心衰竭常见于10岁以上有长期严重PAH的患儿，年幼儿罕见。所有年龄段的儿童均可有恶心、呕吐，这反映了心排血量的下降。胸痛可能是由于右心室缺血所致。

2. 体征　除原发病的症状外，可出现与PAH和右心衰竭有关的体征（表4-1）。

表4-1　PAH的主要体征

与PAH有关的体征	右心衰竭体征
P_2亢进并分裂	外周静脉淤血
右心室肥大	右心房压力高
"a"波增强	右心室第三、第四心音
"v"波增强	三尖瓣反流
舒张期杂音（肺动脉瓣反流）	肺动脉瓣区喷射性收缩期杂音
全舒张期杂音（三尖瓣反流）	

【诊断】

1. 胸部X线　胸片可见右心室增大，肺动脉段突出，外周肺野的情况取决于肺血流量。肺血管阻力增加导致肺血流量减少，外周肺野纹理进行性减少。末端肺血管的稀疏"截断"现象在成人常见而在儿童罕见。

2. 心电图　可出现右心室、房肥厚，电轴右偏，心肌劳损，RV1明显增高，P波高尖，P-R间期正常或稍延长。

3. 多普勒超声心动图　是最常用、最有意义的无创性影像诊断方法。超声心动图在寻找儿童先天性或获得性心脏病中作用极其重要。典型的儿童PAH超声心动图表现与成人相似：右心室、右心房扩大，左心室大小正常或缩小。多普勒超声可估测肺动脉压，常用的方法有三种。

（1）测量三尖瓣反流血流速度：PAH者常伴三尖瓣反流。在心尖部位应用连续多普勒超声可测到三尖瓣反流的最高流速，根据公式计算肺动脉收缩压（PAP），$PAP=4V^2\times1.23$（为三尖瓣反流最高流速）。

（2）测量肺动脉瓣反流速度：大部分先天性心脏病（先心病）及几乎所有合并RAH的患儿可有肺动脉瓣反流。测量舒张末期的反流速度可估计肺动脉舒张末期压力。根据舒张末期血流速度（V）可算得肺动脉与右心室的舒张期压差，然后按回归方程$4V^2=0.61\times PADP-2.0$直接计算肺动脉舒张压（PADP）。

（3）测量右室收缩时间：用超声多普勒血频谱测量右室射血前期（RPEP）、右室射血时间（RVET）和加速时间（AT），计算出RPER/RVET、RPEP/AT的比值，估测肺动脉平均压（PAMP）及肺动脉收缩压（PASP）。公式为$PASP=5.5\times RPEP/AT-0.8$；$PAMP=43.2\times RPEP/AT-4.6$；当$RPER/RVET>0.3$时提示PAH。

4. 放射性核素显像　经心血池显像通过测定右室射血分数（RVEF）等估测肺动脉压，此指标与肺动脉压呈负相关。若$RVEF\leqslant40\%$，则认为有PAH的存在。此外，还可通过心肌灌注显像、肺显像方法估测肺动脉压。

5. 磁共振显像（MRI）　MRI能清晰地显示心脏和大血管的结构并进行功能和代谢分析。通过主肺动脉内径及右心室壁厚度以及大血管内信号强度的时相变化可估测肺动脉压。

6. 右心导管术　是测定肺动脉压最可靠的方法，可直接测定肺动脉的压力，还可进行药物急性扩血管试验以评价肺血管的反应性并指导药物治疗。

采用血管扩张剂进行急性扩血管试验常用药物：①静脉用依前列醇（PGI2），剂量2～12ng/（kg·min），半衰期2～3min；②吸入NO，剂量10～80ppm，半衰期15～30s；③静脉用腺苷50～200ng/（kg·min），半衰期5～10s。急性药物试验的阳性标准尚无统一意见，可接受的最低反应为PAMP至少降低15%～20%或较前下降10mmHg，心排血量不变或略有增加。试验阳性者往往能通过长期口服钙离子通道阻滞剂取得满意疗效，而试验阴性者则治疗无效且有害。

7.肺活检　对通过上述检查诊断困难者及先心病患者术中行肺活检有助于预后的判断。重度PAH不仅使手术治疗的并发症和死亡率增高，也是决定手术远期疗效的主要因素。然而，常规肺活检并不能完全代表肺小血管病理改变的真实情况，这是由于肺血管病变在各个肺野分布不匀，且所获得的组织范围有限。

诊断PAH后可按WHO的建议对PAH进行功能性分级（表4-2）。

表4-2　WHO肺动脉高压（PAH）功能性分级

分类	症状
Ⅰ级	患儿有PAH，日常活动不受限。日常活动不会引起呼吸困难或疲劳、胸痛或晕厥
Ⅱ级	患儿有PAH，日常活动轻微受限，休息后可缓解。日常活动可能会引起呼吸困难或疲劳、胸痛或晕厥
Ⅲ级	患儿有PAH，日常活动明显受限，休息后可缓解。轻微日常活动就会引起呼吸困难或疲劳、胸痛或晕厥
Ⅳ级	患儿有PAH，日常活动完全受限，并有右心功能不全。甚至休息时也会引起呼吸困难或疲劳。任何日常活动均引起不适

【治疗要点】

1.病因治疗　许多小儿PAH属继发性，积极去除病因可从根本上解决PAH，如早期关闭大的左向右分流、去除左心病变等。有些单纯畸形如室间隔缺损、动脉导管未闭者在早期即可发生严重的PAH，推测这些患儿在遗传学上有易于发生PAH的倾向，但其确切机制尚不清楚。建议在1岁以内行修补术以防止不可逆肺血管病变（即艾森门格综合征）的发生。1岁以内手术通常可使肺血管阻力降至正常。2岁以后手术肺血管阻力也会下降，但不能降到正常水平。

2.一般治疗

（1）吸氧：对慢性肺实质性疾病引起的PAH，低流量供氧可改善动脉低氧血症，减轻PAH。而大多数艾森门格综合征或原发性PAH患儿并无肺泡缺氧，因此氧疗的益处不大，但对某些睡眠中动脉血氧过低的PAH患儿，夜间吸氧可能有益，且可减慢艾森门格综合征患儿红细胞增多症的进展。有严重右心衰竭及静息低氧血症的PAH患儿，应给予持续吸氧治疗。

（2）强心药和利尿剂：联合使用强心苷和利尿剂可减轻心脏前后负荷，增加心排血量。但目前认为强心药用于治疗PAH是否确有疗效，尚不清楚，且与钙通道阻滞剂联用时有可能抵消后者的扩血管作用。利尿剂用于右心衰竭时，虽能减少已增加的血容量和肝淤血，但严重PAH时，右心室功能主要依赖前负荷，因此需注意避免过多的利尿，因为这可导致血容量降低，心排血量减少，另外还干扰其他药物（如血管扩张剂）的治疗效果。

（3）抗凝：抗凝剂主要用于PAH患儿，因其有微血栓形成的机制，亦可用于右心功能不全或长期静脉药物治疗者。常用药物为华法林，其最佳剂量尚未明确，一般可给予华法林至INR为1.2～2.0。对特别好动的患儿，如初学走路的儿童，INR应控制在1.5以下。

3.钙通道阻滞剂（CCB）　使用CCB前应做急性药物扩血管试验，阳性的轻中度PAH患者可长期口服钙通道阻滞剂以改善症状和血流动力学，提高生存率。相反，如该试验为阴性，即使用CCB是危险的，可出现显著的体循环血管扩张和低血压而不是肺血管的扩张。常用CCB为硝苯地平［心率较慢者，可舌下含服2.5～10mg/（kg·d），吸收迅速］。心率较快者可用地尔硫䓬。

4.前列腺素类药物　前列环素（PGI_2）和前列腺素E_1（PGE_1）是血管内皮细胞花生四烯酸的代谢产物，与前列腺素受体结合后，激活腺苷酸环化酶，增加细胞内cAMP浓度，从而发挥扩血管作用。

（1）PGE_1：静脉剂量20ng/（kg·min），最大剂量可达100ng/（kg·min），每天滴注5～6h，7～10d为1个疗程。雾化剂量为每次15～35μg/kg。

（2）依前列醇（epoprostenol）：为人工合成的PGI_2，是最早应用于临床的PGI_2静脉制剂。早在20世纪80年代就开始用于治疗PAH，长期应用对急性药物试验阴性者也可有效果。该药半衰期短（2～5min），且pH较高（10.2～10.8），故需建立一个中心静脉通路持续静脉泵入。初始剂量为2～4ng/（kg·min），在此基础上以1～2ng/（kg·min）逐渐加量直到临床症状明显改善或出现明显副作用。突然停药可致部分患儿PAH反弹，使症状恶化甚至死亡。

主要不良反应包括面部潮红、恶心、厌食、头痛、下颌痛、腹泻、腿痛，以及静脉注射部位的相关感染和血栓形成等。

由于依前列醇有特殊的用药要求且价格昂贵（长期大剂量注射每年费用约10万美元），故限制了其临床应用。近年来已研制出一系列前列环素衍生物，代表性的药物包括以下几种。

1）曲罗尼尔（treprostinil）：又称为vniprost（VT-18），商品名为Remidulin，其对血流动力学的影响与依前列醇相似，半衰期可达3～4h，主要给药途径是皮下注射，也可静脉给药，其参考剂量为1.25ng/（kg·min）。皮下注射可在局部出现疼痛和红斑，儿童应用尤其受到限制。

2）伊诺前列素（iloprost）：是一种化学性质稳定的PGI_2类似物，半衰期为20～30min，可作为依前列醇的替代品。给药途径包括静脉给药、雾化吸入及口服。静脉给药剂量为0.5～5.5ng/（kg·min），雾化剂量为每次20ng/ml，每次5～7min。缺点是作用时间短，每天必须吸入6～12次。不良反应有咳嗽、皮肤潮红、下颌痛等。

3）贝前列素（beraprost）：是一种化学性质稳定的口服PGI_2类似物，半衰期为30～40min，初始参考剂量为1μg/（kg·d），每天3～4次，逐渐增至2μg/（kg·d）或最大耐受量。一般用于病情较轻的PAH患儿。主要不良反应包括面部潮红、头痛、颌骨疼痛、腹泻和心悸等。

5.一氧化氮及其前体和供体　吸入NO通过鸟苷酸环化酶（cGMPase）途径使肺血管扩张，还可扩张通气较好部位的肺血管，促使血液氧合，改善通气/灌注比值。NO是一种自由基，在体内半衰期极短（仅3～6s），在血管内很快失活，产生局部的肺血管效应，因此，可选择性扩张肺血管、降低肺动脉压，而对体循环无明显影响，其效果与PGI_2相仿。常用吸入剂量为20～40ppm。

由于吸入NO在氧合过程中具有高反应性和不稳定性，其操作较复杂需气管插管和借助呼吸机，专用监控设备昂贵，且有一定副作用等，其临床应用受到限制。故近几年来已研究出一些NO的供体或前体来代替NO治疗PAH。目前较常用的有①硝酸甘油：将该药稀释浓度为1mg/ml，每次10min雾化吸入，每天1次，共3周；②硝普钠：将该药5～25mg溶于2ml 0.9%氯化钠中，吸入呼吸机环路的吸气支，流速2L/min，每次20min，也可不经呼吸机直接雾化吸入；③左旋精氨酸：是NO合成的前体，可以口服或静脉注射，但其治疗PAH的作用还需进一步大规模、双盲对照的临床研究。

6.内皮素受体拮抗剂（ERA）　波生坦（bosentan）是一种能口服的非选择性ERA，具有ET_A和ET_B双重拮抗作用。已证实该药能有效降低肺动脉压和肺血管阻力，增加运动耐受性。在2001年已核准用于治疗心功能纽约心脏病协会（NYHA）分级Ⅲ级和早期Ⅳ级的PAH患者。成人用量为62.5mg，每天2次，4周后改为每次125mg，每天2次。小儿剂量尚未确定，Rosenzweig等用波生坦长期口服治疗小儿PAH，体重10～20kg者，剂量为31.25mg；24～40kg者，剂量为62.5mg；＞40kg者剂量为125mg，每天2次，结果发现波生坦可降低肺动脉压和肺血管阻力，使PAH患者1～2年的生存率达98%，且对心功能（WHO分级）Ⅰ/Ⅱ级者较心功能Ⅲ/Ⅳ级者更显著降低PAH恶化的发生率。波生坦的不良反应主要是肝功能损害，用药期间需每月复查肝功能一次。此外，选择性ET_A受体拮抗剂如西他生坦和安贝生坦治疗PAH的研究正在进行Ⅲ期临床试验。

7.磷酸二酯酶（PDE）抑制剂　西地那非（sildenafil）是特异性PDE_5抑制剂，通过抑制cGMP降解使细胞内cGMP水平增高，引起血管平滑肌松弛、肺血管扩张。此外，还可增强和延长NO和PGI_2及其类似物的扩血管作用。2002年以来，大量非随机对照研究已证实西地那非对各种原因所致的PAH均有效，儿童中也有不少应用该药治疗PAH的报道。西地那非剂量为0.25～2mg/kg，口服，每6小时1次，最高血药浓度可维持60～120min，主要经肝内细胞色素P_{450}3A4异构酶代谢并转化为有活性的代谢产物，半衰期4h。不良反应有头痛、脸红、消化不良、视觉障碍等。

米力农（milrinone）是PDE_3抑制剂，通过抑制cAMP的降解使细胞内cAMP水平增高，使血管扩张。该药常用于左向右分流先心病并PAH的围术期处理，剂量为0.5～0.75μg/（kg·min），静脉泵入，共5～7d。不良反应可有头痛、失眠、肌无力、室性心律失常加重等。

8.血管紧张素转化酶抑制剂（ACEI）　ACEI类药物通过抑制血管紧张素Ⅰ转化为血管紧张素Ⅱ，使血管扩张。同时可抑制缓激肽的降解，进一步促使血管松弛，并可抑制交感神经末梢释放去甲肾上腺素，故可用于治疗PAH。常用药物为卡托普利（captopril）0.5～2mg/（kg·d），口服。但该类药物治疗左向右分流先心病并PAH时应谨慎使用：对肺血管阻力无明显增高而又伴心衰时，应用ACEI最合适；对仅有PAH而无心衰者不宜使用，因此时肺循环阻力高，但体循环阻力不高，ACEI不仅不能减少左向右分流和改善血流动力学，而且可能会使病情恶化；当左向右分流先心病发展到梗阻性PAH阶段（艾森门格综合征），则更不宜使用ACEI，此时ACEI会导致右向左分流，血氧饱和度降低而加重缺氧。

9.药物的联合应用　当上述单独一种药物治疗无效时，可考虑2种或2种以上药物联合应用。迄今只少数前瞻性试验探讨了不同作用类型的药物联合应用治疗PAH。现有可联用的方法有4种，即ERA和前列腺素类、ERA和PDE_5抑制剂、PDE_5抑制剂和前列腺素类，或以上3种药物同时使用。

10.新的治疗药物及展望　除上述药物的联合应用外，目前还有一些动物实验及初步临床研究结果提示未来的治疗方法。

（1）抗氧化剂：越来越多的研究证明活性氧类在PAH的形成中参与了肺血管收缩和重构。超氧化物（O_2^-）是肺血管压力负荷增加时，肺动脉产生的一种氧自由基，它在超氧化物歧化酶（SOD）作用下转变为过氧化氢，或在NO作用下转变成氧化亚硝酸盐。这两种物质在血管内弥散，引起平滑肌细胞增生肥大和血管重构，最终导致PAH。重组人超氧化物歧化酶（rhSOD）可减轻实验性胎粪吸入性肺损伤的程度。新生儿持续性PAH的动物实验也已证明气管中应用rhSOD（2.5～10mg/kg）能显著降低肺动脉压和改善氧合。

（2）弹性蛋白酶抑制剂：Rabinovitch等研究提示，弹性蛋白酶抑制剂活性增强可能在肺血管疾病的病理生理机制中起重要作用，野百合碱诱发的小鼠重度肺血管病变可被逆转。这一研究支持了弹性蛋白酶和肺血管疾病间的因果联系。弹性蛋白酶的抑制可引起基质金属蛋白酶活性下降、黏蛋白-C下调、β_3整合素和EGF受体解离。这些研究结果提示即使在重度肺血管疾病阶段，给予弹性蛋白酶抑制剂治疗，肺血管病变仍有可能完全逆转。

（3）辛伐他汀（simvastatin）：为一种有效的降脂药物，有研究表明该药可阻断Rho激酶介导的系列细胞内信号通路，最终抑制平滑肌细胞的增殖、迁移，而发挥对PAH的治疗作用。目前有关辛伐他汀治疗PAH的大样本、随机对照研究正在进行中。

（4）内皮祖细胞（endothelial progenitor cell，EPC）：是一种起源于骨髓原始细胞，类似于胚胎期的成血管细胞，在一定条件下可定向分化为成熟的内皮细胞。研究表明EPC在体内可募集、归巢到血管损伤区，促进血管损伤后内皮的修复，减少内皮的增生。

（5）血管活性肠肽（VIP）：VIP能抑制血小板活性和血管平滑肌细胞的增殖，可作为肺血管扩张剂。研究证明吸入VIP可改善原发性PAH患者的血流动力学。

（6）选择性5-HT重吸收抑制剂：如氟西汀（fluoxetine）对PAH有保护作用，目前正在进行PAH治疗的临床试验。

（7）基因疗法：在小鼠的PAH模型中，采用基因疗法，静脉滴注载有血管内皮生长因子或eNOS基因的同源平滑肌细胞可逆转PAH，且已证明，使用新的信号分子——存活蛋白（survivin）以选择性减少平滑肌细胞凋亡，可逆转小鼠PAH。

以上这些研究结果，目前尚不能用于人类PAH的治疗，但提示将来进一步的策略有可能纠正血管重构并降低肺动脉压，为治疗PAH开辟了新的思路。

11.心房间隔造口术　PAH患者的生存主要受右心室功能的影响，复发性晕厥或严重右心衰竭的患儿预后很差。一些实验和临床观察提示，房间隔缺损在严重PAH中可能是有益的，有卵圆孔未闭的PAH患者比无心内分流者存活时间更长。采取刀片球囊心房间隔造口术（BBAS）或逐级球囊扩张心房间隔造口术（BDAS），人为地在房间隔处造口，允许血液右向左分流，虽以体循环动脉血氧饱和度降低为代价，但可增加体循环输出量，提高体循环的氧转运。尽管手术本身存在风险，但对于选择后的严重PAH病例，心房间隔造口术（atrial septostomy，AS）仍可能是一种有用的替代疗法。应用AS的指征：①尽管给予最大限度的药物治疗，包括口服钙通道阻滞剂或持续静脉注射依前列醇，仍然反复发生晕厥或右心衰竭；②作为保持患儿到移植治疗的干预措施；③没有其他选择时。

12.肺移植或心肺移植　对长期扩血管疗法无效以及继续有症状或右心衰竭的患者可做肺移植或心肺移植术，以改善PAH患者的生活质量和生存率。心肺联合移植可用于原发性PAH、心脏瓣膜病所导致的PAH、复杂性心脏畸形导致的艾森门格综合征和复杂性肺动脉闭锁的患者。单纯肺移植可应用于肺部疾病导致的PAH而心脏正常的患者。国际心肺移植登记协会公布，肺移植的生存率1年为70%，5年为50%。

（文广富）

第九节　心律失常

正常心脏激动起源于窦房结，以一定的频率和速度，按顺序依次激动心房、房室结、房室束、左右束支、浦肯野纤维，到达心室肌使心室除极。心律失常是指冲动起源的部位、冲动发放的频率和节律、冲动传导的次序和速度等发生异常。

一、期前收缩

期前收缩又称过早搏动、早搏，是由于心脏异位起搏点比主导节律提前发生激动，引起心脏提前除极。分为室上性期前收缩（窦性、房性、交界性）和室性期前收缩，其中以室性最多见，房性次之，交界性少见，窦性罕见。

【病因】

可发生于心肌炎、心肌病、先天性心脏病、心脏瓣膜病等器质性心脏病。洋地黄中毒、电解质紊乱、缺氧、酸中毒、麻醉、精神紧张、过度劳累、焦虑等也可引起。

【诊断要点】

1.症状　多数无明显症状，年长儿可自诉心悸、心前区不适等。

2.体征　心脏听诊可发现节律不规则，在提早出现的心搏后有一个较长的间歇。早搏的第一心音多数增强，第二心音减弱。

3.心电图特征

（1）房性期前收缩：①提前出现的房性异位P波，其形态与窦性P波不同；②P-R间期在正常范围（＞0.10s），或有干扰性P-R间期延长；③ QRS波形态多与窦性QRS波相同，当伴有室内差异性传导时，QRS波形态有变异，过早发生的异位P波之后无QRS波（未下传的房性期前收缩）；④代偿间歇多为不完全性。

（2）交界性期前收缩：①期前收缩的P波为逆行性，$P_{II、III、aVF}$倒置，P_{aVR}直立，逆行P波可出现在QRS波之前（P-R间期＜0.10s）、之中（无逆行P波）或之后（P-R间期＜0.20s）；②提前出现的QRS波形态与窦性QRS波相同；③代偿间歇多为完全性。

（3）室性期前收缩：①提前出现的QRS波，其前无异位P波；② QRS波宽大畸形，时限延长，婴儿＞0.08s，儿童＞0.10s，其后的T波方向与QRS波群主波方向相反；③代偿间歇多为完全性。

【治疗要点】

大多数无须特殊治疗，定期随访，可自行消失。

（1）去除诱因，治疗基础心脏病。

（2）改善心肌代谢：主要针对急性心肌炎患者。

（3）抗心律失常药物治疗。

1）普罗帕酮（心律平）：尤其适用于室性期前收缩心功能正常者。每次5～7mg/kg，每次最大剂量＜8mg/kg，每日3～4次，疗效稳定后逐渐减量至维持量3～5mg/（kg·d），根据病情逐渐减停。

2）普萘洛尔（心得安）：可用于室上性和室性期前收缩，尤其对交感神经兴奋性增高、儿茶酚胺敏感型期前收缩、二尖瓣脱垂及长Q-T综合征患者的室性期前收缩疗效较好。0.5～2mg/（kg·d），分3次，口服。

3）胺碘酮（乙胺碘呋酮）：用于对其他抗心律失常药物无效的或扩张型及肥厚型心肌病患者的非期前收缩。10～15mg/（kg·d），分3次，口服，1～3周后减为维持量3～5mg/（kg·d），根据病情逐渐减停。

4）利多卡因：用于洋地黄中毒引起的或需紧急处理的室性期前收缩，每次1mg/kg，加入5%～10%葡萄糖注射液10～20ml中缓慢静脉注射。无效时可在15～20min后重新给药，累积剂量＜5mg/kg。有效后可改为10～50μg/（kg·min）静脉维持。

二、阵发性室上性心动过速

阵发性室上性心动过速，简称室上速，是小儿最常见的异位快速性心律失常。发病特点是突然发作和突然终止，每次发作持续时间不等，发作持续超过24h者易并发心力衰竭和（或）心源性休克。发病机制多为房室结区的折返，少数为房内折返、窦房折返及心房自律性增加。

【病因】

绝大多数无器质性心脏病，可由预激综合征、先天性心脏病、先天性心脏病术后感染、心导管检查、麻醉、洋地黄中毒及电解质紊乱等引起。常见诱因为急性感染、过劳及精神紧张等。

【诊断要点】

1.症状　阵发性，可反复发作。婴儿多表现为突然的烦躁不安、呼吸急促、面色苍白、皮肤湿冷、脉搏细弱、萎靡、拒乳、呕吐等。年长儿则自诉心悸、胸闷、心前区不适、气短、头晕等。

2.体征　心脏听诊第一心音强度完全一致，发作时心律固定而规则，心率可高达300次/分。

3.心电图特征

（1）R-R间期绝对匀齐，心室率婴儿250～325次/分，儿童160～200次/分。

（2）约50%可见逆行P波，$P_{Ⅱ、Ⅲ、aVF}$倒置，P_{aVR}直立，紧随QRS波之后。

（3）QRS波形态正常。若伴有室内差异性传导，则QRS波增宽，呈右束支阻滞型；若为逆传型旁路折返，则呈预激综合征图形。

（4）ST-T可呈缺血性改变，发作终止后仍可持续1～2周。

【治疗要点】

1.终止发作

（1）兴奋迷走神经：适用于发病早期、无器质性心脏病及窦房结功能正常者。

1）按压颈动脉窦：用于较大儿童。取仰卧位，头略后仰，侧颈，在下颌角水平触及颈动脉搏动，向颈椎横突方向用力，每次5～10s，先按压右侧，无效再按压左侧，不可同时按压双侧。

2）Valsalva动作：适用于较大儿童。令患儿吸气后用力屏气10～20s，或刺激喉部使之呕吐等。

3）潜水反射：适用于6个月以下小婴儿，用4～5℃冰水袋或用冰水毛巾快速敷于整个面部，每次10～15s，如无效可每隔3～5min重复1次，一般不超过3次。较大儿童可令其深吸一口气，屏住呼吸，将面部浸入冰水盆中，每次15～20s。

（2）药物治疗：适用于刺激迷走神经不能终止发作、发作持续时间长、症状明显者，通过延长不应期和（或）减慢房室传导而终止发作。静脉用药应监测心电图，转复后静脉滴注或口服以维持疗效。

1）普罗帕酮（心律平）：静脉注射每次1～1.5mg/kg，加入10%葡萄糖液10ml缓慢静脉推注，首剂无效，间隔15～20min重复给药，总量＜5mg/kg，一般不超过3次。逆传型房室旁道折返性室上速者首选，有明显心功能不全及传导阻滞者禁用。

2）维拉帕米（异搏定）：适用于心电图诊断明确的年长儿（＜1岁婴儿禁用）。静脉注射每次0.1～0.2mg/kg，一次量不宜超过3mg，加入葡萄糖液10ml中缓慢注射（2～5min），15～20min未转律者可重复给药。并发心力衰竭、低血压、传导阻滞及逆传型房室旁道折返性心动过速者禁用。严禁与β受体阻滞剂联合应用。

3）三磷腺苷（ATP）：0.2～0.4mg/kg，不稀释，快速“弹丸式”推注，从小剂量开始，如首剂无效，隔3～5min可重复应用1～2次，每次递增0.05～0.1mg/kg。有传导阻滞及窦房结功能不全者慎用。

4）洋地黄制剂：伴有心力衰竭时首选，首剂用饱和量的1/2，余量分2次，每6～8小时1次。毛花苷C饱和量新生儿及2岁以上0.02～0.04mg/kg，1个月至2岁0.04～0.06mg/kg。地高辛饱和量新生儿及2岁以上0.02～0.03mg/kg，1个月至2岁0.03～0.04mg/kg。逆传型房室折返性心动过速者禁用。

5）胺碘酮：用于上述药物转复无效的顽固性病例。静脉负荷量5mg/kg加入10%葡萄糖液中缓慢静脉注射（＞30min），维持量10～15mg/(kg·d)。房室传导阻滞者禁用。

6）索他洛尔：室上速急性期治疗或预防发作的推荐用药。静脉注射0.5～1.5mg/kg，超过10min。口服起始剂量2mg/（kg·d），分2次，如无效，每2～3天增加1～2mg/kg，最大剂量不超过8mg/（kg·d）。治疗初期3d严密监测心电图。

7）其他药物：如普萘洛尔（心得安）等。

（3）电学治疗

1）同步直流电击复律：用于并发心力衰竭、心源性休克或心电图示宽QRS波不宜与室性心动过速鉴别者。电能量0.5～1.0J/kg，如未复律，可加大电能量重复电击，不宜超过3次。

2）心房调搏复律：以快速起搏或程序刺激法终止发作。

2.预防复发　对于反复发作或并发严重心功能障碍者，终止发作后应继续口服药物预防复发。常用地高辛、普罗帕酮或普萘洛尔（原发病为预激综合征），维持量6～12个月。

3.射频消融术　对于频繁发作以至影响正常学习和生活、发作时伴有严重血流动力学障碍及药物治疗无效或不能耐受者，可根据适应证选择射频消融手术，达到根治的目的。

4.外科手术治疗　近年已被射频消融术所代替。对于少数介入性治疗有困难或失败的病例，以及伴有先天性心脏病需手术矫治者可行手术切割旁路或用冷冻法阻断旁路进行根治。

三、心房扑动

心房扑动简称房扑，从胎儿期到各年龄组均可发病，较心房颤动多见。

【病因】

多见于器质性心脏病，尤其是先天性心脏病，其他病因有心肌炎、扩张型心肌病、风湿性心脏病、病态窦房结综合征、先天性心脏病手术后、洋地黄中毒及电解质紊乱等。也可发生在正常心脏小儿，尤其是婴儿、新生儿及胎儿，可随年龄增长而自行消除。

【诊断要点】

1.症状　伴有器质性心脏病者，多有头晕、心悸、气促、乏力，严重者发生心力衰竭、晕厥甚至猝死。

2.体征　房室按比例传导时，心室律规则；房室传导比例不固定时，心室律不规则。

3.心电图特征

（1）P波消失，代之以规则匀齐、大小形状相同的心房扑动波（F波），频率为350～500次/分，呈波浪状或锯齿状，F波间无等电位线，在Ⅱ、Ⅲ、aVF及V_1导联上较明显。

（2）心室率取决于F波频率和房室传导比例，多数为2∶1～3∶1房室传导，婴儿可出现1∶1传导。传导比例固定则其心室律匀齐，传导比例不固定则心室律不匀齐。

（3）QRS波形多属正常，偶有室内差异性传导时，QRS波宽大畸形。

【治疗要点】

1.病因治疗　由洋地黄中毒、电解质紊乱等引起的房扑，首先应消除病因。

2.药物治疗　正常心脏的新生儿或婴儿心室率持续快速发作，选用地高辛，转律后仍需维持，预防复发。如心室率在150次/分以下，无明显症状，则无须用药。伴有器质性心脏病或持续发作者，可选用胺碘酮、地高辛、普萘洛尔、普罗帕酮等。胎儿房扑可经母体给予地高辛治疗。预激综合征并发房扑禁用地高辛，病态窦房结综合征并发房扑用药物复律，可致心脏停搏，需注意。

3.电学治疗

（1）同步直流电击复律：尤其适用于新生儿及小婴儿无明显心脏病患者。用地高辛维持6～12个月，以防复发。窦房结功能不良者不宜电击复律。复律前1d停用洋地黄以防引起严重的室性心律失常。

（2）心房起搏。

4.射频消融术　用于药物治疗效果不佳的难治性或慢性病例。

5.抗凝治疗　房扑持续存在，尤其是伴有心力衰竭者，可长期口服小剂量阿司匹林3～5mg/（kg·d）抗凝治疗，注意定期监测凝血功能。

四、心房颤动

心房颤动简称房颤，是室上性心律失常最严重的类型，儿童少见。

【病因】

多见于伴发心房扩大的先天性心脏病、严重的风湿性二尖瓣病变、心肌病及甲状腺功能亢进症。也可见于预激综合征及洋地黄中毒等。

【诊断要点】

1.症状　胸闷、心悸、气短、头晕。重者可出现心力衰竭、晕厥、休克甚至猝死。

2.体征　第一心音强弱不等，心律绝对不规则，脉搏短绌。

3.心电图特征

（1）P波消失，代之以纤细、快速、不规则的颤动波（f波）。Ⅱ、Ⅲ、aVF及V_1导联最明显。各波间无等电位线。心房率300～700次/分。

（2）心室节律绝对不规则，频率100～150次/分。QRS波形态正常。

【治疗要点】

1.病因治疗

2.药物治疗　心室率快或伴有心力衰竭者可应用洋地黄治疗。也可用β受体阻滞剂、普罗帕酮、胺碘酮等药物复律。对于婴儿的紊乱性房性心律失常中的房颤，不伴有器质性心脏病者，应用地高辛和（或）美托洛尔（倍他乐克）等。

3.同步直流电击复律　用于病史短、症状明显、药物治疗效果不佳、甲亢治愈后遗留的房颤。复律前2d停用洋地黄。

4.抗凝治疗　小剂量阿司匹林3～5mg/（kg·d），口服，或肝素每次50～100U/kg，皮下注射，每天2次，共7d，注意监测凝血功能。

五、室性心动过速

室性心动过速是指连续3个或3个以上起源于心室的搏动，是一种严重的快速性心律失常，可发展为心室颤动，发生心源性休克或猝死，在小儿不多见。

【病因】

可见于器质性心脏病，如心肌炎、心肌病、致心律失常性右心室发育不良、冠状动脉发育异常及川崎病并发心肌梗死等。此外，药物中毒、抗心律失常药物的致心律失常作用、缺氧、酸中毒、电解质紊乱、心导管检查、心脏外科手术等也可引起。

【诊断要点】

1.症状　除基础性心脏病的症状外，可有心悸、胸闷、乏力、气促、烦躁、头晕，甚至发生心力衰竭、心源性休克、晕厥、抽搐及猝死。轻者也可无明显临床症状。

2.体征　心音可强弱不等，心率增快，常在150次/分以上。

3.心电图特征

（1）可见窦性P波，P波与QRS波各自独立，呈房室分离，心室率快于心房率。

（2）QRS波宽大畸形、婴儿QRS波时间可不超过0.08s，心室率150～250次/分。

（3）可出现室性融合波及心室夺获。

【治疗要点】

1.终止发作

（1）血流动力学稳定者：根据室性心动过速的类型选择药物。

1）利多卡因：缺血性室性心动过速首选。1～2mg/kg稀释后缓慢静脉注射，每隔10～15min可重复使用，总量不超过5mg/kg。复律后以20～50μg/（kg·min）静脉滴注维持。

2）普罗帕酮（心律平）：1～2mg/kg稀释后缓慢静脉注射，每隔20min可重复使用，但不超过3次。复律后以5～10μg/（kg·min）静脉滴注维持。

3）普萘洛尔（心得安）：儿茶酚胺敏感性多形性室性心动过速首选。0.05～0.15mg/kg稀释后缓慢静脉注射，1次量不超过3mg。

4）胺碘酮：2.5～5mg/kg稀释后缓慢静脉注射，可重复2～3次。

5）苯妥英钠：洋地黄中毒性室性心动过速首选。2～4mg/kg稀释后缓慢静脉注射，不可溢出静脉外，并避免长期静脉用药，以免导致静脉炎。

6）维拉帕米（异搏定）：仅用于左室间隔来源特发性室性心动过速，0.1～0.2mg/kg稀释后缓慢静脉注射，每隔20min可重复使用，但不超过3次。复律后以3～5mg/（kg·d），每8小时1次口服维持。

7）索他洛尔：静脉注射0.5～1.5mg/kg，超过10min。口服剂量2～8mg/(kg·d)，分2次。

8）硫酸镁：用于扭转型室性心动过速。25～50mg/kg（最大量2g）稀释为2.5%浓度溶液10～20min缓慢静脉或骨髓内注射。

（2）血流动力学障碍者：指室性心动过速伴有低血压、休克、心力衰竭、晕厥者。首选体外同步直流电击复律，电能量1～2J/kg。无效时可重复应用，一般不超过3次。洋地黄中毒者禁忌。转复后再用利多卡因维持。

（3）去除诱因：如纠正缺氧、酸中毒、电解质紊乱等。

（4）治疗原发病。

（5）射频消融术：应用于特发性室性心动过速，发作频繁者可考虑使用射频消融术根治。

（6）置入式心脏复律除颤器（ICD）：药物治疗无效，并且无法实施射频消融治疗的年长儿可考虑。

（7）手术治疗：对于婴儿心脏错构瘤并发无休止的室性心动过速及致心律失常性右室发育不良并发室性心动过速者，经内科治疗无效，需行手术切除病灶。

2.预防复发　运动诱发室性心动过速、儿茶酚胺敏感性多形性室性心动过速、尖端扭转型室性心动过速及二尖瓣脱垂患者可服用β受体阻滞剂预防复发。扩张或肥厚型心肌病及心肌炎患者可服用胺碘酮预防复发。致心律失常性右室心肌病患者可口服索他洛尔和（或）胺碘酮预防复发。

六、心室扑动和心室颤动

心室扑动（简称室扑）和心室颤动（简称室颤）是心室完全失去舒缩能力而丧失排血功能的一种濒死心电状态。血流动力学上实为心脏停搏，如不及时抢救，很快死亡。

【病因】

可发生于心脏手术中、心导管检查中、Q-T间期延长综合征、三度房室传导阻滞、洋地黄等药物中毒、高钾血症、麻醉、触电及雷击等，或心脏疾病临终前。

【诊断要点】

1.症状和体征　皮肤黏膜苍白或发绀，血压和脉搏测不出，肢凉，呼吸浅慢不规则，意识丧失，抽搐，甚至猝死。

2.心电图特征

（1）室扑：QRS波与T波相连无法分辨，呈匀齐的、快速的、振幅相等的大波浪形，频率180～250次/分。发作可呈持续性，也可短暂发作后转为室速或室颤。

（2）室颤：QRS-T波消失，呈现不规则的、形状和振幅各异的颤动波，频率在300～500次/分。

【治疗要点】

1.心脏按压　是紧急采取的必要而简单有效的措施。

2.药物治疗

（1）利多卡因：常用于治疗因缺血缺氧、严重酸中毒和心肌本身病变所致的室颤。1～2mg/kg稀释后缓慢静脉注射，每隔10～15min可重复使用，总量不超过5mg/kg。复律后以20～50μg/（kg·min）静脉滴注维持。

（2）肾上腺素：可使室颤的频率减慢，增强电除颤效果。首剂用1∶10 000肾上腺素，静脉给药，每次0.1ml/kg（0.01mg/kg），气管内给药为0.1mg/kg。3～5min后若无效给药0.1～0.2mg/kg（1∶1000稀释）。2～3次后若无效，可持续静脉滴注，速度为20μg/（kg·min），直至心搏恢复，然后减量至0.1～1μg/（kg·min）。

3.电击除颤　心肺复苏的同时尽早进行。2～6J/kg，从小量开始，如无效可依次增至4J/kg及6J/kg，一般不超过2～3次。通常婴儿用20～40J，儿童用70J，年长儿用100J。

4.置入式心脏复律除颤器（ICD）　药物不能控制、反复发作者，需尽快安装。

七、房室传导阻滞

房室传导阻滞是指窦房结与房室结之间的激动传导出现延迟、部分或全部阻滞。

【病因】

先天性原因包括先天性心脏病、先天性长Q-T综合征、左房错构瘤及母亲患结缔组织病等。获得性原因包括心肌炎、心肌病、风湿热、获得性长Q-T综合征等。另外，射频消融术、介入封堵术、心脏外科手术、电解质紊乱、迷走神经张力过高等也可引起房室传导阻滞。

【分型】

1.一度房室传导阻滞

2.二度房室传导阻滞

（1）二度Ⅰ型房室阻滞（莫氏Ⅰ型，文氏现象）。

（2）二度Ⅱ型房室阻滞（莫氏Ⅱ型）。

3.三度房室传导阻滞（完全性房室传导阻滞）

【诊断要点】

1.一度房室传导阻滞

（1）症状：多无不适症状。

（2）体征：第一心音较低钝。

（3）心电图特征：房室间1 ∶ 1传导，但P-R间期延长超过同年龄组正常高限。

2.二度房室传导阻滞

（1）症状：心室率过缓时出现胸闷、心悸、头晕及晕厥等。

（2）体征：除原有心脏疾病的听诊改变外，尚可发现心律失常，可有心音脱落。

（3）心电图特征

1）二度Ⅰ型房室传导阻滞：P-R间期逐渐延长，直至最终P波后QRS波脱落，脱落后的间歇短于两个P-P间期。

2）二度Ⅱ型房室传导阻滞：P波按规律出现，P-R间期固定不变，QRS波呈周期性脱落。如房室传导比例为3 ∶ 1以上，如4 ∶ 1、5 ∶ 1等，则称为高度房室传导阻滞，此时心室率很慢，可出现逸搏或逸搏心律。

3.三度房室传导阻滞

（1）症状：常有乏力、胸闷、气短、嗜睡等，严重者阿-斯综合征发作，心力衰竭，甚至猝死。

（2）体征：脉率缓慢不规则，第一心音强弱不等，有时心音特别响亮（大炮音），有时可闻及第三心音或第四心音，大多数于心底部可闻及Ⅰ～Ⅱ级喷射性杂音及舒张中期杂音。

（3）心电图特征：P波与QRS波群无固定关系，心室率较心房率慢。QRS波群形态及逸搏频率与阻滞部位有关，阻滞部位较高，心室逸搏频率较快且QRS波群形态与窦性相似；阻滞部位低则心室率慢，QRS波群形态宽大畸形。

【治疗要点】

一度和二度Ⅰ型房室传导阻滞大多预后良好，无症状者不必治疗，随访观察。

1.病因治疗　去除病因。心肌炎所致者，甲泼尼松龙每日1～2mg/kg，或地塞米松每日0.25～0.5mg/kg静脉滴注，病情稳定后改为泼尼松口服。

2.药物治疗　适用于心室率在40～50次/分以下，并有明显症状时。如仅在入睡后心率减慢，可睡前服药。

（1）阿托品：每次0.01～0.03mg/kg，每日3～4次，口服或皮下注射。

（2）异丙肾上腺素：用于心力衰竭或阿-斯综合征。0.1～0.25μg/（kg·min），静脉滴注，根据心率变化调整滴速。

3.安置起搏器　反复发生阿-斯综合征、药物治疗效果不佳或伴有心功能不全者，应及时安置心脏临时起搏器，经治疗病情不见缓解，应安装永久性起搏器。

（邢艳琳）

第5章 神经系统

第一节 热性惊厥

热性惊厥是儿童时期常见的神经系统疾病之一，首次发作多见于6个月到5岁儿童，是指在发热状态下（肛温≥38.5℃，腋温≥38℃）出现的惊厥发作，无中枢神经系统感染证据及导致惊厥的其他原因，既往也没有热惊厥病史。热性惊厥通常发生在发热后24h内，如发热≥3d才出现惊厥发作，应注意寻找导致惊厥发作的其他原因。

【诊断要点】

1.单纯性热性惊厥　发病年龄6个月至6岁，高发年龄段1～3岁，体温骤升时很快出现惊厥，呈全面性发作，持续时间不超过5～10min，发作前后神经系统检查正常，无惊厥后瘫痪或其他异常，热退1周后脑电图正常。

2.复杂性热性惊厥　发病年龄<6个月或在6岁以上仍有发病，抽搐时体温<38℃，发作形式有部分性发作表现，起病24h内出现2次或多次发作，惊厥时间较长，甚至可达20～30min，发病前可能已有神经系统异常（如智力低下、发育迟缓等），热退1周后脑电图仍有异常。

【治疗要点】

1.急性发作期治疗

（1）保持呼吸道通畅。

（2）立即止惊：惊厥发作>5min者，可用地西泮0.3mg/kg，缓慢静脉注射，单次最大剂量≤10mg；或5%水合氯醛1～2ml/kg灌肠；或咪达唑仑肌内注射。

（3）处理高热。

（4）积极寻找并治疗原发病。

2.间歇性预防　对于短期内频繁惊厥发作（6个月内≥3次或1年内≥4次）或既往惊厥持续状态或者其家长对于发作过于焦虑的患儿，可在发热性疾病初期间断口服地西泮至热退。

3.长期预防　单纯性热性惊厥远期预后良好，不推荐使用抗癫痫药物长期预防治疗。对于间歇性预防治疗无效（1年内发作≥5次）、热性惊厥持续状态或者复杂性热性惊厥等预测癫痫高风险的患儿，在家长充分知情并同意的前提下可以使用丙戊酸或者左乙拉西坦持续治疗1～2年。

（张俊梅）

第二节　化脓性脑膜炎

化脓性脑膜炎（以下简称化脑）是指各种化脓性细菌感染引起的软脑膜的炎症，是小儿时期比较严重的中枢神经系统感染性疾病，临床上主要表现为发热、头痛、呕吐、脑膜刺激征阳性及脑脊液改变。对于年长儿较常见的细菌是脑膜炎球菌、肺炎链球菌及流感嗜血杆菌，3个月以下的小婴儿以大肠埃希菌和金黄色葡萄球菌为主。6～12个月是化脑的高发年龄，除了积极寻找致病菌还要注意患儿是否存在解剖缺陷如皮肤窦道、脑脊膜膨出等，以及是否存在原发或继发的免疫缺陷。

【诊断要点】

1.前驱感染病史　如上呼吸道感染、肺炎、中耳炎、乳突炎，皮肤等软组织感染，腹泻、脐炎、败血症等。大多数患儿急性起病，发热、头痛、呕吐、惊厥、嗜睡、易激惹，甚至昏迷。奈瑟脑膜炎双球菌感染时急骤起病，皮肤出现瘀点或瘀斑，少数伴有感染性休克。

2.中枢神经系统表现　患儿脑膜刺激征阳性，如颈强、克氏征阳性、布氏征阳性。常伴不同程度的颅内压升高，如前囟饱满、球结膜水肿、剧烈头痛、喷射性呕吐。患儿可有不同程度的意识障碍，有些患儿还可出现局灶性神经系统受累体征，如肢体瘫痪、脑神经受累等。

3.新生儿化脑的临床特点　新生儿化脑多数起病隐匿，缺乏典型的症状和体征。可有发热或体温不升、拒乳、黄疸加重、呼吸节律不整、前囟隆起等表现。由于缺乏典型的脑膜刺激征，容易误诊。

4.并发症

（1）硬膜下积液：化脑最常见的并发症。常见于囟门未闭的婴儿，以肺炎链球菌、流感嗜血杆菌多见。多发生于起病7～10d后，临床特点：①化脑经有效治疗3d左右体温仍不降，或退而复升；②病程中出现进行性前囟饱满、颅缝分离、头围增大及呕吐等颅内压增高征象，或出现意识障碍、局灶性或持续性惊厥发作或其他局灶性体征。颅骨透照或CT扫描有助于确诊。

（2）脑室管膜炎：多见于小婴儿革兰氏阴性杆菌脑膜炎，诊断治疗不及时者发生率更高。一旦发生症状凶险，病死率或严重后遗症发生率较高，对于可疑病例应及时行侧脑室穿刺确诊。

（3）脑积水：发生率为2%～3%，常见于治疗延误或不恰当的患儿，新生儿和小婴儿多见，可以是交通性脑积水，也可以是梗阻性脑积水。

（4）其他：可发生于抗利尿激素异常分泌综合征、继发性癫痫、失明、智力低下或学习障碍、肢体活动障碍等。

5.辅助检查

（1）血常规：白细胞计数明显升高，以中性粒细胞为主。

（2）血培养，CRP、PCT测定，腰椎穿刺（腰穿）检查，同时做血气分析和血糖测定。

（3）脑脊液检查：对高度怀疑者尽早做腰穿检查。典型化脑的脑脊液特点是外观浑浊，压力升高；白细胞总数明显增多，可达（500～1000）$\times 10^6$/L，分类以中性粒细胞为主；糖定量显著降低，蛋白质常明显升高（多＞1g/L），氯化物偏低或正常。涂片及培养有助于找到病原菌。

（4）病因相关检查：如有化脓灶做细菌涂片及培养，呼吸道感染者做咽拭子或痰液细菌学检查，疑有内耳先天畸形者做内耳三维CT检查，或可做尿便细菌培养寻找致病菌，疑有神经系统先天畸形者可做相应部位的MRI检查。

【治疗要点】

1.一般治疗　及时退热、止惊，降低颅内压，维持水、电解质和酸碱平衡，保持皮肤、黏膜清洁，呼吸道通畅。

（1）发热：给予适当药物降温，高热不退时可加用物理降温，如中枢降温仪等。使用冰枕、冰帽等降低头部温度，降低脑耗氧量。

（2）颅内压增高：首选20%甘露醇，每次2.5～5ml/kg，根据病情需要选用6h 1次，8h 1次，12h 1次或每日1次给药，还可在30min后配合使用利尿剂。

（3）惊厥：可使用水合氯醛或地西泮止惊，必要时还可使用苯巴比妥（鲁米那）或咪达唑仑等药物。

2.抗生素治疗　治疗的原则是早期、足量、足疗程，能透过血脑屏障，在脑脊液中达到有效杀菌浓度，静脉分次给药，必要时联合用药。

（1）病原菌未明时的早期经验治疗：对于怀疑化脑的患儿，腰穿后应立即给予抗生素治疗，首选头孢曲松钠100mg/（kg·d），头孢噻肟200mg/（kg·d），若疗效不显著尽早联合用药，如万古霉素、头孢吡肟，病情严重者可联合使用美洛培南、斯沃等。对于化脑顽固、经济条件差者可在完全知情同意的条件下选择氯霉素、青霉素或氨苄西林，静脉分次滴注。对于疗效不好的患儿应及时更换或联合其他药物，或者根据院外用药情况选择适当药物。

（2）已知病原菌的治疗：应参照药物敏感试验选择有效抗生素。

3.激素治疗　目前认为在足量使用抗生素的同时应给予糖皮质激素治疗，荟萃分析表明激素的使用可减少脑积水、脑神经麻痹等后遗症，改善总体预后，但疗程不宜过长，一般3～5d即可。常用地塞米松，每次0.2～0.4mg/kg，每日2～3次。

4.硬膜下积液的治疗　如积液量不多则不必处理，如积液量大，出现明显颅高压或局部刺激症状，则应进行穿刺放液，每日或隔日1次，每次每侧不超过30ml，大多于穿刺7～10次后好转，若仍无减少也可暂停穿刺，观察患儿临床情况，一旦出现症状再行穿刺，完全治愈有时需数月之久，硬膜下积脓时可以局部冲洗并注入适当抗生素。

5.鞘内注射　用于诊断延误、未及时治疗的晚期病例，或起病凶险，脑脊液中细胞数不甚高而细菌很多的危重病例及患有脑室管膜炎者。每次选用青霉素5000～10 000U，氨苄西林30～50mg，庆大霉素2000～5000U，耐药病例可选用万古霉素、头孢曲松、头孢吡肟、美洛培南等，但是目前对该治疗方法的经验有限，应根据患儿实际情况谨慎用药。鞘内注射同时加用地塞米松1mg，每日1次，5～7d为1个疗程，必要时可重复2～3个疗程。

（张俊梅）

第三节　病毒性脑膜炎

病毒性脑膜炎是一组由各种病毒感染引起的软脑膜弥漫性炎症综合征，主要表现为发热、头痛和脑膜刺激征。85%～95%的病毒性脑膜炎由肠道病毒引起，其他还包括疱疹病毒、呼吸道病毒等。还可有脑实质的受累而表现为脑膜脑炎。

【诊断要点】

（1）发病前1～4周大多数患儿有呼吸道感染或消化道感染症状，如发热、流涕、咳嗽、腹泻、呕吐、头痛、乏力等，少数患儿有口唇疱疹、疱疹性咽峡炎、手足口病、水痘等感染征象。

（2）一般急性起病，主要临床表现为发热、头痛、呕吐和颈项强直。部分病例可伴有轻微脑实质受累而出现不同程度的意识障碍，如易激惹、嗜睡或昏睡等。早期可出现惊厥发作。查体时要注意神经系统以外的伴随症状，如有无腮腺肿大，有无皮疹，有无淋巴结肿大等。

（3）病程一般为数日至2周，多数患儿恢复期过后完全康复，但有些患儿在随后的一段时间内仍有头痛、头晕，个别患儿可持续数月或数年。远期随访还发现，有些患儿可出现学习困难、行为异常、反复惊厥发作，甚至继发性癫痫。

（4）辅助检查

1）血常规：白细胞一般正常，少数患儿减低或升高，以淋巴细胞为主，部分患儿早期也可以中性粒细胞为主。

2）脑脊液检查：外观清亮或微浊，压力可以正常或轻至中等程度升高，细胞数正常或轻度升高，个别可达300×10^6/L，以淋巴细胞为主，糖和氯化物多为正常，蛋白定量正常或轻度升高，涂片检菌及细菌培养阴性。

3）病原学检查：病毒分离和血清学试验有助于寻找病原。在发病早期采集脑脊液、血液、尿液、粪便、呼吸道黏膜甚至必要时脑活检进行病毒分离。血清学试验采用发病早期和恢复期的血清或脑脊液样本进行抗体滴度测定，如果有4倍以上升高则可确诊。

4）脑电图检查：多数患儿有弥漫性慢波增多，个别可见痫样放电。重症昏迷时间长者可出现低电压，甚至电静息。部分年龄＜3岁，小脑受累、脑干脑炎及发病早期患儿的脑电图也可正常。

5）头部影像学检查：头颅MRI对于合并有脑实质受累的病毒性脑膜炎的早期诊断、鉴别诊断意义较大。头部增强CT扫描可见脑回样或花边样增强效应。

【治疗要点】

多数病毒引起的病毒性脑膜炎缺乏特异性的治疗，主要是采取对症、支持等综合性治疗措施。

1. *一般治疗*　保证热量及营养的供应，维持水、电解质的平衡，密切观察患儿的生命体征以及病情的变化，注意眼部、口腔、肛周及生殖器官的护理，昏迷患儿要定期更换体位，防止压疮及各种感染的发生。

2.病因治疗　可根据病情适当选择抗病毒药物。

（1）利巴韦林：10～15mg/（kg·d），连用7～14d。

（2）阿糖腺苷：主要用于腺病毒和疱疹病毒，5～20mg/（kg·d），连用7～10d。

（3）阿昔洛韦（无环鸟苷）：每次5～10mg/kg，连用10～14d，对疱疹病毒有效。

3.对症治疗

（1）退热：给予适当的药物降温，高热不退时可采用物理降温，如中枢降温仪、冰枕、冰帽等，必要时还可采用亚冬眠疗法。

（2）降颅压：对昏迷、抽搐及颅内压增高者应及时给予降颅压药物，20%甘露醇每次2.5～5ml/kg，根据病情需要选择6h 1次、8h 1次、12h 1次或每日1次。还可联合应用利尿剂、地塞米松等。

（3）止惊：首选5%水合氯醛1ml/kg灌肠或口服，地西泮每次0.3～0.5mg/kg，最大量不超过10mg，灌肠或静脉推注（注意注射速度要慢），或者选用苯巴比妥每次5～8mg/kg，肌内注射，严重时还可以应用咪达唑仑持续静脉注射。

4.免疫疗法　对于中、重度患儿首选大剂量丙种球蛋白冲击疗法，剂量400mg/（kg·d），根据病情需要连用3～7d，多数效果较好。

（张俊梅）

第四节　结核性脑膜炎

结核性脑膜炎是由结核杆菌引起的脑膜非化脓性炎症，常可累及蛛网膜、脑实质和脑血管，3岁以下婴幼儿最多见，多发生在初染结核后1年内，是小儿结核病中最严重的类型，预后不容乐观。

【诊断要点】

（1）绝大多数患儿有结核接触史，一定要询问患儿卡介苗接种情况。开放性肺结核的密切接触史对小婴儿结核性脑膜炎的诊断有非常重要的意义。既往有结核病史，尤其是1年内新诊断或未经治疗者，对诊断该病均有帮助。

（2）大多数患儿起病较缓慢，有发热、盗汗、食欲缺乏、消瘦、睡眠不安、性情行为及精神状态改变等结核中毒症状。

（3）神经系统表现：明显的颅内压增高表现，如前囟膨隆或颅缝开裂、剧烈头痛、喷射性呕吐、视盘水肿；脑膜刺激征，颈项强直、克氏征阳性、布氏征阳性；脑神经（Ⅱ、Ⅲ、Ⅳ、Ⅵ、Ⅶ）麻痹；惊厥或瘫痪等脑实质受累症状；有些患儿还有脊髓受累表现。

（4）病程分期

1）前驱期（早期）：1～2周，患儿有发热、头痛、乏力、消瘦、呕吐、烦躁、易激惹、疲倦、精神不振或眼神呆滞等表现。

2）脑膜刺激期（中期）：患儿头痛较前加重，甚至不能忍受，呕吐加重呈喷射状，逐渐出现嗜睡或嗜睡与烦躁交替，可有惊厥发作，小婴儿前囟膨隆或颅缝开裂，甚至可有呼吸节律不整、心率减慢、血压升高等严重颅内压升高表现。脑神经受累较常见，如眼外肌麻痹、双侧瞳孔散大或不等大、周围性面瘫等。

3）昏迷期（晚期）：早中期症状逐渐加重，意识障碍逐渐加重，最终进入完全昏迷，惊厥发作频繁或呈持续状态，颅内压升高或发生脑疝，甚至出现去大脑强直，最终多因呼吸及循环中枢麻痹而死亡。

（5）辅助检查

1）脑脊液检查：尽早完善腰穿检查。脑脊液压力增高，外观呈无色透明、磨玻璃样或呈黄色。细胞数多在（50～500）$\times 10^6$/L，以淋巴细胞为主；糖含量降低明显；氯化物含量降低；蛋白明显升高，一般在1～3g/L。脑脊液静止放置24h后，可见网状薄膜形成，送检进行涂片行抗酸染色，结核菌检出率高。脑脊液结核PCR检查有助于发现病原。

2）胸部X线检查：胸片或肺CT检查有助于发现活动性病灶，特别注意的是有部分年长儿胸片也可无异常发现。

3）头部影像学检查：头颅CT可见脑池密度增高、钙化，脑室扩大，脑实质改变。头颅MRI可见蛛网膜下腔及脑池内渗出物，50%以上病例可有脑室扩张，可见弥散分布在灰白质交界或脑干、丘脑、基底节附近的粟粒状结节，有些患儿有脑梗死表现。

（6）对可疑为本病的患儿尽早完善PPD试验，阳性患儿对本病诊断有帮助。另外，从痰液、浆膜腔液、胃液中寻找结核菌是病因诊断常用的手段。

【治疗要点】

1.*一般治疗*　卧床休息，保证患儿热量及营养的供应，注意皮肤、口腔的清洁，重症患儿注意变换体位，切断与开放性结核患者的接触。

2.*抗结核治疗*　选择敏感、易透过血脑屏障的杀菌抗结核药物，早期用药、联合用药，进行系统、长程的抗结核治疗。目前多采用异烟肼、利福平、吡嗪酰胺、链霉素联合用药，其中异烟肼的疗程为1～1.5年，或至脑脊液正常后半年以上，不同阶段采用不同的治疗方案。

（1）强化治疗阶段：为最初的3～4个月。联合使用异烟肼、利福平、吡嗪酰胺和链霉素。异烟肼：15～20mg/(kg·d)（最大量＜400mg）；利福平：10～20mg/(kg·d)（最大量＜450mg），清晨空腹顿服；吡嗪酰胺：20～30mg/(kg·d)（最大量＜750mg）；链霉素：20～30mg/（kg·d）（最大量＜750mg），疗程2个月。

（2）巩固治疗阶段：继续使用异烟肼、利福平。异烟肼疗程1～2年，利福平9～12个月。

在积极抗结核治疗的基础上，早期使用激素效果较好。常选用泼尼松，1～2mg/（kg·d），3～4周后逐渐减量，总疗程8～12周。

3.*对症治疗*

（1）控制颅内压：除糖皮质激素外，可给予20%甘露醇，每次1～2g/kg，每日根据病情使用2～4次，一般持续1～2周。也可服用乙酰唑胺，减少脑脊液的产生。积极降颅压的同时要注意保证水和电解质的平衡以及对肾脏的保护。

（2）止惊：首选5%水合氯醛1ml/kg灌肠或口服，地西泮每次0.3～0.5mg/kg，最大量不超过10mg，灌肠或静脉推注（注意注射速度要慢），或者选用苯巴比妥每次5～8mg/kg，肌内注射，严重时还可应用咪达唑仑持续静脉滴注。

（张俊梅）

第五节 急性脊髓炎

急性脊髓炎是非特异性炎症引起脊髓白质脱髓鞘病变或坏死而导致的急性横贯性脊髓损害，又称横贯性脊髓炎。以病损以下平面肢体瘫痪，伴感觉及括约肌功能障碍为主要临床特征。

【诊断要点】

本病急性起病，发病前1～2周常有发热、周身不适或上呼吸道感染症状，部分病例可有受凉、过劳、外伤等诱因。

1.临床表现

（1）运动障碍：是脊髓炎的主要症状，患儿多先有神经根刺激症状，如肢体麻木，颈、背、腰、腹疼痛，感觉异常等。早期常见脊髓休克，表现为受损节段以下肢体截瘫、肢体肌张力低和各种反射减弱或消失，病理征阴性。休克期多为2～4周或更长。休克期过后患儿肌张力逐渐增强，腱反射亢进，病理征阳性，肢体肌力自远端逐渐恢复。

（2）感觉障碍：病损节段以下深浅感觉均丧失，在感觉消失水平上缘可有感觉过敏区或束带样感觉异常，随着病情恢复，感觉平面逐渐下降。

（3）括约肌功能障碍：早期出现尿便潴留，无膀胱充盈感，呈无张力性神经源性膀胱，会出现充盈性尿失禁。随着脊髓功能的恢复，膀胱容量缩小，出现反射性神经源性膀胱。

（4）自主神经功能障碍：受累节段以下皮肤干燥，少汗或无汗，皮温降低，皮肤脱屑，指甲松脆和角化过度。

2.特殊类型的脊髓炎

（1）非横贯性脊髓炎：部分脊髓炎可出现半横贯性损害，部分双侧损伤不对称，故双侧运动、感觉及自主神经障碍不完全一致。

（2）上升性脊髓炎：起病急骤，瘫痪由下肢迅速上升，波及上肢甚至延髓，出现吞咽困难、构音障碍甚至呼吸困难，严重者可导致死亡。

（3）播散性脑脊髓炎：多见于感染后或疫苗接种后，出现脑和脊髓同时受累的症状和体征。

3.辅助检查

（1）脑脊液：外观无色透明，压力正常或轻度升高，细胞数升高，常在（100～200）$\times 10^6$/L，以淋巴细胞或单核细胞为主，蛋白含量一般正常或轻度升高，糖和氯化物正常。

（2）脊髓MRI检查：急性期可见病变节段水肿，呈不规则长T_1、长T_2信号，恢复期可见受累脊髓变细，软化灶形成。脊髓MRI检查前要仔细查体，根据感觉障碍平面以及神经反射选择以那一节段为中心进行检查。

（3）其他检查：根据病情，明确病因。可做血病原学、生化、免疫方面的检查，还可以选择脑干听觉、视觉诱发电位，肌电图，头颅MRI，脑电图等相关检查。

【治疗要点】

1. 一般治疗　急性期卧床休息，保证热量及营养供应，维持水、电解质和酸碱平衡，加强护理，避免泌尿系感染及压疮等的发生。

2. 大剂量丙种球蛋白冲击治疗　疗效确切，尽早使用，400mg/（kg·d），每日1次，连用5～7d。

3. 激素　急性期主张应用甲泼尼龙冲击治疗，10～20mg/(kg·d)，每天1次，3～5d为1个疗程。或用地塞米松0.2～0.3mg/（kg·d），每天1次，连用10～14d，之后改为泼尼松口服并逐渐减量，总疗程3～4周。

4. 其他治疗

（1）早期有脊髓水肿，可使用20%甘露醇或呋塞米等药物减轻水肿，改善血液循环及缺氧状态。

（2）营养神经药物：纳洛酮0.01～0.03mg/（kg·d），每日1～3次静脉滴注，连用10～14d。还可应用维生素B族（B_1、B_6、B_{12}），胞磷胆碱等促进神经恢复。

（张俊梅）

第六节　急性播散性脑脊髓炎

急性播散性脑脊髓炎是一种免疫介导的，广泛累及中枢神经系统（包括脑和脊髓白质）的炎性脱髓鞘疾病，临床表现复杂多样，常与感染或疫苗接种有关，儿童和青少年多发，无明显性别差异。

【诊断要点】

本病多急性起病，少数亚急性起病。症状达高峰时间为数天至数周，平均4.5d。绝大多数患者的病程为单相性，即一次发病后不再复发，也有少数患者病程为多相性，成为多相性播散性脑脊髓炎。

（1）临床表现

1）第一次多灶性中枢神经系统事件（很可能为炎性脱髓鞘所导致）。

2）必须有脑病表现，可为意识障碍或行为改变，且不能用发热解释。

3）起病3个月后无新的临床症状或磁共振病灶出现。

4）急性期（3个月内）头颅MRI异常。

5）典型头颅MRI表现：①广泛、边界欠清晰，通常＞1～2cm，以累及大脑白质为主；②白质区T_1低信号病灶罕见；③可伴深部灰质核团（如丘脑或基底节）病灶。

（2）多相性播散性脑脊髓炎临床特点

1）2次符合急性播散性脑脊髓炎诊断标准的发作。

2）2次发作间隔至少3个月，且后续不再出现发作。

3）第2次发作既可以是前一次急性播散性脑脊髓炎的原病灶复发，也可以是新病灶。

（3）要注意和多发性硬化、视神经脊髓炎谱系疾病、中枢神经系统血管炎、全身结缔组织病、中枢神经系统肿瘤和副肿瘤综合征及遗传性白质脑病相鉴别。

【治疗要点】

1.糖皮质激素　为一线治疗药物。甲泼尼龙，15～30mg/（kg·d），连用3～5d，可使用1～3次，之后改为口服泼尼松逐渐减量，疗程4～6周（目前无统一方案）。

2.大剂量丙种球蛋白冲击治疗（二线治疗）　400mg/（kg·d），连用5d。

3.血浆置换　对于暴发性患儿或对激素、丙球无效患儿可采用血浆置换。

4.对症、支持治疗　严密监测生命体征，维持水、电解质和酸碱平衡、降低颅内压，控制惊厥发作。

（张俊梅）

第七节　视神经脊髓炎谱系疾病

视神经脊髓炎谱系疾病（neuromyelitis optica spectrum disorder，NMOSD）是中枢神经系统炎性疾病，以免疫介导的严重脱髓鞘及轴突损伤为特征，主要累及视神经和脊髓。以往认为视神经脊髓炎（NMO）是多发性硬化（multiple sclerosis，MS）的一种变异型，目前依据其独特的免疫学特征，认为NMO是一种独立的临床疾病。随着选择性结合水通道蛋白-4（aquaporin-4，AQP4）的疾病特异性血清抗体的发现，人们对这一多样化的疾病谱系有了更多的认识。

【诊断要点】

20%～30%的患儿有前驱感染病史，如发热、咳嗽等呼吸道感染症状。

1.疾病中可能出现的六大核心临床症状

（1）视神经炎。

（2）急性脊髓炎。

（3）最后区综合征（发作性呃逆、恶心或呕吐，无法用其他原因解释）。

（4）急性脑干综合征。

（5）症状性发作性嗜睡，或急性间脑症状伴MRI上NMOSD典型的间脑病灶。

（6）大脑综合征伴NMOSD典型的大脑病灶。

2. AQP4抗体阳性的NMOSD诊断标准

（1）至少出现1项核心临床症状。

（2）AQP4抗体检测呈阳性结果（强烈推荐基于AQP4转染细胞的检测方法）。

（3）除外其他可能的诊断。

3. AQP4抗体阴性的NMOSD诊断标准

（1）在一次或多次临床发作中，出现至少2项核心临床症状，且所出现的核心症状必须符合下述所有要求。

1）至少1项核心临床症状必须是视神经炎、急性脊髓炎（MRI上应为长节段横贯性脊髓炎）或脑干背侧最后区综合征。

2）满足磁共振要求：急性视神经炎MRI（单侧/双侧视神经或视交叉T_2WI高信号或T_1WI增强病灶，病灶相对较长，易累及视神经后部及视交叉）；脊髓炎MRI（相关的脊髓髓内病灶长度大于或等于3个椎体节段或对于既往有脊髓炎病史者，存在长度大于等于3个椎体节段的局灶性脊髓萎缩）；最后区综合征MRI（需要有相应的延髓背侧/极后区病灶）；急性脑干综合征MRI（需要有相关的室管膜周围的脑干病灶）。

3）所出现的核心临床症状应能提示病灶的空间多发性（至少2项核心临床症状）。

（2）AQP4抗体阴性或无条件检测AQP4抗体。

（3）除外其他可能的诊断。

【治疗要点】

目前尚无对照试验来评估NMO治疗，推荐的依据主要来源于一些观察性研究的数据和专家的临床经验。

1.急性发作期的治疗

（1）糖皮质激素冲击治疗：甲泼尼龙［推荐20mg/（kg·d），最大量不超过1000mg］，连用3～5d。

（2）对于症状严重、糖皮质激素治疗无效的患者，建议予以血浆置换处理，血浆置换隔日1次，总次数5～7次。

2.预防复发的治疗　推荐一旦做出NMOSD的诊断，就应开始使用长期免疫抑制治疗，以预防发作。

（1）一线治疗：硫唑嘌呤，利妥昔单抗，霉酚酸酯。

（2）其他：环磷酰胺（CTX），米托蒽醌，甲氨蝶呤（MTX），间断IVIG。

（张俊梅）

第八节　急性感染性多发性神经根神经炎

急性感染性多发性神经根神经炎，又称为吉兰-巴雷综合征（GBS），是一类免疫介导的急性多发性神经病，通常由前驱感染引发。GBS有多种变异型的临床综合征，其经典临床表现始于足趾和指尖的感觉异常，随后出现下肢对称性或稍微不对称性的肌无力，无力可在数小时至数日内向上蔓延，直至累及双上肢，严重病例可累及呼吸肌。

【诊断要点】

大多呈急性起病，多数患儿在发热性呼吸道或胃肠道感染后2～4周出现神经系统症状。

1.临床表现

（1）运动障碍：患儿出现进行性、对称性肢体无力，从远端开始，逐渐加重和向上发展，最后出现四肢对称性迟缓性麻痹。

（2）感觉障碍：一般出现在病初，患儿有肢体麻木，蚁行感，针刺感或灼热感，有的还出现神经根刺激症状。体格检查可见手套、袜套样感觉减退或消失。

（3）脑神经损害：可发生在病程各个阶段，少数以此为首发，常见受累的脑神经有三叉神经、面神经、舌咽神经、迷走神经和副神经，可单个脑神经受累，也可多组脑神经受累，表现为咀嚼无力、吞咽困难、饮水呛咳、声音嘶哑、眼睑闭合不全、鼻唇沟不对称以及咽反射减弱或消失等。

（4）自主神经功能障碍：多汗、便秘，一过性尿潴留，血压轻度增高或心律失常等。自主神经功能紊乱是GBS患儿猝死的常见原因之一。

（5）呼吸肌麻痹：由于颈胸段神经根受累而出现呼吸肌麻痹，表现为呼吸困难、口周发绀、三凹征阳性，甚至矛盾呼吸。

2.辅助检查

（1）脑脊液检查：疾病早期正常，一般于病后1周蛋白升高，在2～3周达高峰，第4周开始下降。脑脊液外观清亮，压力正常，细胞数正常，蛋白升高，糖和氯化物正常，可出现蛋白细胞分离现象。

（2）电生理检查：呈神经源性损害，运动和（或）感觉神经传导速度减慢，F波潜伏期延长。

【治疗要点】

本病尚无特效治疗方法，主要是采用综合疗法及对症、支持治疗。

1.一般治疗　监测生命体征，注意呼吸情况，保持呼吸道通畅，必要时人工辅助通气，吞咽困难者及早鼻饲，保证营养及热量供应，维持水、电解质和酸碱平衡。

2.大剂量丙种球蛋白冲击治疗　尽早应用效果明显，400mg/（kg·d），每日1次，连用3～7d。

3.血浆置换　血浆置换被推荐用于快速进行性肌无力、呼吸状态恶化、不能独立行走、需要机械通气或有严重延髓性肌无力的患者。由于血浆置换的费用、风险，以及会引起患者不适，通常不将其用于病情较轻的可走动患者或症状已稳定的患者。

4.对症治疗

（1）镇痛：疼痛是GBS初期常见的症状，可根据病情需要适当给予镇痛药物。

（2）脱水剂：能减轻神经根水肿，可以选择甘露醇、呋塞米，必要时可以选择激素。

（3）呼吸肌麻痹的处理：由于呼吸肌和后组脑神经麻痹导致的周围性呼吸衰竭是本病死亡的主要原因，对于出现呼吸衰竭或者后组脑神经受累导致咽喉分泌物积聚而出现呼吸功能障碍者应及时气管插管，进行呼吸机辅助通气治疗。

（4）对瘫痪肌群尽早进行康复训练，防止肌肉萎缩，促进恢复。

（张俊梅）

第九节　自身免疫性脑炎

脑炎是由脑实质的弥漫性或者多发性炎性病变导致的神经功能障碍。其病理改变以灰质与神经元受累为主，也可累及白质和血管。自身免疫性脑炎（autoimmune encephalitis，AE）泛指一类由自身免疫机制介导的脑炎，是机体对神经元抗原成分的异常免疫反应所致，以急性或亚急性发作的癫痫、精神行为障碍、认知功能减退及运动障碍（不自主运动）等为主要临床特点。

【诊断要点】

1.临床分类 根据不同的抗神经元抗体和相应的临床综合征，AE可分为3种主要类型。

（1）抗NMDAR脑炎：是AE的最主要类型，儿科临床上相对常见，其特征性临床表现符合弥漫性脑炎，与经典的边缘性脑炎有所不同。

（2）边缘性脑炎：以精神行为异常、癫痫发作（起源于颞叶）和近记忆力障碍为主要症状，脑电图与神经影像学符合边缘系统受累，脑脊液检查提示炎性改变。抗LGI1抗体相关脑炎、抗$GABA_BR$抗体相关脑炎与抗AMPAR抗体相关脑炎符合边缘性脑炎。

（3）其他AE综合征。

2.临床表现

（1）前驱症状与前驱事件：抗NMDAR脑炎常见发热、头痛等前驱症状。抗NMDAR脑炎偶尔可以发生于单纯疱疹病毒性脑炎等CNS病毒感染之后。

（2）主要症状：包括精神行为异常、认知障碍、近事记忆力下降、癫痫发作、言语障碍、运动障碍、不自主运动、意识水平下降与昏迷、自主神经功能障碍等。抗NMDAR脑炎的症状最为多样。一些AE患者以单一的神经或精神症状起病，并在起病数周甚至数月之后才进展出现其他症状。不自主运动在抗NMDAR脑炎中比较常见，可以非常剧烈，包括口面部的不自主运动、肢体震颤、舞蹈样动作，甚至角弓反张。抗LGI1抗体相关脑炎患者也可见肢体震颤和不自主运动。自主神经功能障碍包括窦性心动过速、泌涎增多、窦性心动过缓、低血压、中枢性发热、体温过低和中枢性低通气等，在抗NMDAR脑炎中相对多见。

（3）其他症状：①睡眠障碍：AE患者可有各种形式的睡眠障碍，包括失眠、快速动眼睡眠期行为异常、日间过度睡眠、嗜睡、睡眠觉醒周期紊乱，在抗NMDAR脑炎、抗LGI1抗体相关脑炎、抗IgLON5抗体相关脑病中较常见。②CNS局灶性损害：相对少见，抗NMDAR脑炎可累及脑干、小脑等，引起复视、共济失调和肢体瘫痪等。③周围神经和神经肌肉接头受累：神经性肌强直等周围神经兴奋性增高的表现见于抗CASPR2抗体相关莫旺综合征。抗$GABA_BR$抗体相关边缘性脑炎可以合并肌无力综合征。抗DPPX抗体相关脑炎常伴有腹泻。

3.辅助检查 患儿血和脑脊液中均可检测到抗NMDAR抗体。儿童患者磁共振成像（MRI）异常率较成人患者低，表现为海马、皮质和皮质下T_2高信号，水抑制成像（FLAIR）序列较敏感，基底神经节、脑干和小脑也可能有类似改变；增强扫描受累区域、脑膜可能有轻度强化。脑电图异常几乎见于所有患儿，表现为非特异性弥散性δ、θ频率慢波背景，偶尔可见癫痫样放电和电发作。在成人抗NMDAR脑炎患者脑电图可见特征性极端δ刷，在儿科病例中则较少见。80%抗NMDAR脑炎脑脊液淋巴细胞增高，蛋白轻度增加，60%的患者特异性寡克隆区带阳性。

4.诊断 对于儿童抗NMDAR脑炎尚无统一诊断标准。目前倾向认为对于儿童临床出现原因不明的皮质下功能损害表现，包括精神症状、惊厥发作、记忆受损、运动障碍、意识水平降低、自主神经功能紊乱等，尤其是女性，在排除其他疾病后均应考虑本病；血清和（或）脑脊液中检出抗NMDAR抗体可确诊。头颅MRI和脑电图检查有助于诊断。对于确诊或怀疑为该病的患儿均应积极行肿瘤排查，包括腹部及盆腔MRI检查或胸腹部CT检查、睾丸超声检查等。以后每6个月至1年行肿瘤排查1次，至少随访2年。

有学者提出了自身免疫性边缘叶脑炎的诊断标准：亚急性起病；有显著的边缘叶损害症状和体征，即记忆受损、颞叶癫痫、意识障碍或精神异常，伴下述1项及1项以上表现：①影像学提示颞叶受累；②脑脊液显示炎症细胞学改变；③5年内患有肿瘤性疾病或探查到与自身免疫性边缘叶脑炎相关的抗体；④排除其他原因所致边缘叶损害。

【诊断要点】

AE的治疗并无标准化治疗方案，包括免疫治疗、对癫痫发作和精神症状的症状治疗、支持治疗、康复治疗。合并肿瘤者进行切除肿瘤等抗肿瘤治疗。

一线免疫抑制治疗包括糖皮质激素、静脉滴注丙种球蛋白（IVIG）和血浆置换。糖皮质激素和IVIG常给予冲击治疗。对于一线药物治疗失败的病例可选用利妥昔单抗（美罗华）或环磷酰胺。

（刘雪雁）

第十节　线粒体脑肌病

线粒体病（MD）是指由线粒体基因（mtDNA）或细胞核基因（nDNA）发生缺失或点突变导致线粒体结构和功能异常，引起机体能量代谢障碍的一类疾病。其种类繁多，目前已发现上百种，发病年龄不一，临床症状不同，以多系统受累为主，症状具有波动性。线粒体脑肌病主要是脑和横纹肌受累。

【诊断要点】

1.分类　根据临床和病理特点分为许多类型，如线粒体脑肌病并发乳酸血症和卒中样发作（MELAS）、肌阵挛型癫痫并发不整红边纤维（MERRF）、Kearne-Sayre综合征（KSS）、慢性进行性外眼肌麻痹（CPEO）、坏死性脑脊髓病（Leigh综合征）、进行性皮层灰质萎缩症（Alpers综合征）、卷发样脑灰质营养不良综合征（Menke病）、Laber遗传性视神经病（LHON）、视网膜色素变性共济失调性周围神经病（NARP）和Wolfram综合征等。

2.临床表现　癫痫发作、精神发育迟滞和发作性意识障碍为常见的临床表现，癫痫发生率为20%～60%，各种癫痫发作类型均可见。部分MD以骨骼肌、胃肠道、眼、耳、心、肝、肾、肺和胰腺等功能障碍为首要表现，易造成误诊。骨骼肌受累表现为乏力、运动不耐受、肌无力、肌萎缩和横纹肌溶解；胃肠道受累表现为胃肠蠕动不良、难治性腹泻、便秘、恶心、呕吐、假性肠梗阻和胃轻瘫；眼部受累以眼睑下垂、眼外肌麻痹、视神经萎缩、视网膜色素变性和白内障较常见，偶可出现角膜浑浊，可出现耳聋、听力下降等；心脏受累以心肌病、心脏结构异常、心律失常和心包积液多见；肝脏受累在mtDNA缺失综合征中多见；肾脏受累相对少见。此外，还可累及内分泌、血液、皮肤和骨骼等，对多系统同时受累或不明原因的以神经系统受累为主者，均需警惕MD的可能。

3.辅助检查

（1）血乳酸/丙酮酸测定：①安静状态下血乳酸＞2.0mmol/L，运动后＞4.0mmol/L

为异常；②口服葡萄糖乳酸刺激试验：患儿禁食8h，口服葡萄糖前测定基础乳酸水平，按1.75g/kg口服葡萄糖液，分别于口服后30min、60min和90min测定血乳酸浓度，在基础值上升高＞2倍为异常；③运动前血乳酸/丙酮酸＞20提示呼吸链功能缺陷。

（2）头颅影像学：头颅MRI表现并不特异，甚至可以完全正常，但头颅MRI对于线粒体脑肌病的诊断、分型及判断预后是不可或缺的。

（3）其他：如心电图、脑电图、肌电图，体感、视觉诱发电位及听性脑干反应阈值检测对各种线粒体脑肌病病变部位的判断具有辅助意义。

（4）肌肉组织活检病理学检查：肌肉组织活检后可通过组织化学染色和电镜观察线粒体结构形态进行病理诊断。约50%的患儿肌肉病理检查正常。

（5）基因检测：线粒体呼吸链酶是由mtDNA和nDNA共同编码的产物，除复合体Ⅱ全部由nDNA编码之外，其余复合体均由mtDNA和nDNA共同编码。

（6）呼吸链酶活性测定。

4.主要综合征的临床特点

（1）MERRF：mtDNA的赖氨酸tRNA基因上发生点突变（nt8344最常见）造成的伴有不整红边纤维（RRF）的多系统疾病；常在少年期（大多在5～13岁）或成年期起病，缓慢或快速进展，多数患者脑先受累，随后是骨骼肌、心脏，主要表现为小脑性共济失调、震颤和肌阵挛（尤其是活动或意向性运动诱发的）、肌阵挛性癫痫、四肢近端无力，部分患者有构音障碍、眼球震颤、神经性听力损失、周围神经病变、身材矮小、运动不耐受、视神经萎缩，可伴多发性对称性脂肪瘤、心肌病、色素性视网膜病。血及脑脊液乳酸水平可轻度升高。脑电图示背景异常伴不同程度棘慢波和阵发性光反应。视觉、体感诱发电位潜伏期可延长。肌电图（EMG）可有肌病表现。CT或MRI显示弥漫性脑萎缩，广泛的脑沟及脑室扩大，小脑、脑干明显。肌活检可发现RRF；肌肉生化检查可发现不同程度的不同呼吸链复合物缺失。发现mtDNA nt8344或nt8356有点突变可确诊。

（2）MELAS：mtDNA的亮氨酸tRNA基因发生点突变造成的疾病，多为母系遗传。10岁前发育正常，10～40岁发病，首发症状为运动不耐受、反复卒中样发作、轻偏瘫、失语、皮层盲或聋，并有肢体无力、抽搐或阵发性头痛、智能低下、痴呆。急性发作期血液、脑脊液乳酸含量增高，肌酸激酶（CK）有时升高。呼吸链复合物Ⅰ缺乏，部分为多发性复合物缺乏。CT可见30%～70%的苍白球钙化，CT及MRI可见广泛的卒中样病变，既有急性的，也有慢性的，病变所在部位与神经系统定位症状相符，但与血管供血区不符，可在大脑灰质、白质及脑干，一定时间后可消散，多遗留轻度萎缩，以后可在其他部位再次出现类似病变，同期做脑血管检查（如MRA）并未发现血管狭窄或闭塞。脑电图呈典型的癫痫波形，并与CT或MRI显示的病灶基本一致。基因检测可见3243或3271核苷酸点突变。

（3）Leigh综合征：病因复杂，任何一种线粒体呼吸链酶复合物缺陷（复合物Ⅰ、Ⅳ最多见）均可引起。临床表现复杂，根据发病时期可分为新生儿型、经典婴儿型、少年型和成人型。经典婴儿型多在1～2岁起病，病前精神运动发育多正常，起病后早期进展迅速，感染及高糖类饮食可使症状加重，表现为进行性加重的精神运动发育落后或倒退、无力、肌张力低下、喂养及吞咽困难、肌阵挛或惊厥，逐渐出现共济失调、震颤等神经系统异常。疾病晚期出现脑干损伤，如眼肌麻痹及其他脑神经征、吞咽困难、呼吸节律不整、中枢性呼吸衰竭。多数血、尿、脑脊液中乳酸、丙酮酸增高，血气分析见代谢性酸中毒，阴离子间隙增大。MRI典型表现为对称性基底节、脑干长T_1长T_2病变，尤以壳核为著，但在急性期或亚急性期病变可表现为长T_2短T_1，磁共振波谱分析（MRS）可见显著增高的乳酸峰。线粒体呼吸链酶学分析可确诊，母系遗传发现mtDNA 8993、8344、3234位点突变可确诊。

（4）Alpers综合征：为常染色体隐性遗传的肝脑综合征，多数于婴儿期起病，少数于学龄期甚至青年期。其典型的临床特征为难治性癫痫（常有部分性发作成分）、进行性肝功能异常，尤其是应用丙戊酸后会发生急性肝衰竭、皮质盲和发作性精神运动倒退（可由感染诱发）四联征。脑电图示背景节律慢波化及双侧枕区棘慢波、快波及H节律发放。头颅MRI多见半卵圆中心、小脑白质及枕叶皮层病变，后期表现为弥漫性脑萎缩。常见的突变位点是A467T，占突变等位基因的40%，其次为W748S、G848S和T914P。

【治疗要点】

治疗目的主要基于症状的管理，以维持最佳健康状态，减轻恶化，避免线粒体毒性。

1.酶调解药物治疗　辅酶Q10可使血乳酸和丙酮酸水平降低，辅酶Q10生物合成缺陷是唯一可治疗的线粒体肌病之一；呼吸链酶复合体Ⅱ或Ⅲ缺陷可用维生素K_3加维生素C治疗。

2.多种维生素鸡尾酒疗法　大剂量B族维生素，如维生素B_1、维生素B_2、维生素B_6等可改善症状；左旋肉碱、丙酮酸钠、氯氨酮有助于减轻症状；能量合剂。

3.抗癫痫药物治疗　拉莫三嗪、左乙拉西坦、托吡酯、苯二氮䓬耐受较好；拉莫三嗪、加巴喷丁、奥卡西平可加重肌阵挛；VPA具有潜在的诱发肝衰竭、加重酸中毒作用，需谨慎使用；LEV对线粒体有保护作用，对MERRF有潜在的治疗作用；唑尼沙胺有潜在的抗氧化作用。

4.合理饮食　如高乳酸者应低碳水化合物饮食，避免饥饿、感染及应激等诱发加重因素。

5.激素治疗　对部分病例有效（脂质贮积病）。

（刘雪雁）

第十一节　重症肌无力

重症肌无力（myasthenia gravis，MG）是指主要由乙酰胆碱受体抗体介导、细胞免疫依赖、补体参与，主要累及神经肌肉接头突触后膜乙酰胆碱受体的获得性自身免疫性疾病。其发病原因包括自身免疫、被动免疫及药源性（如D-青霉胺等）因素等。

【诊断要点】

1.临床特点　某些特定的横纹肌群表现出具有波动性和易疲劳性的肌无力症状，眼外肌受累最常见，晨轻暮重，活动后加重，休息后可缓解。眼外肌无力所致非对称性上睑下垂和（或）双眼复视是MG最常见的首发症状，见于80%以上的MG患者，可出现交替性上睑下垂、双侧上睑下垂、眼球活动障碍等，但瞳孔大小正常。面肌受累可致鼓腮漏气、眼睑闭合不全、鼻唇沟变浅、苦笑或呈面具样面容。咀嚼肌受累可致咀嚼困难。咽喉肌受累可以出现构音障碍、吞咽困难、鼻音、饮水呛咳及声音嘶哑等。颈部肌肉受累以屈肌为著。肢体各组肌群均可出现肌无力症状，以近端为著。呼吸肌无力可以导致呼吸困难、皮肤黏膜发绀等。

2.临床分类

（1）按严重性的分型（改良Osserman分型）

Ⅰ型眼肌型：疾病只局限于眼外肌，2年之内其他肌群不受累。

Ⅱ型全身型：有一组以上肌群受累。按其严重程度再分为ⅡA型和ⅡB型两种。ⅡA型：轻度全身型，四肢肌群轻度受累，伴或不伴眼外肌受累，通常无咀嚼、吞咽和构音障碍，生活能自理。ⅡB型：中度全身型，四肢肌群中度受累，伴或不伴眼外肌受累，通常有咀嚼、吞咽和构音困难，生活自理困难。

Ⅲ型重度激进型：起病急、进展快，发病数周或数月内即可累及咽喉肌，6个月内累及呼吸肌，伴或不伴眼外肌受累，生活不能自理。

Ⅳ型迟发重度型：起病隐匿，缓慢进展，开始表现为Ⅰ型、ⅡA型、ⅡB型，2年内逐渐发展至累及呼吸肌。

Ⅴ型肌萎缩型：起病6个月内出现骨骼肌萎缩。

（2）新生儿重症肌无力

1）新生儿暂时性重症肌无力：重症肌无力母亲所生的婴儿中约12%患此病。其机制是母体乙酰胆碱受体抗体通过胎盘到达胎儿体内。新生儿出生后数小时即出现吸吮困难、哭声无力、自主活动减少及呼吸表浅等。

2）新生儿先天性重症肌无力（新生儿持续性肌无力）：由于遗传基因突变导致神经肌肉接头突触前、突触或突触后的功能障碍。患儿母亲无重症肌无力。出生后即表现出上睑下垂、眼外肌麻痹和周身肌无力症状，但全身肌无力症状轻微。

3）家族性先天性重症肌无力：患儿母亲很少患重症肌无力，其亲属有患本病病史。新生儿出生后即有呼吸困难、吸吮困难、吞咽困难。体内无乙酰胆碱受体抗体，其发病可能与乙酰胆碱受体蛋白的基因或其他神经递质异常有关。该病预后较差，抗胆碱酯酶药物治疗有效。

（3）重症肌无力危象

1）肌无力危象：多因感染、过度劳累、手术、情绪激动、漏服或停服抗胆碱酯酶药物而诱发。表现为无力症状突然加重、呼吸困难、吞咽困难、构音障碍，危及生命。体检可见瞳孔散大、大汗、腹胀、肠鸣音正常。

2）胆碱能危象：为抗胆碱酯酶药物过量引起。除肌无力加重外，尚有胆碱能中毒表现，如瞳孔缩小、多汗、肌束颤动、唾液及呼吸道分泌物增多、腹痛、腹泻等。

3）反拗危象：又称无反应性危象，因感染、电解质紊乱、胸腺手术后或不明原因引起对胆碱酯酶抑制剂突然完全无反应，虽然药物剂量不变，但突然失效。

3.辅助检查

（1）对于肌无力呈晨轻夕重、休息后减轻、活动后加重特点的患儿，可考虑本病诊断，做下列辅助实验以明确诊断。

1）疲劳试验：使可疑病变的肌肉反复地收缩，若肌无力症状加重，休息后肌力恢复为阳性。

2）药理试验：①新斯的明试验：由于试验持续时间长，特别适用于新生儿和小婴儿。使用甲基硫酸新斯的明试验时，儿童可按0.02～0.03mg/kg剂量给药，最大用药剂量不超过1mg。注射后10min显效，应仔细观察15～45min，注意是否有明显的肌力进步。为减轻其副作用，可同时注射0.01mg/kg阿托品。②腾喜龙试验：适用于年长儿。根据儿童大小，腾喜龙（依酚氯铵）0.1～1mg静脉推注，通常用药30s起效，用药后2min显效，5min内药物作用消失。

（2）电生理检查

1）低频重复神经电刺激（RNS）：采用低频（2～5Hz）超强重复电刺激神经干，在相应肌肉记录复合肌肉动作电位。持续时间为3s，如果动作电位波幅下降10%以上则为阳性。常规检查的神经包括面神经、副神经、腋神经和尺神经。服用胆碱酯酶抑制剂的患者需停药12～18h后行此项检查。

2）单纤维肌电图（SFEMG）：为非常规的检测手段，因其敏感性较高，主要用于眼肌型MG、临床怀疑MG及RNS未见异常的患者。

（3）血清学检查

1）乙酰胆碱受体抗体（AChRAb）：为诊断MG自身免疫疾病的特异性抗体，50%～60%的单纯眼肌型MG患者外周血中可以检测到AChRAb，80%～90%的全身型MG患者血中可以检测到AChRAb。

2）抗骨骼肌特异性受体酪氨酸激酶（抗-MUSK）抗体：在部分AChRAb阴性的全身型MG患者血中可检测到抗-MUSK抗体。

3）抗横纹肌抗体：包括抗titin抗体、抗RyR抗体等。此类抗体在伴有胸腺瘤、病情较重的晚发型MG或对治疗不敏感的MG患者中阳性率较高，但对MG诊断无直接帮助，可以作为筛查胸腺瘤的标志物。

4）免疫功能及鉴别诊断相关检查：肌肉酶谱、感染病因学检查等。

（4）胸腺影像学检查：儿童MG合并胸腺瘤少见。纵隔CT的胸腺瘤检出率可达94%。

4.诊断依据　在MG临床特征的基础上，具备药理学特征和（或）神经电生理学及血清学特征，可确定诊断。注意分清类型，识别危象类型；明确是否伴随其他疾病，如甲状腺功能亢进、类风湿关节炎、溶血性贫血等。

【治疗要点】

1.一般治疗　避免疲劳、感染，忌用抑制神经肌肉传递的药物，如奎宁、奎尼丁、普萘洛尔、氯丙嗪、利多卡因及氨基糖苷类抗生素。肌无力危象时应密切观察生命体征变化，及时治疗。

2.药物治疗　强调早期诊断、早期治疗。

（1）胆碱酯酶抑制剂：治疗所有类型重症肌无力的一线药物，用于改善临床症状。剂量应从小剂量开始，逐渐调整。一般首选吡啶新斯的明。

1）溴化吡啶新斯的明：新生儿每次5mg，婴幼儿10～15mg，年长儿20～30mg，最大量不超过60mg，每日2～4次。根据症状控制的需求和是否有毒蕈碱样不良反应发生，可适当增减每次剂量与间隔时间。

2）溴化新斯的明：作用时间2～3h，婴幼儿每次1.25～2.5mg，年长儿3.75～7.5mg，最大量不超过15mg，每日2～4次。

3）安贝氯铵（美斯的明）：抗胆碱酯酶作用强，为新斯的明的2～4倍，维持时间长（6～8h），但副作用大。成人每次5～10mg，每日2～4次，儿童每次1～5mg，每日2～4次。

（2）肾上腺皮质激素：此类药物是治疗MG的一线药物。适用于全身型重症肌无力及抗胆碱酯酶药物治疗无效者。

1）泼尼松：开始剂量1mg/（kg·d），直到症状缓解，病情稳定后开始减量，每1～2个月减5mg，至5～10mg隔日顿服，维持1年以上。

2）甲泼尼龙：15～30mg/kg，每日1次，连用3d，必要时可重复使用。治疗初期部分患儿病情可有一过性加重。高血压、结核病、糖尿病、免疫缺陷者禁用。

（3）免疫抑制剂：环磷酰胺3～5mg/kg（总量不超过100mg），分次口服，病情稳定后，1～2mg/kg（总量不超过50mg）维持。硫唑嘌呤1～3mg/kg，分次口服。环孢素6mg/kg，根据病情调整剂量。此外，还有其他新型的免疫抑制剂，如麦考酚酸酯、他克莫司等。

（4）大剂量丙种免疫球蛋白冲击疗法：早期应用疗效明显。剂量400mg/（kg·d），每日1次静脉注射，连用5～7d。

3.血浆置换疗法或全血置换法　对解除肌无力危象有较好疗效，但价格昂贵。血浆置换量50ml/kg，全血60～80ml/kg，可交换1～3次。

4.胸腺切除术　适用于全身型病例，病程1年内的胸腺肿瘤或胸腺增生者、眼肌型难治病例，年龄14岁以下患儿是否做胸腺切除目前观点不一致。

5.其他　伴有感染者应用抗生素控制感染，伴发甲状腺功能亢进（甲亢）者以治疗甲亢为主，多数在甲亢控制后肌无力好转。

6.危象的治疗

（1）肌无力危象：加大抗胆碱酯酶药物剂量，注意呼吸支持。

（2）碱能危象：停用抗胆碱酯酶药物，阿托品0.02～0.03mg/kg，静脉或肌内注射15～30min后可重复一次。注意呼吸支持及对症处理。

（3）反拗危象：主要对症治疗，根据腾喜龙试验调节抗胆碱酯酶药物剂量。

（刘雪雁）

第十二节　瑞氏综合征

瑞氏（Reye）综合征是一种以急性脑病伴内脏（主要是肝脏）脂肪变性为特点的综合征。常见于6个月至6岁儿童，起病急骤，病情进展迅速，预后凶险。发病机制迄今不明，目前多认为与病毒感染有关，常见的病毒为流感病毒B及水痘病毒。另外，有研究显示体内线粒体代谢异常、遗传因素及服用水杨酸盐（阿司匹林）与发病也有一定关系。

【诊断要点】

1.临床表现　发病前一周多有上呼吸道、消化道病毒感染的表现，如发热、咳嗽、倦怠等。前驱症状好转后突然出现频繁呕吐，严重时出现脱水、酸中毒及电解质紊乱症状。若不及时治疗，数小时至2天左右，出现意识障碍，并进一步恶化，出现颅内压增高、去大脑强直，并迅速出现脑疝症状、体征。与此同时，患儿肝大、肝功能异常，但多不伴有黄疸。

病情分期：

（1）0期：呕吐，无神经功能异常表现。

（2）Ⅰ期：意识模糊、嗜睡、定向力障碍、记忆力消失。

（3）Ⅱ期：谵妄、躁动、去皮质强直及过度换气。

（4）Ⅲ期：惊厥发作、昏迷、去大脑强直。

（5）Ⅳ期：深昏迷状态，四肢肌张力低下，呼吸不规则、浅慢，瞳孔固定且散大，对光反应消失。

2.诊断标准

（1）病史与体格检查：本病的临床表现无特异性，对于有以下症状的患儿应高度怀疑，宜做必要检查：①年龄在6个月至6岁的儿童，尤其是婴幼儿；②有前驱病毒感染史；③起病急；④频繁反复呕吐；⑤进行性意识障碍。

（2）辅助检查：①血常规：白细胞总数升高，以中性粒细胞为主。②血液生化学检查：谷草转氨酶、谷丙转氨酶升高，为正常的3倍以上，血氨增高，血糖降低，血淀粉酶、肌酸激酶、碱性磷酸酶、乳酸脱氢酶增高，血脂降低，游离脂肪酸增加，凝血酶原时间延长，有酸中毒。③脑脊液检查：外观清亮，压力升高，细胞数正常范围，糖降低，蛋白正常或轻度升高，氯化物正常。④脑电图检查：双侧大脑广泛性非特异性慢波增多。⑤肝组织活检：临床很少应用，可发现本病的典型病理变化，帮助确定诊断。

【治疗要点】

本病的治疗成功与否在于能否早期诊断、及时治疗及有效控制脑水肿引起的颅内压增高，同时应注意对症处理及并发症防治。

（1）一般治疗：监测生命体征指标，保持呼吸道通畅，必要时人工辅助通气，保证血氧饱和度在正常范围，维持热量、水、电解质平衡，降低脑组织代谢率。

（2）对症治疗

1）降低颅内压：联合使用甘露醇、呋塞米、糖皮质激素，原则为“快脱慢补”。另外，还可以选择过度通气治疗，降低颅内压。

2）止惊。

3）降低血氨。

4）预防出血。

5）纠正代谢紊乱：纠正低血糖、电解质紊乱及酸中毒等。

6）降温：采用药物或物理降温方法维持体温在37.5℃以下。

（3）保护肝功能。

（4）营养神经细胞。

（5）并发症治疗：积极诊治各种并发症，如呼吸衰竭、心力衰竭、肾衰竭、肝衰竭及DIC等。

（刘雪雁）

第十三节　脑　　病

各种不同病因均可引起急性或慢性脑病，临床特点是出现意识障碍、颅内高压等，脑电图示非特异性弥漫性高波幅慢波。病因包括感染、自身免疫、创伤、癫痫相关、中毒（药物、重金属、一氧化碳等）、代谢异常、高血压（肾病、心脏病）、缺氧缺血、恶性肿瘤，以及其他全身性疾病在脑部的表现（糖尿病、桥本病、狼疮等），本节重点介绍急性中毒性脑病和代谢性脑病。

急性中毒性脑病是婴幼儿期比较常见的中枢神经系统病变，是机体对感染及其毒素的一种免疫反应，可因各种感染性疾病，如流感、肺炎、猩红热、伤寒、痢疾、疟疾、肠道病毒感染等引发。某些药物和毒物，如砷、铅、一氧化碳、汞、苯、有机磷、酒精、霉变甘蔗等也可引起急性中毒性脑病。

代谢性脑病是由不同代谢障碍引起全脑功能紊乱的一种临床综合征。轻者表现为行为障碍、精神异常，可伴惊厥、偏瘫等局灶性脑损害，重者昏迷、去大脑强直或去皮质强直。引起代谢性脑病的原因有很多，包括氨基酸、有机酸、脂肪酸、糖等代谢异常，以及线粒体功能障碍等，导致高氨血症、低血糖、酸中毒和能量缺乏，引起脑功能障碍。其病因多样，发病机制也不尽相同。

【诊断要点】

1. 急性中毒性脑病　和原发病有密切关系，可在原发病的极期发生，也可骤然起病。脑部病变轻重程度不同，临床表现多种多样。急性感染病程中，突然头痛、呕吐、烦躁或嗜睡、谵妄、惊厥、昏迷、瞳孔大小不等或扩大，对光反射迟钝或消失，眼球、肢体震颤，全身肌肉痉挛、强直，偶有一侧或双侧瘫痪，运动失调，腱反射异常，常出现脑膜刺激征和病理反射，严重者发生呼吸衰竭而致死亡。脑脊液压力增高，细胞数多正常，蛋白可见轻度增加，糖正常。脑电图示弥漫性高波幅慢波。

2. 代谢性脑病　常急性或亚急性起病，于感染、饥饿、手术等应激时好发。

（1）临床表现：意识障碍，嗜睡、木僵、昏迷；惊厥；自主神经症状，呼吸异常（深大呼吸），心律失常、心脏停搏，眩晕、恶心、呕吐；血管运动和泌汗功能异常；精神症状，易激惹、幻觉、妄想、谵妄；脑干症状，口、面自动征，掌颏反射、握持反射异常，肌张力异常，去皮质强直、去大脑强直，震颤，多灶性肌阵挛。在发育落后或有慢性神经系统异常的儿童，尤其是既往有过脑病的患儿，出现上述症状时应首先除外代谢性脑病。

（2）为明确病因，恰当治疗，急性期留取相应的标本进行检查尤为重要，检查项目包括血液：血气分析、电解质、血糖、血氨、乳酸、阴离子间隙、肝肾功能、凝血功能、氨基酸、酰基肉碱谱、全血细胞、血培养；尿液：葡萄糖、酮体、有机酸、氨基酸；脑脊液：葡萄糖与血糖比值、氨基酸与血氨基酸比较（甘氨酸）；留存一定量的标本以便进一步的基因突变分析。

【治疗要点】

1.急性中毒性脑病　治疗原发病，同时治疗脑水肿，降低颅内高压，控制惊厥和对症处理。肾上腺皮质激素能减轻机体和脑组织对感染毒素的反应，降低毛细血管通透性，降低颅内压，可短期应用。但部分病因可因使用皮质激素后导致病变扩散或使病情暂时缓解而影响原发病诊断，应用时应权衡。

2.代谢性脑病　需在急性期进行紧急处理，包括积极进行支持治疗、清除有毒代谢产物、提供相应的维生素和辅因子、特异性药物治疗及特殊饮食治疗。

（1）支持治疗：由氨基酸、有机酸代谢异常导致的代谢性脑病，需提供高热量，促进合成代谢，减少蛋白分解，以纠正酸中毒，阻止血氨的进一步产生；代谢性脑病常合并脑水肿，应避免液量过多，给予高通气、脱水降颅压治疗。

（2）清除有毒代谢产物：急性代谢紊乱时，常常有血氨、丙酸（丙酸血症）、亮氨酸（枫糖尿症）、甲基丙二酸（甲基丙二酸血症）等代谢产物的蓄积，产生脑损害。当血氨＞200μmol/L时，静脉给予精氨酸300mg/（kg·d）、苯甲酸钠500mg/（kg·d）、苯丁酸钠250mg/（kg·d）[或500 mg/（kg·d）口服]；如果尿素循环途径中*N*-乙酰谷氨酸合成酶缺乏，则应用*N*-氨甲酰谷氨酸100～150mg/（kg·d）。如有机酸、脂肪酸代谢异常，则静脉给予左旋肉碱。另外，可采取透析或体外膜肺氧合血滤。

（3）提供相应的维生素和辅因子：多种维生素与辅因子是遗传代谢病中缺陷酶的催化剂，这些因子的补充可以提高残余酶的活性，如枫糖尿症补充维生素B_1，戊二酸血症Ⅱ型补充维生素B_2，甲基丙二酸血症补充维生素B_{12}，丙酸血症、多羧酶缺乏、丙酮酸脱氢酶及丙酮酸羧化酶缺乏补充生物素，高胱氨酸尿症补充维生素B_6等。

（4）特异性药物治疗：某些代谢性疾病已有特异性的药物治疗，如左旋肉碱治疗肉碱转运缺陷、有机酸血症、线粒体病等；苯甲酸钠、苯丁酸钠、精氨酸、*N*-乙酰谷氨酸等治疗高氨血症；胰高血糖素、奥曲肽、二氮嗪治疗高胰岛素血症等。

（5）特殊饮食治疗：具有氨基酸、有机酸、脂肪酸代谢异常的患儿，需提供去除相应氨基酸、有机酸、脂肪酸的特殊配方饮食。

（刘雪雁）

第十四节　恶性高热

恶性高热是临床上罕见的一种骨骼肌遗传性疾病，通常是由吸入麻醉药或除极骨骼肌松弛药诱发的全身肌肉强烈收缩，伴发体温急剧上升及进行性循环衰竭的代谢亢进危象，若不能及时处理将产生致命的后果。发病人群多为年轻人，男性发病率较女性高。恶性高热的发病机制不明确，但研究证实部分基因和离子通道等与恶性高热易感性密切相关。恶性高热是儿科临床危重症之一，若抢救不及时可能预后不佳。

【诊断要点】

恶性高热的诊断包括临床诊断、实验室诊断、微创代谢试验和基因检测等。

1.临床诊断　临床特征主要表现为体温迅速上升、不明原因的呼气末二氧化碳分压升高、肌肉僵直、心动过速、酸中毒和高钾血症等，由于上述体征发生情况的不同，临床诊断十分困难。目前临床诊断常用Larach等制订的恶性高热临床定级指标，见表5-1。总分超过50分临床基本可确诊为恶性高热，35～49分恶性高热可能性非常大，20～34分有可能发生恶性高热，低于19分诊断可能性较小或几乎不可能。

表5-1 恶性高热临床定级指标

分级	分数
Ⅰ.肌肉僵硬	
a 全身肌肉僵硬（不包括由于体温降低和吸入麻醉苏醒期间及苏醒后即刻所导致的寒战）	15
b 静脉注射琥珀胆碱后咬肌痉挛	15
Ⅱ.肌肉分解	
a 麻醉诱导用琥珀胆碱后肌酸激酶升高＞20 000U/L	15
b 麻醉诱导没有使用琥珀胆碱肌酸激酶升高＞10 000U/L	15
c 围术期出现咖啡色尿	10
d 尿肌红蛋白＞60μg/L	5
e 血清肌红蛋白＞170μg/L	5
f 全血/血清/血浆钾＞6mmol/L（无肾衰竭时）	3
Ⅲ.呼吸性酸中毒	
a 在合适的控制呼吸条件下，呼气末CO_2分压＞55mmHg	15
b 在合适的控制呼吸条件下，动脉血CO_2分压＞60mmHg	15
c 在自主呼吸条件下，呼气末CO_2分压＞60mmHg	15
d 在自主呼吸条件下，动脉血CO_2分压＞65mmHg	15
e 异常的高碳酸血症（由麻醉师判定）	15
f 异常的呼吸过速	10
Ⅳ.体温升高	
a 围术期体温出现异常快速的升高（由麻醉师判定）	15
b 围术期体温异常升高（由麻醉师判定）	10
Ⅴ.心脏相关体征	
a 异常的窦性心动过速	3
b 室性心动过速或室颤	3
Ⅵ.家族史（仅用于筛选恶性高热易感者）	-
Ⅶ.其他非单一临床指标	
a 动脉血气碱剩余＞-8mmol/L	10
b 动脉血气pH＜7.25	10
c 静脉注射丹曲林后迅速逆转恶性高热代谢性/呼吸性酸中毒	5
d 有恶性高热家族史＋除安静时血清肌酸激酶升高外患者本人全身麻醉时有过一项指标阳性	10
e 安静时肌酸激酶升高（有恶性高热家族史）	10

注：-为无数据；1mmHg=0.133kPa。

2.实验室诊断　实验室诊断的“金标准”是咖啡因-氟烷收缩试验，它是基于氟烷或咖啡因存在的条件下肌肉纤维的挛缩，一般于局部麻醉下取股外侧肌或股四头肌，暴露于系列浓度的咖啡因（0.5、1、2、4、8和32mmol/L）4 min，或3%氟烷中10min，肌肉对2mmol/L咖啡因或3%氟烷的张力改变大于0.3g、0.7g为阳性，诊断为MHS（malignant hyperthemia susceptible），两者均为阴性诊断为MHN（malignant hyperthemia non-susceptible)，两者之一阳性分别诊断为MHSc（MHS-caffeine）或MHSh（MHS-halothane）。

3.微创代谢试验 包括通过磁共振波谱分析评估ATP的耗竭程度，究其原因为恶性高热存在ATP的大量消耗；另外一种方法是通过代谢物分析和咖啡因微量渗析来诱发肌肉组织中二氧化碳释放增加，目前尚不能作为临床常规检测手段。

4.基因检测 基因检测为该病诊断提供了新的方法，少许血液或组织标本即可完成检测。截至目前，与恶性高热相关的基因*RyR1*突变位点已超过400个，其中50%～70%与临床具有相关性，还存在部分隐性变异可能导致恶性高热、中央轴空病或其他疾病。由于恶性高热存在明显的遗传异质性，异常基因携带者在接触触发药物后并非必定发作，出现恶性高热发作也不是一定能检测出异常基因。因此，即便基因检测有所发现，临床上仍需综合考虑予以诊断。

【治疗要点】

1.恶性高热危象治疗 考虑诊断恶性高热时，要立即停止诱发药物的应用，有条件者更换全新麻醉机和呼吸回路，不能立即执行可暂关闭麻醉机吸入麻醉药的挥发罐，若之前使用过琥珀胆碱，停止使用。终止或推迟手术，如果无法停止手术，采用全凭静脉麻醉方式进行麻醉。使用纯氧进行过度通气，不能更换麻醉机和呼吸回路者可在麻醉机吸入端和呼出端安装活性炭过滤器以尽快清除回路中的吸入麻醉药。

2.药物治疗 RyR1受体拮抗剂丹曲林是治疗恶性高热的有效药物，一般采用2.5mg/kg静脉快速注射，总量可达20mg/kg。在使用丹曲林治疗的过程中需注意一些并发症，如肌无力、静脉炎和胃肠道反应等。应用丹曲林治疗后应继续密切观察48～72h，部分患者可能会再发。

3.其他治疗 包括使用碳酸氢钠治疗代谢性酸中毒，快速物理方法降温，维持循环系统功能及内环境稳定。注意监测血气离子分析、磷酸肌酸激酶、肌红蛋白等的动态变化。此外，早期阶段应重视肾脏功能维护，积极补液和利尿，适当碱化尿液，预防肌红蛋白血症并发肾功能损害。

恶性高热是罕见但后果严重的临床急症，早发现、早诊断和积极处理是救治成功的关键。

（裴 亮）

第 6 章 消化系统

第一节 消化道出血

小儿消化道出血（gastrointestinal hemorrhage）可发生于任何年龄，表现为呕血和（或）便血，或仅为大便隐血阳性。根据出血部位的不同，可将消化道出血分为上消化道出血及下消化道出血。上消化道出血系指屈氏韧带以上的消化道，如食管、胃、十二指肠后或胰、胆等病变引起的出血；下消化道出血是指屈氏韧带以下的消化道，如小肠、结肠、直肠及肛门的出血。据统计，小儿消化道出血80%位于上消化道，20%位于下消化道。小儿消化道出血病因很多，约50%为消化道局部病变所致，10%～20%为全身疾病的局部表现，另外30%左右病因不易明确。小儿消化道出血在临床上并不少见，就体重和循环血量而论，儿童患者出血的危险性比成人大，故迅速确定出血的病因、部位和及时处理，对预后有重要意义。近年来，随着纤维内镜及选择性腹腔动脉造影等技术的开展和应用，对引起小儿消化道出血的病因诊断率明显提高，治疗效果也得到了显著改善。

【诊断要点】

消化道出血的诊断包括定性和定位两方面。

1. 定性

（1）确定所见的物质是否为血：服用一些药物（铋剂、活性炭及甘草等）和食物（草莓、甜菜、菠菜、西瓜及番茄等）均可被误认为有便血或黑粪症。

（2）是否为消化道出血：鼻咽部或口腔内咽下的血也可以被误认为消化道出血，阴道出血或血尿也被错认为便血，在诊断前应认真检查上述部位。

（3）区别呕血与咯血（表6-1）。

2. 定位　消化道出血可由胃肠道本身的疾病引起，也可能是全身性疾病的局部表现。因此，首先要排除全身性疾病，然后鉴别是上消化道还是下消化道出血。

（1）根据病史、临床表现及粪便特点进行诊断和鉴别诊断。

1）上消化道出血：既往多有溃疡病、肝胆疾病或呕血史；出血时表现为呕血伴有上腹胀痛、恶心及泛酸。呕血和（或）黑粪或柏油样便多提示上消化道出血，若出血速度快，出血量又多，呕血或粪便的颜色可呈鲜红色或暗红色；若出血后血液在胃内潴留时间较长，血液在胃酸作用下即可呈咖啡色。

表6-1 呕血与咯血的鉴别

呕血	咯血
呕出	咯血
常混有食物及胃液	常混有痰液
无泡沫，呈暗红色或棕红色	泡沫状，色泽鲜红
呈酸性	呈碱性
呕前常有上腹部不适感	咳前常有喉部瘙痒感、胸闷、咳嗽
有黑粪或柏油样便	无吞咽血液时，粪便无改变
常无血痰	咯血后常有少量血痰

2）下消化道出血：既往多有下腹痛、排便异常或便血史；出血时表现为便血，无呕血，伴有中下腹不适。便血提示下消化道出血，颜色与出血部位及出血量有关。小肠上部少量出血，血液在消化酶及肠内细菌作用下，也可使粪便变为黑色；结肠及直肠出血，粪便颜色多为红色，部位越往下，颜色越鲜红。

（2）出血量的估计：一般以单次出血量来评估，出血量达到5ml时，粪便隐血试验可呈阳性反应；出血量达50～70ml以上时，可表现为黑粪。20ml左右为小量出血；大于200ml为大量出血。密切监测患儿的面色、脉搏、血压、尿量等动态变化，是估计失血量的主要手段。失血量达血容量的20%～25%时，患儿可出现休克表现。根据患儿的血红细胞计数、血红蛋白及血细胞比容测定，也可估计失血程度。

（3）辅助检查

1）实验室检查：检测便常规、隐血试验、血常规、血细胞比容、血型、血小板、出凝血时间、凝血酶原时间及凝血活酶时间。酌情检测肝、肾功能。出血较多者应立即交叉配血，并定时测血红蛋白或血细胞比容。

2）内镜检查：急症胃镜检查是指出血后24～48h者，其敏感度和特异度均较高，是上消化道出血的首选诊断方法。此法不仅能迅速地确定出血部位、明确出血原因，而且能于内镜下应用止血药治疗，如内镜下喷洒去甲肾上腺素及云南白药等。检查前应补充血容量，纠正休克，禁食；对于焦虑者，可酌用镇静剂。胃内积血影响窥视时，可将积血吸出，或改变体位以变换血液及血块位置；对于黏附的血块，可灌注冲洗以利病灶暴露，但不必去除黏附血块，以免诱发活动性出血。

小肠镜检查适用于病变推测在小肠者，双气囊推进式小肠镜和胶囊内镜的应用可提高小肠出血的诊断准确性。纤维结肠镜能确定结肠以下的病变部位、性质和出血情况。

3）X线钡剂及钡灌肠检查：一般主张出血停止后10～14d进行，确诊率小于50%。缺点为不能发现急性微小或浅表性病变如浅表性溃疡及糜烂性出血性胃炎等，不能同时进行活体组织检查。优点为方便、无痛，易被患儿接受，对某些出血病因如胃黏液脱垂、食管裂孔疝等诊断价值优于内镜检查。

4）放射性核素扫描：主要适用于急症消化道出血的定位诊断和慢性间歇性消化道出血部位的探测。其原理是能将亚锝离子还原成锝离子，还原型锝与血红蛋白的β链牢固结合，使活动性出血时红细胞被标记，在扫描中显示出阳性结果。其优点是灵敏度高、无创伤性、可重复检查及显像时间可持续36h。缺点是仅能检出何处有血，而不知何处出血，定性及定位的阳性率不高，但可作为选择性腹腔内动脉造影前的初筛检查，以决定首选造影的动脉，如胃十二指肠内发现有标记的红细胞，则可首选腹腔动脉造影。

5）选择性腹腔内动脉造影：适应证为内镜检查无阳性发现的上消化道出血、内镜检查尚不能达到的病变部位、慢性复发性或隐匿性上消化道出血，如憩室炎、血管异常、发育不良或扩张、血管瘤及动静脉瘘等。腹腔动脉和肠系膜上、下动脉可同时进行造影，只要出血量达到0.5ml/min就可发现出血部位，诊断的准确率可达70%～95%。其优点是特异度及敏感度高，并可用作治疗手段，如通过动脉插管灌注加压素或应用栓塞疗法。缺点是费用昂贵、为侵入性检查，有一定的反指征（如凝血机制不全）及并发症（如出血和栓塞）。

6）剖腹探查：各种检查均不能明确原因时可选用剖腹探查。

【治疗要点】

消化道出血治疗原则：迅速稳定患儿生命体征；评估出血的严重程度；确定出血病灶；明确出血原因，针对病因治疗；制订特殊治疗方法；外科手术治疗。

1.迅速稳定患儿生命体征

（1）一般急救措施

1）绝对卧床休息：去枕侧平卧，保持呼吸道通畅，避免呕血时将血液呛入气管引起窒息，并保持安静。

2）禁食：禁食时间应至出血停止后24h。

3）吸氧：大量出血后血压下降，血红蛋白数量减少，其带氧功能下降，给予吸氧以确保贫血情况下机体重要器官的供氧。

4）严密观察病情：观察患者脉搏、血压、呼吸、体温、尿量、神态变化、肢体温度、皮肤与甲床色泽、周围静脉充盈情况；观察呕血及黑粪的量、色泽；必要时测定中心静脉压，正常值为0.59～1.18kPa（6～12cmH_2O），低于正常值考虑血容量不足，高于正常值则考虑液量过多及心力衰竭；测定血常规、血细胞比容、出凝血时间、凝血酶及凝血酶原时间；肝、肾功能及血电解质测定。

（2）积极补充血容量：活动性大出血时，应迅速输血或静脉补液，维持血容量。一般根据估计出血量，首先于30min内输入生理盐水或5%葡萄糖生理盐水20ml/kg。若使用单纯晶体液，其很快会转移到血管外，宜适量用胶体液，如全血、血浆或右旋糖酐，常用中分子右旋糖酐，可提高渗透压，扩充血容量，且作用较持久，每次15～20ml/kg。

输血指征：①心率＞110次/分；②红细胞＜3×10^{12}/L；③血红蛋白＜70g/L；④收缩压＜12kPa（90mmHg）。肝硬化患者应输入新鲜血，库血含氮量较多，可诱发肝性脑病。门静脉高压的患者，防止输血过急过多，增加门静脉压力，激发再出血。输血及输液量不宜过多，最好根据中心静脉压（CVP）调整输液速度和量。CVP能反映血容量和右心功能，CVP＜0.49kPa（＜5cmH_2O），可加速补液，CVP＞0.98kPa（＞10cmH_2O），提示输液量过多，可引起急性肺水肿。另外，排尿量可反映心排血量和组织灌注情况，成人尿量＞30ml/h，说明液体入量已基本满足。

2.评估出血的严重程度（儿童血容量80ml/kg）

（1）轻度出血：出血量达血容量的10%～15%，心率、血压、血红蛋白及红细胞计数和血细胞比容正常。也可表现为脉搏加快，肢端偏凉，血压降低，脉压降低。

（2）中度出血：出血量占血容量20%，表现为口渴、脉搏明显加速、肢端凉、尿少、血压降低及脉压降低。卧位到坐位，脉率增加≥20次/分，血压降低≥10mmHg，有紧急输血指征。

（3）重度出血：出血量占血容量30%～40%，表现为口渴、烦躁、面色灰、肢凉、发绀、皮肤花纹、脉细速、明显尿少及血压下降。血红蛋白低于70g/L，红细胞计数低于3×10^{12}/L，血细胞比容低于30%。

3.确定出血病灶　根据病史、临床表现、体征及辅助检查可估计出血部位，如呕血并有黄疸、蜘蛛痣、脾大、腹壁静脉曲张和腹水，肝功能异常，蛋白电泳示γ球蛋白明显增加，磺溴酞钠试验和吲哚菁绿试验结果较快者，应考虑食管胃底静脉曲张破裂出血，胃镜检查可明确诊断。

4.明确出血原因　明确病因者应及时针对病因治疗。如为药物引起的消化道黏膜病变应及时停用药物；维生素K缺乏出血症应补充维生素K；如门脉高压症、溃疡病合并穿孔等应及早手术治疗；血液系统疾病应给予纠正出凝血机制障碍药，如血凝酶及冻干凝血酶原复合物。

5.制订特殊治疗方法　消化道出血分非血管源性消化道出血和血管源性消化道出血两类。

（1）非血管源性消化道出血（溃疡性出血）

1）抑制胃酸分泌：患儿仅有出血而无血流动力学的改变，且出血能自行停止者，只需给予抑酸药。临床上常用质子泵抑制剂如奥美拉唑每日0.8～1mg/kg静脉注射，或0.6～0.8mg/kg清晨顿服，疗程为4周。

2）内镜治疗：当患儿有急性、持续性或再发性出血，存在血流动力学改变，以及病因不明时应做内镜治疗。指征：溃疡病灶中有活动性出血、血凝块黏附或有裸露血管；如溃疡底清洁、血痂平坦，则不急于内镜下治疗。方法：局部喷洒止血药物、局部注射、电凝和热凝止血。用内镜下金属钛夹钳夹制止血管出血也可达到有效止血的目的，避免了手术。

3）血管栓塞治疗：当选择性动脉造影确诊后，导管可经动脉注入人工栓子以栓塞血管达到止血目的。

（2）血管源性消化道出血

1）降低门脉压的药物：主要分为两大类。

a.血管收缩剂：血管加压素及其衍生物，能收缩内脏小动脉和毛细血管前括约肌使内脏血流量减少，从而降低门脉系统压力及曲张静脉压力，用于门脉高压、食管胃底静脉曲张破裂出血。生长抑素及其衍生物，具有抑制胃酸和胃蛋白酶分泌、减少门脉主干血流量、保护胃黏膜细胞的作用，对于上消化道出血，尤其是食管静脉曲张破裂出血是一种有效、安全的药物。常用如施他宁（stilamin），5μg/kg＋生理盐水5ml，静脉慢推3～5min，立即以5μg/（kg·h）的速度连续静脉滴注，止血后应继续治疗24～48h，以防再出血。

b.血管扩张剂：如硝酸甘油、酚妥拉明。

2）内镜治疗：包括注射硬化剂治疗和静脉曲张套扎术。

3）三腔双囊管压迫止血：是目前治疗食管、胃底静脉曲张破裂出血最有效的止血方法之一，主要用于内科药物治疗失败或无手术指征者。

6.外科手术　指征：①经内科药物治疗及内镜治疗24h出血不止者；②呕血或便血较重，同时伴低血压再出血者；③出血量较多，达血容量25%以上，内科综合抢救措施无效时；④胃肠道坏死、穿孔、绞窄性梗阻、重复畸形及梅克尔憩室。

（宋诗蓉　吴　捷）

第二节　急性重型胰腺炎

急性胰腺炎根据病理变化可分为两型，水肿型胰腺炎（急性轻型胰腺炎）和出血坏死型胰腺炎（急性重型胰腺炎）。急性重型胰腺炎（severe acute pancreatitis，SAP）是急性胰腺炎伴有脏器功能障碍，或出现坏死（占胰腺的30%以上）、脓肿或假性囊肿等局部并发症，或两者兼有。儿童急性重型胰腺炎较少见，占10%左右，但发生后病情危重，危及生命。

儿童急性胰腺炎的致病因素：①感染：继发于身体其他部位的细菌或病毒等各种感染，如急性流行性腮腺炎、扁桃体炎及肺炎等；②胆道疾病：胆管系统疾病或畸形，如胆总管结石病、胆总管囊肿、先天性胰胆管发育异常及十二指肠畸形等；③药物和毒素：如使用大量肾上腺激素、免疫抑制剂、四环素、左旋门冬酰胺及丙戊酸钠等；④全身性疾病：如系统性红斑狼疮、过敏性紫癜、甲状旁腺功能亢进症，皮肤黏膜淋巴结综合征、溶血性尿毒综合征及炎性肠病等都可伴发胰腺炎；⑤外伤：急性胰腺炎可由各种腹部钝挫伤引起，胰导管破裂，胰液外溢，再加血运障碍及感染等因素可导致急性重型胰腺炎；⑥内分泌和代谢性疾病：如高血钙、高脂血症、营养不良、代谢性疾病、糖尿病等；⑦遗传因素：遗传性胰腺炎是一种常染色体隐性遗传性疾病，常在幼年开始发生典型的急性胰腺炎，以后转为慢性反复发作，逐渐导致胰腺的钙化、糖尿病和脂肪泻。

【诊断要点】

急性胰腺炎的诊断一般需符合以下3条中的2条：①具有急性胰腺炎特征性腹痛；②血淀粉酶和（或）脂肪酶升高至正常值上限的3倍以上；③具有急性胰腺炎特征性的影像学表现。急性重症胰腺炎指胰腺炎伴有器官衰竭和（或）局部并发症，器官衰竭指休克、肺功能不全、肾衰竭或胃肠道出血。

1.临床表现　儿童急性重型胰腺炎起病急、病情重、腹痛剧烈、高热、恶心、呕吐、腹胀、周身中毒症状重。患儿开始烦躁不安，继之出现低血压、休克、呼吸困难等表现。有时可看到脐部或腰部皮肤出现青紫块，前者称为Cullen征，后者称为Grey Turner征，为外溢的胰液穿透腹部、腰部肌肉，分解皮下脂肪，引起毛细血管出血所致。重型病情凶险，易并发全身炎症反应综合征、急性呼吸窘迫综合征、弥散性血管内凝血、消化道大量出血、全身或腹腔感染和多脏器功能障碍。

2.实验室检查

（1）血常规检查：白细胞计数及中性粒细胞分类增高，并可出现核左移现象。血细胞比容增高（未进行大量输液前）。

（2）淀粉酶：血清淀粉酶是诊断急性胰腺炎的主要依据，但是淀粉酶升高的程度与炎症的危重程度不是正比关系。若用苏氏（Somogyi）比色法测定，正常儿均在64U以下，血清淀粉酶较正常升高3倍以上就可考虑诊断急性胰腺炎。血清淀粉酶在起病2～12h开始升高，48h达到高峰，3～5d逐渐恢复正常；尿淀粉酶在发病后12～24h升高，持续5d以上，下降较血淀粉酶迟缓，且易受尿液稀释或浓缩的影响，故不如血清淀粉酶准确。

（3）血脂肪酶：在发病4～8h升高，24h达到高峰，8～14d降至正常，较淀粉酶升高的持续时间长，这对晚期患儿的诊断有重要的临床意义，特异性较高，但诊断的敏感性较低。

（4）低血钙症：低血钙通常发生在发病后2～3d，也可在发病后5～8d出现，可持续2周左右，低血钙的水平和胰腺炎的严重程度相关，血钙持续下降，预后不良。

（5）血清正铁白蛋白：当腹腔内出血时，红细胞破坏释放的血红素与脂肪酸和弹性蛋白酶作用，转变为正铁血红素。正铁血红素与白蛋白结合形成正铁白蛋白。出血坏死型胰腺炎血清正铁白蛋白常于起病后12h出现，而水肿型胰腺炎时阴性。

（6）血清标志物：发病72h后如CRP＞150mg/L提示胰腺组织坏死。PCT明显升高可以预测感染坏死性胰腺炎或胰腺脓毒症的发生，在成人界值为≥1.8ng/ml，若PCT高于2.0ng/ml，则可以明确有感染坏死性胰腺炎。动态测定血清IL-6水平增高提示预后不良。

（7）腹部B超：在发病初期24～48h行B超检查，可以初步判断胰腺的形态学变化，同时有助于判断有无胆道疾病。此检查简便、经济、无创，但是患儿常因腹腔胀气干扰对胰腺的观察，有时超声检查不能对胰腺炎作出准确判断，有一定的局限性。

（8）CT检查：增强CT检查可以了解胰腺炎症程度及有无坏死，还可观察胰周受累的情况及有无并发症。在SAP的病程中，应强调密切随访CT检查，建议按病情需要，平均每周1次。按照改良CT严重指数（modified CT severity index，MCTSI），胰腺炎性反应分级为，正常胰腺（0分），胰腺和（或）胰周炎性改变（2分），单发或多个积液区或胰周脂肪坏死（4分）；胰腺坏死分级为，无胰腺坏死（0分），坏死范围＜30%（2分），坏死范围＞30%（4分）；胰腺外并发症，包括胸腔积液、腹水、血管或胃肠道等（2分）。评分≥4分可诊断为SAP。

（9）腹腔穿刺：重症病例合并腹膜炎者，难与其他原因所致的腹膜炎相鉴别，如胰腺遭到严重的破坏时血清淀粉酶反而不升高，而造成诊断上的困难。如腹腔渗液多时可行腹腔穿刺。根据腹腔液的性质及淀粉酶测定协助诊断。

（10）内镜下逆行胰胆管造影术（ERCP）：ERCP对于诊断复发性胰腺炎疑有胰管异常及胰腺分裂症尤其有用。以下情况适用：胰腺炎发病后1个月仍未缓解、复发性胰腺炎、胰酶持续升高、有胰腺炎家族史、肝移植后的胰腺炎及纤维囊性变的胰腺炎。对于未消散性外伤性胰腺炎，在决定是否需要内镜治疗或外科手术时最好先做ERCP。

【治疗要点】

SAP病情危重时，建议入重症监护病房密切监测生命体征，调整输液速度和液体成分，纠正水、电解质紊乱，支持治疗，防止局部及全身并发症。观察内容包括血、尿、凝血常规测定；粪便隐血、肾功能、肝功能测定；血糖测定、血钙测定；心电监护；血压监测；血气分析；血清电解质测定；胸部X线摄片；中心静脉压测定。动态观察腹部体征和肠鸣音改变。记录24h尿量和出入量变化。

1.*内科治疗*　小儿急性胰腺炎初期的治疗以非手术为主，主要包括禁食、胃肠减压、镇痛解痉、防治感染、营养支持等。近年来持续血液净化也被应用于急性重症胰腺炎的治疗。

（1）积极输液：抗休克，纠正水、电解质紊乱及酸碱平衡。

（2）禁食、胃肠减压：可缓解腹胀、呕吐，减少胃液、胃酸对胰酶分泌的刺激。

（3）药物抑制胰腺分泌：①抗胆碱能药物：阿托品每次0.01mg/kg，最大0.03～0.05mg/kg，单剂不超过0.4mg，每4～6小时1次，静脉注射或皮下注射；654-2每次0.2～0.3mg/kg，肌内注射。②抑制胃酸分泌的药物：质子泵抑制剂和H_2受体阻滞剂。③抑制胰蛋白酶活性药物：抑肽酶8万～16万U/d，每日4次，持续静脉滴注。生长抑素（奥曲肽、施他宁）已较广泛应用于SAP的治疗。

（4）防治感染：抗生素的应用应遵循“降阶梯”策略，选择抗菌谱为针对革兰氏阴性菌和厌氧菌为主、脂溶性强、可有效通过血胰屏障的药物。推荐方案：①碳青霉烯类；②青霉素＋β-内酰胺酶抑制剂；③第三代头孢菌素＋抗厌氧菌；④喹诺酮＋抗厌氧菌。疗程为7～14d，特殊情况下可延长应用时间。

（5）营养支持治疗：对于急性重症胰腺炎根据病情发展和转归，分阶段选择营养途径及方式。在疾病早期，常先施行肠外营养，待患者胃肠动力能够耐受，及早（发病48h内）实施肠内营养。肠内营养的最常用途径是内镜引导或X线引导下放置鼻空肠管。输注能量密度为4.187kJ/L的要素营养物质，如能量不足，可辅以肠外营养，并观察患者的反应，如能耐受，则逐渐加大剂量。肠内营养时，应注意患者的腹痛、肠麻痹、腹部压痛等胰腺炎症状和体征是否加重，并定期复查电解质、血脂、血糖、总胆红素（TBil）、血清ALB水平、血常规及肾功能等，以评价机体代谢状况，调整肠内营养的剂量。可先采用短肽类制剂，再逐渐过渡到整蛋白类制剂，要根据患者血脂、血糖的情况进行肠内营养剂型的选择。

（6）其他：如持续性血液净化（continuous blood purification，CBP）是近些年来出现的新疗法，主要通过弥散、吸附及对流机制，有效清除体内的炎性介质及细胞因子，维持内环境稳定从而阻断全身炎症反应综合征（SIRS）及多器官障碍综合征发生。

2.*手术治疗*　小儿机体代偿能力有限，早期病变相对局限，全身中毒症状轻，对手术耐受性好，有以下指征可考虑手术治疗：①诊断不明确；②有腹腔内渗出和肠麻痹；③并发局限脓肿及巨大胰腺假性囊肿者；④黄疸加重。或在疾病早期，若存在以下情况可考虑手术治疗：①有顽固性呼吸和心血管功能障碍，非手术治疗不能缓解者；②不能控制的胰腺出血；③积极非手术治疗，症状体征不缓解并加重，且B超或CT显示胰外浸润扩大；④合并胃肠穿孔者；⑤诊断不明，不能除外其他外科急腹症者。手术原则：清除坏死的胰腺及其周围被胰酶消化的组织，尽早争取手术，清除对组织的消化及中毒。

（宋诗蓉　吴　捷）

第三节　小儿急性阑尾炎

急性阑尾炎是儿童最常见急腹症之一，可发生在任何年龄，但多见于较大儿童，男性发病率略高于女性。婴幼儿阑尾在盲肠的开口较广，加上幼儿饮食的结构特点，不易形成粪石性梗阻，因此发生急性阑尾炎的机会较小。由于幼儿的阑尾壁薄，极易形成血运障碍，导致阑尾坏疽和穿孔。另外，婴幼儿大网膜较短，阑尾炎症时，大网膜不能到达阑尾对其进行包裹发挥保护作用，所以具有较高的弥漫性腹膜炎发病率。3岁以下患儿不能自诉病史，查体也不能配合，往往就诊较晚，以致患儿年龄越小，穿孔率和腹膜炎发病率越高。因此，小儿急性阑尾炎一经确诊，原则上应该急诊手术治疗，切除阑尾。

【诊断要点】

1.病理分型

（1）单纯性阑尾炎：为阑尾炎症初期，炎症局限在黏膜和黏膜下层，阑尾轻度充血、水肿，表面少量纤维素渗出物；镜下见阑尾黏膜充血、水肿，黏膜下层中性粒细胞及嗜酸性粒细胞浸润。

（2）化脓性阑尾炎：病变累及阑尾全层，肌层大量炎性细胞浸润，呈蜂窝织炎改变；阑尾明显肿胀，浆膜附有纤维素或脓苔。阑尾腔积脓，张力不断增加，严重时脓性破溃、溶解，发生穿孔，并形成阑尾周围脓肿，或扩散引起腹膜炎。

（3）坏疽性阑尾炎：阑尾炎症继续扩散，细菌大量繁殖，阑尾腔内粪石梗阻，阑尾壁血管栓塞，血循环障碍，导致缺血、阑尾发生节段性或全段坏死；阑尾外观臃肿污秽，呈暗紫色，常合并穿孔，并发弥漫性腹膜炎甚至感染性休克。

2.消化系统症状

（1）腹痛：为阑尾炎最常见、最明显、最早出现的症状之一，多呈持续性或阵发性加剧。由于阑尾的神经由交感神经纤维经腹腔丛和内脏小神经传入，其转入的脊髓节段在第10、11胸节，所以当急性阑尾炎发病开始时，常表现为脐周的牵涉痛，属内脏性疼痛。当炎症达到浆膜延及腹膜时，受躯体神经支配的右下腹的壁腹膜受到刺激，对疼痛定位准确，即出现右下腹痛。阑尾腔有粪石梗阻时为阵发性腹痛。发生穿孔形成弥漫性腹膜炎时，为持续性腹痛，阵发性加剧。大多数患儿喜右侧屈髋卧位，以减少腹壁的张力，缓解疼痛。

（2）恶心呕吐：较成人多见。呕吐常发生在腹痛后数小时，部分患儿可先出现恶心呕吐。早期呕吐多是反射性，呕吐物多为胃内容物，较晚期患儿呕吐系腹膜炎肠麻痹所致，呕吐物为黄绿色胆汁、胃肠液等。

（3）腹泻：阑尾炎进行发展，出现阑尾周围积脓，炎性积液可流入到盆腔，致使乙状结肠、直肠前壁受到炎症刺激，引起里急后重、腹泻次数增加。

（4）肠梗阻：弥漫性腹膜炎时可致麻痹性肠梗阻，腹胀、排气排便减少。

3.泌尿系统症状　阑尾炎刺激右侧输尿管可引起尿急、尿频，甚至血尿。

4.全身症状

（1）早期乏力，炎症重时出现中毒症状，心率增快。

（2）发热，体温在38～39.5℃，大多为先腹痛后发热，随着病情加重而逐渐升高。脉搏加快与体温成正比，晚期出现中毒症状，脉搏快而微弱，严重者体温可不升。

（3）当阑尾化脓、坏疽、穿孔并腹腔广泛感染时，并发弥漫性腹膜炎，可同时出现血容量不足及败血症表现，甚至合并其他脏器功能障碍。

5.体征

（1）右下腹麦氏点固定压痛：是急性阑尾炎的典型体征，部分小儿盲肠的移动性较大，阑尾位置不固定，故压痛点可在右中腹、脐周、下腹中部，但位置相对固定。发生局限性腹膜炎时，右下腹有压痛、肌紧张和反跳痛，当扩展到全腹时往往提示阑尾已化脓穿孔造成弥漫性腹膜炎。当阑尾形成包裹性脓肿时，右下腹可扪及浸润性包块，伴局限性腹膜炎表现。肛门指诊直肠右前方黏膜水肿、肥厚，盆腔脓肿形成时有触痛及波动感。

（2）腹膜刺激征象：反跳痛（Blumberg征），腹肌紧张，肠鸣音减弱或消失等。这是壁腹膜受炎症刺激出现的防卫性反应，提示阑尾炎症加重，出现化脓、坏疽或穿孔等病理改变。

（3）其他体征：①结肠充气试验（Rovsing征）：用手从左下腹推压降结肠，因气体压力传至盲肠，产生疼痛为阳性。②腰大肌刺激试验（Psoas征）：腰大肌刺激征即令患儿左侧卧位，使髋关节过伸，腰大肌受到刺激产生疼痛。③闭孔内肌试验（Obturator征）：令患儿平卧，使右髋和右大腿屈曲，然后被动内向旋转，引起右下腹疼痛者为阳性，提示阑尾靠近闭孔内肌。

6.实验室检查

（1）血常规：单纯性阑尾炎的白细胞总数和中性粒细胞增多，白细胞总数可升高至（10～12）×10^9/L；化脓性阑尾炎白细胞计数可更高；有脓肿形成或弥漫性腹膜炎时甚至在200×10^9/L以上，中性粒细胞占85%～95%。

（2）C反应蛋白（CRP）及血清降钙素原（PCT）：CRP和PCT一般随着阑尾炎病理类型加重而升高。

（3）尿、便常规：由于阑尾炎刺激输尿管、膀胱，部分尿中出现少量红细胞与白细胞，病情较重时大便内可有少量脓球。

7.影像学检查

（1）B超：阑尾发炎后肿胀显影，报告阑尾直径超过≥6mm，可确诊为阑尾炎，超声还可显示腹腔内渗出液的多少、阑尾周围脓肿的大小及部位。

（2）腹部X线平片：可见盲肠扩张和液-气平面，偶尔可见钙化的肠石和异物影。以腹胀为主者可行X线检查，有助于鉴别肠梗阻、胃肠穿孔、坏死性肠炎等。

（3）腹部CT：可直接显示阑尾及其周围软组织和炎症，盲肠周围脂肪模糊，阑尾直径，阑尾腔内积气、积液。目前公认的阑尾炎诊断标准是阑尾直径≥6mm。

【治疗要点】

1.非手术治疗　病程超过3d甚至更长，右下腹已有炎性包块，有阑尾脓肿形成者可试行非手术治疗。急性单纯性阑尾炎，炎症较轻，患儿家属不同意手术者可试行非手术治疗。

（1）抗生素：首选广谱抗生素加抗厌氧菌药物，遵循联合、足量、有效的原则，以抑制需氧菌及厌氧菌的生长。同时，禁食、禁水，抗炎、补液，纠正脱水和电解质紊乱。

（2）局部疗法：如果局部已有脓肿形成，可用清热解毒中药外敷，并配合物理疗法。

2.手术治疗　单纯性阑尾炎、保守治疗无效或化脓性阑尾炎、坏疽性阑尾炎等合并扩散性腹膜炎者及反复发作的阑尾炎，以手术治疗为宜。

（1）术前准备：术前0.5～2h应给予有效抗生素，术前已进食患儿，留置胃管。有高热时应降温，积极准备3～4h后手术。有腹膜炎和全身中毒症状时，置鼻胃管，静脉输液，给予广谱抗生素和甲硝唑。

（2）术式及术中注意事项：手术方式有阑尾切除术、阑尾周围脓肿切开引流术、经皮介入阑尾周围脓肿引流术、腹腔镜下（经单孔/常规）阑尾切除术。术中注意：寻找阑尾时沿着结肠带找到回盲肠的交界处，阑尾即在其外下方。盲肠后位的阑尾，有时与周围粘连紧密，可沿着阑尾的方向行钝性分离，以免损伤盲肠壁造成粪瘘；为防止阑尾破裂或腹腔及切口感染，对阑尾位置较深或粘连较重者切口一定要够大，显露术野；结扎阑尾系膜时一定要确实、可靠，阑尾动脉行双重或贯穿缝合结扎；术中如阑尾正常，腹膜也无炎性改变，应想到其他病变的可能，如局限性肠炎、梅克尔憩室，需探查距回盲部100cm范围的回肠。

（3）术后并发症

1）术后出血：常见腹壁切口出血或血肿，由于止血不彻底，分离腹壁肌肉撕裂血管后未结扎或止血不完善；腹腔内出血多为阑尾系膜血管处理不当或者结扎线脱落出血，需再次手术止血。

2）切口感染：切口局部红肿及少量渗液，有压痛或波动，术后体温不退或又上升。应早期拆除部分缝线，敞开引流。

3）腹腔残余脓肿：已有脓肿形成者，轻柔操作，钝性分离组织间的粘连，敞开脓腔，吸尽脓液。关腹前，探查有无积液残留，用湿纱布拭净腹腔内液体。

4）粘连性梗阻：常见炎性粘连性肠梗阻。使用有效抗生素，辅以中药和物理治疗，早期下床活动，促进肠蠕动恢复。

（贾慧敏）

第四节　小儿急性肠套叠

肠套叠是指某段肠管及其相应的肠系膜套入邻近肠腔内，引起肠梗阻。发病年龄以3岁以下婴幼儿多见，尤其是4～10个月的婴儿。男孩发病率是女孩的2～3倍。季节和气候与发病率也有一定关系，春季多见，可能与此时期小儿上呼吸道炎和腺病毒感染较多有关。夏季、冬季次之，秋季相对少见。

【诊断要点】

1.原发病的临床表现

（1）腹痛：常见既往体健肥胖的婴儿，突然出现阵发性有规律的哭闹，持续10～20min，伴有手足乱动、面色苍白、拒食、异常痛苦表现，然后有5～10min或更长时间的暂时安静，如此反复发作。此种阵发性哭闹与肠蠕动间期相一致，由于肠蠕动将套入肠段向前推进，肠系膜被牵拉，肠套叠鞘部产生强烈收缩而引起的剧烈腹痛，当蠕动波过后，患儿即转为安静。肠套叠晚期合并肠坏死和腹膜炎后，患儿表现萎靡不振，反应低下。一部分患儿体质较弱，或并发肠炎、痢疾等疾病时，哭闹不明显，而表现为烦躁不安。

（2）呕吐：初为奶汁及乳块或其他食物，以后转为胆汁样物，1～2d后转为带臭味的肠内容物，提示病情严重。

（3）腹部包块：在两次哭闹的间歇期触诊，经常在右上腹肝下触及腊肠样、稍活动并有轻压痛的包块，右下腹一般有空虚感，肿块可沿结肠移动，有时在横结肠，或左侧中下腹触及马蹄形肿块，严重者可在肛门指诊时，在直肠内触及子宫颈样肿物，即为套叠头部。个别病例可见套入部由肛门脱出。晚期腹胀重或腹肌紧张时，不易触及肿块。小肠肠套叠患儿上述症状不典型。

（4）果酱样血便　婴儿肠套叠发生便血者达80%以上。家长往往以便血为首要症状就诊，多在发病后6～12h排血便，早者发病后3～4h即可出现，为稀薄黏液或胶冻样果酱色血便，数小时后可重复排出。便血原因是肠套叠时，肠系膜被嵌入肠壁间，发生血液循环障碍而引起黏膜渗血、水肿，与肠黏液混合在一起而形成暗紫色胶冻样液体。

2.腹部超声　超声为诊断肠套叠的首选检查方法，可以通过肠套叠的特征性影响协助临床诊断，并可通过监测水压灌肠复位肠套叠的全过程完成治疗。在肠套叠横断面上显示为“同心圆”或“靶环”征，纵切面上呈“套筒”征。

3.病理类型　①回盲型：回盲瓣为肠套叠的头部，占50%～60%；②回结型：以距离回盲瓣几厘米到数十厘米回肠为起点，约占30%；③回回结型：回肠先套入远端回肠内，然后再整个套入结肠内，约占10%；④小肠型：小肠套入小肠，较少见；⑤结肠型：结肠套入结肠，也较少见；⑥多发型肠套叠：在肠管不同区域内有分开的2个、3个或更多的肠套叠。

【治疗要点】

1.非手术治疗

（1）适应证：病程不超过48h，全身情况良好，无明显脱水及电解质紊乱，无明显腹胀和腹膜炎表现者，均可采用下述三种灌肠复位方法中的任一种，复位压力一般控制在60～100mmHg，3个月以下婴儿肠套叠和诊断性灌肠压力一般不超过80mmHg。

（2）禁忌证：①病程超过2d以上，全身情况显著不良者，如严重脱水、精神萎靡、高热或休克者；②高度腹胀，腹部有明显压痛，伴肌紧张，疑有腹膜炎时；③反复套叠，高度怀疑或已确诊为继发性肠套叠；④小肠型肠套叠。

（3）灌肠方法

1）空气灌肠复位肠套叠：采用自动控制压力的结肠注气机，肛门插入Foley管，肛门注入气体后即见肠套叠头部呈“杯口状”缺损影像，随压力增加逐渐向盲肠退缩，直至完全消失。此时可闻及气过水声，腹部中央突然膨隆，可见网状或圆形充气回肠，说明肠套叠已复位。空气灌肠复位率可达95%以上。

2）B超监视下水压灌肠复位肠套叠：腹部B超观察到肠套叠影像后，可在实时监视下水压灌肠复位，随着注水量增加和肠腔内压力的升高，可见肠套叠“同心圆”或“靶环”状块影逐渐向回盲部退缩，形如“半岛征”，随着复位的进展，“半岛”由大变小，最后在通过回盲瓣后突然消失。在此瞬间，结肠内液体急速通过回盲瓣充盈回肠，截面呈蜂窝状改变，水肿的回盲瓣呈“蟹爪样”运动，同时注水阻力消失，压力下降，证明肠套叠已复位。国内复位成功率95.5%，结肠穿孔率0.17%。

灌肠证实肠套叠已完全复位成功：①拔出气囊肛管后排出大量带有臭味的黏液血便和黄色粪水；②患儿很快入睡，无阵发哭闹及呕吐；③腹部平软，已触不到原有包块；④口服活性炭0.5～1g，6～8h由肛门排出黑色炭末。

3）钡剂灌肠复位：目前已较少应用。

（4）灌肠复位并发症及处理：①空气灌肠肠穿孔时，透视下出现腹腔“闪光”现象，即空气突然充满整个腹腔，立位见膈下游离气体。拔出肛管无气体自肛门排出。患儿呼吸困难，心跳加快，面色苍白，病情突然恶化。应立即用消毒针在剑突和脐中间刺入，排出腹腔内气体。②B超下水压灌肠复位过程中，结肠内充盈液体突然消失，腹腔内出现较多液体，肠管呈漂浮状，此时应考虑有肠穿孔，立即拔出肛管，迅速排出肠腔内盐水，腹穿抽出腹水。③钡剂灌肠结肠穿孔时，透视下钡剂突然弥散到腹腔。立即停止钡剂灌肠。钡剂和肠内容物污染腹腔形成化学性和细菌性腹膜炎，感染较重。④对以上各种灌肠复位所致肠穿孔，均需迅速做好术前准备。

2.手术治疗

（1）适应证：①非手术疗法禁忌证的病例；②非手术疗法复位失败；③小肠套叠；④继发性肠套叠。

（2）术前准备：术前纠正脱水和离子紊乱，禁食、禁水，胃肠减压，必要时采用退热、吸氧、备血等措施。麻醉多采用全身麻醉气管插管。

（3）手术方式：肠套叠手术复位术及腹腔镜探查术。后者手术方法同前，如复位困难或肠管已发生血运障碍，建议将Trocar口延长或中转开腹手术。

（4）手术注意事项：①开腹后显露肠套叠包块，如无肠坏死，用压挤法沿结肠框进行肠套叠整复。②肠套叠复位后，要仔细检查肠管有无坏死，肠壁有无破裂，肠管本身有无器质性病变等，如无上述征象，将肠管纳入腹腔。③如阑尾有轧伤，出现水肿和淤血时，可以将其切除。④不能复位及肠坏死病例，应将坏死肠段切除行吻合术。

（5）术后并发症：①肠穿孔；②高热抽搐；③腹泻；④肠套叠复发；⑤肠粘连梗阻；⑥切口裂开等。

（贾慧敏）

第五节　小儿肠梗阻

肠内容物通过肠道时发生障碍称为肠梗阻，是常见急腹症之一。肠管发生梗阻可引起局部和全身的病理生理改变，如肠管形状和血液循环的改变、体液的丢失、电解质紊乱和休克等。小儿肠梗阻具有病因复杂、病情多变、发展迅速等特点。

【诊断要点】

1.肠梗阻的分类

（1）根据部位分类：高位小肠梗阻、低位小肠梗阻和结肠梗阻。

（2）根据程度分类：完全性肠梗阻、不完全性肠梗阻。

（3）根据时限、原因分类：急性机械性肠梗阻、急性绞窄性肠梗阻、慢性小肠梗阻。

2.原发病的典型临床表现

（1）腹痛：机械性肠梗阻发生时，由于梗阻部位以上强烈肠蠕动，即发生腹痛。之后由于肠管肌过度疲劳而呈暂时性弛缓状态，腹痛也随之消失，故机械性肠梗阻的腹痛是阵发性绞痛性质。在腹痛的同时伴有高亢的肠鸣音，当肠腔有积气积液时，肠鸣音呈气过水声或高调金属音。患者常自觉有气体在肠内窜行，并受阻于某一部位，有时能见到肠型和肠蠕动波。如果腹痛的间歇期不断缩短，以致成为剧烈的持续性腹痛，则应该警惕可能是绞窄性肠梗阻的表现。

（2）呕吐：高位梗阻的呕吐出现较早，呕吐较频繁，吐出物主要为胃及十二指肠内容物。低位小肠梗阻的呕吐出现较晚，初为胃内容物，后期的呕吐物为积蓄在肠内并经发酵、腐败呈粪样的肠内容物，呕吐呈棕褐色或血性，是肠管血运障碍的表现。麻痹性肠梗阻时，呕吐多呈溢出性。

（3）腹胀：发生在腹痛之后，其程度与梗阻部位有关。高位肠梗阻腹胀不明显，但有时可见胃型。低位肠梗阻及麻痹性肠梗阻腹胀显著，遍及全腹。腹壁较薄的患者，常可显示梗阻以上肠管膨胀，出现肠型。结肠梗阻时，如果回盲瓣关闭良好，梗阻以上肠袢可成闭袢，腹周膨胀显著。腹部隆起、不均匀对称，是肠扭转等闭袢性肠梗阻的特点。

（4）排气排便停止：完全性肠梗阻发生后，肠内容物不能通过梗阻部位，梗阻以下的肠管处于空虚状态，临床表现为停止排气排便。在梗阻的初期，尤其是高位梗阻以下的积存的气体和粪便仍可排出，不能误诊为不是肠梗阻或是不完全性肠梗阻。某些绞窄性肠梗阻，如肠套叠、肠系膜血管栓塞或血栓形成，则可排出血性黏液样粪便。

3.全身变化

（1）水电解质紊乱和酸碱失衡：肠梗阻时，胃肠道分泌的液体不能被吸收返回全身循环而积存在肠腔，同时肠壁继续有液体向肠腔内渗出，导致体液在第三间隙的丢失。高位肠梗阻出现的大量呕吐更易出现脱水，同时丢失大量的胃酸和氯离子，引起固有代谢性碱中毒；低位小肠梗阻丢失大量的碱性消化液，加之组织灌注不良，酸性代谢产物剧增，可引起严重的代谢性酸中毒。

（2）血容量下降：肠管积气可影响肠壁血运，渗出大量血浆至肠腔和腹腔内，如有肠绞窄则丢失大量血浆或血液。此外，肠梗阻时蛋白分解增多、肝合成蛋白的能力下降等，都可加剧血浆蛋白的减少和血容量下降。

（3）休克：严重的缺水、血容量减少、电解质紊乱、酸碱平衡失调、细菌感染、中毒等，可引起休克。当肠坏死、穿孔，发生腹膜炎时，全身中毒症状尤为严重。最后可引起严重的低血容量性休克和中毒性休克。

（4）呼吸和心脏功能障碍：肠积气时腹压增高，横膈上升，影响肺内气体交换；腹痛和腹胀可使腹式呼吸减弱；腹压增高和血容量不足可使下腔静脉回流减少，心排血量减少。

4.X线检查　一般在肠梗阻发生的4～6h，X线检查即显示出肠腔内气体；摄片可见气胀肠袢和液平面。由于肠梗阻的部位不同，其X线表现也各有特点：空肠黏膜的环状皱襞在肠腔充气时呈鱼骨刺状；回肠扩张的肠袢多，可见阶梯状的液平面；结肠胀气位于腹部周边，显示结肠袋形。钡剂灌肠可用于疑有结肠梗阻的患者，它可显示结肠梗阻的部位和性质。

5.实验室检查　单纯性肠梗阻早期变化不明显，随着病情发展，由于失水和血液浓缩，白细胞计数、血红蛋白和血细胞比容都可增高，尿比重也增高。查血气分析和血清Na^{+}、K^{+}、Cl^{-}、尿素氮、肌酐的变化，可了解酸碱失衡、电解质紊乱和肾功能的状况。呕吐物和粪便检查，有大量红细胞或隐血阳性，应考虑肠管有血运障碍。

【治疗要点】

1.非手术治疗　适应证：无血液循环障碍的粘连性肠梗阻；蛔虫团、异物或粪块引起的阻塞性肠梗阻；腹腔结核所致的肠梗阻；单纯麻痹性或痉挛性肠梗阻。

（1）禁食水、胃肠减压：是治疗各种肠梗阻的重要方法。一般经鼻孔插入胃管，持续抽吸胃肠内容物，可减轻患者因膨胀性腹痛而产生的痛苦，有助于近端肠管因较长时间的膨胀所造成的肠壁血运障碍的恢复，有助于梗阻的缓解。

（2）输液和营养支持：纠正水和电解质失衡，维持酸碱平衡，给予热量及蛋白质需要量，必要时补充血或血浆。

（3）抗生素应用：肠梗阻可引起肠道细菌大量繁殖及毒素吸收，导致菌群移位，使病情加重，应给予抗生素治疗。一般选用针对肠道菌群的广谱抗生素。

（4）腹腔穿刺减压：气腹严重时可行腹腔穿刺减压。

（5）密切观察呕吐物和肛门排出物的性状、生命体征、腹部体征、腹部X线变化，以及白细胞计数、血气分析及水电解质的变化。

2.手术治疗

（1）手术指征：绞窄性肠梗阻；先天性畸形、肿瘤或索带粘连压迫引起的完全性肠梗阻；病程时间长、反复发作的单纯性肠梗阻。

（2）手术方式：①解除梗阻原因，粘连索带离断、肠套叠或肠扭转的复位、肠腔内异物取出等；②肠切除和肠吻合，切除失去活力肠段或粘连分离极为困难的肠段；③单纯肠与肠吻合，不能去除梗阻，在梗阻近端与远端行侧侧吻合或端侧吻合；④肠造口术，病情危急、胃肠减压或其他方法不能代替时，为急救可偶尔采用。

（3）手术要点：探查腹腔时勿过分牵扯肠系膜，以免血压下降，可先用0.2%利多卡因或普鲁卡因封闭肠系膜根部神经丛，然后再寻找梗阻部位；切除已确定的坏死肠袢时，应尽可能简化操作，不分离粘连和松解绞窄，将需要切除的肠段连同肠系膜大块切除，以免毒素被吸收；梗阻近端肠管极度扩张影响手术操作时，应先肠减压，减少毒素吸收和显露术野，但需要防止肠内容物污染腹腔；对于新生儿肠切除或广泛小肠切除，需测量所保留小肠的长度。

（4）肠管活力的判断：肠壁已成紫黑色并已塌陷；肠壁失去张力和蠕动能力，肠管扩大，对刺激已无收缩反应；相应的肠系膜小动脉无搏动；术中判断有困难时，以切除为安全，但对较长段肠袢的切除需慎重，在纠正血容量不足和供氧的同时，系膜根部注射0.2%利多卡因或普鲁卡因以缓解血管痉挛，观察15～30min，如仍不能判断有无生机，可重复一次或可初步关腹，48h稳定后再次进腹切除确认无生机的肠管。

（5）术后并发症：①近期并发症：麻痹性肠梗阻、腹腔脓肿、败血症、吻合口瘘、切口感染和裂开、多器官功能障碍甚至衰竭；②远期并发症：肠粘连、粘连性肠梗阻。

（贾慧敏）

第六节　幽门梗阻

小儿幽门梗阻主要表现为非胆汁性呕吐，疾病有幽门梗阻、幽门前隔膜、肥厚性幽门狭窄及溃疡并发症。其中，以先天性肥厚性幽门狭窄（congenital hypertrophic pyloric stenosis）最为常见，我国1000～3000名新生儿中有1例，占消化道畸形的第三位，多为男性，足月儿。主要病理改变是幽门环肌异常增生肥厚，整个幽门呈橄榄状肿块，质坚硬，表面光滑。在幽门切面上，可见肥厚的肌层将幽门管黏膜压缩，使管腔缩小。

【诊断要点】

1.呕吐　大多数在出生后2～3周出现。呕吐为早期主要症状，进行性加重，从溢奶到喷射性呕吐。呕吐物为奶汁或乳凝块，不含胆汁，少数病例可呈现咖啡色。呕吐后有很强的求食欲，喂奶后又出现呕吐。呕吐初期，大量胃酸及钾离子丧失，可引起碱中毒。随着病情进展，脱水严重，可形成代谢性酸中毒。长期呕吐，出现营养不良、消瘦、排尿量减少，粪便呈弹丸状，称为饥饿性粪便。可伴有黄疸。

2.腹部体征　上腹部较膨隆，下腹部则平坦柔软。上腹部可见胃蠕动波，右上腹肋缘下腹直肌外缘处可触及橄榄样幽门肿块，1～2cm大小，在呕吐后胃排空时或腹肌松弛时检出率更高。

3. B超检查　是首选的诊断方法。诊断标准：幽门肌肥厚≥4mm，幽门管内径＜3mm，幽门管长度＞15mm。目前通过病史和超声检查可确诊，很少用上消化道造影检查。

4.临床表现不典型病例需与以下疾病相鉴别　幽门痉挛、胃食管反流、胃扭转、喂养不良、先天性幽门闭锁、先天性幽门膜状狭窄和食管裂孔疝呕吐。

【治疗要点】

（1）诊断确定后，积极行术前准备，尽早手术治疗。

（2）禁食、禁水，纠正脱水、电解质紊乱和营养不良。

（3）幽门环形肌切开术为标准手术，腹腔镜幽门环形肌切开术效果良好。

（4）术后6h给水喂养，无呕吐可进奶。

（王大佳）

第七节　上消化道异物

上消化道异物是指在上消化道内不能被消化，且未及时排出而滞留的各种物体，是临床常见急症之一，若处理不及时，可能造成严重并发症，甚至危及生命。常见的异物主要为以下三类：无意吞服（最常见），故意吞服，以及植物性、动物性及药物性结块。

如果异物处理不及时，易导致上消化道出血、梗阻、穿孔等并发症。先天性消化道畸形或有消化道手术史的患者是并发症的高危因素。

【诊断要点】

1. 临床表现　患者的临床表现取决于异物对人体的影响，小而光滑的异物可无任何症状。较大的锐利异物可引起梗阻、胃肠黏膜损伤，甚至胃肠出血、穿孔及急性腹膜炎。食管内异物多嵌顿在颈部食管狭窄处，出现疼痛、不适、持续异物感、进食哽噎。胃内异物则上腹部隐痛，刺入胃壁内则疼痛剧烈，大异物会引起幽门梗阻。食管异物并发症发生率与异物在食管内存留时间呈正相关。

2. 上消化道异物的诊断　主要依据以下几方面。

（1）清醒、有沟通能力的大龄儿童，可以确定吞食的异物，指出不适部位。

（2）患儿并不知道吞食了异物，数小时、数天后出现与并发症有关的症状。

（3）幼儿及精神病患儿对病史陈述不清，如果出现呛咳、拒绝进食、呕吐、流涎、血性唾液或呼吸困难等症状及体征，应高度怀疑。

（4）结合病史、临床表现和辅助检查可诊断上消化道异物，如胸、腹正侧位X线片，CT扫描或三维重建成像。内镜检查是最常用的辅助检查手段，金属异物可经X线诊断和定位，非金属异物经钡剂造影和腹部B超可辅助确诊、定位。如考虑是尖锐异物，可能已经造成消化道穿孔，则禁止应用钡剂造影。另外，钡剂造影可能影响内镜下对异物的寻找，需要慎重选择。

【治疗要点】

1. 异物的处理　主要有三种方式，自然排出、内镜处理和外科手术。

（1）自然排出：非尖锐、无腐蚀、长度较小的异物可尝试自然排出。

（2）急诊内镜适应证：尖锐异物；腐蚀性异物；多个磁性异物或磁性异物合并金属；食管异物滞留≥24h；食管异物致气管严重受压；食管异物完全梗阻；胃内或十二指肠内异物出现胃肠道梗阻、损伤。

（3）急诊手术适应证：出现腹膜炎，膈下有游离气体；异物长度在12cm以上、胃镜取出失败；多个异物聚集在一个部位，2～3周无进展，出现肠梗阻或有呕血、黑粪；怀疑吞食毒品袋，有破损可能。

2. 内镜处理

（1）治疗前需要充分掌握患者消化道异物的基本情况，包括异物类型和异物停滞时间等。为进一步观察异物的位置和异物的形态大小，借助CT诊断的方式，明确异物信息。

（2）术前6～8h，患儿禁食水，并按照异物形态，准备适合清除异物的器械。

（3）准备好常规抢救药品，口服利多卡因胶浆10ml，行无痛胃镜患儿需建立静脉通道、吸氧和心电监护。选择常规麻醉方式，观察麻醉效果，麻醉起效后，进行消化道异物钳取。

（4）根据异物的性质、形状和所在部位，选择合适的治疗器械，如异物钳、三爪钳、圈套器、网篮等，对于不规则锋利异物可选择应用透明帽。

（5）对于预测治疗风险较高或术前CT怀疑异物已穿透食管壁的患者，在详细评估异物的整体方位、异物端与动脉的关系后再行内镜治疗。取出异物后均放置胃管和

（或）小肠营养管，转入胸外科进一步治疗。

（6）术中黏膜损伤和出血的内镜下处理包括喷洒去甲肾上腺素、钛夹夹闭创面等。

（滕 旭）

第八节 小儿腹泻病

小儿腹泻为多种病原、多种因素引起的以大便次数增多和大便性状改变为特点的一组儿科常见病，多发生于夏季和秋冬季节，以6个月至2岁婴幼儿发病率高，1岁以内约占50%。以腹泻、呕吐为主要症状，严重者可引起脱水、酸中毒及电解质紊乱，是儿童患病和死亡的主要原因，也是造成小儿营养不良、生长发育障碍的重要原因。

临床上根据病程分为急性小儿腹泻（病程≤2周）、迁延性小儿腹泻（病程为2周至2个月）和慢性小儿腹泻（病程＞2个月）；根据病情分为轻型腹泻（无明显脱水及全身中毒症状）和重型腹泻（有较明显的脱水、电解质紊乱、全身中毒症状）；根据病因分为感染性腹泻（细菌、病毒、寄生虫等）和非感染性腹泻（饮食性、过敏性、症状性及其他腹泻病）。

【诊断要点】

1.轻型腹泻　常由饮食因素及肠道外感染引起，少数可因肠道内感染如致病性大肠埃希菌或肠道病毒感染所致。

（1）起病可急可缓，临床症状较轻，以胃肠道症状为主，食欲缺乏，偶有溢乳或呕吐，腹泻次数多在每日10次以内，大便色黄或呈黄绿色。

（2）患儿精神状态好，无明显脱水、电解质失衡及全身中毒症状。

（3）粪便常规仅有少量白细胞及脂肪球。

（4）常伴发肠道外感染，如肺炎等。

2.重型腹泻　多由肠道内感染（如致病性大肠埃希菌或肠道病毒）造成，或由轻型逐渐加重，转化而来。

（1）常急性起病，胃肠道症状较重，常有呕吐，每日可在10次以上，严重者可呕吐咖啡色液体；腹泻频繁，一般每日20次左右，多为黄色水样或蛋花汤样，呈黄色或绿色，含有少量黏液，含水较多，少数患儿可有少量血便。

（2）伴有全身中毒症状，如发热、精神烦躁或萎靡、嗜睡，甚至昏迷、休克。

（3）明显脱水、电解质紊乱及酸碱失衡。

1）脱水：由于水的摄入不足和丢失过多引起液体总量，尤其是细胞外液量的减少，出现眼窝、前囟凹陷，尿少，泪少，皮肤黏膜干燥、弹性下降，甚至血容量不足引起末梢循环改变（图6-1）。

a.脱水性质：脱水时，水、电解质均有丢失，不同病因引起的脱水，水和电解质（主要为钠离子）的丢失比例可不同，导致体液的液渗透压不同。按血清中钠离子浓度不同分为等渗性、低渗性及高渗性脱水。其中，以等渗性脱水最为常见，其次为低渗性脱水，高渗性脱水少见。不同性质脱水及其特点见表6-2。

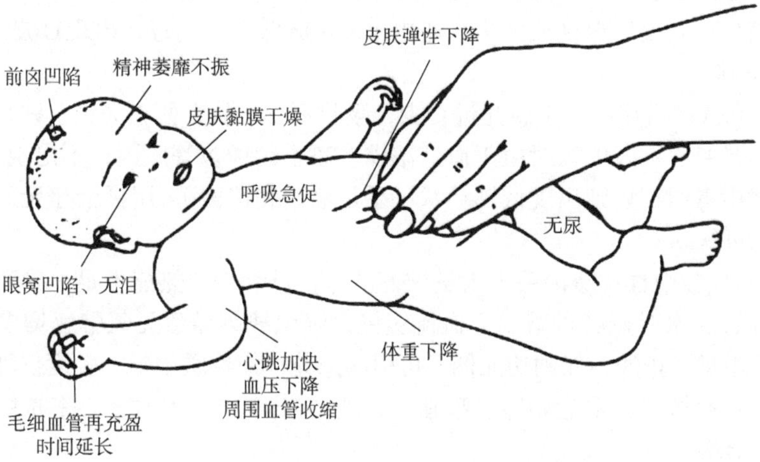

图6-1　婴幼儿脱水时的特征性症状、体征

表6-2　不同性质脱水及其特点

脱水性质	水、电解质丢失情况	血清钠水平（mmol/L）	丢失液体来源	临床特点
等渗性	成比例丢失	130～150	细胞外液	见表6-3
低渗性	失钠＞失水	＜130	细胞外液	脱水症状严重，较早发生休克；神经细胞水肿者可出现神经系统症状
高渗性	失钠＜失水	＞150	细胞内液	脱水症状轻，口渴、神经系统症状明显

b.脱水程度：主要根据前囟、眼窝、皮肤弹性、尿量和循环情况进行分度。不同脱水程度的表现见表6-3。

表6-3　不同脱水程度的表现

脱水表现	轻度	中度	重度
丢失液体占体重比例（%）	3～5	5～10	＞10
精神状态	稍差	烦躁、易激惹	萎靡、昏迷
皮肤弹性	尚可	差	极差，捏起皮肤恢复≥2s
口唇	稍干、口渴	干燥	明显干燥
前囟、眼窝	稍凹陷	凹陷	明显凹陷
肢端温度	正常	稍凉	四肢厥冷
尿量	稍少	明显减少	无尿
脉搏	正常	增快	明显增快
血压	正常	正常或稍降	降低或休克

2）电解质紊乱

a.低钾血症：血清钾＜3.5mol/L。由于呕吐、腹泻丢失钾盐；进食少，钾摄入不足；肾脏保钾功能比保钠差，导致腹泻时常有缺钾。在脱水未纠正前，血液浓缩且酸中毒导致钾由细胞内转移至细胞外，体内钾总量虽然减少，但血清钾多正常，随着脱水、酸中毒纠正等，血钾迅速下降。临床表现为精神萎靡，肌张力低下，心音低钝，腹胀，肠鸣音减少或消失，膝反射迟钝或消失。心电图示T波低平、倒置，出现U波，Q-T间期延长，ST段下移。

b.低钙和低镁血症：由于患儿进食少，吸收不良，从大便丢失钙、镁，可使体内钙镁减少。但是脱水、酸中毒时由于血液浓缩、离子钙增多等原因，不出现低钙的症状，待脱水、酸中毒纠正后则出现低钙症状（手足搐搦和惊厥）。用钙治疗无效时应考虑有低镁血症的可能。

3）代谢性酸中毒：腹泻丢失大量碱性液体；进食少，热能不足，导致脂肪分解增加产生酮体；脱水时血容量减少，血流缓慢，组织缺氧导致无氧酵解增多，使乳酸堆积；肾灌注不足，排酸、保钠功能低下可引起患儿代谢性酸中毒。轻度仅呼吸增快、恶心、呕吐、口唇樱红，重症萎靡、嗜睡、昏迷，当pH＜7.20时，心率减慢，可发生低血压，心力衰竭。

3.其他类型腹泻的临床特点

（1）轮状病毒性肠炎（秋季腹泻）

1）多发生于秋、冬季节，多发生于6～24个月患儿。

2）粪口途径传播，也可通过气溶胶形式经呼吸道感染而致病。

3）潜伏期1～3d，起病急，常伴发热和上呼吸道感染。

4）病初常发生呕吐，随后出现腹泻，黄色水样或蛋花汤样便，有少量黏液，无腥臭。

5）常侵犯多个器官，可产生神经症状，如惊厥；可有心肌受累。

6）大便镜检有少量白细胞，感染后1～3d即有大量病毒自便中排出，最长长达6d。

7）自然病程3～8d，呈自限性。

（2）诺如病毒肠炎

1）多发生于秋、冬季节。

2）经粪口途径传播，也可通过呕吐物产生的气溶胶或被诺如病毒污染的食物、水传播。

3）潜伏期相对较短，通常12～48h。

4）多数发病以轻症为主，最常见腹泻和呕吐，其次为恶心、腹痛、头痛、发热、畏寒和肌肉酸痛等，儿童比成人更容易出现呕吐。少数病例可发展成重症。

5）诺如病毒主要通过患者粪便和呕吐物排出，患者在潜伏期即可排出诺如病毒，排毒高峰在发病后2～5d，持续2～3周。

6）粪便、肛拭子或呕吐物经诺如病毒核酸检测阳性，或ELISA抗原检测阳性。

7）自限性疾病，症状持续时间为2～3d。

（3）腺病毒肠炎

1）没有明显季节性，一年四季可散发。

2）表现为腹泻、呕吐、发热，部分患儿有腹痛、呼吸道症状。

3）粪便镜检无白细胞。

（4）产毒性大肠埃希菌性肠炎

1）多发生于夏季。

2）肠毒素作用于肠壁，使肠壁细胞分泌功能亢进，引起水样便。

3）临床表现为发热、呕吐、频繁多次水样便，多伴有脱水、电解质和酸碱平衡紊乱。

4）镜检无白细胞。

（5）致病性大肠埃希菌性肠炎

1）多见于3岁以下婴幼儿，夏季多发。

2）急性起病，以发热、呕吐、腹泻为主要表现，腹泻频繁，主要为水样便，轻者每日5～10次，重者每日10多次。有的可见有黏液、脓血便。

3）镜检有少量白细胞。

（6）侵袭性大肠埃希菌性肠炎

1）多发生于夏季，急性起病。

2）表现为发热、腹泻、腹痛、里急后重、黏液、脓血便。严重者可出现类似中毒性痢疾症状，表现为呼吸和（或）循环衰竭。

3）大便呈胶冻状，有脓血。

（7）抗生素相关性肠炎

1）金黄色葡萄球菌肠炎

a.不洁饮食引起的食物中毒，病情轻，呕吐明显，腹泻相对少，发热多在38℃以下。

b.长期使用抗生素引起的菌群失调，耐药菌繁殖导致。病情重，全身中毒症状明显，发热可达40℃以上，以腹泻为主，呕吐相对较轻，腹泻每日10余次，呈黄绿色糊状或暗绿色水样，外观像海水，称海水样便。

c.有脱水和电解质紊乱，易并发循环衰竭。

d.粪便镜检见大量脓细胞和革兰氏阳性菌。

2）真菌性肠炎

a.多见于营养不良或长期应用广谱抗生素后。

b.常伴有鹅口疮，肛周可见黄白色假膜。

c.腹泻呈稀便，带泡沫，呈豆腐渣样。

d.假膜及粪便涂片可见有真菌及菌丝。

【辅助检查】

（1）血常规：病毒性肠炎白细胞可正常或降低，细菌性肠炎白细胞可升高。

（2）粪便常规。

（3）血气分析：明确有无酸碱失衡、离子紊乱。

（4）病原学检测：粪便病毒抗原检测或粪便细菌培养。

【鉴别诊断】

1.大便无或偶见少量白细胞者

（1）生理性腹泻：多见于6个月以内婴儿，外观虚胖，出生后不久即出现腹泻，除大便次数增多外，常有湿疹，无其他症状，食欲好，不影响发育，添加辅食后，大便即转为正常。

（2）导致小肠消化吸收功能障碍的各种疾病：如乳糖酶缺乏、葡萄糖-半乳糖吸收不良、失氯性腹泻、原发性胆酸吸收不良、过敏性腹泻等。

2.大便有较多白细胞者

（1）细菌性痢疾：起病急，全身症状重。便次多，量少，脓血便伴里急后重，大便镜检有较多脓细胞、红细胞和吞噬细胞，大便细菌培养有志贺痢疾杆菌生长。

（2）坏死性肠炎：中毒症状较严重，腹痛、腹胀、呕吐频繁、高热，大便暗红色糊状，可发展成为赤豆汤样血便，常伴有休克。腹部立、卧位X线显示小肠局限性充气扩张，肠间隙增宽，肠壁积气。

【治疗要点】

治疗原则：调整饮食，预防和纠正脱水，合理用药，加强护理，预防并发症。

1.饮食疗法　急性腹泻病期间，口服补液或静脉补液开始后尽早恢复进食，给予与年龄匹配的饮食。吐泻严重者禁食6～8h，待脱水基本纠正，吐泻好转时逐渐恢复饮食。

（1）婴幼儿：继续母乳喂养，配方奶喂养者可选择应用低乳糖或无乳糖配方。

（2）年龄较大儿童：饮食不加以特殊限制。

（3）不推荐含高浓度单糖的食物，包括碳酸饮料、果冻、罐装果汁、甜点和其他含糖饮料。不推荐进食脂肪含量高的食物。

2.营养治疗

（1）糖源性腹泻：以乳糖不耐受最多见。治疗采用去双糖饮食，可采用去（或低）乳糖配方奶。

（2）过敏性腹泻：应用去乳糖喂养腹泻不改善时，应考虑蛋白质过敏的可能性，对牛奶蛋白过敏，可给予水解氨基酸配方或深度水解蛋白配方营养粉喂养。

3.控制感染

（1）病毒性肠炎和非细菌所致的腹泻，以饮食和支持疗法为主，严格避免滥用抗生素，以免发生菌群失调。

（2）其余细菌及抗生素相关性腹泻应用抗生素治疗推荐见表6-4。

4.对症治疗

（1）止泻

1）蒙脱石：缩短腹泻疗程，减少腹泻排便次数和量，提高治愈率。口服，＜1岁患儿，3g/d，分2次；＞1岁患儿，每次3g，每日3次。

2）消旋卡多曲：缩短急性水样腹泻患儿的病程，控制腹泻症状。适用3月龄至10岁患儿，儿童最常用剂量为每次1.5mg/kg，每日3次，作为口服补液盐（ORS）的辅助治疗，餐前服用，疗程5d或用至恢复前，不宜用时间过长。

（2）腹胀：由于腹泻肠道细菌分解糖产气，可用肛管排气，若由缺钾引起，可纠正低钾血症，重症肠道感染微循环障碍可用酚妥拉明、间羟胺（阿拉明）。

（3）呕吐：轻度可随病情好转而自愈，重者可暂时禁食水、静脉补液等。

5.微生态制剂

（1）急性腹泻病：使用益生菌可以缩短腹泻病程，减少住院时间。

表6-4 儿童急性感染性腹泻病各病原菌的抗生素推荐意见

病原菌	抗生素	剂 量	意见
大肠埃希菌	磷霉素	口服50～100mg/（kg·d），分3～4次 静脉100～300mg/（kg·d），分3～4次	选择
	头孢噻肟	50～100mg/（kg·d），分2～4次静脉滴注	推荐
	头孢唑肟	40～150mg/（kg·d），分2～3次静脉滴注	推荐
	头孢曲松	20～100mg/（kg·d），单次或分2次静脉滴注	推荐
	头孢他啶	30～100mg/（kg·d），分2～3次静脉滴注	推荐
	头孢克肟	5～10mg/（kg·d），分2次口服	推荐
	头孢哌酮	50～200mg/（kg·d），分2～3次静脉滴注	推荐
	阿米卡星	首剂10mg/kg，继以每12小时7.5mg/kg，或每24小时15mg/kg，肌内注射或静脉滴注	选择
	亚胺培南[a]	30～60mg/（kg·d），重症可增至100mg/（kg·d），每日总量不超过2g，分3～4次静脉滴注（每6～8小时）	推荐
空肠弯曲菌	红霉素	40～50mg/（kg·d），分3～4次口服，总疗程5～7d，重症感染者疗程延至3～4周	选择
	阿奇霉素	10mg/（kg·d），口服或静脉滴注（>6个月患儿，体重<45kg）：每日1次，每周3d为1个疗程；或采用5d疗法，首日10mg/（kg·d），后4d减半使用。一般1个疗程即可，严重者需要治疗2～3个疗程	推荐
鼠伤寒沙门菌	头孢噻肟	50～100mg/（kg·d），分2～4次静脉滴注	选择
	头孢曲松	20～100mg/（kg·d），单次或分2次静脉滴注	选择
	头孢他啶	30～100mg/（kg·d），分2～3次静脉滴注	选择
	头孢哌酮	50～200mg/（kg·d），分2～3次静脉滴注	选择
	哌拉西林-他唑巴坦	60～150mg/（kg·d），分3～4次静脉滴注	选择
	亚胺培南[a]	30～60mg/（kg·d），重症可增至100mg/（kg·d），每日总量不超过2g，分3～4次静脉滴注（每6～8小时）	强烈推荐
肺炎克雷伯菌	头孢哌酮-舒巴坦	80～160mg/（kg·d），分2～3次静脉滴注	选择
	亚胺培南	30～60mg/（kg·d），重症可增至100mg/（kg·d），每日总量不超过2g，分3～4次静脉滴注（每6～8小时）	强烈推荐
金黄色葡萄球菌	停用原抗生素		
	万古霉素	20～40mg/（kg·d），静脉滴注，每12或8小时分次使用	推荐
	利奈唑胺	10mg/（kg·d），每8小时分次静脉滴注	选择
艰难梭菌	停用原抗生素		
	甲硝唑	30mg/（kg·d），分4次	推荐
	万古霉素	20～40mg/（kg·d），口服，分4次	推荐
白色念珠菌	制霉菌素	5万～10万U/（kg·d），分3次口服	选择
	氟康唑	3mg/（kg·d），单次口服	选择
	克霉唑	25～50mg/（kg·d），分2～3口服	选择
	酮康唑	3～5mg/kg，单次或分2次口服	选择

a不作为儿科临床抗生素首选药物，针对产超广谱β-内酰胺酶的大肠埃希菌以及多重耐药鼠伤寒沙门菌。

推荐使用布拉酵母菌散、双歧杆菌三联活菌散、双歧杆菌四联活菌片、枯草杆菌二联活菌颗粒、酪酸梭菌活菌散剂、酪酸梭菌二联活菌散、地衣芽孢杆菌活菌颗粒、复合乳酸菌胶囊、双歧杆菌乳杆菌三联活菌片和双歧杆菌三联活菌肠溶胶囊。

（2）迁延性及慢性腹泻病：在综合治疗的同时使用益生菌可以减轻症状、缩短病程。

推荐使用布拉酵母菌散、双歧杆菌三联活菌散、双歧杆菌三联活菌肠溶胶囊、双歧杆菌四联活菌片、枯草杆菌二联活菌颗粒、酪酸梭菌活菌散剂、双歧杆菌乳杆菌三联活菌片和复合乳酸菌胶囊。

（3）抗生素相关性腹泻（AAD）的预防：AAD的发生与使用的抗生素种类及疗程，患者的年龄、住院时间以及并发症等因素有关，在使用抗生素的同时使用益生菌能够明显减少AAD的发生率，并且减轻AAD的程度。

推荐使用布拉酵母菌、酪酸梭菌二联活菌散、双歧杆菌三联活菌散/胶囊、双歧杆菌乳杆菌三联活菌片、酪酸梭菌活菌散剂、枯草杆菌二联活菌颗粒和地衣芽孢杆菌。艰难梭菌相关性腹泻是AAD的一种严重类型，推荐使用布拉酵母菌。

欧洲小儿营养学会推荐鼠李糖乳杆菌GG（10^{10}CFU/d，5～7d）及布拉酵母菌（250～750mg/d，5～7d）用于感染性腹泻的治疗。世界胃肠病学组织（WGO）关于益生菌应用循证医学的建议认为对于接受抗生素治疗的成人或儿童，布拉酵母菌或鼠李糖乳杆菌GG预防腹泻有效。

6.锌制剂　由于急性腹泻时大便丢失锌增加、负锌平衡、组织锌减少，补锌治疗有助于改善急性腹泻病和慢性腹泻病患儿的临床预后，减少腹泻病复发。

推荐急性腹泻病患儿进食后即予以补锌治疗，＜6个月的患儿，每天补充元素锌10mg，＞6个月的患儿，每天补充元素锌20mg，共10～14d。元素锌20mg相当于硫酸锌100mg、葡萄糖酸锌140mg。

7.液体疗法

（1）口服补液：目前循证医学证据显示，口服补液方法与静脉输液一样有效，口服补液是急性腹泻有效及性价比最高的治疗方法。可应用于预防脱水和治疗轻度、中度脱水。

低渗性ORS，组分为钠75mmol/L，钾20mmol/L，葡萄糖75mmol/L，总渗透压为245mOsm/L。配方为每升含氯化钠2.5g、氯化钾1.6g、枸橼酸钾2.9g、无水葡萄糖13.5g。

从患儿腹泻开始，就给予口服足够的液体以预防脱水，给予低渗ORS和其他清洁用水，在每次稀便后补充一定量液体（＜6个月者，50ml；6个月至2岁者，100ml；2～10岁者，150ml；10岁以上的患者随意）直至腹泻停止。

轻至中度脱水：应用ORS，用量（ml）=体重（kg）×（50～75），4h内服完。4h后评估脱水情况，然后选择适当方案。

（2）静脉补液：适用于中度以上脱水、吐泻重或腹胀患儿。

1）第1天补液量=累计损失量＋生理需要量＋继续损失量

累计损失量：轻度脱水50ml/kg，中度脱水50～100ml/kg，重度脱水100～120ml/kg。液体种类，等渗性脱水用1/3～1/2张含钠液；低渗性脱水用2/3张至等张含钠液；高渗性脱水用1/5～1/3张含钠液。

生理需要量：60～80ml/kg，补1/3张维持液。

继续损失量：选用1/5～1/3张含钠液。

2）补液速度

扩容阶段：适用于各种性质的脱水患儿伴有周围循环障碍者。2∶1等张含钠液

20ml/kg，30～60min静脉推注或快速静脉滴注。

纠正脱水：补足累计损失量，如无明显周围循环障碍可不必扩容，直接从本阶段开始补液，8～10ml/（kg·h）。8～12h滴完。

维持补液：补继续损失和生理需要量，5ml/（kg·h），12～16h滴完，1/3～1/2张含钠液。

3）纠正离子紊乱

补钾原则：见尿补钾；不能静脉直接推注；浓度0.3%；补钾速度不能过快，一日补钾总量静脉输液时间不少于6～8h；静脉补钾需维持4～6d。

轻度低钾血症：氯化钾200～300mg/（kg·d），口服。

重度低钾血症：氯化钾300～400mg/（kg·d），静脉滴注。

4）纠正酸中毒：提高CO_2CP 10Vol/dl，需5%碳酸氢钠5ml/kg。临床常用5%碳酸氢钠，用量（ml）=-ABE×体重（kg）/2，先补1/2量，复查血气后再补。

5）补钙：在脱水纠正后易发生低钙抽搐。10%葡萄糖酸钙1～2ml/kg，一次用量≤10ml，缓慢静推，监测心率，防外渗。

6）补镁：补钙抽搐不见缓解，需补镁。

7）第2天补液：补充生理需要量和继续损失量，继续补钾。生理需要量，60～80ml/（kg·d）；异常损失量，丢多少补多少，用1/3～1/2张含钠液，于12～24h输完。

（3）营养不良患儿腹泻：需补维生素A、维生素B、维生素C、维生素D，少量输血。注意纠正离子紊乱和酸碱平衡。

（滕　旭）

第九节　炎性肠病

炎性肠病（inflammatory bowel disease，IBD）是指原因不明的一组非特异性慢性胃肠道炎性疾病，包括溃疡性结肠炎（ulcerative colitis，UC）、克罗恩病（Crohn’s disease，CD）和未分类IBD（IBD-U）。近年来，儿童炎症性肠病发病率有上升趋势，严重影响患儿的生长发育和生活质量。儿童炎性肠病患者临床表现多以初发型为主，发病年龄越小，症状越严重。

【诊断要点】

腹痛、腹泻、便血和体重减轻等症状持续4周以上或6个月内类似症状反复发作2次以上，临床上应高度怀疑IBD。IBD常合并：①发热；②生长迟缓、营养不良、青春发育延迟、继发性闭经、贫血等全身表现；③关节炎、虹膜睫状体炎、肝脾大、皮肤红斑、坏疽性脓皮病等胃肠道外表现；④肛周疾病如皮赘、肛裂、肛瘘、肛周脓肿。

1.UC诊断标准　慢性非特异性结肠炎症，临床主要表现为腹泻、黏液血便、腹痛。

（1）临床表现：持续4周以上或反复发作的腹泻，为血便或黏液脓血便。其他临床表现包括腹痛、里急后重和发热、贫血等不同程度的全身症状，可有关节、皮肤、眼、口及肝胆等肠外表现。

（2）结肠镜检查：连续性、弥漫性黏膜炎症，血管网纹消失、黏膜易脆（接触性出血），伴颗粒状外观、多发性糜烂或溃疡，结肠袋囊变浅、变钝或消失（铅管状），假息肉及桥形黏膜、肠腔狭窄、肠管变短等。

（3）钡灌肠检查：肠壁多发性小充盈缺损，肠腔狭窄，袋囊消失呈铅管样，肠管短缩。

（4）活检组织标本或手术标本病理学检查符合UC改变。

确诊UC应符合（1）+［（2）或（3）］+（4）；拟诊UC应符合（1）+（2）或（3）。

2.CD诊断标准　慢性肉芽肿炎症，病变呈穿壁性炎症，多为节段性、非对称分布，可累及胃肠道各部位，以末段回肠和附近结肠为主，临床主要表现腹痛、腹泻、瘘管和肛门病变。

（1）临床表现：慢性起病，反复发作的右下腹或脐周腹痛伴明显体重下降、发育迟缓，可有腹泻、腹部肿块、肠瘘、肛门病变以及发热、贫血等。

（2）影像学检查：胃肠道钡剂造影、钡灌肠造影、CT或磁共振检查见多发性节段性的肠管僵硬、狭窄，肠梗阻、瘘管。

（3）内镜检查：病变呈节段性、非对称性、跳跃性分布，阿弗他样溃疡、裂隙状溃疡、铺路石样外观，肠腔狭窄、肠壁僵硬，狭窄处常呈病变，呈跳跃式分布。

（4）手术标本外观：肠管局限性病变、跳跃式损害、铺路石样外观、肠腔狭窄、肠壁僵硬。

（5）活检组织标本或手术标本病理学检查：裂隙状溃疡、非干酪性肉芽肿、固有膜中大量炎性细胞浸润以及黏膜下层增宽呈穿壁性炎症。

具备（1）（2）（3）者为拟诊，再加上（4）（5）中任何一项可确诊。具有第（4）项者，只要加上（1）（2）（3）三项中任何两项亦可确诊。

排除肠结核、其他慢性肠道感染性疾病、肠道恶性淋巴瘤。

3.未分类IBD（IBD-U）　既不能确定为CD又不能确定为UC的结肠病变，病变主要位于近端结肠，远端结肠一般不受累，即使远端结肠受累，病变也很轻。

初发病例、临床与影像或内镜及活检改变难以确诊时，应随访3～6个月；与肠结核混淆不清者应按肠结核做诊断性治疗，以观后效。

【治疗要点】

目标：诱导并维持临床缓解及黏膜愈合；防治并发症；改善患儿生存质量；尽可能减少对患儿生长发育的不良影响。

1.营养支持治疗　IBD患儿的发病高峰年龄是儿童生长发育的关键时期，营养治疗是IBD治疗的关键措施之一。在轻中度儿童CD的诱导缓解中，尤其强调营养治疗的重要性。有研究显示全肠内营养甚至可以取代激素治疗用于CD的诱导缓解。

2.药物治疗

（1）氨基水杨酸类药物：5-氨基水杨酸（5-ASA）是临床治疗IBD并预防其复发的最常用的药物之一。5-ASA口服和（或）直肠给药是目前轻中度UC患者诱导缓解及维持治疗的一线药物，用于CD患儿的诱导缓解及维持治疗尚存争议。

儿童5-ASA类药物常用剂量：艾迪莎，一日20～30mg/kg，分2～3次服用；颇得斯安，一日30～50mg/kg，分2～3次服用；安萨科，一日30～50mg/kg，分2～3次服用。

（2）糖皮质激素：适用于IBD急性发作期且足量5-ASA治疗无效时，通常不用于维持缓解治疗。

儿童泼尼松口服40～60mg/d开始，症状改善后逐渐减量停药；还可用氢化可的松10mg/（kg·d）或甲泼尼松龙1～1.5mg/（kg·d）静脉给药。

IBD患儿不宜长期接受糖皮质激素治疗，部分患儿对激素有依赖性，减量时症状会复发，尤其是发病年龄早的患儿。

（3）免疫调节剂：临床常用硫代嘌呤包括6-巯基嘌呤（6-MP）、硫唑嘌呤（AZA）、甲氨蝶呤、钙依赖磷酸酶抑制剂（环孢素用于UC，他克莫司用于CD）等。硫代嘌呤能减少CD患者术后临床和内镜检查复发，但起效较慢，不作为急性治疗用药，初次给药3个月左右见效。

AZA剂量1.5～2.0mg/（kg·d），6-MP剂量0.75～1.5mg/（kg·d）。常见不良反应为骨髓抑制、肝功能损害和胰腺炎等。初次用药从1/3或半量开始，4周左右逐渐增加到足剂量，需监测血常规和肝功能。

（4）生物制剂：英夫利昔单抗（IFX）（肿瘤坏死因子单克隆抗体）已应用于临床，被认为是目前诱导和维持缓解CD最有效的药物。IFX适用于：①常规糖皮质激素或免疫抑制药物治疗无效的中重度活动性CD或UC。②传统治疗如抗生素、外科引流和（或）免疫抑制药物治疗无效的瘘管型CD患者。

初始剂量5mg/kg，在第0、2、6周给予作为诱导缓解；随后每隔8周给予相同剂量作为长程维持治疗，3剂无效不再使用本品。IFX的不良反应为可增加感染、肿瘤和免疫反应的发生率。

（5）抗生素：甲硝唑和环丙沙星是CD治疗中最常用的抗生素。有严重感染者（并发腹腔、盆腔脓肿）应给予广谱抗生素积极抗感染治疗。

甲硝唑：15mg/（kg·d），每日2次；环丙沙星：20mg/（kg·d），每日2次，最大剂量400mg/d。

（6）其他：益生菌、沙利度胺等。

3.手术治疗

（1）急诊手术：当IBD患儿出现危及生命的并发症，如肠穿孔、顽固性出血、中毒性巨结肠，而药物治疗无效时应及时手术。

（2）择期手术：内科治疗后症状顽固不缓解、长期药物治疗不能耐受者，或者出现难治性瘘管和窦道等情况时。

4.心理辅导　IBD患儿常伴有情绪低落、抑郁、自我评价降低等心理问题，进而影响其社会功能。长期疾病的困扰、激素治疗的副作用、生长发育迟缓和青春期延迟对青少年心理产生较大的影响。因此，在积极治疗原发病的同时，应尽量减轻患儿的心理负担，必要时寻求心理医生的帮助。

儿童IBD的治疗需要一个专业的治疗团队协同完成，包括儿科、儿外科、营养科、心理科，专业护理队伍（如瘘管的特殊护理），以及成人消化科（后继治疗）医师等。在这个专业治疗团队的共同努力下，确保IBD患儿的最佳预后。

（许玲芬）

第十节　食物过敏相关消化道疾病

食物过敏相关消化道疾病是指食物过敏引起消化道黏膜损伤，以消化道症状为主要表现的一类疾病。临床表现为呕吐、反流、喂养困难、拒食、易激惹、腹痛、腹胀、腹泻、便秘、消化道出血、生长发育障碍等。60%儿童食物过敏累及消化系统，严重者可导致生长发育迟缓、贫血和低蛋白血症。可呈急性或慢性发生，程度差异大，严重者可危及生命。

【诊断要点】

1.根据不同的发病机制，临床表现各异，但有一定的交叉　在儿童，变应原来源于牛奶、鸡蛋、花生、坚果、豆类、谷类、鱼类及贝壳类，其中牛奶蛋白最常见。

2.IgE途径介导的食物过敏性胃肠病

（1）口腔过敏综合征：进食几分钟或数小时后，口咽部（唇、舌、上腭）和咽喉部出现不适感觉，如舌部麻木、运动不灵敏、蚁行感、疼痛、肿胀或痒感，上唇和（或）下唇的肿胀等。少数患儿可同时出现全身过敏症状，症状24h内消失，口唇水肿消失后不留痕迹。

（2）胃肠道过敏症：急性起病，在进食某种食物后数分钟至1h内，出现恶心、呕吐、腹痛、腹泻等症状，通常伴随皮肤过敏和哮喘，甚至过敏性休克的表现。

3.IgE和细胞途径共同介导的食物过敏性胃肠病

（1）嗜酸细胞性食管炎：是一种与免疫相关，以嗜酸性粒细胞浸润食管壁为特征的慢性炎性疾病。其临床表现多样，婴儿患者通常存在喂养困难、哭闹、呕吐、生长发育迟缓等。青少年及儿童主要表现为胃灼热（烧心）、腹痛、呕吐、体重不增、进食梗阻、吞咽困难、食物嵌塞等。常见的并发症包括食管狭窄、感染和食管穿孔。诊断主要包括以下3点：食管功能异常相关的症状；食管的嗜酸性粒细胞性炎症，即食管黏膜多点活检标本嗜酸性粒细胞≥15个/高倍镜视野；排除其他食管嗜酸性粒细胞增多的原因。

（2）嗜酸细胞性胃肠炎：是一种以胃肠道嗜酸性粒细胞异常浸润为特征的比较少见的胃肠道疾病，食物过敏是其发病原因之一，可伴有外周血中嗜酸性粒细胞增高。根据嗜酸性粒细胞浸润胃肠壁的深度，分为3型：

1）黏膜病变型：最常见（50%以上），以腹痛、腹泻为主，因肠上皮细胞绒毛受损，可导致失血、吸收不良和肠道蛋白丢失等。

2）肌层病变型：较少见，浸润以肌层为主，胃肠壁增厚、僵硬可引起幽门及肠道的狭窄或梗阻。

3）浆膜病变型：罕见，浆膜增厚并可累及肠系膜淋巴结，可出现渗出性腹水及腹膜炎，腹水中可有大量的嗜酸性粒细胞。

以上3型可单独或混合出现。

诊断标准：有腹痛、腹泻或腹胀等消化道症状；胃肠道黏膜活检或腹腔积液中有嗜酸性粒细胞浸润；病理证实胃肠道多处组织中嗜酸性粒细胞浸润（≥20个/高倍镜视野）；除外其他引起嗜酸性粒细胞增高的疾病。

4.非IgE途径介导的食物过敏性胃肠病 这类胃肠道过敏症的症状局限于胃肠道，病程呈亚急性或慢性，过敏原最常见为牛奶蛋白、大豆蛋白和谷物，自然病程1～3年。

（1）食物蛋白诱导的肠病（FPIE）：症状多在1岁内出现，摄入可疑食物数小时或数天后出现呕吐及慢性腹泻，可合并脂肪泻和乳糖不耐受。还可出现蛋白丢失性肠病表现，如低蛋白血症、水肿等。

（2）食物蛋白诱导的小肠结肠炎综合征（FPIES）：首次发作常在2岁以内，腹泻常伴有呕吐，粪便呈水样便或稀便，如病变累及结肠可出现血便，不伴有皮肤或呼吸道症状，不伴发热或低体温。回避过敏食物，症状缓解，重新引入过敏食物，症状再现。FPIES常急性发病，腹泻可出现在摄入食物后2～6h，严重病例可出现脱水、低血压、嗜睡、苍白、肌张力低下甚至休克。少数可表现为慢性腹泻、呕吐、易激惹、腹胀、吸收障碍、生长发育迟缓、低蛋白血症等。

（3）食物蛋白诱导的直肠结肠炎（FPIP）：60%患儿是母乳喂养儿，可在出生后第1周甚至出生后几小时内发病，出生后6个月内发病最为常见。主要临床表现为腹泻，粪便性状变化较多，有时为正常便，有时为黏液便、血便（从便中带有少量血丝到以较多血为主的大便）。患儿一般状况好，无体重减轻，常伴有湿疹。

5.乳糜泻 发生在遗传易感个体（HLA-DQ2、HLA-DQ8基因表型），非IgE介导。

（1）2岁以内婴幼儿以消化道症状为主，常有慢性腹泻、腹胀、厌食、肌肉萎缩、易激惹、生长发育迟缓等，1/3患儿伴呕吐。

（2）儿童主要为肠外表现：皮肤疱疹样改变、青春期延迟、身材矮小、缺铁性贫血、骨质缺乏、自身免疫性疾病（甲状腺炎、1型糖尿病等）。30%的患儿出现牙釉质发育不良。有些患儿可出现暴发性水样便、腹胀、脱水、电解质紊乱，甚至出现昏迷，称为乳糜泻危象。

（3）疾病发生与摄入麦胶蛋白（小麦、大麦、黑麦、燕麦）等有关。

（4）诊断包括以下几点：有典型消化道症状；血清抗体AGA、EMA、tTG阳性；检测到HLA-DQ2/DQ8基因；黏膜损伤；去麸质饮食治疗有效。满足以上5条中4条或未行基因检测时满足4条中的3条，即可诊断。

6.详细询问膳食史和过敏史 明确食物过敏与消化道症状之间的关系，对症状的轻重进行评估。如有以下情况之一，则考虑病情为重度：①症状持续存在；②有生长发育障碍；③对多种过敏原过敏；④症状累及多个器官。

7.食物过敏检查方法及特点

（1）食物激发试验（oral food challenge，OFC）：包括双盲安慰剂对照食物激发试验（DBPCFC）（诊断的金标准）、单盲食物激发试验、开放性食物激发试验等，是食物过敏诊断的主要方法。通过回避可疑食物2～4周，症状缓解后，逐步添加可疑食物激发症状出现的方法，观察食物与临床症状之间的相关性。目前临床多采用开放性食物激发试验。

（2）皮肤点刺试验（skin prick test，SPT）：判断IgE介导的过敏反应，测得每个过敏原反应强度，为进行免疫治疗和过敏原回避提供依据。

（3）斑贴试验（skin patch test，SPT）：对非IgE介导的特别是小麦导致的食物过敏有一定诊断价值。

（4）血清特异性IgE检测：可协助了解IgE介导的食物过敏的机体致敏情况，但结果判断因年龄、过敏原、检测方法不同而不同。其结果阴性的临床意义要大于结果阳性。

【治疗要点】

1.严重过敏反应　回避过敏食物；肾上腺素为一线用药，肌内注射，5～10min后可重复使用。剂量：6月龄至6岁，0.15mg；6～12岁，0.3mg；＞12岁，0.5mg。还可用白三烯受体调节剂、肥大细胞膜稳定剂、抗组胺药等药物治疗。如果是牛奶蛋白过敏，用氨基酸配方粉（AAF）喂养。对较重的急性发作的患儿给予补充水和电解质，纠正低血量性休克。

2.回避过敏食物是最主要的治疗手段　过敏原明确时，进行回避或者采用加热或消化酶处理，减轻过敏原性；过敏原不明确，可以短期采用限制性食物疗法。牛奶蛋白过敏的患儿可给予深度水解蛋白配方粉（eHF）或AAF（病情重度）喂养，喂养6个月或者至患儿9～12月龄。不推荐大豆基质配方作为6个月以下牛奶蛋白过敏患儿的代用品。不推荐以其他动物奶（水牛、山羊、马、猴、驴）来源的奶粉作为牛奶蛋白过敏患儿的代用品。

3.嗜酸细胞性食管炎

（1）回避过敏性食物。

（2）局部激素应用：吞咽激素类药物，氟替卡松88～440μg，每日2～4次；布地奈德＜10岁每日1mg，＞10岁每日2mg，无效可增加至2.8～4.0mg。

（3）局部激素无效可全身应用激素。

（4）出现食管狭窄时，行食管扩张术。

4.嗜酸细胞性胃肠炎

（1）回避过敏性食物。

（2）肾上腺皮质激素：泼尼松每日0.5～1mg/kg，应用2周，见效后逐渐减量，维持2～4周。

（3）长期应用激素疗效不明显的患者可加用酮替芬，0.5～1.0mg口服，每日1～2次。

（4）孟鲁司特钠可以与皮质激素合用，口服4mg，每日1次。

（5）免疫抑制剂硫唑嘌呤1～2.5mg/（kg·d），口服。

（6）抑酸治疗有助于改善症状。

（7）对一些局限性浸润及有并发症的患儿，可以考虑手术治疗。

5.乳糜泻

（1）饮食治疗：避免食用含麦胶饮食（如各种麦类），以高蛋白、高热量、低脂肪、无刺激性易消化的饮食为主。

（2）对症治疗及支持疗法：补充各种维生素，如维生素A、维生素B、维生素C、维生素D、维生素K及叶酸；纠正水、电解质平衡失调，必要时可输人体白蛋白或输血。

（3）应用肾上腺皮质激素：危重病例可静脉滴注ACTH，或口服泼尼松或泼尼松龙。

（4）无效者可用环孢素，有时能改善小肠吸收功能，缓解临床症状，但停药后常复发。

6.其他治疗

（1）腹泻给予肠道黏膜保护剂治疗；合并湿疹给予局部保湿、润肤、外用激素及免疫抑制剂治疗。

（2）益生菌及益生元治疗：可能对肠道功能具有保护和改善作用，目前对于过敏性疾病的疗效仍不明确。

（3）免疫治疗：口服免疫治疗、舌下含服免疫治疗、单克隆抗体治疗等仍需要进一步研究在食物过敏患儿的临床应用效果。

（许玲芬）

第十一节　自身免疫性肝炎

自身免疫性肝炎（autoimmune hepatitis，AIH）是一种由针对肝细胞的自身免疫反应所介导的肝脏实质炎症，以血清自身抗体阳性、高免疫球蛋白G和（或）γ球蛋白血症、肝组织学上存在界面性肝炎为特点，如不治疗常可导致肝硬化、肝衰竭，进而需要肝移植。

【诊断要点】

AIH的诊断基于临床、生化、免疫学和组织学特征，并且排除其他已知的可能有相似的血清学和组织学特征的肝病（如乙型、丙型、戊型肝炎，Wilson病，非酒精性脂肪性肝炎和药物性肝病），需要肝活组织检查明确诊断并评估肝损伤的严重程度。

1.临床表现　根据血循环中自身抗体可以区分AIH为2种不同的类型：AIH-1和AIH-2。

（1）AIH患者中有3/4是女性；AIH-1有2个发病年龄高峰，一个在童年/青春期，另一个在40岁左右；AIH-2主要为儿童和年轻人发病。儿科中AIH-1占了至少2/3，常发生在青春期，而AIH-2在更年幼的时候出现，包括婴儿期。

（2）AIH的发病方式包括急性病毒性肝炎样表现、暴发性肝衰竭、隐匿性发作（疲劳等非特异性症状，在诊断前可持续6个月至数年）、合并肝硬化和门静脉高压而无既往肝病史（10%）、无任何症状或体征仅发现肝转氨酶升高；至少有1/3的AIH患者在诊断时已发生肝硬化。

（3）2种类型AIH的疾病严重程度相似。AIH-2有更高的倾向发生急性肝衰竭和更难停药。

（4）约20%的患者会出现相关的自身免疫性疾病如甲状腺炎、炎性肠病、溶血性贫血、白癜风、乳糜泻、胰岛素依赖型糖尿病、贝赫切特综合征（白塞病）、干燥综合征、肾小球肾炎、特发性血小板减少症、荨麻疹、甲状旁腺功能减退和艾迪生病（主要在AIH-2）等。

2.实验室检查

（1）血清生化学AST和ALT活性升高；ALP和GGT水平正常或轻微升高。病情严重或急性发作时血清胆红素水平可显著升高。

（2）免疫学检查

1）血清免疫球蛋白：IgG和（或）γ球蛋白升高是AIH特征性的血清免疫学改变之一，该项指标不仅有助于AIH的诊断，而且对于检测治疗应答具有重要的参考价值，在初诊和治疗随访过程中应常规检测。

2）自身抗体与分型：抗核抗体（ANA）和（或）抗平滑肌抗体（ASMA），或抗可溶性肝抗原/肝胰抗原（SLA/LP）抗体阳性者为1型AIH；抗肝肾微粒体抗体1型（抗LKM-1）和（或）抗肝细胞溶质抗原1型（抗LC-1）阳性者为2型AIH。

3.肝组织学检查　可明确诊断，精确评价肝病分级和分期；有助于与其他肝病（如药物性肝损伤、Wilson病等）鉴别，明确有无与其他自身免疫性肝病如原发性胆汁性胆管炎（primary biliary cholangitis，PBC）[曾用名：原发性胆汁性肝硬化（primary biliary cirrhosis，PBC）]和原发性硬化性胆管炎（PSC）的重叠存在；可协助判断合适的停药时机。

【治疗要点】

治疗缓解：转氨酶水平在正常范围内，血清IgG水平正常、自体抗体阴性/低滴度和肝组织的炎症反应消失。

复发：病情缓解后血清转氨酶再次升高。

1.标准治疗

（1）起始治疗：泼尼松（龙）2mg/（kg·d）（不超过60mg/d），根据转氨酶下降水平每周下调剂量至最小维持量2.5～5mg/d；硫唑嘌呤1～2mg/（kg·d），逐渐加量，当转氨酶水平不降或升高时，或者所有患者2周泼尼松（龙）治疗后均加用硫唑嘌呤。

（2）维持治疗：泼尼松（龙）0.1～0.2mg/（kg·d）或5mg/d；硫唑嘌呤1～2mg/（kg·d）（病情需要时）。硫唑嘌呤单药治疗（AIH-1）：1.2～1.6mg/（kg·d），转氨酶和IgG水平正常；ANA/ASMA阴性或低滴度（＜1∶20）；抗LKM/抗LC阴性。

（3）疗程：维持3年治疗后再计划停药。

（4）停药：减量后至少维持3年＋肝活组织检查提示没有炎症活动。

2.替代治疗　布地奈德/硫唑嘌呤联合治疗需要大样本初治儿童AIH对照试验确定布地奈德是否优于泼尼松龙；儿童他克莫司单药疗法并不足以完全缓解大多数病例，但是可以减少泼尼松（龙）和硫唑嘌呤的剂量。

3.难治性患者的治疗　对于标准免疫抑制药物不能持续诱导缓解或不耐受硫唑嘌呤的青少年AIH患者，霉酚酸酯（MMF）服用20mg/kg，2次/天，联合泼尼松龙是有成效的；暴发性肝衰竭治疗仍有争议，最近的研究报道类固醇在AIH暴发性肝衰竭儿童可以取得良好疗效。

4.儿童自身免疫性肝病的肝移植治疗　儿童自身免疫性肝病发生急性肝衰竭或对药物治疗反应欠佳者可以选择行肝移植。然而，肝移植后病情复发率仍然很高，特别是腺鳞癌（ASC）患者。为降低复发风险，免疫抑制推荐应用硫唑嘌呤/MMF和维持小剂量类固醇激素（最高可达5mg/d）。

（许玲芬）

第十二节　急性坏死性肠炎

急性坏死性肠炎（acute necrotizing enteritis）是以小肠急性广泛性出血性坏死性炎症为特征的消化系统急症，又称急性出血性坏死性肠炎、急性坏死性小肠结肠炎或节段性肠炎。各年龄组小儿均可患病，以3～12岁学龄儿童多见。可能的病因是细菌感染和患儿机体的变态反应两种因素相结合，感染因素中主要是C型产气荚膜杆菌。病变主要位于小肠，多见于空肠下段和回肠上段，可累及各个肠段；一般是散在性、节段性分布，分界清楚。肠壁各层均可受累，表现为广泛性的溃疡、出血，甚至坏死。病变肠段扩张，肠壁高度炎性水肿，充血，僵硬，重者甚至肠壁片状或整段坏死。病情轻者，多于7～14d逐渐恢复，重症病例经积极抢救，死亡率仍可达30%。本病痊愈后可能发生肠狭窄。

【诊断要点】

1.临床表现

（1）突发性腹痛：多呈持续性腹痛，阵发性加剧，多位于脐周，也可位于下腹部。

（2）腹泻与血便：多发病当日或次日出现，初为水样便，黄色或棕色稀便，次数增多，继而出现便血，大便呈洗肉水或果酱样暗红色糊状，可有灰白色坏死样物质，呈奇特腥臭味。

（3）腹胀：为轻度或中度。

（4）呕吐：一般不严重，多为胃内容物，可含胆汁、咖啡渣样物，甚至呕血。

（5）全身中毒症状：一般有发热，偶有体温不升或体温不稳定。患儿在血便前出现烦躁，哭闹或嗜睡，脸色苍白，随着病情加重，很快出现精神萎靡，虚弱无力，甚至出现中毒休克表现。

2.体格检查　腹部压痛，重症出现麻痹性肠梗阻。肛门指检，发现腥臭血便及大便隐血阳性，有助于早期发现。

3.辅助检查　腹部站立正位、侧卧位片有助于诊断，可见小肠积气，肠管外形僵硬，肠壁增厚，轮廓模糊，黏膜皱襞变粗，肠间隙增宽。肠梗阻时可见大小不等的阶梯状的液平面。严重者可见门静脉积气。肠穿孔时可见膈下游离气体。

4.实验室检查　白细胞及中性粒细胞增高，大便隐血强阳性。

【治疗要点】

（1）以抗休克为主，关键是及早治疗，预防休克。

（2）一旦发生休克应积极纠治，包括扩充血容量，纠正酸中毒及电解质紊乱。

（3）胃肠道休息，血便与腹胀期间应禁食，留置胃肠减压，一般须5～7d，禁食时间过长应予以静脉营养解痉药物缓解腹痛。

（4）内科治疗期间应严密观察腹部体征、排便情况及全身变化，必要时复查腹片和腹腔穿刺，穿刺液为血性或脓性应手术探查，如外观为淡黄浑浊，且含大量白细胞及红细胞，应手术探查。

（5）手术适应证：疑为肠坏死或肠穿孔的腹膜炎患儿，对顽固性中毒休克，经积极抗休克综合治疗，病情仍无明显好转，在观察治疗过程中出现腹膜炎征象和不能除外需手术治疗的其他外科急腹症。

（6）手术可切除坏死肠管，肠减压排出肠内毒物以减轻中毒症状，防止中毒性休克的发生和发展。

（王大佳）

第十三节　蛋白质-能量营养不良

蛋白质-能量营养不良（PEM）是指由于缺乏能量和（或）蛋白质所致的一种营养缺乏症，主要见于3岁以下婴幼儿，特征为体重不增、体重下降、渐进性消瘦或水肿、皮下脂肪减少或消失，常伴全身各组织脏器不同程度的功能低下及新陈代谢失常。PEM常伴多种微量营养素缺乏，可能导致儿童生长障碍、抵抗力下降、智力发育迟缓、学习能力下降等后果，对其成年后的健康和发展也可产生长远的不利影响。

【诊断要点】

1.5岁以下儿童营养不良的分型和分度

（1）体重低下：体重低于同年龄、同性别参照人群值的均值减2SD。

中度：低于均值减2～3SD。

重度：低于均值减3SD。

反映慢性或急性营养不良。

（2）生长迟缓：身长低于同年龄、同性别参照人群值的均值减2SD。

中度：低于均值减2～3SD。

重度：低于均值减3SD。

反映慢性长期营养不良。

（3）消瘦：体重低于同性别、同身高参照人群值的均值减2SD。

中度：低于均值减2～3SD。

重度：低于均值减3SD。

反映近期、急性营养不良。

2.新陈代谢异常的表现

（1）蛋白质：血清总蛋白浓度＜40g/L、白蛋白＜20g/L时，可发生低蛋白性水肿。

（2）脂肪：血清胆固醇浓度下降，可造成肝脏脂肪浸润及变性。

（3）糖类：重者可引起低血糖、昏迷甚至猝死。

（4）水、盐代谢：水肿，低渗性脱水、酸中毒、低钾血症、低钠血症、低钙血症和低镁血症。

（5）体温调节能力下降：体温偏低。

3.各系统功能低下

（1）消化系统：由于消化液和酶分泌减少、酶活力降低，肠蠕动减弱，菌群失调，致消化功能低下，易发生腹泻。

（2）循环系统：心脏收缩力减弱，心排血量减少，血压偏低，脉细弱。

（3）泌尿系统：肾小管重吸收功能减低，尿量增多而尿比重下降。

（4）神经系统：精神抑郁，但有时烦躁不安、表情淡漠、反应迟钝、记忆力减退、条件反射不易建立。

（5）免疫功能：非特异性和特异性免疫功能均明显降低。结核菌素等迟发性皮肤反应可呈阴性；常伴IgG亚类缺陷和T细胞亚群比例失调等。极易并发各种感染。

4. 并发症

（1）营养性贫血，以小细胞、低色素性贫血最常见。

（2）多种维生素和微量元素缺乏：包括维生素A、维生素D、锌缺乏等。

（3）各种感染。

（4）自发性低血糖。

【治疗要点】

1. 轻中度营养不良　不需住院，对症处理，改善肠道功能，调整饮食，加强营养。

2. 重度营养不良　积极处理各种危及生命的并发症，去除病因，调整饮食，促进消化功能恢复。

（1）第一阶段：调整机体内环境。防治低血糖、低体温；纠正脱水、电解质紊乱；抗感染。

（2）第二阶段：纠正微量营养素缺乏。①补充多种维生素及矿物质。②开始喂养：病情稳定、可以进食后应马上进行喂养，给予充足的能量和蛋白质，以维持患儿基本的生理过程。患儿在稳定阶段，腹泻逐渐减少，水肿患儿体重减轻。

（3）第三阶段：追赶生长。需要积极的喂养方式，建议高能量密度牛奶喂养：每100ml能量100kcal，蛋白质2.9g。快速体重增长＞10g/（kg·d）。

3. 其他

（1）提供感官刺激和情绪上的支持。

（2）出院后继续加强喂养，定期随访。

（3）预防营养不良的发生，应合理喂养，推广应用生长发育监测图。

（许玲芬）

第 7 章 泌尿、风湿免疫疾病

第一节 溶血尿毒综合征

溶血尿毒综合征（HUS）是以微血管病性溶血性贫血、血栓性血小板减少及急性肾功能不全（ARF）为特征的综合征，可分为原发性、继发性及反复发作性。病理改变主要在肾脏，表现为毛细血管腔栓塞，内皮细胞肿胀，广泛的纤维蛋白沉积，纤维素性血栓形成，偶有新月体形成。严重者有小动脉血栓形成及纤维素样坏死、肾皮质坏死。晚期可见肾小球硬化、玻璃样变、肾小管萎缩及间质纤维化。HUS和血栓性血小板减少性紫癜（TTP）都属于血栓性微血管病，二者在临床很难区分，TTP诊断主要根据五联征：溶血性贫血、血小板减少、肾功能不全、神经系统受累与发热。肺炎链球菌引起的HUS尤为严重，预后不佳。儿童甲基丙二酸血症也可以TTP的形式发病，约70%伴随高同型半胱氨酸血症高血压和巨幼红细胞贫血。儿童系统性红斑狼疮也可以TTP的形式发病，之后出现自身抗体。

【诊断要点】

1.临床表现　根据有无腹泻分为腹泻后HUS及无腹泻HUS。腹泻后HUS（D＋HUS）占全部HUS的90%左右，称为典型HUS，绝大多数由大肠埃希菌O_{157} ：H_7感染引起。无腹泻HUS（D-HUS），约占10%病例，一般称为不典型HUS。

典型病例表现如下。

（1）前驱病：D＋HUS患儿均以腹泻、呕吐、腹痛起病，开始为水样便或很快出现血水样便，极似溃疡性结肠炎，结肠镜检可见肠壁水肿、出血，甚至坏死，易误诊为急腹症而行开腹探查。D−HUS患儿发病无季节差异，前驱症状最常见为上呼吸道感染、发热、惊厥等。前驱期一般数日或数周。

（2）急性期

1）溶血性贫血：突然发作的苍白、无力、血红蛋白尿、黄疸，血红蛋白可在数小时内下降到30～50g/L。

2）出血：皮肤黏膜出血、呕血、便血，皮肤出血点及瘀斑少见。

3）急性肾功能不全：急性肾衰竭与溶血同时发生，发展迅速。但某些婴儿病例，肾损害可相对较轻，临床仅表现为一过性尿量减少、轻度肾功能减低。少尿期平均2周左右（2d至8周），50%的患者无尿期超过4d，氮质血症、代谢性酸中毒、高钾血症、循环充血、心力衰竭、肺水肿等。

4）神经系统症状：嗜睡、惊厥、昏迷等。神经系统症状可能与血管栓塞、高血压、循环充血、肾衰竭、贫血等多种因素有关。

5）心血管系统：心脏扩大、心动过速、心律失常、水肿、肝大、肺水肿等表现。

（3）慢性期：主要是肾脏损害。轻型在数周或数月内肾功能有显著好转，重型则发展为慢性肾功能不全。

2. 实验室检查

（1）血液系统：Hb下降，中重度贫血；RBC形态异常，可见三角形、菱形、靶形，芒刺及碎片；RC增高至2.6%～20%；血小板减少，可低至10×10^9/L，持续1～2周后逐渐升高。需做溶血象，一般Coombs试验阴性（肺炎链球菌引起的HUS Coombs试验可呈阳性）。怀疑DIC时进行筛查。

（2）尿常规：肉眼血尿或镜下血尿，蛋白尿，镜下RBC增多，可见白细胞及管型。

（3）生化改变：血清总胆红素增高，以间接胆红素升高为主，血浆结合珠蛋白降低，血LDH及其同工酶（丙酮酸脱氢酶）均升高，因两者均来自红细胞，故为诊断HUS溶血的支持指标。少尿期血清BUN、Cr增高，血钾增高等电解质紊乱及代谢性酸中毒，血尿酸增高，血、尿FDP增高。

（4）病原学检查：粪便细菌培养和分离大肠杆菌O_{157}：H_7阳性率可达51%～68%。

（5）肾组织活检：是确诊的依据并可评估预后，有学者主张在急性期过后病情缓解时进行，因为急性期有血小板减少、出血倾向和高血压。

【治疗要点】

主要针对肾衰竭、溶血性贫血、心力衰竭、高血压，以及控制感染。

1. 急性肾衰竭　见第1章急性肾衰竭。

2. 纠正贫血　一般主张尽可能少输血，以免加重微血管内血栓。如血红蛋白＜60g/L或血细胞比容＜15%，可输洗涤红细胞2.5～5ml/kg，于2～4h缓慢输入。无洗涤红细胞时也可以输新鲜红细胞悬液，一般应避免输血小板，因它可能加重微血栓。由于肾衰竭、高血压及高血容量同时存在，必须慎重。当血钾＞6mmol/L时，必须在透析开始后方可输血。

3. 血栓性微血管病的治疗

（1）抗凝剂和血小板解聚药：双嘧达莫（潘生丁）5～10mg/（kg·d）；肝素、尿激酶、链激酶、阿司匹林等，应用时注意出血倾向。

（2）维生素E：可清除自由基，抑制脂质过氧化反应，对抗活性氧化代谢产物的损伤，抑制血小板聚集，1000mg/（kg·d），一般2～6个月。

（3）提高前列腺素（PG）水平

1）输注PGI_2，于HUS早期输注PGI_2，起始剂量为2～3ng/（kg·min），逐渐增加剂量至5～10ng/（kg·min）；目前临床较常用凯时（PGE_1），5～10μg/d加生理盐水20ml静脉滴注，该类药物具有强力扩血管作用，应注意出现低血压及心动过速。

2）输注新鲜冷冻血浆，以恢复PGI_2活性。开始剂量为每次30～40ml/kg以后改为每次15～20ml/kg，直到血小板数升至正常或＞150×10^9/L，溶血停止。

3）血浆置换疗法：以补充、刺激PGI_2生成所需的血浆因子及去除血浆中抑制PGI_2

的物质。置换患者血浆50～100ml/kg，开始每日1次，3～4次后改为隔日1次或每周2次。但应注意：由肺炎链球菌所致的HUS患者，禁输血浆。因为成人血浆含Thomsen-Friedenreich抗原抗体，可加速各种凝集作用和溶血。这类患者应使用抗生素治疗及输注洗涤红细胞等对症治疗。

4.肾上腺皮质激素　疗效不肯定。

5.ACEI类制剂　可降低尿蛋白。

6.丙种球蛋白　部分患儿应用静脉用丙种球蛋白有一定程度的疗效，临床可试用。

（杜　悦）

第二节　急进性肾小球肾炎

急进性肾小球肾炎是一组可由多种原因引起的，临床表现为急性肾小球肾炎（血尿、蛋白尿、水肿和高血压）伴肾功能迅速恶化，短期内出现少尿无尿，肾功能急骤进展的一组临床综合征，病理表现为50%以上的肾小球有新月体形成，故又名新月体肾炎。本病病情危重，预后差，严重者可导致死亡，是肾脏内科的一种危重症。如能早期明确诊断并根据各种不同的病因及时采取正确的治疗，可明显改善患儿的预后。

急进性肾小球肾炎病因多样。根据免疫病理将其分为三型：抗GBM抗体型、免疫复合物型和寡免疫沉积型。

【诊断要点】

1.临床表现

（1）前驱症状：大多数患者在发病前1个月有前驱感染史，起病多突然，但也可隐性缓慢起病。

（2）少尿：患者多以少尿开始，尿量逐渐减少，甚至无尿，肾功能迅速恶化。

（3）血尿：尿量减少同时常出现肉眼血尿，持续时间不等，但镜下血尿持续存在。

（4）蛋白尿：尿蛋白升高。

（5）水肿：约50%以上患者在开始少尿时出现水肿，以面部及下肢为重，为非凹陷性水肿，一旦出现难以消退。

（6）高血压：起病时部分患者伴有高血压，常呈持续性，不易自行下降。

（7）部分患者有皮疹、关节痛、咯血、不规则发热。胃肠道受累，神经系统受累等肾外表现。

2.实验室检查

（1）尿液检查：尿常规变化与急性肾小球肾炎疾病相似，尿红细胞增多，可有管型；尿蛋白一般+～++，尿比重及渗透压降低。

（2）血液学改变：多数患儿可有贫血，白细胞升高，血清BUN、Cr增高，血钾增高等电解质紊乱及代谢性酸中毒等急性肾功能不全的表现。

（3）免疫学检查：免疫球蛋白多增高，补体C3可正常或降低，抗肾小球基底膜（GBM）抗体和抗中性粒细胞胞质抗体（ANCA）可为阳性。

（4）肾脏核素检查：肾小球滤过率进行性下降，3个月内肾小球滤过率下降50%

以上。

（5）肾组织活检：是确诊和评估预后的关键，主要病理改变为肾小球壁层上皮细胞增殖，广泛性（50%以上）上皮细胞新月体形成，病变早期为细胞新月体，后期为纤维新月体。免疫病理学检查是分型的主要依据，Ⅰ型IgG及C3呈光滑线条状，沿肾小球毛细血管壁分布；Ⅱ型IgG及C3呈颗粒状沉积于系膜区及毛细血管壁；Ⅲ型肾小球内无或仅有微量免疫沉积物。

【治疗要点】

一般治疗：卧床休息，严格控制并记录患者24h出入液体量，保持水、电解质和酸碱平衡，对高钾和酸中毒进行纠正。控制蛋白质和电解质的摄入，能量主要来源为葡萄糖。

1.急性期治疗

（1）肾上腺皮质激素和免疫抑制剂：首选甲泼尼龙20～30mg/（kg·d），总量＜500mg/d，溶于5%葡萄糖溶液中静脉输注，3d为1个疗程，停用2d可再次应用，联合使用环磷酰胺（CTX）可增强疗效，推荐CTX大剂量静脉冲击疗法，CTX 10～12mg/（kg·d）＋生理盐水100～200ml，2～3h静脉输注，连续2d为1个疗程，0.5～1个月重复1次，一般为6～8次，应注意1年内CTX累积量应＜150～200mg/kg。

（2）血浆置换：置换患者血浆50～100ml/kg，开始每日1次或隔日1次，置换10次左右，可将循环中抗原、抗体、免疫复合物和炎性介质等快速清除，在疾病早期可使临床症状迅速恢复，提高预后，晚期进行效果不佳。

2.慢性期治疗

（1）停止对免疫性炎症的抑制治疗，注意降低肾小球滤过压，尽可能保护残余肾功能。

（2）对于达到透析指征患者应尽早行腹膜透析或血液透析等肾脏替代治疗。

（3）肾脏移植可提高长期透析患者的生活质量，为预防移植后复发，肾脏移植时间至少应在病情稳定后6个月。

（杜　悦）

第三节　肺出血-肾炎综合征

肺出血-肾炎综合征又称Goodpasture综合征（GS），是一种罕见的器官特异性的自身免疫病，儿科发病率很低，由抗GBM抗体介导。该病典型的表现是急进性肾小球肾炎所导致的急性肾衰竭，伴随可能致命性的肺出血症状出现。

【诊断要点】

本病有三个诊断要点：肺出血、肾小球肾炎和抗GMB抗体阳性。

1.临床表现

（1）一般表现：常有面色苍白、眩晕、气促、疲乏无力、体重下降等一般性衰竭症状。合并感染时可有发热。

（2）肺出血：大多数患者以咯血为首发表现，为血色痰或间断少量咯血，少数病例出现大量甚至致死性肺出血。肺部叩诊呈浊音，听诊可闻及湿啰音。

（3）肾脏病变：肾脏受累常发生在肺部病变后数日甚至数年。受累程度不同，临床表现变化多样，典型病例可出现肉眼血尿、少尿、无尿、水肿和高血压等肾炎表现。

（4）其他：抗GBM抗体结合于脉络膜、眼、耳引起相应表现，如眼底出血及渗出等异常表现。

2. 实验室检查

（1）尿液检查：镜下红细胞增多，可见红细胞管型、颗粒管型，白细胞增多，尿蛋白一般+～++，少数病例可出现大量蛋白尿。

（2）痰液或肺泡灌洗液检查：显微镜下找到具有含铁血黄素的巨噬细胞有诊断意义。

（3）血液检查：可呈小细胞、低色素性贫血，Coombs试验阴性。

（4）生化改变：出现肾脏受累时可有血清BUN、Cr增高，血钾增高等电解质紊乱及代谢性酸中毒。

（5）特异性检查：血清抗GBM抗体阳性，约1/3患者可合并血清ANCA阳性。

（6）影像学检查：早期改变与肺水肿相似，典型胸片可见弥漫性异常浸润阴影，从肺门对称向外散射，肺尖部常清晰。

（7）肾组织活检：镜下可见局灶性或弥漫性坏死，上皮细胞增生伴大量新月体形成（50%以上）；免疫荧光检查的特征性表现为沿肾小球基底膜内皮可见高亮的线性沉积物（IgG和C3等）。电镜检查可见肾小球基底膜变性断裂、皱缩或弥漫性增厚。

【治疗要点】

尚无研究表明对于GS有何种最佳治疗方案，早期正确诊断是治疗的关键。

1. 一般治疗　加强护理，支持治疗，减少和避免各种可能的致病诱因。合并感染时应及早使用有效药物控制感染，出现肾脏受累应采取控制出入液体量、低盐饮食等，其一般治疗与肾炎相同。避免使用肾脏毒性药物。

2. 肾上腺皮质激素和免疫抑制剂　两者联合应用可有效抑制抗GBM抗体形成，使用方法同急进性肾小球肾炎。

3. 血浆置换与免疫吸附疗法　可快速清除抗GBM抗体、免疫复合物和炎性介质，在疾病早期可快速缓解症状。

4. 肾脏替代治疗　对于达到透析指征患者应尽早行腹膜透析或血液透析等肾脏替代治疗。

5. 肾移植　为减少肾移植后复发风险，应在行免疫抑制治疗后，监测血抗GBM抗体转阴、病情稳定后择期行肾脏移植。

（杜　悦）

第四节　肾静脉血栓

肾静脉血栓（renal vein thrombosis，RVT）是指肾静脉主干和（或）分支内血栓形成，导致肾静脉部分或全部阻塞引起的一系列病理生理改变和临床表现。慢性肾静脉血栓形成可以没有任何急性受累的症状。但是，发生急性肾静脉血栓的患儿可有严重的腰痛和腹痛，受累肾脏肿大，可出现蛋白尿、水肿和肾功能损害。儿童患者多与脱水、肾病综合征有关，也可能由感染或创伤引起。RVT的临床表现与血栓形成的快慢、被阻塞静脉的大小及血流阻断程度有关。肾静脉血栓易并发肺栓塞，严重者可致死，病情凶猛，应提高警惕。本节主要介绍肾病综合征时的肾静脉血栓。

【诊断要点】

1.临床表现　肾病综合征患儿突然出现腰痛、腹痛、发热，腹壁静脉怒张。镜下血尿增多，肉眼血尿，尿蛋白突然增加，肾功能突然下降。上述症状均提示肾静脉血栓的可能性。部分患儿出现血白细胞升高和乳酸脱氢酶升高。此外，肾病综合征患儿出现肺栓塞时注意怀疑肾静脉血栓。

2.特殊检查

（1）无创性检查：超声、CT均有较好的诊断价值，MRI主要用于肾静脉主干血栓的诊断。

（2）有创性检查：经皮股静脉穿刺选择性肾静脉造影是目前最有价值、最准确的诊断方法。数字减影血管造影（DSA）可克服常规血管造影的缺点，减少血管损害，结果准确可靠，但仍属有创检查。

【治疗要点】

肾病综合征患儿肾静脉血栓主要由高凝状态引起，因此可用抗凝药如肝素（普通肝素、低分子量肝素）、华法林，目的是降低凝血因子的血浆浓度或阻止凝血因子的激活，从而降低血液的高凝状态，以预防血栓形成和阻止血栓的发展。

1.抗凝治疗　肾静脉血栓一经证实应立即给予抗凝治疗。

（1）肝素：抗凝首选药物。

普通肝素：0.5～1mg/（kg·d），需要监测凝血时间、凝血活酶时间（APTT）。禁忌证：肝素过敏，严重出血性疾病。

低分子量肝素：较普通肝素安全。

（2）华法林：肝素治疗后应用华法林，凝血酶原时间（PT）应保持在正常值的1.5～2倍。开始口服华法林应采用小剂量，常用剂量：0.05～0.4mg/（kg·d），一次口服。使用华法林应注意其药动学及与其他药物的相互作用。

2.纤溶治疗　急性肾静脉血栓早期可应用纤溶治疗。纤溶治疗可早期促进血栓溶解并防止再发，避免进一步肾脏损害，是治疗急性肾静脉血栓的关键。起病后3～4d静脉溶栓或肾静脉插管局部给药有一定的效果。溶栓过程中必须监测DIC。

（1）第一代为尿激酶，2万～6万U稀释于葡萄糖液中缓慢滴注，每日1次，1～2周为1个疗程，必要时可重复治疗。

（2）第二代为重组组织型纤溶酶原激活剂（rt-PA），儿科应用较少，成人50mg加入100ml生理盐水后2h内静脉滴注。

3.抗血小板药物　有可能防止血栓形成和进展，但目前没有高质量的循证医学证据。该类药物包括阿司匹林、双嘧达莫、右旋糖酐等。

4.手术摘除血栓　手术摘除仅适用于急性肾静脉大血栓形成而非手术治疗无效者，尤其双肾、孤立肾或右肾大血栓（右肾不易建立侧支循环）伴肾功能损伤者。某些患儿术后可能肾功能改善，尿蛋白减少。肾内小静脉血栓致肾功能下降不是手术适应证。

肾静脉血栓形成后，除上述治疗外，应需努力治疗肾病综合征，解除高凝状态，从根本上防止血栓栓塞并发症发生。

（杜　悦）

第五节　泌尿系感染

泌尿系感染（UTI）是细菌直接侵犯尿路黏膜或组织而引起的损伤。根据病原体侵袭的部位不同，一般分为肾盂肾炎、膀胱炎、尿道炎，肾盂肾炎又称上尿路感染，膀胱炎和尿道炎合称下尿路感染。由于小儿时期感染局限在尿路某一部位者较少，且临床上又难以准确定位，故常不加区别统称为泌尿系感染。局部的病因可能是局部畸形，流水不腐，户枢不蠹。全身的原因可能是免疫相关原因，正气存内，邪不可干。

【诊断要点】

1.临床表现

（1）急性泌尿系感染：指病程在6个月以内者。

1）新生儿期：多由血行感染所致。以全身症状为主，如发热、吃奶差、苍白、呕吐、腹泻、腹胀等非特异性表现。多数患儿可有生长发育停滞、体重增长缓慢。部分患儿可有惊厥、嗜睡，有时可见黄疸。局部尿路刺激症状多不明显，对原因不明的发热应及早做尿常规检查及尿、血培养以明确诊断。

2）婴幼儿期：仍以全身症状为主，如发热、轻咳、反复腹泻等。尿频、尿急、尿痛等排尿症状随年龄增长逐渐明显。排尿时哭闹，尿频或有顽固性尿布疹应想到本病。

3）儿童期：下尿路感染时多仅表现为尿频、尿急、尿痛等尿路刺激症状，有时可有终末血尿。上尿路感染时表现为发热、寒战、全身不适，可伴有排尿刺激症状。部分患儿可有血尿，但蛋白尿及水肿多不明显。一般不影响肾功能。

（2）慢性泌尿系感染：指病程6个月以上者。反复发作表现为间歇性发热、腰酸、乏力、消瘦、进行性贫血等。脓尿及细菌尿可有或不明显。患儿多合并尿液反流或先天性尿路结构异常，B型超声波检查或静脉肾盂造影及排泄性膀胱尿路造影可明确是否有泌尿系统畸形，如能早期矫治可减少肾损害。

（3）出血性膀胱炎：有严重的血尿和膀胱刺激征。此病可视为泌尿系感染的特殊类型，儿童多由细菌，支原体，腺病毒11、21型所致。急性起病，以严重肉眼血尿（可伴血块）和尿频、尿急、尿痛、排尿困难为特征；膀胱区常有压痛。尿检查有大量红细胞、少量白细胞；有时尿细菌培养阴性。临床经过良好，在3～4d症状自行减轻，病程多不超过7d。

2.实验室检查

（1）尿常规：新鲜中段离心尿WBC＞10个/HP，未离心尿＞5个/HP，可有管型及微量蛋白。部分患者尿中可有不同程度RBC。

（2）晨清洁中段尿培养及菌落计数：菌落＞10万/ ml有诊断意义；如菌落在1万～10万/ml为可疑，应重做培养。若菌落＜1万/ml多是污染。

（3）清洁中段尿直接涂片找菌：显微镜下有细菌表示有感染。油镜下每视野1个以上的细菌，即说明尿液每毫升细菌数在10万以上。

（4）注意免疫功能的检测。

【治疗要点】

1.一般疗法：多饮水，对尿路刺激症状明显者，可口服碳酸氢钠等碱化尿液。

2.抗菌药物治疗：对肾盂肾炎应选择血浓度高的药物，对膀胱炎应选择尿浓度高的药物。最好选用强效杀菌药，使细菌不易产生耐药菌株，且对肾功能损害要小。一般抗生素疗程为10～14d，停药1周后再做尿培养1次。治疗开始后应连续3次尿细菌培养，若24h后尿培养阴转，表示所用药物有效，否则按尿培养药敏试验结果调整用药。

3.有尿路畸形、狭窄、结石者宜行外科手术矫治。

（杜　悦）

第六节　急性风湿热

急性风湿热（ARF），也简称为风湿热，是咽喉部感染A族乙型溶血性链球菌后，通过交叉免疫反应引起的全身免疫性炎症，主要表现为心脏炎、关节炎、舞蹈病、环形红斑及皮下小结；可反复发作遗留永久性心脏瓣膜病变，称为风湿性心脏病；1/3的病例死于心脏炎或瓣膜病。该细菌感染咽喉部后，仅0.3%～3%的病例发生急性风湿热，皮肤及其他部位感染不会引起风湿热。由于抗生素的广泛使用及卫生条件的改善，现在急性风湿热已不常见。

【诊断要点】

1.主要表现

（1）心脏炎：可有心内膜炎、心肌炎、心包炎及心功能不全的表现。常见体征有心动过速、心律失常、心脏杂音、心脏扩大、心音改变，心衰时可出现肺淤血及体循环淤血的症状及体征。70%于起病2周内发生，少数可延迟至6个月发生。

（2）关节炎：为多发性、游走性，以大关节炎为主，多不对称。少数呈单关节受累或仅表现为关节痛而无红、肿、热。通常2周内痊愈，不留畸形。

（3）舞蹈病：不自主、突发、无目的的快速运动，在兴奋和注意力集中时加剧，睡眠时消失，以累及面部和上肢肌肉为主；链球菌感染后1～6个月发生，也可为首发症状；自限性，病程平均3个月。

（4）环形红斑：少见。环形或半环形边界清楚的淡色红斑，时隐时现，可持续数周。

（5）皮下小结：发生率5%，常伴心脏炎。发于大关节伸面及枕、额、脊突处，直径0.1～1cm，质硬不痛，与皮肤不粘连，2～4周消失。

2.次要表现　关节痛，发热，急性期反应物增加（ESR，CRP），P-R间期延长。

3.辅助检查

（1）链球菌感染证据：咽拭子，抗链球菌溶血素O（ASO），抗脱氧核糖核酸酶（anti-DNase B），抗链球菌激酶（ASK），透明质酸酶（AH）。

（2）风湿热活动证据：CRP，ESR，白细胞计数的升高。

（3）心脏损伤的证据：心电图，心脏超声，心肌核素扫描（ECT），X线胸片的心胸比，心肌酶。

（4）风湿性心脏炎的免疫指标：抗心肌抗体吸附试验及外周血淋巴细胞促凝血活性试验，对于风湿性心脏炎有较高的特异性和敏感性。

在链球菌感染的证据下，有2项主要表现，或1项主要指标伴2项次要表现者，可诊断风湿热。主要表现为关节炎者，关节痛不再作为次要表现。主要表现为心脏炎者，P-R间期延长不再作为次要表现。有链球菌感染证据的前提下，排除其他原因的舞蹈病或无其他原因可解释的隐匿性心脏炎，应考虑风湿热。若既往ARF或风湿性瓣膜病，则3个次要临床表现，可诊断为风湿热再次发作。

【治疗要点】

1.一般治疗　无心脏炎患儿卧床休息2周；心脏炎无心力衰竭患儿卧床休息4周；心脏炎伴心力衰竭患儿卧床休息至少6～8周，至心功能恢复后3～4周；心脏炎伴严重心力衰竭则应绝对卧床休息8～12周。

2.抗生素治疗　青霉素肌内注射或静脉注射至少2周，青霉素过敏改用其他有效抗生素。

3.抗风湿治疗　心脏炎宜早期大量使用激素，无心脏炎可用阿司匹林。

（1）糖皮质激素：作用强而迅速，用于有心脏炎或阿司匹林不耐受，泼尼松2mg/（kg·d），最大量不超过60 mg，2～4周减量，疗程8～12周。停药前用阿司匹林替代，防反跳。严重心脏炎采用甲泼尼龙冲击，15～30mg/（kg·d），极量1g，连用2～3d。

（2）阿司匹林：控制全身症状及关节炎效果好，每日80～100mg/（kg·d），最大量不超过3g/d，分3～4次口服，2周后减量（至原量的3/4），再用2周，以后逐渐减量。单纯关节炎用药4～6周，轻度心脏炎用药12周。

4.对症治疗　有心力衰竭应立即糖皮质激素治疗，慎用洋地黄制剂，宜用快速制剂，剂量偏小，不必洋地黄化，不宜维持治疗。可加用ACEI如卡托普利扩张血管。吸氧、利尿、限制液体入量。有舞蹈病可用镇静剂。

5.二级预防　即风湿热复发的预防：对于单纯关节炎，儿童患者末次风湿热发作后，最少预防至21岁或至少持续8年（取时间较长者，下同）；有过心脏炎或遗留瓣膜病者，预防期限最少10年或至40岁，甚至终身预防；对曾有心脏炎，但无瓣膜病遗留者，预防期限最少10年，儿童患者至成年为止。预防药物采用长效青霉素：＞27kg者用120万U，＜27kg者用60万U，每3～4周一次肌内注射。对青霉素过敏者可选用红霉素。单纯ASO高，不能判定为现症感染，更不能把ASO升高等同于风湿热而给予长期青霉素治疗。

（赵成广）

第七节　幼年特发性关节炎

国际抗风湿病联盟在2001年将16岁以下起病，不明原因的持续6周以上的关节肿胀命名为幼年特发性关节炎（JIA），用于取代之前的幼年类风湿关节炎和幼年慢性关节炎。JIA以慢性侵袭性关节滑膜炎为特征，病程可呈单相型、多相型及持续进展型；可伴有系统性损害（眼、心、肺等），致残率高，未经治疗者，2年致残率达50%，3年致残率可达70%。JIA尤其全身型JIA可并发巨噬细胞活化综合征（MAS），可致死。

【诊断要点】

1.诊断（分类）原则　没有一项检查对于JIA有确诊价值，JIA实际上是一项排除性诊断。肿瘤性疾病、感染性疾病、血液病、代谢及内分泌性疾病、其他结缔组织病、自身炎症综合征、炎症性肠病、创伤、骨骼及软骨疾病、中毒等都可能出现关节症状，故鉴别诊断尤为重要。

2.关节炎的定义　关节肿胀或积液（必备）＋以下4条中的2条及以上：①关节活动受限；②关节活动时疼痛；③关节局部触痛；④关节局部发热。此为临床表现定义，不够精确。

3.关节炎的确立　关节超声或MRI不仅可观察到有无关节腔积液，也可观察软骨、滑膜、附着点的病变，对于关节炎的确立更为准确；影像也可检出亚临床型关节炎。对于骶髂关节，MRI比CT更能检出早期病变。

4.慢性关节炎的确立　由于缺乏可靠的标志物来预测关节炎的转归，而反应性关节炎大多在6周内痊愈，故慢性关节炎以＞6周为准。

5.JIA各型的临床特点

（1）全身型：≥1个关节受累，发热≥2周，持续弛张热≥3d，伴有以下≥1项：与热伴随的皮疹；全身淋巴结大；肝和（或）脾大；浆膜炎。WBC一般至少＞1.5万，中性粒细胞比例升高，血小板升高，CRP升高，铁蛋白升高。

（2）少关节型：发病最初6个月，1～4个关节受累。又分为持续少关节型和扩展型。

（3）多关节型：发病最初6个月，≥5个关节受累，RF阴性。

（4）多关节型：发病最初6个月，≥5个关节受累，RF阳性。

（5）银屑病关节炎：关节炎＋皮损，或关节炎＋以下≥2项：指、趾、炎；顶针甲；一级亲属有银屑病。

（6）附着点炎相关关节炎：关节炎＋附着点炎；关节炎或附着点炎症伴以下至少2项：①骶髂关节压痛或炎症性腰骶部疼痛或既往有上述疾病；②HLA-B27阳性；③6岁以后发病的男性关节炎患儿；④急性（症状性）前葡萄膜炎；⑤一级亲属中有强直性脊柱炎、与附着点炎症相关的关节炎、伴炎性肠病的骶髂关节炎、瑞特综合征或急性前葡萄膜炎病史。

（7）未定类的JIA：不符合上述任一项或符合上述两型以上的关节炎。

6.辅助检查的作用　CRP、ESR升高提示炎症，不具有异性，正常并不能否认JIA。RF阳性率低、特异性差，提示易致残。抗环瓜氨酸多肽（CCP）抗体阳性率低、特异性较强，提示易致残。铁蛋白升高对于全身型JIA及并发巨噬细胞活化综合征（MAS）有提示作用。附着点炎相关关节炎多数HLA-B27阳性，但B27对于此型的诊断既非充分又非必要。

【治疗要点】

1.非甾体抗炎药（NSAIDs） 抗炎、缓解症状，作为JIA的一线治疗，但不能阻止或延缓骨破坏，不能两种NSAIDs药物同时应用。萘普生10mg/（kg·d），每12小时口服；美洛昔康0.125～0.25mg/（kg·d），每天1次口服；布洛芬30～40mg/（kg·d），每8小时口服；双氯芬酸2～3mg/（kg·d），q8h口服。在病情控制后2～3个月，逐渐减量至停药。

2.改变病情抗风湿药物（DMARDs） NSAIDs联合DMARDs可稳定病情，减少关节破坏和致残率，通常4～8周起效，故也称慢作用药。

（1）甲氨蝶呤（MTX）：对于多/少关节型JIA是首选的DMARDs药物，对于其他型外周关节炎也有一定疗效，对于中轴骨疗效不佳。每周一次口服，剂量7.5～10 mg/m^2。病情稳定1～2年再逐渐减量至停药。服药后24h加用2.5～5mg的叶酸减少副作用。

（2）柳氮磺胺嘧啶（SSZ）：MTX有禁忌证和不耐受时选用；对多关节炎、少关节炎均有效。对于附着点炎相关关节炎常是首选或与MTX联用。剂量30～50mg/（kg·d），分3～4次口服。

（3）来氟米特：与MTX、SSZ副作用无区别。年长儿建议应用0.3～0.4mg/（kg·d），每天1次，口服。

（4）羟氯喹：用于疾病早期及轻微JIA，常与其他改变病情药物联用。常用剂量为4～6 mg/（kg·d），最大剂量200mg/d。

3.免疫抑制剂 严重、难治的JIA或对DMARDs有禁忌的，可联合或单用硫唑嘌呤、环孢素（CsA）等。CsA可用于少数重症全身型JIA，尤其是合并MAS者。常用剂量为4～6mg/（kg·d），分2次口服。

4.糖皮质激素（GC） 初始治疗时糖皮质激素与改善病情药物短期联合应用，利于疾病的快速缓解。全身型JIA若发热和关节炎未能为足量NSAIDs药物所控制，或伴复发性顽固性关节外表现者，可加服泼尼松每日1～1.5mg/（kg·d），总量≤40mg/d，分2～3次口服，疗程及减量策略目前无统一方案；部分全身型JIA有顽固的活动性全身性症状，可应用生物制剂治疗而非一味地延长GC疗程或加大剂量。非全身型JIA治疗时谨慎使用；少关节型JIA一般不全身使用激素，仅必要时进行关节腔注射或合并葡萄膜炎时局部应用；多关节型JIA在使用非甾体药物及改善病情药物后如炎症仍活动，可短期小剂量应用泼尼松0.5～1mg/（kg·d），症状缓解后尽快减停。

5.生物制剂 为治疗JIA的新里程碑，在缓解炎症与阻止骨侵蚀方面均有突出作用。

（1）依那西普：国外已批准其用于2岁以上JIA患儿。为重组人可溶性TNF受体融合蛋白，竞争性抑制TNF-α的作用。推荐剂量：每次0.4mg/kg，每周2次皮下注射。疗效上对于非全身型JIA好于全身型JIA，尤其对于附着点炎相关关节炎疗效满意。可与MTX联用。

（2）托珠单抗：IL-6受体的重组人源化的单克隆抗体，适用于成人类风湿和2岁以上的全身型JIA，可单药治疗或与MTX联合应用。每2周一次静脉输注，体重＜30kg每次剂量为12mg/ kg；体重＞30kg每次剂量为8mg/kg。

（赵成广）

第八节　系统性红斑狼疮

系统性红斑狼疮（SLE）是一种多因素参与发病的自身免疫性疾病，以产生多种自身抗体尤其抗核抗体（ANA）为特征，临床常有多系统的损伤。SLE的高度异质性说明SLE是一种综合征，但其是有固定内涵和限定条件的综合征，药物性狼疮、肿瘤或感染继发的狼疮样表现，不能归为SLE。SLE呈现慢性过程，容易反复，少数暴发性起病，可迅速危及生命。20世纪60年代，SLE的5年存活率仅为30%左右，目前随着免疫抑制剂为主的综合治疗的开展，其5年存活率超过了90%。感染及肾衰竭是死亡的主要原因。

【诊断要点】

1.临床标准　①急性或亚急性皮肤狼疮；②慢性皮肤型狼疮；③口鼻部溃疡；④非瘢痕性脱发；⑤关节炎；⑥浆膜炎：胸膜炎和心包炎；⑦肾脏病变：尿蛋白/肌酐比值＞0.5，或24h蛋白＞0.5g/d，或有红细胞管型；⑧神经病变：癫痫发作或精神病，多发性单神经炎，脊髓炎，外周或脑神经病变，脑炎；⑨溶血性贫血；⑩白细胞减少（至少1次＜4.0×10^9/L）或淋巴细胞减少（至少1次＜1.0×10^9/L）；⑪血小板减少症（至少1次＜100×10^9/L）。

2.免疫学标准　①ANA滴度高于参考标准；②抗双链DNA（dsDNA）滴度高于参考标准（ELISA法需≥2次）；③抗Sm阳性；④抗磷脂抗体：狼疮抗凝物阳性/梅毒血清学试验假阳性/抗心磷脂抗体高于正常2倍或抗β_2GPI中滴度以上升高；⑤补体减低：C3/C4/CH50；⑥无溶血性贫血但Coombs试验阳性。

患者如果满足下列条件至少一条，则归类于SLE：①有活检证实的狼疮肾炎，伴有ANA阳性或抗dsDNA阳性；②患者满足分类标准中的4条，其中包括至少1条临床标准和1条免疫学标准。该分类标准敏感性94%，特异性92%。

【治疗要点】

1.治疗原则　SLE是一种高度异质化的疾病，需统筹考虑急性可逆性病变与慢性不可逆病变、活动性与严重性、脏器内病变与脏器外病变、治疗的获益与风险比，给予个体化治疗。

2.轻症SLE治疗　对于无内脏受累的轻症患者，如光过敏、皮疹、关节炎或轻度浆膜炎，给予非甾体抗炎药、抗疟药，必要时给予小剂量激素。

3.重症SLE治疗　治疗主要分两个阶段，即诱导缓解和巩固治疗。免疫抑制剂是改善预后的关键药物，不可单独使用激素。

（1）糖皮质激素（GC）：具有强大的抗炎作用和免疫抑制作用，是治疗SLE的基础药。依据病情足量分次口服［1.5～2mg/（kg·d）］或静脉注射，或大剂量冲击治疗［15～30mg/（kg·d），极量1g，3d为1个疗程］。GC在4～8周后减量，改为每日1次口服，维持时间一般至少5年以上。

（2）环磷酰胺（CTX）：与激素联合治疗能有效地诱导疾病缓解，阻止和逆转病变的发展，改善远期预后。CTX静脉冲击治疗（NIH方案）：0.5～1g/m^2体表面积，每月1次，共6～8次，继之每3月1次，共6～8次。此方案易致累计量过大，国内多用如下方案：CTX 8～12mg/（kg·d），2周连用2d，一般连续2个月后延长给药间隔，累计剂量＜150mg/kg。

（3）霉酚酸酯（MMF）：治疗狼疮性肾炎有效，多用于CTX治疗缓解后的序贯维持治疗，也可用于替代CTX的诱导缓解。剂量为20～30mg/（kg·d），分2次口服，维持疗程至少2年。

（4）硫唑嘌呤（AZA）：1～2mg/（kg·d）口服，可作为维持阶段的用药。

（5）其他：抗疟药羟氯喹作为基础一线用药，应全程应用，注意视网膜毒性。来氟米特、环孢素、他克莫司也可使用。

4.血液净化治疗　危及生命的重症SLE除了积极的药物治疗外，也可采用血浆置换或免疫吸附等治疗方式，有利于迅速稳定病情，度过免疫风暴期。

（赵成广）

第九节　幼年皮肌炎

幼年皮肌炎是最常见的特发性炎症性肌病，主要累及横纹肌，是病理以淋巴细胞浸润为主的非化脓性炎症病变。皮肌炎常伴有皮肤、胃肠道、肺脏受累的系统性疾病，小血管坏死性炎症病变可解释上述变化。该病通常隐袭起病，先于肌肉起病的皮疹有时误认为湿疹，少数病例可急性起病，可迅速累及呼吸肌或肺脏而危及生命。在糖皮质激素使用前，皮肌炎的死亡率高达30%～50%，目前长期的生存率可达90%。

【诊断要点】

1.肌肉症状　对称性近端肌无力，可伴吞咽困难及呼吸肌无力。

2.皮肤表现　典型的皮肤改变：Gottron征和向阳征。

3.肌肉酶学改变　血清骨骼肌酶活性升高，特别是肌酸激酶、谷草转氨酶和醛缩酶。

4.肌电图异常　①低电位、短时限多相波；②纤颤电位、阳性棘波、插入电位延长；③安静时高波幅异常放电等。

5.肌肉病理　肌束膜、血管周围炎细胞浸润（主要为$CD4^+$T细胞、B细胞、巨噬细胞浸润）、肌肉束周围肌纤维萎缩。

当临床上有特征性皮肤损害，再符合其他3条或4条可确诊为皮肌炎，当符合2个条件（有皮损）时诊断皮肌炎的可能性很大。

【治疗要点】

1.一般治疗　急性期卧床休息，肢体被动活动及保持功能位，稳定后康复锻炼，减少挛缩。吞咽困难时鼻饲，防止误吸。

2.药物治疗　糖皮质激素（GC）联合免疫抑制剂治疗。初始治疗使用一线药物（泼尼松、泼尼松龙、甲氨蝶呤）。难治性、甲氨蝶呤反应不佳或不良反应者可采用GC

联合二线药物治疗（丙种球蛋白、环孢素、硫唑嘌呤）或三线药物（酶酚酸酯、环磷酰胺、他克莫司、利妥昔单抗）。

（1）GC：泼尼松1～2mg/（kg·d），最大量≤60mg/d，分次服用，待肌力改善、血肌酶降至正常（通常1～2个月），逐渐减量，改为每天1次口服，在6个月左右减量至5～10mg/d维持，维持至少1年，然后每3个月减量1mg至停药，总疗程不少于2年。急性重症病例可用甲泼尼龙大剂量冲击疗法，15～30mg/（kg·d），最大量1g，静脉滴注3d为1个疗程。

（2）甲氨蝶呤（MTX）：为首选的免疫抑制剂。10～15mg/m^2，每周1次，皮下注射或口服。服药后24h加用2.5～5mg的叶酸以减少副作用。

（3）环磷酰胺（CTX）：0.5～0.75g/m^2，每月1次静脉滴注。主要用于合并血管炎、肺间质性病变或中枢受累的重症患者。

（4）环孢素（CsA）：2.5～7.5mg/（kg·d），口服，主要用于肺间质病变。

（5）硫唑嘌呤（AZA）：1～3mg/（kg·d），口服。仅用于MTX或CsA治疗无效者。

（6）丙种球蛋白（IVIG）：1～2g/kg，每月1次，共4～6次，对皮疹和肌力均有明显改善，主要用于难治性或进展迅速者。

（7）羟氯喹：4～6mg/（kg·d），可控制皮肤病变发展。

3.血浆置换疗法　重症患者及药物疗效欠佳时可试用。

（赵成广）

第十节　原发性ANCA相关性小血管炎

血管炎是血管的炎性疾病，病理特征为血管壁炎性细胞浸润、纤维素样坏死和（或）肉芽肿形成。抗中性粒细胞胞质抗体（ANCA）相关性小血管炎是一种自身免疫性疾病，分为原发性及继发性两种类型。原发性ANCA相关性小血管炎包括显微镜下多血管炎（MPA）、肉芽肿性多血管炎（GPA，曾称韦格纳肉芽肿），以及嗜酸性肉芽肿性多血管炎（EGPA，曾称Churg-Strauss syndrome）。这三种疾病在临床、病理、实验室特点方面有很多相似性，故三者被归为一类。药物所致的继发性ANCA相关性小血管炎也有许多报道，常见的药物有丙硫氧嘧啶、肼屈嗪、普鲁卡因胺、青霉胺、米诺环素等。原发性ANCA相关性小血管炎预后严重，未经治疗者1年死亡率约80%，早期诊断、积极规范的治疗，可使其10年生存率达75%左右。

【诊断要点】

1.临床表现　该病临床表现多种多样，往往以多系统受累为主要特征，由于肺脏和肾脏小血管丰富，尤其容易出现肺脏及肾脏受累。

（1）一般情况：发热、体重下降、乏力、疲倦。

（2）肌肉骨骼：关节痛、关节炎。

（3）皮肤：可触及的紫癜、结节荨麻疹、网状青斑、缺血性皮损。

（4）神经系统：头痛、卒中、单或多神经炎。

（5）眼耳鼻喉：葡萄膜炎、结膜炎、视网膜炎，球后视神经炎；耳鸣、听力下降、鼓膜穿孔、外耳道溢液（脓）；鼻炎、副鼻窦炎、脓性或血性分泌物、鼻出血、鞍鼻；声门下狭窄、呼吸困难、声音嘶哑。

（6）肾脏：血尿、蛋白尿，50%的患者表现为急进性肾炎。

（7）肺脏：咳嗽、咳痰、咯血、呼吸困难。影像常表现为阴影、结节和空洞，易误诊为感染、肿瘤和结核。影像上弥漫性肺泡毛细血管炎，常易误诊为感染、肺水肿。

（8）化验异常：贫血、血沉增快、CRP升高、肝功能异常、ANA阳性、RF阳性、低补体血症。

诊断困难的病例或需评估受累器官损伤情况时可采用组织活检，肾活检及肺活检的阳性率较高，其他部位的组织活检阳性率较低。其病理特征为寡免疫复合物性的、纤维素样坏死性的小血管炎，伴EGPA、GPA或不伴有MPA肉芽肿改变。

2.ANCA检测　免疫荧光法联合ELISA法有较高的特异度，c-ANCA＋PR3高度提示GPA，p-ANCA＋MPO（髓过氧4物酶）提示MPA或EGPA。但ANCA检测对于ANCA相关性小血管炎的敏感性波动于50%～90%，故阴性不能除外。非PR3非MPO的ANCA阳性，可见于其他结缔组织病、炎性肠病及感染。

3.3种ANCA相关性小血管炎的鉴别要点

（1）MPA病理上无肉芽肿，肺、肾受累多，一般无上气道受累，多为p-ANCA＋MPO。

（2）GPA病理上有肉芽肿，多表现为上气道溃疡，肺、肾同时受累，c-ANCA＋PR3阳性。

（3）EGPA病理上有肉芽肿，上气道可受累，但溃疡少见，肾受累少见，有重度哮喘，外周血嗜酸性粒细胞增高＞10%，多为p-ANCA＋MPO。

4.与其他疾病鉴别的要点　①肺出血-肾炎综合征（Goodpasture syndrome）：是以肺出血和急进性肾小球肾炎为特征的综合征，抗肾小球基底膜抗体阳性，一般无其他血管炎征象。本病多缺乏上呼吸道病变，肾病理可见基底膜有免疫复合物沉积。②复发性多软骨炎：是以软骨受累为主要表现，临床表现也可有鼻塌陷、听力障碍、气管狭窄，但该病一般均有耳郭受累，而无鼻窦受累。实验检查ANCA阴性，抗Ⅱ型胶原阳性。

【治疗要点】

1.诱导期和维持缓解期的治疗　糖皮质激素联合免疫抑制剂治疗可明显提高生存率。

（1）糖皮质激素：泼尼松1mg/（kg·d）×4～6周，病情控制后，可较迅速减量，进入维持缓解治疗。维持量有个体差异。建议小剂量维持2年或更长。对于重症患者和肾功能进行性恶化的患者，可采用甲泼尼龙冲击治疗，3次为1个疗程，1周后视病情可重复。

（2）环磷酰胺（CTX）：2mg/（kg·d）（口服）×3～6个月，进入维持缓解治疗。也可采取CTX静脉冲击治疗：CTX 0.5～1g/m^2体表面积，每月1次，连续6个月，严重者用药间隔可缩短为2～3周，以后每3个月1次，至病情稳定1～2年（或更长时间）可停药观察。口服不良反应高于冲击治疗。整个疗程（包括诱导及维持缓解）为2年。

（3）硫唑嘌呤（AZA）：由于环磷酰胺长期使用不良反应多，诱导治疗一旦达到缓解（通常4～6个月后）也可以改用硫唑嘌呤，1～2mg/（kg·d）口服，维持1～2年。

（4）霉酚酸酯（MMF）：20 ～ 30mg/（kg·d），分2次口服，用于维持缓解期和治疗复发的MPA，停药可能复发。

（5）甲氨蝶呤（MTX）：如不能耐受AZA及MMF，可用MTX维持，初始剂量0.3mg/kg，最大剂量为25mg，每周1次，口服或皮下注射治疗。

（6）丙种球蛋白：采用大剂量静脉丙种球蛋白（IVIG）0.4g/（kg·d），3 ～ 5d为1个疗程，部分患者有效。

（7）血浆置换：当合并出现抗肾小球基底膜抗体，存在严重肺泡出血者或急性期存在严重肾脏病变时可考虑血浆置换。

2.复发的治疗　首次诱导成功的方案仍可以作为一线治疗再使用，如果复发不严重，可短暂增加糖皮质激素剂量。利妥昔单抗对复发病例治疗可能优于CTX。

3.透析和肾移植　少数进入终末期的肾衰竭者，需要依赖维持性透析或进行肾移植，肾移植后有少数患者可能复发，复发后仍可用糖皮质激素和免疫抑制剂治疗。

4.其他　对有肾损害的患者应严格将血压控制在正常范围内，推荐使用ACEI或血管紧张素受体拮抗剂（ARB）类药物。

（赵成广）

第十一节　多发性大动脉炎

多发性大动脉炎又称缩窄性大动脉炎、高安（Takayasu）动脉炎，是一种非特异性血管炎，女性青少年多见。病变主要发生在主动脉及其主要分支，呈慢性、渐进性全层动脉炎，动脉壁增厚，引起节段性狭窄甚至闭塞，少数发生动脉扩张和（或）动脉瘤。

【病因】

目前尚未完全明确，一般认为是感染引起的自身免疫性疾病。可能是链球菌、结核杆菌、病毒等感染引起的动脉壁的炎症反应，使之产生自身抗体，引起免疫病理改变。

【临床表现】

1.急性炎症活动期表现　发热、心动过速、皮疹、多汗、易疲劳、肌痛、关节痛、食欲缺乏及体重下降等。

2.器官缺血的临床表现　受累动脉狭窄或闭塞致血流受阻可引起相应器官的缺血症状和体征。按病变发生部位分为四型。

（1）Ⅰ型：头臂动脉型（主动脉弓综合征），病变位于主动脉弓及其头臂分支。可出现头痛、头晕、视物不清、视力下降、失语、抽搐、晕厥、偏瘫、昏迷、上肢冷、麻木或无力等症状。患侧颈动脉、肱动脉和桡动脉搏动减弱或消失，血压降低或测不到。颈动脉或锁骨下动脉听到血管杂音。

（2）Ⅱ型：胸-腹主动脉型，胸、腹主动脉及其分支病变。下肢无力、肢冷、疼痛或跛行，股动脉及足背动脉搏动减弱或消失，腹部可听到血管杂音。肾动脉常受累继而出现严重高血压。

（3）Ⅲ型：广泛型，Ⅰ型、Ⅱ型混合病变，最多见。

（4）Ⅳ型：肺动脉型，肺动脉受累，常与上述各型并存，可发生肺动脉高压，出现呼吸困难、气促及心悸等症状。

【辅助检查】

1.实验室检查　血白细胞增高、贫血、血小板增高、C反应蛋白增高、红细胞沉降率加快、血清白蛋白降低、γ球蛋白升高等。

2.影像学检查

（1）X线胸片：心脏扩大，以左心室为主，升主动脉扩张、膨隆，降主动脉变细或钙化。

（2）主动脉造影：病变动脉血管壁内缘不规则、狭窄、狭窄后扩张，囊状动脉瘤，绝大多数病例有侧支循环形成。

（3）静脉肾盂造影：患侧肾脏轮廓缩小，显影时间延长或不显影，对侧肾脏代偿性增大。

（4）CT及磁共振成像（MRI）：显示受累动脉管壁损伤、管腔狭窄和阻塞，以及动脉瘤形成等情况。

3.心电图　左心室肥大及劳损。

4.超声波检查　超声心动图检查示左心房室增大。血管超声提示颈动脉、锁骨下动脉、腹主动脉及肾动脉等处的狭窄、闭塞或瘤样扩张。腹部超声可见患侧肾脏缩小。

5.眼底检查　特征改变为视盘周围有新生血管和动脉血流中断现象。Ⅰ型可见视盘苍白、视神经萎缩，视网膜动、静脉不同程度的扩张和相互吻合；Ⅱ和Ⅲ型可见高血压眼底改变。

【诊断要点】

主动脉及其分支血管造影异常和肺动脉瘤或扩张为必备条件，同时符合以下5项标准中的任何1项即可诊断：①脉搏减弱或消失；②四肢血压差异常；③血管杂音；④高血压；⑤急性期炎症反应，包括红细胞沉降率＞20mm/h或C反应蛋白升高（EULAR/PRINTO/PRES，安卡拉会议，2008年）。

【治疗要点】

尚缺乏特异治疗。

1.药物治疗

（1）糖皮质激素：首选，对活动期患者有效。泼尼松2mg/（kg·d），分次口服，待炎症指标控制（红细胞沉降率和C反应蛋白趋于正常，常需4周或更长时间）后逐渐减量，每10～15d减总量的5%～10%，至5～10mg隔日1次维持。病情危重者给予大剂量甲泼尼龙冲击治疗，每次15～30mg/kg（最大量＜1g/d），连用3d为1个疗程，逐渐减量，不宜过快。激素维持治疗需1～1.5年，或至少持续6个月以上。

（2）免疫抑制剂：病情严重，糖皮质激素治疗无效，或减量后病情反复者，可加用甲氨蝶呤、环磷酰胺、硫唑嘌呤、环孢素等免疫抑制剂。

（3）生物制剂：肿瘤坏死因子-α抑制剂等可用于复发性或难治性病例。

（4）对症及抗凝治疗：发生高血压及心力衰竭时，予降压药、血管扩张药、强心药及利尿剂。卡托普利1mg/（kg·d），分3次，双侧肾血管病变及肾功能不全者禁忌。

（5）抗感染治疗：结核感染者给予抗结核治疗。

2.手术治疗　动脉狭窄可行球囊导管血管成形术，或行人工血管重建术。肾动脉狭窄致严重高血压难以控制者可行自体肾移植。仅单侧重度肾萎缩或肾动脉病变广泛者，行肾切除术。

【预后】

该病预后与受累动脉狭窄程度及其重要性有关。脑血管意外、心力衰竭、动脉瘤破裂及心肌梗死为主要致死原因。

（邢艳琳）

第8章 血液系统

第一节 贫血及贫血危象

一、贫血

贫血（anemia）是指外周血液中单位体积内的红细胞计数、血红蛋白含量及血细胞比容低于正常值。世界卫生组织（WHO）制订的诊断标准认为在海平面地区血红蛋白（Hb）低于下述水平诊断为贫血：6个月至6岁（不含）儿童110g/L，6～14岁儿童120g/L。我国血液学组规定：1～4个月（不含）儿童90g/L，4～6个月儿童100g/L。

1. 贫血程度的分级 见表8-1。

表8-1 贫血程度分级

分级	红细胞（10^9/L）	血红蛋白（g/L）
轻度	3.0	90
中度	2.0～3.0	60～90
重度	1.0～2.0	30～60
极重度	＜1.0	＜30

2. 贫血的分类

（1）形态学分类：见表8-2。

表8-2 贫血的形态学分类

类型	MCV	RBC直径	病因
低色素小细胞性贫血	低	＜7μm	缺铁性贫血，珠蛋白生成障碍性贫血，铁粒幼细胞性贫血，慢性感染，铅中毒，慢性失血，无铁传递蛋白血症，缺铜性贫血，严重营养不良
巨幼红细胞性贫血	高	＞8.5μm	正常新生儿，红系造血增加，脾切除，肝脏病，阻塞性黄疸，再生障碍性贫血，巨幼红细胞性贫血，Down综合征，甲状腺功能减退
正细胞性贫血	正常	7.2～7.9μm	急性失血，感染，肾衰竭，结缔组织病，肝脏病，播散性恶性肿瘤，早期缺铁，骨髓浸润，红系造血障碍性贫血
异形红细胞性贫血	高/低	7.2～7.9μm	珠蛋白生成障碍性贫血，遗传性球形红细胞增多症，遗传性椭圆形红细胞增多症

（2）病因分类

1）红细胞及血红蛋白生成障碍。

a.营养性贫血：缺铁性贫血，叶酸或维生素B_{12}缺乏所致巨幼细胞性贫血，维生素C缺乏性贫血，维生素B_6缺乏性贫血，蛋白质缺乏性贫血，甲状腺素低下性贫血等。

b.骨髓衰竭：获得性再生障碍性贫血，先天角化不良，Fanconi贫血，纯红细胞再生障碍性贫血（先天性，获得性），骨髓浸润（白血病、淋巴瘤、神经母细胞瘤等）。

c.造血不良性贫血：感染、肾衰竭或结缔组织病等导致铁利用降低。

2）丢失过多：失血。

3）破坏增加：溶血性贫血。

二、营养性缺铁性贫血

缺铁性贫血（iron deficiency anemia，IDA）是由于体内铁缺乏导致血红蛋白合成减少而引发的小细胞低色素性贫血。

【诊断要点】

1.IDA诊断标准　中华医学会儿科学分会儿童保健学组2008年建议：

（1）外周血红细胞呈小细胞低色素性，多见于6～24个月婴幼儿：MCV＜80fl，MCH＜28pg，MCHC＜31%。

（2）Hb降低，6个月至6岁（不含）儿童110g/L，6～14岁儿童120g/L。我国血液学组规定，1～4个月（不含）儿童90g/L，4～6个月（不含）儿童100g/L。

（3）具有导致缺铁的危险因素：喂养不当、生长发育过快、胃肠道疾病、慢性失血等。

（4）铁治疗有效：铁剂治疗4周后，Hb应上升20g/L以上。

（5）铁代谢检查指标符合IDA诊断标准：下述4项中至少满足2项，但应注意血清铁和转铁蛋白饱和度易受感染和进食因素影响。①血清铁蛋白降低＜15μg/L；②血清铁＜10.7μmol/L（60μg/dl）；③总铁结合力＞62.7μmol/L（350μg/dl）；④转铁蛋白饱和度＜15%。

（6）骨髓穿刺涂片及铁染色：骨髓可染色铁显著减少甚至消失，骨髓细胞外铁明显减少，铁粒幼细胞比例＜15%。

（7）排除其他小细胞低色素性贫血。尤其应与轻度珠蛋白生成障碍性贫血鉴别，注意鉴别慢性病贫血、肺含铁血黄素沉着症等。

凡存在小细胞低色素性贫血者，结合病史及相关检查排除其他小细胞低色素性贫血，可拟诊为IDA。如铁代谢检查指标同时符合IDA诊断，则可确诊IDA。

2.实验室检查

（1）血象：血红蛋白降低明显少于红细胞降低，呈小细胞低色素性贫血。平均红细胞体积（MCV）＜80fl，平均红细胞血红蛋白含量（MCH）＜28pg，平均红细胞血红蛋白浓度（MCHC）＜31%。血片中可见红细胞大小不等，以小细胞为多，中央浅染区扩大。网织红细胞计数多正常或轻度减少。白细胞和血小板计数可正常或减低。

（2）骨髓象：增生活跃或明显活跃；以中、晚幼红细胞增生为主，其体积小、核染色质致密、胞质少、边缘不整齐，胞质成熟程度落后于细胞核。粒系、巨核系无明显异常。骨髓铁染色检查细胞外铁减少或消失，铁粒幼细胞数＜15%。

（3）生化指标

1）血清铁（SI）＜10.7μmol/L、总铁结合力＞62.7μmol/L、转铁蛋白饱和度＜15%可诊断缺铁性贫血。

2）血清铁蛋白（SF）是体内储存铁的敏感指标，＜16μg/L则提示缺铁。由于感染、肿瘤、肝脏和心脏疾病时SF明显升高，合并缺铁时SF可不降低。

3）红细胞游离原卟啉（FEP）：红细胞内缺铁时FEP升高。FEP升高还见于铅中毒、慢性炎症和先天性原卟啉增多症。

4）血清转铁蛋白受体（TFR）：TFR是组织缺铁的敏感指标，与组织缺铁的严重程度呈正比，且不受感染、肝病的影响，对合并感染的IDA患者，评估铁状态较SF更可靠。可鉴别缺铁性贫血与慢性病引起的贫血，铁缺乏为主时，TFR升高；慢性病引起的贫血，TFR降低。血清TFR在贮铁缺乏期（ID期）正常；缺铁性红细胞生成期（IDE期），当铁缺乏达到5mg/kg时，TFR可为正常的2倍；缺铁性贫血期（IDA期），TFR可为正常的3～4倍。

【治疗要点】

1. *去除病因* 如有慢性失血性疾病应及时给予相应治疗。

2. *饮食疗法* 喂养不当者改善膳食，合理喂养，增加含铁丰富的食物及富含维生素C的食物，以增加铁的吸收。

3. *药物治疗* 铁剂治疗，尽量给予口服铁剂治疗。

（1）口服铁剂：二价铁盐容易吸收，剂量为元素铁4～6mg/（kg·d），分2～3次餐间口服。可同时服用维生素C增加铁的吸收。牛奶、茶、咖啡及抗酸剂等与铁同服会影响铁的吸收。

（2）注射铁剂：较口服容易发生不良反应，慎用。有以下情况可考虑使用：①口服铁剂发生严重副作用，经调整剂量和对症处理仍不能口服者；②因长期腹泻、呕吐或胃肠道手术等严重影响铁吸收者。能用肌内注射者尽量不用静脉注射。

（3）治疗反应：如治疗有效，网织红细胞于用药3～5d开始上升，7～10d达高峰，2～3周后降至正常。Hb于治疗后1～2周上升，3～4周达正常。疗程应在Hb达正常水平后继续补铁2个月，以恢复体内储存铁水平。

4. *输注红细胞* 严格把握输注适应证：①严重贫血，尤其是发生心力衰竭者；②合并感染者；③急需外科手术者。贫血越严重，每次输注量应越少。

【预防】

首先做好妊娠期预防，妊娠期注意铁剂、叶酸及维生素B_{12}的补充。出生后健康教育，指导合理喂养和饮食搭配。

三、营养性巨幼红细胞性贫血

巨幼红细胞性贫血（megaloblastic anemia，MA）又称大细胞性贫血，是由于维生素B_{12}和（或）叶酸缺乏，DNA合成障碍，细胞分裂与成熟减缓所引起的一组贫血。以骨髓及外周血中存在巨红细胞为特征。

【诊断要点】

1.临床表现

（1）多见于6～24个月婴幼儿。叶酸缺乏者于4～7个月发病，维生素B_{12}缺乏者则在6个月后发病。其中单纯母乳喂养且不添加辅食者占绝大多数。

（2）多呈虚胖体型或轻度水肿，毛发稀疏、发黄，偶见皮肤出血点。

（3）轻度或中度贫血占大多数，面色蜡黄、疲乏无力。因贫血而引起骨髓外造血反应，故常伴有轻度肝脾大。

（4）精神神经症状：与贫血程度无相关性。婴幼儿维生素B_{12}缺乏者比年长儿症状常见且重。周围末梢神经变性、脊髓亚急性联合性变性是典型神经病变，表现为乏力、手足对称性麻木、感觉障碍、下肢步态不稳、行走困难等。单纯叶酸缺乏者无神经系统症状，而表现精神症状如表情呆滞、嗜睡、对外界反应迟钝、少哭或不哭、智力发育和动作发育落后甚至倒退，如原来已会认人、会爬等，病后又都不会。此外，尚有不协调和不自主的动作，肢体、头、舌甚至全身震颤、肌张力增强，腱反射亢进，踝阵挛阳性，浅反射消失，甚至抽搐。

2.实验室检查

（1）血象：多为中、重度贫血，红细胞比血红蛋白降低更明显。呈大细胞正色素性贫血，MCV＞94fl，MCH＞32pg，MCHC为32%～36%。血涂片红细胞多数胞体增大，大小不等，以大细胞为主，中央淡染区不明显，多为卵圆形巨细胞、畸形红细胞。网织红细胞正常或减少，嗜多色性红细胞及嗜碱性点彩红细胞易见。白细胞数稍低，粒细胞胞径增大，核分叶过多（核右移），血小板计数一般均减低，板体大。

（2）骨髓象：骨髓增生活跃，以红细胞增生为主，粒红比例正常或倒置。不同发育阶段的巨幼红细胞可占骨髓有核细胞的30%～50%。各期幼红细胞均出现巨幼变，核浆发育不一，呈现“浆老核幼”现象，PAS染色为阴性或弱阳性。粒系可见巨中、晚幼粒细胞和巨杆状核粒细胞。巨核细胞呈核分叶过多（＞10个）。

（3）血清叶酸低于6.81nmol/L（3ng/ml），维生素B_{12}低于74pmol/L（100ng/ml）。因这两种维生素的作用均在细胞内，血清浓度仅作为初筛，红细胞叶酸低于227nmol/L（100ng/ml）可以确诊叶酸缺乏。

（4）叶酸缺乏者尿中亚胺甲基谷氨酸（FIGLU）排泄增加。正常人口服15g组氨酸，尿排出FIGLU平均5mg/24h，叶酸缺乏者排泄量可达1g/24h以上。

（5）其他检查：胃酸量减少，游离酸降低，血清铁正常或稍高。间接胆红素增高。

（6）实验性治疗：口服小剂量叶酸0.2mg/d，如果10d内网织红细胞上升，血象好转，则可诊断叶酸缺乏症，但对维生素B_{12}缺乏者无效；肌内注射小剂量（5μg/d）维生素B_{12}，连续10d，维生素B_{12}缺乏者网织红细胞在治疗3d后开始上升，5～8d达高峰。

【治疗要点】

1.去除或纠正致病因素　母乳喂养者，应改善乳母的膳食营养，对婴儿加强营养及护理，按时添加辅食。积极预防和治疗呼吸道及消化道疾病。

2.药物治疗

（1）维生素B_{12}：大剂量突击疗法，每次500μg，肌内注射，适用于不便多次注射的患儿。小剂量持续疗法，每次100μg，重症加倍，每周2～3次肌内注射，连续2～4周，或至血象恢复正常为止。

（2）叶酸：5～20mg/d，口服或肌内注射7～14d或持续数月，同时口服维生素C以促进叶酸的利用。

（3）维生素B_6：有助于神经症状恢复，重症加用氯化钾0.25～0.5g，3次/天，防止低钾血症致使患儿猝死，恢复期需要大量的铁，应加用铁剂。

（4）治疗反应：维生素B_{12}或叶酸治疗3～4d后，一般神经精神症状好转，网织红细胞开始增加，6～7d达高峰，2周后降至正常。2～6周红细胞和血红蛋白恢复正常。骨髓巨幼红细胞可于维生素B_{12}治疗3～72h后、叶酸治疗24～48h后转为正常。

3.输血　适用于严重贫血伴心功能不全或其他并发症者。

4.其他　对慢性溶血者或长期服用抗癫痫药物者应给予叶酸预防，全胃切除者应每月预防性注射维生素B_{12}。

四、骨髓再生不良综合征

骨髓再生不良综合征（bone marrow aplastic syndrome）是由各种原因引起的骨髓的多能、定向干细胞、微环境损害或机体免疫功能改变，导致骨髓造血功能衰竭，全血细胞（或纯红细胞）减少的一种综合征。可分为先天性，如Fanconi贫血、先天角化不良、Blackfan-Diamond综合征等；获得性，如单纯红细胞再生障碍性贫血、特发性再生障碍性贫血、继发性再生障碍性贫血等。

Fanconi贫血

Fanconi贫血（FA）是一种以进行性骨髓衰竭伴多种先天性畸形为特征的异质性常染色体隐性和（或）X连锁隐性遗传性疾病。

【诊断要点】

1.临床表现　呈高度异质性和同胞间差异，男性多见先天畸形，且比女性更早出现血液系统表现。

（1）贫血的一般表现：出血倾向及易感染。

（2）先天畸形：①外貌异常：常见身材矮小、小头畸形；②多见皮肤色素沉着，或片状棕色斑；③常见骨骼畸形，如拇指缺如或畸形、第一掌骨发育不全、尺骨畸形、足趾畸形，眼、耳畸形等；④内脏畸形：以肾脏畸形为主，可有心、肺、胃肠道畸形等。

（3）家族史。

（4）生殖系统异常：女性可有初潮延迟、月经不规律、绝经早。男性精子成熟障碍。男女均可有性功能减退。

2.实验室检查

（1）血象：可有不同程度的贫血或再生障碍性贫血表现，有非常高的异质性。

（2）骨髓象：类似于获得性再生障碍性贫血，增生减低，粒红比例下降，有时可见红细胞巨幼变。巨核细胞减少，淋巴细胞、组织嗜碱细胞、网状细胞等非造血细胞增多。

（3）染色体分析：外周血淋巴细胞染色体畸变率高。在低浓度的丝裂霉素/二环氧丁烷诱导下其染色体畸变率明显高于常人。

（4）体外骨髓培养：其造血细胞呈正常增殖、分化。成纤维细胞分泌干细胞因子SCF及M-SCF正常，对IL-1诱导的G-CSF、GM-CSF及IL-6的反应呈高敏或迟钝。

（5）HbF升高。

3.诊断标准　10岁前再生障碍性贫血伴皮肤色素沉着和多发性先天畸形（以骨骼畸形为主）、HbF升高及丝裂霉素/二环氧丁烷诱导下其染色体断裂数目增加者可诊断FA。

【治疗要点】

1.造血干细胞移植　异基因造血干细胞移植是根治FA的唯一手段。

2.雄激素和皮质醇激素　两者联合应用可刺激红细胞增生，提高血红蛋白水平。

3.细胞因子　G-CSF或GM-CSF可增加粒细胞数目，仅适用于严重粒细胞减少者。

五、获得性再生障碍性贫血

获得性再生障碍性贫血（acquired aplastic anemia，AA）是指一种获得性骨髓造血功能衰竭，以骨髓造血不良，代以骨髓脂肪化，外周血全血细胞减少导致贫血、出血及严重感染的一组综合征。

【诊断要点】

1.临床表现

（1）贫血：可急剧或进行性加重，伴随贫血一般表现为头晕、心悸、乏力、食欲下降等。

（2）出血：出血的轻重与血小板减少程度有关，轻者仅表现为皮肤黏膜少量出血；重者可有内脏出血。颅内出血为主要致死因素之一。

（3）感染：由于粒细胞的减少甚至缺乏，患者极易合并感染。严重感染导致死亡，为本病的另一重要致死因素。

2.实验室检查

（1）血象：以全血细胞计数减少为主要特点，但三系减少存在非一致性，部分患者早期可表现一系减少，尤其是血小板减少。贫血为正色素正细胞贫血，网织红细胞大多减少。淋巴细胞比例增高或不减少。

（2）骨髓象：骨髓涂片易见骨髓小粒（以非造血细胞为主）。脂肪组织显著增多。三系造血细胞明显减少，淋巴细胞、浆细胞、肥大细胞显著增多。再生障碍性贫血（AA）时骨髓呈“向心性”萎缩，不同部位可存在增生程度不一的表现，但至少要有一个部位增生不良。不典型AA，以下骨髓改变具有特征性：①非造血细胞增多，如淋巴细胞、浆细胞、肥大细胞、网状细胞、组织嗜碱细胞等；②易见以非造血细胞为主的骨髓小粒；③晚幼红细胞“碳核”增多；④淋巴细胞比率升高。

（3）骨髓活组织检查：骨髓活检对判断骨髓增生情况、了解残余造血细胞形态和排除骨髓异常浸润极为重要。AA骨髓病理切片可见造血组织显著减少，红骨髓总容量减少，代以脂肪组织。骨髓活检能更好地反映骨髓造血情况，提高诊断的准确性。

（4）细胞免疫功能检测：AAA多数为$Tc1^{+}$细胞或Th1细胞升高，可伴Th2细胞升高。自身免疫性疾病相关AA［系统性红斑狼疮（SLE）、桥本甲状腺炎等］多为Th2和 $CD20^+$ 细胞升高，抗核抗体和抗DNA抗体阳性或Coombs试验阳性。

（5）PNH克隆细胞检测：流式细胞技术检测CD55、CD59相关细胞。儿童特发AA中40%～70%存在不同程度的 $CD55^-$、$CD59^-$ 细胞（PNH克隆细胞）增加，以红细胞 $CD55^-$ 细胞升高多见，认为是良性骨髓衰竭的表现。

（6）染色体检查：除Fanconi贫血染色体畸变较多外，一般AA染色体正常。如有核型异常须除外骨髓增生异常综合征。

（7）其他检查：胸、腹部CT或超声可排除感染或发现异常淋巴结肿大（恶性淋巴瘤可能）、肾脏畸形或异位（Fanconi贫血可能）等。

3.诊断标准　依据全国再生障碍性贫血学术会议修订意见，诊断标准如下。

（1）全血细胞减少，网织红细胞减少，淋巴细胞增多。

（2）骨髓至少一个部位增生降低或重度降低（若增生活跃，需巨核细胞明显减少及淋巴细胞相对增多），骨髓小粒非造血细胞增多（有条件做骨髓活检者，显示造血组织减少，脂肪组织增加）。

（3）一般无肝脾大。

（4）能除外引起全血细胞减少的其他疾病，如PNH、MDA-RA，自身抗体介导的全血细胞减少、急性造血功能停滞、骨髓纤维化、急性白血病等。

临床分型对治疗方案的选择和预后的判断十分重要，临床分型如下。

（1）重型AA：①骨髓有核细胞成分＜25%或为25%～50%，其中残余造血细胞＜30%；②血象符合以下任意两条：中性粒细胞绝对计数（ANC）$<0.5\times10^9/L$；血小板 $<20\times10^9/L$；网织红细胞 $<0.5\times10^9/L$。

（2）极重型AA：同重型AA标准，其中ANC $<0.2\times10^9/L$。

（3）非重型AA：未达到重型和极重型AA标准。

【治疗要点】

治疗原则是根据疾病的分型来选择合适的治疗方案。重型及极重型AA，在条件允许的情况下尽早选择造血干细胞移植，以避免严重的感染及出血造成的死亡。非重型AA则可选择强化的免疫抑制治疗（IST）。

1.一般治疗

（1）病因治疗：查出病因及时去除，特别是一些病原，如CMV、微小病毒B19、肝炎病毒等。停止接触有害药物、化学毒品或放射性物质。

（2）加强护理，注意全环境保护，保证营养供给。防止出血及感染，一旦感染，需选择合适有效的抗生素治疗。

（3）血液支持：原则为①尽量少输血，特别是移植前尽量避免输血，以免增加移植排斥反应；②最好输注辐照后的成分血。若Hb＜60g/L，依据情况输注红细胞；若PLT $<20\times10^9/L$，特别是有出血倾向时，输注血小板。

2.特殊治疗

（1）造血干细胞移植：重型及极重型AA，应首选HLA相合的同种异体造血干细胞移植，其长期治愈率可达85%～93%。

（2）免疫抑制疗法

1）抗胸腺细胞球蛋白（ATG）联合环孢素（CsA），其有效率为60%～85%。此方法适用于①需红细胞和（或）血小板输注的非重型AA；②无条件移植的重型或极重型AA患者。

马ATG剂量为10～15mg/（kg·d），猪ATG剂量为20～30mg/（kg·d），兔ATG剂量为3～5mg/（kg·d），连续注射5d。

注意：用前须做过敏试验，给予足量足疗程的皮质激素可减轻变态反应。注意感染，做好保护性隔离护理，一旦发热，应使用广谱抗生素。ATG具有抗血小板作用，必要时输注血小板，维持血小板安全水平。

CsA：使用甲泼尼龙第14天，口服CsA 5～8mg/（kg·d）。1周后血清药物谷浓度达100～150ng/L，并检测血压及肝肾功能。

2）非重型AA可单独选择CsA，方法同上。

3）大剂量甲泼尼龙及大剂量丙种球蛋白在对AA的治疗上存有一定的争议，疗效不确定。

4）细胞刺激因子：G-CSF 5～10μg/(kg·d)，皮下注射；IL-11 20～40μg/(kg·d)，皮下注射。

3.疗效判定

（1）基本治愈：贫血和出血症状消失。6岁以内Hb达110g/L，6～14岁Hb＞120 g/L；白细胞＞4.0×10^9/L；血小板＞80×10^9/L，随访1年以上无复发。

（2）缓解：贫血和出血症状消失。6岁以内Hb达110g/L，6～14岁Hb＞120g/L；白细胞＞3.5×10^9/L；血小板有一定程度增加，随访3个月以上病情稳定或继续进步。

（3）进步：贫血和出血明显好转，不输血时血红蛋白较治疗前增加30g/L以上，并维持3个月以上。

（4）无效：经正规治疗后无明显进步者。

（徐 刚）

第二节 溶血及溶血危象

一、溶血性贫血

【诊断步骤】

（1）首先明确有无溶血，寻找红细胞破坏的证据。

（2）查明溶血的原因，结合病史、症状、体征以及实验室等资料综合分析判断（图8-1）。

二、自身免疫性溶血性贫血

自身免疫性溶血性贫血（autoimmune hemolytic anemia，AIHA）是指由各种原因刺

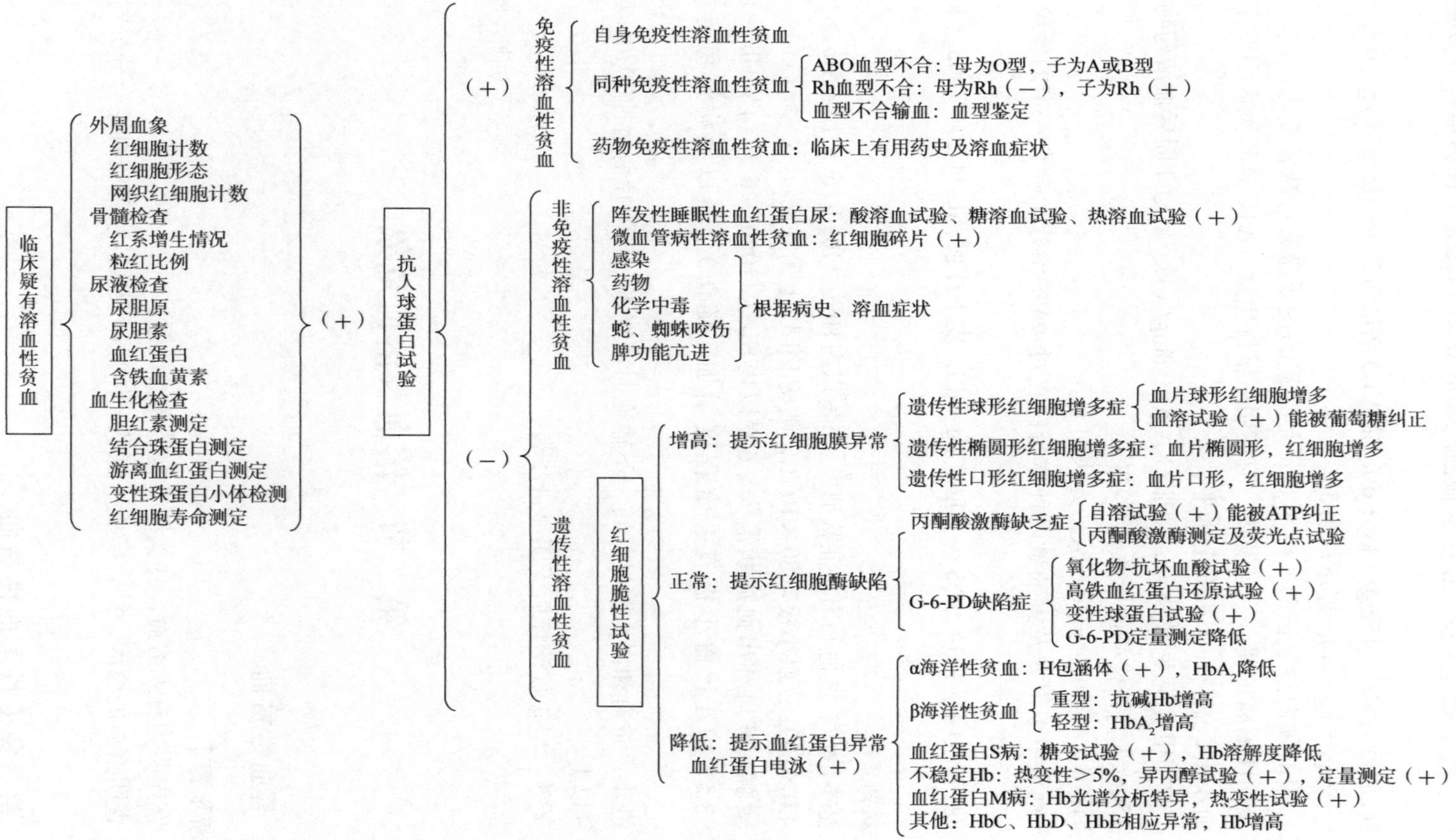

图8-1　溶血性贫血临床诊断

激人体，产生抗自身红细胞膜的抗体，导致红细胞破坏加速，产生的溶血性贫血。

【诊断要点】

1.临床表现

（1）温抗体型：是由温型抗红细胞膜自身抗体引发的溶血性贫血。主要为血管外溶血，若有补体参与亦可发生血管内溶血。其临床表现多样化，轻重不一，除溶血和贫血表现外，无典型征象。急性型多为4岁以内婴幼儿，常有感染或药物诱因，起病急，发热、寒战、呕吐、腹痛、黄疸，肝脾大。严重者可有休克、肾功能不全。

（2）冷抗体型：冷凝集素综合征是由独特的IgM抗体引起的免疫性疾病。在寒冷和补体参与下冷凝激素与自身红细胞发生凝集，主要在肝内破坏清除或发生血管内溶血及四肢末端发绀，复温后消失，可有肢端坏死、溃疡。急性型多伴传染性的红细胞增多症或支原体感染，呈一过性，预后良好。慢性型冬天恶化，夏天缓解，持续反复。

2.实验室检查

（1）血象：呈正细胞正色素性贫血。血涂片可见红细胞大小不等，小球型红细胞增多，数量不等的幼红细胞，红细胞常呈自身凝集现象。网织红细胞＞10%。白细胞多数增多或正常，个别可呈类白血病样反应。血小板正常，减少者为Evans综合征。

（2）骨髓象：增生骨髓象，红系增生旺盛，粒红比例降低或倒置。幼红细胞增生明显，易见嗜碱点彩红细胞，网织红细胞增高；铁染色示含铁血黄素增多。

（3）生化检查：血清间接胆红素增高，血清结合珠蛋白减少或消失。尿中尿胆原增加。

（4）Coombs试验：直接Coombs试验阳性，间接试验可阴性。

（5）冷凝激素试验（冷凝集素综合征）：冷溶血试验阳性。

【治疗要点】

原则：一止、二输、三护、四维。

1.终止溶血发作

（1）病因治疗：积极寻找病因，查明病原，治疗原发病。

（2）肾上腺皮质激素：为治疗温抗体型自身免疫性溶血性贫血的主要药物。首选甲泼尼龙5～10mg/（kg·d），不能控制症状的重症可加大剂量至30mg/（kg·d）。也可选氢化可的松5～10mg/（kg·d），或地塞米松0.75～1.5mg/（kg·d），病情稳定后改为泼尼松1～2mg/（kg·d），分3～4次口服。

注意事项：①足量：治疗起始剂量要足，控制病情。②缓慢减量：待溶血停止，红细胞数恢复正常后再逐渐减量。当溶血指标阴性，直接Coombs试验阴性，可停药观察。一般急性者疗程为6～8周，慢性者可长达3～6个月。③检测激素的副作用：高血压、感染、溃疡等。

以上药物治疗21d无效者或依赖大剂量激素者应更换以下二线疗法。

（3）丙种球蛋白：剂量0.2～0.4g/（kg·d），连续3～5d。间隔3～5d可再用。若不能终止溶血，可加大剂量至每次1g/kg。对于SLE等自身免疫性疾病引发的溶血危象，丙种球蛋白效果明显。

（4）免疫抑制剂：适应证为激素及脾切除治疗不能缓解者；有脾切除禁忌证；依赖大剂量激素者。

硫唑嘌呤：2 ～ 2.5mg/（kg · d），分2 ～ 3次口服。

环磷酰胺：3 ～ 10mg/（kg · d），分2 ～ 3次口服或静脉注射。

环孢素：2 ～ 5mg/（kg · d），分2次口服。

吗替麦考酚酯：20 ～ 30mg/（kg · d），分2 ～ 3次口服。

长春新碱：0.03 ～ 0.07mg/（kg · d），最大剂量2mg，每周1次静脉注射。注意骨髓抑制等副作用。

（5）抗过氧化剂：维生素C、维生素E，稳定红细胞膜，减轻溶血；还原性谷胱甘肽，清除自由基。

（6）脾切除：适应证为药物治疗无效者；病情凶险，内科无法控制者。

（7）血浆置换或血液净化。

（8）单克隆抗体：利妥昔单抗，可与丙种球蛋白或环磷酰胺联合应用。

2.输血支持

（1）输血目的：迅速补充恢复血容量，防止休克、心力衰竭等严重并发症；补充红细胞以恢复或保持机体血液循环的平衡和生理功能。

（2）输血原则：温抗体型以避免输血为最佳，其自身抗红细胞抗体可导致自体及异体红细胞溶血，由于自身抗体干扰血型配型等免疫学特点，输血后极易发生更严重的输血后溶血。必须严格输血指征：①溶血危象、溶血发展迅速、严重贫血（HCT＜12%）或发生心功能不全、脑缺氧或全身衰竭等危象；②应用皮质激素、免疫抑制剂无效时。

一般输洗涤红细胞，输注速度宜慢，0.5 ～ 1.5ml/min。

3.保护脏器功能　注意对肝、肾、心脏等重要脏器功能的检测及保护。

4.维持水、电解质平衡

（1）高钾血症：溶血时红细胞破坏释放大量钾离子，使血清钾浓度升高，严重者可产生心搏骤停及低钙血症。

（2）低钙血症：高钾血症的影响及碱化血液时离子钙向细胞内流。

一旦出现离子紊乱，应迅速予以纠正。

5.一般治疗　休息、营养、预防感染。补充叶酸，以改善贫血状态。

三、遗传性球形红细胞增多症

遗传性球形红细胞增多症（hereditary spherocytosis，HS）是由于多种红细胞膜蛋白基因点突变，导致膜蛋白的异常而造成球形红细胞增多，进而在脾脏破坏，临床以溶血、黄疸、脾大为特征的一种遗传性溶血性贫血。

【诊断要点】

1.临床表现

（1）发病年龄：各年龄段均可发病，以婴幼儿及儿童期多见，年龄越小，病情越重。

（2）黄疸：依溶血程度的轻重和是否合并胆石症而轻重不一。

（3）贫血：依溶血程度和骨髓红系造血代偿功能而异，可轻、可重或无贫血。

（4）脾大。

（5）胆石症：可并发胆色素性胆石症。

（6）偶见踝部溃疡。

2.实验室检查

（1）血象：轻重不一的平行性贫血，小细胞高色素。红细胞体积小（MCV下降）、质量重（MCH升高）、分布宽（RDW升高）。网织红细胞增高，常占10%～20%以上，溶血危象时可高达70%左右。红细胞大小不一，以小球形为主，深染。

（2）骨髓象：增生骨髓象，红系增生，粒红比例降低或倒置。球形红细胞增多，易见嗜碱点彩红细胞、豪-周小体等。网织红细胞增高。含铁血黄素增多。

（3）红细胞渗透脆性试验：盐水渗透脆性增加，24h孵育脆性试验阳性率更高。

（4）自身溶血试验：自溶血增加达15%～45%（正常小于5%），加入葡萄糖或ATP可纠正。

（5）酸化甘油试验：阳性率可达100%。

（6）红细胞膜蛋白电泳分析：有助于判断膜蛋白的缺陷。

（7）Coombs试验：阴性。

（8）血清间接胆红素增加，尿中尿胆原增加。

【治疗要点】

1.脾切除

（1）手术年龄：①应于5岁以后进行，过早可能影响机体免疫功能，易发生严重感染；过晚则胆石形成。②如果贫血严重，以致影响患儿的生长发育，或常发生再障危象，则应较早或紧急手术。

（2）注意事项：①20%～30%的病例存在副脾，术中应仔细寻找，以免术后复发。②术后应用长效青霉素，120万U/次，肌内注射，连用6～12个月。预防感染。③若有胆石症，术中尽量保留胆囊取石。

2.脾动脉栓塞术。

3.积极控制感染。

4.输注红细胞：重度贫血、发生溶血危象或再障危象时输注红细胞。

5.补充叶酸。

6.预防高胆红素血症：新生儿发病者，主要预防高胆红素血症。

四、红细胞葡萄糖-6-磷酸脱氢酶缺乏症

红细胞葡萄糖-6-磷酸脱氢酶（glucose-6-phosphate dehydrogenase，G-6-PD）缺乏症是一种常见性伴不完全显性遗传性酶缺乏病，G-6-PD缺乏损害红细胞膜的稳定性，红细胞寿命缩短，易发生急性血管内溶血。

【诊断要点】

1.临床表现　其临床类型如下。

（1）无溶血征象：酶活性轻度减低或正常。

（2）药物诱导溶血性贫血：由于服用某些具有氧化特性的药物而引起急性溶血，常于服药后1～3d出现急性血管内溶血。有头晕、厌食、恶心、呕吐、乏力等症状，继而出现黄疸、血红蛋白尿，严重者可出现少尿、无尿、酸中毒和急性肾衰竭。溶血过程

呈自限性是本病的重要特点（表8-3、表8-4）。

表8-3 G-6-PD缺乏者禁用的药物和化学品

乙酰苯胺	伯氨喹
呋喃唑酮	乙酰磺胺
亚甲蓝	磺胺甲噁唑
萘啶酸	对氨苯磺酰胺
萘	磺胺吡啶
硝咪唑类	噻唑砜
亚硝酸异丁酯	甲苯胺蓝
呋喃妥因（呋喃坦啶）	三硝基甲苯
苯基偶氮二氨基吡啶	尿酸氧化酶
苯肼	穿心莲、珍珠粉

表8-4 G-6-PD缺乏者在治疗剂量下慎用的药物

对乙酰氨基酚	氨基苯胺酸
阿司匹林	保泰松
安他唑啉	苯妥英钠
安替比林	丙磺舒
维生素C	普鲁卡因胺
苯海索	乙胺嘧啶
氯霉素	奎尼丁
氯胍	奎宁
秋水仙碱	链霉素
异烟肼	磺胺嘧啶
左旋多巴	磺胺甲基嘧啶
水溶性维生素K	磺胺二甲基异噁唑
维生素K_2	噻洛芬酸
	三甲氧苄氨嘧啶
	曲吡那敏

（3）蚕豆病：通常进食蚕豆或其制品后24～48h出现急性血管内溶血。

（4）感染诱发的溶血：细菌、病毒均可诱发G-6-PD缺乏者溶血，一般于感染后数天内突发溶血，溶血程度大多较轻，黄疸多不显著。

（5）新生儿高胆红素血症：多于出生后2～4d出现，亦有出生后24h内或1周后发生，病情逐渐加重，可有肝脾大。重者可导致胆红素脑病。

（6）伴先天非球形细胞溶血性贫血（CNSHA）：G-6-PD缺乏伴CNSHA是一种少见的临床类型。CNSHA可分为两型，由磷酸己糖旁路过程中酶的缺陷所致为Ⅰ型，以G-6-PD缺陷所致者常见。由糖无氧酵解通路中酶缺乏所致为Ⅱ型，其中以丙酮酸激酶缺陷较常见。Ⅰ型患者自幼年起出现慢性溶血性贫血，表现为贫血、黄疸、脾大，可因感染或药物诱发急性溶血。

2.实验室检查

（1）血象：正细胞正色素性贫血，网织红细胞增高，白细胞、血小板多增高。红细胞中可见Heinz小体；可见咬痕红细胞和水疱细胞，可见幼红细胞。

（2）骨髓象：增生骨髓象，红系增生，粒红比例降低或倒置。中晚幼红细胞增多，易见嗜碱点彩红细胞、豪-周小体。网织红细胞增高。

（3）生化指标：血间接胆红素增高，血清结合珠蛋白减少或消失，血浆游离血红蛋白增高。

（4）高铁血红蛋白还原试验：还原率低于75%；30%以下为显著缺陷。30%～74%为中间值杂合子。

（5）荧光斑点试验：出现荧光时间＞10min。

（6）红细胞变性珠蛋白小体生成试验：常呈阳性（＞0.05）。

（7）尿含铁血黄素试验：阳性。

（8）G-6-PD活性定量：降低。

【治疗要点】

（1）积极治疗原发病，去除诱因。

（2）供给足量水分，充分水化碱化，注意纠正电解质失衡，必要时可给予利尿剂。

（3）严重贫血者应输注红细胞。

（4）密切注意肾功能，如出现急性肾衰竭，及时采取有效措施。

（5）严重溶血合并肝性脑病者，可使用换血疗法。

五、地中海贫血、海洋性贫血

地中海贫血（Mediterranean anemia或thalassemia）是由于正常血红蛋白中一种或几种珠蛋白肽链的合成受阻或完全抑制的血红蛋白病，属常染色体不完全显性遗传。异常珠蛋白链形成不稳定四聚体，易被氧化、变性、沉淀形成包涵体，引起膜损伤，发生血管内、外溶血。

【诊断要点】

1.临床表现

（1）α海洋性贫血

1）α_2海洋性贫血：又称静止型。无临床及血液学异常表现，出生时血液中Hb Bart为1%～2%，3个月内消失。

2）α_1海洋性贫血：又称标准型。有轻度血液学异常，无贫血或轻度小细胞、低色素贫血；MCV、MCH、MCHC均降低；外周血涂片红细胞大小不等、中央淡染、异形；红细胞渗透脆性降低；出生时Hb Bart为5%～15%。本症注意与缺铁性贫血鉴别。

3）血红蛋白H病：是中间型。多数为轻或中度贫血。感染或服用氧化剂药物后，贫血加重并出现黄疸，肝脾大。红细胞低色素明显。红细胞渗透脆性降低。煌焦油蓝温育后可见大量H包涵体。

4）血红蛋白Bart胎儿水肿综合征：为α海洋性贫血中最严重的类型。Hb Bart对氧亲和力高，致使组织严重缺氧。胎儿多在妊娠30～40周死亡。患儿明显苍白，全身水肿伴腹水。肝脾明显肿大，血红蛋白多在60g/L左右，外周血靶细胞、幼红细胞及网织红细胞明显增多。Hb Bart占80%～100%。

（2）β海洋性贫血

1）轻型：临床可无症状，或仅轻度贫血，偶有轻度脾大。外周血可见少量靶细胞，呈小细胞低色素红细胞。本病特征为HbA_2升高（4%～8%）。

2）中间型：中度贫血，Hb在60～70g/L以上。少数有轻度骨骼改变，性发育延迟，常可长期存活。HbA_1A_2缺如，HbF可达10%。

3）重型（Cooley贫血）：患儿产时正常，出生后半年逐渐苍白。重度贫血，有黄疸及肝脾大。生长发育迟缓，骨质疏松，甚至发生病理性骨折。颅骨增厚，额部隆起，鼻梁凹陷，眼距宽。X线检查见颅骨板障增厚，皮质变薄，骨小梁条纹清晰，似短发直立。Hb低于60g/L，小细胞低色素。血中靶形细胞占10%～35%，网织红细胞占2%～15%。骨髓红系极度增生，髓外铁及细胞内铁增多。HbF占30%～90%。HbA多低于40%或甚至为0。红细胞渗透脆性明显减低。根据父母双方均有β海洋性贫血，结合病史及表现，不难诊断。

2. 实验室检查

（1）血象：呈小细胞低色素性贫血；外周血靶形红细胞占10%以上有诊断意义，轻型者一般在0～10%。但在异常血红蛋白病HbC病、HbD病、HbE病、HbS病和严重缺铁性贫血、黄疸、恶性贫血、肝脏疾病、脾切除术后和血浆高渗状态时靶形红细胞亦可增多，应加以鉴别。

（2）红细胞渗透脆性：降低，在氯化钠溶液浓度降至0.2%甚至0.1%时才能完全溶血（正常0.5%左右开始溶血，0.3%左右完全溶血）。异常血红蛋白病HbC病、HbD病、HbE病、HbS病患者的红细胞渗透脆性也可降低，需进行鉴别。

（3）抗碱红细胞：增加，HbF和Bart都具有抗碱性。正常新生儿HbF＞70%，6个月后接近正常成人（2%以下）。

（4）血红蛋白电泳：有确诊意义，可分离出多种Hb，且可定量。

（5）红细胞包涵体和Heinz小体生成试验可为阳性。

（6）肽链分析：证实本症无α链。

（7）基因诊断。

（8）家系调查。

【治疗要点】

轻型海洋性贫血无须特殊治疗。中、重型应采取下列治疗。

1. 输血：高量定期输血，使Hb升至130～140g/L。定期去铁治疗。

2. 脾压迫或脾抗者，可行脾切除术。

3. 同种异基因干细胞移植。

4. 本病为致死性疾病，需做好医学遗传咨询，避免标准型和（或）中间型患者之间联姻。

（徐　刚）

第三节 再生障碍危象和溶血危象

再生障碍危象（aplastic crisis，AC）和溶血危象（hemolytic crisis，HC）是指慢性溶血性疾病或自身免疫性溶血性贫血病程中可能出现的两种严重血液学改变，需要紧急处理。

【诊断要点】

1.再生障碍危象　慢性溶血过程中，突然发生短暂的骨髓红细胞系造血抑制，导致一过性严重贫血。人类细小病毒（HPV）感染是主要诱因。

（1）一般症状：乏力、发热、头痛、咳嗽、腹痛、呕吐等。

（2）血红蛋白急剧下降，网织红细胞降低或缺如。

（3）贫血突然加重，甚至出血，而黄疸不加重。

（4）全血细胞减少，如为纯红AC则白细胞和血小板正常。

（5）HPV抗体阳性，可达86%。

（6）骨髓增生减低类似再生障碍性贫血，如为纯红AC则仅红系减少，7～14d后恢复。

2.溶血危象　是指某些先天性溶血性疾病（如镰状细胞病）或自身免疫性溶血性贫血在病程中因感染、生活过度紧张或劳累诱发红细胞破坏加速而产生的急性溶血。

（1）突然发生寒战、发热、腹痛、呕吐等。

（2）贫血与黄疸加重并行。

（3）血管外溶血血尿呈茶色，血管内溶血则有血红蛋白尿。

（4）脾大。

（5）外周血网织红细胞明显升高，白细胞和血小板一般正常。

（6）骨髓红细胞增生旺盛。

【治疗要点】

1.急救

（1）输注红细胞：每次10ml/kg，可提高Hb 20～30g/L，使外周血Hb维持在60～90g/L。注意免疫性溶血者应严格交叉配血；少输，慢输。

（2）肾上腺皮质激素：可用地塞米松或甲泼尼龙等冲击治疗。

（3）防止肾衰竭：早期应用呋塞米，每次1～2mg/kg。

（4）肝素：DIC时应用。

（5）对症处理：镇静，吸氧，防止脑乏氧及心力衰竭。

（6）积极控制感染。

2.预防　预防感染。

（徐　刚）

第四节　免疫性血小板减少症

免疫性血小板减少症（immune thrombocytopenia，ITP）是一种常见的自身免疫性疾病，主要以自身抗体介导的破坏性血小板减少为特征。

【诊断要点】

1.临床表现　临床分型如下：

（1）新诊断的ITP：诊断后3个月内的ITP患者。

（2）持续性ITP：诊断后3～12个月持续血小板减少的ITP，包括没有自发缓解及停止治疗后不能维持完全缓解的患者。

（3）慢性ITP：血小板减少持续超过12个月的ITP患者。

（4）难治性ITP：满足以下3个条件者：①脾切除后无效或复发；②仍需治疗以降低出血危险；③除外其他原因引起的血小板减少，确诊为ITP。

（5）重症ITP：血小板计数（PLT）＜10×10^9/L，且就诊时存在需要治疗的出血症状或常规治疗中发生了新的出血需要加用其他升血小板药物或增加现有治疗药物剂量者。

2.实验室检查

（1）血象：血小板计数＜100×10^9/L，出血严重者可伴有贫血，白细胞可增高。偶有嗜酸性粒细胞增多。

（2）骨髓象：红系、粒系正常伴巨核系成熟障碍的骨髓象，巨核细胞数正常或增多，无产血小板巨核细胞增多。

（3）血小板自身抗体：PA IgG、PA IgM和PA-C3阳性，其增高程度与血小板计数呈负相关，巨核细胞表面亦可查出抗血小板自身抗体。

（4）其他：出血时间延长，束臂试验阳性，血块收缩不佳，血小板黏附、聚集功能减弱。血小板寿命缩短。

（5）病原学：病毒、细菌、支原体等。

3.诊断标准

（1）血小板计数＜100×10^9/L。

（2）无脾大。

（3）骨髓检查巨核细胞正常或增多，有成熟障碍。成熟障碍主要表现为幼稚型和（或）成熟型无血小板释放的巨核细胞比例增加，巨核细胞颗粒缺乏，胞质少。

（4）具有以下4点中任何一点：①肾上腺皮质激素治疗有效；②脾切除有效；③血小板寿命缩短；④PA IgG、PA-C3或特异性抗体阳性。

（5）排除其他可引起血小板减少的疾病，如再生障碍性贫血、白血病、MDS、其他免疫性疾病以及药物因素。

【治疗要点】

小儿ITP多数为自限性，预后良好。对于血小板＞50×10^9/L，且无明显出血倾向的患者可观察，并监测血小板。

1.一般治疗：①限制活动，避免外伤。②疑有感染者，酌情抗感染，婴幼儿注意CMV。③禁用影响血小板功能药物：如阿司匹林、抗组胺药等。

2.肾上腺皮质激素：为首选药物。常用甲泼尼龙2～5mg/（kg·d），疗程一般不超过4周。亦可用地塞米松0.3～0.5mg/（kg·d）。多数患者1～2周恢复正常。超过4周不恢复正常，说明单用激素无效，应选择其他药物。长时间使用激素者应注意激素副作用。

3.静脉注射丙种球蛋白（IVIG）：可抑制Fc受体介导的免疫破坏作用，封闭单核巨噬细胞系统，保护抗体包被的血小板免疫破坏。

用法：①200～400mg/（kg·d），3～5d；②1.0g/kg，每周1次，3～4周。

IVIG适应证：①并发严重出血的ITP，特别是重型；②拟行脾切除术前；③合并严重感染者。

以上药物无效者，可试用下列方法。

4.免疫抑制：对激素应用足疗程无效、激素依赖、慢性型病例。

（1）长春新碱：1.5mg/m^2，每周1次，盐水稀释后滴注，连用4～6次。长春地辛3 mg/m^2，每周1次方法，盐水稀释后滴注，连用4～6次。

（2）环磷酰胺：300～600mg/m^2，每周1次，口服或注射，连用4～6周。注意出血性膀胱炎、骨髓抑制、脱发等副作用。

（3）硫唑嘌呤：1.5～3mg/（kg·d），分次口服，一般连用30d，无效停药。

（4）环孢素：5mg/（kg·d），分2次口服，检测血清药物浓度。

（5）吗替麦考酚酯。

5.血小板生成素（TPO）或IL-11。

6.α-干扰素：3万～6万U/kg，每周2次，连用12周。

7.达那唑：15～20mg/（kg·d），分3次口服，一般2～4个月以上。

8.亚砷酸或全反式维A酸。

9.泛细胞保护剂：氨磷汀。

10.利妥昔单抗：CD20阳性B细胞明显升高者。

11.脾切除：药物治疗无效者，可选择脾切除，因为脾脏是产生抗体和破坏血小板的器官。指征：①药物治疗无效，仍有危及生命的出血或急需外科手术者；②慢性型，年龄大于5岁，且有反复严重出血，药物治疗无效或激素依赖者。术后注意：①预防感染，特别是小于5岁者，定期注射长效青霉素6～12个月；②血小板上升＞1000×10^9/L者，给予阿司匹林、双嘧达莫，防止血栓形成。

12.造血干细胞移植。

（徐　刚）

第五节　血栓性血小板减少性紫癜

血栓性血小板减少性紫癜（thrombotic thrombocytopenia purpura，TTP）为一种少见的微血管血栓-出血综合征。临床特点是微血管病性溶血性贫血、血小板减少、中枢神经系统症状、发热、肾功能损害。

【诊断要点】

1.临床表现

（1）出血症状：以皮肤黏膜为主，表现为瘀点、瘀斑或紫癜、视网膜出血、胃肠道出血、血尿、鼻出血、牙龈出血。严重时发生颅内出血。

（2）微血管病性溶血性贫血：96%的患者有中至重度贫血；42%的患者有不同程度的黄疸。

（3）中枢神经症状：意识障碍、失语、偏身感觉异常、共济失调、视野缺损、大脑或脑干血管病变等。其严重程度决定了本病的预后。

（4）肾脏受累：血尿、蛋白尿管型或氮质血症。

（5）发热：高热可能与继发感染、下丘脑体温调节功能紊乱、组织坏死、溶血产物的释放及抗原抗体反应有关。

（6）其他：肝脾大、腹痛、胰腺炎，少数有淋巴结肿大、皮疹、恶性高血压、动脉周围炎及高丙种球蛋白血症等。

2.实验室检查

（1）血象：正细胞正色素贫血，网织红细胞增高，外周血红细胞形态异常，有核红细胞增多，红细胞寿命缩短。白细胞增多，甚至呈类白血病反应。血小板减少，血小板寿命缩短。

（2）骨髓象：红细胞系增生极度活跃，巨核细胞正常或增多，多为幼稚巨核细胞，成熟障碍。

（3）出凝血检查：血管脆性试验阳性，BT、CT延长或正常，血块收缩不良，凝血酶原时间延长，纤维蛋白原减少。因子Ⅴ、Ⅷ升高，PGI_2降低，血栓调节蛋白（TM）、PA IgG升高。

（4）溶血指标：Coombs试验阴性，少数可阳性。血清间接胆红素增加，游离血红蛋白升高，结合珠蛋白下降，部分患者有血红蛋白尿或含铁血黄素尿。

（5）免疫学检查：10%～20%的病例LE细胞阳性，LDH升高与疾病严重程度呈正相关。

（6）vWF-PC活性显著降低。

3.诊断标准

（1）主要指标：①血小板减少；②微血管病性溶血性贫血，外周血可见破碎红细胞。

（2）次要指标：①发热，体温超过38℃；②神经系统症状；③肾脏损伤：血尿、蛋白尿、管型尿或氮质血症。

两个主要指标加上一个次要指标诊断可以成立。

【治疗要点】

1.血浆置换：可以去除体内促血小板聚集物，补充vWF-CP等正常抗聚集物。一般每次交换的新鲜冷冻血浆为一个血浆总量（每天约40ml/kg），每日1次，5～7d。血浆置换使得患者的生存率提高到70%～85%，甚至更高，取决于疾病诊断的时间和采取血浆置换的时间，越早越好。

2.血浆输注：适用于慢性型或复发型。采用血浆冷上清（去除UL、vWF、纤维蛋白原、纤维连接蛋白）治疗效果显著。

3.免疫抑制

（1）肾上腺皮质激素：甲泼尼龙或泼尼松等，连续使用至病情缓解。对移植相关TTP患者如同时存在移植物抗宿主病（GVHD），可适当加大剂量。

（2）对急性自身免疫性TTP患者血浆置换联合利妥昔单抗治疗可以去除效应性B细胞以提高疗效。

（3）长春新碱：能够改变血小板膜蛋白受体，阻止vWF多聚体的附着，主要用于治疗难治复发TTP。

4.抗血小板药物或抗凝：阿司匹林、双嘧达莫、低分子右旋糖酐均可抑制血小板聚集。

5.脾切除：能消除抗体产生。

6.葡萄球菌蛋白A过滤血浆及免疫吸附。

7.基因重组蛋白酶：采用基因工程方法大量生产rh-vWF-CP对TTP患者进行补充。

（徐　刚）

第六节　晚发性维生素K缺乏性出血症

维生素K缺乏性出血（vitamin K deficiency bleeding，VKDB）可分为早发型、经典型及晚发型，晚发型通常指出生后7d至6个月的新生儿和婴幼儿，因其血浆中维生素K浓度生理性低下，将影响维生素K依赖性凝血因子合成，从而具有发生严重出血（甚至颅内出血）的风险。VKDB是一类可预防性疾病。

【发病机制】

维生素K是2-甲基-1，4-萘醌及其衍生物的总称。凝血因子Ⅱ、Ⅶ、Ⅸ、Ⅹ及蛋白C、S等在维生素K依赖羧化酶催化下才能转化成具有凝血功能的生物活性凝血因子。而当维生素K缺乏时，凝血因子Ⅱ、Ⅶ、Ⅸ、Ⅹ只能作为无活性蛋白（维生素K缺乏诱导蛋白，PIVKA）存在，继而导致凝血功能障碍而发生出血。VKDB时血中PIVKA-Ⅱ升高，是诊断VKDB敏感而特异的指标。

【高危因素】

晚发型VKDB的主要危险因素是未恰当使用维生素K预防而导致的血浆维生素K水平低下、母乳喂养、慢性腹泻、长期口服磺胺类药物或广谱抗生素应用史、婴幼儿肝炎综合征、肠道吸收功能障碍、胆汁淤积性肝功能失衡等。

【诊断要点】

诊断VKDB应当具有凝血酶原时间（PT）≥4倍标准值，并且至少满足下列一项标准：

（1）血小板计数正常或升高，纤维蛋白原水平正常，缺乏纤维蛋白降解产物。

（2）静脉注射维生素K后20～30min PT恢复正常，一般情况下不需要补充凝血因子。

（3）PIVKA-Ⅱ水平超过正常范围。

参考《新生儿及小婴儿维生素K缺乏性出血的预防和管理——欧洲儿科胃肠病肝脏和营养学会意见书简介》(2017年)。

【鉴别诊断】

1.血友病　VKDB以皮肤黏膜出血、注射或针刺部位出血、颅内出血等为常见，PT及APTT均延长，血友病以外伤后或自发性出血症、关节出血最常见，也可发生颅内出血，仅APTT延长，凝血因子Ⅷ或Ⅸ活性降低。

2.婴儿维生素D缺乏性手足搐搦症　与本症处于同一高发年龄，但婴儿低钙抽搐不伴有颅高压征象，抽搐间期一般状态良好，无贫血及全身出血倾向。

【早期发现】

1.6月龄内婴儿，如果母乳喂养、长期腹泻或应用抗生素史，查体时面色晦暗，肝脾大，一旦发现针刺部位出血不止，应首先考虑本病。

2.本病易发生颅内出血，而皮肤黏膜自发出血往往不明显，多数以颅高压征象为首发症状，早期可有烦躁、拒乳、呕吐、双眼凝视、嗜睡等症状，随即出现抽搐、意识障碍。

3.怀疑或诊断VKDB需要尽早进行头颅CT检查以确诊颅内出血及判定预后。

【预防治疗】

1.尽管肌内注射维生素K也不能完全避免VKDB的发生，但是足月儿口服或肌内注射维生素K对早发型和经典型VKDB几乎具有完全的预防效果。所有新生儿都应接受维生素K预防。

2.肌内注射是保证给药有效、可靠的首选途径。口服策略的成功取决于服药的依从性，口服不适合早产儿和有胆汁淤积或肠吸收障碍，或不能口服维生素K、母亲服用影响维生素K代谢药物的足月儿。

3.健康新生儿应接受其中一种预防策略：出生时肌内注射维生素K_1 1mg；或出生时、出生后4～6d、4～6周口服维生素K_1 2mg共3次；或出生时口服维生素K_1 2mg，以后每周口服维生素K_1 1mg，直到3个月。

【治疗要点】

1.即刻处理　维生素K_1 1次5～10mg，静脉注射，连用3～5d，若出血不止，可输凝血酶原复合物。

2.紧急输血　输新鲜血或血浆10～15ml/kg，使Hb维持在正常值。

3.对症处理　①颅高压：止血后用20%甘露醇1次2～5ml/kg，但不宜过早应用，以免加重颅内出血。若无效，加用地塞米松1次0.3～0.5mg/kg，或呋塞米1次1mg/kg，使前囟门保持平软。②抗惊厥：5%水合氯醛1次1～2ml/kg，或地西泮1次0.3～0.5mg/kg。若控制不住，可用麻醉环。

4.外科处理　常规治疗无效，有压迫症状并有反复抽搐并有神经定位者，经CT扫描或超声波检查后，应由脑外科清除血肿，或硬膜下穿刺引流。

（王　弘）

第七节　血　友　病

血友病（hemophilia）是一种遗传性出血性疾病，呈X染色体连锁隐性遗传。由于凝血因子Ⅷ或Ⅸ产生减少所致。血友病分为A、B两型。其中，血友病A是凝血因子Ⅷ即AHG缺乏，血友病B是凝血因子Ⅸ即PTC缺乏。血友病A多见，约占先天性出血性疾病的85%，血友病B占血友病的15%～20%。血友病是一种终身性疾病，目前输注凝血因子进行替代是唯一有效的治疗手段。如果进行理想的预防治疗，血友病患儿可以和正常儿童一样健康成长，否则90%的中、重型患儿成年将致残。

【诊断要点】

1.遗传方式　血友病A、血友病B由女性传递，男性发病，女性纯合子极少见。有或无家族史，有家族史者符合X连锁隐性遗传规律。

2.临床表现　血友病A与血友病B的临床表现类似，表现为外伤后或自发性出血症，以关节出血最常见，占所有出血表现的70%～80%，是血友病最常见也最具特征性的出血表现，也是血友病患者致残的主要原因。其他出血部位包括肌肉、深部组织、胃肠道、泌尿系统及颅内出血等。血友病A较血友病B出血症状重。根据FⅧ或FⅨ的活性水平，血友病分为轻型、中型和重型，见表8-5（《浙江省血友病诊疗专家指导意见》）。

表8-5　血友病的临床分型

临床分型	凝血因子活性	临床特点
轻型	5%～40%	罕见自发性出血，主要是创伤、手术后出血明显
中型	1%～5%	有自发性出血，多在创伤、手术后有严重出血
重型	1%	反复自发性出血，见于皮肤、关节、肌肉、内脏等

3.实验室检查

（1）初筛检查：血小板计数正常、凝血酶原时间（PT）、凝血酶时间（TT）均正常；凝血酶原消耗试验（PCT）、部分凝血活酶时间（APTT）延长。

（2）Ⅷ或FⅨ因子活性测定：凝血因子Ⅷ活性（Ⅷ：C）、凝血因子Ⅸ活性（Ⅸ：C）均明显减少；血管性血友病抗原（vWF：Ag）正常。

（3）抑制物检测

1）血友病患者在第1～50个暴露日应定期进行抑制物检测。

2）出现既往剂量输注后止血效果越来越差、出血难以控制时检测抑制物。

3）任何手术之前应进行抑制物筛查。

【鉴别诊断】

1.血管性假性血友病（von Willebrand's disease，vWD） 是由于von Willebrand因子（vWF）基因缺乏而引起的遗传性出血性疾病。当vWF基因缺陷后，产生的vWF量及质异常，致促进凝血活性（Ⅷ：C）的血浆水平降低，出现皮肤、黏膜出血倾向，最常见为鼻出血。本病发病率为1%。

2.获得性血友病A　非血友病患者体内产生凝血因子Ⅷ自身抗体而导致凝血因子Ⅷ活性降低的一种出血性疾病。出血发生突然且严重为其主要临床特征。病因包括自身免疫性疾病、女性围生期、恶性肿瘤、药物反应、皮肤病变等。

【治疗要点】

1.替代疗法

（1）血友病A的按需治疗

1）首选基因重组FⅧ制剂，其次为病毒灭活的血源性FⅧ制剂，无条件者可选用冷沉淀或新鲜冷冻血浆等。静脉输注1U/kg FⅧ，可提高约2% FⅧ因子水平。所需剂量=体重（kg）×所需提高因子FⅧ水平（%）×0.5（不同出血状况的预测补充量：轻度皮下血肿或关节出血15%～20%，皮下伴肌肉血肿5%～20%，中重度关节积血或内脏出血25%～40%，中、大型手术50%～80%）。

2）由于FⅧ半衰期为8～12h，故依据出血程度及部位不同，可8～12h 1次，静脉滴注。

3）FⅧ抗体产生后的治疗：①加大FⅧ的剂量；②改变FⅧ的制剂类型；③加用凝血酶原复合物；④肾上腺皮质激素；⑤免疫抑制药。

4）不良反应：血源性疾病；各类免疫反应，如溶血、过敏性休克及荨麻疹；发热；肌肉不适感。

（2）血友病B的按需治疗

1）有两种选择，一是纯化的FⅨ浓缩物和含有Ⅸ因子的凝血酶原复合物浓缩物（PCC）。静脉输注1U/kg FⅨ或PCC，可提高约1% FⅨ水平。所需剂量=体重（kg）×所需提高因子FⅨ水平（%）。

2）由于FⅨ半衰期为18～24h，故依据出血程度及部位不同，可12～24h 1次，静脉滴注。

（3）其他替代治疗

1）冷沉淀物：含有大量FⅧ、vWF、纤维蛋白原及FⅫ。但不含FⅨ或FⅪ。

2）新鲜冷冻血浆（FFP）：1ml FFP中含有1UFⅧ及FⅨ。使用FFP很难使FⅧ水平超过30%，FⅨ超过25%。适用于不具备凝血因子浓缩物的情况。

2.药物治疗

（1）轻型血友病也可用去氨基-8-D-精氨酸血管加压素（DDAVP），能提高FⅧ及vWF的水平。一般每次剂量为0.3mg/kg，快速溶入30～50ml生理盐水后静脉注射，12h 1次。1～3d为1个疗程。幼儿慎用，2岁以下儿童禁用。DDVAP不影响FⅨ的水平，对血友病B的治疗无效。

（2）氨甲环酸：对牙科手术特别有效，可用于控制由于长牙和掉牙引起的口腔出血。氨甲环酸通常片剂口服，3～4次/天，拔牙后口服7d。

3.局部止血治疗　一旦出血给予凝血因子输注，同时执行RICE的方法即休息（rest）、冷敷（ice）、压迫（compression）和抬高（elevation）4项基本措施。

（1）关节损害的处理

1）关节急性出血，立即停止活动，功能位固定，局部冷敷。若出血停止，局部热敷，以促进吸收。

2）慢性关节出血，如血液不被吸收，在输注FⅧ或FⅨ后，无菌操作下，抽出关节腔内积血，术后紧缠弹性绷带。

3）关节畸形，已经严重影响功能，酌情与骨科研究手术问题。

（2）创面及鼻、口腔出血的处理：压迫止血，局部冷敷。可用鲜血浆或FⅧ浓缩剂贴敷，也可用凝血酶、纤维蛋白原局部贴敷，帮助凝血，止血效果较好。若损伤的伤口较大或较深，可先给予FⅧ补充，再给予缝合。

4.急救处理

（1）急性创伤后大出血，按失血程度补充血容量，最好输注6h内采的新鲜血，抢救失血性休克。

（2）输新鲜全血，可按1次10ml/kg静脉输注，酌情加量。

（3）颅内出血处理：输入大剂量FⅧ浓缩制剂或新鲜血浆，失血性贫血者给予输注悬浮红细胞，视病情及条件行脑外科手术治疗。

5.基因治疗　最新研究显示血友病B患者单次注射携带肝脏特异性启动子和Ⅸ因子基因（factor Ⅸ-R338L）的单链腺相关病毒（AAV）载体18个月后，患者肝脏仍然能够生产约34%正常水平的因子Ⅸ（重型血友病B患者凝血因子Ⅸ活性不足正常水平的2%）。

6.预防出血

（1）避免外伤及肌内注射。

（2）禁服阿司匹林类药物。

（3）建立血友病防治中心并定期指导。

【预防治疗】

预防治疗是重型或中型并有出血表现的血友病患儿改善预后的关键治疗措施。

1.预防治疗方式　①临时预防（单剂预防）法，在血友病患者进行较剧烈活动前，一次性注射凝血因子制品，以防止活动引起的出血；②短期预防法，指在一段时期内（4～8周），持续每周注射凝血因子制品2～3次，以防止患者出血加重或延缓关节并发症的发生；③长期预防（持续预防）法，自确诊日起，坚持长期使用凝血因子制剂作为预防，以保证患者处于接近正常人的健康水平。

2.预防治疗时机　①初级预防，指婴幼儿在确诊后第1～2次出血时，即开始实施预防治疗；②次级预防，指患者有明显的关节出血/关节损害后，才开始预防治疗。

3.预防治疗方案　对于血友病患者的预防治疗方案，目前尚无公认的意见。①血友病A：欧洲方案FⅧ制品每次25～40U/kg，至少1周3次。加拿大方案每次50U/kg,1次/周；或每次30U/kg,1周2次；或每次25U/kg,1周3次。中剂量方案每次15～25U/kg,1周2～3次。低剂量方案每次10～20U/kg，1周2～3次。②血友病B：FⅨ制品每次25～40 U/kg，1周1～2次。

【遗传咨询】

建议家族中有血友病患者的女性孕前做基因检测，诊断是否为携带者，在妊娠期进行产前诊断如绒毛膜活检、羊水穿刺等以明确胎儿是否为血友病或携带者。

（王　弘）

第八节　噬血细胞性淋巴组织细胞增生症

噬血细胞性淋巴组织细胞增生症（hemophagocytic lymphohistiocytosis，HLH），又称噬血细胞综合征（hemophagocytic syndrome，HPS），是一种由原发或继发性免疫异常导致的过度炎症反应综合征。其起病急、病情进展迅速、病死率高。主要特征为持续发热、肝脾大、全血细胞减少以及组织细胞噬血现象（主要见于骨髓、肝脾和淋巴结组织）。目前认为主要发病机制是由于NK细胞和细胞毒性T细胞功能低下，病毒或其他类型抗原不能被有效和及时地清除致使抗原不断刺激和活化免疫细胞，导致淋巴细胞、单核细胞和巨噬细胞系统异常增殖并大量释放多种细胞因子而引起多器官的炎症反应和细胞损伤。

【HLH的分类和病因】

HLH由于触发因素不同，分为原发性（又称为家族性，familial hemophagocytic lymphohistiocytosis，FHL）和继发性（secondary hemophagocytic lymphohistiocytosis，sHLH）两种类型。其常见病因见表8-6［参考《噬血细胞综合征诊治中国专家共识》（2018年版）］。

表8-6　噬血细胞性淋巴组织细胞增生症的常见病因

类型	病因
原发性（目前已知12种基因）	
家族性	*FHL-1*，*FHL-2*，*FHL-3*，*FHL-4*，*FHL-5*
免疫缺陷综合征相关	
Griscelli综合征2	*RAB27A*
Chediak-Higashi综合征1	*CHS1/LYST*
Hermansky-Pudlak综合征Ⅱ	*AP3β1*
EBV驱动性HLH	X连锁淋巴组织增生综合征（XLP1、XLP2）对应的*SH2D1A*、*BIRC4*突变
	IL-2诱导的T细胞激酶缺乏
	CD27缺乏以及镁离子转运基因的突变
继发性	
感染性	（1）细菌：大肠埃希菌、结核分枝杆菌、金黄色葡萄糖球菌、肺炎链球菌等
	（2）病毒：巨细胞病毒、EB病毒、疱疹病毒、腺病毒、副流感病毒、人类白细胞T细胞病毒
	（3）支原体
	（4）真菌
	（5）原虫：利什曼原虫、血吸虫、疟原虫、肺吸虫、蛔虫、肝吸虫等
非感染性	（1）输血后
	（2）大手术后
	（3）肿瘤性疾病：各种肿瘤广泛转移，T细胞、B细胞及组织细胞淋巴瘤，各种白血病、恶性组织细胞增生症
	（4）巨噬细胞活化综合征（MAS）：sJIA、SLE、AOSD
	（5）其他：药物、器官和造血干细胞移植、代谢性疾病等

补充说明：2004指南是目前临床诊断HLH应该遵循的原则。新的检测手段将在HLH诊断中发挥作用，例如：NK细胞和细胞毒性T淋巴细胞的功能学检查，特别是脱颗粒功能检测（ΔCD107a）将成为诊断HLH的重要手段之一；穿孔素、颗粒酶B、SAP、XIAP等与HLH缺陷基因对应的蛋白表达量的检测可以成为快速鉴别原发性HLH的可靠依据。

【诊断要点】

采用国际组织细胞协会HLH-2004诊断标准。

1. 符合下列8条中的5条或以上即可诊断HLH

（1）发热：持续＞7d，体温＞38.5℃。

（2）脾大。

（3）血细胞减少（累及外周血两系或三系）：血红蛋白＜90g/L，血小板＜100×10^9/L，中性粒细胞＜1.0×10^9/L且非骨髓造血功能减低所致。

（4）高甘油三酯血症和（或）低纤维蛋白原血症：空腹甘油三酯＞3.0mmol/L或＞265mg/dl或高于同年龄的3个标准差，纤维蛋白原＜1.5g/L或低于同年龄的3个标准差。

（5）高血清铁蛋白血症：铁蛋白（SF）＞500g/L。

（6）sCD25（可溶性白细胞介素2-受体）水平升高。

（7）自然杀伤细胞（NK细胞）活性降低或缺失。

（8）组织病理学标准：骨髓、肝脾或淋巴结中组织细胞增生并可见噬血现象。

2. 发现以下任何一项分子遗传学异常者，结合临床可诊断为FHL　在目前已知的HLH相关致病基因，如*PRF1*、*UNC13D*、*STX11*、*STXBP2*、*Rab27a*、*LYST*、*SH2D1A*、*BIRC4*、*ITK*、*Ap3C4*、*MAGT1*、*CD27*等之中发现病理性突变。

3. 以下病理学、免疫学和生化检查有助于诊断和判断HLH的活动状态

（1）巨噬细胞活化状态：噬血现象，组织细胞表面CD163和血可溶性CD163、血清铁蛋白和细胞因子浓度。

（2）T细胞活化：血清细胞因子浓度和铁蛋白水平。

（3）NK细胞脱颗粒试验（流式细胞术检测经K562细胞激活后NK细胞膜上CD107a的表达）、NK活性测定；^{51}Cr释放试验或流式细胞术。

4.HLH中枢神经系统受累（CNS-HLH）　表现为神经（或）精神症状（如易激惹、惊厥、癫痫、脑膜刺激征、意识改变、共济失调、偏瘫等）；CNS影像学（头颅MRI提示脑实质或脑膜异常改变）、脑脊液（CSF）异常［脑脊液细胞＞5个/μl和（或）蛋白质升高＞35g/L］等一项或多项征象。

【鉴别诊断】

HLH起病急骤、病情进展迅速、病死率高，故早期诊断和鉴别诊断极为重要。HLH诊断时需与下列疾病进行鉴别。

1.EB病毒感染　可以有发热、皮疹，以肝功能为主的脏器功能损害，可发生反应性组织细胞增多症，但无噬血现象。

2. 感染性或发热性疾病　HLH的早期表现如持续性发热与感染性疾病及不明白原因的发热性疾病很相似。发热伴肝功能异常、凝血异常、外周血细胞减少及铁蛋白增高者需高度怀疑HLH的可能。

3. 病毒性肝炎　以肝损害为主，发热伴黄疸，需要鉴别。

4. 多器官功能衰竭（MOF）综合征　HLH是引起MOF的病因之一。

5. 脑炎或脑病　HLH亦可以累及神经系统，出现抽搐、嗜睡及昏迷，脑脊液检查及头部影像学检查进行鉴别。

6. 朗格汉斯细胞组织细胞增生症（LCH）　尤其是莱特勒-西韦病有发热、皮疹、肝

脾大、肝功能异常、血细胞减少甚至神经系统症状，皮疹印片发现单个核的组织细胞，电子显微镜示病损细胞中有Birbeck颗粒可以确诊。

7.自身免疫性疾病　系统性红斑狼疮（SLE）、幼年型特发性关节炎全身型（JIA）、自身免疫性淋巴细胞增生综合征（ALPS）等可以合并HLH，称为巨噬细胞激活综合征（MAS）。

8.其他血液病　淋巴瘤、急性白血病、骨髓异常增生综合征（MDS）等。

【治疗要点】

HLH的治疗一方面为诱导缓解治疗，控制过度炎症反应；另一方面为病因治疗，控制原发病的进展。

1.查找并治疗原发疾病　查找可能的病原学并予以清除，如继发于肿瘤性疾病则需要控制原发肿瘤。

2.诱导治疗　噬血细胞对鬼臼类毒素比较敏感，常用依托泊苷（VP-16）150mg/（m^2·d）或替尼泊苷100mg/（m^2·d）。HLH-2004方案是目前广泛应用的标准治疗方案。

3.挽救治疗　初始诱导治疗后的2～3周未能达到部分应答及以上疗效的患儿建议尽早接受挽救治疗。①DEP或L-DEP联合化疗方案：DEP方案是一种由脂质体多柔比星、VP-16和甲泼尼龙组成的联合化疗方案。对于难治性EBV-HLH，可在DEP基础上加用培门冬酶或门冬酰胺酶，组成L-DEP方案。②混合免疫治疗（HIT-HLH）：抗胸腺细胞球蛋白（ATG）、VP-16及地塞米松联合应用。

4.CNS-HLH治疗　尽早给予鞘内注射甲氨蝶呤和地塞米松。

5.维持治疗　HLH-2004方案以VP-16及地塞米松为主，也可加用CSA。

6.异基因骨髓移植　①持续NK细胞功能障碍；②已证实为家族性/遗传性疾病的患者；③复发性/难治性HLH；④中枢神经系统受累的HLH患者。

7.加强支持治疗　①抗感染的支持，如新出现的发热，要考虑HLH复发或机会性感染的可能，并进行经验性广谱抗生素治疗。②血液制品的支持，对于急性出血或出血倾向者给予血小板、新鲜冷冻血浆、凝血酶原复合物、纤维蛋白原或活化Ⅶ因子的输注。③脏器功能的保护，给予重要脏器的保护，维持内环境稳定，严密监测脏器功能。

【疗效评估】

疗效评价的指标包括sCD25、铁蛋白、白细胞计数、甘油三酯、噬血现象及意识水平。

1.完全应答　上述所有指标均恢复正常范围。

2.部分应答　2项症状/实验室指标改善25%以上，个别指标达到以下标准：①sCD25水平下降1/3以上；②铁蛋白和甘油三酯下降25%以上；③不输血情况下，中性粒细胞＜0.5×10^9/L者，需上升100%并＞500×10^9/L，中性粒细胞（0.5～2.0）×10^9/L者，需上升100%并恢复正常；④ALT＞400U/L者，需下降50%以上。

（王　弘）

第九节　恶性组织细胞增生症

恶性组织细胞增生症（malignant histiocytosis，MH），简称恶组，是一种病理上以组织细胞及其前体细胞异常增生，浸润全身多系统，造成持续发热、进行性衰竭、肝脾大及淋巴结大、全血细胞先后或同时减少的高度恶性疾病。少数病例晚期可合并组织细胞白血病。该病病情凶险且病程较短，未经化学治疗者大多数在起病6个月内因消耗衰竭、肝肾功能衰竭、胃肠道及颅内出血而死亡。肾上腺皮质激素类药物及各种抗生素治疗均无效。目前诊断仍主要依靠临床表现、骨髓细胞形态和（或）活体组织病理学检查。早期诊断较困难。

【诊断要点】

1.临床表现

（1）起病急骤，进展迅速。进行性衰竭，伴乏力、出汗、食欲差、消瘦、局限性或弥散性疼痛。

（2）发热是最为突出的表现。体温可高达40℃以上。热型以不规则热为多，其次为稽留热、弛张热、间歇热，低热少见。

（3）急性型早期即出现贫血，呈进行性加重。晚期病例，面色苍白和全身衰竭非常显著。少数起病缓慢的病例，其最早出现的突出症状可为贫血和乏力。

（4）出血以皮肤瘀点或瘀斑为多见，其次为鼻出血、牙龈出血、黏膜血疱，也可发生泌尿系出血、呕血或便血。尤其到病程晚期越来越重，是致死的主要原因之一。

（5）肝脾大、淋巴结肿大不一定同时发生。脾大比肝大更为常见，黄疸多见，肝功能异常。也可发生皮肤和皮下损害。

（6）常有腹痛，消化道出血、腹泻，部分可触及包块。晚期出现腹水，少数因肠穿孔致腹膜炎及休克。

（7）其他系统受累包括肺脏、中枢神经系统、肾脏、心脏。

（8）晚期因血小板明显减少，导致多部位出血、DIC、颅内出血而死亡。

（9）不典型病例（特殊类型恶组）可因身体某一组织或器官的病变特别突出，某些特殊的症状或体征成为主要的临床表现，而贫血、出血、脾大等典型表现则不明显。例如，有些病例早期主要表现为皮肤结节或肿块；有的出现胸腔积液、腹水、腹痛、腹泻、便血、黄疸、肠梗阻或肠穿孔；有的出现各种神经系统症状如肢体麻木、瘫痪、癫痫等。这些病例可分别称为皮肤型恶组、多浆膜型恶组、胃肠型恶组、神经型恶组等。

2.实验室检查

（1）血象：全血细胞减少为本病突出表现之一。贫血呈进行性。部分患儿血涂片可找到恶组细胞，可有嗜酸性粒细胞增多。

（2）骨髓象：增生高低不一，晚期多数增生减低，三系细胞均减少。骨髓中出现异常组织细胞是诊断本病的重要依据，异常组织细胞阳性率达10%～88%。依据形态特点可归纳为5种：①异常细胞（恶性“组织”细胞）；②淋巴样“组织”细胞；③单核样“组织”细胞；④多核“组织”巨细胞；⑤吞噬细胞。恶性“组织”细胞和多核“组织”巨细胞有特异性诊断价值。

（3）细胞化学与免疫细胞化学：恶性组织细胞过氧化酶及碱性磷酸酶均属阴性；酸性磷酸酶阳性；苏丹黑及糖原反应阴性或弱阳性；醋酸萘酯酶阳性；AS-D氯醋酸酯酶阴性；萘酚-AS-醋酸酯酶阳性而不被氟化钠抑制。中性粒细胞碱性磷酸酶阴性或积分低，对恶组的鉴别诊断有一定价值。S-100蛋白在恶组细胞中为阳性，而反应性细胞为阴性。

（4）组织病理学：骨髓活检适用于骨穿涂片未能确认者。皮肤软组织肿块或皮损、淋巴结活检以及肝穿刺活检均有机会获得阳性结果。

（5）生物化学：血清中血管紧张素转化酶升高，血清铁蛋白增高。

（6）影像学：肺部浸润、骨质疏松、溶骨样损害、纵隔或肺门块状阴影等。

【鉴别诊断】

1.反应性组织细胞增生症　有明确的原发病或诱因存在，病情不凶险，进展不快。发热可控制，对糖皮质激素反应好，短期内可停用，无明显贫血及出血。骨髓组织细胞增生，分化好、形态正常。S-100蛋白阴性。去除病因后，增生的组织细胞可消失。

2.肝炎后再生障碍性贫血　发生在急性或慢性肝炎后期，外周全血细胞减少，骨髓三系增生下降，临床以贫血、出血及感染为特征。当发生全血细胞减少、感染发热、黄疸、出血倾向时需与MH相鉴别，肝炎后再生障碍性贫血无肝脾大、淋巴结肿大，骨髓中无异常组织细胞可鉴别。

3.非霍奇金淋巴瘤　位于免疫系统的包括淋巴结、骨髓、脾脏和消化道的淋巴样细胞恶性克隆增殖。可发生发热、全血细胞减少、免疫系统的浸润如皮肤结节、肝脾大、黄疸等，骨髓或靶器官的组织学活检发现淋巴瘤细胞可确诊。

【治疗要点】

1.异基因骨髓移植　首选治疗，可获长期生存。

2.联合化疗　目前尚不满意，缓解期短暂，大部分患儿在6个月内死亡。

（1）ACOP方案：多柔比星（ADM）15～25mg/(m^2 · d)，第1天；环磷酰胺（CTX）300～500mg/（m^2 · d)，第1～5天；长春新碱（VCP）1.5mg/（m^2 · d)，第1天；泼尼松（Pred）60mg/（m^2 · d)，第1～5天。

（2）CHOP方案：同非霍奇金淋巴瘤方案。

（3）EDP方案：依托泊苷（Eto，VP-16）50～100mg/（m^2 · d)，第1～5天；柔红霉素（DNR）30～40mg/（m^2 · d)，第1～3天；泼尼松（Pred）60mg/（m^2 · d)，第1～5天。

【疗效标准】

1.完全缓解　症状及异常体征均消失。血红蛋白浓度≥100g/L，白细胞数≥4.0×10^9/L，分类正常，血小板数≥100×10^9/L；骨髓涂片中找不到异常组织细胞。

2.部分缓解　自觉症状基本消失，体温下降或稳定一段时间。肿大的肝、脾、淋巴结明显缩小（肝、脾最大不超过肋缘下1.5cm）。血象接近但未达到完全缓解标准。骨髓液涂片中异常组织细胞基本消失或极少量。

【预后】

MH大多发病急、病程短。全肾衰竭为最常见的死亡原因，其次为出血包括消化道出血及颅内出血，再次为严重感染，少数由于肝肾功能衰竭或心力衰竭致死。单纯累及皮肤而无内脏器官侵犯者预后较佳，可存活10余年，而侵犯内脏器官者预后差，与年龄、性别、侵犯部位等因素无关。

（王　弘）

第十节 肿瘤相关危重症

肿瘤相关危重症是指在肿瘤发生发展的过程中，由于浸润、压迫、转移引起的危及生命的症状和体征以及治疗过程中出现的严重并发症。常见的包括肿瘤相关急性肾损伤、肿瘤相关噬血细胞综合征、上腔静脉阻塞综合征、急性呼吸窘迫综合征、弥散性血管内凝血（DIC）、肿瘤溶解综合征、颅内出血、肠梗阻等。

【肿瘤相关急性肾损伤】

肾脏是白血病和淋巴瘤浸润最常见的器官。大量肿瘤细胞浸润患者，肾小管受压阻塞，微循环障碍可引起肿瘤相关急性肾损伤（acute kidney injury，AKI）。多数患者无症状，但也可出现腹痛、血尿和高血压。肾脏超声或CT检查显示双肾增大。肾活检是确诊的标准。及时给予化疗可快速改善肾功能，治疗反应不同远期预后也不同。

【肿瘤相关噬血细胞综合征】

肿瘤相关噬血细胞综合征（M-HLH）常发生于血液恶性肿瘤如T/NK细胞淋巴瘤、外周T细胞淋巴瘤、间变性大T细胞淋巴瘤、急性白血病、经典霍奇金淋巴瘤、非霍奇金B细胞淋巴瘤。诊断标准见“噬血细胞性淋巴组织细胞增多症”章节。同时，需要注意：①如果在就诊时不能证实噬血细胞活性，需进一步查找证据。如果骨髓标本不能确定，需从其他器官取材。多次骨髓检查是必需。②以下发现为诊断提供支持证据：脑脊液中细胞增多（单核细胞）或蛋白增高；肝活检组织学类似于慢性持续性肝炎。③其他与诊断有关的临床和实验室检查异常：精神症状改变、抽搐、脑神经麻痹等、淋巴结增大、黄疸、水肿、皮疹、转氨酶异常、低蛋白血症、低钠血症、极低密度脂蛋白升高、高密度脂蛋白降低。M-HLH发展快，预后差，一旦诊断应立即给予治疗，甚至可以在不完全符合诊断标准时，边治疗，边观察病情变化。治疗一方面要控制M-HLH的因子风暴，另一方面要针对特异性的肿瘤进行相关治疗。在淋巴瘤患者中，M-HLH的出现预示更差的生存率和早期死亡。

【上腔静脉阻塞综合征】

上腔静脉阻塞综合征（superior vena cava syndrome，SVCS）主要是胸内肿瘤压迫引起的急性呼吸困难和面部肿胀，侧支静脉、浅表静脉扩张，面部淤血，结膜水肿等。致病原因中肺癌占65%，淋巴瘤占8%，还包括原发于胸腔或纵隔的神经母细胞瘤。对于化疗敏感的小细胞肺癌、淋巴瘤及神经母细胞瘤以化疗治疗为主，也可联合放射治疗。

【急性呼吸窘迫综合征】

急性呼吸窘迫综合征（acute respiratory distress syndrome，ARDS）起病较急，可为24～48h发病，也可长至5～7d。表现为呼吸急促、口唇及指（趾）端发绀，以及不能用常规氧疗方式缓解的呼吸窘迫，可伴有胸闷、咳嗽、血痰等症状。病情危重可出现意识障碍等。血液系统恶性疾病引起ARDS常见于有肺部感染者；白细胞下降尤其是中性粒细胞缺乏合并严重感染或感染性休克者；初始肿瘤负荷过高如高白细胞者或巨大肿物者；伴发DIC者；复发难治者在再诱导强化疗中伴发感染者。恶性肿瘤细胞的浸润和感染是ARDS发生的重要原因，因而有效的化疗治疗和感染的控制是治疗的关键。当低氧血症不能纠正时，立即呼吸机辅助通气。在ARDS治疗过程中并发多器官功能衰竭（MOF）提示预后不良。

【弥散性血管内凝血】

弥散性血管内凝血（disseminated intravascular coagulation，DIC）是血液系统恶性疾病的严重并发症，也是恶性血液病死亡的重要原因之一。好发于急性早幼粒细胞白血病、急性淋巴细胞白血病、非霍奇金淋巴瘤、恶性组织细胞增生症等。原发病的有效治疗是终止DIC病理过程的最为关键和根本的治疗措施。控制感染、治疗肿瘤、积极处理外伤等尤为重要。在治疗过程中，早期发现DIC，全程监测DIC，给予有效治疗，当病因迅速去除或得到控制后，DIC往往能自行纠正。

【肿瘤溶解综合征】

肿瘤溶解综合征（tumor lysis syndrome，TLS）常见于巨型、增生迅速和对治疗有良好应答的肿瘤患者，也可在治疗前自发发生。TLS是血液系统恶性病患者治疗早期死亡的重要原因之一，可发生高尿酸血症、高钾血症、高磷血症而导致低钙血症等代谢异常。少数严重者还可发生急性肾衰竭、严重的心律失常（如室速和室颤）及DIC。对于TLS高风险患者，肿瘤治疗的同时要给予预防和监测TLS，同时化疗的强度和方案要有所选择。

【颅内压增高】

脑肿瘤、脑出血或肿瘤中枢转移、肿瘤伴发颅内感染，使颅腔内容物体积增加，从而引起相应的综合征，称为颅内压增高（increased intracranial pressure，IIP）。IIP会引发脑疝危险，引起呼吸衰竭导致死亡。当患者表现为头痛、呕吐、意识障碍或生命体征变化时要警惕IIP的发生。视盘水肿是重要的客观体征。高分辨率CT是诊断颅内占位性病变和颅内出血的首选辅助检查。脑脊液查找肿瘤细胞是诊断急性白血病、恶性淋巴瘤等疾病中枢神经系统浸润的有效手段。IIP治疗包括对因治疗和对症治疗。

（王　弘）

第 9 章 内分泌及遗传代谢病

第一节 糖尿病酮症酸中毒

糖尿病酮症酸中毒（diabetic ketoacidosis，DKA）是以高血糖、高血酮、酮尿、脱水、电解质紊乱、代谢性酸中毒为特征的一组症候群。DKA是糖尿病患儿血循环中胰岛素缺乏/胰岛素抵抗，反调节激素增加，导致代谢紊乱进展，病情不断加重的结果。在1型糖尿病（T1DM）及2型糖尿病（T2DM）患者中均可发生，是儿童糖尿病患者发病和死亡的首要原因。儿童糖尿病患者常以DKA起病，临床上易出现漏诊或误诊，如延误诊断或处理不当可导致病情恶化甚至死亡。因此，规范酮症酸中毒的治疗，有助于提高糖尿病患儿的生存率。

【诊断要点】

1.临床表现　一般起病较急，年龄越小起病越急，感染、饮食不当、延误诊治、胰岛素漏用或胰岛素泵管理不当为常见的诱因。除多饮、多尿、体重迅速下降外，恶心、呕吐、腹痛是常见症状，表现为全腹疼痛，无限局性压痛，常被误诊为急腹症。重者精神萎靡、嗜睡，甚至昏迷。查体可见脱水貌、呼吸深长、呼出气凉且有酮味（烂苹果味），口唇樱红色、肢端凉、毛细血管再充盈时间延长、血压降低，严重者可出现休克甚至死亡。

DKA的高危因素包括①糖尿病控制欠佳或以前反复出现DKA者；②围青春期女孩；③精神异常或患有进食紊乱症；④问题家庭的患儿；⑤遗漏胰岛素注射；⑥无钱就医者；⑦胰岛素泵使用不当者。

2.DKA诊断的生化标准　血糖＞11.1mmol/L，静脉血pH＜7.3，或血HCO_3^-＜15mmol/L，酮血症和酮尿症。儿童偶尔可见血糖正常范围的DKA。DKA严重程度分度（根据静脉血气酸中毒的程度）：轻度为pH＜7.3，或HCO_3^-＜15mmol/L；中度为pH＜7.2，或HCO_3^-＜10mmol/L；重度为pH＜7.1，或HCO_3^-＜5mmol/L。

【治疗要点】

治疗的目的是纠正水和电解质紊乱；纠正糖和脂肪代谢紊乱；逆转酮血症和酸中毒；去除DKA的诱因。诊断DKA后，立即评判生命体征，急诊化验血糖、血酮、电解质、血气分析和肾功能，初发者还应留取血液标本检测胰岛素及进行C肽定量，判断脱水和酸中毒的程度，以及给予心电、血氧监测及吸氧等对症治疗，必要时呼吸支持。

1.补液治疗

（1）脱水程度的估计：DKA患儿细胞外液的丢失通常为5%～10%，临床估计脱水程度常是主观的和不精确的。一般中度DKA脱水5%～7%，重度DKA脱水10%。以下征象有助于脱水程度的判断：5%为轻度脱水，皮肤弹性稍差，黏膜干燥，心动过速；7%为中度脱水，眼窝凹陷，皮肤弹性差，毛细血管再充盈时间延长；10%为重度脱水，脉搏细弱，低血压，休克，少尿。

（2）补液量的计算：24h需补液总量=累计丢失＋维持量，含静脉和口服途径给予的所有液体量。具体计算方法为：

累计丢失量（ml）=估计脱水百分数（%）×体重（1kg体重，1000ml）

维持量的计算：

体重法：维持量（ml）=体重×每千克体重毫升数（＜10kg，80ml；10～20kg，70ml；20～30kg，60ml；30～50kg，50ml；＞50kg，35ml）。

体表面积法：维持量每日按1200～1500ml/m^2计算（年龄越小，每平方米液体量越多）。

输液按照先快后慢、先浓后淡、见尿补钾的原则进行。利用第一个静脉通道，首批输注生理盐水20ml/kg，于1h内输入，根据临床症状和血生化结果决定第2批液体性质（通常为0.45%氯化钠溶液加钾），以后视血糖下降情况加入含糖液体。累积损失的1/2量应在开始治疗8～10h给予，余量在其后第14～16小时匀速输入。如有继续丢失，则丢多少补多少。液体疗法（包括口服补液）应维持48h，且不超过日常需要量的1.5～2.0倍，尿量不应该被计算在补液量之内。

（3）补钾：DKA患儿总体钾的缺乏为3～6mmol/kg。钾的丢失主要来自细胞内，血浆渗透压升高引起水分和钾从细胞内移向细胞外，胰岛素不足引起的糖原分解和蛋白质分解使钾从细胞内外流，呕吐和渗透性利尿可引起钾丢失，血容量不足导致的继发性醛固酮增多症也促进尿钾排出，造成总体缺钾。但由于酸中毒时钾由细胞内移至细胞外，可造成血钾正常的假象。随着脱水酸中毒纠正，特别是应用胰岛素后，钾重新回到细胞内而使血钾迅速下降，因此需尽早开始补钾。最初补液时如没有血钾数据，在输入含钾液之前应先用心电图监测，若无高钾的证据，则尽早使用含钾液体。膀胱有尿后（一般输注第2批液体时），将氯化钾与1/2张盐水混合输入，钾浓度为40mmol/L（0.3%），使血钾维持在正常范围。整个静脉补液过程应当持续补钾，能进食后改为口服氯化钾1～3g/d，持续5～7d。

（4）碱性液的使用：目前没有证据说明使用碳酸氢钠有任何明确的益处。然而有证据表明，碳酸氢盐的使用可加重中枢神经系统酸中毒和组织缺氧，可加重低钾血症和改变钙离子浓度而发生危险，还可增加血浆渗透压，因此应该慎用。只有当动脉血气pH＜6.9，休克持续不好转，心脏收缩力下降时可以考虑使用。所需量按5%碳酸氢钠（ml）=BE×体重（kg）×0.2，或1～2mmol/kg，先给半量，以灭菌注射用水稀释成等张液（1.4%）方能使用，且静脉输注持续时间大于1h。

2.小剂量胰岛素的应用　扩容结束，即液体疗法开始1～2h再进行胰岛素输注。开辟另一条静脉通路，胰岛素输入速度为0.1U/（kg·h）[可将25U短效胰岛素（RI）加入250ml生理盐水中，即10ml液体含RI 1U。切记RI是唯一适用于静脉注射的胰岛素]，利用输液泵控制输液速度。过去沿用的在开始输注前静脉推注1次胰岛素（0.1U/kg）的做法已被禁止，因为其可能增加脑水肿的风险。应每小时监测血糖1次，血糖下降速度以3～5mmol/（L·h）为宜。当血糖下降至12～17mmol/L时，开始改换为2%～5%糖浓度的晶体液输注，使血糖维持在8～12mmol/L。胰岛素的输注剂量应当维持在0.1U/（kg·h）直至DKA被纠正。如血糖下降迅速[＞5mmol/（L·h）]，可适当增加液体中葡萄糖的质量浓度（10%甚至12.5%）以防止低血糖。如患者对胰岛素非常敏感（某些小婴儿和高血糖性高渗综合征患者），胰岛素剂量可减为0.05U/（kg·h）或更低，只要代谢性酸中毒逐渐在纠正即可。根据血糖下降情况逐渐调整输液速度，以控制血糖维持在8～12mmol/L为宜。如临床症状消失，DKA已被纠正（静脉血pH＞7.3，尿酮体阴性），血糖＜11.2mmol/L，患者有进食的愿望，且能耐受口服，可将静脉滴注胰岛素转换为皮下注射。不能单凭血糖下降而停止静脉滴注胰岛素。在停止静脉滴注前0.5h需皮下注射RI 0.25U/kg，也可以适当延长静脉小剂量胰岛素的治疗，直至进餐时停用静脉胰岛素改为常规皮下注射。

3.消除诱因　常见的诱因为感染，但应注意白细胞升高常是DKA特征性的应激反应，不一定提示有感染，除非有并发感染的证据，再选择强有力的抗生素，积极控制感染。

4.治疗中的评估内容　治疗期间应注意评估生命体征、意识状态、出入液量，每小时测末梢血糖1次，每2～4小时测静脉血糖和血酮1次，同时每2～4小时重复一次血电解质、血气分析，直至酸中毒纠正。

治疗期间需评估脑水肿的发生风险。DKA患儿中症状性脑水肿的发生率为0.5%～1.0%，在DKA相关的死亡病例中脑水肿占60%～90%，存活者中15%～26%留有永久的神经系统损伤，故减少脑水肿的发生是抢救DKA成功的关键。典型的症状性脑水肿发生于DKA开始治疗的4～12h，但也有病例发生于开始治疗前或治疗开始的24～28h。易患脑水肿的危险因素有来诊时有严重的酸中毒和低碳酸血症、血BUN升高、治疗过程中血钠上升缓慢、纠酸不当、在最初4h内给予过多液体、年龄小、初发1型糖尿病及症状持续时间长等。脑水肿发生的警示信号如下：头痛、血压升高和心率减慢，血氧饱和度下降，以及躁动、激惹、嗜睡、大小便失禁或特异的神经征象，如脑神经麻痹和瞳孔反应异常。一旦考虑脑水肿则应限制液量，给予甘露醇0.25～1.0g/kg，20min输入，如治疗无反应可于30min至2h后重复。甘露醇无效且血钠低者可给予3%氯化钠5～10ml/kg，30min输入，同时液体输入速度降低1/3，抬高床头，必要时呼吸支持等。颅脑影像学检查有助于脑栓塞和脑出血的诊断，如果确实存在，则给予相应治疗。

（佟雅洁）

第二节　肾上腺危象

肾上腺危象即急性肾上腺皮质功能减退症，是指在各种应激状态下肾上腺皮质发生急性功能衰竭时所产生的危急综合征。临床以恶心、呕吐、严重低血压、脱水、休克及超高热、惊厥、昏迷等为特征。肾上腺危象为儿科常见的急症之一，病情凶险，进展急剧，如不及时救治可导致患儿死亡。本病可发生于原有慢性肾上腺皮质功能减退患者应激状态时，也发生于原无肾上腺基础病变，但由于各类急性重症疾病使下丘脑-垂体-肾上腺皮质轴受到继发损害，致使皮质醇分泌不足和（或）作用障碍而产生肾上腺危象。

【诊断要点】

1.病史　病史中有能引起本症的原发疾病，如慢性肾上腺功能不全或垂体前叶激素缺乏，并存在诱发的因素，如急性感染、创伤、外科手术、突然停用皮质激素、长期饥饿或情绪波动等。

2.临床表现　肾上腺危象可见于各年龄阶段，新生儿和婴儿亦多见，由于肾上腺分泌的糖皮质激素、盐皮质激素都严重不足，导致其临床症状主要表现为失盐、循环衰竭和低血糖。少数患儿先有极度疲乏、不安、恶心和腹痛症状，大多数起病急骤，出现呕吐、腹泻、脱水和发热症状，并迅速进入外周循环衰竭、神志模糊或昏迷。

3.实验室检查　检查结果可为低血糖、低血钠、高血钾，血尿游离皮质醇降低，氮质血症。可有嗜酸细胞和淋巴细胞绝对计数增多。

切记：临床诊断不应等待检查结果，以免贻误抢救时机。

【治疗要点】

一旦诊断明确，需迅速处理，原则是迅速补液恢复血容量，纠正休克和组织血流灌注不良，纠正电解质紊乱和低血糖，补充肾上腺皮质激素，抗感染及对症治疗。疑似患者应在皮质激素治疗前进行必要的检查，包括促肾上腺皮质激素（ACTH）、皮质醇、肾素醛固酮、脱氢表雄酮（DHEA）及雄激素。

1.抗休克及纠正电解质紊乱　低血容量休克纠正：首剂给予生理盐水20ml/kg，1h内输入，可按此量反复输入共计60mg/kg生理盐水以纠正休克。输液的成分及数量应根据年龄、脱水程度、低钠血症及心功能情况而定。若血浆中HCO_3^-＜10mmol/L，宜补充碳酸氢钠；对高钾血症和酸中毒不易纠正者，可每日肌内注射醋酸去氧皮质酮（DOCA）1～3mg。

2.迅速补充肾上腺皮质激素　外源性的糖皮质激素不仅补给体内必需，而且具有协同去甲肾上腺素的作用，有助于维持血压正常。氢化可的松首次按50～100mg注射，之后按此剂量24h维持或者每6小时分次注射。多数患者可于24h内病情得到控制。随着危象改善氢化可的松可逐渐减量并改为口服维持量。一般平均第5天可改口服，2周左右减至维持量，多数患儿的维持量为氢化可的松15～20mg/（m^2·d）。在补充糖皮质激素的同时仍有低钠血症的患儿或肾上腺皮质增生症失盐型患儿，可补充盐皮质激素，口服氟氢可的松0.05～0.2mg/d或醋酸去氧皮质酮每次1～2mg肌内注射，1次/天，使用过程中须仔细观察水、钠潴留情况，及时调整剂量。

3.抗感染　肾上腺危象多数是由感染所引发，因此在上述治疗的同时应选用强有力的广谱抗生素静脉滴注。

4.其他　经激素、足量补液等治疗后仍处于休克状态者，为了提高血压、纠正休克状态，可酌情选用多巴胺、去甲肾上腺素或血管紧张素Ⅱ等活性药；视患儿情况决定是否使用抗凝治疗；救治过程中不宜使用吗啡、苯巴比妥等镇静药物。

（辛　颖　杨　敏）

第三节　低血糖症

低血糖是指由于某些病理和生理原因血糖浓度低于同年龄小儿血糖正常低限值。诊断低血糖的确切阈值一直存在争议，但依据近年来低血糖与脑损伤相关性的研究，倾向于采用2.6mmol/L（47mg/dl）作为低血糖诊断标准。低血糖是最常见的代谢紊乱之一，它并非一种独立的疾病，而是由于血糖下降速度过快、水平过低或者个体对低血糖的耐受性较差，引起的以交感神经异常为主要表现的临床综合征。严重低血糖可引起癫痫、昏迷及不可逆的脑损伤，甚至死亡，故及时诊断及治疗极为重要。

【诊断要点】

1.*临床表现*　心慌、出汗、面色苍白、颤抖、无力、饥饿感，神经系统表现为焦虑、精神不安、神志障碍、昏迷，以及癫痫样发作、血压低或休克。新生儿低血糖则常以震颤、拒乳、抽搐等为主。

2.*血糖低*　即刻测血糖＜2.6mmol/L。

3.*补糖后好转*　立即给予葡萄糖后好转。

低血糖病因复杂，确诊后必须进一步查找病因，根据不同疾病完善相关的实验室及影像学检查。常规实验室检查包括肝肾功能、电解质、血气分析、肌酶、血氨、血尿酮体、血脂、游离脂肪酸，必要时查血串联质谱、尿气相色谱-质谱排除代谢性疾病。内分泌疾病相关激素检查包括C肽、胰岛素、甲状腺功能、ACTH、皮质醇、胰高血糖素、生长激素。影像学检查包括肝胆脾胰超声、CT或磁共振、F-DOPA（氟-多巴）PET/CT等。

【治疗要点】

治疗的目的是维持正常的血糖浓度以预防低血糖所致的脑损害和生长发育延迟等，把握及早发现、及时处理，将血糖迅速恢复至正常浓度范围的原则。

1.*治疗目标*　对于可疑先天性低血糖的新生儿、婴幼儿及儿童低血糖患者维持血糖高于3.9mmol/L（70mg/dl）；对于有高危因素但并非先天性低血糖的新生儿出生48h内维持血糖高于2.8mmol/L（50mg/dl），48h后维持血糖高于3.3mmol/L（60mg/dl）。

2.*对症治疗*

（1）急诊处理常用方法是静脉输注葡萄糖，首剂静脉推注10%葡萄糖2～4ml/kg，继之给予10%葡萄糖维持补液，新生儿6～8mg/（kg·min），婴儿或儿童3～5mg/（kg·min）。对于持续性低血糖，逐渐增加葡萄糖速度至10～15mg/（kg·min），高胰岛素血症葡萄糖速度可超过15mg/（kg·min）。输液量应逐渐减慢，直至胰岛素不再释放，防止骤然停止引起胰岛素分泌及低血糖反应。

（2）新生儿出生后24h内低血糖的处理：①出生后0～4h的处理：出生后1h内给予第一次喂养，喂养后30min测定血糖，如血糖低于1.4mmol/L（25mg/dl），给予静脉输注葡萄糖，血糖介于1.4～2.2mmol/L时，再次喂养或视情况给予静脉输注葡萄糖；②出生后4～24h的处理：每2～3小时喂养并监测血糖，每1小时测定血糖，如低于1.9mmol/L（35mg/dl）静脉输注葡萄糖，介于1.9～2.5mmol/L时，再次喂养或视情况给予静脉输注葡萄糖。如低血糖伴惊厥发生，则静脉输注10%葡萄糖4ml/kg，随后按葡萄糖速度6～8mg/（kg·min）维持，调整血糖在正常范围内。

3.病因治疗　在明确病因后，针对病因进行治疗。

（1）高胰岛素血症（congenital hyperinsulinism，CHI）：胰高血糖素［1～20μg/（kg·h）］可用于短期紧急治疗，长期治疗可采用二氮嗪和奥曲肽。二氮嗪为国外治疗CHI的首选，剂量5～25 mg/（kg·d），分3次间隔8h口服，常见的不良反应如水、钠潴留等随着剂量增大而增加。奥曲肽起始剂量5μg/（kg·d），常规最大剂量25μg/（kg·d），每6～8小时皮下注射或静脉滴注1次。近年来也有研究表明mTOR抑制剂西罗莫司治疗CHI有效。对于药物治疗失败或不能耐受药物副作用者，多采用胰腺次全切除术控制低血糖。

（2）引起低血糖的遗传代谢疾病：治疗的根本原则是饮食上限制前驱物摄入，药物补充缺乏物或辅酶。针对不同遗传代谢病，个体治疗也不同，如糖原代谢病，除多次喂哺及高蛋白饮食外，尚可服用生玉米淀粉液，每次1～1.25g/kg，每4～6小时一次，于餐间、睡前及夜间服用，可使病情好转，减少低血糖发作。枫糖尿症患者饮食中应限制亮氨酸、异亮氨酸及缬氨酸含量，每逢感染易出现低血糖时应输注葡萄糖。

（杨　敏）

第四节　甲亢危象

甲状腺功能亢进危象又称甲亢危象，是指危及生命的甲状腺功能亢进状态，原有甲亢患者中，由于一些诱因，如精神刺激、感染、手术等的存在和激发，出现原有症状突然加剧的一组综合征，临床以高热、心率增快、心力衰竭等为特征。儿童发病相对罕见，但病情凶险，若不及时救治可致患儿死亡。因此早期识别、及时处置尤为重要。

【诊断要点】

临床表现无特异性，须结合病史综合判断。下列几点可作为临床诊断的依据。

1.病史　患儿有甲亢病史或有甲亢的临床症状但尚未确诊甲亢，并存在诱发因素，如甲状腺手术、其他外科手术、创伤、感染、药物、精神刺激等。

2.临床表现　表现为多系统器官功能障碍，常表现为高热大汗、频繁呕吐、腹痛腹泻，早期可出现精神神经障碍、焦虑躁动、精神变态等。随着病情加重出现嗜睡，最后陷入昏迷，严重威胁生命。心率增快后，患者易出现各种快速型心律失常，以心房颤动最为多见。

3.实验室检查　血中甲状腺激素（TT3、TT4、FT3、FT4）极度升高，促甲状腺（激）素（TSH）测定值极低。心电图可表现为窦性心动过速及各种心律失常，如心房颤动、心房扑动、期前收缩等。呕吐、腹泻明显，可见低钠血症、低钾血症及代谢性酸中毒。

【治疗要点】

一旦诊断确诊甲状腺功能亢进危象，不需等待化验结果，应立即开始积极治疗，及时祛除诱发病因，纠正严重的甲状腺毒症，保护重要脏器，防止出现脏器功能衰竭。

1.降低循环中甲状腺激素水平　首选甲巯咪唑0.5～1mg/kg，分3次，每8小时口服。复方碘溶液为紧急处理甲状腺功能亢进危象有效的药物，可抑制甲状腺球蛋白水解，减少甲状腺激素释放，口服或静脉滴注后能够迅速控制甲状腺毒症，每次5滴，每8小时口服。β受体阻滞剂及糖皮质激素均可抑制周围组织将T4转化为T3并缓解症状，如普萘洛尔（心得安）20～30mg，分3次，每8小时口服；氢化可的松50～100mg，分3次，每8小时口服。

2.对症支持治疗　密切监测心、脑、肾等器官功能，防止发生多器官功能衰竭；补充葡萄糖、维生素，以纠正电解质紊乱，保证热量供应，提高抗病能力；防止低氧血症和电解质紊乱可能诱发的心、脑、肾等脏器损伤，急性肝功能衰竭等；高热时首选物理降温，或给予解热药，口服药物可用对乙酰氨基酚，但禁用乙酰水杨酸类制剂；去除诱因，防止并发症。

3.其他　对于经上述各项处理效果不明显，血中T3、T4仍升高较显著，病情较重不能控制者，可应用血浆置换及腹膜透析以清除血中过量的甲状腺激素。

（杨　敏）

第五节　巴特综合征

巴特综合征（Bartter syndrome，BS）又称血压正常继发性高醛固酮症。其特征是肾小管Henle袢升支粗段盐的转运显著减少或缺乏，由Bartter在1962年首次报道。BS以顽固性低钾血症、代谢性碱中毒、肾素-血管紧张素-醛固酮系统活性增高、血压正常、尿前列腺素E_2（PGE_2）及其他来源于肾脏的前列腺素含量增高、肾小球球旁器增生肥大为特征。近期还有报道BS患者存在肾性失磷倾向以及血循环中甲状旁腺激素水平升高。BS发病率低，约为1.2/100 000，患者临床表现复杂多样，诊断比较困难。

基因突变是BS主要的发病机制。目前所知的与BS有关的突变基因有*SLC12A1*、*KCNJ1*、*CLCNKB*、*BSND*、*CASR*、*SLC12A3*。根据致病基因的不同将BS分为Ⅰ～Ⅴ型。过去认为Gitelman综合征（GS）是BS的变异型，但随着研究的不断深入，发现两者有着不同的遗传学和病理生理学基础。但鉴于二者的表型和基因型有相当大的重叠，也有学者提出应该将二者描述成一个临床表现谱。故本节将GS一并介绍。

【诊断要点】

1.临床表现

（1）BS多在6岁前发病，且有脱水、多饮、多尿和生长发育障碍。临床上将Ⅰ型BS和Ⅱ型BS归于新生儿型BS；Ⅱ型BS的临床症状较Ⅰ型轻，患儿出生后表现为多尿、喂养困难、腹胀、呕吐、低体重、发育迟缓、抽搐等。Ⅲ型BS属于经典型BS，临床症状轻于Ⅰ型和Ⅱ型，多于学龄期甚至成年后发病，患儿以烦渴、多尿、嗜盐、脱水、手足搐搦为主要表现。Ⅳ型BS属于新生儿型BS伴感音性耳聋，除了上述临床症状外，还伴有感音性耳聋。Ⅴ型BS又称为BS合并常染色体显性遗传性低血钙，患儿表现出类似Ⅱ型BS的症状，并伴有低血钙、高尿钙和低甲状旁腺激素。

（2）GS通常发病年龄晚，多在青春期或成年后起病，可以无任何症状，仅在体检时发现血钾低，也可表现为肌肉乏力，多伴有神经肌肉症状如肌肉痉挛和手足搐搦等，部分患者有软骨钙质沉积，表现为受累关节肿胀疼痛，现认为与其低血镁有关。多饮、多尿不明显，生长发育一般不受影响，大多肾浓缩功能正常或轻度受损。

2. 实验室检查

（1）低血钾。

（2）高尿钾。

（3）代谢性碱中毒或血气偏碱。

（4）肾素-血管紧张素-醛固酮系统活性增高，但血压正常。

（5）肾活检特征性改变为肾小球球旁器增生肥大，但肾活检并非诊断BS的必要手段。

（6）GS与BS不同的生化特点为低血镁、低尿钙、高尿镁。GS患儿尿Ca/Cr≤0.2，而BS患儿尿Ca/Cr＞0.2。

【治疗要点】

目前尚无根治方法，以替代治疗为主。

（1）长期使用氯化钾［推荐剂量10mmol/（kg·d）或以上］，每日最大剂量可达500mmol/L，临床上氯化钾的用量应注意个体化，及时根据患儿血钾情况调整用量，同时注意调节钠的摄入。

（2）加用螺内酯［2mg/（kg·d）］、氨苯蝶啶减少尿钾丢失。

（3）前列腺素酶抑制剂，如吲哚美辛［1.5～2.5mg/（kg·d）］，对新生儿BS疗效显著，对经典型BS也部分有效，但对GS应用存有争议，有学者认为GS患者PGE_2水平正常，不推荐应用。有报道BS患儿应用吲哚美辛继发结肠穿孔，因此在应用过程中，特别是对于小婴儿应监测药物不良反应。

（4）GS应终身服用镁剂以纠正低镁血症。

（5）卡托普利可通过抑制肾素-血管紧张素（RAS）系统，降低尿钾排出和前列腺素产生，必要时可使用。

（6）本病的治疗需要多种药物联合长期应用。在发生急性并发疾病的情况下注意维持水、电解质正常。

（佟雅洁）

第六节　肾小管酸中毒

肾小管酸中毒（renal tubular acidosis，RTA）是一类由于近端肾小管碳酸氢根离子重吸收和（或）远端肾小管泌氢离子功能障碍而引起的临床综合征。其生化特点以代谢性酸中毒、反常性碱性尿为主。该疾病的致病谱广泛，病变常累及多个系统和器官。由于其病理生理学异常复杂，临床表现多变，因此误诊、误治率居高。

根据肾小管受损部位及其病理生理基础可将RTA分为4型：Ⅰ型为远端肾小管酸中毒（distal renal tubular acidosis，DRTA）又称经典型肾小管酸中毒。Ⅱ型为近端肾小管酸中毒（proximal renal tubular acidosis，PRTA）。Ⅲ型为Ⅰ型和Ⅱ型的混合，又称混合型肾小管酸中毒。Ⅳ型为高钾型肾小管酸中毒，是由于远端肾小管分泌氢离子功能障碍和分泌钾离子受阻而导致的肾小管酸中毒。

肾小管酸中毒的病因可分为原发性和继发性。

1.原发性　多为常染色体显性遗传病，也有一部分属于常染色体隐性遗传病和基因突变，多见于儿童，散发性者可于任何年龄发病。

2.继发性　RTA可继发于各种肾脏疾病，也可继发于多种非肾脏疾病，如自身免疫性疾病（如系统性红斑狼疮、干燥综合征）、糖尿病、高血压、慢性肝病（包括肝硬化）、遗传性疾病（肝豆状核变性、遗传性椭圆细胞增多症）等。还有些RTA是由于药物（如环孢素A、阿德福韦酯、两性霉素B）中毒引起。其中最为常见的继发性原因为干燥综合征。

【诊断要点】

1.临床表现　凡遇小儿有生长发育落后、厌食、恶心、乏力、多尿烦渴及尿比重低或脱水性酸中毒原因不明者应考虑本症，临床表现为顽固性佝偻病的患儿，或年长儿出现佝偻病、病理性骨折、肾钙化或肾结石症者，应进一步测定血生化和尿pH，当证实有酸中毒及碱性尿时应高度怀疑本症。

2.实验室检查　RTA患者共同的临床特点为低血钾（部分类型有高血钾）、阴离子间隙正常性高氯性酸中毒、碱性尿、肾脏鱼子样结石。因此，对低血钾乏力或软瘫、多尿、高血氯性酸中毒伴尿pH升高（>6.0）者，都应警惕RTA，进行相应的实验室检查排除或确定诊断。以下是具体的诊断标准。

Ⅰ型：①肾结石、肾钙化，部分伴有软骨病或佝偻病；②有低钙血症、低磷血症及高钙尿症；③高血氯、低血钾性酸中毒伴尿pH>5.5；④不完全型氯化钙试验阳性。Ⅱ型：①低血钾明显，低血钙与骨病较轻，表现为骨软化及骨质疏松；②高血氯、低血钾性酸中毒；③重碳酸盐再吸收试验阳性，尿中碳酸氢根排量$>15\%$。Ⅲ型：兼有Ⅰ型和Ⅱ型的临床特征，在正常血浆碳酸氢根浓度下，尿碳酸氢根排量$>15\%$的滤过量。Ⅳ型：①多有慢性肾小管间质病史，伴有中度肾小球滤过率降低；②肾小管酸化功能障碍类似Ⅱ型RTA，但尿中碳酸氢根排量$<10\%$；③高血氯性酸中毒伴高钾血症；④尿NH_4^+减少，血肾素及醛固酮水平降低。

【治疗要点】

1.纠正酸碱平衡紊乱　纠正代谢性酸中毒与补充钾盐同时应用。轻度酸中毒患者，单独口服10%枸橼酸钠和（或）枸橼酸钾合剂［枸橼酸钠100g，枸橼酸钾100g，加水至1000ml，2～4ml/（kg·d），分3～4次口服］即可纠正；对于部分症状重者需联用碳酸氢钠片。

2.纠正电解质紊乱　肾小管酸中毒除高氯性酸中毒外，由于远端肾小管肾单位H^+排泌障碍，H^+-Na^+交换减少，竞争性的K^+-Na^+交换增加，致使排钾过多，造成低钾血症；近端肾小管由于$NaHCO_3$大量丢失，血浆容量减少，引起继发性醛固酮增多，结果NaCl重吸收增加，代替丢失的$NaHCO_3$而产生高氯血症酸中毒；吸钠排钾引起明显的低钾血症，因此钾的补充十分重要，当有明显的低钾血症时，应先补钾盐再纠正酸中毒，常用含有钾盐的枸橼酸盐合剂。对于Ⅳ型高钾血症患者，可给予呋塞米，以增加尿钾排出；或者联合应用聚苯乙酸磺酸钠增加肠道钾排出。

3.代谢性骨病及低磷血症和低钙血症的处理　对低磷血症患者，需补充无机磷缓冲液。慢性酸中毒可影响维生素D及钙的代谢，使血钙偏低。低血钙可引起继发性甲状旁腺功能亢进，增加磷廓清，血中磷酸盐与钙离子降低则使骨质不能矿化，形成佝偻病；在纠正酸中毒过程中也可出现低钙血症，甚至惊厥。为纠正低钙血症或骨质疏松可长期口服维生素D及钙剂。需定期监测血钙水平，以防发生高钙血症。另外，肾结石是RTA的常见并发症，治疗期间亦需注意监测泌尿系彩超变化。

4.*继发性RTA需针对原发病治疗* 对于类风湿关节炎合并RTA给予非甾体抗炎药治疗；对于干燥综合征、系统性红斑狼疮等免疫性疾病合并RTA患者，给予糖皮质激素治疗，活动期自身免疫性疾病应用免疫抑制治疗。

（佟雅洁）

第七节 严重离子紊乱（高钾、低钾、高钠、低钠、低钙、低磷、低镁血症）

一、高钾血症

血清/血浆钾浓度＞5.5mmol/L为高钾血症，因调节钾平衡的正常稳态机制紊乱引起。病因包括：①肾排钾减少，是持续性高钾血症最常见的原因。②钾摄入大量增加，是健康儿童持续性高钾血症的罕见原因，或因含钾药物使用不当，静脉补钾过多。③细胞内钾向细胞外转移，见于大量溶血、挤压综合征、糖尿病酮症酸中毒及高钾型周期性瘫痪。④假性高钾血症，在儿童中较为常见，因采血困难而常出现标本溶血，特别是婴幼儿。因此，对于临床情况不可能出现高钾血症的任何儿童，如果出现血钾升高，应予以确认。

【诊断要点】

（1）当血钾水平轻度（＜6mmol/L）或中度升高（6～7mmol/L）时，大多数儿童无症状。

（2）重度高钾血症（血钾＞7mmol/L），临床表现为意识模糊、感觉异常和肢体软弱无力等，常有心动过缓或心律失常。高钾血症可发生致命的缓慢心律失常甚至心脏停搏。典型心电图改变为T波高尖，QT间期延长，QRS增宽，PR间期延长。心律失常可表现为室性期前收缩（早搏）、房室传导阻滞、室速、室颤和心搏骤停，见图9-1。

（3）婴儿血钾的正常范围高于较年长儿童和成人，因为婴儿的尿钾排泄相对较低。

【治疗要点】

由于高钾血症可能导致心搏骤停，高血钾一经诊断，应尽快处理。干预的紧迫程度和类型取决于血钾升高的程度和速度、有无症状及心电图表现。

（1）停用一切含钾的药物或溶液，尽量不食含钾量较高的食物。

（2）紧急对抗心律失常：静脉注射10%葡萄糖酸钙溶液20ml，能缓解K^+对心肌的毒性作用，也可将10%葡萄糖酸钙溶液30～40ml加入静脉补液中滴注。

（3）降低血钾浓度：①输注葡萄糖溶液及胰岛素，25%葡萄糖溶液100～200ml，每5g糖加入胰岛素1U，静脉滴注，必要时可以每3～4小时重复用药。②使用吸入性β

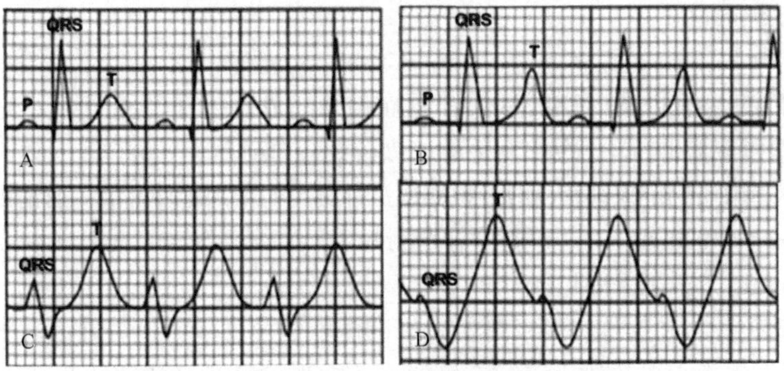

图9-1　正常血钾水平和高钾血症心电图改变

A.血钾3.5～5.0mmol/L正常心电图。B.血钾7mmol/L，PR间期稍延长至大于0.2s，QRS波群开始变宽，T波高尖。C.血钾8～9mmol/L，P波消失，QRS波群明显增宽至＞0.12s，ST段消失，T波呈现特征性高尖改变。D.血钾＞10mmol/L，QRS波群与T波融合成为"正弦波"

肾上腺素受体激动剂，如沙丁胺醇。③碳酸氢钠溶液，其效果不确定，不推荐作为唯一措施。④利尿剂。⑤阳离子交换树脂，每次15g，每日4次口服；山梨醇或甘露醇导泻以防止便秘。⑥透析疗法，能较快地降低血清钾浓度。

（4）以上治疗措施的效果只是暂时的，接下来需要进一步评估，包括重点病史采集和体格检查，必要时进行实验室检查。进一步处理包括识别和治疗高钾血症的可逆病因及去除体内过多的钾。

二、低钾血症

血清/血浆钾浓度＜3.5mmol/L为低钾血症，由调节钾平衡的正常稳态机制发生紊乱所致。病因包括①钾经胃肠道丢失增加，是儿科低钾血症的最常见原因。②尿钾丢失增多，遗传性肾小管疾病（巴特综合征和Gitelman综合征）和渗透性利尿，或盐皮质激素活性增加。③对于健康儿童，膳食钾摄入减少不太可能引起低钾血症，然而，长时间摄入减少可促进其他病变引起的钾消耗。④钾向细胞内转移，如大量输入葡萄糖和胰岛素、碱中毒、β肾上腺素能受体活性增强和低钾性周期性麻痹等。

【诊断要点】

1.临床表现　根据低钾血症的严重程度和急性度而有所差异。一般在血清钾＜3.0 mmol/L或血清钾急剧下降时才会出现症状。临床表现包括以下方面。

（1）肌无力：最早表现。首先四肢软弱无力，严重者可涉及躯干及呼吸肌。一旦呼吸肌受累，可致呼吸困难或窒息。有时可有吞咽困难，以致发生呛咳、误吸等，可有软瘫、腱反射减退或消失。

（2）胃肠道受累：有厌食、恶心、呕吐、腹胀和肠蠕动消失等肠麻痹表现。

（3）心肌兴奋性增强，传导异常：心悸、（室性）心律失常、心室颤动。

（4）代谢性碱中毒：引起反常性酸性尿。

2.典型心电图改变　早期出现T波降低、变平或倒置，ST段降低、QT间期延长和U波。

在很多情况下，该症的诊断是在对另一疾病评估期间检测血电解质时得到，特别是血钾为3～3.5mmol/L。

【治疗要点】

治疗的目的是预防或治疗严重低钾血症相关的危及生命的并发症（心律失常、麻痹、横纹肌溶解和膈肌无力）、补充丢失的钾及纠正基础病因。

（1）临床上较难判定缺钾程度时，根据血清钾测定初步判定补钾量。血清钾＜3.0mmol/L时，给K^+200～400mmol，提高血清钾1mmol/L；血清钾为3.0～4.5mmol/L时，给K^+100～200mmol，提高血清钾1mmol/L。

（2）静脉补钾。必须严格遵守静脉补钾的浓度和速度限制，每升液体中含钾量不宜超过40mmol（相当于氯化钾3g），输入钾量应＜20mmol/L，注意防止含钾溶液输入过快，血清钾浓度短期内增高可导致心搏骤停。静脉补钾患者需要持续心电图监测，以监测有无低钾血症所致变化以及补钾期间可能的弹性高钾血症。如患者伴有休克，应先尽快恢复血容量，待尿量超过40ml/h后再静脉补钾。

（3）对于无症状患者，是否需要补钾取决于低钾血症的基础病因和严重程度。如果需要补钾，推荐口服钾治疗。所使用的钾制剂也取决于基础疾病。

（4）有些低钾血症与缺镁相关，补钾也须适当补镁。

（5）急性期治疗后的进一步评估侧重于确定病因，以减少或终止钾的继续丢失。评估包括有重点的病史采集和体格检查以及一些额外的实验室检查。诊断思路见图9-2。

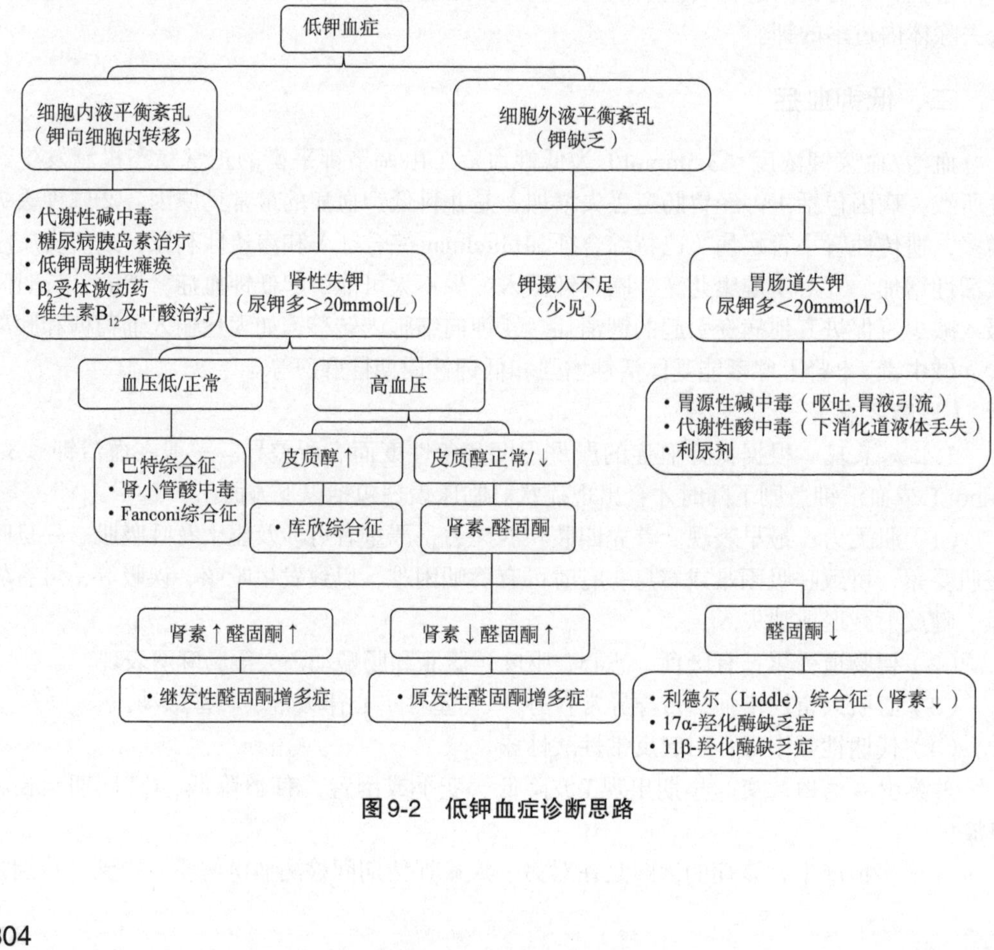

图9-2 低钾血症诊断思路

三、高钠血症

血钠＞150mmol/L为高钠血症。病因包括①钠入量过多；②高渗性脱水：大汗、高热、饮水不足；③失水多于失钠：腹泻、呕吐、尿崩症、糖尿病、利尿剂等。

【诊断要点】

1.症状　口渴，神经精神症状，如烦躁、易激惹、腱反射亢进、肌张力增高，严重者抽搐、昏迷及死亡。

2.体征　①高热、烦渴、口腔黏膜干燥、无泪、少尿。②烦躁不安、意识障碍、肌震颤，甚至惊厥。③肌张力增高，腱反射亢进。

3.辅助检查　血生化、血气、血糖及心电图。

4.鉴别诊断

（1）钾血症：肌无力，心电图T波改变，血钾显示低钾血症。

（2）镁血症：肌张力降低，血镁降低。

【治疗要点】

（1）限制钠入量，输液速度要慢。

（2）使用排钠型利尿剂（呋塞米）。

（3）重者可用血液透析治疗。

（4）输入1/9～1/5张的低张液体。

（5）高渗脱水者，先给予1/2张含钠液，再给予1/8～1/4张液体。

（6）脑细胞内脱水，输液张力适当，输液速度要慢，且供给部分钾盐，既可提高液体张力，又不增加钠负荷，钾还可以进入细胞内纠正细胞内脱水。

（7）有引起高钠的因素和相应的症状时，及时查血生化，早期纠正。诊疗思路见图9-3。

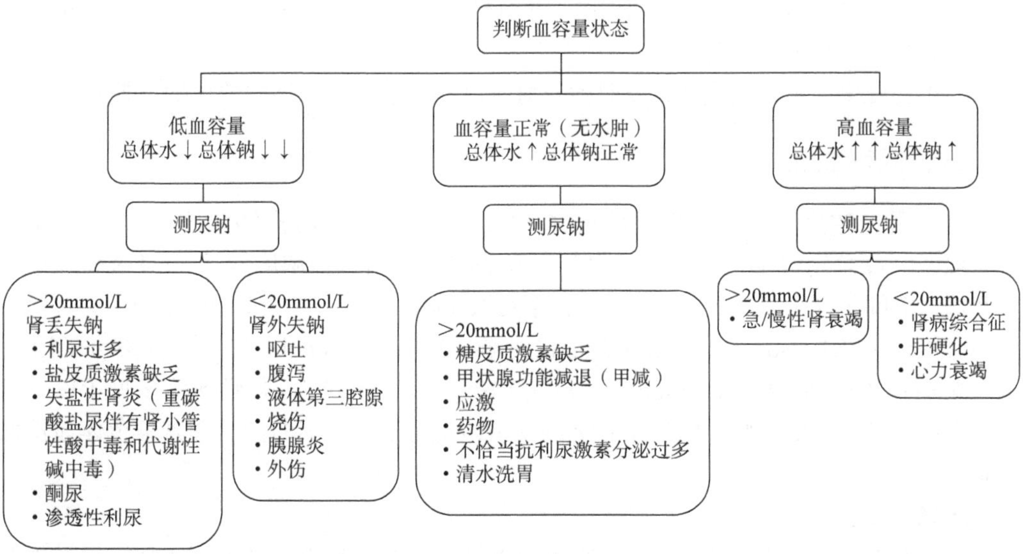

图9-3　高钠血症诊疗思路

四、低钠血症

血钠＜130mmol/L为低钠血症，包括①缺钠性低钠血症：摄入不足，过度丢失（呕吐、腹泻、胃肠引流等）。②稀释性低钠血症：细胞外液水分过多。③无症状性低钠血症。

【诊断要点】

1.症状　乏力，表情淡漠，恶心呕吐，头痛嗜睡，视物模糊，反应迟钝，肌肉痉挛，脉细速及昏迷。

2.体征　①精神反应弱，表情淡漠，嗜睡，厌食，恶心呕吐，面色苍白。②水肿或脱水表现。③心音低钝，心律失常。④肌张力低下，腱反射消失，腹胀。⑤重者昏迷或惊厥。

3.辅助检查　血生化、血气、血糖及心电图。

4.鉴别诊断

（1）低钾血症：肌无力，心电图T波改变，血钾显示低钾血症。

（2）低镁血症：肌张力降低，血镁降低。

【治疗要点】

（1）治疗原发病。

（2）血钠＜120mmol/L时需及时补钠，3% NaCl 12ml/kg，可提高血钠10mmol/L，在4h内先补充1/2量，余量之后酌情补给。血钠达到120mmol/L以上时，减慢补钠速度，每天血钠升高控制在10mmol/L以内。

（3）有脱水者给予生理盐水或2∶1液补液。

（4）水中毒者输入高渗钠液体，同时给予利尿治疗。

（5）脑水肿患儿有前囟张力增高、球结膜水肿等表现，给予20%甘露醇每次0.5g/kg，静脉注射。

（6）神经细胞脱髓鞘改变者控制补钠的量和速度，每天血钠上升不超过10mmol/L，同时给予输入保护脑细胞药物。

（7）在发生脱水或输液时，及时检查血电解质，按照丢失钠的情况酌情补充。

五、低钙血症

血清蛋白浓度正常时，血钙浓度＜2.10mmol/L，血清游离钙浓度＜1.12mmol/L。血清离子钙和总钙常常密切相关，但是两者的关系在白蛋白浓度异常、pH极高或极低以及输血期间可能会发生变化。1月龄：平均1.4mmol/L（1.29～1.52mmol/L）；3月龄：平均1.38mmol/L（1.30～1.49mmol/L）；12月龄：平均1.33mmol/L（1.24～1.39mmol/L）；12月龄后：离子钙1.2～1.3mmol/L，总钙2.12～2.62mmol/L。低钙血症多见于以下疾病：甲状旁腺功能减退症、假性甲状旁腺功能减退症、维生素D缺乏和常染色体显性低钙血症。

【诊断要点】

1.新生儿低钙血症　较常见，往往为一过性，也可出现持续性低钙血症。一过性低钙血症分为早发型和晚发型。早发型，即出生后72h内发生，影响因素包括与母亲有关的因素（如母亲糖尿病）、与婴儿有关的因素（如早产）、合并疾病及医源性因素。迟发型，即出生72h之后发生，是由于牛乳和牛乳配方奶粉造成相对大的磷负荷。

如果低钙血症为轻度，即使有症状也极少。如果低钙血症为重度，则可出现危及生命的癫痫发作、难治性心力衰竭或喉痉挛。除了严重程度，低钙血症的发生速度和病程也对临床表现具有决定性作用。

2.急性临床表现

（1）标志是手足搐搦。其特征为神经肌肉易激惹。症状可能较轻（口周麻木、手足感觉异常、肌肉痛性痉挛），也可能较重（手足痉挛、喉痉挛，以及局灶性或全面性癫痫发作）。部分患者症状特异性较低，如乏力、高度易激惹、焦虑和抑郁。部分患者即使有严重的低钙血症，也没有神经肌肉症状。典型体征是陶瑟征及面神经征。化验血清钙离子浓度＜1.1mmol/L，血清总钙浓度＜1.8mmol/L。

（2）癫痫发作：癫痫大发作、小发作和局灶性发作，且这类症状可能是唯一的主诉症状。脑电图显示棘波和高压阵发性慢波的爆发共存。

（3）心血管：心电图特征性QT间期延长改变，见图9-4。

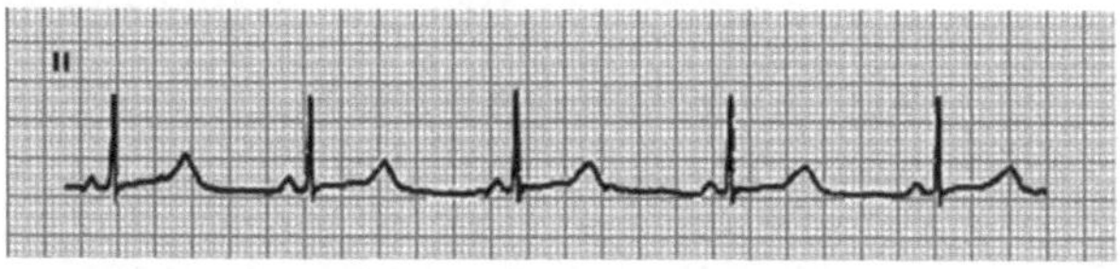

图9-4　低钙血症典型心电图改变，QT间期明显延长（0.5s），正常值0.15s

（4）视盘水肿：可见于任何原因引起的低钙血症患者，仅出现于低钙血症严重时，通常随着低钙血症的纠正而改善。它可能伴或不伴高脑脊液压（良性颅内高压）。罕见情况下，可发生视神经炎。

（5）精神表现：情绪不稳定、焦虑和抑郁。意识模糊状态、幻觉和明确的精神病不常见。上述表现通过治疗均可逆转。

【治疗要点】

（1）纠正原发疾病，同时补钙。

（2）对于有症状者（手足痉挛、抽搐和癫痫发作）、QT间期延长及血清校正钙急剧降至＜1.9mmol/L的无症状者，推荐静脉补钙。1～2g葡萄糖酸钙（相当于90～180mg元素钙），溶于50ml 5%葡萄糖溶液，输注时间10～20min，同时监测心率。静脉溶液中不应含有可形成不溶性钙盐的碳酸氢盐或磷酸盐成分。如果需要输入这些阴离子，应使用另一条静脉通路（在另一侧肢体）。静脉补钙应该持续到患者能接受有效的口服钙剂和维生素D方案。因起效迅速，骨化三醇（剂量为0.25～0.5μg，一日2次）对于严重的急性低钙血症患者是首选的维生素D制剂。

（3）对于有轻度神经肌肉兴奋性症状（感觉异常）和校正钙浓度＞1.9mmol/L者，开始可以口服补钙。最初可给予每日1500～2000mg元素钙（给药形式为碳酸钙或枸橼酸钙），分次给药。例如，碳酸钙含40%的元素钙，所以1250mg碳酸钙含有500mg的元素钙。如果口服补充后症状没有改善，推荐改用静脉补钙。

（4）低钙血症的诊疗思路，见图9-5。

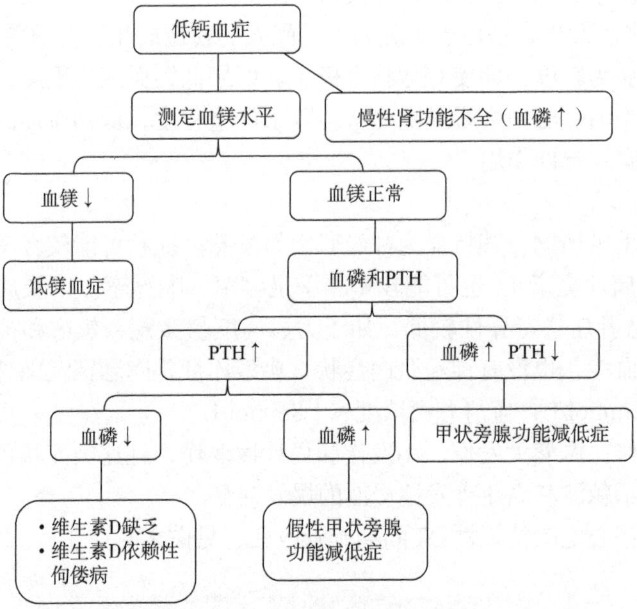

图9-5　低钙血症诊疗思路

六、低磷血症

血磷＜0.8mmol/L为低磷血症。由于正常血清磷浓度波动较大，血清磷浓度并不是一个能够灵敏而特异地反映机体磷平衡的指标。

病因主要有①磷酸盐从细胞外液进入细胞内的重分布，如糖尿病酮症酸中毒或非酮症性高血糖患者治疗期间、急性呼吸性碱中毒、骨饥饿综合征；②磷摄入不足，长期肠外营养支持未补充磷制剂；③尿磷排泄增加，如甲状旁腺功能亢进症、维生素D缺乏、Fanconi综合征、以肾磷酸盐消耗为特征的罕见综合征等；④肾脏替代治疗清除磷酸盐。

【诊断要点】

1.临床表现　在很大程度上取决于磷损耗的严重程度和慢性程度，在有症状的患者中，血浆磷浓度通常低于0.32mmol/L。

（1）中枢神经系统：因ATP损耗而导致代谢性脑病。广泛的神经系统症状与长期的磷损耗有关，从轻度的易激惹、感觉异常、头晕、厌食、肌无力到严重的表现，如谵妄、全面性癫痫发作和昏迷。

（2）心肺系统：室性心律失常、膈肌收缩力显著受损。

（3）骨骼肌和平滑肌：肌肉功能障碍的表现包括近端肌病（累及骨骼肌）、吞咽困难和肠梗阻（累及平滑肌）、横纹肌溶解。

（4）血液系统功能障碍：溶血易感性增加、粒细胞的吞噬作用和趋化作用减少，以及血凝块回缩障碍和血小板减少。

2.辅助检查　如果诊断不明确，测定尿磷酸盐排泄有助于诊断。

【治疗要点】

（1）针对基础病因治疗，以去除病因为主。

（2）大多数低磷血症患者不需要其他治疗。

（3）磷酸盐补充方案：①血清磷酸盐＜0.64mmol/L的无症状者，给予口服磷酸盐治疗。②有症状者治疗随低磷血症的严重程度而不同：血清磷酸盐为0.32～0.63mmol/L，口服磷酸盐治疗；血清磷酸盐＜0.32mmol/L，给予静脉磷酸盐治疗，并在血清磷酸盐升高至0.48mmol/L以上时，改为口服补充；血清磷酸盐≥0.64mmol/L，停止磷酸盐补充，除非有长期治疗的指征，如持续尿磷酸盐消耗。

七、低镁血症

血清镁＜0.75mmol/L为低镁血症。病因主要有①长期镁摄入不足，如饥饿、短肠综合征、长期静脉营养和肠内营养液中未添加镁剂；②经胃肠道排H^+过多，如肠瘘、严重腹泻、长期胃肠引流等；③肾疾病导致镁经肾排出过多；④急性胰腺炎；⑤酒精中毒；⑥输入过多库血。

【诊断要点】

临床症状 当血清镁＜0.4mmol/L时才出现临床症状。

（1）神经肌肉表现：神经肌肉兴奋性增高（如震颤、手足搐搦、惊厥）、肌无力、情感淡漠、谵妄和昏迷。中枢神经系统功能亢进，激动、焦虑、记忆力减退，严重者出现烦躁不安和谵妄。

（2）心血管表现：轻度镁缺乏时QRS波增宽和T波高尖，重度镁缺乏时PR间期延长、T波低平、房性和室性心律失常。容易发生洋地黄中毒。

（3）钙代谢异常：包括低钙血症、甲状旁腺功能减退、甲状旁腺激素抵抗及骨化三醇合成减少。低钙性抽搐的患者，注射钙剂不能解除抽搐，也应考虑镁缺乏。

（4）低钾血症：某些低钾血症患者，补钾后情况仍无改善时，应考虑镁缺乏。

血清镁的测定只能作为一个参考，缺镁时不一定出现血镁过低，而血镁过低也不一定代表有镁缺乏。必要时可做镁负荷试验，有助于判断镁缺乏。

如果不能从病史中获得明显的病因，可通过测量24h尿镁排泄量或通过随机尿样本测定镁排泄分数来区分胃肠道性镁丢失和肾性镁丢失。肾功能正常者每日排泄镁超过10～30mg，或镁排泄分数超过2%，提示肾性镁消耗。

【治疗要点】

1.以治疗原发病、消除病因为主。

2.镁补充的原则

（1）轻度镁缺乏者口服补镁，症状明显或不能进食者，硫酸镁溶液/氯化镁溶液静脉滴注，25%硫酸镁溶液1ml中含镁1mmol，按0.25mmol/kg剂量补镁。如果肾功能正常，而镁严重缺乏时，按1mmol/kg剂量补镁。治疗开始前，先测血清镁、钙、尿素氮和肌酐。有氮质血症或肾功能不良时，应经常复查血镁，以免补充过多而发生血镁过高。

（2）常规每日补镁6～7mmol。

（3）静脉补镁时，输注速度不能太快，需要心电监护，注意出现急性镁中毒的可能。

（张 丹）

第八节　有机酸代谢障碍

有机酸代谢障碍致有机酸血症，是一组以尿液中有机酸排泄增加为特征的疾病。此类疾病主要归因于氨基酸分解途径中特定酶的缺乏。脂肪酸β氧化或糖类代谢过程中的酶缺乏会导致非氨基有机酸水平升高。在一些线粒体病患者的尿液中也可以检出有机酸水平异常。

【诊断要点】

分类：①支链有机酸血症；②多发性羧化酶缺乏症，包括全羧化酶合成酶缺乏症和生物素酶缺乏症；③戊二酸血症（或酸尿症）1型（glutaric acidemia type 1，GA1）及相关的有机酸血症。在伴有脂肪酸氧化缺陷和能量代谢障碍的患者中，也可观察到有机酸水平异常。较常见的有机酸血症包括甲基丙二酸血症（methylmalonic academia，MMA）、丙酸血症（propionic academia，PA）、异戊酸血症（isovaleric academia，IVA）、3-甲基巴豆酰甘氨酸尿症（3-methylcrotonylglycinuria，3-MCG）、3-甲基戊烯二酸尿症（3-methylglutaconic aciduria，3-MGA）和GA1。

大多数有机酸血症在新生儿期或婴儿早期临床上明显。在健康的初始时期后，受累儿童会发展为危及生命的代谢性酸中毒发作，其特征为阴离子间隙增加，可能被误诊为脓毒症，如果未被识别，其死亡率较高。在分解代谢增加（如并发疾病、创伤、外科手术、长时间禁食等）时，容易发生代谢失代偿。临床医生需充分了解其最初的体征，并掌握紧急治疗方案。在处理个体疾病之前，考虑这类疾病的临床表现、诊断及治疗的共同特征将有所帮助。

1. *临床表现*　有机酸血症新生儿通常在出生后1～2周表现为喂养不良、呕吐、肌肉无力、肌张力减退，以及嗜睡加重并进展至昏迷。与其他有机酸血症不同，GA1很少在新生儿期出现，常不伴有妊娠期及围生期病史，但家族史可能揭示存在新生儿期死亡的血亲/同胞。

年龄较大婴儿、儿童乃至成人的最初表现可能不同，包括嗜睡、呕吐、生长迟滞或癫痫发作，以及伴发与间发性疾病（导致严重的代谢性酸中毒、高氨血症和酮症）相关的急性代谢失代偿。在初始表现后，青少年或成人有机酸血症的诊断可能延迟或漏诊，这是因为该症存在不同的表现和医生对其缺乏警觉。

代谢危象期间可能发生全血细胞减少。代谢状态正常后，全血细胞减少通常消退。

2. *评估与诊断*　对疑似有机酸血症婴儿的初始评估包括测定pH、二氧化碳张力、碳酸氢盐、氨、乳酸盐、丙酮酸盐、葡萄糖、电解质、肌酐、尿素和酮。婴儿通常伴有阴离子间隙增加的严重代谢性酸中毒，以及酮症和高氨血症。其他常见表现包括低血糖及与容量不足相关的电解质异常和其他异常。常行全血细胞计数和分类计数，以检测由骨髓抑制导致的常发生的中性粒细胞减少、血小板减少或全血细胞减少。

（1）新生儿通常在出生后1～2周表现为喂养不良、呕吐、嗜睡加重、肌张力减退及伴有阴离子间隙增大的代谢性酸中毒。CA1几乎不在新生儿期发病。较大婴儿或儿童可能出现嗜睡、呕吐、生长迟滞、癫痫发作或与间发性疾病相关的急性代谢失代偿。

（2）疑似有机酸血症婴儿的初始评估包括测定pH、二氧化碳张力、氨、乳酸盐、丙酮酸盐、血糖、电解质、肌酐、尿素、酮和全血细胞计数。

（3）有机酸血症的实验室特征包括伴有阴离子间隙增加的严重代谢性酸中毒、酮症和高氨血症。其他表现可能包括低血糖、与脱水相关的电解质及其他异常，以及骨髓抑制的证据。具体有机酸血症由测定尿液中的有机酸提示，通过证实皮肤成纤维细胞和外周血白细胞中酶活性的缺乏而确诊。

（4）甲基丙二酸血症血浆中的甲基丙二酸及尿液中的甲基丙二酸、甲基枸橼酸、丙酸和3-羟基丙酸浓度升高。

（5）丙酸血症尿液中丙酸、甲基枸橼酸、3-羟基丙酸、甲基巴豆酰甘氨酸和丙酰甘氨酸浓度升高；丙酰辅酶A羧化酶活性缺乏。

（6）异戊酸血症尿液中异戊酰甘氨酸及3-羟基异戊酸浓度升高；异戊酰辅酶A脱氢酶活性缺乏。

（7）3-甲基巴豆酰甘氨酸尿症尿液中3-羟基异戊酸和3-甲基巴豆酰甘氨酸的浓度升高；3-甲基巴豆酰辅酶A羧化酶活性缺乏。

（8）3-甲基戊烯二酸尿症尿液中3-甲基戊烯二酸浓度升高。

（9）戊二酸血症1型尿液中戊二酸和3-羟基戊二酸的浓度升高；戊二酰辅酶A脱氢酶（GCDH）活性缺乏。

【治疗要点】

包括治疗代谢失代偿，以及康复后的持续治疗。

1.代谢失代偿的治疗　初始处理包括静脉补液及对代谢性酸中毒、高氨血症、低血糖及电解质异常进行纠正。也对其他相关疾病（如感染）进行治疗。

（1）在具有代谢失代偿发作相关急性治疗经验的Ⅱ～Ⅲ级重症监护病房，使用中心静脉导管进行静脉内治疗和处理。这些儿童在急性失代偿期通常需要静脉疗法，因为恶心和呕吐使得口服不可行。在急性期，24h至最多48h不摄入蛋白质，随后再摄入低蛋白膳食。静脉补液初始速度为维持液体需求的1.25～1.5倍，输注液为可提供葡萄糖的溶液，输注速率基于根据年龄估算的肝脏葡萄糖产生的正常速度。通常根据年龄按照下述葡萄糖输注速率开始治疗，随耐受而加快速度：足月新生儿及1岁以下婴儿为6～7mg/（kg·min），1～6岁儿童为6～7mg/（kg·min）；6～12岁儿童为4～6mg/（kg·min），青少年（12岁以上）为2～3mg/（kg·min）。

（2）最高血糖浓度不应超过130mg/dl。某些情况下可能需要补充胰岛素，以避免发生高血糖症并促进蛋白质的合成。如果已排除了脂肪酸氧化障碍，应该使总体能量摄入最大化，通常需要在胃肠外给药的基础上加用脂肪乳。

（3）采用碳酸氢钠纠正酸中毒。持续性严重酸中毒（因高钠血症或容量负荷过度限制了可给予的碳酸氢钠量）或高氨血症患者可能需要血液透析或血液滤过。现在已经不再采用腹膜透析。在某些情况下，儿童需要机械通气。

2.长期管理　康复后的持续治疗包括膳食管理和用药，以防止日后的代谢失代偿发作。

（1）膳食：开始治疗后的1～2d，接下来的2～3d逐步引入特定的低蛋白膳食，以满足生长和发育所需的最低蛋白量。这种低蛋白膳食应添加排除了致病氨基酸的氨基酸混合物。如果婴儿仍依赖肠外营养，给予一日最少可提供0.5g/kg蛋白质的氨基酸混合物，以避免分解代谢。应给予碳水化合物和脂肪以提供足够的能量，如果可耐受，应增加蛋白质的量。应避免长期禁食。例如，对于儿童，提供夜宵和（或）将早餐时间提前，可缩短空腹过夜的时间。

（2）药物：给予减少毒性代谢物生成或增加毒性代谢物排泄的药物。有机酸血症患者的血浆肉碱水平常较低，在急性失代偿期间静脉注射左卡尼汀200～300mg/（kg·d）或200～300mg/（kg·d）分3次口服，可用于促进酰基肉碱共轭物（认为其对脑、肝和肾脏有毒性）的形成和增加排泄。甚至更高剂量的左卡尼汀通常也能被很好地耐受。还应给予多种维生素和钙补充剂以避免可能由低蛋白膳食造成的缺乏症。

在甲基丙二酸尿症和丙酸血症中，出现显著高氨血症（如＞400μmol/L）时的一种选择方案是应用卡谷氨酸。在这些疾病中，丙酰辅酶A的蓄积导致*N*-乙酰谷氨酸（氨甲酰磷酸合成酶1的生理激活剂）合成减少。卡谷氨酸是一种分子类似物，可通过直接激活氨甲酰磷酸合成酶1而缓解高氨血症。

3.随访　患者每年应由熟悉有机酸血症治疗的生化遗传学家领导的多学科团队随访至少2次，可多达6次。对婴儿或代谢控制欠佳者进行的评估应更加频繁。应由对遗传性代谢病的膳食治疗有经验的营养师管理特定的低蛋白膳食。

（张　丹）

第九节　脂类代谢障碍

一、戈谢病

戈谢病（Gaucher disease）是溶酶体贮积病中相对常见的疾病之一，为常染色体隐性遗传病。由于溶酶体葡糖脑苷脂酶活性缺乏，导致葡萄糖脑苷脂在肝、脾、骨骼、肺及脑组织的巨噬细胞溶酶体中贮积，形成典型的贮积细胞即戈谢细胞，导致受累组织器官病变。编码葡糖脑苷脂酶的*GBA*基因位于染色体1q21，含11个外显子，突变种类较多，其中以点突变1226G和1448G最为多见。

【诊断要点】

1.临床表现　常表现为多脏器受累，患者轻重不同，差异较大。根据神经系统是否受累，将戈谢病主要分为以下三型，其他如围生期致死型、心血管型等类型较少见。

Ⅰ型：非神经病变型最常见，患者无原发性中枢神经系统受累表现，残存酶活性为正常人的18%～40%。2/3的患者在儿童期发病，但各年龄段均可发病。症状轻重差异很大，发病越早，症状越重。

Ⅰ型患者以肝脾和骨骼损害为主，肝脾大，尤其以脾大显著，可伴脾功能亢进，甚至出现脾梗死、脾破裂等。主要血液异常为贫血及血小板减少，可伴有凝血功能异常。

多数患者有骨骼受侵。患者常有急性或慢性骨痛，严重者可出现骨危象（严重骨痛急性发作，伴发热及白细胞增高、红细胞沉降率加快）。X线检查表现为股骨远端的烧瓶样畸形、骨质减少、骨质疏松，重者出现骨的局部溶解、骨梗死、病理性骨折、关节受损等。骨骼病变可影响正常生活，并可致残。儿童患者可有生长发育迟缓。

部分患者可有肺部受累，主要表现为间质性肺病、肺实变、肺动脉高压等。此外，患者还可有糖类和脂类代谢异常、多发性骨髓瘤等恶性肿瘤发病风险增高、胆石症、免疫系统异常等表现。

Ⅱ型和Ⅲ型（神经病变型）：患者除有与Ⅰ型相似的肝脾大、贫血、血小板减少等表现外，均有神经系统受累。

Ⅱ型为急性神经病变型，婴儿期发病，有迅速进展的癫痫、角弓反张等急性神经系统受损表现，精神运动发育落后，2～4岁前死亡。

Ⅲ型为慢性（或称亚急性）神经病变型，早期表现与Ⅰ型相似，逐渐出现神经系统表现，病情进展缓慢，寿命可较长。患者常有动眼神经受侵、眼球运动障碍，并有共济失调、头后仰、癫痫、肌阵挛，伴发育迟缓、智力落后。患者的脑电图、脑干听觉诱发电位、头颅磁共振检查可见异常改变。

2.骨髓涂片　可见戈谢细胞。

3.酶学检测　患者外周血白细胞或皮肤成纤维细胞中葡糖脑苷脂酶活性明显降低（＜30%正常值），是诊断戈谢病的金标准。

4.基因分析　*GBA*基因突变检测有助于确诊。

【治疗原则】

1.非特异性治疗　主要为对症治疗。贫血患者可补充维生素及铁剂，必要时输血以纠正贫血或血小板减少。骨骼病变的处理包括止痛、理疗、处理骨折、人工关节置换等，并可辅助钙剂及双膦酸盐治疗骨质疏松。

2.特异性治疗　酶替代治疗以补充体内缺乏的葡糖脑苷脂酶为目的，为Ⅰ型戈谢病治疗的标准方法，需终身用药。注射用伊米苷酶（imiglucerase）是目前国内唯一可获得的特异性治疗药物。治疗越早，疗效越好。高风险患者的推荐初始计量为60U/kg，每2周1次静脉输注。病情严重的高风险成人患者及所有儿童患者，伊米苷酶的长期维持剂量不应低于30U/kg，每2周1次，而低风险成人患者的长期维持剂量不应低于20U/kg，每2周1次。达到治疗目标后需对患者进行持续临床监测，对病情稳定者可酌情减少伊米苷酶的治疗剂量进行维持治疗。

在持续临床监测中患者出现以下情况之一时，需恢复伊米苷酶治疗的初始剂量：①间隔2周以上进行的2次检查发现，与减量前的血红蛋白相比，成人女性及儿童患者降低＞12.5g/L，男性成人患者降低＞15g/L；②血小板计数较减量前下降＞25%，或低于80×10^9/L；③肝脏和（或）脾脏体积较减量前增大＞20%；④有骨骼疾病进展证据，包括骨折、骨梗死、骨溶解或无菌性骨坏死；⑤骨痛频率及严重程度增加；⑥骨危象重复出现或频率增加；⑦无其他原因的生活质量下降；⑧与戈谢病相关的肺部症状出现或加重；⑨儿童患者生长发育迟缓或倒退。除以上临床表现，如患者的壳三糖苷酶或其他生物标志物较减量前升高＞20%时，或双能X线吸收法（DEXA）监测提示骨密度降低有临床意义时，需考虑恢复患者初始治疗剂量。

3.探索性治疗　底物减少疗法、分子伴侣疗法、干细胞移植及基因治疗等正在研究阶段。

【遗传咨询与产前诊断】

对于生育过戈谢病患者的家庭及亲属应进行遗传咨询及致病基因携带者检测。产前诊断是预防高危家庭再次生育类似患儿的最有效方法。

二、尼曼-匹克病

尼曼-匹克病（Niemann-Pick disease）是一组鞘磷脂沉积导致的溶酶体脂质贮积病，为罕见的常染色体隐性遗传病。根据发病年龄及组织器官中鞘磷脂的贮积水平，将该病分为A～D四型。致病基因*SMPD1*基因突变导致酸性鞘磷脂酶缺乏，引起A、B及中间型表现。*NPC1*及*NPC2*基因突变导致胆固醇转运及吞噬障碍，引起C型表现。D型（Nova Scotia型）被确认为*NPC1*突变导致的一种亚型，不再作为一独立类型命名。

【诊断要点】

1.临床表现　A、B及中间型临床表现以肝脾大和神经系统损害为主要特点。C型主要表现为神经系统及内脏（肝、脾、肺）损害。

（1）A型：临床表现严重，早期即可出现中枢神经系统退行性病变。患儿在宫内及娩出时正常，少数新生儿黄疸迁延，出生数周内即可因肌力和肌张力低下而发生喂养困难及体重不增，常伴有反复呕吐、腹泻等；3～6个月时出现肝脾增大和淋巴结增大。病情进展迅速，6个月时即可呈现精神运动发育衰退征象，表情淡漠、运动发育迟缓、听力及视力逐渐丧失、惊厥发作等为常见症状。皮肤有棕黄色素沉着。约半数患儿可见眼底黄斑部樱红斑。患儿最终极度消瘦呈恶病质状态，大多在3岁左右死亡。

（2）B型：进展缓慢，内脏受累严重，较少累及中枢神经系统。发病较A型稍晚，常见脾脏增大，然后出现肝增大。不侵犯神经系统，肝功能受损情况亦少见。患儿身材矮小，肺部因弥漫性浸润而容易发生感染。一般不影响寿命。

中间型：临床表现介于A、B型之间。

（3）C型：个体差异较大，发病年龄从围生期到成人期，一般于10～25岁死亡。

围生期：胎儿水肿或腹水。新生儿期出现胆汁淤积性黄疸，半数患儿可伴有进行性肝脾大。一般黄疸于生后2～4个月可自行消退。10%的患儿黄疸持续恶化，6个月内死于肝衰竭。新生儿期一般无神经系统症状。

婴幼儿早期（2个月至2岁）：可仅表现肝脾大，部分患儿于出生后8～9个月可出现发育落后，1～2岁出现肌张力低下，随后出现痉挛、锥体束受累的表现。常见意向性震颤，但核上性凝视麻痹较少见。头颅MRI提示脑白质异常或脑萎缩。生存期小于5年。该型常见于欧洲南部及中东地区。

晚发婴儿期（2～6岁）：除肝脾大外，语言落后为主要表现。其他症状包括智力运动障碍、步态异常、垂直性核上性凝视麻痹、听力消失，共济失调、吞咽障碍、构音障碍呈进行性加重，并可出现局灶性癫痫。一般于7～12岁死亡。

少年期（6～15岁，经典型）：仅表现为脾大，较少出现肝大。常合并学习困难、注意力低下。垂直性核上性凝视麻痹是该型的典型特征。患儿行为笨拙、猝倒，伴嗜睡症、共济失调。晚期进展为锥体束损害及痉挛，吞咽困难。

青少年及成人期（＞15岁）：常表现为脾大，一些患者合并精神异常，包括偏执、妄想、幻听、幻视、双向情感障碍等。其他症状包括小脑共济失调、垂直性核上性凝视麻痹、构音障碍、认知障碍、吞咽困难、舞蹈病、帕金森病、肌张力障碍。

2.酶学检测　A、B及中间型患者淋巴细胞及皮肤成纤维细胞中酸性鞘磷脂酶活性降低。C型患者淋巴细胞中壳三糖酶活性正常或轻度升高，酸性鞘磷脂酶活性正常或增高，可与A、B型相鉴别，但成纤维细胞中酸性鞘磷脂酶活性偏低。

3.组织学检查　患者骨髓细胞或皮肤成纤维细胞Filipin染色可作为筛查尼曼-匹克C型的手段之一。

4.基因分析　*SMPD1*基因突变分析是确诊该病A、B及中间型的有效方法。而检出*NPC1*及*NPC2*外显子突变有助于C型的确诊、家系成员的筛查、遗传咨询及产前诊断。

【治疗原则】

目前除对症治疗外，尚无有效的治疗方法。对症治疗包括控制癫痫发作、抗胆碱能药物改善肌张力障碍及震颤、褪黑素治疗失眠，对喂养困难的患儿进行造瘘术。基因重组酶替代治疗尚在研究中。

【遗传咨询与产前诊断】

产前诊断是预防遗传性疾病再发的重要措施，在先证者基因诊断、基因突变明确的基础上，在母亲下一次妊娠时可通过胎盘绒毛或羊水细胞的酶学或基因分析进行相关疾病的产前诊断。

三、海蓝组织细胞增生症

海蓝组织细胞增生症（sea blue histiocyte syndrome）系常染色体隐性遗传性疾病。由于神经鞘磷脂酶活性降低，受累组织中神经鞘磷脂和神经糖脂积聚，经组织化学染色呈海蓝色颗粒而得名。有学者认为其可能是尼曼-匹克病的一种变异型。

【诊断要点】

1.临床表现　起病年龄从婴儿到老年，大多＜40岁；肝脾大伴血小板减少及紫癜，甚至逐渐进展出现肝硬化和肝功能衰竭。1/3的患者有肺浸润；少数有皮疹，色素沉着及神经系统症状，患儿多半有黄疸。

2.实验室检查　血象中血红蛋白、白细胞计数正常，血小板减少。骨髓象红系、中粒系、巨核系增生正常，可见海蓝组织细胞（Ⅰ型）和泡沫细胞（Ⅱ型）。

3.鉴别诊断　应与继发性海蓝组织细胞增生相鉴别，如特发性血小板减少性紫癜（ITP）、慢性髓细胞性白血病（慢粒）、真性红细胞增多症、珠蛋白生成障碍性贫血、多发性骨髓瘤及尼曼-匹克病等脂类沉积症。

【预后】

多数患者可长期生存，无并发症。年龄小、病情重者预后差，少数病情进展累及骨骼、肝、脾、肺、脑，往往因肝功能衰竭、肺部病变或胃肠道大出血死亡。

【治疗原则】

无特殊治疗，多可长期存活或工作，有脾大、脾亢者可行脾切除术。

四、Fabry病

法布里病（Fabry disease）是由于溶酶体水解酶α-半乳糖苷酶A（α-GalA）基因缺陷导致的X连锁溶酶体贮积病。其主要病因是α-GalA基因突变导致α-GalA活性部分或完全丧失，造成代谢底物三己糖酰基鞘脂醇和相关鞘糖脂在机体体液、内皮细胞、上皮细胞、血管平滑肌细胞、神经节细胞及心脏、肾脏、眼等组织细胞的溶酶体中广泛蓄积，导致皮肤、神经、眼、肾脏、心脏、脑等多系统受累。

【诊断要点】

1.临床表现　为多脏器、多系统受累的表现。男性患者的临床表现多重于女性患者。

（1）面容：男性患者多在12～14岁出现特征性面容，表现为眶上嵴外凸，额部隆起和嘴唇增厚。

（2）神经系统：小神经纤维进行性丢失导致的周围神经性疼痛是Fabry病的特点。一般男性患者在9岁时出现神经性疼痛，女性携带者在16岁出现疼痛。一般表现为肢体远端持续或间断性灼痛、刺痛或发麻（肢体感觉异常），进而进展至全手掌、足掌，疼痛的感觉因人而异，可伴有发热、关节痛。通常可由体温增高或外界温度的变化诱发。由于神经纤维的进行性丢失，疼痛的次数会逐渐减少，但疼痛的强度可能会增加。严重的神经痛（Fabry危象）可持续数分钟至数周不等。常用的镇痛药对缓解疼痛无效。部分患者可出现脑神经损害的表现，如感音神经性耳聋。

中枢神经系统表现以短暂性脑缺血发作或缺血性卒中常见。4.9%以上的男性患者合并脑卒中。

（3）胃肠道：多表现为腹泻、恶心、呕吐、腹胀、胃肠道吸收不良和便秘等。

（4）肾脏：早期表现为尿浓缩功能障碍。随着疾病的进展，出现进行性肾功能损害，血尿、蛋白尿逐渐加重，肾小球滤过率进行性下降，男性患者中约40%进展至终末期肾病。

（5）心脏：主要包括左心室肥厚、传导异常、心律失常、心脏瓣膜病、心力衰竭、心肌缺血或心肌梗死等。治疗其他肥厚型心肌病的心脏类药物通常是Fabry病患者的禁忌用药，因此对于二者的鉴别十分重要。

（6）皮肤：66%的男性患者及36%的女性患者出现皮肤血管角质瘤，为小而突起的红色斑点。主要在手、膝盖、肘部或肋部皮损逐渐增多，可累及男性生殖器，包括阴茎、阴囊及腹股沟。女性患者可累及上背部、胸部，但较少累及生殖器。

（7）其他：角膜薄翳、晶状体浑浊、听力障碍、甲状腺疾病、慢性支气管炎、骨质疏松、生殖系统疾病、抑郁、焦虑等，在成年Fabry病患者中的发生率也较高。

2.酶学诊断　Fabry病男性患者血浆、白细胞、成纤维细胞中α-半乳糖苷酶活性显著降低。30%的女性患者酶活性可在正常范围内。

3.血尿GL3和血浆脱乙酰基GL3（lyso-GL3）测定　男性Fabry病患者及部分女性患者血、尿GL3明显高于健康人，血浆lyso-GL3检测的敏感性较血、尿GL3高，适用于Fabry女性患者。

4.病理学检查　肾脏、皮肤、心肌、神经等受累组织细胞中GL3蓄积是Fabry病共同的特征性病理改变，随着疾病进展而加重。典型的病理改变是在细胞内出现糖原染色强阳性的沉淀物，超微结构检查表现为典型的嗜锇性同心圆板层样包涵体。

5.基因检测　通过外周血DNA或RNA进行*GLA*基因检测是诊断Fabry病的金标准。

【治疗原则】

1.非特异性治疗　主要为对症治疗。如肢体疼痛则避免过度劳累，疼痛危象时给予卡马西平、托吡酯等治疗。肾脏损伤给予血管紧张素转化酶抑制剂/血管紧张素受体阻滞剂，必要时进行血液或腹膜透析，甚至肾移植。

2.特异性治疗　即酶替代治疗，可有效清除体内蓄积的GL3，临床疗效良好。目前有两种形式的酶替代治疗用药，agalsidase α（0.2mg/kg，每周1次）和agalsidase β（1mg/kg，每周1次）。

3.探索性治疗　分子伴侣类药物为新型口服药，主要用于治疗错义突变导致的蛋白质折叠错误引起的Fabry病，可增加Fabry病模型小鼠及培养的人类成纤维细胞和白细胞中残留酶的活性，目前尚在试验阶段。脱氧半乳糖野尻霉素（DGJ）可提高部分突变患者的酶活性，但该治疗对突变有选择性，尚在临床试验阶段。其他治疗方法包括底物降解治疗、蛋白稳定性调节治疗、基因治疗等正在研发中。

【遗传咨询与产前诊断】

对患者进行详细的家系调查，对成年的高风险女性进行杂合子检测。对需要生育的女性患者进行产前诊断。在妊娠11周左右取胎儿绒毛或在妊娠16～20周取羊水进行羊水*GL3*基因检测或α-GalA酶活性检测。

（赵　莹）

第十节　糖代谢障碍

糖代谢障碍是指某些疾病、肥胖、高脂饮食等原因，或者先天性因素引起的人体调节糖代谢的激素或酶的结构、功能、浓度异常或组织、器官病变，需查找引起糖代谢紊乱的原发疾病，针对病因进行治疗。临床上糖代谢障碍常见疾病及典型症状为以几种。

一、糖尿病

【诊断要点】

糖尿病是一组以高血糖为特征的代谢性疾病。严重者出现糖尿病酮症酸中毒危及生命，长期高血糖会引发眼、肾脏、心脏、血管、神经的慢性损害、功能障碍。其典型表现为“三多一少”：多饮、多尿、多食和体重下降。空腹血糖≥7.0mmol/L，或随机血糖≥11.1mmol/L或糖耐量试验餐后2h血糖≥11.1 mmol/L即可诊断。检测尿糖阳性，糖尿病酮症或酮症酸中毒时尿酮体阳性，糖化血红蛋白（HbA1c）＞6.0%。

儿童糖尿病分为三类。

1.1型糖尿病　又称胰岛素依赖型糖尿病，由于胰岛素绝对缺乏引起血糖升高。其发病年龄小，起病突然，症状重，多以酮症酸中毒为首发症状。空腹血清胰岛素和C肽水平低下，谷氨酸脱羧酶抗体（GADA）、胰岛细胞抗体（ICA）、胰岛素自身抗体（IAA）、锌指转运因子-8等1型糖尿病自身抗体可呈阳性。治疗需用强化胰岛素方案。

2.2型糖尿病　由于胰岛素相对缺乏或胰岛素抵抗引起血糖升高。肥胖者发病率高，常可伴有高血压、血脂异常、高尿酸等疾病。发生在5岁以上儿童。其起病隐匿，早期无任何症状，或仅有轻度乏力、口渴，血糖增高不明显者需做糖耐量试验才能确诊。血清胰岛素水平早期正常或增高，晚期下降。治疗主要为饮食运动干预，血糖控制不佳者，用口服二甲双胍或胰岛素。

3.特殊类型糖尿病　病因比较复杂，包括新生儿糖尿病、青少年的成人起病型糖尿病（MODY）等。

本病应与下列疾病相鉴别：①应激状态，如急性感染、创伤、外科手术等可导致血糖一过性升高，应激因素消除后1～2周可恢复。②多种内分泌疾病，如肢端肥大症、库欣综合征、甲状腺功能亢进（甲亢）、嗜铬细胞瘤、胰升糖素瘤等可引起继发性糖尿病，除血糖升高外，尚有其他特征性表现，不难鉴别。

【治疗要点】

目前尚无根治糖尿病的方法，但通过多种治疗手段可以控制好糖尿病。糖尿病治疗的“五架马车”即糖尿病患者教育、规律监测血糖、糖尿病饮食、运动和药物治疗。血糖持续高于16mmol/L，易发生糖尿病酮症酸中毒（具体见相关章节）。

二、低血糖症

具体见相关章节。

三、糖原贮积病

糖原贮积病（glycogen storage disease，GSD）是少见的一组常染色体相关的隐性遗传病。糖原分解过程中某些酶的缺乏使糖原在肝、肌肉和肾等脏器中大量堆积，造成这些器官的肥大及功能障碍而致病。糖原贮积病有很多类型，其中Ⅰ、Ⅲ、Ⅵ、Ⅸ型以肝脏病变为主，Ⅱ、Ⅴ、Ⅶ型以肌肉组织受损为主。最严重的是Ⅱ型，通常在1岁内发病。

【诊断要点】

1.Ⅰ型　临床最常见，由于葡萄糖-6-磷酸酶基因*G6PG*突变所致，葡萄糖-6-磷酸酶催化活性明显降低或缺失，致葡萄糖-6-磷酸不能被水解为葡萄糖和磷酸。患者典型表现为自幼腹部膨隆，伴易饥饿、肝大、生长发育落后、空腹低血糖、高脂血症、高尿酸血症和高乳酸性酸中毒。长期并发症包括肝腺瘤、痛风、蛋白尿和进行性肾衰竭等，极少数出现肝腺瘤癌变和肺动脉高压。化验空腹血糖低，血甘油三酯及胆固醇升高，血乳酸、尿酸升高。肾上腺素刺激试验餐前和餐后血糖均不升高。影响预后的主要因素包括彩超显示肝脏体积增大、弥漫性病变，或有脂肪肝。肾脏体积随年龄增长愈发明显，部分可见肾结石。骨骼X线检查可见骨骺出现延迟及骨质疏松。肝穿刺活检是本病的确诊依据，肝细胞空泡样改变，糖原染色阳性。肝细胞糖原含量位于正常上限，葡萄糖-6-磷酸酶活性下降有确诊意义。目前，基因检测已发现G6PG的两个致病突变。

2.Ⅱ型　全身组织均有糖原沉积，尤其是心肌糖原浸润肥大明显。婴儿型最早于出生后1个月发病，面容似甲状腺功能减低症，舌大、呛咳、呼吸困难，2岁前死于心肺功能衰竭。青少年型主要表现为进行性肌营养不良。成人型表现为骨骼肌无力。化验肌酸磷酸酶和醛缩酶增高。确诊依赖肌肉、肝脏活检，电镜示糖原颗粒沉积，缺乏

α-1,4-葡萄糖苷酶。妊娠早期羊水细胞中可见糖原颗粒。

3.Ⅲ型　由于糖原脱支酶基因*AGL*突变所致的常染色体隐性遗传病，主要分为Ⅲa型和Ⅲb型。Ⅲa型肝脏和肌肉均受累，表现为肝大、生长发育落后、空腹血糖低、不同程度高脂血症、进行性肌无力和（或）心肌病。Ⅲb型仅有肝脏受累。绝大多数患儿出生时正常。婴幼儿期出现腹部膨隆，易饥饿，逐渐出现生长发育落后。肝脏活检结构异常的短链糖原明显增加，肝细胞空泡样改变，伴不同程度的纤维化。肝细胞糖原脱支酶（GDE）活性明显降低伴糖原含量增加有确诊意义。基因检测提示*AGL*基因突变。

【治疗要点】

向家长介绍疾病的知识及预后，将饮食控制知识教给家长，使其懂得长期节制饮食对控制疾病的重要性。自从应用饮食疗法以来，已有不少患儿在长期治疗后获得正常生长发育，即使在成年后停止治疗亦不再发生低血糖等症状。教会家长如何观察低血糖先兆及处理，强调预防感染、适当锻炼身体的必要性，并需门诊复查，定期随访。

1.生玉米淀粉　生玉米淀粉主要是为了维持血糖在正常范围内。有明显空腹低血糖者，只要胃肠道能耐受（通常≥1岁），建议尽早给予生玉米淀粉，每次1～2.5mg/kg，每4～6小时一次。选择能维持空腹血糖正常的最小剂量为适宜量。当体重增加，空腹血糖仍正常时，不建议增加淀粉量。＜1岁，建议少量多次喂养，避免空腹低血糖，必要时夜间胃管持续滴入葡萄糖；对生玉米淀粉不耐受的儿童，可口服胰淀粉酶帮助淀粉吸收。

2.所有患者不论年龄大小均应避免饥饿　患病时，尤其是疾病造成胃肠道症状出现呕吐、腹泻时，要积极检测血糖，必要时静脉输注葡萄糖，直至胃肠道功能恢复。低血糖处置见相关章节。

四、半乳糖代谢障碍

由于半乳糖转变成葡萄糖的代谢途径发生障碍，导致体内半乳糖的堆积，引起血中乳糖浓度增加。目前已知有3种酶缺乏会造成此代谢障碍：半乳糖激酶（galactokinase，GALK）、半乳糖-1-磷酸尿苷酰转移酶（galactose-1-phosphate uridylyl transferase，GALT）及尿苷双磷酸半乳糖-4-异构酶（uridine diphosphate-4-epimerase，GALE）。由于代谢乳糖时的中间产物无法有效移除，持续堆积在体内造成脑、肝、肾等重要器官组织障碍与智能迟缓。此病患者应主食无半乳糖的食物，否则可导致进行性肝功能衰竭和死亡。

【诊断要点】

（1）GALT缺乏者，出生时并无异状，喂乳数天后发生严重吐奶，呈昏睡状，之后会有肝脾大、黄疸，严重者会因血液感染而死亡。

（2）GALK与GALE缺乏者症状较为轻微。症状较轻而存活的个案，会有生长发育及智能障碍、白内障及肝硬化等症状。

（3）新生儿出生3～4d在喂食乳汁后，以滤纸血片新生儿筛检方法测定半乳糖浓度，此浓度为包括半乳糖及半乳糖-1-磷酸盐的总含量。当浓度＞8mg/dl时，需进一步复查。半乳糖浓度若明显偏高，应先确定是否已有临床症状。有症状者立刻治疗，之后再进行确诊。无症状者则待确诊后再决定是否治疗。确诊包括临床症状和实验室检查。实验室检查需分析血液中半乳糖及半乳糖-1-磷酸盐的浓度、定量GALT活性、定量GALK活性及分析血液中相关氨基酸的含量。注意：肝功能不良或肝脏成熟较慢会造成暂时性半乳糖血浓度上升。

【治疗要点】

当怀疑可能患有典型半乳糖血症时，应立即开始避免摄入含有乳糖或半乳糖的饮食，避免可能的损伤。利用良好的饮食控制治疗效果相当好。此症的治疗一般是以不含半乳糖食物进行饮食控制治疗（表9-1）。

表9-1　半乳糖代谢障碍患儿的饮食控制

饮食控制	具体饮食方案
禁食或避免食用	母乳/牛乳/乳制品
	动物内脏
	乳钙质
	罐头食品/食品加工半成品
	富含棉籽糖及菜豆糖的蔬菜，如豌豆、扁豆等
改喂食特殊配方奶粉	可用豆奶，如新素美、爱心美、AL 110等替代牛乳、母乳喂食
	使用特殊配方奶粉之后，也可视个别复原情况，再慢慢换回一般奶粉
	往往奶粉不易购买，需由医师诊断再予以处方
需补充	钙，维生素B_2，维生素D

患者接受饮食控制治疗后，需定期监测生长发育、智力发育、血中半乳糖及半乳糖-1-磷酸盐含量，监测尿液中半乳糖醇含量，确认饮食控制是否合宜。

五、果糖不耐症

果糖是饮食中糖的一种重要来源，肝、肾和小肠是果糖代谢的主要部位，脂肪组织也参与果糖的代谢。遗传性果糖不耐症系因果糖二磷酸醛缩酶缺陷所致的先天性代谢紊乱性疾病。由常染色体隐性遗传所致的果糖代谢途径的障碍有3种：果糖激酶缺乏症（或称特发性果糖尿症）、遗传性果糖不耐症及果糖-1,6-二磷酸酶缺乏症。

【诊断要点】

1.临床表现与发病年龄及所用饮食成分有关　①出生后即给予人工喂养的新生患儿常在2～3d出现呕吐、腹泻、脱水、休克和出血倾向等急性肝衰竭症状。②母乳喂养儿都在幼婴时期给予含蔗糖或果糖的辅食后发病，在喂养30min内即出现呕吐、腹痛、出冷汗直至昏迷和惊厥等低血糖症状，若不及时终止食用这类食物，则患儿旋即出现食欲缺乏、腹泻、体重不增、肝大、黄疸、水肿和腹水等。③有些患儿在婴儿时期会因屡次进食“甜食”后发生不适症状而自动拒食，这种保护性行为可使患儿健康成长至成人期。④少数患儿可能因未及时诊断治疗而死于进行性肝衰竭。

2.辅助检查　化验提示低血糖，同时血磷、血钾呈一过性降低。血清果糖、乳酸、丙酮酸和尿酸增高。血清胰岛素降低，而胰高血糖素、肾上腺素和生长激素浓度增高，血浆游离脂肪酸明显增高，有别于正常人。

（1）对疑似的急症患儿都应检测尿液果糖。持续进食果糖的患儿常有肾小管酸中毒和Fanconi综合征样的肾小管再吸收障碍，因此，应对尿液pH、蛋白质、氨基酸和重碳酸盐等进行检测。

（2）果糖耐量试验：一次给予果糖200～250mg/kg静脉快速注射后检测血液中果糖、葡萄糖、无机磷、尿酸和转氨酶，可供诊断。本试验应在病情稳定后数周进行。

（3）可采用肝、肾或肠黏膜活检组织进行酶学检查，但非诊断必需。

3.鉴别诊断　果糖-1，6-二磷酸酶缺乏症属常染色体隐性遗传，临床表现酷似果糖不耐症，主要为肝大，进食果糖后和在饥饿时均能导致低血糖发作。

【治疗要点】

（1）立即终止食用一切含果糖和蔗糖食物。

（2）对急性肝衰竭患儿应予以积极支持治疗，纠正低血糖和电解质紊乱，有出血倾向者可给予成分输血。

六、丙酮酸代谢障碍

丙酮酸代谢是糖代谢的重要环节。丙酮酸脱氢酶催化丙酮酸氧化成二氧化碳和乙酰辅酶A，丙酮酸羧化酶促使二氧化碳与丙酮酸形成草酰乙酸盐，此两种酶中任何一种先天性缺乏，皆可使丙酮酸代谢受阻。血中丙酮酸及其衍生物（乳酸等）堆积，可引起神经系统病变，如共济失调、动作幼稚、智力减退、痴呆及乳酸性酸中毒。感染也可减少此两种酶的活性。丙酮酸代谢障碍可继发于维生素B缺乏、休克等。

（张　丹）

第十一节　基因疾病

基因是遗传的物质基础，呈线型排列在染色体上，是实现遗传功能的基本单位，具有制约和决定人体性状的遗传信息。遗传变异源自基因组DNA突变，大多数突变可以自发性修复，保持遗传信息的稳定性，一些突变导致疾病，一些突变未发现与疾病相关，由此构成人类基因的多态性。

【遗传病的遗传方式】

1.单基因遗传病　指由一对等位基因控制而发生的遗传病，这对基因称为主基因，单基因遗传病在上下代之间的传递遵循孟德尔遗传定律。根据主基因所在染色体的定位和等位基因的显性与隐性特征可分为：常染色体遗传，包括常染色体显性遗传和常染色体隐性遗传；性染色体遗传，包括X连锁显性遗传、X连锁隐性遗传及Y连锁遗传。

（1）常染色体显性遗传（AD）：致病基因位于1～22号常染色体上，呈显性性状，以A表示，其相应的另一个正常等位基因（野生型）用a表示。AD的特点：①致病基因位于常染色体，因而与性别无关，男女患病概率均等；②患者双亲有一个患者，致病基因由亲代传给子代，子代出现与亲代相同表型，即呈现垂直传递；③系谱中通常连续几代都可以看到患者，即存在连续传递；④双亲无病时，子代一般不会患病，如患病则可能为新生突变。由于基因突变及表达受多种复杂因素的影响，AD还有特殊的遗传现象，包括完全显性、不完全显性或半显性、共显性、延迟显性及不规则显性。

（2）常染色体隐性遗传（AR）：致病基因位于1～22号常染色体上，呈显性性状。一对等位基因均存在突变，即纯合子或复合杂合子才能出现表型。复合杂合子是指一对等位基因的突变位点不同。带有一个致病基因的杂合子个体，无异常表型，但能将致病基因传给子代，称为携带者。故只有双亲都是携带者时，才有患者出现的可能性。AR的特点：①疾病基因位于常染色体，因而与性别无关，男女患病概率均等；②患者在系谱中呈现水平分布，即患者在同胞中出现，患者父母（亲代）或子代不发病，患者在系谱中散发或隔代出现；③父母均系基因突变的携带者，同胞患病风险为25%，携带者风险为50%；④近亲结婚时后代风险明显增大。临床上大多数的代谢性疾病为AR，如苯丙酮尿症和甲基丙二酸血症等。

（3）性染色体遗传的X连锁显性遗传（X-LD）：性染色体遗传是指致病基因定位于性染色体。①男性为半合子，因为男性只有一条X染色体，等位基因数目相当于正常女性的一半，所以位于X染色体上的致病基因无论显性或隐性均表达才可致病；②交叉遗传，男性X连锁的基因只能来自母亲并传给女儿，无男性传男性；③女性杂合子表达有差异，一方面与基因的表达特性有关，另一方面与X染色体的随机失活有关。

X-LD的特点：①患病群体中女性患者比男性多近一倍，相对女性病情较轻；②患者的双亲有患者；③男性患者的女儿均为患者，儿子正常；④女性杂合子的子女患病风险为50%；⑤系谱中有连续传递的现象。这类遗传病比较少见，最典型的例子是抗维生素D佝偻病，又称X连锁低磷酸盐血症性佝偻病。

（4）性染色体遗传的X连锁隐性遗传（X-LR）：X-LR的特点为①患病群体中男性患者远比女性多，系谱中往往只有女性患者。②双亲没有患病时，儿子可能患病，女儿则不患病；儿子如果患病，母亲是携带者，女儿有50%的可能性为携带者。③男性患者兄弟、外祖父、姨表兄弟、外甥及外孙可能为患者。④如女性是患者，其父亲一定是患者，母亲则为携带者。此类型临床上极为少见，如迪谢内（Duchenne）肌营养不良（DMD），男性患者常于4～5岁发病，20岁已失去独立生活的能力或死亡，故女性发病的可能性极小。

（5）Y连锁遗传：致病基因位于Y染色体上，随男性传递，女性不发病。Y遗传的遗传性状和疾病少，主要有睾丸决定因子（*SRY*基因）、H-Y抗原、外耳道多毛等。

2.多基因遗传病　一些遗传性状或遗传病是由两对以上的多个基因共同作用的结果，彼此之间没有显隐性，是共显性的。每对基因的作用微小，故称微效基因。但是各对基因有累积的效应，累积后可以形成明显的表型效应。这些基因称为累加基因，这样的遗传方式称为多基因遗传或多因子遗传，其形成受遗传和环境的双重影响，其中遗传因素所产生的影响程度称为遗传度，遗传度越大，遗传因素对疾病的贡献越大，环境因素的作用越小。

多基因遗传病的特点：①在患者一级亲属（父母、同胞兄弟、子女）中的再发风险率与同代相近，为2%～10%，偶尔在二级亲属或远亲中再发风险率可以偏高；②再发风险率与群体患病率有一定关联；③有些疾病的再发风险有性别差异，如先天性幽门狭窄男性明显多于女性，先天性巨结肠男性多于女性，先天性髋关节脱位女性多于男性等；④同卵双生子患相同疾病的可能性为21%～63%，远远高于孟德尔显性遗传的规律；⑤同一家系中患病率高者，再发风险率也较高，如一对父母有一例单侧唇裂及腭裂的孩子，再发风险为4%，有两例者则可增至10%；⑥病情严重的再发风险率高于轻度患者，如先天性巨结肠受累长度较长者较受累长度短者再发风险为高。

3.线粒体基因的遗传　线粒体DNA（mtDNA）是独立于细胞核染色体DNA外的位于胞质线粒体中的又一个基因组。

（1）线粒体基因：人类mtDNA全长16 569bp，为双链闭环分子，包含37个编码基因，分别编码13个多肽链、22个tRNA和2个rRNA。基因连续编码，没有内含子，有一个1122bp的D环，不编码，含有重链复制起始点，轻、重链转录启动子和4个高度保守序列，具有转录和调控功能。mtDNA有两个复制起点，非同步复制。复制时，由重链复制起始点开始，在DNA聚合酶γ的作用下单向进行，新合成的重链越过轻链的起始点后，轻链开始单向复制。因此，在轻链开始复制前，mtDNA由三股链组成，这是产生mtDNA大片段缺失的主要原因。mtDNA的转录则为双向同时进行，转录为多顺反子，即同一链上所有编码区都被转录，然后经过修饰和剪接形成成熟的RNA。

（2）线粒体DNA的遗传特点：①在受精卵中，线粒体来自卵细胞，故mtDNA表现为母系遗传。②不均等的有丝分裂。③同质性、异质性和阈值效应：如果同一个细胞的每一个DNA都相同，或全突变或全为野生型，称为同质性；若同一个细胞的mtDNA既有突变型又有野生型，称为异质性；异质性的细胞中突变mtDNA达到一定比例出现线粒体功能障碍称为阈值效应，阈值效应依赖受累细胞或组织对能量的需求。④mtDNA突变率高，比核基因高10～20倍，与以下因素有关：mtDNA缺乏组蛋白与内含子形成的保护；突变后缺乏有效的修复系统；复制不对称，出现的单链DNA易发生自发性脱氨基而引起点突变；mtDNA处于高超氧化物环境更易损伤。⑤mtDNA突变可以在体细胞中积累，随年龄增长发展为均质性突变。

（3）儿童常见的线粒体病：线粒体呼吸链由5种酶复合物组成，它们由mtDNA和核基因共同编码。所以编码这些酶的核基因发生突变，也能产生线粒体病的表现，使线粒体病的遗传学病因诊断困难。

1）Leigh综合征：又称亚急性坏死性脑脊髓病，是一种高度遗传异质性疾病。线粒体呼吸链5种酶复合物中任何一种酶的功能障碍均可导致该病发生，其中约20%由mtDNA突变所致，常见突变为*A3243G*、*A8344G*、*T8993G/C*。临床主要表现：共济失调、肌张力低或肌张力异常、肌强直、发育迟缓或倒退、视神经减退、眼外肌麻痹，其发病年龄早，患儿多早期死亡。实验室检查对本病诊断有重要意义，血、尿、脑脊液的乳酸、丙酮酸的浓度有明显增高，丙酮酸更为显著；代谢性酸中毒；血和脑脊液氨基酸分析显示丙氨酸浓度增高。MRI显示基底节和脑干长T_1、长T_2信号。丙酮酸脱氢酶和线粒体呼吸链复合物酶活性测定对判断突变基因有所帮助。治疗：辅助对症、营养支持，预后差。

2）线粒体脑病-乳酸酸中毒-卒中样发作综合征（MELAS）：多由mtDNA突变所致，表现为母系遗传，常见突变*A3243G*约占80%。临床主要表现：发病年龄3～13岁，发病前通常无明显发育迟缓，有矮小和多毛，就诊常因出现中枢神经系统症状，如卒中样发作的偏瘫、构音障碍、脑病、偏头痛样发作、视力障碍等，可反复发作，常有惊厥发作；累及多系统和器官，表现复杂。实验室检查：血、脑脊液中乳酸、丙酮酸的浓度增高，有间断性发作特点，血氨增高。肌活检RRF（+）。MRI显示卒中样发作时枕区长T_1和长T_2信号，无血管狭窄和闭塞；随病程进展出现基底节长T_1和长T_2脑萎缩。治疗：无特效方法，二氯乙酸可减低乳酸和部分改善症状；抗癫痫治疗；预后差，发病数年内死亡。

【诊断和遗传咨询】

遗传病的一个特征就是有再发风险，遗传咨询是临床遗传学的重要组成部分，其核心是分析和评估一个家庭内遗传病的发生或再发风险，指导和帮助家庭成员认识遗传病和进行科学的选择。

1.常见遗传性疾病的临床症状和特征　各种遗传病，不论是染色体病或基因病，都有一系列临床表现提供诊断线索。多数遗传病，特别是在儿科就诊的遗传病，患儿多有发育障碍，包括体格生长和运动发育迟缓或落后、智能落后或障碍以及精神发育障碍；常有特殊面容、四肢或脏器畸形、皮肤或毛发改变等。在新生儿期出现黄疸不退、长期腹泻、持续呕吐、肝脾大、呼吸困难、低血糖、酸中毒、高氨血症、电解质紊乱、惊厥发作、昏迷、身体或尿液出现特殊气味等常是代谢异常的表现。

2.皮肤纹理检查　一般情况下发病越早，皮肤纹理改变越明显。纹理异常的主要表现：①弓纹增多在4个以上，总嵴纹数减少；②女性螺纹增多，总嵴纹数增加；③第4或第5指为桡侧箕纹；④第5指关节屈曲线为单一屈曲线；⑤桡侧箕纹过多；⑥第3指间区出现箕纹；⑦掌轴t点成为t'或t"，或atd角＞50°；⑧双侧通贯掌；⑨足趾踇球部为胫侧弓状纹；⑩踇球部为S状弓纹；⑪十指均为尺侧箕纹；⑫双侧中贯手；⑬双侧A线走向大鱼际；⑭大、小鱼际出现纹形。

异常肤纹常见于：①染色体畸变综合征，如三体、单体或部分单体；②单基因病和多基因病，如糖尿病、精神分裂症等；③微缺失重复或多发性先天畸形综合征；④累及四肢的先天畸形，如并指等；⑤非遗传性疾病，如白血病、风湿性心脏病等，多表现为肤纹紊乱或萎缩。

应当注意，单纯发现某些皮肤纹理异常不能肯定有疾病，更不能肯定为何种疾病，仍需在全面检查的基础上，方能做出判断。

3.实验室及其他辅助诊断　包括①常用于染色体畸变和染色体微缺失或重复突变检测的细胞和细胞分子遗传学方法：染色体核型分析、特异标记的荧光探针检测亚显微镜下缺失、亚显微镜下端粒分析和基因组芯片。②常用的分子诊断方法：PCR方法（常规PCR和多重PCR）和限制性内切酶［限制性片段长度多态性、甲基化敏感检测、高效液相色谱分析（DHPLC）、Southern印迹杂交、多重连接探针扩增（MLPA）、DNA测序和二代测序］。③生化检查和酶活性测定：血尿氨基酸分析、有机酸分析、气相色谱-质谱（GC-MS）和串联质谱（MS-MS）等。④免疫学检测。⑤X线检查：可诊断累及骨骼系统的先天性成骨不良等疾病。⑥CT/MRI：诊断颅脑脊髓发育畸形、脑白质病变、脑代谢及退行性病变和脑血管畸形等。⑦脑电图和肌电图。⑧B超和心动超声。

4.遗传咨询　目的是使咨询者（患者和家属）了解与他们有关的遗传病的本质、预后、随诊及处理方法；了解所患遗传病的遗传方式和再发风险；了解防止所患遗传病发生或再发的各种可以选择的方法，如产前诊断、辅助生殖、避孕等。采取咨询者或家属认为最可行的措施；设法改变或调节他们的生活和健康。

应当进行咨询的指征包括①遗传筛查阳性者；②高龄孕妇，年龄超过35周岁；③曾怀孕过有遗传病或畸形的胎儿及生育过有遗传病或畸形的患儿；④父母或一方自身患有遗传病；⑤有反复发生的自发性流产、胎死宫内、不孕不育等病史的夫妇；⑥染色体平衡异位、倒位的携带者；⑦父母是遗传病基因携带者；⑧夫妇之一有遗传病家族史；⑨近亲婚配；⑩有外环境致畸物接触史。

【遗传病的治疗】

近年来，学术界在遗传与先天代谢性疾病的治疗方面有了较大的研究进展。治疗的方式主要包括“环境工程”和“基因工程”两大系。“环境工程”是指通过改善内、外环境因素如通过饮食、药物、手术、脏器移植等以纠正代谢紊乱，改善症状。“基因工程”是指用人工方法改造和修补有缺陷的基因，以期达到治疗的目的。但基因治疗在临床应用上目前还存在很多问题，主要包括稳定性、安全性、转移基因的高效表达问题、免疫性和伦理等，需要进一步研究解决。

（赵　莹）

第10章 感染性疾病

第一节 中毒型细菌性痢疾

细菌性痢疾是由志贺菌属引起的常见肠道传染病。各年龄组小儿均易感，多见于3岁以上儿童。全年均可发病，多流行于夏秋季节。以发热、腹痛、腹泻、里急后重、黏液脓血便为临床特点。中毒型细菌性痢疾（bacillary dysentery，toxic type）（以下简称中毒型菌痢），是急性细菌性痢疾的危重型，多见于2～7岁的健壮儿童。中毒型菌痢病情经过极为凶险，起病急骤，突发高热、反复惊厥、嗜睡，迅速发生休克、昏迷，如抢救不当，可迅速发生呼吸衰竭或循环衰竭而死亡，病死率高。

【诊断要点】

1.流行病学资料　细菌性痢疾的主要传染源包括急、慢性菌痢患者和带菌者。本病主要经粪口途径传播，夏秋季发病率高。

2.临床表现　潜伏期多数为1～2d，短者数小时。起病急，发展快，高热可＞40℃（少数不高），迅速发生呼吸衰竭、休克或昏迷，肠道症状多不明显甚至无腹痛与腹泻，也有在发热、排便后2～3d始发展为中毒型。根据其主要表现又可分为以下4型。

（1）脑型（脑微循环障碍型）：以脑水肿为主要表现，因脑缺氧、水肿而发生反复惊厥、昏迷和呼吸衰竭。早期有嗜睡、呕吐、头痛、血压偏高，心率相对缓慢。随病情进展很快进入昏迷、频繁或持续惊厥、瞳孔不等大、对光反射迟钝或消失，甚至中枢性呼吸衰竭（呼吸深浅不匀、节律不整，甚至呼吸停止），此型较严重，病死率高。

（2）休克型（皮肤内脏微循环障碍型）：表现为感染中毒性休克，患儿烦躁、精神萎靡、面色苍白、末梢循环差、四肢厥冷、脉细速、血压下降、少尿或无尿。

（3）肺型（肺微循环障碍型）：又称呼吸窘迫综合征，以肺微循环障碍为主。常在中毒型痢疾脑型或休克型基础上发展而来，病情危重，病死率高。表现为烦躁不安、呼吸加快、进行性呼吸困难。严重时胸部X线可见肺部大片状阴影或广泛实变，血气分析表现为低氧血症和高碳酸血症。

（4）混合型：上述2型或3型同时存在或先后出现，是最为凶险的一种，病死率很高。由于全身严重的微循环障碍，组织缺氧缺血严重，极易发生器官功能衰竭，病死率极高。严重病例常合并DIC、肾衰竭，偶可合并溶血尿毒综合征。

【实验室检查】

1.大便常规　病初可正常，以后出现脓血黏液便，镜检有成堆脓细胞、红细胞和吞噬细胞。

2.大便培养　可分离出志贺菌属痢疾杆菌。

3.外周血象　白细胞总数多增高至（10～20）$\times 10^9$/L以上。以中性粒细胞为主，并可见核左移。当有DIC时，血小板明显减少。

4.免疫学检测　目前已有应用荧光物质标记的痢疾杆菌特异性多价抗体来检测大便标本中的致病菌，方法各异，都较快速，但特异性有待进一步提高。

5.特异性核酸检测　采用核酸杂交或PCR可直接检查粪便中的痢疾杆菌核酸，具有灵敏度高、特异性强、快速简便等优点。

【治疗要点】

1.抗菌治疗　为迅速控制感染，通常选用两种痢疾杆菌敏感的抗生素静脉滴注。因近年来痢疾杆菌对氨苄西林、庆大霉素等耐药菌株日益增多，最好根据药敏试验选用抗生素，可选用阿米卡星、第三代头孢菌素、含酶抑制剂的第三代头孢菌素或碳青霉烯类药物。

2.降温止惊　可综合使用物理、药物降温或亚冬眠疗法。惊厥不止者，可用地西泮0.3mg/kg肌内注射或静脉注射（每次最大剂量≤10mg）；或用水合氯醛40～60mg/kg保留灌肠；或肌内注射苯巴比妥钠每次5～10mg/kg。

3.抗休克治疗　扩充血容量，纠正酸中毒，维持水与电解质平衡，改善微循环。

4.防治脑水肿和呼吸衰竭　保持呼吸道通畅，给氧。首选20%甘露醇降颅压，剂量为0.5～1g/kg静脉注射，每6～8小时1次，疗程3～5d，或与利尿剂交替使用，可短期静脉推注地塞米松，剂量同上。若出现呼吸衰竭应及早使用呼吸机。

（白　菡）

第二节　流行性脑脊髓膜炎

流行性脑脊髓膜炎（meningococcal meningitis）简称为流脑，是由脑膜炎双球菌引起的急性化脓性脑膜炎。其主要临床表现为突起发热、头痛、呕吐、皮肤黏膜瘀点、瘀斑，脑膜刺激征及脑脊液化脓性改变。严重者可有败血症休克和脑实质损害，常可危及生命。部分患者暴发起病，可迅速致死。带菌者和流脑患者是本病的传染源。流行期间人群带菌率高达50%，感染后细菌寄生于正常人鼻咽部，不引起症状时不易被发现，因此，带菌者作为传染源的意义更为重要。病原菌主要经咳嗽、打喷嚏借飞沫由呼吸道直接传播，该菌在外界生活力极弱，间接传播的机会较少。人群普遍易感，本病隐性感染率高。人群感染后仅约1%出现典型临床表现，感染后产生持久免疫力。

【诊断要点】

1.流行病学资料　带菌者和流脑患者是本病的传染源，病原菌主要经咳嗽、打喷嚏借飞沫由呼吸道直接传播。密切接触对2岁以下婴幼儿的发病有重要意义。5岁以下儿童尤其是6个月至2岁的婴幼儿的发病率最高。冬、春季节会出现发病高峰。

2.临床表现　流行性脑脊髓膜炎潜伏期一般为2～3d，最短1d，最长7d。按病情可分为普通型、暴发型、轻型和慢性型。

（1）普通型：普通型约占发病者的90%，临床表现分为4期。

1）前驱期（上呼吸道感染期）：主要表现为上呼吸道感染症状，如低热、鼻塞、咽痛等，持续1～2d，但因发病急、进展快，此期常被忽视。

2）败血症期：多数起病后迅速出现此期表现，高热、寒战、体温迅速高达40℃以上，伴明显的全身中毒症状，头痛及全身痛，精神极度萎靡。幼儿常表现为哭闹、拒食、烦躁不安、皮肤感觉过敏和惊厥。70%以上的患者皮肤黏膜出现瘀点，初呈鲜红色，迅速增多、扩大，常见于四肢、软腭、眼结膜及臀等部位。本期持续1～2d后进入脑膜炎期。

3）脑膜炎期：除败血症期高热及中毒症状外，同时伴有剧烈头痛、喷射性呕吐、烦躁不安，以及颈项强直、克氏征和布氏征阳性等脑膜刺激征，重者谵妄、抽搐及意识障碍。有些婴儿脑膜刺激征缺如，前囟未闭者可隆起，对诊断有很大意义，应注意因呕吐、失水等可造成前囟下陷。本期经治疗通常在2～5d进入恢复期。

4）恢复期：经治疗体温逐渐下降至正常，意识及精神状态改善，皮肤瘀点、瘀斑吸收或结痂愈合。神经系统检查均恢复正常。病程中约有10%的患者可出现口周疱疹。患者一般在1～3周痊愈。

由免疫复合物反应引起的表现，多见于病后7～14d，以关节炎较明显，可同时出现发热，亦可伴有心包炎。

（2）暴发型：少数患者起病急骤，病情变化迅速，病势凶险，如不及时治疗可于24h内危及生命，病死率高。儿童多见。又可分为以下3型。

1）休克型：严重中毒症状，急起寒战、高热，严重者体温不升，伴头痛、呕吐，短时间内出现瘀点、瘀斑，可迅速增多融合成片。随后出现面色苍白、唇周与肢端发绀、皮肤发花、四肢厥冷、脉搏细速、呼吸急促。若抢救不及时，病情可急速恶化，周围循环衰竭症状加重，血压显著下降，尿量减少，昏迷。

2）脑膜脑炎型：主要表现为脑膜及脑实质损伤，常于1～2d出现严重的神经系统症状，患者高热、头痛、呕吐，意识障碍，可迅速出现昏迷。颅内压增高，脑膜刺激征阳性，可有惊厥、锥体束征阳性，严重者可发生脑疝。

3）混合型：可先后或同时出现休克型和脑膜脑炎型的症状。

（3）轻型：多见于流脑流行后期，病变轻微，临床表现为低热、轻微头痛及咽痛等上呼吸道症状，可见少数出血点。脑脊液多无明显变化，咽拭子培养可有脑膜炎奈瑟菌生长。

（4）慢性型：不多见，成人患者较多，病程可迁延数周甚至数月，常表现为间歇性发冷、发热，每次发热历时12h后缓解，相隔1～4d再次发作。每次发作后常成批出现皮疹，亦可出现瘀点。常伴关节痛、脾大、血液白细胞增多，血液培养可为阳性。

【实验室检查】

1.血象　白细胞总数明显增加，一般在（10～20）$\times 10^9$/L以上，中性粒细胞升高在80%～90%以上。并发DIC者血小板减少。

2.脑脊液检查　是确诊的重要方法。病初或休克型患者，脑脊液多无改变，应

12～24h后复查。典型的脑膜炎期，压力增高，外观呈浑浊米汤样甚或脓样；白细胞数明显增高至核数值前为（10～20）×10^9/L以上，以多核细胞为主；糖及氯化物明显减少，蛋白含量升高。须强调的是临床上表现为脑膜炎时脑脊液检查应是影像学检查之前的选择。

3.细菌学检查　是确诊的重要手段。应注意标本及时送检、保暖，及时检查。

（1）涂片：皮肤瘀点处的组织液或离心沉淀后的脑脊液做涂片染色，阳性率为60%～80%。瘀点涂片简便易行，应用抗生素早期亦可获得阳性结果，是早期诊断的重要方法。

（2）细菌培养：取瘀斑组织液、血液或脑脊液进行培养。应在使用抗菌药物前收集标本。如有脑膜炎奈瑟菌生长，应做药物敏感性试验。

4.血清免疫学检查　常用对流免疫电泳法、乳胶凝集试验、反向间接血凝试验、ELISA法等进行脑膜炎奈瑟菌抗原检测，主要用于早期诊断，阳性率在90%以上。

5.其他　脑膜炎奈瑟菌的DNA特异性片段检测、鲎试验等。

【诊断流程】

1.疑似病例

（1）有流脑流行病学史，冬、春季节发病（2～4月为流行高峰），1周内有流脑患者密切接触史，或当地有本病发生或流行；既往未接种过流脑菌苗。

（2）临床表现及脑脊液检查符合化脓性脑膜炎的表现。

2.临床诊断病例

（1）有流脑流行病学史。

（2）临床表现及脑脊液检查符合化脓性脑膜炎的表现，伴有皮肤黏膜瘀点、瘀斑。或虽无化脓性脑膜炎表现，但在感染中毒性休克表现的同时伴有迅速增多的皮肤黏膜瘀点、瘀斑。

3.确诊病例　在临床诊断病例的基础上，细菌学或流脑特异性血清免疫学检查阳性。

【治疗要点】

1.普通型流脑的治疗

（1）病原治疗：一旦高度怀疑流脑，应在30min内给予抗菌治疗。尽早、足量应用细菌敏感并能透过血脑屏障的抗菌药物。常选用以下抗菌药物。

1）青霉素：目前青霉素（penicillin）仍为一种对脑膜炎球菌高度敏感的杀菌药物，国内偶有耐药报道。虽然青霉素不易透过血脑屏障，即使在脑膜炎时也仅为血中浓度的10%～30%，但加大剂量能在脑脊液中达到治疗有效浓度。剂量：成人为800万U，每8小时1次，儿童为20万～40万U/kg，分3次加入5%葡萄糖溶液中静脉滴注。疗程5～7d。

2）头孢菌素：第三代头孢菌素对脑膜炎球菌抗菌活性强，易透过血脑屏障，且毒性低。剂量：头孢噻肟钠成人2g，儿童50mg/kg，每6小时静脉滴注1次；头孢曲松成人2g，儿童50～100mg/kg，每12小时静脉滴注1次。疗程7d。

3）氯霉素：较易透过血脑屏障，在脑脊液中的浓度为血中浓度的30%～50%，除对脑膜炎球菌有良好的抗菌活性外，对肺炎球菌和流感杆菌也敏感，故可用于不能使用青霉素的患者，但需警惕其对骨髓造血功能的抑制。剂量：成人2～3g，儿童50mg/kg，分次加入葡萄糖溶液内静脉滴注。疗程5～7d。

4）磺胺药：曾是治疗流脑的首选药物。复方磺胺甲噁唑，3片口服，每日2次，用药期间给予足量液体，并加用等量的碳酸氢钠碱化尿液。

近年来脑膜炎球菌已出现耐药菌株，应引起注意。怀疑耐药菌存在，应在体温正常后3～5d，待症状、体征消失后，复查脑脊液正常再停药。

（2）一般对症治疗：强调早期诊断、就地住院隔离治疗、密切监护是本病治疗的基础。做好护理，预防并发症。保证足够液体量、热量及电解质。高热时可用物理降温和药物降温；颅内高压时予20%甘露醇1～2g/kg，快速静脉滴注，根据病情4～6h1次，可重复使用，应用过程中应注意对肾脏的损害。

2.暴发型流脑的治疗

（1）休克型的治疗

1）尽早应用抗菌药物：可联合用药，首选第三代头孢菌素联合青霉素抗菌治疗。

2）迅速纠正休克：①扩充血容量及纠正酸中毒治疗。最初1h内成人1000ml，儿童10～20ml/kg，快速静脉滴注。输注液体为5%碳酸氢钠液5ml/kg和低分子右旋糖酐液。此后酌情使用晶体液和胶体液，24h输入液量在2000～3000ml，儿童为50～80ml/kg，其中含钠液体应占1/2左右，补液量应视具体情况。原则为“先盐后糖、先快后慢”。用5%碳酸氢钠液纠正酸中毒。②应用血管活性药物。在扩充血容量和纠正酸中毒的基础上，使用血管活性药物。常用药物为莨菪类，首选副作用较小的山莨菪碱（654-2），每次0.3～0.5mg/kg，重者可用1mg/kg，隔10～15min静脉注射1次，见面色转红、四肢温暖、血压上升后，减少剂量，延长给药时间而逐渐停药。阿托品可替代山莨菪碱。

3）DIC的治疗：高度怀疑有DIC宜尽早应用肝素，剂量为0.5～1.0mg/kg，以后可4～6h重复一次。应用肝素时，用凝血时间监测，要求凝血时间维持在正常值的2～3倍为宜。多数患者应用1～2次即可见效而停用。高凝状态纠正后，应输入新鲜血液、血浆及应用维生素K，以补充被消耗的凝血因子。

4）肾上腺皮质激素的使用：适应证为毒血症症状明显的患者。地塞米松，成人每天10～20mg，儿童0.2～0.5mg/kg，分1～2次静脉滴注。一般不超过3d。

5）保护重要脏器功能：注意心、肾功能，根据情况对症治疗。

（2）脑膜脑炎型的治疗

1）抗菌药物的应用：用法同前。

2）防治脑水肿、脑疝：治疗关键是及早发现脑水肿，积极脱水治疗，预防脑疝。可用甘露醇治疗，用法同前，此外还可使用白蛋白、甘油果糖、呋塞米、激素等药物治疗。

3）防治呼吸衰竭：在积极治疗脑水肿的同时，保持呼吸道通畅，必要时气管插管，使用呼吸机治疗。

（3）混合型的治疗：此型患者病情复杂严重，应积极治疗休克，又要注重脑水肿的治疗。因此应在积极抗感染治疗的同时，针对具体病情，有所侧重，二者兼顾。

（白　菡）

第三节　肺　结　核

结核病（tuberculosis）是由结核杆菌引起的慢性感染性疾病。全身各个脏器均可受累，以肺结核最常见。近年来，结核病的发病率有上升的趋势。多重耐药性结核菌株（MDR-TB）的产生，已成为防治结核病的严重问题。目前，结核病已成为全世界重要的公共卫生问题，而我国是世界上结核疫情最严重的国家之一。肺结核（pulmonary tuberculosis，PTB）是由结核分枝杆菌引发的肺部感染性疾病，是严重威胁人类健康的疾病。原发型肺结核（primary pulmonary tuberculosis）是原发性结核病中最常见者，为结核杆菌初次侵入肺部后发生的原发感染，是小儿肺结核的主要类型，占儿童各型肺结核总数的85.3%。原发型肺结核包括原发综合征（primary complex）和支气管淋巴结结核。前者由肺原发病灶、局部淋巴结病变和两者相连的淋巴管炎组成；后者以胸腔内淋巴结肿大为主。肺部原发病灶或因其范围较小，或被纵隔影掩盖，X线片无法查出，或原发病灶已经吸收，仅遗留局部肿大的淋巴结，故在临床上诊断为支气管淋巴结结核。此两者并为一型，即原发型肺结核。急性粟粒性肺结核（acute miliary tuberculosis of the lungs）或称急性血行播散性肺结核，是结核杆菌经血行播散而引起的肺结核，常是原发综合征发展的结果，主要见于小儿时期，尤其是婴幼儿。

【诊断要点】

1. *流行病学资料*　开放性肺结核（open pulmonary tuberculosis）患者是主要传染源，经呼吸道传播为结核病的主要传染途径，人群对结核杆菌普遍易感，生活贫困、居住拥挤、营养不良、社会经济落后等是人群结核病高发的原因。儿童对结核菌非常易感，发病与否主要取决于：①结核菌的毒力及数量；②机体抵抗力的强弱，患麻疹、百日咳及白血病、淋巴瘤或艾滋病等免疫功能受抑制小儿和接受免疫抑制剂治疗者尤其好发结核病；③遗传因素，组织相容性抗原（HLA）与结核病密切相关，特别是有HLA-BW35抗原者发生结核病的危险性比一般小儿高7倍。

2. *临床表现*　结核病患儿症状轻重不一。轻者可无症状，一般起病缓慢，可有低热、食欲缺乏、疲乏、盗汗等结核中毒症状，多见于年龄较大儿童。婴幼儿及症状较重者可急性起病，高热可达到39～40℃，但一般情况尚好，与发热不相称，持续2～3周后转为低热，并伴结核中毒症状，干咳和轻度呼吸困难是最常见的症状。婴儿可表现为体重不增或生长发育障碍。部分高度过敏状态小儿可出现眼疱疹性结膜炎，皮肤结节性红斑和（或）多发性一过性关节炎。当胸内淋巴结高度肿大时，可产生一系列压迫症状：压迫气管分叉处可出现类似百日咳样痉挛性咳嗽；压迫支气管使其部分阻塞时可引起喘鸣；压迫喉返神经可致声嘶；压迫静脉可致胸部一侧或双侧静脉怒张。

急性粟粒性肺结核起病多急骤，婴幼儿多突然高热（39～40℃），呈稽留热或弛张热，部分病例体温可不太高，呈规则或不规则发热，常持续数周或数月，多伴有寒战、盗汗、食欲缺乏、咳嗽、面色苍白、气促和发绀等，因肺部可听到细湿啰音而易被误诊为肺炎。约50%以上的患儿在起病时就出现脑膜炎征象。部分患儿伴有肝脾及浅表淋巴结肿大等，病程进展快，病死率高。

全身性粟粒性肺结核患者的眼底检查可发现脉络膜结核结节，后者分布于视网膜中心动脉分支周围。

体格检查可见周围淋巴结不同程度肿大。肺部体征可不明显，与肺内病变不一致。胸片呈中至重度肺结核病变者，50%以上可无体征。如原发病灶较大，叩诊呈浊音，听诊呼吸音减低或有少许干湿啰音。婴儿可伴肝大。

【诊断和鉴别诊断】

1.影像学检查

（1）CT扫描：在显示小的原发灶、淋巴结肿大、胸膜改变和空洞方面优于X线检查。对疑诊原发综合征但胸部X线平片正常的病例有助于诊断。也可发现由于肿大淋巴结压迫或淋巴结-支气管瘘引起的气管或支气管狭窄、扭曲、肺不张。增强扫描后淋巴结周围有环形强化，中心因干酪性坏死呈低密度。

（2）纤维支气管镜检查：结核病变蔓延至支气管内造成支气管结核，纤维支气管镜检查可见到以下病变：①肿大淋巴结压迫支气管致管腔狭窄，或与支气管壁粘连固定，以致活动受限；②黏膜充血、水肿、溃疡或肉芽肿；③在淋巴结穿孔前期，可见突入支气管腔的肿块；④淋巴结穿孔形成淋巴结-支气管瘘，穿孔口呈火山样突起，色泽红而有干酪样物质排出。

2.不同类型结核的诊断　应结合病史、临床表现、实验室检查、结核菌素试验及肺部影像学进行综合分析。

（1）原发综合征：肺内原发灶大小不一。局部炎性淋巴结相对较大而肺部的初染灶相对较小是原发性肺结核的特征。婴幼儿病灶范围较广，可占据一肺段甚至一肺叶；年长儿病灶周围炎症较轻，阴影范围不大，多呈小圆形或小片状影。部分病例可见局部胸膜病变。小儿原发型肺结核在X线胸片上呈现典型哑铃状双极影者已少见。

（2）支气管淋巴结结核：是小儿原发型肺结核X线胸片最为常见者。分三种类型：①炎症型：呈现从肺门向外扩展的密度增高阴影，边缘模糊，此为肺门部肿大淋巴结阴影；②结节型：表现为肺门区域圆形或卵圆形致密阴影，边缘清楚，突向肺野；③微小型：其特点是肺纹理紊乱，肺门形态异常，肺门周围呈小结节状及小点片状模糊阴影。

（3）急性粟粒性肺结核：诊断主要依据结核接触史、临床表现、肝脾大及结核菌素试验阳性，可疑者应进行细菌学检查、血清抗结核菌抗体检测与胸部X线摄片。胸部X线摄片常对诊断起决定性作用，早期可因粟粒阴影细小而不易查出。至少在起病2～3周后胸部摄片方可发现大小一致、分布均匀的粟粒状阴影，密布于两侧肺野。肺部CT扫描可见肺影显示大小、密度、分布一致粟粒影，部分病灶有融合。临床上应与肺炎、伤寒、败血症、朗格汉斯组织细胞增生症、肺含铁血黄素沉着症及特发性肺间质疾病等相鉴别。

本病应与上呼吸道感染、支气管炎、百日咳、风湿热、伤寒、各种肺炎、支气管异物、支气管扩张、纵隔良/恶性肿瘤相鉴别。

【治疗要点】

一般治疗及治疗原则见总论。抗结核药物的应用见以下方面。

1.无明显症状的原发型肺结核　选用标准疗法，每日服用INH、RFP和（或）EMB，疗程9～12个月。

2.活动性原发型肺结核　宜采用直接督导下短程化疗（DOTS）。强化治疗阶段宜用3～4种杀菌药：INH、RFP、PZA或SM，2～3个月后以INH、RFP或EMB巩固维持治疗。常用方案为2HRZ/4HR。

3.急性粟粒性肺结核　早期抗结核治疗甚为重要。目前主张将抗结核治疗的全疗程分为两个阶段进行，即强化抗结核治疗阶段及维持治疗阶段，此方案可提高疗效。前者于治疗开始时即给予强有力的四联杀菌药物如INH、RFP、PZA及SM。开始治疗越早杀灭细菌的效果越好，以后产生耐药菌的机会就越小，此法对原发耐药病例亦有效。有严重中毒症状及呼吸困难者，在应用足量抗结核药物的同时，可用泼尼松1～2mg/（kg·d），疗程1～2个月。

（白　菡）

第四节　布氏菌病

布氏菌病（brucellosis）又称波状热，是布氏杆菌（*Brucella*）所引起的动物源性传染病，临床上以长期发热、多汗、乏力、关节疼痛，肝、脾及淋巴结肿大为特点。

【诊断要点】

1.流行病学资料　布氏杆菌是一组球杆状的革兰氏阴性菌，没有鞭毛，不形成芽孢或荚膜。

该病为全球性疾病，在我国主要流行于西北、东北、青藏高原及内蒙古等牧区，以牛种菌和羊种菌为主要的病原体。

（1）传染源：与人类有关的传染源主要是羊、牛及猪，其次是犬、鹿、马、骆驼等。染菌动物首先在同种动物间传播，造成带菌或发病，随后波及人类。

（2）传播途径

1）经皮肤及黏膜接触传染：直接接触病畜或其排泄物、阴道分泌物、娩出物；或在饲养、挤奶、剪毛、屠宰以及加工皮、毛、肉等过程中没有注意防护，可经受损的皮肤或眼结膜感染；也可间接接触病畜污染的环境及物品而感染。

2）经消化道传染：食用含菌的乳类、水和食物而受染。

3）经呼吸道传染：病菌污染环境后形成气溶胶，可发生呼吸道感染。

4）其他：如苍蝇携带、蜱叮咬也可传播本病。

（3）人群易感性：人群普遍易感，病后可获较强免疫力。因不同种布氏杆菌之间存在交叉免疫，因此再次感染者很少。疫区居民可因隐性感染而获免疫。

2.临床表现　潜伏期一般为1～3周，平均2周，也可长至数月甚至1年以上。临床上可分为亚临床感染、急性感染、亚急性感染和慢性感染、局限性感染及复发。急性感染，是指患病3个月以内发生感染；亚急性感染，为3个月到1年；慢性感染，为1年以上。

（1）亚临床感染：常发生于高危人群，血清学检测30%以上有高水平的抗布氏杆菌抗体。不能追溯明确的临床感染史。

（2）急性及亚急性感染：病多缓起，主要症状为发热、多汗、乏力、关节痛、睾丸肿痛等。发热多为不规则热，5%～20%出现典型的波浪形，其特点为发热2～3周后，间歇数天至2周，发热再起，反复多次，故曾称本病为波状热。多汗亦为本病突出的症状之一，常于夜间或凌晨热退时大汗淋漓。关节痛常较剧烈，呈游走性，主要累及大关节。睾丸肿痛最具特征性，占男性患者的20%～40%，由睾丸炎及附睾炎所致，多为单侧，肝、脾、淋巴结肿大常见。其他尚可有头痛、神经痛、皮疹等。

（3）慢性感染：可由急性期发展而来，也可无急性期病史而直接表现为慢性。本期的表现多种多样，基本上可分为两类：一类是全身性非特异性症状，类似神经官能症和慢性疲劳综合征；另一类是器质性损害，其中以骨骼-肌肉系统最为常见，如大关节损害、肌腱挛缩等，神经系统病变也较常见，如周围神经炎、脑膜炎等。泌尿生殖系统病变也可出现，如睾丸炎、附睾炎、卵巢炎等。

（4）局灶性感染：布氏杆菌可局限在几乎所有的器官，最常局限在骨、关节、中枢神经系统，表现为相应的临床症状和体征。

（5）复发：经抗菌治疗后约10%的患者出现复发。复发往往发生在初次治疗结束后3～6个月。复发往往与细菌的耐药性、细菌在细胞内的定位以及不规范治疗有关。

【实验室检查】

1.外周血象　白细胞计数正常或偏低。淋巴细胞相对或绝对增加，可出现少数异形淋巴细胞。红细胞沉降率在急性期加快，慢性期则正常或偏高，持续增速提示有活动性。

2.病原学检查　取血液、骨髓、组织液、脑脊液等做细菌培养，急性期培养阳性率高。

3.免疫学检查

（1）平板凝集试验：虎红平板凝集试验（RBPT）或平板凝集试验（PAT）结果为阳性，用于初筛。

（2）试管凝集试验（SAT）：滴度为1∶100＋＋及以上，或病程1年以上滴度为1∶50＋＋及以上；6个月内有布氏杆菌疫苗接种史者，滴度达1∶100及以上。

（3）补体结合试验（CFT）：滴度1∶10＋＋及以上。

（4）布氏杆菌抗-人免疫球蛋白试验（Coombs试验）：滴度1∶400＋＋及以上。

4.特殊检查　并发骨关节损害者可行X线检查。有心脏损害者可行心电图监测。有肝损伤者行肝功能检查。对于肿大的淋巴结必要时可行淋巴结活检。有脑膜或脑实质病变者可行脑脊液及脑电图检查。

【治疗要点】

1.急性和亚急性感染

（1）对症治疗和一般治疗：注意休息，在补充营养的基础上，给予对症治疗。

（2）病原治疗：应选择能进入细胞内的抗菌药物，且应采用联合治疗。

1）成人及8岁以上儿童：世界卫生组织（WHO）首选多西环素（强力霉素）（每次100mg，每天2次，口服，6周）联合利福平（每次600～900mg，每天1次，口服，6周）或多西环素（每次100mg，每天2次，口服，6周）联合链霉素（每次1000mg，每天1次，肌内注射，2～3周）。如果不能使用上述药物或效果不佳，可采用多西环素联合复方磺胺甲噁唑或利福平联合氟喹诺酮类药物。

2）8岁以下儿童：可采用利福平联合复方磺胺甲噁唑治疗，也可采用利福平联合氨基糖苷类药物治疗。

3）孕妇：可采用利福平联合复方磺胺甲噁唑治疗。如果在妊娠12周内发生布氏杆菌病，可选用第三代头孢菌素类药物联合复方磺胺甲噁唑治疗，可减少妊娠中断的发生；药物治疗对孕妇有潜在的危险，应权衡利弊使用。

4）并发症：合并中枢神经系统疾病，必须采用易于透过血脑屏障的药物，同时疗程应适当延长，应用多西环素、链霉素联合利福平或复方磺胺甲噁唑共6～8周；合并心内膜炎，也可采用上述治疗方案，但常需同时采取瓣膜置换术，疗程也应适当延长；合并睾丸炎，除采用多西环素联合利福平外，可短期加用小剂量糖皮质激素；合并脊柱炎，应采用多西环素联合利福平，可延长疗程至8周或以上，必要时外科手术治疗。

2.慢性感染　治疗较为复杂，包括病原治疗、脱敏治疗及对症治疗。

（1）病原治疗：与急性和亚急性感染者治疗相同，必要时需要重复几个疗程。

（2）脱敏治疗：采用少量多次注射布氏杆菌抗原避免引起剧烈的组织损伤，也可起到一定的脱敏作用。

（3）对症治疗：根据患者的具体情况采取相应的治疗方法。

（白　菡）

第五节　百　日　咳

百日咳（pertussis）是由百日咳杆菌引起的急性呼吸道传染病，其临床特点为阵发性、痉挛性咳嗽，以咳嗽终止时伴有鸡鸣样吸气吼声为特征。本病病程较长，未经治疗，咳嗽症状可持续2～3个月，故名“百日咳”。近年发现在不同年龄组均有发病，但多发生于儿童。

【诊断要点】

1.流行病学资料　百日咳多见于温带和寒带，是由鲍特菌属（*Bordetella*）的百日咳鲍特菌（又称百日咳杆菌）感染所引起，革兰氏染色阴性。该病四季都可发生，冬、春两季多见。

（1）传染源：百日咳患者、隐性感染者和带菌者为本病的传染源。从潜伏期开始至发病后6周均有传染性，尤以潜伏期末至病后卡他期2～3周传染性最强。

（2）传播途径：由呼吸道飞沫传播，咳嗽、说话、打喷嚏时分泌物散布在空气中形成气溶胶，通过吸入传染。家庭内传播较为多见，间接传染的可能性小。

（3）人群易感性：人群对百日咳普遍易感，5岁以下小儿易感性最高。由于母体缺乏足够的保护性抗体传递给胎儿，所以6个月以下婴儿发病率较高，新生儿亦可发病。百日咳病后不能获得终身免疫，保护性抗体为IgA和IgG。IgA能抑制细菌对上皮细胞表面的黏附，而IgG具有长期保护作用。

2.临床表现　潜伏期2～21d，平均7～10d。典型临床经过可分为以下三期。

（1）卡他期：从起病至阵发性痉咳的出现。此期可有低热、咳嗽、打喷嚏、流泪和乏力等表现，类似感冒症状，持续7～10d。咳嗽开始为单声干咳，3～4d后热退，但咳嗽加剧，尤以夜晚为甚。此期传染性最强，若及时治疗，能有效控制病情发展。由于本期缺乏特征性症状，如不询问接触史和相关检查常易漏诊。

（2）痉咳期：病期2～6周或更长。此期已不发热，但有特征性的阵发性、痉挛性咳嗽，阵咳发作时连续10余声至20～30声短促的咳嗽，继而深长的吸气，吸气时由于声带仍处于紧张状态，空气通过狭窄的声带而发出鸡鸣样吸气声，接着连续阵咳，如此反复，直至排出大量黏稠痰液及吐出胃内容物为止。痉咳一般以夜间为多，情绪波动、进食、检查咽部等均可诱发痉咳。痉咳发作前可有喉痒、胸闷等不适。痉咳发作时儿童表情痛苦、面红耳赤，部分患者因胸腔压力增高影响静脉回流，出现颈静脉怒张，此外腹压增高可导致大小便失禁。

痉咳频繁者可出现颜面水肿，毛细血管压力增高、破裂可引起球结膜下出血或鼻出血。痉咳时舌外伸，舌系带与下门齿摩擦引起系带溃疡。无并发症者肺部无阳性体征。

婴幼儿和新生儿由于声门较小，可无痉咳而因声带痉挛使声门完全关闭，加以黏稠分泌物的堵塞而发生窒息，出现深度发绀，亦可因脑部缺氧而发生抽搐，称为窒息性发作。此发作常在夜晚发生，若抢救不及时，常可因窒息而死亡。

（3）恢复期：阵发性痉咳次数减少至消失，持续2～3周后咳嗽好转痊愈。若有并发症，病程可长达数周。

【实验室检查】

1.*血常规检查*　发病第一周末白细胞计数和淋巴细胞分类计数开始升高。痉咳期白细胞一般为（20～40）$\times 10^9$/L，最高可达100×10^9/L。淋巴细胞分类一般在60%以上，亦可高达90%。

2.*细菌学检查*　目前常用鼻咽拭子培养法。培养越早阳性率越高，卡他期培养阳性率可达90%，发病第3～4周阳性率仅50%。

3.*血清学检查*　ELISA检测特异性IgM，可作早期诊断。

4.*分子生物学检查*　应用百日咳杆菌克隆的基因片段或百日咳杆菌部分序列，对百日咳患者的鼻咽吸出物进行分子杂交或PCR检查百日咳杆菌特异性插入序列（IS481），该方法特异性和敏感性均很高，可作快速诊断，但有假阳性病例。目前国内外已经将其应用于临床诊断。

【治疗要点】

1.*一般治疗和对症治疗*　按呼吸道传染病隔离，保持室内安静、空气新鲜和适当温度、湿度。半岁以下婴儿常突然发生窒息，应有专人守护。痉咳剧烈者可给镇静剂，如苯巴比妥钠、地西泮等。沙丁胺醇（salbutamol，也称嗽必妥）亦能减轻咳嗽，可以试用。

2.*抗菌治疗*　卡他期应用抗生素治疗可以减轻或阻断痉咳。红霉素每日30～50mg/kg，分3～4次服用。也可用罗红霉素，小儿每日2.5～5mg/kg，分2次服用；成人每次150mg，每日服用2次，疗程不少于10d。

3.*肾上腺皮质激素与高效价免疫球蛋白治疗*　重症婴幼儿可应用泼尼松每日1～2mg/kg，能减轻症状，疗程3～5d。亦可应用高效价免疫球蛋白，能减少痉咳次数和缩短痉咳期。

4.*并发症治疗*　肺不张并发感染者给予抗生素治疗。单纯肺不张可采取体位引流，必要时用纤维支气管镜排出堵塞的分泌物。百日咳脑病发生惊厥时可应用苯巴比妥钠每次5mg/kg肌内注射或地西泮每次0.1～0.3mg/kg静脉注射，出现脑水肿时静脉注射甘露醇每次1～2g/kg。

【预防】

1.控制传染源　在流行季节，确诊的患者应立即隔离至病后40d，对密切接触者应观察至少3周，若有前驱症状应尽早治疗。

2.切断传播途径　保持室内通风，对痰液及口鼻分泌物进行消毒处理。

3.提高人群免疫力　目前常用白喉、百日咳、破伤风三联制剂，每月注射1次，共3次。百日咳流行时，可提前至出生后1个月接种。菌苗接种后有效免疫期为4～5年，因此对密切接触的曾注射过菌苗的7岁以下儿童，可以加强注射一次菌苗。国内外研究利用百日咳杆菌的某些抗原成分组成疫苗，不良反应明显减少，预防效果亦较满意。

（白　菡）

第六节　脊髓灰质炎

脊髓灰质炎（poliomyelitis）是由脊髓灰质炎病毒（poliovirus）所致的急性消化道传染病。感染后多无症状，有症状者临床主要表现为发热、上呼吸道症状、肢体疼痛，部分患者可发生迟缓性神经麻痹并留下瘫痪后遗症，一般多感染5岁以下小儿，俗称“小儿麻痹症”。

【诊断要点】

根据抗原不同可分为Ⅰ、Ⅱ、Ⅲ3种血清型，各型间很少交叉免疫，分别可用相应的免疫血清做中和试验定型，3型基因组核苷酸序列存在36%～52%的差异。脊髓灰质炎病毒在外界环境中有较强的生存力，在污水和粪便中可存活数月，冷冻条件下可保存几年，在酸性环境中较稳定，不易被胃酸和胆汁灭活，耐乙醚和乙醇，但加热至56℃ 30min以上、紫外线照射1h或在含氯0.05mg/L的水中10min，以及甲醛、2%碘酊、各种氧化剂如过氧化氢溶液、含氯石灰、高锰酸钾等处理均能使其灭活。该病毒可用人胚肾、人胚肺、猴肾、HeLa、Vero等多种细胞培养分离病毒及制备疫苗。

1.流行病学资料

（1）传染源：脊髓灰质炎病毒为小核糖核酸病毒科（Picornaviridae），肠道病毒属（*Enterovirus*），无包膜，单链、正链核糖核酸病毒。人是脊髓灰质炎病毒的唯一自然宿主，隐性感染和轻症瘫痪型患者是本病的主要传染源，其中隐性感染者即无症状病毒携带者约占90%以上，在传播过程中具有重要作用。瘫痪型在传播上意义不大。

（2）传播途径：本病以粪-口感染为主要传播方式，感染初期主要通过患者鼻咽排出病毒，随着病程进展，病毒随粪便排出，粪便带毒时间可长达数月之久，通过污染的水、食物及日常用品进行播散。此外，口服的减毒活疫苗在通过粪便排出体外后，在外界环境中有可能恢复毒力，从而感染其他易感者。本病亦可通过空气飞沫传播。

（3）人群易感性：人群对本病普遍易感，感染后获持久免疫力并具有型特异性。血清中最早出现特异性IgM，2周后出现IgG和IgA，特异性IgG抗体通过胎盘、分泌型IgA通过母乳由母体传给新生儿，这种被动免疫在出生后6个月内逐渐消失，年长儿大多经过隐性感染获得免疫力，抗体水平再度增长，故6个月以上小儿发病率逐渐增高，至5岁后又降低，到成人时多具一定免疫力。

（4）流行状况：遍及全球，多见于温带地区，但在普种疫苗地区发病率明显降低，也少有流行。

2.临床表现　本病潜伏期为5～35d，一般为9～12d，临床上可表现多种类型：无症状型（隐性感染）、顿挫型、无瘫痪型、瘫痪型。

（1）无症状型（隐性感染）：该型多见，达90%以上。由于该型不出现临床症状，无法通过临床表现诊断，但从咽部分泌物及粪便中可分离出病毒，间隔2～4周的血清中检测出特异性中和抗体增长4倍以上方可确诊。

（2）顿挫型：该型占4%～8%，表现为上呼吸道症状，如发热、咽部不适、咽部淋巴结组织充血、水肿；胃肠功能紊乱，如恶心、呕吐、腹泻、腹部不适等；流感样症状。上述症状持续1～3d后可逐渐恢复。该型经病毒分离及血清中检测出特异性抗体变化方可诊断。一般不伴神经系统症状及体征。

（3）无瘫痪型：该型与顿挫型相比，主要区别为脑膜刺激征的出现，脑膜刺激征阳性，脑脊液呈病毒性脑膜炎性改变。患者可表现为头痛、背痛、呕吐和颈背部强直，克氏征、布氏征阳性。但其临床表现与其他肠道病毒引起的脑膜炎难以鉴别，需经病毒学和血清学确诊。此外，全身症状也较顿挫型为重。

（4）瘫痪型：主要可分为以下各期。

1）前驱期：主要表现为发热、乏力、多汗，可伴咽痛、咳嗽等呼吸道症状或食欲下降、恶心、呕吐、腹痛等不适。

2）瘫痪前期：可由前驱期直接进入，或在症状消失后1～6d出现体温再次上升、头痛、恶心、呕吐、烦躁或嗜睡、感觉过敏、肢体强直灼痛。体检可有颈抵抗或克氏征（Kernig sign）、布氏征（Brudzinski sign）阳性。三脚架征，即患儿坐起时因颈背强直不能屈曲，坐起时需双手后撑床上而呈“三脚架”样。吻膝试验阳性，患者坐起、弯颈时不能以下颌抵膝。可伴交感神经功能紊乱而出现面色潮红、多汗、括约肌功能障碍等表现。后期可有腱反射减弱或消失。

3）瘫痪期：通常于起病后3～10d出现肢体瘫痪，多于体温开始下降时出现，瘫痪前可有肌力减弱，伴腱反射减弱或消失，并逐渐加重。无感觉障碍，瘫痪早期可伴发热和肌痛，多数患者体温下降后瘫痪就不再发展。可分以下几型。

a.脊髓型：最常见。表现为弛缓性瘫痪，不对称，腱反射消失，肌张力减退，因病变多在颈、腰部脊髓，故四肢瘫痪，尤以下肢瘫痪居多。近端肌群较远端肌群受累重，出现早。躯干肌群瘫痪时头不能直立，颈背无力，不能坐起和翻身。颈胸部脊髓病变严重时可累及呼吸肌而影响呼吸运动，表现为呼吸浅速、咳嗽无力等。

b.延髓型：即球麻痹型，系延髓和脑桥受损所致。呼吸中枢受损时出现呼吸不规则、呼吸暂停，严重时出现呼吸衰竭。血管运动中枢受损时可有血压和脉率变化乃至循环衰竭。脑神经受损时则出现相应的症状和体征，面神经及第Ⅹ对脑神经损伤多见。

c.脑型：少见，表现为高热、头痛、烦躁、惊厥或嗜睡，可有神志改变。

d.混合型：以上几型同时存在为混合型。

4）恢复期：瘫痪通常从远端肌群开始恢复，持续数周至数月，轻型病例1～3个月内可基本恢复，重者需6～18个月或更长时间。

5）后遗症期：瘫痪1～2年后仍不恢复为后遗症。若不积极治疗，则长期瘫痪的肢体可发生肌肉萎缩，肢体畸形。部分瘫痪型病例在感染后25～35年，发生进行性神经肌肉软弱、肌肉萎缩、疼痛，受累肢体瘫痪加重，称为脊髓灰质炎后综合征（post-poliomyelitis syndrome）。

【实验室检查】

1.血常规　白细胞多正常，早期及继发感染时可增高，以中性粒细胞为主。急性期1/3～1/2的患者红细胞沉降率增快。

2.脑脊液　顿挫型脑脊液通常正常，无瘫痪型或瘫痪型患者脑脊液改变类似于其他病毒所致的脑膜炎。颅压可略高，细胞数稍增，早期以中性粒细胞为主，后期以淋巴细胞为主。热退后细胞数迅速降至正常，蛋白可略高，呈蛋白-细胞分离现象。少数患者脑脊液可始终正常。

3.病毒分离　起病1周内鼻咽部分泌物及粪便内可分离出病毒，也可从血液或脑脊液中分离出病毒，多次送检可增加阳性率，诊断价值也更大。

4.血清学检查　可用中和试验、补体结合试验及酶标记等方法检测特异性抗体，其中以中和试验较常用，阳性率及特异性均较高。

【治疗要点】

本病无法治愈，目前也尚无特效抗病毒治疗方法。处理原则主要是对症治疗、缓解症状、促进恢复、预防及处理并发症、康复治疗。

1.前驱期及瘫痪前期

（1）一般治疗：卧床至热退后1周，避免各种引起瘫痪发生的因素，如剧烈活动、肌内注射、手术等。保证补液量及热量的供给。

（2）对症治疗：必要时可使用解热药物、镇静剂缓解全身肌肉痉挛和疼痛；适量的被动运动可减少肌肉萎缩、畸形发生。

2.瘫痪期

（1）保持功能体位：卧床时保持身体成条一直线，膝部略弯曲，髋部及脊柱用板或重物使之挺直，踝关节成90°。疼痛消失后应积极做主动和被动锻炼，以防止骨骼肌肉萎缩、畸形。

（2）营养补充：予以充足的营养及充足的水分，维持电解质平衡。

（3）药物促进功能恢复：使用神经细胞的营养药物如维生素B_1、维生素B_2及促神经传导药物地巴唑；增进肌肉张力药物，如加兰他敏等，一般在急性期后使用。

（4）延髓型瘫痪

1）保持气道通畅：采用头低位，避免误吸，最初几天可使用静脉途径补充营养。若气管内分泌物较多，应及时吸出，防止气道梗阻。

2）监测血气、电解质、血压等，发现问题及时处理。

3）声带麻痹、呼吸肌瘫痪者，需行气管切开术，必要时使用呼吸机辅助通气。

3.恢复期及后遗症期　体温恢复正常，肌肉疼痛消失和瘫痪停止发展后应进行积极康复治疗。若畸形较严重，可行外科矫形治疗，此外还可通过中医按摩、针灸、康复锻炼及其他理疗措施促进功能恢复。

【预防】

1.管理传染源　早期发现患者，及时疫情报告，进行详细的流行病学调查。患者自起病日起至少隔离40d，最初1周强调呼吸道和胃肠道隔离。密切接触者应医学观察20d，对于病毒携带者应按患者的要求隔离。

2.切断传播途径　急性期患者粪便用20%含氯石灰乳剂，将粪便浸泡消毒1～2h或用含氯消毒剂浸泡消毒后再排放，沾有粪便的尿布、衣裤应煮沸消毒，被服应日光暴晒。加强水、粪便和食品的卫生管理。

3.保护易感人群

（1）本病流行期间，儿童应少去人群众多场所，避免过分疲劳和受凉，推迟各种预防注射和不急需的手术等，以免促使顿挫型变成瘫痪型。

（2）主动免疫：是预防本病的主要而有效的措施。我国从1960年开始大规模生产减毒活疫苗供全国儿童服用，使得本病发病率逐年降低，目前已无新病例报道。常用的疫苗有口服脊髓灰质炎病毒活疫苗（OPV）、灭活脊髓灰质炎疫苗（IPV），具有很好的免疫活性。目前国际上较多采用OPV，尤其是经济落后的发展中国家。

1）减毒活疫苗OPV：口服，使用方便，95%以上接种者可产生长期免疫，但由于是活病毒，故不可用于免疫功能缺陷者或免疫抑制剂治疗者。脊髓灰质炎减毒活疫苗，一种是三型单价糖丸，另一种是混合多价糖丸，为Ⅰ、Ⅱ、Ⅲ型混合物，目前普遍采用此型疫苗，在我国由政府免费提供，为国家计划免疫疫苗之一。免疫程序：一般首次免疫从2月龄开始，2、3、4月龄各服1次，4岁时再加强免疫一次。疫苗宜在冬、春季服用，以期在夏、秋季流行时已获得保护，避免受其他肠道病毒干扰而影响接种效果。服用时应空腹，忌用热水送服，以免疫苗中的病毒被灭活而失去作用。口服疫苗一般无不良反应，偶有轻度发热、腹泻。急性发热或患有严重佝偻病、活动性结核病，以及心、肝、肾等急、慢性疾病患者暂不宜服用此疫苗。在极少数情况下，疫苗株病毒可突变，重新具有神经毒性，导致接种者或接触人群发生疫苗相关性麻痹性脊髓灰质炎，在我国其发生率约为1/125万，但该疫苗的优点仍远远超过其缺点，在我国实践中效果满意。服用疫苗后2周，体内可产生特异性抗体，1～2个月可达有效水平，三剂服用完成后产生的免疫力可维持5年，加强免疫1次可维持终身。

2）灭活疫苗IPV：较为安全，可用于免疫功能缺陷者及接受免疫抑制剂治疗者，但价格昂贵，免疫维持时间短，需重复注射。

（3）被动免疫：未服过疫苗的幼儿、孕妇、医务人员、免疫低下者、扁桃体摘除等局部手术后或先天性免疫缺陷的人群，若与患者密切接触，应及早肌内注射丙种球蛋白。推荐剂量0.3～0.5ml/kg，每月1次，连用2次，免疫效果可维持2个月。

（白　菡）

第七节　麻　　疹

麻疹（measles）是由麻疹病毒（measles virus）引起的病毒感染性传染病，在我国法定的传染病中属于乙类传染病。主要的临床表现有发热、咳嗽、流涕等卡他症状及眼结合膜炎，特征性表现为口腔科氏斑（Koplik spot，麻疹黏膜斑）及皮肤斑丘疹。在我国自婴幼儿广泛接种麻疹疫苗以来，该病的发展已经基本得到了控制。

【诊断要点】

1.流行病学资料

（1）传染源：麻疹病毒属于副黏液病毒科、麻疹病毒属，只有一个血清型。人是麻疹病毒的唯一宿主，麻疹患者是唯一的传染源。急性期的患者是最重要的传染源，发病初2d至出疹后5d均具有传染性，前驱期传染性最强，出疹后逐渐减低，疹退时无传染性。传染期患者口、鼻、咽、眼结合膜分泌物均含有病毒，恢复期不带病毒。此外，无症状病毒携带者和隐性感染者较少，传染性也较低，作为传染源的意义不大。

（2）传播途径：经呼吸道飞沫传播是主要的传播途径。患者咳嗽、打喷嚏时，病毒随排出的飞沫经口、咽、鼻部或眼结合膜侵入易感者。密切接触者亦可经污染病毒的手传播，通过第三者或衣物间接传播甚少见。

（3）人群易感性：人类对麻疹病毒普遍易感，易感者接触患者后90%以上均可发病，病后可获得持久免疫力。6个月内婴儿因从母体获得抗体很少患病，该病主要在6个月至5岁小儿间流行。

（4）流行特征：麻疹是一种传染性很强的传染病，全年均可发病，以冬、春季为主。20世纪60年代麻疹疫苗问世以来，普遍接种疫苗的国家该病发病率已大大降低。我国自普遍接种麻疹疫苗以来，麻疹流行得到了有效控制。

2.临床表现　潜伏期为6～21d，平均为10d左右。曾接受过被动或主动免疫者可延长至3～4周。

（1）典型麻疹：典型麻疹临床过程可分为三期。

1）前驱期：从发热到出疹为前驱期，一般持续3～4d。此期主要为上呼吸道炎症及眼结合膜炎所致的卡他症状。急性起病，发热、咳嗽、流涕、流泪，眼结合膜充血、畏光，咽痛、全身乏力等。部分患者有头痛，并可出现胃肠道症状如呕吐、腹泻等。病程2～3d，约90%以上患者口腔出现麻疹黏膜斑，为麻疹前驱期的特征性体征，具有诊断价值。此斑位于双侧第二磨牙对面的颊黏膜上，为0.5～1mm针尖大小的小白点，周围有红晕，初起时仅数个，1～2d迅速增多融合，扩散至整个颊黏膜，形成表浅的糜烂，似鹅口疮，2～3d消失。前驱期有时可见颈、胸、腹部一过性风疹样皮疹，数小时即消退，称为麻疹前驱疹。

2）出疹期：病程第3～4天时发热、呼吸道症状明显加重，此时开始出现皮疹。皮疹首先见于耳后、发际，渐及前额、面、颈。自上而下至胸、腹、背及四肢，最后达手掌与足底，2～3d遍及全身。皮疹初为淡红色斑丘疹，压之褪色，大小不等，直径为2～5mm，疹间皮肤正常。出疹高峰时皮疹可融合，颜色转暗，部分病例可有出血性皮疹，压之不褪色。随出疹达高峰，全身毒血症状加重，体温可达40 ℃，患者可有嗜睡或烦躁不安，甚至谵妄、抽搐。咳嗽加重，咽红、舌干，结膜红肿、畏光。表浅淋巴结及肝、脾肿大，肺部可闻及干、湿啰音，可出现心功能衰竭。

3）恢复期：皮疹达高峰后，常于1～2d迅速好转，体温下降，全身症状明显减轻，皮疹随之按出疹顺序依次消退，留有浅褐色色素沉着斑，1～2周后消失。疹消退时有糠麸样细小脱屑。

无并发症者整个病程为10～14d。麻疹过程中，呼吸道病变最显著，有鼻炎、咽炎、支气管炎及肺炎。肠道黏膜也可有呼吸道黏膜同样的病变。并发脑炎时脑组织可出现充血、水肿、点状出血或脱髓鞘病变。此外，麻疹病毒感染过程中机体免疫反应明显降低，可使湿疹、哮喘、肾病综合征得到暂时缓解，但患者易继发细菌感染，结核病灶可复发或恶化。

（2）非典型麻疹：由于感染者的年龄不同、机体的免疫状态不同、病毒毒力的强弱不一、侵入人体数量的不同等因素，临床上可出现非典型麻疹，包括以下两类。

1）轻型麻疹：多见于对麻疹具有部分免疫力者，如6个月前婴儿，近期接受过被动免疫，或曾接种过麻疹疫苗。表现为发热程度低、发热时间短、皮疹稀疏色淡，无麻疹黏膜斑或不典型、呼吸道症状轻等。一般无并发症，病程在1周左右。病后所获免疫力与典型麻疹患者相同。

2）重型麻疹：多见于全身情况差、免疫力低下或继发严重感染者，病死率高。

a.中毒性麻疹：中毒症状重，起病即高热，达40℃以上，伴有气促、发绀、心率快，甚至谵妄、抽搐、昏迷。

b.休克性麻疹：除具有中毒症状外，可出现循环衰竭或心力衰竭，表现为面色苍白、发绀、四肢厥冷、心音弱、心率快、血压下降等。皮疹暗淡稀少或皮疹刚出又突然隐退。

c.出血性麻疹：皮疹为出血性，形成紫斑，压之不褪色，同时可有内脏出血。

d.疱疹性麻疹：皮疹呈疱疹样，融合成大疱。发热高、中毒症状重。

（3）异型麻疹：主要发生在接种麻疹灭活疫苗后4～6年，再接触麻疹患者时出现。表现为突起高热、头痛、肌痛、腹痛，无麻疹黏膜斑，病后2～3d出现皮疹，从四肢远端开始，逐渐扩散到躯干。皮疹为多形性，常伴四肢水肿，上呼吸道卡他症状不明显，但肺部可闻及啰音。肝、脾均可肿大。异型麻疹病情较重，但为自限性。其最重要的诊断依据是恢复期检测麻疹血凝抑制抗体呈现高滴度，但病毒分离阴性。一般认为异型麻疹无传染性。

3.实验室检查

（1）血常规：白细胞总数减少，淋巴细胞相对增多。如果白细胞数增加，尤其是中性粒细胞增加，提示继发细菌感染；若淋巴细胞严重减少，常提示预后不良。

（2）血清学检查：酶联免疫吸附试验（ELISA）测定血清特异性IgM和IgG抗体，敏感性和特异性好，具早期诊断价值。IgM抗体病后5～20d最高，测定血清IgM抗体是诊断麻疹的标准方法。IgG抗体恢复期较早期增高4倍以上即为阳性。取早期和恢复期血清各1份做血凝抑制试验、中和试验或补体结合试验，抗体效价呈4倍以上升高亦为阳性。

（3）病原学检查

1）病毒分离：取早期患者眼、鼻、咽分泌物或血、尿标本接种于原代人胚肾细胞，分离麻疹病毒，但不作为常规检查。

2）病毒抗原检测：检查取早期患者鼻咽分泌物、血细胞及尿沉渣细胞，用免疫荧光或免疫酶法查麻疹病毒抗原，如阳性，可早期诊断。上述标本涂片后还可见多核巨细胞。

3）核酸检测：采用逆转录聚合酶链反应（RT-PCR）从临床标本中扩增麻疹病毒RNA，是一种非常敏感和特异的诊断方法，对免疫力低下而不能产生特异性抗体的麻疹患者尤为有价值。

【治疗要点】

对麻疹病毒尚无特效抗病毒药物，主要为对症治疗，加强护理，预防和治疗并发症。

1.一般治疗　患者应单间呼吸道隔离，卧床休息直至体温正常或至少出疹后5d；保持室内空气新鲜，温度适宜；眼、鼻、口腔保持清洁，多饮水。对住院麻疹患儿应补充维生素A来降低并发症和病死率。

2.对症治疗　高热可酌用小剂量解热药物或头部冷敷；咳嗽可用祛痰镇咳药；剧咳和烦躁不安可用少量镇静剂；体弱病重患儿可早期注射丙种球蛋白；必要时给氧，保证水、电解质及酸碱平衡等。

3.并发症治疗

（1）喉炎：蒸汽雾化吸入稀释痰液，使用抗菌药物，对喉部水肿者可试用肾上腺皮质激素。喉梗阻严重时及早行气管切开。

（2）肺炎：治疗同一般肺炎，主要为抗菌治疗，参考痰菌药敏试验选用抗生素。

（3）心肌炎：出现心力衰竭者应及早静脉注射强心药物如毛花苷C或毒毛花苷K，同时应用利尿剂，重症者可用肾上腺皮质激素保护心肌。

（4）脑炎：处理基本同乙型脑炎。亚急性硬化性全脑炎（SSPE）目前无特殊治疗。

【预防要点】

预防麻疹的关键措施是对易感者接种麻疹疫苗，提高其免疫力。

1.管理传染源　对麻疹患者应做到早诊断、早报告、早隔离、早治疗，患者隔离至出疹后5d，伴呼吸道并发症者应延长至出疹后10d。易感的接触者检疫3周，并使用被动免疫制剂。流行期间，儿童机构应加强检查，及时发现患者。

2.切断传播途径　流行期间避免去公共场所或人多拥挤处，出入应戴口罩；无并发症的患儿在家中隔离，以减少传播和继发医院感染。

3.保护易感人群

（1）主动免疫：主要对象为婴幼儿，目前发达国家初种麻疹疫苗的年龄大多定在15个月，而发展中国家由于仍常有麻疹流行，初种年龄为8个月。第1次皮下注射0.2ml，儿童和成人剂量相同。易感者在接触麻疹患者2d内若接种疫苗，仍有可能预防发病或减轻病情。接种后12d出现IgM抗体，阳性率可达95%～98%，2～6个月后渐降；IgG抗体仍维持一定水平，4～6年后部分儿童已完全测不出抗体，故需复种。接种后反应较轻微，少数接种者可出现短时低热。接种禁忌为妊娠、过敏体质、免疫功能低下者

（如肿瘤、白血病、使用免疫抑制剂及放射治疗者等）；活动性结核应治疗后再考虑接种；发热及一般急、慢性疾病者应暂缓接种；凡6周内接受过被动免疫制剂者，应推迟3个月接种。

（2）被动免疫：新生儿可从母体得到特异抗体，免疫的半衰期约为3周，随后便对麻疹病毒易感。体弱、妊娠妇女及年幼的易感者接触麻疹患者后，应立即采用被动免疫。在接触患者5d内注射人血丙种球蛋白3ml可预防发病。若5d后注射，则只能减轻症状，免疫有效期3～8周。

（白　蕊）

第八节　巨细胞病毒感染

人巨细胞病毒（human cytomegalovirus，HCMV），正式命名为人疱疹病毒5型，HCMV感染在我国极其广泛，一般人群HCMV抗体阳性率为86%～96%，孕妇为95%左右，婴幼儿为60%～80%，原发感染多发生于婴幼儿时期。HCMV具有潜伏-活化的生物学特性，一旦感染，将持续终身。虽然HCMV是弱致病因子，对免疫功能正常个体并不具有明显致病性，绝大多数表现为无症状性感染；但是HCMV是引起病理性和生理性免疫低下人群（包括发育性免疫缺陷的胎儿和新生儿）发生疾病的常见病原，亦是导致艾滋病和器官、骨髓移植患者严重疾病和增加其病死率的重要病因之一。

【诊断要点】

1.诊断依据

（1）疾病高发人群：①母亲孕期有原发感染或再发感染的新生儿；②1岁以下婴儿；③艾滋病患儿；④接受骨髓、干细胞或实体器官移植者；⑤接受大剂量或长期免疫抑制剂或糖皮质激素治疗者；⑥其他免疫抑制的患儿。

（2）临床特征

1）先天感染：常有多系统器官受损或以下一种或多种不同组合形式的表现。黄疸（直接胆红素升高为主）和肝脾大最常见。可有血小板减少性瘀斑，中枢神经系统受累如头小畸形、脑室扩大伴周边钙化灶、感音神经性耳聋、神经肌肉异常、惊厥和视网膜脉络膜炎。外周血异形淋巴细胞（异淋）增多，脑脊液蛋白增高和肝功能异常。常见腹股沟斜疝等畸形。感音神经性耳聋发生率在症状性感染期高达25%～50%，在无症状性感染期可达10%～15%，可呈晚发性或进行性加重。

2）HCMV肝炎：多见于婴幼儿期原发感染者，可呈黄疸型、无黄疸型或亚临床型。有轻至中度肝大和质地改变，常伴脾大；黄疸型常有不同程度胆汁淤积；血清转氨酶轻至中度升高。轻症有自愈性。

3）HCMV肺炎：多见于6个月以下原发感染的幼婴。多无发热，可有咳嗽、气促、肋间凹陷，偶闻肺部啰音。影像学检查多见弥漫性肺间质病变，可有支气管周围浸润伴肺气肿和结节性浸润。可伴有肝损害。

4）输血后综合征：多见于新生儿期输血后原发感染者。临床表现多样，可有发热、黄疸、肝脾大、溶血性贫血、血小板减少、淋巴细胞和异淋增多。常见皮肤灰白色休克样表现。可有肺炎征象，甚至呼吸衰竭。在早产儿，特别是极低出生体重儿病死率可达20%以上。

5）单核细胞增多症样综合征（类传染性单核细胞增多症）：多为年长儿原发感染的表现，婴幼儿期也可发生。有不规则发热、不适、肌痛等，全身淋巴结肿大较少见，渗出性咽炎极少，多在病程后期（发热1～2周后）出现典型血象改变（白细胞总数达10×10^9～20×10^9/L，淋巴细胞＞50%，异淋＞5%）；90%以上血清转氨酶轻度增高，仅约25%有肝脾大，黄疸极少见。

6）免疫抑制儿童的症状性感染：原发感染和再发感染时均易发生。最常表现为类传染性单核细胞增多症，但异淋少见。部分因免疫抑制治疗有白细胞减少伴贫血和血小板减少，其次为肺炎。肝炎在肝移植受者常与急性排斥反应同时存在，以持续发热、转氨酶升高、高胆红素血症和肝衰竭为特征。肾移植受者可发生免疫复合物性肾小球肾炎。胃肠炎常见于艾滋病及骨髓、肾和肝移植受者。还可发生脑膜脑炎、脊髓炎、周围神经病和多发性神经根炎等神经系统疾病。

（3）病毒学证据

1）直接证据：在血样本（全血、单个核细胞、血清或血浆）、尿及其他体液［包括肺泡灌洗液（最好取脱落细胞）］和病变组织中获得如下病毒学证据：①病毒分离：是诊断活动性HCMV感染的“金标准”；②电子显微镜下找病毒颗粒和光学显微镜下找巨细胞包涵体（阳性率低）；③免疫标记技术检测病毒抗原，如IEA、EA和pp65抗原等；④逆转录PCR法检测病毒特异性基因转录产物，阳性表明活动性感染；⑤实时荧光定量PCR法检测病毒特异性DNA载量。HCMV DNA载量与活动性感染呈正相关，高载量或动态监测中出现载量明显升高提示活动性感染的可能。血清或血浆样本HCMV DNA阳性是活动性感染的证据；全血或单个核细胞阳性时存在潜伏感染的可能，高载量支持活动性感染。在新生儿期检出病毒DNA是原发感染的证据。

2）间接证据：主要来自特异性抗体检测。原发感染证据：①动态观察到抗HCMV IgG抗体的阳转；②抗HCMV IgM阳性而抗HCMV IgG阴性或低亲和力IgG阳性。近期活动性感染证据：①双份血清抗HCMV IgG滴度≥4倍增高；②抗HCMV IgM和IgG阳性。新生儿期抗HCMV IgM阳性是原发感染的证据。6个月内婴儿需考虑来自母体的IgG抗体；严重免疫缺陷者或幼婴可出现特异性IgM抗体假阴性。

2.诊断标准

（1）临床诊断：具备活动性感染的病毒学证据，临床上又具有HCMV疾病相关表现，排除现症疾病的其他常见病因后可做出临床诊断。

（2）确定诊断：从活检病变组织或特殊体液如脑脊液、肺泡灌洗液内分离到HCMV病毒或检出病毒复制标志物（病毒抗原和基因转录产物）是HCMV疾病的确诊证据。

特殊部位HCMV DNA检测有临床诊断意义，如艾滋病患儿脑脊液内检出HCMV DNA可诊断中枢神经系统感染；先天感染新生儿脑脊液内检出HCMV DNA提示预后神经发育不良；眼玻璃体液检出HCMV DNA是HCMV视网膜炎的证据；新生儿和免疫抑制个体血清或血浆HCMV DNA载量与HCMV疾病严重程度和病毒播散有正相关性。

羊水中检出病毒或病毒复制性标志物提示宫内感染，但出生时需再次证实诊断。出生2周后病毒学检测不再能区分先天和围生期感染，诊断先天感染只能根据临床特征予以推测或利用出生时新生儿筛查干血点样本回顾性检测病毒基因。

因唾液腺和肾脏是无症状HCMV感染者的常见排毒部位，单从这些组织中分离到病毒或检出病毒复制标志物需谨慎解释。当病情严重程度不能完全用HCMV疾病解释时，尤应注意寻找其基础疾病或伴随疾病。

【治疗要点】

1.抗HCMV药物应用指征　抗病毒治疗对免疫抑制者是有益的；而免疫正常个体的无症状感染或轻症疾病无须抗病毒治疗。主要应用指征包括①符合临床诊断或确定诊断的标准并有较严重或易致残的HCMV疾病，包括间质性肺炎、黄疸型或淤胆型肝炎、脑炎和视网膜脉络膜炎（可累及黄斑而致盲），尤其是免疫抑制者如艾滋病患儿；②移植后预防性用药；③有中枢神经损伤（包括感音神经性耳聋）的先天感染者，早期应用可防止听力和中枢神经损伤的恶化。

2.常用抗HCMV药物方案

（1）更昔洛韦（ganciclovir，GCV）：为首个获准应用的抗HCMV药物，目前仍然为首选。需静脉给药，大部分以原药形式从肾脏排出，脑脊液浓度为血浆浓度的25%～70%。治疗方案：诱导治疗，5mg/kg（静脉滴注＞1h），q12h，共2～3周；维持治疗，5mg/kg，1次/天，连续5～7d，总疗程3～4周。若诱导期疾病缓解或病毒血症、病毒尿症清除可提前进入维持治疗；若诱导治疗3周无效，应考虑原发或继发耐药，或现症疾病为其他病因所致；若维持期疾病进展，可考虑再次诱导治疗；若免疫抑制因素未能消除则应延长维持疗程，采用5mg/kg 1次/天，或6mg/kg 每周5d，或序贯缬更昔洛韦口服，以避免病情复发。

用药期间应监测血常规和肝肾功能，若肝功能明显恶化，血小板和粒细胞分别下降至≤25×10^9/L和≤0.5×10^9/L，或至用药前水平的50%应停药。粒细胞减少严重者可给予粒细胞集落刺激因子，若需再次治疗，仍可使用原剂量或减量，或联合应用集落刺激因子以减轻骨髓毒性。有肾损害者应减量，如肾透析患者剂量不超过1.25mg/kg，每周3次，在透析后用药。

（2）缬更昔洛韦（valganciclovir，VGCV）：为GCV的缬氨酸酯，口服后在肠壁和肝脏代谢为活化型GCV，生物利用度为62.4%，于2000年获准用于治疗18岁以上艾滋病患者CMV视网膜炎和作为移植患者预防用药。在先天感染新生儿的Ⅱ期临床研究中显示，单剂16mg/kg，每天2次与静脉用6mg/kg更昔洛韦等效。肾功能不全者剂量酌减。需与食物同服，不宜嚼碎。主要副作用有胃肠反应、骨髓抑制和眩晕、头痛、失眠等。

（3）膦甲酸（foscarnet，FOS或PFA）：为焦磷酰胺类似物，能抑制病毒DNA聚合酶活性。需静脉用药，主要经尿液排泄；能迅速分布于脑脊液。主要副作用是肾毒性。儿童一般作为替代用药，特别是单用GCV出现疾病进展时，可单用或与GCV联用。国外介绍儿童参照成人方案：诱导治疗，60mg/kg，q8h（持续静脉滴注1h），连用2～3周；免疫抑制者需维持治疗，90～120mg/kg，1次/天。维持期间疾病进展，则再次诱导或与GCV联用。

3.抗病毒疗效评估

（1）临床评估：HCMV疾病的症状、体征和脏器功能改善。

（2）病毒学评估：病毒特异性抗原和病毒滴度定量分析有助于评估抗病毒疗效。监测血清、血浆或全血HCMV DNA载量动态变化可用于确定抗病毒疗效和进一步鉴定耐药毒株。由于患儿症状缓解后尿液和唾液中HCMV DNA可长时间持续存在，故这些样本的病毒DNA检测不宜用于评估抗病毒疗效。

4.治疗并发症　有听力障碍者应早期干预，必要时可应用人工耳蜗。

（吴　捷）

第九节　EB病毒感染

EB病毒（Epstein-Barr virus，EBV）是一种双链DNA病毒，属于疱疹病毒γ亚科，主要通过唾液传播，也可通过输血和性传播。EBV在人群的感染率超过95%。虽然随着社会经济的发展和进步，我国儿童原发性EBV感染的年龄较20世纪80年代已有所延迟，但青少年的血清EBV抗体阳性转化率仍达90%。EBV感染可引起机体几乎所有脏器和组织的相关疾病或临床表现，EBV还是一种重要的肿瘤相关病毒，与伯基特淋巴瘤、霍奇金淋巴瘤、鼻咽癌、T/自然杀伤（NK）细胞淋巴瘤和移植后淋巴增殖性疾病等的发生相关，EBV相关的肿瘤可影响世界1%的人口。不同的临床表现在疾病分布上主要表现为传染性单核细胞增多症（IM）、自身免疫性疾病、鼻咽癌、嗜血细胞增多症等，其中IM最常见，还有慢性活动性EBV感染的可能。

【诊断要点】

1.临床表现　EB病毒感染患儿临床表现复杂多样，其中主要症状包括发热、咽峡炎、咳嗽、皮疹、淋巴结肿大、眼睑浮肿等。

2.实验室检查　EB病毒实验室检测的方法主要包括EBV抗体检测、EBV核酸检测及组织病理标本中EBV编码的小RNA检测。血清学抗体检测灵敏度高、特异性强，适合批量检测及早期诊断，且能够区分新近感染和既往感染等感染类型，有助于疾病的诊断和鉴别诊断。EB病毒感染人体后，针对不同的抗原分子，机体会产生不同的抗体。主要抗原：①衣壳抗原（VCA），VCA-IgM抗体是新近EB病毒感染的标志，VCA-IgG出现后可持续多年甚至终身，因此不能区别新近感染与既往感染；低亲和力VCA-IgG，提示急性期感染。②早期抗原（EA），EA是EBV进入增殖性周期初期形成的一种抗原，EA-IgG抗体是近期感染或EB病毒活跃增殖的标志。③核心抗原（EBNA），EBNA-IgG于发病后3～4周出现，持续终身，是既往感染的标志。④膜抗原（MA），MA是中和性抗原，可以产生相应的中和抗体。⑤淋巴细胞决定膜抗原（LYDMA），LYDMA是补体结合抗体，也是既往感染的标志，目前研究推荐使用多种抗体联合检测的方法。

3.EB病毒引起的传染性单核细胞增多症（IM）　诊断标准：①临床表现有发热、咽峡炎、扁桃体炎、淋巴结肿大、肝脾大（其中3项以上为阳性）；②外周血变异淋巴细胞大于10%或总数大于1.0×10^9/L；③EBV抗体测定急性期EB病毒衣壳抗原IgM抗体（EBV-VCA-IgM）阳性，双份血清EBV-VCA-IgG滴度4倍以上升高；④外周血EBV-DNA定性检测阳性。具有IM临床表现，且实验室检查符合②～④项中的1项或多项即可确诊。

4.*EB病毒引起的噬血细胞增多症*　目前国际上权威和广泛采用的噬血细胞综合征（HLH）诊断标准是国际组织细胞协会制订的HLH-2004方案：满足以下1和2两条中任一条即可诊断为HLH。①发现HLH相关的分子遗传学异常；②满足下列诊断标准8条中的5条：a.发热，热峰＞38.3℃；b.脾大；c.血细胞减少（两系或三系）血红蛋白＜9g/dl（新生儿＜4周，Hb＜10g/dl），血小板＜100×10^9/L，嗜中性粒细胞绝对计数＜1×10^9/L；d.高甘油三酯血症（空腹＞265mg/dl）和（或）低纤维蛋白原血症（＜150mg/dl）；e.骨髓或脾、淋巴结、肝脏检查/活检发现噬血细胞；f. NK细胞活性降低或完全缺少；g.血清铁蛋白＞500ng/ml；h.可溶性CD25（IL-2受体）增高。

5.*慢性活动性EB病毒感染*　在免疫力低下的患儿，EB病毒感染后可出现慢性或复发性IM样症状，伴随EB病毒抗体的异常改变，称为慢性活动性EB病毒感染（CAEBV）。CAEBV的诊断标准：①持续或反复发作性IM症状，包括发热、淋巴结肿大、脾大，同时有其他系统的并发症，如血液系统、消化系统、神经系统、肺、眼、皮肤和（或）心血管系统（包括动脉瘤和血管病变）；②异常的抗EB病毒抗体，包括抗VCA和EA抗体的升高，VCA-IgG≥640和EA-IgA≥160，VCA-IgA（＋）和（或）EA-IgA（＋），和（或）检测到受累组织，如外周血中EB病毒DNA拷贝数的增高；③慢性病程不能用其他疾病解释。需满足以上3条方能诊断CAEBV。

【治疗要点】

1.*一般治疗*　急性期应卧床休息，加强护理，避免发生严重并发症。脾脏显著肿大时应避免剧烈运动，以防破裂。若出现继发细菌感染可使用抗生素。

2.*药物治疗*

（1）对症治疗：高热患者可用解热药。咽痛者给予生理盐水漱口或西瓜霜润喉片含服。对发热高、咽痛剧烈者，应注意咽部继发细菌感染，可做咽拭子培养并使用抗生素。并发心肌炎、严重肝炎、溶血性贫血或因血小板减少并有出血者可考虑使用糖皮质激素。有文献报道，静脉用丙种球蛋白（每次200～500mg，连用3～5d）治疗，可缩短病程、改善预后。

（2）抗病毒治疗：更昔洛韦（5mg/kg，q12h，连用7～14d）、干扰素［干扰素α-2b，5万～10万U/kg，皮下注射］。早期治疗可缓解症状及减少口咽部排毒量，但对EB病毒潜伏感染无效。也可应用阿昔洛韦［20～30mg/（kg·d），分3～4次静脉滴注或口服，连用7～14d］或EB病毒特异性免疫球蛋白进行治疗。

3.*噬血细胞增多症的治疗*　详见第8章第八节。

（孙　莹　王丽杰）

第十节　水　　痘

水痘（varicella，chicken pox）是一种传染性极强的儿童期出疹性疾病，与带状疱疹为同一种病毒所引起的两种不同表现的临床病症。水痘为原发感染，但以后可以发生带状疱疹。其临床特点为皮肤黏膜相继出现和同时存在斑疹、丘疹、疱疹和结痂等各类皮疹，全身症状轻微。冬、春季节多发。

【病原学】

水痘-带状疱疹病毒属疱疹病毒科，仅有一个血清型。病毒呈球形，直径150～200nm。病毒衣壳是由162个壳粒排成的对称二十面体，外层为脂蛋白包膜，核心为双链DNA。病毒含有DNA聚合酶（DNA polymerase）和胸腺嘧啶核苷激酶（thymidine kinase），前者为合成DNA所必需的酶，系疱疹病毒属共有，后者仅存在于单纯疱疹病毒和水痘-带状疱疹病毒。一般认为，不能产生胸腺嘧啶核苷激酶的病毒不能造成潜伏感染而引起带状疱疹。受病毒感染的细胞可形成多核巨细胞，核内出现嗜酸性包涵体。病毒对外界抵抗力弱，不耐热和酸，不能在痂皮中存活，能被乙醚等消毒剂灭活。人类是已知的自然界中该病毒的唯一宿主。

【流行病学】

1.传染源　患者是唯一的传染源。病毒存在于患者上呼吸道和疱疹液中，发病前1～2d至皮疹完全结痂为止均有传染性。

2.传播途径　其主要通过呼吸道飞沫和直接接触传播，亦可通过接触被污染的用具传播。

3.人群易感性　本病传染性极强，人群对水痘普遍易感。易感儿童接触后90%发病，6个月以下婴儿较少见。孕妇患水痘时，胎儿可被感染。病后可获持久免疫，二次感染发病者极少见，但以后可发生带状疱疹。本病一年四季均可发生，以冬、春季为高。

【发病机制与病理解剖】

病毒经上呼吸道侵入人体后，先在呼吸道黏膜细胞中增殖，2～3d后进入血液，形成病毒血症，并在单核-吞噬细胞系统内增殖后再次入血，形成第二次病毒血症，并向全身扩散，引起各器官病变。主要损害部位在皮肤，偶尔累及内脏。皮疹分批出现与病毒间歇性入血有关，其出现的时间与间隙性病毒血症的发生相一致。皮疹出现1～4d后，出现特异性细胞免疫并产生特异性抗体，病毒血症消失，症状随之缓解。

水痘的皮肤病变主要在表皮棘细胞层，细胞呈气球样变、肿胀，组织液渗入形成水痘疱疹，内含大量病毒。水痘疱疹以单房为主，周边和基底部可见胞核分裂的多核巨细胞，内含嗜酸性包涵体。水疱液开始时透明，当上皮细胞脱落加之炎性细胞浸润，使疱内液体变浊并减少，最后下层的上皮细胞再生，结痂脱落，结痂脱落后一般不留痕迹。小儿初次感染水痘-带状疱疹病毒时，临床表现为水痘，痊愈后可获得免疫力。但部分病毒经感觉神经纤维传入，潜伏于脊髓背侧神经根和三叉神经节的神经细胞内，形成慢性潜在性感染。免疫功能正常的患者，可有部分内脏器官的轻微受累，如血清丙氨酸氨基转移酶（ALT）升高等。免疫功能缺陷者则可出现播散性水痘，病变累及胃肠道、肺、肝、脾、胰、肾上腺和肠道等，受累器官可有局灶性坏死、炎性细胞浸润，病变部位可见含嗜酸性包涵体的多核巨细胞。并发脑炎者，脑组织可有水肿、充血和点状出血等。

【临床表现】

1.典型水痘　出疹前1天可出现前驱症状，如低热、不适、厌食等，次日出现皮疹。皮疹特点：①首发于头、面和躯干，继而扩展到四肢，末端稀少，呈向心性分布；②最初的皮疹为红色斑疹和丘疹，继之变为透明饱满的水疱，24h后水疱内容物变浑浊并中央凹陷，水疱易破溃，2～3d迅速结痂；③皮疹陆续分批出现，伴明显痒感，在疾病高峰期可见斑疹、丘疹、疱疹和结痂同时存在；④黏膜皮疹还可出现在口腔、眼结膜、生殖器等处，易破溃形成浅溃疡。轻型水痘多为自限性疾病，10d左右痊愈，全身症状和皮疹较轻。皮疹结痂后一般不留瘢痕。

2.重症水痘　多发生在恶性疾病或免疫功能低下患儿。持续高热和全身中毒症状明显，皮疹多，且易融合成大疱型或出血性，可继发感染或伴血小板减少而发生暴发性紫癜。

3.先天性水痘　母亲在妊娠早期感染水痘可导致胎儿多发性先天畸形；若发生水痘数天后分娩可导致新生儿水痘，病死率25%～30%。新生儿水痘的皮疹有时酷似带状疱疹的皮疹。

【实验室检查】

1.血常规　血白细胞总数正常或稍增高，淋巴细胞分数可以升高。

2.疱疹刮片　刮取新鲜疱疹基底组织涂片，用瑞特或吉姆萨染色可见多核巨细胞，用苏木素-伊红染色可查见核内包涵体。

3.血清学检查　常用酶联免疫吸附法、补体结合试验检测特异性抗体。补体结合抗体于出疹后1～4d出现，2～6周达高峰，6～12个月后逐渐下降。血清抗体检查有可能发生与单纯疱疹病毒抗体的交叉反应。

4.病原学检查

（1）病毒分离：取病程3～4d疱疹液种于人胚成纤维细胞，分离出病毒后可做进一步鉴定。

（2）抗原检查：对病变皮肤刮取物，用免疫荧光法检查病毒抗原。其方法敏感、快速，并容易与单纯疱疹病毒感染相鉴别。

（3）核酸检测：用聚合酶链反应（PCR）检测患者呼吸道上皮细胞和外周血白细胞中的病毒DNA，系敏感、快速的早期诊断方法。

【并发症】

1.皮疹继发细菌感染　如化脓性感染、丹毒、蜂窝织炎、败血症等。

2.肺炎　主要发生在免疫缺陷儿和新生儿中。轻者可无临床表现，仅X线检查有肺部弥漫性结节性浸润；重者有咳嗽、咯血、胸痛、呼吸困难、发绀等；严重者可于24～48h死于急性呼吸衰竭。继发性肺炎为继发细菌感染所致。

3.脑炎　发生率低于1%，多发生于出疹后1周左右，临床表现及脑脊液改变与一般病毒性脑炎相似，预后较好，病死率为5%左右。重者可遗留神经系统后遗症。

4.肝炎　多表现为ALT升高，少数可出现肝脂肪性变，伴发肝性脑即瑞氏综合征。

【诊断】

典型水痘根据临床皮疹特点诊断多无困难，非典型患者需依赖实验室检查确定。

【鉴别诊断】

1.脓疱疹　为儿童常见的细菌感染性疾病。常发于鼻唇周围或四肢暴露部位，初为疱疹，继成脓疱，最后结痂，皮疹无分批出现特点，无全身症状。

2.丘疹样荨麻疹　系皮肤过敏性疾病，婴幼儿多见，四肢、躯干皮肤分批出现红色丘疹，顶端有小疱，周围无红晕，不结痂，不累及头部和口腔。

【预后】

预后一般良好，结痂脱落后大都无瘢痕。重症或并发脑炎者预后差，甚至可导致死亡。

【治疗要点】

1.一般治疗和对症治疗　患者应隔离至全部疱疹变干结痂为止。发热期卧床休息，给予易消化食物和注意补充水分。加强护理，保持皮肤清洁，避免搔抓疱疹处以免导致继发感染。皮肤瘙痒者可用炉甘石洗剂涂擦，疱疹破裂后可涂甲紫或抗生素软膏。

2.抗病毒治疗　早期应用阿昔洛韦（acyclovir）已证明有一定疗效，是治疗水痘-带状疱疹病毒感染的首选抗病毒药物。每天600～800mg，分次口服，疗程10d。如在皮疹出现24h内进行治疗，则能控制皮疹发展，加速病情恢复。此外，阿糖腺苷和干扰素也可试用。

3.防治并发症　继发细菌感染时应及早选用抗菌药物。合并脑炎出现脑水肿者应采取脱水治疗。水痘不宜使用肾上腺皮质激素。

【预防】

控制传染源，隔离患儿至皮疹全部结痂为止；对已接触的易患儿，应检疫3周。水痘减毒活疫苗能有效预防易患小儿发生水痘，其保护率可达85%～95%，并可持续10年以上。对正在使用大剂量糖皮质激素、免疫功能受损、恶性病患者、接触过患者的孕妇以及患水痘母亲的新生儿，在接触水痘72h内肌注水痘-带状疱疹免疫球蛋白125～625U/kg，可起到预防作用。

（白　菡）

第十一节　手足口病

手足口病（HFMD）是肠道病毒所致儿童期急性传染病，常见于5岁以下儿童，尤其是婴幼儿。临床特征表现为手、足部皮疹和口腔黏膜疱疹或溃疡等，绝大多数HFDM为自限性疾病，大多数发病后5～7d自行缓解；部分重症患儿出现中枢神经系统（CNS）受累等并发症，包括脑膜炎、脑炎、脊髓炎、脑脊髓炎、肺水肿、肺出血和循环衰竭等。引发HFMD的肠道病毒有20多种（型），以柯萨奇病毒A16型（CV-A16）和肠道病毒A71型（EV-A71）最为常见。重症急性死亡病例多由EV-A71所致。

【诊断要点】

1.临床表现　①第1期为手、足、口出疹期，绝大多数病例在此期痊愈。典型皮疹表现为斑丘疹、丘疹、疱疹。皮疹周围有炎性红晕，疱疹内液体较少，不疼不痒，皮疹恢复时不结痂、不留疤。②第2期为神经系统受累期，多在病程的1～5d，表现为精神差、嗜睡、吸吮无力、易惊、头痛、呕吐、烦躁、肢体抖动、肌无力、颈强直等，属于HFMD重症病例重型，大多数病例可痊愈。③第3期为心肺功能衰竭前期，多发生在病程5d内，表现为心率和呼吸增快、出冷汗、四肢末梢发凉、皮肤发花、血压升高，属于重症病例危重型。④第4期为心肺功能衰竭期，可在第3期的基础上迅速进入该期。

临床表现为心动过速（个别心动过缓）、呼吸急促、口唇发绀、咳粉红色泡沫痰或血性液体、血压下降或休克。亦有病例以严重的脑功能衰竭为主要表现，临床可见抽搐、严重意识障碍等，病死率较高。⑤第5期为恢复期，体温逐渐恢复正常，对血管活性药物的依赖逐渐减少，神经系统受累症状和心肺功能逐渐恢复，少数可遗留神经系统后遗症。

2.确诊病例　在临床诊断病例的基础上，具有下列之一者即可确诊。

（1）肠道病例（CV-A16、EV-A71等）特异性核酸检查阳性。

（2）分离出肠道病毒，经鉴定为CV-A16、EV-A71或其他可引起手足口病的肠道病毒。

（3）急性期血清相关病毒IgM抗体阳性。

（4）恢复期血清相关肠道病毒的中和抗体比急性期有4倍及以上升高。

患儿出现下列情况提示可能发展为重症病例危重型：①持续高热，体温（腋温）＞39℃，常规退热效果不佳；②出现精神萎靡、呕吐、易惊、肢体抖动、无力、站立或坐立不稳等神经系统表现；③呼吸增快、减慢或节律不整；④出冷汗、四肢发凉、皮肤花纹、心率增快（＞140～150次/分，按年龄区分）、血压升高、毛细血管再充盈时间延长（＞2s）等循环障碍；⑤除外其他感染因素，外周血WBC计数＞15×10^9/L；⑥出现应激性高血糖（8.3mmol/L）。

【治疗要点】

1.一般治疗　普通病例门诊治疗。注意隔离，避免交叉感染；清淡饮食；做好口腔和皮肤护理。积极控制高热，体温超过38.5℃者，采用物理降温（温水擦浴、使用退热贴等）或应用退热药物治疗。退热常用药物：布洛芬，口服，每次5～10mg/kg；对乙酰氨基酚，口服，每次10～15mg/kg；两次用药的最短时间为6h。保持患儿安静，惊厥病例需要及时止惊。止惊常用药物：如无静脉通路可首选咪达唑仑，肌内注射，每次0.1～0.3mg/kg，体重＜40kg者最大剂量不超过5mg，体重＞40kg者最大剂量不超过10mg；地西泮缓慢静脉注射，每次0.3～0.5mg/kg，最大剂量不超过10mg，注射速度1～2mg/min，需严密监测生命体征，做好呼吸支持准备；也可使用水合氯醛灌肠抗惊厥；保持呼吸道通畅，必要时吸氧；注意营养支持，维持水、电解质平衡。

2.病原治疗　目前尚无特效抗肠道病毒药物。早期可使用利巴韦林10mg/（kg·d）静脉滴注，疗程3～7d。研究显示可使用α干扰素喷雾或雾化。

3.液体疗法　重症病例可出现脑水肿、肺水肿及心力衰竭，应控制液体入量，给予生理需要量60～80ml/（kg·d）（脱水剂不计算在内），建议匀速给予，即2.5～3.3ml/（kg·h），注意维持血压稳定。休克病例在应用血管活性药物的同时，给予生理盐水每次5～10ml/kg进行液体复苏，15～30min输入，此后酌情补液，避免短期内大量扩容。仍不能纠正者给予胶体（如白蛋白或血浆）输注。有条件的医疗机构可依据中心静脉压（CVP）、动脉血压（ABP）等指导补液。

4.降颅压　常用甘露醇，剂量为20%的甘露醇0.25～1.0g/kg，q4～q8h，20～30min快速静脉注射，严重颅高压或脑疝时可增加频次至每2～4小时一次，严重颅内高压或低钠血症患儿可考虑联合使用高渗盐水（3%氯化钠）。有心功能障碍者，可使用利尿剂，如呋塞米1～2mg/kg静脉注射。

5.血管活性药物　第3期患儿血流动力学改变为高动力高阻力型，以使用扩血管药物为主。可使用米力农，负荷量50～70μg/kg，15min输注完毕，维持量从0.25μg/（kg·min）起始，逐步调整剂量，最大量可达1μg/（kg·min），一般不超过72h。高血压者应将血压控制在该年龄段严重高血压值以下，可用酚妥拉明1～2μg/（kg·min），或硝普钠0.5～5μg/（kg·min）。第4期血压下降时，可应用正性肌力及升压药物治疗，如多巴胺5～20μg/（kg·min）、去甲肾上腺素0.05～2μg/（kg·min）、肾上腺素0.05～2μg/（kg·min）或多巴酚丁胺2.5～20μg/（kg·min），从低剂量开始。以上药物无效者，可试用血管加压素或左西孟旦等药物治疗，血管加压素20μg/kg，每4小时一次，静脉缓慢注射，用药时间视血流动力学改善情况而定；左西孟旦负荷剂量6～12μg/kg，静脉注射，维持量0.1μg/（kg·min）。

6.静脉丙种球蛋白　第2期不建议常规使用静脉丙种球蛋白。有脑脊髓炎和持续高热等表现者以及危重病例可酌情使用丙种球蛋白，剂量1.0g/（kg·d），连用2d。

7.糖皮质激素　有脑脊髓炎和持续高热等表现者以及危重病例酌情使用激素治疗，有助于减轻肺水肿和脑水肿，可选用甲基泼尼松龙1～2mg/（kg·d），或氢化可的松3～5mg/（kg·d），或地塞米松0.2～0.5mg/（kg·d），一般疗程为3～5d。

8.机械通气治疗　出现以下表现之一者，可予气管插管机械通气。

（1）呼吸急促、减慢或节律改变。

（2）气道分泌物呈淡红色或血栓。

（3）短期内肺部出现湿啰音。

（4）胸部X线检查提示肺部明显渗出性病变。

（5）脉搏血氧饱和度（SpO_2）或动脉血氧分压（PaO_2）下降。

（6）面色苍白、发绀、皮温低、皮肤发花、血压下降。

（7）频繁抽搐或昏迷。

9.其他治疗　合并肺炎或继发感染时使用抗生素；对于危重患儿若有条件可开展连续性床旁血液净化治疗及体外生命支持，包括体外膜肺氧合（ECMO）、体外左心支持或ECMO＋左心减压等。

（孙　莹　王丽杰）

第十二节　流感病毒感染

一、流行性感冒

流行性感冒（以下简称流感）是由流感病毒引起的一种急性呼吸道传染病，可在世界范围内引起暴发和流行。流感起病急，虽然大多为自限性，但部分因出现肺炎等并发症可发展至重症流感，少数重症病例病情进展快，可因急性呼吸窘迫综合征（ARDS）和（或）多脏器衰竭而死亡。重症流感主要发生在老年人、年幼儿童、孕产妇或有慢性基础疾病者等高危人群，亦可发生在一般人群。

【诊断要点】

1.临床表现　潜伏期一般为1～7d，多为2～4d。主要表现为发热、头痛、肌痛和全身不适起病，体温可达39～40℃，可有畏寒、寒战，多伴全身肌肉关节酸痛、乏力、食欲减退等全身症状，常有咽喉痛、干咳，可有鼻塞、流涕、胸骨后不适等。颜面潮红，眼结膜充血。部分以呕吐、腹痛、腹泻为特点，常见于感染乙型流感的儿童。无并发症者病程呈自限性，多于发病3～4d后体温逐渐消退，全身症状好转，但咳嗽、体力恢复常需1～2周。

2.并发症　肺炎是流感最常见的并发症，其他并发症有神经系统损伤、心脏损害、肌炎、横纹肌溶解综合征和脓毒性休克等。

3.流感肺炎　流感并发的肺炎可分为原发性流感病毒性肺炎、继发性细菌性肺炎或混合性肺炎。流感起病后2～4d病情进一步加重，或在流感恢复期后病情反而加重，出现高热、剧烈咳嗽、脓性痰、呼吸困难，肺部湿啰音及肺实变体征。外周血白细胞总数和中性粒细胞显著增多，以肺炎链球菌、金黄色葡萄球菌、流感嗜血杆菌等为主。并发肺炎者影像学检查可见肺内斑片状、磨玻璃影、多叶段渗出性病灶；进展迅速者可发展为双肺弥漫的渗出性病变或实变，个别病例可见胸腔积液。

儿童病例肺内片状影出现较早，多发及散在分布多见，易出现过度充气，影像学表现变化快，病情进展时病灶扩大融合，可出现气胸、纵隔气肿等征象。

二、流感病毒相关性脑病

流感病毒相关性脑病是指急性流感过程中伴随中枢神经系统功能障碍的一种临床综合征，表现为快速发生的认知障碍、精神状态改变、昏迷、惊厥等。该病是中枢神经系统的血管损伤和血脑屏障破坏，可见脑内血管阻塞、微血栓形成、血管周围出血和水肿，但无单核细胞浸润的炎症表现，这些改变在脑干中较为突出。

【实验室检查】

1.外周血常规　白细胞总数一般不高或降低，重症病例淋巴细胞计数明显降低。

2.血生化　部分病例出现低钾血症，少数病例肌酸激酶、天冬氨酸氨基转移酶、丙氨酸氨基转移酶、乳酸脱氢酶、肌酐等升高。

3.病原学相关检查

（1）病毒核酸检测：以RT-PCR（最好采用real-time RT-PCR）法检测呼吸道标本（咽拭子、鼻拭子、鼻咽或气管抽取物、痰液）中的流感病毒核酸。病毒核酸检测的特异性和敏感性最好，且能区分病毒类型和亚型。

（2）病毒抗原检测（快速诊断试剂检测）：快速抗原检测方法可采用胶体金和免疫荧光法。由于快速抗原检测的敏感性低于核酸检测，因此对快速抗原检测结果的解释应结合患者流行病史和临床症状综合考虑。

（3）血清学检测：检测流感病毒特异性IgM和IgG抗体水平。动态检测的IgG抗体水平恢复期比急性期有4倍及以上升高有回顾性诊断意义。

（4）病毒分离培养：从呼吸道标本中分离出流感病毒。在流感流行季节，流感样病例快速抗原诊断和免疫荧光法检测阴性的患者建议同时做病毒分离培养。

【诊断要点】

1.临床诊断病例　出现上述流感临床表现，有流行病学证据或流感快速抗原检测阳性，且排除其他引起流感样症状的疾病。

2.确诊病例　有上述流感临床表现，具有以下一种或以上病原学检测结果阳性。

（1）采用real-time RT-PCR和RT-PCR方法病毒核酸检测阳性。

（2）流感病毒分离培养阳性。

（3）急性期和恢复期双份血清的流感病毒特异性IgG抗体水平呈4倍及以上升高。

【重症与危重病例】

出现以下情况之一者为重症病例：

（1）持续高热＞3d，伴有剧烈咳嗽，咳脓痰、血痰或胸痛。

（2）呼吸频率快，呼吸困难，口唇发绀。

（3）神志改变：反应迟钝、嗜睡、躁动、惊厥等。

（4）严重呕吐、腹泻，出现脱水表现。

（5）合并肺炎。

（6）原有基础疾病明显加重。

出现以下情况之一者为危重病例：

（1）呼吸衰竭。

（2）急性坏死性脑病。

（3）脓毒性休克。

（4）多脏器功能不全。

【治疗要点】

1.基本原则　对临床诊断病例和确诊病例应尽早隔离治疗。对于重症或危重流感、伴有器官功能障碍或基础疾病加重的患儿应收入院治疗。非住院患者居家隔离，保持房间通风。充分休息，多饮水，饮食应当易于消化和富有营养。密切观察病情变化，尤其是儿童和老年患者。避免盲目或不恰当使用抗菌药物。仅在流感继发细菌性肺炎、中耳炎和鼻窦炎等时才有使用抗生素的指征。儿童忌用阿司匹林或含阿司匹林药物及其他水杨酸制剂。

2.对症治疗　高热者可进行物理降温，或应用解热药物。咳嗽咳痰严重者给予止咳祛痰药物。根据缺氧程度可采用鼻导管、开放面罩及储氧面罩进行氧疗。

3.抗病毒治疗

（1）抗流感病毒治疗时机：发病48h内进行抗病毒治疗，可减少流感并发症、降低住院患者的病死率、缩短住院时间，发病时间超过48h的重症患者依然能从抗病毒治疗中获益。

重症流感高危人群及重症患者，应尽早（发病48h内）给予抗流感病毒治疗，不必等待病毒检测结果；如果发病时间超过48h，症状无改善或呈恶化倾向时也应进行抗流感病毒治疗。

无重症流感高危因素的患者，发病时间不足48h，为缩短病程、减少并发症也可以进行抗病毒治疗。

（2）抗流感病毒药物：神经氨酸酶抑制剂（NAI）对甲型、乙型流感均有效。

1）奥司他韦：成人剂量每次75mg，每日2次，疗程5d，重症病例剂量可加倍，疗程可延长。肾功能不全者要根据肾功能调整剂量。1岁及以上年龄的儿童应根据体重给药：体重不足15kg者，予30mg每日2次；15～23kg者，给予45mg每日2次；23～40kg者，给予60mg每日2次；大于40kg者，给予75mg每日2次。对于吞咽胶囊有困难的儿童，可选用奥司他韦颗粒剂。对用药过程中无效或病情加重的患者，要注意是否出现耐药。

2）扎那米韦：适用于成人及7岁以上青少年。用法：每日2次，间隔12h；每次10mg（分2次吸入）。但吸入剂不建议用于重症或有并发症的患者。

3）帕拉米韦：成人用量为300～600mg，小于30d新生儿6mg/kg，31～90d婴儿8mg/kg，91d至17岁儿童10mg/kg，静脉滴注，每日1次，1～5d，重症病例疗程可适当延长。目前临床应用数据有限，应严密观察不良反应。离子通道M_2阻滞剂金刚烷胺和金刚乙胺仅对甲型流感病毒有效，但目前监测资料显示甲型流感病毒对其耐药，不建议使用。

4.*重症病例的治疗*　治疗原则：积极治疗原发病，防治并发症，并进行有效的器官功能支持。

（1）如出现低氧血症或呼吸衰竭，应及时给予相应的治疗措施，包括氧疗或机械通气等。

（2）合并休克时给予相应抗休克治疗。

（3）出现其他脏器功能损害时，给予相应支持治疗。

（4）出现继发感染时，给予相应抗感染治疗。

（孙　莹　王丽杰）

第十三节　免疫缺陷病

免疫缺陷病是由免疫系统先天性发育障碍或后天损伤导致的一组综合征。临床表现为抗感染功能低下，反复发生严重的感染；或因（同时可伴有）免疫自身稳定和免疫监视功能异常，发生自身免疫性疾病、过敏症和某些恶性肿瘤。原发性免疫缺陷病是一组由不同基因缺陷导致免疫系统功能损害的疾病，累及先天性免疫或获得性免疫。按不同的免疫功能缺陷分为抗体和细胞联合免疫缺陷病、以抗体缺陷为主的免疫缺陷病、细胞免疫缺陷病、免疫缺陷合并其他重要特征的一类疾病及吞噬细胞数量和功能缺陷的一类疾病。

【联合免疫缺陷病】

1.*严重联合免疫缺陷病*（SCID）

（1）T细胞缺陷、B细胞正常SCID（T^-B^+SCID）

1）常染色体T^-B^+SCID：出生后数月内频繁发生化脓性感染，如中耳炎、肺炎、败血症、腹泻和皮肤感染，还易发生白色念珠菌病、卡氏肺囊虫肺炎、巨细胞病毒感染或接种疫苗后的全身性疫苗病。患儿营养、发育落后，常于1岁内夭折。血清免疫球蛋白水平很低或缺如，淋巴细胞＜1.2×10^9/L，CD3细胞低于10%。

2）X连锁T^-B^+SCID：临床表现及免疫学检查与常染色体隐性遗传型相似。

（2）T细胞和B细胞均缺如SCID（T^-B^-SCID）

1）RAG-1/RAG-2缺陷：婴儿期即发病，出生后2～3个月反复严重感染，外周血T细胞和B细胞均减少，但NK细胞活性正常或增高。

2）伴腺苷脱氨酶缺陷的SCID：6个月至2岁发病，表现为淋巴细胞减少性联合免疫缺陷，多数患儿可出现骨骼系统发育异常，表现为肋骨前端展宽、脊椎扁平、长骨干骺端不整齐、骨盆畸形等。

各种T^-B^-SCID均为常染色体隐性遗传。

2.伴高IgM的免疫球蛋白缺乏症　IgM正常或增高，IgG、IgA和IgE减少或缺如，T细胞、B细胞计数正常。

3.嘌呤核苷磷酸化酶缺陷　淋巴细胞，尤其是T细胞损伤尤为严重。

【以抗体缺陷为主的免疫缺陷病】

1.X连锁无丙种球蛋白血症　临床表现轻重不一，多数患儿出生后6～12个月时发生反复化脓性感染，以呼吸道为主，也有全身性感染。有1/3的患儿找不到阳性家族史。外周血B细胞极少或缺如（每计数1000个淋巴细胞，B细胞少于5个），浆细胞也缺乏，血IgG、IgM和IgA明显下降或缺如（IgG＜2g/L，IgA＜0.1g/L），T细胞数量和功能正常。*btk*基因分析可确诊本病。

2.选择性IgG亚类缺陷　血清1～2种IgG亚类浓度低于同龄儿童2个标准差。由于IgG_1占总IgG的70%，因此，IgG_1缺陷总是伴有IgG下降。IgG_2缺陷时常伴有IgA缺陷。我国儿童IgG亚类缺陷以IgG_3为主。当IgG_2和IgG_4联合缺陷时，不能产生对多糖抗原的抗体，如流感杆菌、脑膜炎球菌和肺炎球菌的抗体。

3.常见变异型免疫缺陷病　为一组病因不明、表现为Ig低下的综合征。部分IgA缺乏患儿可转变为常见变异型免疫缺陷病。常见于年长儿或成年人，男、女性均可发病。反复呼吸道感染为其特征，包括鼻窦炎、肺炎和支气管扩张，可发展为慢性阻塞性肺部疾病，易患幽门螺杆菌、梨形鞭毛虫等胃肠道感染和肠病毒性脑膜炎。患儿外周淋巴结肿大和脾大，自身免疫性疾病、淋巴系统肿瘤和胃肠道恶性瘤的发生率很高。

4.IgA缺陷病　是一种较为常见的免疫缺陷病。轻症患儿可无症状或在婴儿期发生反复呼吸道感染及肠道、泌尿道感染。男女均可发病，家族中可有数人发病，多数人能活到壮年或老年，部分病例血清IgA可逐渐升至正常水平。可伴发自身免疫性疾病、哮喘和肠吸收不良。血清IgA低于0.05g/L，IgM和IgG水平正常或升高。分泌型IgA也明显减少。

5.婴儿暂时性低丙种球蛋白血症　出生后3～4个月，从母体得到的IgG消耗后，因婴儿本身不能及时产生IgG，表现为血清IgG水平持续低下。约3岁以后逐渐回升。

【以T细胞缺陷为主的免疫缺陷病】

（1）$CD4^+$T细胞缺陷：外周血$CD4^+$T细胞计数减少，血清Ig水平正常或偏高，易患隐球菌脑膜炎、念珠菌等机会感染。

（2）$CD7^+$T细胞缺陷：外周血$CD7^+$T细胞缺乏。

（3）IL-2缺陷。

（4）多细胞因子缺陷。

（5）信息传递障碍：临床表现与SCID或常见变异型免疫缺陷病相似。

（6）钙内流障碍：表现为SCID。

【免疫缺陷合并其他重要特征疾病】

1.湿疹-血小板减少伴免疫缺陷（WAS） X连锁隐性遗传，临床表现为湿疹、巨核细胞性的血小板减少和容易感染。有阳性家族史的新生男婴出现血小板减少性紫癜、大便带血的腹泻或损伤部位持续渗血等应疑诊本病。感染和出血是主要的原因。IgM水平低下，IgG正常或稍低，IgA和IgE升高。

2.共济失调毛细血管扩张综合征 为常染色体隐性遗传。临床表现为进行性小脑共济失调、眼结膜和皮肤毛细血管扩张、慢性呼吸道和肺部疾病、高恶性肿瘤发病率及不定型的体液和细胞免疫缺陷。

3.胸腺发育不全综合征 胸腺发育不全或不发育，可伴有其他结构异常，如大血管异常、食管闭锁、腭垂（悬雍垂）裂、先天性心脏病、人中短、眼距宽、下颌骨发育不良、耳位低等，常由于新生儿不易纠正的低钙抽搐而怀疑本症，胸腺缺如者表现类似于SCID。血清Ig水平往往不低，T细胞减少，尤其是$CD8^+$T细胞缺乏，对植物血凝素和刀豆素的增殖反应缺如或降低。

【吞噬细胞数量和功能缺陷疾病】

1.严重先天性中性粒细胞减少症 一些病例可发生粒细胞再生障碍或粒细胞急性白血病。

2.慢性肉芽肿病 2/3的病例于1岁内发病，肺部、皮肤葡萄球菌感染最多见，50%的患者30岁以前死于感染。

【补体缺陷】

反复化脓性感染和易患风湿性疾病，后者包括系统性红斑狼疮、皮肌炎、硬皮病、过敏性紫癜、血管炎和膜增殖性肾炎。

【治疗要点】

1.一般治疗 尽量减少与感染原的接触，合并感染时选用杀菌性抗生素，剂量和疗程应大于免疫功能正常的患者。IgA缺陷的患儿禁忌输血和血制品，以免产生IgA抗体，引起严重过敏反应；T细胞免疫缺陷需输血者，最好使用库存血，全血或血浆须先经X线照射或冻融2～3次，以破坏血或血浆中残存的淋巴细胞；先天性胸腺发育不全症的低钙血症应补充钙剂和维生素D或甲状旁腺素；湿疹-血小板减少伴免疫缺陷的患儿禁忌接种活疫苗，不宜口服脊髓灰质炎疫苗，以防发生疫苗性感染。

2.替代治疗 X连锁无丙种球蛋白血症，伴高IgM的免疫球蛋白缺乏症，选择性IgG亚类缺陷、IgG水平接近于正常的抗体缺陷或湿疹-血小板减少伴免疫缺陷等患者定期注射丙种球蛋白制剂。血清Ig低于2.5g/L者，每月0.35～0.5g/kg静脉滴注。其他替代疗法包括特异性免疫血清、白细胞、转移因子、胸腺上皮细胞培养物或胸腺素。

3.免疫重建

（1）造血干细胞移植。

（2）胎儿胸腺移植。

（3）胎肝移植。

（4）基因治疗。

（赵 莹 王丽杰）

第十四节　真菌感染

重症患者是侵袭性真菌感染（invasive fungal infections，IFI）的高发人群，且IFI正成为导致ICU患者死亡的重要病因之一。

【真菌病原与疾病】

1.念珠菌病　由念珠菌所致，其深部感染的表现为器官感染和全身播散型念珠菌病。器官感染可表现为念珠菌肺炎、食管炎、胃肠炎，临床上无特征性改变，多发生在广谱抗生素之后。全身播散型多在器官感染基础上，病原菌经血流向全身播散，形成念珠菌败血症。常以白色念珠菌为多见，多发生在早产儿。

2.隐球菌病　由新型隐球菌引起，常表现为隐球菌脑膜炎，多为急性起病，以中枢神经系统的症状最为突出，可有头痛、眩晕、复视等，呈进行性发展，也可有不同程度的精神症状，部分患者可出现小脑症状和颅内压增高的症状。脑脊液呈无菌性脑膜炎的改变，无色透明、偶呈云雾状或黄色，静置后有薄膜形成，白细胞轻至中度增高，糖明显减少，氯化物减少。脑脊液墨汁染色可找到隐球菌。

3.曲霉病　由曲霉属真菌感染引起，主要为肺曲霉病和播散性曲霉病。肺曲霉病多在原有疾病基础上发生，曲霉侵入呼吸道，使组织产生炎性肉芽肿。表现为发热、咳嗽、气喘、痰带绿色，重者可有咯血，肺部听诊可闻及哮鸣音及湿啰音。周围血嗜酸性粒细胞明显增多。慢性病例可有类结核表现。播散性曲霉菌病多急性起病，呈致死性，多侵犯脑和肾脏，可有中枢神经系统的症状和血尿、氮质血症或有泌尿系梗阻的现象。

4.毛霉病　由毛霉属和根毛霉属所致的急性疾病。年长儿以鼻窦炎、脑型、胃肠型为主，新生儿则多表现为蜂窝织炎。

5.组织胞质菌病　由荚膜组织胞浆菌引起，主要侵犯单核吞噬细胞系统，为地方流行病，我国较为少见。

【真菌诊断】

重症患者IFI的诊断分3个级别：确诊、临床诊断、拟诊。IFI的诊断一般由危险（宿主）因素、临床特征、微生物学检查、组织病理学4部分组成。组织病理学仍是诊断的金标准。

1.确诊　包括深部组织感染、真菌血症和导管相关性真菌血症。

深部组织感染：正常本应无菌的深部组织经活检或尸检证实有真菌侵入性感染的组织学证据；或除泌尿系、呼吸道、鼻旁窦外正常无菌的封闭体腔/器官中发现真菌感染的微生物学证据（培养或特殊染色）。

真菌血症：血液真菌培养阳性，并排除污染，同时存在符合相关致病菌感染的临床症状与体征。

导管相关性真菌血症：对于深静脉留置的导管行体外培养，当导管尖（长度5cm）半定量培养菌落计数＞15CFU/ml，或定量培养菌落计数＞10^2CFU/ml，且与外周血培养为同一致病菌，并除外其他部位的感染可确诊。

2.临床诊断　至少具有1项危险（宿主）因素，具有可能感染部位的1项主要临床特征或2项次要临床特征，并同时具备至少1项微生物学检查结果阳性。

3.拟诊　至少具有1项危险（宿主）因素，具备1项微生物学检查结果阳性，或者具有可能感染部位的1项主要临床特征或2项次要临床特征。

4.诊断IFI的参照标准　包括危险（宿主）因素、临床特征和微生物学检查。

（1）危险（宿主）因素：无免疫功能抑制的患者，经抗生素治疗72～96h仍有发热等感染征象，并满足下列条件之一的为高危人群。①患者因素：Ⅰ.老年（年龄＞65岁）、营养不良、肝硬化、胰腺炎、糖尿病、慢性阻塞性肺疾病等肺部疾病、肾功能不全、严重烧伤/创伤伴皮肤缺损、肠功能减退或肠麻痹等；Ⅱ.存在念珠菌定植，尤其是多部位定植（指同时在2个或2个以上部位分离出真菌，菌株可不同）或某一部位持续定植（指每周至少有2次非连续部位的培养呈阳性）。②治疗相关性因素：Ⅰ.各种侵入性操作，如机械通气＞48h、留置血管内导管、留置尿管、气管插管/气管切开、包括腹膜透析在内的血液净化治疗等；Ⅱ.药物治疗，如长时间使用3种或3种以上抗菌药物（尤其是广谱抗生素）、多成分输血、全胃肠外营养、任何剂量的糖皮质激素治疗等；Ⅲ.高危腹部外科手术，如消化道穿孔＞24h、反复穿孔、存在消化道瘘、腹壁切口裂开、有可能导致肠壁完整性发生破坏的手术及急诊再次腹腔手术等。

（2）临床特征

1）主要特征：存在相应部位感染的特殊影像学改变的证据。

2）次要特征：满足可疑感染部位（呼吸系统、腹腔、泌尿系统、中枢神经系统）的相应症状、体征、至少1项支持感染的实验室证据（常规或生化检查），3项中的2项。当出现眼底异常、心脏超声提示瓣膜赘生物、皮下结节等表现而血培养阴性时，临床能除外其他的感染部位，亦要高度怀疑存在血源性真菌感染。

（3）微生物学检查：检测手段包括传统的真菌涂片、培养技术以及新近的基于非培养的诊断技术。参考标准包括①血液、胸腔积液、腹水等无菌体液隐球菌抗原阳性；②血液、胸腔积液、腹水等无菌体液直接镜检或细胞学检查发现除隐球菌外的其他真菌（镜检发现隐球菌可确诊）；③在未留置尿管的情况下，连续2份尿样培养呈酵母菌阳性或尿检见念珠菌管型；④直接导尿术获得的尿样培养基酵母菌阳性（尿念珠菌＞10^5 CFU/ml）；⑤更换尿管前后的2份尿样培养呈酵母菌阳性（尿念珠菌＞10^5CFU/ml）；⑥气道分泌物［包括经口、气管插管、支气管肺泡灌洗、保护性标本刷（PSB）等手段获取的标本］直接镜检/细胞学检查发现菌丝/孢子或真菌培养阳性；⑦经胸、腹、盆腔引流管/腹膜透析管等留取的引流液直接镜检/细胞学检查发现菌丝/孢子或真菌培养阳性；⑧经脑室引流管留取的标本直接镜检/细胞学检查发现菌丝/孢子或真菌培养阳性；⑨血液标本半乳苷乳聚糖抗原（GM）或1,3-β-D葡聚糖（G试验）检测连续2次阳性。

【治疗方案】

1.念珠菌血症　根据美国感染病学会2016年更新版念珠菌病处理临床实践指南，念珠菌血症的治疗包括对非粒细胞缺乏患者的治疗和对粒细胞缺乏患者的治疗。

（1）非粒细胞缺乏患者念珠菌血症的治疗：初始治疗推荐：成人棘白菌素类；卡泊芬净首日70mg，继以每日50mg；米卡芬净每日100mg；阿尼芬净首日200mg，继以每日100mg。静脉滴注或口服氟康唑首日800mg（12mg/kg），继以每日400mg（6mg/kg）可作为棘白菌素类的备选方案，但限于非危重患者和氟康唑敏感念珠菌感染患者。如果分离的念珠菌对氟康唑敏感（如白色念珠菌）并且患者病情稳定，初始抗真菌治疗后随访血培养阴性，可以由棘白菌素类改为氟康唑继续治疗（通常在5～7d）。如为光滑念珠菌感染，除非药物敏感性试验提示对氟康唑或伏立康唑敏感，才可更换为更高剂量的氟康唑每日800mg（12mg/kg）或伏立康唑2次/天，每次200～300mg（3～4mg/kg）。如果患者不能耐受或无法获得上述抗真菌药物或耐药，可以选用两性霉素B含脂制剂每日3～5mg/kg。使用两性霉素B含脂制剂治疗5～7d后，对氟康唑敏感的念珠菌感染患者，病情稳定，且在抗真菌治疗后随访血培养阴性时，推荐更换为氟康唑继续治疗。给予伏立康唑2次/天，每次400mg（6mg/kg），继以200mg（3mg/kg）维持可有效治疗念珠菌血症，但作为初始治疗较氟康唑没有明显优势。伏立康唑口服制剂推荐用于克柔念珠菌感染的菌血症降阶梯治疗方案。

所有非粒细胞缺乏的念珠菌血症患者在诊断后的1周内均应由眼科医师进行详细的眼科检查。血培养应该每日或隔日进行，以确定念珠菌血症转阴的时间。对于无明显迁徙病灶的念珠菌血症，建议疗程为念珠菌从血液清除并且念珠菌血症临床症状缓解后2周。

（2）粒细胞缺乏患者念珠菌血症的治疗：初始治疗推荐：成人棘白菌素类药物卡泊芬净首日70mg，继以每日50mg；米卡芬净每日100mg；阿尼芬净首日200mg，继以每日100mg）。两性霉素B含脂制剂（每日3～5mg/kg）为有效方案，但因其潜在毒性临床少用。氟康唑首日800mg（12mg/kg），继以每日400mg（6mg/kg），可用作非危重症和无吡咯类暴露患者的备选方案。氟康唑每日400mg（6mg/kg），可用于持续粒细胞缺乏、病情稳定、敏感菌株感染且血培养转阴患者的降阶梯治疗。伏立康唑首日每次400mg（6mg/kg），每日2次，继以每次200mg（3mg/kg），每日2次，可用于需要覆盖曲霉的情况。粒细胞缺乏念珠菌血症患者，病情稳定、念珠菌已从血液中清除，并且分离的念珠菌对伏立康唑敏感时，推荐伏立康唑用于降阶梯治疗。克柔念珠菌感染时建议使用棘白菌素类、两性霉素B含脂制剂或伏立康唑。无迁移病灶的念珠菌血症推荐最短疗程为2周，自血培养转阴和临床症状缓解后开始计算。

在粒细胞缺乏恢复前，眼科检查极少发现脉络膜和玻璃体感染；因此，扩瞳眼底检查应在粒细胞缺乏恢复后1周内进行。粒细胞缺乏念珠菌血症患者其感染源并非主要来自中心静脉导管（如胃肠道来源），故导管的拔除应基于患者个体差异而定。

2.隐球菌性脑膜炎　诱导期推荐首选低剂量两性霉素B［0.5～0.7mg/（kg·d）］治疗非HIV/AIDS相关隐球菌性脑膜炎。但由于两性霉素B的不良反应相对较多，尤其是肾毒性，且其不良反应与累计剂量相关，故宜密切监测血常规、肾功能、电解质。如果没有禁忌证，必须联合氟胞嘧啶［100mg/（kg·d），分4次服用］治疗，也可以联合氟康唑治疗；而对于有肾功能不全等基础疾病或两性霉素B治疗失败的患者，建议采用高剂量氟康唑（600～800mg/d）治疗；也可选用伊曲康唑（第1～2天负荷剂量200mg，12h一次；第3天起维持剂量200mg/d静脉滴注）。当诱导期治疗4周以上，且病情稳定后，可进入巩固期治疗，2010年修订版推荐选用氟康唑（600～800mg/d），并指出若肾功能正常患者，氟康唑剂量推荐为800mg/d，国内文献也有报道高剂量氟康唑（600～800mg/d）具有较好疗效，还可以联合氟胞嘧啶治疗；肾功能不全患者，氟康唑推荐剂量为400mg/d。

隐球菌性脑膜炎疗程较长，宜个体化，有免疫功能低下基础疾病、脑脊液隐球菌涂片持续阳性、隐球菌特异多糖荚膜抗原检测持续高滴度，以及颅脑磁共振成像（MRI）示脑实质有异常病灶者疗程均宜相应延长。通常10周以上，长者可达1～2年甚至更长，后期可口服氟康唑治疗。

3.曲霉病　侵袭性肺曲霉病（IPA）推荐伏立康唑为首选治疗。替代治疗包括两性霉素B脂质体、艾沙康唑或其他两性霉素B含脂制剂。对于确诊为IPA的患者，可考虑联合伏立康唑和棘白菌素类，不建议以棘白菌素类作为首选治疗。当吡咯类和多烯类抗真菌药有禁忌时，可采用棘白菌素类（米卡芬净或卡泊芬净）。建议IPA的疗程至少6～12周。对于成功治疗IPA但仍需维持免疫抑制的患者，应当进行二级预防以防止复发。

（赵　莹　王丽杰）

第十五节　寄生虫病

寄生虫病（parasitic disease）是儿童时期最常见的一类疾病，对儿童的健康危害大，轻者出现消化不良、营养不良等症状，重者可致生长发育障碍，甚至致残或致命。人体寄生虫病对全球人类健康危害严重，广大发展中国家，特别是在热带和亚热带地区寄生虫病广泛流行。

一、蛔虫病

人蛔虫亦称似蛔线虫（ascaris lumbricoides linnaeus），简称蛔虫，蛔虫病是儿童最常见的寄生虫病之一。成虫寄生于人体小肠，可引起蛔虫病（ascariasis），幼虫能在人体内移行引起内脏移行症（visceral larva migrans）或眼幼虫移行症（ocular larva migrans）。儿童由于食入感染期虫卵而被感染，轻者多无明显症状，异位寄生虫可导致胆道蛔虫病、肠梗阻等严重并发症，严重者可危及生命。

【诊断要点】

1.流行病学资料　蛔虫是寄生人体肠道内最大的线虫，成虫呈圆柱形，雌雄异体，形似蚯蚓，一般长15～35cm，横径0.2～0.6cm。成虫寄生于人体小肠，以肠内容物为食，雌虫每天产卵可多达20万个，蛔虫卵随粪便排出体外，在适宜环境条件下5～10d发育成熟即具感染性。虫卵被吞食后，虫卵中的胚蚴破卵而出，穿入肠壁通过门静脉系统循环移行至肝脏，经右心进入肺泡腔，沿支气管、气管到咽部又重新被吞咽至小肠并逐步发育成熟为成虫。在移行过程中幼虫也可随血流到达其他器官，一般不发育为成虫，但可造成器官损害。成虫有向别处移行和钻孔的习性，在人体不适（发热、胃肠病变等）或大量食入辛辣食物和服用驱虫药物剂量不当等因素刺激下，蛔虫钻入开口于肠壁的各种管道，不仅可引起胆道蛔虫病、蛔虫性肠梗阻，而且上窜阻塞气管、支气管造成窒息死亡，亦可能钻入阑尾或胰管引起炎症。自人体感染到雌虫产卵需60～75d，雌虫寿命为1～2年。

蛔虫病患者是主要的传染源，由于雌虫产卵量极大和虫卵对外界理化因素抵抗力强，虫卵可在泥土中生存数月，在5～10℃可生存2年仍具感染力，生吃未经洗净且附有感染性虫卵的食物或用感染的手取食是主要的传染途径，虫卵亦可随飞扬的尘土被吸入咽下。儿童特别是学龄前儿童感染率高。

2.临床表现

（1）幼虫移行引起的症状：①蛔虫卵移行至肺可引起蛔蚴性肺炎或蛔虫性嗜酸粒细胞性肺炎，表现为咳嗽、胸闷、血丝痰或哮喘样症状，血中嗜酸性粒细胞增多，肺部体征不明显，X线胸片可见肺部点状、片状或絮状阴影，病灶易变或很快消失。症状1～2周消失。②严重感染时，幼虫可侵入脑、肝、脾、肾、甲状腺和眼，引起相应的临床表现，如脑膜炎、癫病、肝大、肝功能异常、视网膜炎、眼睑水肿及尿的改变等。

（2）成虫引起的症状：成虫寄生于肠道，以肠腔内半消化食物为食。临床表现与蛔虫多少、寄生部位有关。轻者无任何症状，大量蛔虫感染可引起食欲缺乏或多食、易饥、异食癖；常腹痛，位于脐周，喜按揉，不剧烈；部分患者烦躁易惊或萎靡、磨牙；虫体的异种蛋白可引起荨麻疹、哮喘等过敏症状。感染严重者可造成营养不良，影响生长发育。

（3）并发症

1）胆道蛔虫病（biliary ascariasis）：是最常见的并发症。典型表现为阵发性右上腹剧烈绞痛、屈体弯腰、哭叫打滚、恶心呕吐，可吐出胆汁或蛔虫。腹部检查无明显阳性体征或仅有右上腹压痛。当发生胆道感染时，患儿可出现发热、黄疸、外周血白细胞数增高。个别患儿，蛔虫可直接窜入肝脏引起出血、脓肿或虫体钙化。其他还包括胆道大出血、胆结石、胆囊破裂、胆汁性腹膜炎、急性出血性坏死性胰腺炎、肠穿孔等。

2）蛔虫性肠梗阻：多见于10岁以下的儿童，其中2岁以下发病率最高。蛔虫在肠道内扭结成团，部分或完全梗阻肠道，造成肠梗阻，多见于回肠下段。表现为起病急骤、脐周或右下腹阵发性剧痛、呕吐、腹胀、肠鸣音亢进，可见肠型和蠕动波，可扪及条索状包块。腹部X线检查可见肠充气和液平面。

3）肠穿孔及腹膜炎：表现为突发全腹的剧烈绞痛，伴恶心呕吐、进行性腹胀。体检可见明显的腹膜刺激症状，腹部X线检查见膈下游离气体。

3.实验室检查　粪便涂片查到蛔虫卵即可确诊。血中嗜酸性粒细胞增高有助于诊断。

【治疗要点】

1.驱虫治疗

（1）甲苯咪唑（mebendazole）：是治疗蛔虫病的首选药物之一，为广谱驱虫药，能杀灭蛔虫、蛲虫、钩虫、鞭虫等，可直接抑制虫体对葡萄糖的摄入，导致糖原和ATP生成减少，使虫体无法生存。在杀灭幼虫、抑制虫卵发育方面亦起作用。＞2岁驱蛔剂量为每次100mg，每日2次，或每日200mg顿服，连服3日，虫卵转阴率90%～100%。不良反应轻微，偶见胃肠不适、腹泻、呕吐、头痛、头晕、皮疹、发热等。复方甲苯咪唑（mebendazole compound）每片含甲苯咪唑100mg和左旋咪唑25mg，剂量同前。

（2）枸橼酸哌嗪（piperazine citrate）：是安全有效的抗蛔虫和蛲虫药物，能阻断虫体神经肌肉接头冲动传递，使虫体不能吸附在肠壁而随粪便排出体外，麻痹前不兴奋虫体，适用于有并发症的患儿。每日剂量150mg/kg（最大剂量不超过3g），睡前顿服，连服2日。不良反应轻微，大量时偶有恶心、呕吐、腹痛、荨麻疹、震颤、共济失调等，肝肾功能不良及癫痫患儿禁用。有肠梗阻时，最好不用，以免引起虫体骚动。

（3）左旋咪唑（levamisole）：是广谱驱肠虫药，可选择性抑制虫体肌肉中的琥珀酸脱氢酶，抑制无氧代谢，减少能量产生，使虫体肌肉麻痹随粪便排出。口服吸收快，由肠道排泄，无蓄积中毒。驱蛔效果达90%～100%，对钩虫、蛲虫也有效，同时也是一种免疫调节剂，可恢复细胞免疫功能。驱蛔虫每日剂量为2～3mg/kg，睡前1次顿服或空腹顿服。不良反应轻微，可有头痛、呕吐、恶心、腹痛，偶有白细胞减少、肝功能损害、皮疹等，肝肾功能不良者慎用。

（4）阿苯达唑（albendazole）：是广谱杀虫剂，能抑制虫体对葡萄糖的摄取，导致糖原和ATP生成减少，使虫体失去能量供应而死亡，能有效地抑制虫卵发育。＞2岁驱蛔虫剂量为400mg，睡前1次顿服。治愈率可达96%，如需要，10日后重复1次。不良反应轻微，可有口干、乏力、头晕、头痛、食欲减退、恶心、腹痛、腹胀等。＜2岁者慎用。

2.并发症的治疗

（1）胆道蛔虫病：治疗原则为解痉镇痛、驱虫、控制感染，纠正脱水、酸中毒及电解质紊乱。驱虫最好选用虫体肌肉麻痹驱虫药。内科治疗持久不缓解者，必要时可手术治疗。

（2）蛔虫性肠梗阻：不完全性肠梗阻可采用禁食、胃肠减压、输液、解痉、镇痛等处理，疼痛缓解后可予驱虫治疗。完全性肠梗及时应及时手术治疗。

（3）蛔虫性阑尾炎或腹膜炎：一旦诊断明确，应及早手术治疗。

二、蛲虫病

蛲虫又称蠕形住肠线虫（enterobius vermicularis）。蛲虫病（enterobiasis）是由蛲虫寄生于人体小肠末端、盲肠和结肠所引起的一种常见寄生虫病，尤以幼儿期多见，临床上以夜间会阴部和肛门附近瘙痒为主要特征。

【诊断要点】

1.流行病学资料　蛲虫的成虫细小，乳白色线头状。雄虫长0.2～0.5cm，雌虫长0.8～1.3cm。虫卵为不对称椭圆形。成虫寄生于人体的盲肠、结肠及回肠下段，在人体内存活2～4周，一般不超过2个月。雌虫向肠腔下段移行，当人入睡后，肛门括约肌较松弛，雌虫从肛门爬出，受温度、湿度改变和空气的刺激大量排卵，然后大多数死亡，少数雌虫可再进入肛门、阴道、尿道等处，引起异位损害。虫卵在肛周约6h发育成为感染性卵。虫卵污染患儿手指，再经口食入而感染。感染性卵抵抗力强，在室内一般可存活3周，虫卵可散落在衣裤、被褥或玩具、食物上，经吞食或空气吸入等方式传播。蛲虫患者是唯一的传染源，蛲虫病常在集体儿童机构和家庭中传播流行。

2.临床表现　蛲虫感染可引起局部和全身症状，最常见的症状是肛周和会阴皮肤强烈瘙痒和睡眠不安。局部皮肤可因搔损而发生皮炎和继发感染。全身症状有胃肠激惹现象，如恶心、呕吐、腹痛、腹泻、食欲缺乏，还可见焦虑不安、失眠、夜惊、易激动、注意力不集中等精神症状。偶可见异位寄生其他器官和侵入邻近器官而引起阑尾炎、阴道炎、盆腔炎和腹膜炎等。

3.实验室检查 检出虫卵或成虫以确定诊断，外周血可见嗜酸性粒细胞增多。

【治疗要点】

1.驱虫治疗

（1）恩波吡维铵（pyrvinium embonate）：是治疗蛲虫感染的首选药物，可干扰虫体的呼吸酶系统，抑制呼吸，并阻碍虫体对葡萄糖的吸收。剂量为5mg/ kg（最大量0.25g），睡前1次顿服，2～3周后重复治疗1次。不良反应轻微，少数有腹痛、腹泻、恶心、呕吐，偶有感觉过敏、肌肉痉挛。口服本品可将粪便染成红色，不必惊慌。

（2）噻嘧啶（pyrantel pamoate）：为广谱高效驱虫药。可抑制虫体胆碱酯酶，阻断虫体神经肌肉接头冲动传递，麻痹虫体，安全排出体外。口服很少吸收，剂量为11mg/kg（最大量1g），睡前1次顿服，2周后重复1次。不良反应轻微，有恶心、眩晕、腹痛等，严重溃疡病者慎用。

（3）甲苯咪唑：剂量和用法与驱蛔虫治疗相同，2周后重复1次。

2.局部用药 每晚睡前清洗会阴和肛周，局部涂擦蛲虫软膏（含百部浸膏30%、甲紫0.2%）杀虫止痒；或用噻嘧啶栓塞肛，连用3～5d。

三、钩虫病

钩虫病（ancylostomiasis）是由钩虫科线虫（hookworm）寄生于人体小肠所引起的肠道寄生虫病。寄生人体的钩虫常见有十二指肠钩虫（ancylostoma duodenale）和美洲钩虫（necator americanus）。轻者无症状表现，仅在粪便中发现虫卵，称为钩虫感染（hookworm infection）。典型临床主要表现为贫血、营养不良、胃肠功能失调，严重者可出现心功能不全和生长发育障碍。

【诊断要点】

1.流行病学资料 钩虫成虫半透明，灰白或米黄色，长约1cm，雌雄异体，寄生于人体小肠上段，以其口囊咬吸在肠黏膜上，摄取血液及组织液。成熟十二指肠钩虫雌虫每日产卵1万～3万个；美洲钩虫雌虫每日产卵5000～10 000个。虫卵随粪便排出，在温暖、潮湿、疏松土壤中孵育成杆状蚴，1～2周后，经过二次蜕皮发育为丝状蚴，即感染期蚴。丝状蚴通过毛囊、汗腺口或皮肤破损处钻入人体进入血管和淋巴管，随血流经右心至肺，穿过肺微血管进入肺泡，向上移行至咽部，被吞咽入胃，达小肠发育为成虫。成虫在人体内一般可存活3年左右，最长可达15年。钩虫病患者为主要传染源。皮肤接触污染的土壤是主要感染途径；进食污染的食物也是感染途径之一；婴幼儿可因尿布、衣服晾晒时落在沾有钩蚴的土地上而感染，或因坐地、爬玩而感染。

2.临床表现

（1）钩蚴引起的症状

1）钩蚴皮炎：钩蚴入侵多见于足趾或手指间皮肤较薄处及其他部位暴露的皮肤，可出现红色点状丘疹或小疱疹，有烧灼、针刺感，奇痒，数日内消失。搔抓破后常继发感染，形成脓疱，并可引起发热和淋巴结炎。

2）呼吸道症状：感染后3～7d，幼虫移行至肺部可引起喉咙发痒、咳嗽、发热、气急和哮喘，痰中带血丝，甚至大咯血。胸部X线检查见肺有短暂的浸润性病变，血中嗜酸性粒细胞增高。病程数日或数周。

（2）成虫引起的症状

1）贫血：失血性贫血是主要症状。表现为不同程度的贫血、皮肤黏膜苍白、乏力、眩晕，影响小儿体格和智能发育。严重者可发生贫血性心脏病。

2）消化道症状：初期表现为贪食、多食易饥，但体重下降。后期表现为食欲下降、胃肠功能紊乱、腹胀不适、异食癖、营养不良等，严重者可出现便血。

（3）婴儿钩虫病：临床表现为急性便血性腹泻，大便黑色或柏油样，胃肠功能紊乱，面色苍白，发热，心尖部可闻及明显收缩期杂音，肝脾大，生长发育迟缓，严重贫血（血红蛋白低于50g/L）。大多数患儿周围血白细胞总数增高，嗜酸性粒细胞显著增高，有时呈类白血病样反应。发病多在5～12个月，亦有新生儿发病的报道。

3.实验室检查

（1）病原体检查：粪便中检出钩虫卵或孵化出钩蚴是确诊的依据。粪便饱和盐水漂浮法简便易行，钩蚴培养法检出率较高。当咳嗽时痰中找到钩蚴亦可确诊。

（2）免疫学诊断：适用于大规模普查。用钩虫虫体抗原做皮内试验，阳性者结合流行病学及临床特点，可做出早期诊断。

【治疗要点】

1.驱虫治疗

（1）苯咪唑类药物：是一类广谱驱肠线虫药，具有杀死成虫和虫卵的作用。因能选择性及不可逆地抑制寄生虫对葡萄糖的利用，影响虫体能量代谢而达驱虫的目的，但驱虫作用缓慢，治疗3～4d才排钩虫。常用剂型：①甲苯咪唑（甲苯达唑），不分年龄，每次100mg，每日2次，连服3日。治愈率达90%以上。不良反应轻而短暂，少数患者有头痛、恶心、腹痛等，严重肝、肾疾病者及＜2岁儿童慎用。②阿苯达唑（albendazole），单剂有效，儿童每次200mg，10日后可重复1次。严重心功能不全、活动性溃疡病患儿慎用。

（2）噻嘧啶：是一类广谱驱肠线虫药，为神经肌肉阻滞剂，使虫体麻痹而被排出。驱虫作用快，服药1～2d排虫。常用剂量为11mg/kg（最大量1g），每日1次，睡前顿服，连服2～3d。不良反应轻，可见恶心、腹痛、腹泻等。急性肝炎、肾炎者暂缓给药。

（3）左旋咪唑（levamisole）：是广谱驱肠虫药，剂量为1.5～2.5mg/kg，睡前1次顿服，连用3日为1个疗程。不良反应轻微，可有头痛、呕吐、恶心、腹痛，偶有白细胞减少、肝功能损害、皮疹等。肝肾功能不良者慎用。

（4）联合用药：左旋咪唑和噻嘧啶合用可提高疗效。

2.对症治疗　纠正贫血，给予铁剂和充足营养，严重贫血可少量多次输血。

四、绦虫病

绦虫病（taeniasis）是由绦虫寄生在人体肠道引起的疾病。常见的有猪肉绦虫病和牛肉绦虫病，系因进食含有活囊尾蚴的猪肉或牛肉而感染。

【诊断要点】

1.流行病学资料　绦虫（cestode）又称带虫（tapeworm），成虫扁长如带，长2～4m，乳白色，雌雄同体。成虫寄生于人的小肠，虫体分为头节、颈节和体节三部分：头节具有固着器官，其上有吸盘和小钩；颈节具有生发功能，节片由此向后连续长出；体节靠近颈节部分，因其生殖器官未发育成熟称为未成熟节，中间部分节片因生殖器官发育成熟称为成熟节，后部节片中存满虫卵称为孕节，每一孕节含卵8万～10万个。虫卵或孕节随粪便排出体外，当虫卵被猪、牛等中间宿主吞食后，卵内的六钩蚴虫在其小肠内逸出，钻进肠壁血管或淋巴管随血循环或淋巴循环到达全身，主要在运动较多的肌肉组织中发育成为囊尾蚴，囊尾蚴如黄豆大，内有白色米粒大小的囊尾蚴头节。这种含有囊尾蚴的肉（俗称米猪肉）未经煮熟而被人摄入后即在人小肠中经8～10周发育为成虫而致病，成虫的寿命可达20～30年甚至更长。人也可以成为猪绦虫的中间宿主，即由于吞食的虫卵或孕节在人体内发育成囊尾蚴所造成，称为囊虫病（cysticercosis），但这种囊尾拗不能在人体内继续发育为成虫。寄生在人体的绦虫除大量掠夺宿主的营养外，其固有器官吸盘和小钩对宿主肠道亦造成机械刺激和损伤。囊尾蚴在人体内寄生的危害性比绦虫病更大，其危害程度因囊尾蚴寄生的部位和数量而不同，其中以脑囊虫病最为严重。大脑是对包囊最敏感的器官，当入侵大脑的包囊数目多或其阻塞脑脊液通路时，可导致相应症状。

2.临床表现

（1）成虫引起的症状：潜伏期为2～3个月。除腹部隐痛不适外，很少引起临床症状。腹痛常见于中上腹和脐部，进食后腹痛缓解为其特征。部分患儿有恶心、呕吐、腹泻、食欲缺乏或亢进、体重减轻等。大便中常发现白色虫体节片，单节脱落后可由肛门排出。

（2）囊尾蚴寄生的症状：因囊虫寄生的部位和数量不同而异。

1）脑囊虫病：症状极为复杂多样，从全无症状到猝死不等。癫痫发作、颅内压增高和精神症状是三种主要的症状。癫痫发作是最突出的症状，一般在排虫后或皮下囊包出现后6个月发生，脑脊液检查多属正常，少数病例可见细胞数和蛋白轻度增加。依颅内寄生部位分为皮质型、脑室型、蛛网膜下腔型或颅底型而产生不同的症状，也有的寄生于椎管压迫脊髓。

2）肌肉与皮下组织囊虫病：囊尾蚴侵入肌肉和皮下组织形成圆形或卵圆形结节，微隆起或不隆起于皮肤表面，如黄豆或蚕豆，大小相近，硬而有压痛，无炎症反应，1～2个至数百、数千个不等，头和躯干较多，蚴虫死后发生钙化。

3）眼囊虫病：可发生在眼的任何部位，以玻璃体和视网膜多见。轻者视力障碍，重者失明，以单眼多见。眼底检查在玻璃体内可见大小不等的圆形或椭圆形的浅灰色包囊，周围有红晕光环。

3.实验室检查

（1）粪便中发现有绦虫卵或妊娠节片。

（2）皮下结节病理检查见囊尾蚴。

（3）免疫试验：囊尾蚴抗原皮内试验、补体结合试验阳性，用囊尾蚴液纯化抗原与患者脑脊液进行酶联免疫吸附试验阳性。

（4）免疫金银染色（IGSS）是近10年发展的高敏感性的方法。

（5）头颅X线片或脑室造影有助于脑囊虫病诊断。

【治疗要点】

1.驱虫治疗

（1）氯硝柳胺（niclosamide）：能破坏绦虫的角质膜，麻痹神经和肌肉，可杀死绦虫的头节和近段虫体。口服不吸收，在肠中保持高浓度。小儿剂量：＜2岁每日0.5g，2～6岁每日1g，＞6岁每日2g，均分2次空腹服，2次之间间隔1h，服时应将药片嚼碎后吞下，服后2h服硫酸镁导泻。不良反应轻微，偶有乏力、头晕、胸闷、胃及腹部不适等。

（2）吡喹酮（praziquantel）：为广谱抗寄生虫药，能作用于虫体细胞膜，影响其通透性，虫体表破坏而挛缩。治疗绦虫病和囊虫病均有效，疗效高于氯硝柳胺，治愈率可达100%。剂量为10～15mg/kg，顿服。治疗脑囊虫病的剂量为每日20mg/kg，分3次服，9d为1个疗程，疗程间隔3～4个月。不良反应较重，因虫体死亡炎症反应和水肿加重，颅内高压明显，原有症状加重，个别病例因脑疝死亡，应高度警惕，必要时先降颅压再行治疗。

（3）槟榔与南瓜子：槟榔对绦虫的头节和前段有瘫痪作用，南瓜子能使绦虫中、后段节片瘫痪，两者合用可使虫体变软，借小肠蠕动作用随粪便排出体外。驱猪绦虫服35%槟榔煎剂60～120ml，清晨顿服。驱牛绦虫，先服炒熟去皮南瓜子30～60g，2h后服上述剂量的槟榔煎剂。一般服药后3h内有完整虫体排出。槟榔有胃肠痉挛和剧烈腹痛的不良反应，婴儿不宜应用。

驱绦虫治疗的注意事项：①无论用何种药驱绦虫，在排便时应坐在盛有水温与体温相同的生理盐水中排便，以免虫体遇冷收缩而不能全部排出；②留集24h粪便寻找头节；③治疗3个月无虫卵和节片排出为治愈。

2.手术治疗　眼囊虫病目前主张以手术摘除为宜。颅内，尤其脑室内单个囊虫也可行手术治疗。

（白　菡）

第 11 章 重症皮肤疾病

第一节　婴儿湿疹

婴儿湿疹是小儿皮肤科常见病和多发病，病因复杂，好发于头面部，也可及躯干四肢，表现为多形性皮疹，伴严重瘙痒，引起婴儿哭闹不安，影响食欲、睡眠和身体发育。

【临床表现】

1.*年龄及部位*　本病好发于1～3个月婴儿面颊、额部、眉间和头部，严重时躯干四肢也可累及。

2.*皮疹特点*　①初发皮疹为对称性分布红斑，随后其上逐渐出现丘疹、丘疱疹、水疱，常因搔抓、摩擦导致水疱破损，形成渗出性糜烂面，水疱干涸后可形成黄色痂。②继发感染时可出现脓疱和脓痂，可伴局部淋巴结肿大和发热等全身症状。部分患者皮疹表面干燥，表现为小丘疹上覆盖少量灰白色糠秕样脱屑；也可表现为脂溢性，表现为小斑丘疹上附着淡黄色脂性黏液，后者可形成痂。

【治疗要点】

婴儿湿疹的传统疗法包括局部治疗及全身治疗。

（1）急性期渗出较多时宜用溶液湿敷，如3%硼酸溶液或中药溶液，渗出减少后可外用糖皮质激素，同时为防止和控制继发性感染，可加用抗生素。

（2）激素是控制病情、缓解症状的主要药物。婴儿皮肤角质层较薄，吸收能力强，不宜使用强效激素类药物，一般选用氢化可的松、0.5%地塞米松、糠酸莫米松等，同时应注意长期使用可能引起不良反应。

（3）全身治疗可用抗组胺药物，婴儿多选用安全系数较高的氯苯那敏（扑尔敏）和苯海拉明等。

（王玉静）

第二节　暴发性紫癜

暴发性紫癜（purpura fulminans，PF）是一种少见的快速进展性血栓栓塞性疾病，常伴有皮肤出血和弥散性血管内凝血（DIC），可发展为多器官功能衰竭和大血管栓塞，病死率高。临床常见三种类型：①遗传性蛋白C、蛋白S缺乏，或称为遗传性暴发性紫癜；②自身免疫获得性蛋白C、蛋白S缺乏，或称为特发性暴发性紫癜；③急性感染性暴发性紫癜（acute infectious purpura fulminans，AIPF），病原可为脑膜炎双球菌、链球菌、肺炎球菌、革兰氏阴性杆菌、葡萄球菌、水痘带状疱疹病毒、EB病毒等。主要死亡原因为器官功能衰竭、DIC、肾出血。

【诊断要点】

（1）常发生在急性感染期或感染后恢复期，如猩红热、急性扁桃体炎或流行性脑脊髓膜炎（流脑）发病后2～4周，或水痘等感染后5～10d。

（2）全身多发皮肤出血坏死，以四肢为主，多为对称性皮肤紫癜，以下肢密集，突然迅速进展，皮疹可在几小时内由瘀点迅速增大融合为直径为数厘米的瘀斑，基底肿胀坚硬与周围组织分界清楚，颜色由鲜红渐变为暗紫色，坏死后成为黑色焦痂，浆液坏死区发生水疱或血疱，可融合成大疱，发疹的肢体可出现明显肿胀疼痛甚至坏死，引起肢端坏疽。

（3）发热。

（4）低血压。

（5）DIC。

可出现上述症状的一种或者多种。

【实验室检查】

1.血常规　白细胞增多，红细胞减少，血红蛋白降低，血小板减少或正常。

2.出凝血机制检查　凝血因子Ⅴ、Ⅶ、Ⅷ和凝血酶原及纤维蛋白原降低，出凝血时间延长、凝血酶原时间延长和活化部分凝血活酶时间延长。

【病理】

表皮和真皮广泛坏死，坏死区邻近血管栓塞，栓子由血小板和纤维蛋白等组成。血管周围无炎性细胞浸润，真皮内有出血，出血处血管壁局灶性坏死，大疱处表皮和真皮分离。

【治疗要点】

（1）积极治疗原发感染性疾病，早期有效使用抗生素可降低病死率。对于病毒感染患儿，早期抗病毒治疗有助于疾病恢复。

（2）有低血压、休克或组织灌注不足的重度脓毒症患者，应积极液体复苏，加强支持疗法，补充血容量，输新鲜滤白红细胞悬液，纠正酸中毒和水、电解质紊乱，改善缺氧。

（3）出现DIC的患者可输注新鲜冷冻血浆，补充消耗的凝血因子，可血液净化。出现血小板减低和低纤维蛋白原血症时，可对症输注血小板和纤维蛋白原治疗。

（4）肢体大片状皮肤坏死，合并继发感染，难以控制时可考虑截肢手术及高压氧治疗。根据皮损情况选用焦痂切开术、筋膜切开术、人工植皮等。已经坏疽的肢体可截肢或采用高压氧治疗。

（王玉静）

第三节　先天性梅毒

先天性梅毒（congenital syphilis，CS）是孕妇体内的梅毒螺旋体（TP）由胎盘垂直传播所致。

【临床表现】

多数先天性梅毒患儿有瘦小、出生体重降低等营养障碍表现；皮疹好发于掌跖、外生殖器、臀部及面下半部，多为红铜色鳞屑性丘疹和斑丘疹；除皮肤损害外可有黏膜损害和骨损害，常见的是梅毒性鼻炎和马鞍鼻。

1.早期胎传梅毒　一般在2岁内发病，类似于获得性二期梅毒，机体发育不良，皮肤损害常为水疱、大疱、红斑、丘疹及扁平湿疣；梅毒性鼻炎及喉炎；骨髓炎、骨软骨炎及骨膜炎；可有全身淋巴结、肝脾大及贫血等。

2.晚期胎传梅毒　一般在2岁以后发病，类似于获得性三期梅毒，可出现炎性损害（间质性角膜炎、神经性耳聋、鼻或腭树胶肿、克勒顿关节和胫骨骨膜炎等）或标记性损害（前额圆凸、马鞍鼻、佩刀胫、胸锁关节骨质肥厚、赫秦生齿和孔道口周围皮肤放射状皲裂纹等）。

3.胎传隐性梅毒　即胎传梅毒未经治疗无临床症状，梅毒血清学试验阳性，脑脊液检查正常，年龄＜2岁者为早期胎传隐性梅毒，＞2岁者为晚期胎传隐性梅毒。

【诊断标准及治疗】

1.治疗依据：①母亲确诊患有梅毒；②母亲梅毒未经规范和充分治疗；③婴儿的临床、实验室及X线检查均有梅毒表现；④比较母亲（分娩时）和婴儿由同一实验室和同种方法所做的非TP抗原血清学抗体有4倍的差异。

2.已经证实或高度怀疑的CS

（1）定义：①体格检查异常，符合CS；②非TP血清学抗体比母亲高4倍；③取体液行暗视野显微镜或荧光抗体试验结果阳性。

（2）推荐实验室检查：①脑脊液做性病研究实验室试验（VDRL），细胞计数和蛋白定量；②全血细胞计数、分类及血小板计数；③其他检查，包括长骨、胸部X线片，肝功能，脑部超声，眼科和脑干听觉诱发电位检查。

（3）治疗：青霉素，10万～15万U/（kg·d），静脉给药，出生后前7d，12h一次，以后则8h一次，总疗程为10d；或普鲁卡因青霉素，每次5万U/kg，肌内注射，每日1次，共10d。如果在疗程中漏治达1d以上，应重新开始整个疗程。

3.婴儿体检正常，非TP血清学抗体滴度与母亲的滴度相同或升高未达4倍，同时：①母亲未接受治疗，或治疗不充分，或没有治疗的证据；②母亲用红霉素或其他非青霉素药物治疗；或母亲分娩前不足4周才接受治疗。

（1）推荐实验室检查：①脑脊液做VDRL、细胞计数和蛋白定量；②全血细胞计数、分类及血小板计数；③长骨X线片。

（2）推荐治疗方案：青霉素，10万～15万U/（kg·d），在出生后前7d以每次5万U/kg，静脉给药，12h一次，以后则8h一次，总疗程10d；或普鲁卡因青霉素每次5万

U/kg，肌内注射，每日1次，共10d；或苄星青霉素，每次5万U/kg，单剂肌内注射。

【随访】

所有TP抗原血清学检查阳性（或母亲分娩时血清学检查阳性）的婴儿均应密切随访，每隔2～3个月做一次临床和非TP血清学检查，直到血清学检查阴性或抗体滴度下降4倍（即相差2倍比稀释度）。

（王玉静）

第四节 重症多形性红斑

重症多形性红斑即Steven-Johnson综合征，是一种少见的由多种原因引起的急性炎性皮肤病，可致多个部位皮肤黏膜受累，全身症状严重。其病因不明，一般认为是由多种诱因激发的皮肤黏膜，甚至全身内脏器官的超敏反应损伤，常发生于有过敏体质的患儿。反应原可为支原体、病毒（主要为单纯疱疹病毒）、细菌、真菌，药物及食物等。

【临床表现】

除皮肤表现广泛、严重外，尚见广泛黏膜病变和内脏受累。

1.*发热及皮疹* 多数均有发热，皮肤病变严重，红斑较大，典型红斑为直径2～3cm不等，椭圆或圆形，略凸起，称靶形红斑，常对称分布，累及全身，躯干部更为多见。随后出现疱疹，大疱破裂后，大片皮肤剥脱，部分渗血。

2.*其他部位黏膜损伤* 黏膜病变极广泛，尤以口唇炎及结膜炎更常见且严重，可见典型的厚血痂覆盖于口唇，可见疱疹、出血、溃疡及灰白色假膜，有脓性分泌物。同时可累及消化道、呼吸道和泌尿生殖道黏膜损害及多处黏膜受损。咽喉黏膜水肿可引起呼吸困难，恢复期支气管黏膜脱落可引起窒息。

3.*并发症* 病情严重者常伴高热、寒战，可伴发支气管肺炎、肺不张、胸腔积液、消化道出血、脑水肿和肝肾损害，严重时可出现脓毒性休克。

【治疗要点】

1.保护性隔离，有条件时可单间隔离，防止继发感染。保证营养及热量供应，包括多种微量元素供给，保护受累的内脏器官。

2.加强皮肤、黏膜的护理，应用暴露疗法，保持衣物干燥，随时清理脱落的皮屑，定时翻身。伴有大量渗液者可应用康复新液湿敷，对于渗液不多的部分皮肤，可外涂炉甘石洗剂或皮质类固醇乳剂，均匀轻柔薄涂。对大疱可在疱底部抽吸疱液，并外用莫匹罗星（百多邦）油膏保护皮肤。尤其注意眼部护理及眼科专科治疗，可用左氧氟沙星滴眼液及妥布霉素眼膏定时涂眼部。

3.病毒感染诱发者给予抗病毒治疗，合并细菌感染者选用抗生素静脉滴注。

4.在足量抗感染、支持治疗的同时可给予早期糖皮质激素治疗，重症患者可联合应用丙种球蛋白。

5.部分患儿皮肤损害严重，免疫反应剧烈，甚至累及多个皮肤外的器官，可以考虑血浆置换治疗。

（王玉静）

第12章 小儿中毒

第一节 总 论

某些物质接触人体或进入人体后，与体液和组织相互作用，破坏机体正常的生理功能，引起暂时或永久性的病理状态或死亡，这一过程称为中毒。小儿急性中毒多发生在婴幼儿至学龄前期，这个年龄段的孩子大多年幼无知，尤其婴幼儿往往拿到东西就放到口中，因此，多数为误服药物或毒物，年长儿则以有自杀倾向者为多。

【诊断要点】

1.病史　询问发病经过，病前饮食内容，生活情况，活动范围，家长职业，环境中有无有毒物品，特别是杀虫、毒鼠药，家中有无常备药品；经常接触哪些人，是否外出，周围人员情况。询问患儿首发症状是否为腹痛、腹泻、呕吐、惊厥或昏迷等。

2.体格检查　注意生命体征的变化，注意神志、呼吸、脉搏、血压以判断中毒的轻重；注意口腔黏膜有无糜烂，呼吸有无特殊气味，有无呼吸困难，口唇、甲床及皮肤有无发绀或潮红，肺部啰音或肌震颤，瞳孔大小，心动过速或心动过缓。不同毒物所致症状、体征不同，如亚硝酸盐中毒可出现发绀，有机磷中毒可有瞳孔小、肌震颤、口流涎、呼吸困难等。而吗啡或类似药物中毒则可有呼吸浅表甚至呼吸抑制。注意有重要诊断意义的中毒特征（表12-1），同时检查衣服、皮肤及口袋中是否留有毒物。

表12-1　小儿中毒的一些典型特征

中毒特征	常见中毒种类
呼气中蒜臭	有机磷、无机磷
呼气中杏仁味	杏仁、桃仁、含氰苷
流涎，大汗	有机磷、毒蕈、水杨酸、氨基比林
口渴，皮肤无汗	阿托品、曼陀罗、莨菪
口唇、面颊樱桃红	一氧化碳、氰酸
色白、皮肤潮红	阿托品、曼陀罗、莨菪乙醇
皮肤紫蓝而无呼吸困难	亚硝酸盐、氨基比林、安乃近
呼吸困难而无发绀	一氧化碳、氰酸
幻觉、乱语	阿托品类、氯丙嗪、毒蕈
瞳孔缩小	麻醉剂、有机磷、毒蕈、巴比妥类
瞳孔散大	阿托品类
肌肉抽动	有机磷

3.毒源调查及检查　注意患儿周围是否留有剩余毒物或患儿排泄物等，以备鉴定。有条件时应采集患儿的呕吐物、血、尿、便或可疑含毒物品进行毒物鉴定。

【治疗要点】

一般情况下，以排除毒物为首要措施，尽快减少毒物对机体的损害；维持呼吸、循环等生命器官的功能；采取各种措施减少毒物的吸收，促进毒物的排泄。

1.减少毒物的吸收

（1）口服中毒

1）催吐：适用于年龄较大、神志清醒和合作的患儿，中毒后4～6h进行。镇静及催眠药或有机磷中毒可使胃排空时间延长，故中毒12h内仍应进行催吐。可用手指、筷子、压舌板刺激咽部引起反射性呕吐，也可用吐根糖浆催吐，直至吐出液体变清为止。催吐前可以给患儿饮水。有严重心脏病、胃食管溃疡、出血性疾病及腐蚀性毒物中毒者不适于催吐。

2）洗胃：除强酸、强碱中毒禁忌洗胃外，一般在食入毒物4～6h均应进行洗胃。有些毒物如镇静剂、麻醉剂、有机磷农药等在胃内停留时间较长，对这些中毒者不应受服用时间的限制。洗胃早晚、是否彻底洗出胃内毒物，对中毒患儿的预后关系甚大。毒物不明时，抽出的第1管胃液应留作化验。食进毒物的原因未查明时，一般采用盐水（浓度0.45%）作为洗胃液以免清水过量发生水中毒。无生理盐水也可用温水。若已知毒物的种类，应以相应的解毒剂洗胃。洗胃液的温度一般为25～37℃，以避免低体温发生。用量：小儿按每次10～20ml/kg，反复多次进行洗胃，直到彻底清除胃内毒物为止。若有活性炭，洗胃后可由胃管注入适量活性炭。一般选择经口插胃管，应选用管径较大的胃管，对洗出颗粒较大的胃内容物有益。

3）导泻及灌洗肠道：多数毒物进入肠道后，可被小肠或大肠吸收，故欲清除经口进入的毒物，除用催吐及洗胃外，尚需导泻及灌洗肠道，使已进入肠道的毒物，尽可能地迅速排出，以减少在肠道内的吸收。如果系腐蚀性毒物中毒或极度衰弱的患儿则忌导泻及灌洗肠道。当毒物已引起严重腹泻时，不必再行导泻。泻药包括硫酸镁、硫酸钠、甘露醇等，常用50%硫酸镁溶液2ml/kg配成10%溶液口服，或50%硫酸钠溶液0.4～0.5ml/kg配成10%溶液口服，甘露醇2ml/kg，洗胃后由胃管灌入。泻药效果不好或毒物抑制肠蠕动时，可用1%盐水、肥皂水做肠道灌洗。

（2）皮肤接触中毒：脱去已污染的衣物，撤离已污染的被褥和席子，有机磷用肥皂水或清水冲洗（美曲膦酯不能用肥皂水冲洗）。强酸用3%～5%碳酸氢钠溶液或淡肥皂水冲洗；强碱用3%～5%乙酸溶液或食用醋冲洗。

（3）吸入中毒：立即将患儿移出现场，置于通风良好、空气新鲜的环境，必要时给予氧气吸入。

（4）止血带应用：注射药物或有毒动物咬伤（如蛇咬伤）所致中毒，在肢体近心端加止血带，阻止毒物经静脉或淋巴管弥散，止血带应每10～30分钟放松1次。

2.促进毒物排泄

（1）利尿：多数毒物经肾脏排出，故利尿剂是清除毒物的方法之一。可采用①呋塞米每次1～2mg/kg静脉注射；②20%甘露醇0.5～1g/kg静脉滴注，保证尿量为每小时3～6ml/kg，可静脉滴注10%葡萄糖溶液150～300ml加维生素C稀释毒物以增加尿量。

对血压降低或血容量不足者，应给予生理盐水10～20ml/kg静脉滴注。能口服者大量饮水，以促进尿液排泄。

（2）碱化或酸化尿液：毒物在肾的清除率与尿量并不成比例，单独利尿并不意味着排泄增加。碱化尿液后可使弱酸如水杨酸和苯巴比妥排除率增加；降低尿液pH使弱碱类排除增加的方法在临床应用较少。常采用碳酸氢钠溶液1～2mmol/kg静脉滴注1～2h，在此期间检查尿液pH，以维持尿液pH 7.5～8.0为标准。维生素C 1～2g加入500ml溶液中静脉滴注亦可获得酸性尿液。

（3）血液净化疗法：对病情较重者，可通过血液透析、血浆置换、血液灌流等血液净化疗法来清除毒物，使用何种方法视不同毒物而不同。一般经肾排泄的药物或毒物可采用血液透析、滤过等方法，与蛋白结合较牢的则采用血浆置换或全血置换等。

3.特效解毒药物的应用 有机磷中毒用阿托品及碘解磷定，亚硝酸盐中毒用亚甲蓝（美蓝），酒精中毒用纳洛酮，金属中毒用三巯基丙醇磺酸钠，氟乙酰胺中毒可用乙酰胺，CO中毒用氧气或高压氧等（表12-2）。

4.对症治疗 根据中毒症状、脏器损害的程度及内环境紊乱情况，分别给予恰当的治疗，如控制惊厥，保持通气，纠正水、电解质紊乱，保护各脏器功能等。

（宋文良）

第二节 鼠药中毒

一、氟乙酰胺中毒

氟乙酰胺又名敌蚜胺、1081，为有机氟杀虫剂，小儿稍有接触可造成严重后果。人类经口LD_{50}为2～10mg/kg。其中毒机制主要为毒物与腺苷三磷酸（ATP）和辅酶Ⅰ结合，发生一系列反应，妨碍正常的三羧酸循环，能量代谢受到抑制，主要影响神经系统、消化系统、心血管系统与糖代谢。其形成的中间产物如柠檬酸直接刺激机体致使中毒患儿出现阵发性痉挛或强直性抽搐，对心肌产生损害。

【诊断要点】

1.误服史 有确切的误服氟乙酰胺鼠药的病史可确诊。

2.临床表现

（1）烦躁不安、全身强直性或间歇性痉挛、抽搐、昏迷，甚至呼吸抑制。

（2）血压下降、休克，甚至循环衰竭。

（3）心律失常、室性心动过速、心室扑动、心室颤动等。

（4）恶心、呕吐、头痛、上腹痛、瞳孔缩小、大小便失禁等。

出现（1）+（2）时，应高度怀疑本病；（1）+（2）+（3），并突然起病者几乎无例外是本病。

3.实验室检查

（1）胃液、血液中检查氟乙酰胺。

（2）血中柠檬酸含量升高（正常值25mg/kg），血氟含量增高（正常值0.2～0.5mg/

kg）即可诊断。

4.治疗性诊断　解毒治疗有效，有助于诊断。

【治疗要点】

对氟乙酰胺中毒的治疗包括一般处理及对症治疗、特效解毒药的应用。

1.催吐、洗胃、导泻　一旦发现，立即处理。洗胃液选择1：5000的高锰酸钾溶液，洗胃后给予氢氧化铝凝胶或蛋清保护胃黏膜。

2.乙酰胺的应用　为特效解毒药，又称解氟灵。该药提供大量乙酰基，减轻毒药的作用。早期、足量、足疗程应用是关键。用量及用法：每天0.1～0.3g/kg，分2～4次，肌内注射，首次剂量可以应用总量的一半。由于毒物可从骨髓再次释放入血，治疗时间应持续5～7d或以上。乙酰胺的副作用不严重，偶有镜下血尿，有明显心律失常时可以较快速静脉输入。

3.对症处理　止惊、降颅压，维持生命体征平稳、血气离子正常，抗心律失常治疗。休克、心室颤动时最主要的药物仍然是乙酰胺，须加大剂量。

4.血液净化　氟乙酰胺水溶性强，可以采取血液透析、血液灌流或血浆置换。

5.其他　包括应用乙二醇乙酸酯，每次5～30ml肌内注射，必要时1h后重复。可以静脉滴注氢化可的松。应适当补充钙剂。

二、毒鼠强中毒

毒鼠强简称四二四、TET，俗称没鼠命、三步倒等。其化学名为四亚甲基二砜四胺。白色无味，粉末状，难溶于水。为剧烈毒性的灭鼠药，被动植物吸收后以原形长期保存，易造成二次污染。人口服致死量为0.1～0.2mg/kg（成人5～12mg）。其中毒机制主要是拮抗中枢神经系统抑制性神经递质γ-氨基丁酸，表现为兴奋中枢神经系统，具有强惊厥作用，而对周围神经、神经肌肉接头及骨骼肌无作用。

【诊断要点】

1.中毒史　有杀鼠药可疑接触或食入史。但小儿病史不明确，集体发病意义更大。

2.临床表现

（1）毒鼠强中毒发病时间多在进食后10～30min，突然发病，有的短至5min发病，个别可延长至13h发病。

（2）神经系统：首发症状有头痛、头晕、无力。有的出现口唇麻木、醉酒感。重者有意识模糊、躁动不安、四肢抽搐，继而出现阵发性强直性抽搐。甚至可表现为癫痫持续状态伴精神障碍性损害。中枢神经系统损害为可逆性，一般3～10d缓解。部分重症患儿可持续半个月以上。一般不留有神经系统后遗症。脑电图有癫痫样放电。

（3）消化系统：恶心、上腹部烧灼感、呕吐、腹痛、腹胀等。中毒后3～7d部分患儿出现肝大及肝区压痛、肝功能异常，多为脂肪变性，无肝细胞坏死或胆汁淤积，一般在1个月内恢复。

（4）其他：心悸、胸闷，缓慢性心律失常，心率可减至30次/分。心电图显示有心肌损伤表现；肺水肿、咯血、呼吸衰竭；血尿、蛋白尿、肾衰竭；DIC筛查异常，出血。

3.实验室检查　血液、尿液、呕吐物、胃液中测出毒鼠强。

4.除外其他疾病　排除类似临床表现的其他疾病，如颅内感染、颅内出血、脑瘤等。

【治疗要点】

毒鼠强中毒尚无特效解毒剂。治疗原则：尽早彻底清除毒物，迅速控制癫痫发作，积极防治呼吸衰竭及脑水肿，保护脏器功能。

1.毒物清除　以0.02%高锰酸钾溶液洗胃，然后从胃管中注入活性炭50～100g，吸附残存在胃黏膜上的毒物，之后给予导泻。

2.抗惊厥　一般应用苯巴比妥和氯硝西泮或地西泮。可联合使用两种药物，抽搐中止后苯巴比妥应继续使用，治疗需持续至少3d，一般为7～14d，个别长达30d。治疗和预防脑水肿。

3.积极防治呼吸衰竭　呼吸衰竭是毒鼠强中毒死亡的主要原因，对强直性抽搐及大量使用镇静止惊药的患儿要密切监护，及时机械通气。

4.活性炭血液灌流　活性炭血液灌流为目前最有效的治疗手段。对于中毒较重患儿，发现反应后较早（1～3d）进行治疗。

5.其他　有报道应用二巯基丙磺酸钠有效，尚待研究；脏器的支持治疗非常必要。

三、敌鼠钠盐

敌鼠钠盐（diphacine-Na）为黄色固体粉末，是一种抗凝血杀鼠剂，能溶于热开水（100℃能溶5%），易溶于乙醇。其主要通过竞争性机制，抑制维生素K的生理作用，阻止肝脏合成凝血酶原及一些凝血因子，导致凝血机制障碍，也可直接损伤毛细血管，因而表现出各部位出血现象。

【诊断要点】

1.病史　有误食敌鼠钠盐史。

2.临床表现

（1）一般症状：恶心、呕吐、食欲缺乏、精神不振、关节肿痛。

（2）出血现象：鼻及牙龈出血，血尿、大便褐色。皮肤紫癜呈斑丘疹及疱疹状、圆形及多形性红斑，在下肢、臀部及关节部可融合成片状，疹周围组织水肿。

（3）出血严重者，因缺血、缺氧而致休克；心、脑发生出血者则出现相应的症状。

3.实验室检查

（1）红细胞及血红蛋白减少。

（2）血小板减少，出凝血时间及凝血酶原时间延长。

（3）大便隐血试验阳性。

【治疗要点】

（1）催吐、洗胃，导泻。

（2）应用特效解毒剂维生素K_1，轻度中毒者，每次5～10mg，肌内注射，每日2～3次，持续3～5日，重症患儿首次剂量可加大，一日可用至50～100mg，至出凝血时间正常为止。

（3）应用维生素C及肾上腺皮质激素。

（4）如失血过多，可输新鲜血液，或静脉滴注凝血酶原复合物（内含Ⅱ、Ⅶ、Ⅸ、Ⅹ4种凝血因子）。

四、华法林

华法林（warfarin）属香豆素类抗凝血灭鼠药，又名灭鼠灵、杀鼠灵，常用作缓效灭鼠药，为白色无味粉末，难溶于水，性质稳定。华法林主要通过干扰肝脏对维生素K的利用，阻碍凝血活酶和凝血酶原的合成。

【诊断要点】

1.病史　有误食华法林的病史。

2.临床表现

（1）首先出现消化道症状，表现为恶心、呕吐、食欲下降及精神不振，多缓慢出现（一般在食后第3日）。

（2）逐渐发生鼻出血、牙龈出血、皮肤紫癜、咯血、便血、尿血等。

（3）皮肤紫癜四肢多于躯干，呈斑丘疹及疱疹状、圆形及多形性，疹周围可呈凹陷性水肿。

3.实验室检查　红细胞及血红蛋白减少。出凝血时间及凝血酶原时间延长。

【治疗要点】

（1）口服中毒者，立即催吐、洗胃及导泻。

（2）静脉注射维生素K_1，10～20mg加于50%葡萄糖溶液40ml中，每日3次，持续3～6d。重者首次注射后，继以50mg加于5%葡萄糖溶液中静脉滴注。

（3）输血、大剂量维生素C及肾上腺皮质激素的应用。

（宋文良）

第三节　农药中毒

一、有机磷中毒

有机磷农药是常用的杀虫剂，对人体有毒，儿童尤为敏感。中毒原因可以是食用被污染的食物；误用农药包装物品放置食物；乳母在喷洒农药后未换衣及未洗手即哺乳；坏人投毒；自杀；喷洒农药污染环境；吸入含有毒物颗粒的空气。有机磷农药进入机体后经血液和淋巴循环分布到全身各器官、组织产生毒性作用。其中毒机制主要是抑制胆碱酯酶活性，使胆碱能神经过度兴奋：兴奋胆碱能神经全部节后纤维产生毒蕈碱样症状；兴奋运动神经产生烟碱样症状；中枢神经系统的先兴奋后抑制症状，包括呼吸中枢的抑制。

【诊断要点】

1.中毒史　确定有接触、食入或吸入有机磷农药史。

2.中毒表现　有胆碱能神经兴奋的表现，其中以大汗、流涎、肌束震颤、瞳孔缩小和血压升高为主要表现。瞳孔缩小在中毒早期可以不出现，晚期瞳孔散大，偶有瞳孔不改变或改变不典型。皮肤接触吸收中毒者，起病慢、症状不典型，需要仔细问病史，注意皮肤是否有红斑、水疱。

3.特殊气味　呼出气、呕吐物或体表可有特殊的蒜臭味。

4.实验室检查

（1）血胆碱酯酶活性测定：胆碱酯酶活力低于正常人的80%以下即有诊断意义。

轻度中毒为正常的50%～70%，中度为30%～50%，重度为＜30%。

（2）测定患儿尿中的有机磷分解产物：可以协助早期诊断，如美曲膦酯（敌百虫）中毒时可化验尿中的三氯乙醇；对硫磷、甲基硫磷、氯硫磷、1605中毒时，可检查尿中的对位氨基酚。

（3）检验患儿呕吐物、初次洗胃液、呼吸道分泌物中的有机磷成分。

【治疗要点】

1.清除毒物　经消化道中毒者，若患儿清醒先催吐，继之洗胃，用清水或者1∶5000高锰酸钾溶液或2%～4%碳酸氢钠溶液（苏打水），但敌百虫中毒者禁用碱性液，需反复多次彻底洗胃，直至洗出液无蒜味为止。洗胃后给导泻剂，忌用油类泻剂。服毒物时间较长就诊者，应高位洗肠。吸入中毒者，使患儿脱离现场，移至通风良好处所，必要时吸出气道分泌物，供氧。接触中毒者用清水反复冲洗局部，更换清洁无污染的衣物。

2.特效解毒剂　尽快应用，包括阿托品和胆碱酯酶复活剂两类，两类药物联合使用效果最好。前者针对体内过量的乙酰胆碱，抑制胆碱能神经过度兴奋，消除或减轻中枢神经系统症状，兴奋呼吸中枢。后者可以促使被抑制的胆碱酯酶恢复活力，消除肌肉症状。有机磷中毒者阿托品的耐受性显著增强，故宜尽早、足量并持续足够时间。短期重复给药，直至见到“阿托品化”，即瞳孔不再缩小、面红、皮肤潮红而干、心率加快、肺部啰音消失，然后改维持量，继用数日。改用维持量后，病情平稳24h以上，可逐渐减量停用。乐果中毒者常于好转3～4d后出现反复，甚至突然死亡，故维持量不宜过短。

具体给药方法：轻度中毒者给予阿托品每次0.02～0.03mg/kg肌内注射；碘解磷定（解磷定）每次15mg/kg加入10%葡萄糖溶液中静脉推注，2～4h重复1次，一般2次左右即可见效。中度中毒者给予阿托品每次0.03～0.05mg/kg肌内注射，30～60min重复1次；碘解磷定每次15～30mg/kg，2～4h重复1次，症状好转药物减量，症状消失停药。重度中毒者给予阿托品每次0.05～0.10mg/kg，静脉注射，10～20min重复给予半量；碘解磷定30mg/kg静脉注射，30min重复半量，根据病情减量及停药。

3.保持呼吸道通畅　有机磷农药中毒死亡原因多为呼吸衰竭，保持呼吸道通畅，必要时氧疗，甚至需要机械通气。

4.有机磷中毒反跳　以乐果最多见，多发生在抢救成功后2～3d，长至7d，原因是毒物清除不净，停药过早。

5.中间综合征　急性有机磷中毒后2～3d，发生一种以肌肉麻痹为主的疾病，因其发病时间在有机磷中毒胆碱危象消失后，而在迟发性周围神经病之前而得名。主要表现为不能抬头，眼球活动受限，肢体有不同程度的软弱无力，呼吸肌麻痹时出现呼吸困难，致死原因多为呼吸衰竭。主要病理改变是突触后神经肌肉接头点功能障碍，阿托品治疗无效。治疗重点是有效处理呼吸功能障碍及对症治疗。

二、氨基甲酰酯中毒

氨基甲酰酯类农药属于有机氮农药的一种，对人畜毒性低，多属中、低毒类，溶于有机溶剂，难溶于水。中毒的主要机制是使胆碱酯酶氨基甲酰化，抑制胆碱酯酶活性。中毒症状与有机磷中毒相似，但因其对胆碱酯酶的抑制速度与复能速度几乎接近，而复能速度比磷酰化胆碱酯酶快，故症状轻，病程短。

【诊断要点】

1. *中毒史*　有毒物接触史。

2. *临床表现*　急性中毒的发病时间及轻重程度与药物进入体内的途径和量有关，多于接触后2～15h发病，经口进入者15min即可发病。轻者以毒蕈碱样症状为主，表现为头痛、头晕、视物模糊、乏力、恶心、呕吐、流涎、多汗等。重者还有面色苍白、瞳孔缩小、胸闷、肌肉震颤、昏迷等。

3. *实验室检查*　血液胆碱酯酶活力下降。尿中氨基甲酰酯代谢产物增多。

4. *鉴别*　注意与有机磷中毒鉴别。

【治疗要点】

1. *现场处理*　尽快使患儿离开中毒环境。

2. *洗胃、导泻*　更换污染衣物，微温水或者2%～3%碳酸钠溶液彻底洗胃。硫酸钠导泻。同时补液、利尿。

3. *解毒治疗*　阿托品为首选，剂量小、时间短，达到阿托品化即可，谨防阿托品中毒。一般不用肟类胆碱酯酶复能剂，因为肟类复能剂与氨基甲酰酯农药结合后，可能会增加毒性。

4. *对症治疗*　保持呼吸道通畅，防止呼吸衰竭和脑水肿。注意纠正水及电解质平衡失调，给予葡醛内酯，以促进代谢。重症患儿可用糖皮质激素和抗生素。

5. *混合中毒的治疗*　有机磷农药和氨基甲酰酯类农药混合中毒时，等待氨基甲酰酯类药物代谢完毕后，再应用肟类复能剂。

三、百草枯中毒

百草枯属于吡啶类除草剂，毒性最大，易溶于水。国内此类商品为浓度20%的浅绿色液体，在中性及酸性环境中稳定，在碱性环境中易水解。中毒多为误食百草枯污染的食物，或服入大量此药。

百草枯可经皮肤、呼吸道、消化道吸收，人体对百草枯口服致死量为30～50mg/kg。百草枯在局部可有明显的刺激、腐蚀作用。口服吸收率为5%～15%。吸收后几乎不与血浆蛋白结合，2h后达药学峰值，15～20h后血浆浓度下降，以原型从肾脏排出。虽在肠内吸收相对较慢，但口服超过中毒剂量的百草枯，在6～18h就会在体内大量分布，在各重要脏器和组织中的量可达致死。毒物进入人体后与体内氧分子连续氧化和还原，产生氧自由基对组织细胞造成损害，以对肺组织的毒性最大，严重影响肺的换气功能，并见有心、肝、肾病变。

【诊断要点】

1. *病史*　有明确的毒物接触及误服和口服史。

2.临床表现

（1）经口、皮肤或吸入引起的急性中毒，其全身症状及病情进展均相似。

（2）局部接触可表现为接触性皮炎和黏膜化学烧伤，如皮肤红斑、水疱、溃疡，以及眼结膜、角膜灼伤等。

（3）口服后有口腔及咽部烧灼感，随之口腔、舌咽部、食管溃烂，并有发热、恶心、呕吐、食欲缺乏、腹泻、便血等，1周左右可出现中毒性肝炎或急性肾衰竭。

（4）肺损伤最突出也最严重。轻者胸痛、咳嗽、气急，重者呼吸窘迫、发绀、严重呼吸困难，直至呼吸衰竭而死亡，故有“百草枯肺”之称。肺纤维化多在中毒后5～9d发生，2～3周达高峰。百草枯中毒患者可在中毒3周后死于肺功能不全，故应长时间追踪观察。

3.辅助检查

（1）急性中毒可有外周血白细胞增高。

（2）EKG显示非特异性心动过速，ST-T下移，Q-T间期延长及心律失常等。

（3）肝、肾功能异常甚至衰竭，主要表现有黄疸、氨基转移酶升高、血尿、蛋白尿、少尿、血尿素氮及肌酐升高等。

（4）血气分析示肺泡氧分压（PAO_2）与动脉血氧分压（PaO_2）之差增大，重度低氧血症。

（5）X线片及肺CT显示肺纤维化改变。

【治疗要点】

本病无特效救治方法，减少本类药品吸收及加速排泄是其治疗的主要手段和目的，处理越快越好。

（1）皮肤污染立即用肥皂水及清水彻底冲洗，眼部污染立即用清水冲洗15min。

（2）口服中毒，应尽早洗胃和充分洗胃。可用1%皂土溶液、2%碳酸氢钠溶液洗胃以排除毒物，而后均应用活性炭混悬液等吸附剂，继用20%甘露醇250ml或硫酸钠30g导泻。上述方法宜反复使用，尽可能彻底地清除消化道中的残留物。由于本品腐蚀食管，洗胃时应加以小心，谨防出血和穿孔。

（3）关于给氧。肺内高浓度氧会增加百草枯引起的肺损伤，故尽量避免氧疗。当呼吸困难及发绀时用氧量也要小，浓度要低。一般只能用低于21%的氧浓度，并要严密观察。仅在PaO_2＜5.3kPa或出现急性呼吸窘迫综合征（ARDS）时才用＞21%氧气吸入或用呼气末正压（PEEP）机械通气。

（4）加强利尿以促进毒物的排出。

（5）早期足量使用肾上腺皮质激素可能有助于控制病情的进展，也可以应用大剂量维生素C及维生素E对抗过氧化物的作用。

（6）血液透析、血液灌流（在12h以内进行效果较好，24h后采用疗效差）、换血等也有一定疗效。

（7）严重呼吸衰竭可用呼吸机替代治疗。

（8）脏器保护（防治肝肾损伤等）及加强支持疗法。

（宋文良）

第四节　毒蕈中毒

毒蕈有100余种，每种含有一种或多种毒素，主要品种有捕蝇蕈、斑毒蕈（主要含作用类似乙酰胆碱的毒蕈碱）、死帽蕈类（主要含引起肝、肾及神经细胞变性坏死的毒蕈毒素）、马鞍蕈（主要含引起溶血的红蕈溶血素及红蕈毒素），还有毒牛肝蕈、栗茸蕈等。

【诊断要点】

临床表现：各种毒蕈中毒后，起病均有剧烈的胃肠道症状，即恶心、呕吐、腹痛、腹泻等。

潜伏期：含毒蕈碱的毒蕈中毒，发病迅速，多在误食数分钟至6h即出现中毒症状。由毒粉褶蕈及部分白蘑、牛肝蕈、乳菇等毒蕈所引起的中毒，潜伏期为0.5～6h；鹿花蕈等中毒在进食后6～12h发病；而飘蕈、白毒伞蕈及栗茸蕈中毒的潜伏期最长，在食后15～30h均无症状。

临床类型有以下5种。

1.胃肠炎型　中毒有胃肠道症状，严重者发生脱水、酸中毒、离子紊乱、休克甚至死亡。

2.神经型　引起中毒的毒素有类似乙酰胆碱的作用，如流泪、流涎、多汗、瞳孔缩小、脉搏缓慢等，严重者因呼吸抑制、昏迷而死亡。

3.精神异常型中毒　有各种幻觉，甚至迫害妄想，此型病死率低。

4.溶血型　表现为贫血、黄疸、血红蛋白尿，甚至急性肾衰竭等。

5.肝坏死型　因毒素作用于细胞核，抑制RNA聚合酶，并显著减少肝糖原的合成而导致肝细胞坏死。此型病情危险，先出现肝大、黄疸、出血、烦躁不安或淡漠嗜睡，呈急性肝坏死表现，可死于肝性脑病或中枢抑制。

有的毒蕈含类似阿托品的毒素，可出现兴奋狂躁、心动过速、瞳孔散大、惊厥、昏迷等。有以上临床症状，并有误食毒蕈病史应高度疑诊。有些患儿的肝功能损害可以出现在“假愈期”，应引起警惕。

【治疗要点】

本病无特效解毒剂。

1.催吐、洗胃、导泻、洗肠　1∶5000～1∶2000高锰酸钾溶液或5%鞣酸液或浓茶等反复洗胃，然后灌活性炭，最后用硫酸镁导泻。必要时高位洗肠。

2.胃肠型中毒　主要纠正脱水性酸中毒，维持水、电解质平衡。

3.神经精神型中毒　有毒蕈中毒症状者，阿托品每次0.03～0.05mg/kg皮下注射或静脉注射，15～30min重复1次。达到阿托品化后减量维持至病情缓解。

4.肝坏死型中毒　可以应用二巯基丙磺酸钠，每次5mg/kg，肌内注射，第1天6～8h 1次，第2天8～12h 1次，然后1～2次/天，连用4～6d。

5.溶血型中毒　溶血者大量补液、碱化血液及对症处理。严重者应用氢化可的松，每次8～12mg/kg，静脉滴注。

6.激素治疗　中毒性心肌炎、中毒性脑病、肝损害者也可应用肾上腺皮质激素。

7.对症治疗　脏器保护，维持内环境稳定，血液净化治疗。

常见毒物的解毒药、剂量及用法，见表12-2。

表12-2　常见毒物的解毒药、剂量及用法

中毒种类	有效解毒药	剂量、用法及注意点
砷、汞、金、锑、铋、铜、铬、镍、钨、锌	二巯丙醇（BAL）	每次3～5mg/kg，深部肌内注射，每4小时1次，常用5～10d为1个疗程
	二巯基丙磺酸钠	每次5%溶液0.1ml/kg，皮下注射或肌内注射，第1天3～4次，第2天2～3次，第3天以后每日1～2次，共用3～7d，总剂量30～50ml
	二巯丁酸（DMSA）	10mg/kg，口服，每8小时1次，共5d，再每12小时1次，共14d
	硫代硫酸钠	每次10～20mg/kg，配成5%～10%溶液，静脉注射或肌内注射，每日1次，3～5d。或10～20ml口服，每日2次（口服只能作用于胃肠道内未被吸收的毒物）
铅、锰、铀、镭、钒、钴、铁、硒、镉、铜、铬、汞	依地酸钙钠（$CaNa_2$-EDTA）	1～1.5g/m^2，24h分为每12小时一次，肌内注射，共5d
	喷替酸钙钠（促排灵，diethylenetriamine pentoacetic acid，DTPA）	每次15～30mg/kg，配成10%～25%溶液肌内注射，或以生理盐水稀释成0.2%～0.5%溶液静脉滴注，每日2次，3d为1个疗程，间隔3d再用第2个疗程
	去铁敏	15mg/（kg·h），每日总量不超过6g
	青霉胺	治疗慢性铅、汞中毒，100mg/（kg·d），分4次口服，5～7d为1个疗程
高铁血红蛋白血症（亚硝酸盐、苯胺、非那西丁、硝基苯、安替比林，氯酸盐类、磺胺类等）	亚甲蓝（美蓝）	每次1～2mg/kg，配成1%溶液静脉注射，或每次2～3mg/kg，口服，若症状不消失或重现，0.5～1h后可再重复
	维生素C	每日500～1000mg加入5%～10%葡萄糖溶液内静脉滴注，或每日口服1～2g（作用比亚甲蓝慢）
氢氰酸及氰酸化合物（桃仁、杏仁、李仁、樱桃仁、枇杷仁、亚麻仁、木薯）	亚硝酸异戊酯	吸入剂用时压碎，每1～2分钟吸入15～30s，反复吸入至硝酸钠注射为止
	亚硝酸钠	6～10mg/kg，配成1%溶液静脉注射，3～5min注入，每次注射前要准备好肾上腺素，当血压急剧下降时应予注射肾上腺素
	硫代硫酸钠	25%溶液每次0.25～0.5g/kg，静脉缓慢注射（10～15min注入）
	亚甲蓝（美蓝）	1%溶液每次10mg/kg，静脉缓慢注射，注射时观察口唇，至口唇变暗紫色即停止注射
		以上4种药物，最好先注射亚硝酸钠，继之注射硫代硫酸钠，或先注射亚甲蓝，继之注射硫代硫酸钠，重复时剂量减半，注意血压下降时应予注射肾上腺素
氟乙酰胺	乙酰胺（解氟灵）	0.1～0.3g/(kg·d)，分2～4次肌内注射，可连续注射5～7d，危重病例第1次可注射0.2g/kg，与解痉药和半胱氨酸合用，效果更好

续表

中毒种类	有效解毒药	剂量、用法及注意点
有机磷化合物类[1605，1059，3911，美曲膦酯（敌百虫）、敌敌畏、乐果，其他有机磷农药]	碘解磷定 氯解磷定（氯磷定）	每次15～30mg/kg（成人每次0.5～1g）配成2.5%溶液静脉缓慢注射或静脉滴注，严重患儿2h后可重复注射，并与阿托品同时应用，至肌肉颤动停止、意识恢复，氯解磷定可作为肌内注射
	双复磷	成人1次0.25～0.75g，皮下、肌内注射或静脉注射均可。小儿酌减
	阿托品	严重中毒：首次剂量0.05～0.1mg/kg，静脉注射，以后每次0.05mg/kg，5～10min 1次，至瞳孔开始散大，肺水肿消退，改为每次0.02～0.03mg/kg，皮下注射，15～30min 1次，至意识恢复改为0.01～0.02mg/kg，30～60min 1次。中度中毒：每次0.03～0.05mg/kg，15～30min 1次皮下注射，减量指征同上。轻度中毒：每次0.02～0.03mg/kg，口服或皮下注射，必要时重复治疗 以上治疗均为瞳孔散大后停药，严密观察24～48h，必要时应再给药。同时，合并应用碘解磷定比单用阿托品效果好，阿托品的剂量也可以减小
烟碱、毛果芸香碱、新斯的明、毒扁豆碱、槟榔碱、毒蕈	碘解磷定、氯解磷定或双复磷 阿托品	对烟碱、新斯的明、毒扁豆碱中毒有效，剂量同上 每次0.03～0.05mg/kg，皮下注射，必要时15～30min 1次
阿托品 莨菪碱类 曼陀罗 颠茄	毛果芸香碱（匹鲁卡品）	每次0.1mg/kg，皮下注射或肌内注射，15min 1次 本药只能对抗阿托品类引起的副交感神经作用，对中枢神经系统中毒症状无效，故应加用短作用的巴比妥类药物，如戊巴比妥钠或异戊巴比妥等
	水杨酸毒扁豆碱	重症患儿用0.5～2mg缓慢静脉注射，至少2～3min；如不见效，2～5min后重复1次，一旦见效则停药 复发者缓慢减至最小用量，30～60min 1次。能逆转阿托品类中毒引起的中枢神经系统及周围神经系统症状
四氯化碳 草酸盐	葡萄糖酸钙	10%溶液10～20ml加等量的5%～25%葡萄糖溶液静脉缓慢注射
氟化物	氯化钙	3%溶液10～20ml加等量的5%～25%葡萄糖溶液静脉缓慢注射
麻醉药和镇静药[阿片、吗啡、可待因、海洛因、哌替啶（度冷丁）、美沙酮、水合氯醛、苯巴比妥（鲁米那）、巴比妥、巴比妥钠、异戊巴比妥（阿米妥）、司可巴比妥（速可眠）、硫喷妥钠]	纳洛酮	每次0.01mg/kg，静脉注射，如无效增加至0.1mg/kg，可重复应用。可静脉滴注维持
	丙烯吗啡	每次0.1mg/kg，静脉注射、皮下注射或肌内注射，需要时隔10～15min再注射1次
氯丙嗪（冬眠灵）	苯海拉明	每次1～2mg/kg，口服或肌内注射，只对抗肌肉震颤
奋乃静 苯丙胺（安非他明）	氯丙嗪	每次0.5～1mg/kg，6h 1次，若已用巴比妥类，剂量应减少
异烟肼中毒	维生素B_6	剂量等于异烟肼用量
鼠药（敌鼠）	维生素K_1	10mg/kg肌内注射，每日2～3次

续表

中毒种类	有效解毒药	剂量、用法及注意点
β受体阻滞药或钙通道阻滞药中毒	胰高血糖素	首剂0.15mg/kg静脉应用，以0.05～0.1mg/（kg·h）静脉维持
阿司匹林（乙酰水杨酸）	乙酰唑胺（醋唑磺胺）	每次5mg/kg，口服或肌内注射，必要时24h内可重复2～3次
	碳酸氢钠	纠正脱水后若仍有严重酸中毒，可用5%碳酸氢钠溶液每次6ml/kg，静脉滴注，以后必要时可重复1次，治疗开始后每30分钟查尿1次，使尿液保持碱性，若变为酸性，应静脉滴注1.4%碳酸氢钠溶液10ml/kg
	乳酸钠	用1/6mmol浓度的乳酸钠溶液代替上述1.4%碳酸氢钠溶液亦可，但效果不如碳酸氢钠
	维生素K_1	20～50mg肌内注射，预防出血
一氧化碳（煤气）	氧气	100%氧气吸入，高压氧舱
肉毒中毒	多价抗肉毒血清	1万～5万U肌内注射
河豚中毒	半胱氨酸	成人剂量为0.1～0.2g肌内注射，每日2次，儿童酌情减量

（宋文良）

第五节　一氧化碳中毒

一氧化碳中毒是最常见的中毒形式之一，是由于大量吸入一氧化碳（CO）气体引起的中毒，俗称煤气中毒。吸入的CO与血红蛋白结合，形成稳定的碳氧血红蛋白（COHb），使血红蛋白失去携氧能力；还抑制氧合血红蛋白的分解，从而影响组织细胞供氧；同时还伴有对中枢神经系统的过氧化损害，促进蛋白质和核酸的氧化，引起不可逆的中枢神经系统脂质脱髓鞘。吸入的CO还可与含铁的组织呼吸酶结合，导致组织缺氧、窒息；并可使大量黄嘌呤脱氢酶转化为黄嘌呤氧化酶，产生大量氧自由基而损害组织。

【临床表现】

CO为无色无味的气体，开始吸入时无明显不适感，症状出现时表现为头晕、头痛、耳鸣、眼花、四肢乏力和全身不适，随后出现恶心、呕吐、胸闷，甚至昏睡、昏迷、呼吸急促、血压下降以致死亡。症状轻重与血中COHb水平、环境中CO浓度及吸入CO时间的长短有关，可分为轻度、中度、重度。

1. 轻度　血中的COHb浓度为10%～30%，表现为头晕、乏力。

2. 中度　血中的COHb浓度为30%～40%，表现为剧烈头部跳痛、恶心、呕吐、眩晕、视物模糊、胸痛、活动后呼吸困难、晕厥等。

3. 重度　血中的COHb浓度大于40%，皮肤黏膜樱桃红色，神志模糊、精神错乱、步态不稳、多汗及呼吸、心率增快。当血中的COHb浓度达到50%时，出现惊厥、昏迷、大小便失禁。血中的COHb浓度大于70%时，出现呼吸中枢麻痹、心搏停止。部分患儿可出现“闪电样”病程，突然昏迷、呼吸困难、呼吸麻痹而死亡。重度CO中毒常伴有肺水肿、脑水肿、心律失常、氮质血症、胸及四肢出现水疱，并易出现继发性肺炎等。

【诊断要点】

1.病史　有CO吸入史及临床表现即可确诊。在密闭室内洗浴晕厥或昏迷，在车库开动发动机晕厥或昏迷，在这样特定的环境中中毒诊断不难。而一些长期接触低浓度CO的患者，缺乏特异性，较难诊断。突然出现昏迷、晕厥、胸痛、头痛的患者，如合并有呼吸困难、恶心等症状，要常规与CO中毒鉴别，重视询问病史，追问周围人及动物有无不适反应。

2.COHb检测　COHb半衰期为4～5h，如血中COHb急剧升高是急性CO中毒的重要依据。对所有中毒或昏迷患者应尽早检测，这对中毒程度和预后的判定很重要。

3.CO浓度检测　在中毒现场及时取样，检测空气中CO浓度，＞100μl/L有中毒危险。

【治疗要点】

1.迅速脱离中毒环境　将中毒者转移到空气流通处，以切断CO的吸入。

2.保持呼吸道通畅　若呼吸道被分泌物或呕吐物堵塞，应立即抽吸分泌物，保持气道通畅。尤其对于昏迷患儿，必要时可气管插管或气管切开。

3.氧吸入　一旦确诊CO中毒就应给予纯氧吸入。

（1）常压吸氧：鼻导管吸氧流量可达5L/min，面罩可达10L/min，吸入氧浓度越高，体内CO分离越多，排泄越快。

（2）高压氧治疗：对重度CO中毒伴昏迷、有神经系统症状及心血管功能改变和（或）血COHb水平＞30%者，均为高压氧治疗的适应证。高压纯氧吸入可促进COHb的解离，CO半衰期为4～8h，吸入纯氧后可缩短至80min，可加速CO的排出，应尽早使用。CO中毒时一般选择2～3个大气压纯氧吸入，每次45min。早期高压氧治疗有助于减轻脑水肿及预防迟发性脑病的发生。

（3）对于呼吸停止者，应立即进行口对口呼吸，尽快纯氧抱球，或气管插管进行机械通气。

4.卧床休息　减少体内O_2的消耗。密切监测血气、血清离子和乳酸，监测心肌酶、心电图、胸部X线片等。

5.输血或换血疗法　置换出体内蓄积的COHb，迅速改善缺氧状态。

6.脑水肿和肺水肿　对昏迷嗜睡患者应尽早使用甘露醇、呋塞米等抗脑水肿治疗。如出现肺水肿，要限制液体摄入，必要时进行机械通气。

7.改善细胞代谢，促进脑功能恢复　补充维生素C及B族维生素，维生素C为氧化还原剂，可改善细胞代谢，减轻脑损伤。

8.纳洛酮　重度CO中毒患者，脑缺氧、脑内β-内啡肽增多，引起中枢抑制，加重脑缺氧。应用纳洛酮可改善脑缺氧，降低迟发性脑病的发生率。

9.对症治疗　对于抽搐患者，可给予地西泮。

【预后】

轻度中毒者，及时脱离中毒环境，呼吸新鲜空气，数小时或次日即可恢复。重度中毒者可发生神经系统后遗症。昏迷时间的长短，常表示缺氧的严重程度以及预后和后遗症的严重程度。

部分患者可出现迟发性脑病，多数发生在CO中毒后2～60d，最长可达240d，表现为精神意识障碍，呈现痴呆、谵妄或去大脑皮质状态；锥体外系神经障碍，震颤、麻痹；锥体系神经损害，偏瘫、病理反射阳性或小便失禁；大脑皮质局灶性功能障碍，失语、失明或继发癫痫等。

（荣 箭）

第六节 亚硝酸盐中毒

亚硝酸盐中毒是因误食亚硝酸盐而引起的中毒。

【病因】

亚硝酸盐多存在于腌制的咸菜、肉类、不洁井水和变质腐败蔬菜等。特别是腐烂的菜叶或煮熟的剩菜或新腌制的蔬菜及咸菜，在腌后1周左右亚硝酸盐含量最高。有的地方用亚硝酸盐含量高的苦井水腌制食品或误将工业用亚硝酸盐当作食用盐腌制食品，则食品中的亚硝酸盐含量更高。

在一些特殊情况下，如肠道功能紊乱时，由于胃酸分泌减少，硝酸盐在肠道硝酸盐还原菌（沙门菌属和大肠埃希菌）的作用下，大量硝酸盐还原为亚硝酸盐，从而引起亚硝酸盐中毒。

长期饮用含亚硝酸盐的井水或腌制咸肉时加亚硝酸盐过多也可引起亚硝酸盐中毒。

【临床表现】

亚硝酸盐中毒主要是由于摄入过多变质青菜或腌制不久的青菜，或误服工业用亚硝酸盐而致，前者相对来说病情较缓和。如为后者引起的亚硝酸盐中毒则不但病情重，且起病快。一般来说，亚硝酸盐摄入0.2～0.5g即可引起中毒。亚硝酸盐可作用于血管平滑肌使血管扩张、血压下降，发生休克甚至死亡。

亚硝酸盐中毒的潜伏期长短不等，视摄入亚硝酸盐的数量、浓度而定。长者有1～2d，短者仅10min左右。

通常中毒的儿童最先出现症状，表现为发绀（尤以口唇、口周、甲床明显），可不伴有相应的缺氧症状。严重者可出现胸闷、呼吸困难、呼吸急促、头晕、头痛、心悸等，甚至出现恶心、呕吐、心率变慢、心律失常、烦躁不安、血压降低、肺水肿、休克、惊厥或抽搐、昏迷，最后可因呼吸、循环衰竭而死亡。对近期有饱食青菜类或吃过短期腌制菜类而出现上述症状者，皮肤黏膜呈典型的蓝灰、蓝褐或蓝黑色，应高度怀疑为亚硝酸盐中毒。

【检查】

血液中高铁血红蛋白的定量检验和剩余食物中亚硝酸盐的定量检验。

【诊断】

有摄入过多或误服工业用亚硝酸盐史，或有进食大量叶菜类或腌制不久的蔬菜、存放过久的熟菜史。中毒首先表现为发绀，但组织缺氧与发绀不成比例。有条件时可做血液中高铁血红蛋白的定量检验和剩余食物中亚硝酸盐的定量检验。静脉血抽出呈紫黑色，在空气中振摇或用氧气吹后不变色，需放置5～6h后才变为鲜红色，若用1%氰化钾或氰化钠3滴加入血中，1min后变为鲜红色。

【治疗要点】

轻症病例无须特殊处理，嘱其休息，大量饮水后一般可自行恢复。对中毒程度重者，应及时送医院，对中毒时间不长者，催吐，用1 ∶ 5000高锰酸钾溶液洗胃，进食较久者给予洗肠。

青紫较重者，应吸氧，保持安静。轻者口服亚甲蓝，每次3 ～ 5mg/kg，每天3次。重症者予以1%亚甲蓝按1～2mg/kg剂量静脉滴注，如发绀无消退，必要时可重复半量。同时，静脉注射大量维生素C（1 ～ 2g）。也可应用谷胱甘肽治疗。

对症治疗：血压下降者，给予升压药；惊厥者给予镇静药；严重者可血液净化。

（荣　箭）

第七节　常见药物中毒

药品是用于预防、治疗、诊断人的疾病，有目的地调节人的生理机能并规定有适应证或功能主治、用法和用量的物质。药物中毒是用药剂量超过极量而引起的中毒。误服或服药过量以及药物滥用均可引起药物中毒。

【诊断】

药物中毒的诊断，对病史的询问和临床检验与一般疾病基本相同，但对药物中毒的鉴别诊断比较复杂。医生要特别询问服药史，用药品种、剂量和时间，还要熟悉每一种药物的不良反应。中毒症状潜伏期对诊断的参考意义很大，多数为1 ～ 2d，最多不超过10 ～ 12d。

【治疗要点】

1.治疗原则　去除病因，加速排泄，延缓吸收，支持疗法，对症治疗。特殊疗法主要是采取解毒物质。

2.常见药物的解毒药。

【预防】

1.加强毒物宣传　普及有关中毒的预防和急救知识。

2.加强毒物管理　严格遵守毒物的防护和管理制度，加强毒物的保管，防止毒物外泄。

3.防止误食毒物或用药过量　药物和化学物品的容器要贴标签，医院用药要严格遵守查对制度，以免误服或用药过量。

一、氯丙嗪类药物中毒

氯丙嗪类药物，临床上用于精神病、镇静、镇吐、降血压、抗惊厥及人工冬眠等，常用的有氯丙嗪（冬眠灵）、异丙嗪（非那根）、奋乃静等，此类药物中毒多由于用药过量或误服过多所致，偶有因过敏反应所致。

【临床表现】

中毒症状的轻重与吸收量及个体耐受情况有关。患者可出现头晕、嗜睡、表情淡漠、软弱，有时引起精神失常，乱语乱动；还可发生流涎、恶心、呕吐、腹痛、腹胀、黄疸、肝大等。过大剂量所致的急性中毒常发生心悸、四肢发冷、血压下降，甚至休克，患者呼吸困难、瞳孔缩小、昏迷和反射消失。尿中可出现蛋白，红、白细胞及管型。长期、大剂量应用可致粒细胞减少、血小板减少、溶血性贫血等，甚至发生再生障碍性贫血，还可出现面神经麻痹，发音困难和口吃，眼眶周围肌肉痉挛，甚至角弓反张状态。少数可引起眼部损害，导致视力减退，甚至失明。

【治疗要点】

1.体位　平卧，勿坐起，少搬动头部，以防直立性低血压。

2.洗胃导泻　用1 ∶ 5000高锰酸钾溶液或微温水洗胃，后注入硫酸钠导泻。因本类药物镇吐作用较强，催吐效果差。

3.静脉输液　可促进毒物排泄、维持体液平衡、防治休克，但要防止输液过多导致心力衰竭和肺水肿。

4.对症治疗　血压过低时可输注血浆等补充血容量，必要时给予静滴去甲肾上腺素。肌肉震颤可给予苯海拉明，每次1～2mg/kg，缓慢静脉注射，若无效果，5～10min可重复一次，以后每6小时一次注射或口服，共24～48h，也可使用东莨菪碱。惊厥时可用速效巴比妥类药物、地西泮及水合氯醛等。呼吸抑制或昏迷时，可加用纳洛酮。出现黄疸、肝大或过敏性皮炎时，可使用肾上腺皮质激素及给予保护肝、肾的治疗。中毒量很大的病例，应早期给予血液透析治疗。

二、巴比妥类中毒

巴比妥类为常用催眠药物。儿科常用长效类有苯巴比妥，中效类有异戊巴比妥，短效类有司可巴比妥，超短效类有硫喷妥钠等。一次应用此类药物5～10倍催眠剂量，即可引起急性中毒；实际吸收的药量超过本身治疗量的15倍时，有致命危险。长期服用较大量长效巴比妥，可发生蓄积中毒，静脉注射速度过快也可发生。最小毒性血浆水平：短效＞10μg/ml，长效＞40μg/ml。致死浓度：短效＞40μg/ml，长效＞80μg/ml。短效及长效巴比妥在摄入后72h出现于尿液中。

【临床表现】

其临床表现主要为神经系统症状，患者初期兴奋、狂躁、谵妄、幻觉、惊厥，随后出现头痛、眩晕、口齿不清、视物模糊、复视、色觉异常、嗜睡、昏迷，四肢瘫软、大小便失禁、瞳孔缩小（晚期扩大）、对光反射迟钝、腱反射消失、病理反射阳性。严重者呼吸浅而轻以至呼吸衰竭，皮肤发绀、湿冷，脉搏快而微弱，血压降低，甚至休克。偶可致脑水肿、肺水肿。部分有肝、肾损害，如黄疸、出血、尿毒症等。还可有发热、皮疹等。

如疑有巴比妥类药物中毒，可从血、尿、脑脊液及呕吐物中检测出该类药物。

【治疗要点】

（1）口服中毒立即催吐和洗胃。洗胃液用1 ∶ 5000高锰酸钾溶液或生理盐水，昏迷者禁忌催吐。洗胃后由胃管注入活性炭（1g/kg）及泻剂硫酸钠（禁忌用硫酸镁），禁用于胃肠穿孔或梗阻患儿。因灌肠引起中毒者，可用上述洗胃液洗肠。

（2）输液促进药物排泄，适当利尿，纠正酸碱平衡及电解质紊乱（酸中毒时可促进巴比妥类药物透过血脑屏障加重中毒），碱化尿液，使尿液pH维持在7.5～8.0，可以增加长效药物苯巴比妥的排泄。

（3）保证通气，给予氧气吸入，必要时气管插管或气管切开，行人工通气。

（4）经上述治疗效果不佳时，考虑血液或腹膜透析，或血液灌流。

（5）积极防治休克，保护心、肾等重要脏器功能，给予营养支持。

三、水合氯醛中毒

水合氯醛是常用的镇静和解痉药，口服或灌肠时，单次用量过大或短时间内重复用药过多，可发生急性中毒。母亲中毒会导致胎儿或乳儿中毒。中毒后会抑制中枢神经系统、血管运动中枢及心脏等功能并损害肝肾。

【临床表现】

急性中毒主要表现：昏睡甚至昏迷，脉弱，血压和体温降低，呼吸微弱、缓慢或停止，心动缓慢及心律失常，发绀或苍白，瞳孔缩小，对光反射减弱或消失，肌肉松弛，反射消失等。部分患儿可出现脑水肿及肺水肿，甚至呼吸、循环衰竭。口服大量水合氯醛后，可发生严重胃肠道刺激和腐蚀现象，出现咽喉部及食管疼痛、恶心、呕吐、腹痛、腹泻，或胃肠道出血、血尿、蛋白尿、肝大、黄疸等。少数可出现谵妄、精神错乱及痫样发作。

【治疗要点】

（1）口服中毒者立即催吐和洗胃。洗胃液用1∶5000高锰酸钾溶液或生理盐水，洗胃后由胃管注入活性炭及泻剂硫酸钠。因灌肠引起中毒者，可用上述洗胃液洗肠。

（2）静脉输液促进毒物排出，纠正水、电解质失衡，保护肝肾功能。

（3）水合氯醛可增加心肌对儿茶酚胺的敏感性，应避免使用肾上腺素和去甲肾上腺素。如出现异位节律，可使用β受体阻断药，尖端扭转型室性心动过速应静脉注射镁盐或使用临时起搏器。

（4）呼吸抑制者行气管插管，机械通气。

四、对乙酰氨基酚（扑热息痛）

本品为非那西丁衍生物，有退热、止痛作用。儿童中毒剂量150mg/kg，用量过大或时间过久会发生中毒。长期口服对乙酰氨基酚可致肾损害。部分患儿多次口服超量的对乙酰氨基酚，可导致肝损害。

【临床表现】

对乙酰氨基酚过量摄入主要引起肝损害，分为4期。1期：在服药后0.5～24h，有食欲缺乏、恶心、呕吐、身体不适、无力、面色苍白、出汗，偶有中枢神经抑制现象。2期：服药后24～40h，1期症状消失，出现右上腹部疼痛、黄疸，胆红素及转氨酶升高，凝血酶原时间延长，少尿或无尿。3期：服药后72～96h，再现食欲缺乏、恶心、呕吐、无力，肝功能明显异常，严重者出现肝性脑病，表现为神经错乱、激动、注意力不集中等。4期：服药后4～14d，肝功能或恢复或形成不良后果。偶见血小板、白细胞、粒细胞减少，溶血性贫血，可有管型尿、血尿、少尿等肾损害。

【治疗要点】

（1）口服中毒者在1～2h催吐、生理盐水洗胃；活性炭可有效结合对乙酰氨基酚。

（2）如对乙酰氨基酚血浆浓度超过1300μmol/L，则应给予乙酰半胱氨酸，首剂140mg/kg，以后每4小时70mg/kg至72h。若有明显肝损伤则应继续用药。

（3）中毒严重时可行血液灌流清除毒物，如出现肾衰竭则进行血液透析。

（4）对症治疗：如出现过敏反应，可给予抗组胺药物，必要时静脉滴注糖皮质激素。

五、布洛芬中毒

布洛芬为解热镇痛药，半衰期为1.8～2h，多数在24h内排出体外。若剂量超过100mg/kg，为药物过量；若超过400mg/kg，可有严重中毒表现，如抽搐、昏迷等。本药可抑制前列腺素合成，产生肾损伤。

【临床表现】

中毒反应主要是轻微的胃肠道症状和中枢神经系统功能障碍，如恶心、呕吐、疼痛、倦怠、嗜睡、共济失调，多于24h消失。不常见症状包括轻度代谢性酸中毒、肌肉震颤、瞳孔散大、寒战、大汗、过度换气、收缩压轻度升高、无症状心动过缓、低血压、呼吸困难、耳鸣和皮疹。罕见昏迷、低体温、上消化道出血和急性肾损伤。多数布洛芬过量是良性、快速、自限性过程。

【治疗要点】

口服中毒者，给予催吐、洗胃，灌服活性炭并导泻，注意水、电解质、酸碱平衡，监测肝肾功能，对症支持治疗。

六、氨茶碱中毒

氨茶碱的有效治疗量接近中毒量，有效血药浓度为10～20μg/ml，高于25μg/ml即可引起中毒，但因个体差异较大，一般认为中毒剂量为17～28mg/kg。发生中毒的原因有内服、直肠给药、肌内注射用量过大或短期内频繁用药、静脉注射较大剂量或注射速度过快等。少数对本药敏感度太高的患者，静脉用治疗剂量的氨茶碱也可导致死亡。

氨茶碱通过抑制磷酸二酯酶的活性使环腺苷酸（cAMP）破坏减少，细胞内cAMP增多，使支气管平滑肌舒张。

【临床表现】

口服中毒者，首先出现消化道症状，如恶心、呕吐、腹痛、呕吐咖啡样物、便血等；可同时伴有神经系统症状，轻者头痛、烦躁、耳鸣，重者谵妄、肌肉震颤、惊厥甚至昏迷，并出现呼吸加快、心动过速及其他症状如心律失常、体温升高、血压下降。肾损害时可出现多尿、血尿及蛋白尿。氨茶碱中毒后首先出现心血管系统症状。严重病例有肺水肿、肺栓塞、脑水肿、呼吸麻痹、心力衰竭等。中毒死亡的原因多为全身持续惊厥，呼吸、循环衰竭及心室颤动。过敏者注射后可出现过敏性休克。静脉注射氨茶碱速度过快或浓度过高可致心脏停搏。

【治疗要点】

（1）在应用氨茶碱过程中出现中毒表现要及时停用。

（2）口服中毒者，给予催吐，用1 ∶ 5000高锰酸钾溶液或微温水洗胃，导泻。服药4h以上及直肠用药中毒者结肠灌洗。

（3）静脉输液促进毒物排出，尿多时注意补钾。

（4）对症支持治疗：烦躁或惊厥时，给予地西泮或短效巴比妥类药物。

（5）忌用麻黄碱、咖啡因、尼可刹米、肾上腺素及麻醉剂，会加重中毒。

（荣　箭）

第13章 意外伤害

第一节 车祸外伤

车祸外伤在1岁以上小儿意外伤害死亡原因中占首位。严重车祸伤多为复合伤，颅脑损伤、骨折、内脏挫裂或破裂出血等。公路交通事故上的死亡率为2.7%～22.1%，主要死亡原因是严重的颅脑损伤（占50%～70%），其次为失血性休克（占20%以上）和内脏损伤（占10%），救援之前和期间死亡人数占死亡人数的2/3。危险人群为5～9岁儿童。

现场急救对挽救伤者生命具有重要意义，并为后续的医院治疗奠定基础。

【诊断要点】

1.交通事故发生

2.损伤类型

（1）撞击伤：是由于车辆或其他钝性物体与人体相撞导致的损伤，多为钝性损伤和闭合性损伤。

（2）跌落伤：因交通事故导致人体从高处坠落造成的损伤，可造成多处骨折和脊柱损伤。

（3）碾压伤：由于车辆轮胎碾压、挤压人体造成的伤害，轻者仅有软组织伤，重者则可导致严重的组织撕脱、骨折、肢体离断等损伤。

（4）切割刺入伤：在交通事故中，由于锐利的物体对人体组织的切割或刺入造成的损伤，可能造成内脏、血管、神经的损伤。

（5）挤压伤：人体肌肉丰富的部位，在受到重物挤压一段时间后，筋膜间隙内肌肉缺血、变性、坏死，组织间隙出血、水肿，筋膜腔内压力升高，因此造成以肌肉坏死为主的软组织损伤。

（6）挥鞭伤：是指车内人员在撞车或者紧急刹车时，因颈部过度后伸或过度前屈产生的损伤，易造成脊椎的脱位，尤其是颈椎和脊髓的损伤。

（7）烧伤：在交通事故中，由于热、电、化学等因素对人体造成的损伤。车辆燃烧产生的有毒烟雾还可造成中毒。

（8）爆炸伤：因车辆起火爆炸引发的对人体的损伤，主要是冲击波和继发投射物造成的损伤。

（9）溺水：是指车辆翻车坠至河水、池塘、湖中，人员落水造成的溺水。

3. 严重损伤诊断

（1）脑外伤：包括头皮撕裂伤、颅骨骨折、颅内出血、脑震荡、脑实质挫裂伤等。轻度颅脑损伤也称小儿脑震荡综合征，创伤后神经功能紊乱，继而完全康复。中度损伤的典型表现是有早期意识障碍，继而逐渐恢复；随后，不同病例会有不同程度的意识障碍；重者也可表现为去大脑强直，通常无明确局灶性神经系统体征，头部CT多为正常或伴有蛛网膜下腔出血。重度损伤，即刻意识丧失，也能一过性好转，数分钟到数小时，状况恶化，发生去大脑强直、脑神经受累、颅高压、脑干功能异常，需要高级生命支持等。头部CT多表现为弥漫性脑水肿，脑室变小，蛛网膜下腔明显受压或者闭塞。颅内出血及继发的脑供血减少、脑水肿、颅内高压等进一步恶化脑功能，易导致脑死亡或者遗留严重的功能障碍。评估意识状态，可采用格拉斯哥昏迷评分（GCS评分），同时判断是否有严重的非骨折性的肢体功能障碍；头部CT扫描对早期和严重病例非常必要，病情变化较快的需要动态（每2～4小时）评估，以便评估颅内出血的量和速度，及时采取外科引流等进行干预。头颅MRI对评估脑实质损伤及损伤后脑积水等具有帮助。

（2）胸部创伤：主要有肺挫裂伤和气胸，其他胸腔脏器损伤还包括血胸、心脏压塞、连枷胸、心肌挫伤、胸部贯通伤、食管破裂、膈肌损伤伴发疝以及大血管破裂。肺挫裂伤可致肺水肿、动静脉分流和缺氧，有时还有肺泡内弥漫性出血，其表现隐匿，多在创伤后数小时出现症状，即呼吸急促、发绀、呼吸困难，听诊呼吸音减弱、啰音、捻发音，叩诊多数为浊音，影像学表现为肺部片状浸润或者实变。气胸的患儿多数有胸痛、呼吸困难、发绀，听诊呼吸音减弱，叩诊鼓音或者过清音，小量气胸可无表现；胸部影像学特别是CT有利于诊断。

（3）腹部损伤：主要有脾损伤、肝损伤、肠管穿孔，其他还有胰腺、泌尿系、胃、胆道损伤以及腹膜后血肿。意识清醒的患儿表述疼痛；详细的腹部望触叩听检查腹部六个区域。望诊看有无腹胀、挫伤、撕裂伤、贯通伤及手术瘢痕，怀疑脊柱损伤时检查背部要小心，如果患者故意减少腹式呼吸可能是因为腹部损伤疼痛所致。触诊注意有无肌紧张、压痛、包块或者脏器肿大，怀疑肝脾损伤触诊要轻柔。肌紧张提示腹膜炎，血性的或者渗出性的。叩诊有助于鉴别腹胀是气源性（鼓音）的还是液体的（浊音）。听诊肠鸣音，以及判断胃管放置的位置。辅助检查包括血常规、血红蛋白动态变化，血淀粉酶、脂肪酶，肝功能、肾功能酶学检查；腹部超声、腹部立位侧卧位平片和腹腔增强CT对诊断意义显著。

（4）失血性休克：判断出血的部位、量和速度，评估休克体征，参考儿童休克章节。

（5）骨折：骨盆粉碎性骨折容易严重出血，肋骨骨折可引起心肺继发损伤，颅骨骨折可导致脑脊液漏甚至继发感染等。

（6）肌间隔综合征：肌间隔内压力升高可致缺血坏死和功能丧失。典型的是胫骨骨折发生小腿的肌间隔综合征，而错位的髁上骨折发生前臂肌间隔综合征。神经血管功能评价是临床诊断的关键。患者肢端极度疼痛，查体发现肢体温度下降、CRT延长、脉搏减弱、肢体苍白以及指趾活动障碍。一旦疑诊，立即外科处理。

（7）其他：注意脊髓损伤或椎骨骨折可能引起脊髓损伤；大量肌肉损伤可导致横纹

肌溶解综合征继而发生肾衰竭等。

4.现场伤情判断　医务人员在对受伤者伤情进行初步判定后，要根据具体情况采取止血、包扎、固定和搬运等措施。对伤者进行评估伤情前，要先了解受伤经过，明确在车中或现场的位置；是否系有安全带；车辆是否发生翻转、燃烧、爆炸，伤者是否被抛出车外，有无二次撞击等；车外伤者着地部位，撞击速度等。

检查气道、呼吸、循环、意识。判断伤者气道通畅与否，气道内有无血液、痰液等阻塞物。观察呼吸情况，检查有无开放性气胸和反常呼吸；检查有无体表或肢体的活动性大出血；观察伤者的意识、瞳孔大小、对光反射情况、肢体有无瘫痪，有无高位截瘫；重点检查头部、胸部、腹部外伤，判断有无颅脑损伤，有无脊柱损伤、颈椎损伤、内出血等。

【治疗要点】

1.现场心肺复苏（cardiopulmonary resuscitation，CPR）。

2.止血、包扎、固定。

3.颈椎、胸椎、腰椎的骨折、错位，可导致脊髓损伤，应正确地移动伤员。①从碰撞变形的汽车内将被卡在方向盘和座椅上的伤员营救出来，处理原则是托住伤员的头部、颈部，并保持头颈部与身体在一条平行轴线上，轻慢地移出车厢。怀疑伤者颈椎受伤，在移动前应放好颈托或颈托的代用品。②昏迷伤者的转运，最为重要的是保持伤者的呼吸道通畅，伤者应侧卧，要随时观察伤者，一旦出现呕吐，应及时清除呕吐物，防止误吸。③对于有脊柱伤或怀疑有脊柱伤者，搬动必须平稳，防止出现脊柱弯曲，严禁背、抱或两人抬。④对于颈椎受伤者，必须固定其头部。⑤对于使用止血带的伤者，应及时松开止血带，再重新固定。

4.中重度头部损伤：确保脑灌注和氧合；Glasgow动态评估患儿意识；镇痛镇静和止抽搐；药物（主要是甘露醇或3%的氯化钠）或者开颅降颅压；机械通气保持$PaCO_2$和氧供正常；血流动力学稳定的患儿可限制入液量为50%的维持量，但是需间隔4～6h监测血气离子。

5.胸部创伤：肺挫裂伤主要依赖于支持治疗，一旦需要有创机械通气，可适当给予PEEP，避免液体过多，特别是减少晶体液的使用，多数2～3d后可缓解。闭合式气胸分为张力性气胸和开放式气胸，需要外科及时处理，当张力性气胸迅速发展，危及生命的低血压、心率减慢、严重低氧发生时可床旁针刺引流或者使用一次性引流袋引流。

6.腹部创伤：腹腔损伤隐匿，常可在数小时或者数天后变化（此处指肝脾肾挫裂或破裂出血、胃肠管壁损伤再破裂等），因此必须频繁评估。若证实腹腔内出血，即使轻微或平稳也建议收住PICU。大多数严重腹部创伤源于肝脾损伤；有血腹征象的小儿疑诊肝损伤，病情不稳定需紧急开腹探查；积极寻找隐匿的腹部损伤；严密监护下，病情稳定的肝脾损伤可保守治疗。下列情况需紧急手术：腹部贯通伤；腹腔内出血，输液和输血后仍不稳定；内脏穿孔导致的气腹；横膈破裂；直肠穿孔；肾血管损伤、膀胱或尿路破裂；胆道破裂；病情不稳定怀疑有致命性的损伤如十二指肠破裂等。

7.骨折和肌间隔综合征：请骨科医生评估，严重者或者紧急时给予外科手术治疗。

（许　巍）

第二节 坠 落 伤

坠落伤是指儿童从高处坠落、跌落或者跳落后的损伤。多为意外伤害，青少年也可是蓄意自杀。城区儿童多发。坠落伤为15岁以下儿童创伤死亡的主要原因之一。儿童坠落伤多发生于学龄前5岁以下，占50%或者更多。婴幼儿多数从床、学步车、沙发或者窗台坠落，而儿童多见于窗台、阳台、楼梯、房顶甚至树上等。

【诊断要点】

1.有高处坠落病史 详细询问坠落时间、坠落高度及着地部位。

2.损伤部位 2楼（3m）以下坠落多以骨折和皮肤软组织损伤为主；3楼或以上坠落头部及内脏损伤的可能性增加。分析高度和伤情时充分考虑空中是否有障碍物遮挡，一方面可能减轻损伤，另一方面可能增加副损伤。着地部位与损伤类型相关，因着地部位直接受力，通常最易发生损伤。在受力较大时，力的向上传导可造成身体其他部位的连锁性损伤，儿童身体缓冲较好，由传导引起的连锁性损伤较成人少见；但儿童特别是婴幼儿即便坠落高度在1m左右都可以引起较严重的颅脑损伤。其他损伤如肺挫裂伤、腹腔器官损伤等较车祸伤少见。

3.辅助检查 参考车祸外伤。

【治疗要点】

注意检查隐匿性骨折及继发感染。其余处理同车祸外伤。

（许 巍）

第三节 消化道灼伤

消化道灼伤临床上常见于婴幼儿误服化学制剂、强酸强碱、消毒剂等，以口腔、咽、食管、胃等上消化道灼伤为主。

【诊断要点】

患儿有误服化学制剂、强酸强碱、消毒剂等腐蚀性制剂的病史，其临床症状常表现为口唇黏膜疼痛肿胀，可见口唇黏膜红肿糜烂出血，患儿有流涎、吞咽困难、恶心呕吐等表现，以及胸腹部剧烈灼痛、血便等。咽喉部急性水肿明显可出现呼吸困难，若合并消化道穿孔者可有气腹症及神志不清、昏迷、抽搐等神经精神症状。

【治疗要点】

1.及早清除化学物质（包括反复漱口、适当洗胃、使用中和药物等）。

2.尽早制酸及给予黏膜保护，同时给予抗炎、补液、营养、对症、支持、促愈等综合辅助治疗。

3.早期置胃管，防止管腔狭窄，胃管时动作轻且慢，遇有阻力时应慎重，切不可强行插入，以防发生食管穿孔。插管早期禁食，由胃管内分次注入少量牛奶、蛋清、豆浆等中和腐蚀剂，然后持续负压吸引，观察吸出液的性状、量及颜色；以后根据患者的情况，给予少量流汁从口腔内饮入。

4.可适当应用激素，减轻咽部水肿，必要时气管切开或气管插管改善通气，以防引发窒息危及生命。部分严重患者尚需密切监测胃肠道征象，一旦发生穿孔及时行手术修补以防病情进一步恶化。

5.消化道灼伤1周后，痂皮开始脱落，可能引起窒息，如侵袭到大血管，可致消化道大出血而危及生命，应引起注意。

6.静脉中补充足够的能量和水分，可以从胃管内注入患者所需营养物质。随着患者口腔黏膜修复，在胃管仍留置的情况下，鼓励患者经口少量进食，饮食的种类宜流食，忌带刺、粗硬的食物，防刺破食管、胃造成穿孔。病程后期应行消化道造影判断是否有消化道狭窄或瘢痕形成，必要时行外科手术治疗。

（杨 妮）

第四节 溺 水

溺水（near drowning）是指由于面部及上呼吸道被液体（最常见是水）淹没导致的呼吸功能障碍的过程。一般将经抢救脱险后存活24h以上者称为溺水，将被淹后当即死亡者称溺死（drowning）。

【病因】

婴幼儿溺水的常见原因为监护者监护缺失，小儿头部跌入水桶、浴缸等较深容器中。儿童和青少年溺水的主要原因为失足跌落于泳池、池塘、河、水井等处或游泳发生意外。其他原因还有洪水、航船失事及人为伤害等。

1.溺水过程的几种情况

（1）少量水吸入后引起喉、气管痉挛，导致呼吸道闭塞而窒息、缺氧，并伴随大量水吞入消化道加重呼吸道阻塞。随着缺氧加重，喉、气管痉挛减轻，更多水和水中异物吸入呼吸道，引起肺水肿，影响肺气体交换。

（2）大量水和水中的异物吸入导致机械性气道梗阻而窒息，此类情况较少。

（3）坠入低于5℃的冷水，可发生迷走神经反射引起心动过缓或心室颤动，导致心搏骤停。20℃以下冷水淹浸面部刺激三叉神经引起迷走神经反射，导致心动过缓或心脏停搏。以上过程的结局都是严重缺氧、二氧化碳潴留和酸中毒。

2.不同水域溺水对人体的影响

（1）溺淡水：大量水分被吸入呼吸道，肺内水分迅速经肺毛细血管进入血液循环，使血容量骤增，血液稀释，引起急性溶血，血中钠离子、氯离子、钙离子降低，钾离子升高，高血钾可导致心动过缓、心律失常和心脏停搏。

（2）溺海水：海水为高渗液，吸入大量海水后，血循环中大量液体移向肺部，引起严重低血容量、血液浓缩和肺水肿，血中钠离子、氯离子和钾离子均升高，血压迅速下降，导致心力衰竭而死亡。

（3）溺污水：吸入污水后易并发细菌或真菌感染。

（4）继发性损伤：溺水后除了窒息缺氧继发的心脑和其他器官缺氧性损伤外，复苏成功后继发损伤包括缺血再灌注损伤、自由基损伤、全身炎症反应、迟发性肺水肿、继发感染、低体温或持续高热等，若不能及时纠正，仍可出现继发性呼吸循环衰竭，危及生命或遗留永久性脑损伤。

【诊断要点】

1.诊断的要点　应迅速了解溺水的时间、水温、水的性质（淡水、海水或污水），获救时的意识状态，复苏开始的时间及反应，如有无自主呼吸、心率、瞳孔大小及对光发射、体温、血压、呼吸道分泌物的量及性质，还应询问有无外伤，溺水前有无基础疾病。

2.临床表现

（1）溺水后的症状：溺水时间越长症状越重。溺水即刻被救起，一般神志尚清楚，可血压升高，心率增快。短时间溺水后窒息可表现为神志模糊、面色苍白、呼吸表浅不规则、血压下降、心率减慢和反射减弱。溺水时间长者可表现为神志不清、发绀、颜面水肿、双眼充血、血性泡沫痰、四肢冰凉、血压下降。听诊常有肺部湿啰音及心律失常，吞入水过多者腹部膨胀。

（2）各脏器缺氧后损伤表现：脑血氧脑水肿可表现为谵妄、抽搐、昏迷、视觉障碍、瞳孔和肢体肌张力改变；心肌损害的症状为脉弱、低血压、心律失常、心动过速或过缓、奔马律、心室颤动和心搏停止；还可出现急性肾衰竭，急性呼吸窘迫综合征，肝、胃肠功能障碍，凝血功能异常等。

（3）体温异常的表现：溺水后常出现低体温（核心体温低于35℃），尤其是低温冷水，体温32～35℃即可发生中枢神经抑制；低于30℃可呼吸中枢、心血管功能抑制，出现致死性心律失常；低于28℃可出现假死状态。

【治疗要点】

溺水过程极短，但造成的继发损伤常十分严重，故抢救必须争分夺秒，原则是立即解除呼吸道梗阻，尽快恢复自主呼吸或建立人工呼吸，恢复供氧、心搏，加强监护，防止感染等并发症。

1.院前急救

（1）水中救生：深水淹溺时，营救者应从溺水者背面托起头或拉住胸，保持溺水者口鼻露出水面，游泳将其拖上岸，并应保护好自己，谨防被溺水者缠住，同时呼叫专业救援系统和120急救系统。

（2）现场急救：原则是迅速恢复呼吸、心搏，组织护送医院。若患儿已经严重呼吸障碍或呼吸心搏停止，应立即实施心肺复苏。徒手心肺复苏无效，有条件时现场气管插管，开放静脉通道，使用肾上腺素。同时，注意脊柱外伤、颅脑外伤的保护和其他外伤的初步处理。

2.医院内救治与监护　所有溺水患儿经现场抢救后均应住院治疗，严密监护，溺水较轻者观察至少6～8h。若现场抢救后呼吸、心搏没有恢复，不管淹溺多少时间，到医院后仍应进行正规心肺复苏。初步复苏成功后的治疗包括以下几个方面。

（1）呼吸支持：昏迷者气管插管保持呼吸道通畅，防止胃食管反流。呼吸不规则或无自主呼吸给予机械通气。肺水肿给予呼气末正压通气。

（2）循环支持：包括维持有效循环血量。低血压可用多巴胺，低心排血量可用肾上腺素。纠正心律失常，心室颤动可电击除颤或用胺碘酮等药物除颤。

（3）防治脑水肿：可使用20%甘露醇、呋塞米和糖皮质激素减轻脑水肿，头肩部抬高，复苏后仍昏迷者可给予头部亚低温（34～36℃）疗法，严重脑水肿患者注意液体量的控制。

（4）复温：核心体温低于32℃需要复温，可用体温调节毯或将输入的氧气、液体加温至37～40℃，或用温热液体灌洗胃，也可采用更快捷的血液透析、体外循环等方法复温。

（5）防治感染：有细菌感染证据者给予有效抗生素治疗，特别注意吸入污水者有发生全身曲霉菌感染的可能，河水或水库溺水者有螺旋体感染的可能，及时给予相应抗生素治疗。

（6）高压氧治疗：患儿呼吸、循环功能恢复后即可进行，有利于改善脑缺氧，减轻脑水肿，降低颅内压，可能对改善预后有益。

（7）其他对症治疗：纠正水、电解质、酸碱平衡紊乱，保持血糖正常，提供足够能量；对于脑损伤严重出现抽搐者给予镇静止惊；给予大剂量维生素C、维生素E等以清除自由基，减轻细胞损伤；保护肝肾功能等。

【预防】

1.教育儿童不到非正规游泳场所游泳、戏水。避免单独、饥饿、身体不适或饭后立即游泳，避免不适应水温即下水。小儿游泳必须有家长陪同。

2.有婴幼儿的家庭避免小儿接触到较深盛水的容器。婴幼儿洗浴时不能脱离监护人的视线。

3.游泳场所必须具备符合规定的预防溺水硬件设施及合格的救生员，配备急救设施。

4.加强对不能游泳的开放水域管理，设置危险、严禁游泳标志和相应设施。

（杨　妮）

第五节　烧　烫　伤

【概述】

烧伤（burn）是指由火焰、高温固体和强辐射热引起的损伤，也包括由高温液体（水或油）或气体（蒸汽）引起的损伤，习惯上称之为烧烫伤。烧烫伤是小儿，特别是婴幼儿常见的意外损伤，其损伤程度与热源温度和接触时间密切相关，轻者仅皮肤损伤，重者可使深部组织如肌肉、神经、血管、骨骼和内脏损害，大面积严重烧烫伤可引起全身多系统器官损害，并发休克、脓毒症及多器官衰竭而危及生命。

【病因】

1.新生儿和婴儿常因热水袋使用不当所致。

2. 5岁以下儿童以热水、热油或热粥汤烫伤多见。

3.火灾、爆炸。

【诊断】

根据病史和损伤特点容易确定诊断。诊断烧烫伤后首先要估计烧伤的面积和深度，并根据面积和深度确定烧烫伤的程度，以作为制订治疗方案的依据。

1.计算烧烫伤面积

（1）手掌估算法：患儿一侧手掌五指并拢约为体表面积的1%。

（2）小儿体表面积所占百分比计算：小儿头大四肢小，体表面积随年龄而不同，头颈部体表面积（%）=9%＋（12－年龄）%，躯干（含会阴1%）为27%（3个9%），双上肢为18%（2个9%），双下肢体表面积（%）=46%－（12－年龄）%。

2.评估烧烫伤深度　烧伤深度按三度四分法判断，即一度（Ⅰ度），浅二度（浅Ⅱ度），深二度（深Ⅱ度），三度（Ⅲ度）。Ⅰ度仅伤及表皮层，未累及生发层，临床可见轻度红肿热痛，无水疱；浅Ⅱ度伤及真皮浅层，累及部分生发层，临床可见水疱，创面发红水肿，伴有剧痛；深Ⅱ度伤及真皮深层，皮肤附件残留，临床上感觉较迟钝，基底苍白，间有红色斑点；Ⅲ度（焦痂）皮肤全层破坏，可包括皮下组织、骨骼，临床表现痛觉缺失，皮肤弹力消失，皮革样表现。

3.评估烧烫伤程度

（1）轻度：总面积10%以下的Ⅱ度烧烫伤。

（2）中度：总面积11%～20%的烧烫伤，5%以下的Ⅲ度烧烫伤，或头面部、手足、会阴部的Ⅱ度烧烫伤。

（3）重度：烧烫伤总面积21%～50%，Ⅲ度烧烫伤面积5%～15%，总面积小于20%，但全身情况较重，伴骨折、肾衰竭、休克或呼吸道、面部等特殊部位烧烫伤，或婴幼儿烧烫伤。

（4）特重烧烫伤：烧烫伤总面积50%以上，或Ⅲ度烧烫伤15%以上。

4.病程分期

（1）第一阶段（休克期）：烧烫伤早期局部毛细血管通透性增加，创面水肿，大量血浆样液体渗出，血液浓缩，血容量丢失，此阶段易发生休克，出现脱水和休克的临床表现。

（2）第二阶段（水肿回收期或毒血症期）：此期为伤后2～3d至5～8d。此期特点为皮下组织水肿吸收，尿量增加，但由于创面大量坏死、毒素吸收，可出现毒血症。创面重新渗出、焦痂湿润变色，肉芽组织崩溃，创面不结痂。第一阶段和第二阶段，严重烧烫伤感染可发生心、肺、肾、肝等多器官衰竭而危及生命。

（3）第三阶段（焦痂分离脱落期）：伤后5～8d至痊愈。此期易并发肺炎、尿路感染、营养不良和贫血等。

【鉴别诊断】

烧烫伤是一种特定的损伤，不易与其他疾病混淆。但诊断烧烫伤后应评估与鉴别由其引起的脓毒症、肺部感染、消化道出血和急性肾衰竭等并发症。

【治疗要点】

1.现场急救　迅速使小儿脱离热源，如脱去着火的衣服，或用大衣、棉被、毛毯等扑灭，用水浇灭，四肢烧烫伤可将肢体浸入冷水中或冲冷水，石灰烧烫伤不能浸水或用水清洗，以免加重烧烫伤。去除热源后注意保护创面，及时转送医院。

2.入院后治疗

（1）小面积烧烫伤：①清创包扎：未满24h的新鲜创面在无菌条件下进行创面处理，包括剃除创面周围毛发，剪短指（趾）甲，用清水或肥皂水擦洗创面周围健康皮肤，然后碘伏棉球或纱布消毒创面，去除已脱落疱皮（浅Ⅱ度或完整疱皮不必去除），吸干创面水分，酌情包扎或暴露疗法。②包扎疗法：适用于四肢和躯干部烧烫伤，按照烧烫伤专科方法包扎。③暴露疗法：适用于头、面、颈、会阴部烧烫伤，计划行早期切痂的Ⅲ度烧烫伤创面或采用湿润烧伤膏治疗的Ⅱ度烧烫伤创面。清创后在创面上涂纳米银抗菌凝胶，或湿润烧伤膏，或1%磺胺嘧啶银冷霜，同时注意保护性隔离及保暖。

（2）大面积烧烫伤

1）早期处理：应迅速判断烧烫伤面积和深度，评估病情；监护生命体征，及时处理危及生命的症状和体征，对症给予呼吸循环支持；镇痛镇静；建立静脉通道；选用有效抗生素及注射破伤风抗毒素；清创处理。

2）休克的治疗：烧烫伤后易发生低血容量休克，应按照低血容量休克的原则进行补液，注意补液的总量、液体的性质及补液速度，要考虑到烧烫伤渗出后液体丢失的成分，注意晶体液胶体液都需要补充，包括血液制品。

3）创面处理：保护创面，及时清创，预防局部感染，减少瘢痕形成。

4）合理使用抗生素：常见病原菌为金黄色葡萄球菌、铜绿假单胞菌和肠道革兰氏阴性菌，也可为真菌或厌氧菌感染。治疗期间注意感染指标的动态监测，合理指导抗生素应用。

其他并发症的防治如电解质紊乱、肺部感染、消化道出血、急性肾衰竭和脑水肿等根据病情给予相应处理。

【预防】

1.增强家长预防烧烫伤的意识，日常生活中做到使热源远离小儿。

2.教育小儿不玩火，远离热源。社区应具备安全有效的消防设施和管理措施。

（杨　妮）

第六节　电　击　伤

【概述】

电击伤（electrical trauma）指一定电流或电能量通过人体引起的机体损伤、功能障碍，甚至死亡。

【病因】

患儿有意或无意触碰电器的插头、插座、电线，无防护牵拉已触电者，家用电器漏电，雷雨天气时在大树或屋檐下遭遇雷击等。

【诊断】

1.有明确触电史。

2.临床表现

（1）全身反应：人体瞬间接触低电压小电流电源后，可出现局部发麻，短时头晕、心悸、惊恐、面色苍白、表情呆愣和轻度肌肉痉挛，一般无意识丧失，心脏听诊可闻及期前收缩。触电时间较长或触高压电、大电流，可引起肌肉强烈收缩，身体弹跳，甚至当即昏迷、心室颤动、呼吸心搏骤停。

（2）局部组织损伤：局部皮肤严重烧伤，形成一个电流入口和一个以上电流出口，多为椭圆形焦煳状，可深达皮下各层组织，包括骨骼、内脏。伤后1～2周多为进行性组织坏死性改变，损害大血管可发生致命性大出血，可并发严重感染、气性坏疽。触电时衣服燃烧可发生大面积烧伤。

（3）并发症：强烈肌肉收缩可引起骨折、脱位，意识丧失可导致跌落伤，损伤颅脑或内脏；广泛肌肉破坏，产生大量肌红蛋白，引起肾衰竭；组织水肿，局部压力增高，引起筋膜腔综合征、肢体坏死等。

【鉴别诊断】

突然倒地，不能明确触电时，需要鉴别脑血管意外、癫痫和内脏疾病。

【治疗要点】

1. 现场急救：尽快使患儿脱离电源，关闭电源，用干木棍或竹竿挑开搭在患儿身上的电线，把患儿推离电源，施救者不能直接接触触电患儿。评估病情，呼吸心搏骤停者，确认环境安全，立即心肺复苏，因触电有“假死”现象，心肺复苏时间宜更长。

2. 入院后急救：根据病情继续心肺复苏，气管插管，机械通气。胸外按压无效时可开胸心脏直接按压，心内注射肾上腺素。

3. 局部创面处理：尽快清除坏死组织，治疗筋膜综合征、肢体坏死等并发症。

4. 对症治疗。

【预防】

1. 对儿童进行防触电和防雷击的教育。

2. 安全管理电源设备：可能导致触电的电源、电线或电器应置于小儿不能触及的地方，或加防护罩避免小儿触及。

（杨　妮）

第七节　动物咬伤

一、毒蛇咬伤

毒蛇咬伤（snake bite）并不少见，农村山区较为常见，90%以上为四肢咬伤。致伤原因为蛇毒，主要为四大类，即神经毒素、血液毒素、组织破坏毒素和酶类活性物质。毒液由伤口进入血液循环，短时间内可出现死亡。

【诊断要点】

1. 全身症状的临床表现　咬伤后不久即出现全身不适、头痛、昏迷、胸闷、恶心呕吐、腹痛、腹泻、视物模糊或复视，全身肌肉酸痛、颈强直、张口困难、呼吸急促及呼吸困难，心率加快、血压下降，尿少或无尿，尿色异常改变，症状严重者可有呼吸麻痹和循环衰竭及多器官功能衰竭。

2.局部症状的临床表现 局部伤口有不同程度的麻木感和疼痛感，局部肿胀并向整个伤肢扩散，皮肤有时呈紫红色，伴有水疱，大小不等，或局部表现为干/湿性坏死，伤口可流血不止，局部创口可见牙痕。无毒蛇咬伤后，局部伤口疼痛感明显，一般没有红肿和麻木感，疼痛逐渐减轻或消失，伤口不易出血。

3.诊断 有蛇咬伤史，伤口有一对针尖大毒牙痕，并伴有局部和全身症状，均有助于毒蛇咬伤的诊断。诊断由何种毒蛇咬伤，可做免疫学检查：①乳凝抑制试验，应用蛇毒抗原抗体反应，出现凝集反应为阴性，均匀混浊为阳性，提示为该蛇种咬伤。②放射免疫测定（RIA），是一种灵敏的方法，但需24h出结果。③酶联免疫吸附试验（ELISA），方法简便，试剂稳定，40～60min即有结果，可用于蛇种诊断，血清、伤口、尿液均可作为检测标本。

【治疗要点】

1.现场急救

（1）阻断血供：可采用止血带等环扎伤口近心端，结扎时间20～30min，然后放松2～3min再扎。患肢最好用夹板固定。

（2）局部封闭：立即实施。用胰蛋白酶4000U加0.25%～0.5%普鲁卡因20～30ml在伤口周围封闭；同时在肢体肿胀上方以地塞米松5mg加0.5%普鲁卡因20ml做环状封闭。

（3）伤口处理：可用1∶5000高锰酸钾溶液或生理盐水充分冲洗伤口后，在局部麻醉下于牙痕处做深达皮下的十字形切口（五步蛇咬伤者禁忌），或局部麻醉下局部电烧灼。

2.全身治疗

（1）静卧休息。

（2）抗蛇毒血清注射。

（3）服用蛇药片。

（4）输液和抗感染治疗，有休克表现积极抗休克治疗。

（5）血液毒素时出现急性贫血、溶血可考虑输注血制品。

（6）抗破伤风治疗。

二、犬咬伤

目前养宠物犬的越来越多，其中有一部分大型犬类攻击性极强，且家庭中饲养犬、猫宠物，与人在一个居室内生活，常发生犬类咬伤事件。哺乳动物咬伤过程类似，本节以犬类咬伤为代表。

【诊断要点】

1.牙痕咬伤 多发生于下肢小腿部位，主要是犬齿所伤，深达皮下，伴有疼痛和出血，易并发感染，此种损伤多见。

2.撕裂伤 犬在攻击人时，易致撕裂伤。一般受伤面积较大，可损伤血管、肌肉及肌腱、神经等组织，出血较多，伤口不整齐，出现条或块的组织缺损。

3.狂犬病 犬咬伤可引起狂犬病，是由狂犬病病毒引起的一种急性传染病，本病潜伏期长短不一,一般为15～90d，也有的长达1～5年才发病。发病初期有头痛、不安、低热，以及咬伤部位出现疼痛麻木、蚁行等不适，2～3d后出现烦躁、两眼发直、颜面潮红、唾液增多或流涎，并且出现恐水、畏风、畏光，伴有喉痉挛及惊厥发作，可呈全身痉挛及颈强直。部分患儿体温达40℃或更高，发作间歇期较安静，晚期患儿可出现心力衰竭、呼吸麻痹、瞳孔散大、休克等，最后导致死亡。也有部分患儿症状不典型，病初易误诊。

【治疗要点】

1.伤口处理

（1）普通犬咬伤：立即用过氧化氢溶液（双氧水）或20%肥皂水清洗，然后以碘酒、75%乙醇消毒，需缝合者最好在清创去除坏死组织后进行。

（2）狂犬病动物咬伤：局部向伤口外挤血后，立即以20%肥皂水、双氧水或清水彻底冲洗，然后用浓硫酸或石炭酸烧灼，再用95%乙醇溶液中和剩余的腐蚀剂，切除部分组织。

（3）伤口敞开：狂犬病患儿的伤口应敞开，严禁缝合，但伤口已愈合者，则无须特殊处理。

2.狂犬病预防治疗

（1）既往认为健康犬咬伤后不会发生狂犬病，研究显示，健康犬携带狂犬病病毒者亦不少，故凡被咬伤者，原则上均应注射狂犬疫苗。

（2）抗破伤风治疗。

（3）抗感染治疗。

（4）全身对症支持治疗。

（5）填写疫情报告卡。

三、毒虫咬伤

小儿皮肤薄嫩，常易被不同种类的毒虫咬伤，且局部反应较重，故到医院就诊的患儿较多，尤以炎热的夏季更多见。常见毒虫种类甚多，过去以蜂、臭虫、跳蚤咬伤较多见，在农村，蜂（黄蜂、蜜蜂）、蜈蚣、螨、蝎及蜘蛛等也都是致伤的昆虫。

【诊断要点】

临床表现　绝大部分患儿都有叮咬史，也有病史不详，咬伤后特别在头面部、四肢暴露部位，或在婴儿会阴部及臀部出现红肿，尤其在皮肤菲薄部位，如口唇、眼睑、阴唇、阴茎等部位水肿尤为明显，甚至影响功能，如眼皮水肿不能睁眼，口唇水肿影响进食，阴茎水肿严重者影响排尿等。局部可伴有痒感或刺痛，有时有虫咬痕迹，若局部已继发感染，可有淋巴管炎、周围淋巴结炎及全身发冷、高热等症状。甚者可有恶心、呕吐、头晕、腹痛、全身无力，个别严重者可出现抽搐、昏迷、喉头水肿及休克等症状。

【治疗要点】

1.局部处理　应视毒虫种类选用不同方法。

（1）蜂蜇：应先拔出蜂刺，可用胶布粘除，然后用肥皂水冲洗。

（2）蜈蚣咬伤：其咬痕是对小孔，为楔形伤口，疼痛较局限，肿胀较明显，可出现头痛、眩晕等全身症状，可先用肥皂水冲洗伤口，然后涂以3%氨水或10%小苏打水（碳酸氢钠的水溶液）。

（3）蝎蜇伤：由蝎的尾钩（与毒腺相通）蜇入而引起，局部常有剧痛、红肿，并伴有感觉过敏，有时可出现恶心、呕吐、体温下降、出汗、昏睡等全身症状。应取出毒钩，必要时在局部麻醉下切开伤口，排出毒汁。伤口可用3%氨水或1∶5000高锰酸钾溶液冲洗，在伤口周围外敷用凉水调成糊状的蛇药片。全身反应明显者应输液，并给予肾上腺皮质激素。

（4）其他：一般昆虫咬伤可用虫咬药水、清凉油或复方炉甘石洗剂等止痒药物。冷敷可以止痛。必要时可用1%普鲁卡因溶液局部封闭。继发感染者应使用消炎药物治疗。

2.全身治疗　主要是对症治疗，适当给予抗过敏药物如口服苯海拉明、氯苯那敏、异丙嗪等。剧痛者可给苯巴比妥钠等镇静剂。有休克症状者及时用肾上腺素。必要时可输液，注射抗生素控制感染。

（杨　妮）

第八节　自杀及成瘾

自杀是指故意采取危害自身生命的行为。自杀可使用各种方法，如割脉、服药、服毒、溺水、上吊、坠楼等，按自杀类型又可分为自杀死亡、自杀未遂、准自杀、自杀观念等。自杀可在精神健康及精神障碍中出现，常见于抑郁症、精神分裂症等精神障碍。

【诊断要点】

1.自杀未遂　自杀过程中被及时发现，或自杀时出现意外情况，如上吊绳子断裂、坠楼只造成骨折等，自杀未成功。

2.准自杀　自杀前告知家属自杀，或当着家人面服药、服毒，即在自杀时发出自杀甚至是求救信号，目的主要是向人表示威胁或引起关注。

3.病史采集要点

（1）近期负性生活事件困扰，自信心挫折，自我否定。例如，丧失性挫折（失恋），人际关系挫折（与亲朋好友争吵、人际沟通障碍）；自信心挫折（重大考试不及格、成绩下滑等）。

（2）自杀与精神障碍的关系十分密切，精神病患者的自杀率比正常人高出数倍，其中抑郁症是自杀危险性最高的精神障碍，自杀意念是诊断抑郁症的重要依据之一。此外，精神分裂症、神经官能症、神经症、人格障碍、躁狂症、中毒性精神病等都与自杀有密切关系。

（3）患有不治之症、致死性疾病、长期难以治愈的慢性病和疑难杂症。

（4）父母婚姻状况与自杀率关系密切，家族成员关系紧张导致幸福感下降。

（5）有自杀未遂史。

（6）受到家庭或同学虐待，对前途悲观失望，对自我持否定态度。

（7）药物滥用（如卡马西平等）或依赖史。

【治疗要点】

1.紧急处理　主要为现场急救如心肺复苏、吸氧、催吐、开放静脉、包扎止血等。

2.心理干预　必要的心理干预，如解释、安慰、劝说等，监护人看护好患者避免再次自杀。

（杨　妮）

第 14 章 儿科急危重症诊治技术

第一节 儿童急危重症评估

急危重症是指紧急并且危及生命的状态。儿童由于年龄特点不能准确表述病情，而且同一种疾病可能首发症状千差万别，可能发病过程隐匿，由于器官储备功能不足，病情容易迅速进展，若早期不能甄别危重状态，可能造成短时间内死亡甚至留有不可逆性后遗症。本章就儿童急危重症的快速识别及评估进行简单介绍。

【急危重症的早期识别】

儿童急危重症主要包括各种类型的休克、呼吸衰竭、重度意识障碍、多器官功能衰竭、致死性心律失常、重度离子紊乱等，若不能早期识别，最终结局多为心肺功能衰竭，进而出现呼吸心搏骤停，其中休克和呼吸衰竭的早期表现多不典型，后几种情况多可通过查体及辅助检查甄别。

1.休克的早期识别　休克是机体遭受强烈的致病因素侵袭后，由于有效循环血容量锐减，组织血流灌注减低，导致多器官功能障碍甚至衰竭。根据血压区分，可分为代偿性休克和失代偿性休克。代偿性休克，虽然已有组织器官灌注不良的体征，但血压基本维持正常；失代偿性休克出现血压降低。若能在代偿性休克时早期发现并及时处理，对改善预后具有重要意义。休克的早期识别包括以下方面。

（1）心率：心率对于儿童心排血量的影响较每搏输出量明显，异常的心率增快可能是儿童休克早期的表现之一，而心动过缓通常预示心搏呼吸即将停止。

（2）血压：血压的影响因素包括心排血量和体循环血管阻力。当心排血量减少时机体可通过增加心率和心肌收缩力来维持，血管代偿性的收缩可促使血压保持在正常范围。当病因未解除疾病继续发展，进一步出现代偿机制障碍时，则出现低血压。儿童代偿功能相对强，早期多不出现血压减低，所以较晚出现低血压，提示休克进入失代偿期。

（3）组织器官的灌注：因心率表现缺乏特异性，而血压下降提示休克进入失代偿期，所以评估外周脉搏强弱、组织器官的灌注十分重要。首先触摸中央动脉和外周动脉，两者搏动强弱的差异是心排血量降低的早期体征。心排血量明显下降时，脉压变窄，脉搏细数，中央动脉搏动消失是急危重的体征，需要紧急处理。

皮肤低灌注表现为皮肤从外周开始变凉，可见花纹、苍白、毛细血管再充盈时间延长等。皮肤出现低灌注提示可能进入休克早期。

颅脑低灌注的表现受缺血程度和持续时间等影响。儿童意识状态从正常到减退可分AVPU四级：①清醒（alert）；②对声音有反应（responds to voice）；③对疼痛有反应（responds to pain）；④无反应（unresponsive）。颅脑低灌注时可表现烦躁、嗜睡、昏迷、肌张力减低、抽搐等。

肾脏的低灌注可观察尿量，正常儿童平均每小时尿量1～2ml/kg，若每小时＜1ml/kg多提示肾脏出现低灌注表现，应注意是否有休克表现。

2.呼吸衰竭的早期识别　呼吸系统或神经肌肉等受累均发生呼吸衰竭，主要表现为通气和（或）氧合的障碍。儿童呼吸频率与年龄呈负相关，新生儿期呼吸频率相对快，可达40～60次/分，年长儿童呼吸频率逐渐减慢，14岁时与成人接近，为18～20次/分。呼吸频率过快、过慢，无自主呼吸或伴呼吸明显费力时需注意可能进展成呼吸衰竭，呼吸衰竭的早期识别包括以下方面。

（1）呼吸频率和节律：呼吸频率增快通常是小婴儿呼吸困难的首发表现，若频率增快无呼吸困难需注意呼吸系统外的原因，如休克早期、先天性心脏病、严重酸中毒等。若呼吸频率减低且不规则需注意呼吸衰竭的发生。

（2）呼吸功：呼吸功增加主要表现为鼻翼扇动及辅助肌群表现如吸气三凹征，多见于上气道梗阻等。点头呼吸、呻吟、呼气时间延长是呼吸功增加的体征。

（3）通气量：观察胸廓起伏程度和听诊呼吸音评估有效通气量。听诊时注意呼吸音是否对称。肺部实变、不张、气胸、大量积液、气道梗阻等均可引起呼吸音变化，提示通气量不足。

（4）皮肤黏膜变化：在正常环境中，躯干与四肢皮肤颜色和温度一致，黏膜、甲床、掌足底呈红色。呼吸衰竭时，皮肤可苍白或发绀。

【急危重症的快速评估】

1.总体评估　主要是对外观、呼吸状态和循环状态的初步评估。外观包括看上去“好”或“不好”，可否交流，意识状态，体位的异常，肌张力的改变，与年龄相称的反应性如何等。呼吸状态评估包括呼吸功是否增加、呼吸音的异常等。循环状态的评估包括皮肤花纹、颜色改变、温度改变等。

2.初步评估　按照ABCDE的顺序，评估心、肺、神经系统功能及生命体征和经皮血氧饱和度。A（airway）-气道：判断是否通畅；B（breathing）-呼吸：呼吸频率、节律、呼吸功、呼吸音等；C（circulation）-循环：评估心血管功能（血压）和器官灌注情况（皮肤、颅脑、肾脏等）；D（disability）-颅脑功能：可应用AVPU儿童反应量表或Glasgow昏迷评分评估意识水平；E（exposure）-暴露：脱衣检察外伤情况、肢体活动度、体温等。

初步评估若发现气道梗阻，呼吸节律不规则，组织器官灌注减低，血压下降，重度意识障碍，体温异常，开放伤口大出血，应积极处置。

3.辅助检查　尽快进行肝肾功能、血糖、离子等检查及影像学检查，进一步评估严重程度。

4.生理状态评估　生理状态分为四级：①稳定；②潜在呼吸衰竭或休克；③呼吸衰竭或休克；④心肺衰竭。反复评估，及时调整治疗方案。

【几种重症评分的应用】

评估急危重症是一项复杂的工作，若以分值形式分级评判疾病危重程度，结果将更加客观。国际上在应用评分法评估疾病严重程度方面已达成共识。目前世界范围内应用的重症评分很多，儿科领域国外较多采用小儿死亡危险评分（PRISM），国内更倾向于本土的小儿危重病例评分法（PCIS）。此外，儿科还应用小儿死亡指数（PIM）的评分。

1.小儿死亡危险评分（PRISM）　具体见表14-1。PRISM是目前世界上应用最广泛的儿科评估病情和预后的工具之一。最新版本PRISM Ⅲ发表于1996年，由原PRISM评分基础上发展而来，评分依年龄分为新生儿、婴儿、儿童、青少年4组，包含17个生理参数和26个生理参数范围，其中对预后判断最重要的指标是收缩压、神志状态、瞳孔反射。PRISM评分从低至高分为0～10分、11～20分、21分以上三组，分别代表死亡危险低、中、高。PRISM应在患儿入ICU后12h和24h进行评估；通常情况下须使用最值进行评分。

表14-1　第三代小儿死亡危险评分（PRISM Ⅲ）

心血管/神经系统生命指征（1～6）					
收缩压（mmHg）			心率（次/分）		
测量值:			测量值:		
	分值=3	分值=7		分值=3	分值=4
新生儿	40～55	＜40	新生儿	215～225	＞225
婴儿	45～65	＜45	婴儿	215～225	＞225
儿童	55～75	＜55	儿童	185～205	＞205
青少年	65～85	＜65	青少年	145～155	＞155
体温			瞳孔反射		
测量值:			测量值:		
	分值=3			分值=7	分值=11
所有年龄＜33℃（91.4°F）或＞40℃（104.0°F）			所有年龄	一侧消失	双侧消失
神志状态					
测量值:					
	分值=5				
所有年龄	昏迷（GCS＜8）				
酸-碱/血气（1，2，7，8）					
酸中毒［CO_2总含量（mmol/L）或pH］			CO_2总含量（mmol/L）		
测量值:			测量值:		
	分值=2	分值=6		分值=4	
所有年龄	pH=7.0～7.28 或总CO_2 5～16.9	pH＜7.0 或总CO_2＜5	所有年龄	＞34.0	
pH			PaO_2（mmHg）		
测量值:			测量值:		
	分值=2	分值=3		分值=3	分值=6
所有年龄	7.48～7.55	＞7.55	所有年龄	42.0～49.9	＜42.0
PCO_2（mmHg）					
测量值:					
	分值=1	分值=3			
所有年龄	50.0～75.0	＞75.0			

续表

生化检测（1，2，9）	
血糖 测量值： 分值=2 所有年龄　＞200mg/dl或＞11.1mmol/L	血钾（mmol/L） 测量值： 分值=3 所有年龄　＞6.9
肌酐 测量值： 分值=2 新生儿　＞0.85mg/dl或＞75μmol/L 婴儿　＞0.90mg/dl或＞80μmol/L 儿童　＞0.90mg/dl或＞80μmol/L 青少年　＞1.30mg/dl或＞115μmol/L	血尿素氮（BUN） 测量值： 分值=3 新生儿　＞11.9mg/dl或＞4.3μmol/L 其他年龄　＞14.9mg/dl或＞5.4μmol/L
血液学检测（1，2）	
白细胞计数（10^9/L） 测量值： 分值=4 所有年龄　＜3.0	凝血酶原时间（PT）或部分凝血活酶时间（PTT）(s) 测量值： 分值=3 新生儿　PT＞22.0或PTT＞85.0 所有其他年龄PT＞22.0或PTT＞57.0
血小板计数（10^9/L） 测量值： 分值=2　　分值=4　　分值=5 所有年龄　100～200　　50～99.999　　＜50	
PRISM Ⅲ总分数：	
其他因素（10）： □非手术性心血管疾病□染色体异常□癌症□既往ICU住院□入ICU前心肺复苏□手术后□急性糖尿病（酮症酸中毒） □从其他病房转入（除外术后患者）	

注：1.PRISM Ⅲ应在患儿入ICU后第1个12h和24h进行评估。

2.通常情况下使用最高或最低测量值进行评分。当生理参数异常，存在升高和降低两种可能状态时，PRISM Ⅲ分值设计了升高和降低参数范围。再入院计为新病例。除外常规转到其他病区而收入ICU的患儿，除外PICU住院＜2h的患儿，除外持续进行心肺复苏、生命指征稳定不能≥2h的患儿。手术室死亡病例，如手术是住PICU期间进行且患儿因治疗需要ICU监护的，可包括在评分病例中。年龄：新生儿＜1个月；婴儿≥1～12个月；儿童≥12～144个月；青少年＞144个月。

3.心率：不在哭闹或医源性刺激情况下评估。

4.体温：可采用直肠、口腔、血液和腋下温度。

5.瞳孔反射：瞳孔无反应状态需＞3min，有医源性扩张瞳孔影响时不作评估。

6.神志状态：仅适于诊断或拟诊断为急性中枢神经系统疾病的患者。使用镇静剂、肌肉松弛剂、麻醉剂2h内不作评估。如需持续应用肌肉松弛剂或镇静剂，则评估应选在不使用镇静剂、肌肉松弛剂、麻醉剂，时间距入院最近时进行评估。昏迷定义为GCS＜8分，或使用其他神志状态评估工具。

7.酸碱状态：CO_2总含量不作为常规检测时，可使用从血气分析计算得到的碳酸氢盐值。pH和$PaCO_2$可使用动脉、毛细血管或静脉血检测。

8.PaO_2仅限于动脉血检测。

9.全血校正：如为全血检测，则血糖增加10%；血钠增加3mmol/L；血钾增加0.4mmol/L。

10.非手术性心血管疾病指作为入院主因的急性心血管病变。癌症和染色体异常可为急性或慢性。既往ICU住院和入ICU前心肺复苏应为与本次入院有关。心肺复苏应需心脏按压。手术后指术后最初24h。导管插入不作为术后状态。急性糖尿病指糖尿病急性临床表现（酮症酸中毒）为入PICU主因。从其他病房转入指除手术室和恢复病室外的所有病区。

2.小儿危重病例评分法（PCIS）　1995年中华医学会儿科学分会急诊学组和中华医学会急诊学分会儿科学组制订了小儿危重病例评分法。PCIS由10项生理指标构成（其中BUN与Cr任选一项），均为临床常用易测的项目，涉及生命体征、内环境、脏器功能等多个方面。每项评分，总分100分，分值＞80分者为非危重，71～80分者为危重；≤70分为极危重。该评分有其限定条件，如不适用于新生儿和慢性疾病危重状态；对神经系统功能障碍不敏感，不适用于少个脏器功能衰竭，由于病情轻重与预后关系并非完全一致，分值并不能完全反映危重程度，还需根据临床症状、体征、治疗效果等方面综合评判。具体见表14-2。

表14-2　小儿危重病例评分

检查项目	测定值及表现		分值
	＜1岁	≥1岁	
心率（次/分）	＜80或＞180	＜60或＞160	4
	80～100或160～180	60～80或140～160	6
	其余	其余	10
血压（收缩压）［kPa（mmHg）］	＜7.3（55）或＞17.3（130）	＜8.7（65）或＞20.0（150）	4
	7.3～8.7（55～65）或13.3～17.3（100～130）	8.7～10.0（65～75）或17.3～20.0（130～150）	6
	其余	其余	10
呼吸（次/分）	＜20或＞70或明显节律不齐	＜15或＞60或明显节律不齐	4
	20～25或40～70	15～20或35～60	6
	其余	其余	10
PaO_2［kPa（mmHg）］	＜6.7（50）	同左	4
	6.7～9.3（50～70）	同左	6
	其余	其余	10
pH	＜7.25或＞7.55	同左	4
	7.25～7.30或7.50～7.55	同左	6
	其余	其余	10
Na^+（mmol/L）	＜120或＞160	同左	4
	120～130或150～160	同左	6
	其余	其余	10
K^+（mmol/L）	＜3.0或＞6.5	同左	4
	3.0～3.5或5.5～6.5	同左	6
	其余	其余	10
Cr［μmol/L	＞159（1.8）	同左	4
（mg/dl）］	106～159（1.2～1.8）	同左	6
或	其余	其余	10
BUN［mmol/L	＞14.3（40）	同左	4
（mg/dl）］	7.1～14.3（20～40）	同左	6
	其余	其余	10
Hb［g/L（g/dl）］	＜60（6）	同左	4
	＜60～90（6～9）	同左	6
	其余	其余	10
胃肠系统	应激性溃疡出血及肠麻痹	同左	4
	应激性溃疡出血	同左	6
	其余	其余	10

3.小儿死亡指数（PIM） PIM也是预测PRISM的评分方法，现已是第三代（PIM3）。PIM1发表于1997年，并于2003年改进为PIM2。为确保PIM的适用性，在对英国、爱尔兰、澳大利亚和新西兰60个ICU内53 112例患儿数据进行统计分析总结后，于2013年制订出PIM3，具体见表14-3。PIM3包括10个指标，其中心搏骤停收缩压计为0，如患儿休克血压测不出记为30。记录每个指标信息后，需代入回归方程计算PIM3值。各个指标的回归系数见表14-4。由回归方程计算出的PIM3值不能直接用于评估死亡风险，需通过公式转换为死亡率。

死亡率=exp（PIM3值）/［1＋exp（PIM3值）］

表14-3 PIM3指标

1.收缩压（mmHg）（未知=120）

2.瞳孔对光反射（＞3mm，且双侧固定=1，其他或未知=0）

3.（FiO_2×100）/p_a（O_2），如经气管插管或头罩吸氧需测定p_a（O_2）时的FiO_2［FiO_2或p_a（O_2）未知，则（FiO_2×100）/p_a（O_2）=0.23］

4.动脉血或毛细血管血剩余碱（mmol/L）（未知=0）

5.入ICU后1h内任何时间行机械通气（否=0，是=1）

6.选择性入ICU（否=0，是=1）

7.术后或操作后恢复是入住ICU的主要原因（否=0，是=1）

［0］否

［1］是，体外循环心脏术后恢复

［2］是，非体外循环心脏术后恢复

［3］是，非心脏手术后恢复

8.低危险诊断。记录括号内编号，如不确定记录0

［0］无

［1］哮喘是入ICU的主要原因

［2］毛细支气管炎是入ICU的主要原因

［3］哮吼是入ICU的主要原因

［4］阻塞性睡眠呼吸暂停是入ICU的主要原因

［5］糖尿病酮症酸中毒是入ICU的主要原因

［6］抽搐是入ICU的主要原因

9.高危险诊断。记录括号内编号，如不确定记录0

［0］无

［1］自发性颅内出血

［2］心肌病或心肌炎

［3］左心发育不良综合征

［4］神经变性疾病

［5］坏死性小肠结肠炎是入ICU的主要原因

10.超高危险诊断。记录括号内编号，如不确定记录0

［0］无

［1］入ICU前有心搏停止

［2］严重联合免疫缺陷

［3］首次诱导治疗后的白血病或淋巴瘤

［4］骨髓移植受体

［5］肝衰竭是入ICU的主要原因

注：1mmHg=0.133kPa。

表14-4　各个指标的回归系数

指标	回归系数
瞳孔固定无对光反射（是/否）	3.823 3
选择性入住（是/否）	−0.537 8
第1小时机械通气（是/否）	0.976 3
剩余碱绝对值（mmol/L）	0.067 1
收缩压（mmHg）	−0.043 1
收缩压^2/1000	0.171 6
$100\times FiO_2/p_a(O_2)$	0.421 4
操作后恢复?	
是，体外循环心脏术后	−1.224 6
是，非体外循环心脏术后	−0.876 2
是，非心脏手术后	−1.516 4
超高危险诊断（是/否）	1.622 5
高危险诊断（是/否）	1.072 5
低危险诊断（是/否）	−2.176 6
常数	−1.792 8

总之，临床医生应熟练掌握对小儿急危重症患者的早期识别，除了快速评估外合理利用评分系统判断病情的严重程度和死亡风险，结合临床症状体征、治疗效果等方面综合判断，尽可能在疾病早期作出甄别，提高临床救治成功率。

（裴　亮）

第二节　血气分析及酸碱平衡紊乱

多种疾病，常伴有酸碱平衡紊乱，如不能代偿或未及时纠正，可使机体状况进一步恶化，不利于原发病的控制，造成恶性循环，加重病情。同时，机体内环境紊乱本身也可造成器官、组织功能障碍甚至威胁生命。所以，了解机体酸碱平衡的调节机制、诊断方法，对于疾病的早期发现和及时治疗极为重要，并且对酸碱平衡紊乱的诊断也为某些疾病的诊断提供了线索。

【血液标本的采集与贮存】

1.被检测者应处于安静状态　即使是短暂的屏气或过度通气都会使测定结果发生异常。正常人，在过度换气情况下，PaO_2由静息状态下的（10.84±0.4）kPa［（81.5±3.0）mmHg］增加至（14.1±1.2）kPa［（106.0±9.0）mmHg］，$PaCO_2$由（5.16±0.11）kPa［（38.8±0.8）mmHg］降至（2.79±0.3）kPa［（21.0±2.4）mmHg］。

2.采血部位　动脉采血首选桡动脉，因其位置表浅宜于触摸，且其周围无大静脉伴行，又有尺动脉作手掌的侧支循环。肱动脉为次选穿刺部位。如上述部位不能取血而必须做股动脉穿刺时，应由有经验的医护人员操作。因股动脉侧支循环不良，又有股静脉伴行，易混静脉血，故为最后选择部位。

动脉化毛细血管采血部位为耳垂、指尖、足跟部等，用45℃热水（袋）热敷

3～5min后采血，但严重末梢循环不良和水肿患者不适用。动脉化血受局部循环因素影响，其血气结果波动较大，动脉血和混合静脉血的血气值见表14-5。

表14-5　动脉血和混合静脉血的血气值

血气指标	动脉	混合静脉
pH	7.4±0.05	7.35±0.05
$PaCO_2$	40（35～45）mmHg	46（41～51）mmHg
PaO_2	80～100mmHg	35～40mmHg
HCO_3^-	22～26mmol/L	22～26mmol/L
SaO_2	≥95%	75（70～75）
BE	±3	±3

3.标本的储存　采血后应在10min内测定，否则应立即将标本放入冰水或冰箱中，使其温度在15min内降至0～4℃，以免有核细胞耗氧代谢，使PaO_2及pH下降，$PaCO_2$上升。

【判定酸碱平衡的指标及临床意义】

1.pH

（1）定义：表示H^+浓度的指标。用其负对数来表示。

（2）正常值：7.35～7.45，平均7.40。

（3）临床意义

1）pH 7.35～7.45，平均7.40，表示没有酸碱失衡，或代偿性碱中毒、代偿性酸中毒、混合性酸碱失衡。

2）pH＜7.35为失代偿性酸中毒。

3）pH＞7.45为失代偿性碱中毒。

2.$PaCO_2$（动脉血二氧化碳分压）

（1）定义：指血浆中呈物理溶解状态的CO_2分子产生的张力。

（2）正常值：35～45mmHg，平均40mmHg。

（3）临床意义：是反映酸碱失衡呼吸性指标。

1）$PaCO_2$＜35mmHg表示肺泡通气过度，见于呼吸性碱中毒或呼吸代偿后的代谢性酸中毒。

2）$PaCO_2$＞45mmHg表示肺泡通气不足，见于呼吸性酸中毒或呼吸代偿后的代谢性碱中毒。

3.SB（标准碳酸氢盐）

（1）定义：指全血在标准条件下（温度38℃，$PaCO_2$ 40mmHg，SaO_2 100%）测得的血浆HCO_3^-的含量。

（2）正常值：22～27mmol/L。

（3）临床意义：反映代谢性酸碱失衡指标。

1）SB＞27mmol/L为代谢性碱中毒。

2）SB＜22mmol/L为代谢性酸中毒。

4.AB（实际碳酸氢盐）

（1）定义：指隔绝空气的血液标本，在实际$PaCO_2$和SaO_2条件下测得的血浆HCO_3^-的含量。

（2）正常值：22 ～ 27mmol/L。

（3）临床意义：受呼吸和代谢两方面影响。

1）AB↑，AB＞SB，为呼吸性酸中毒（呼酸）或代谢性碱中毒（代碱）后呼吸代偿。

2）AB↓，AB＜SB，为呼吸性碱中毒（呼碱）或代谢性酸中毒（代酸）后呼吸代偿。

3）AB↑，SB↑，为代碱或呼酸后肾脏代偿。

5.BE（剩余碱）

（1）定义：指在标准条件下（温度38℃，$PaCO_2$ 40mmHg，SaO_2 100%）将1L全血或血浆滴定pH至7.40时所需的酸或碱的量。

（2）正常值：±3mmol/L。

（3）临床意义：只反映代谢改变，与SB意义大致相同，因反映总的缓冲碱的变化，故较SB更全面。

6.BB（缓冲碱）

（1）定义：指血液中一切具有缓冲作用的负离子总和，包括HCO_3^-、Hb^-和Pr^-等。

（2）正常值：40 ～ 44mmol/L（42mmol/L）。

（3）临床意义：反映机体酸碱紊乱时总的缓冲能力，与HCO_3^-不同，由于Hb、血浆蛋白等会影响血浆缓冲碱含量，若BB降低而HCO_3^-正常，说明患者存在HCO_3^-以外碱储备不足，如低蛋白血症、贫血，若补充HCO_3^-纠正这种储备不足，是不适宜的。

7.PaO_2（动脉血氧分压）

（1）定义：表示动脉血中物理溶解的O_2分子所产生的分压。

（2）正常值：80 ～ 100mmHg。

（3）临床意义：反映肺泡氧和状态和缺氧程度。

8.SaO_2（动脉血氧饱和度）

（1）定义：为动脉血中血红蛋白实际结合的氧量与所能结合的最大氧量之比。

（2）临床意义：SaO_2与PaO_2和解离曲线有直接关系。

（3）正常值：96%±3%。①PaO_2在60 ～ 100mmHg时，曲线平坦，PaO_2较大变化不引起SaO_2的明显变化。②PaO_2在10 ～ 50mmHg时，曲线陡直，PaO_2轻微变化引起SaO_2的较大变化，在低氧情况下，对组织供氧有利。③曲线右移，有利于氧释放和组织耗氧；曲线左移，妨碍氧在组织中的释放。④影响曲线移动的因素：pH、T（℃）、Hb、2，3-DPG。具体见图14-1。

9.AG（阴离子间隙）

（1）定义：指血浆中未测定阴离子（UA）与未测定阳离子（UC）的差值，即AG=UA－UC。因体内阴、阳离子总数相等，即

$Na^+ + K^+ + (Ca^{2+} + Mg^{2+}) + UC = Cl^- + HCO_3^- + UA$（$Ca^{2+}$、$Mg^{2+}$、$K^+$微量忽略不计）

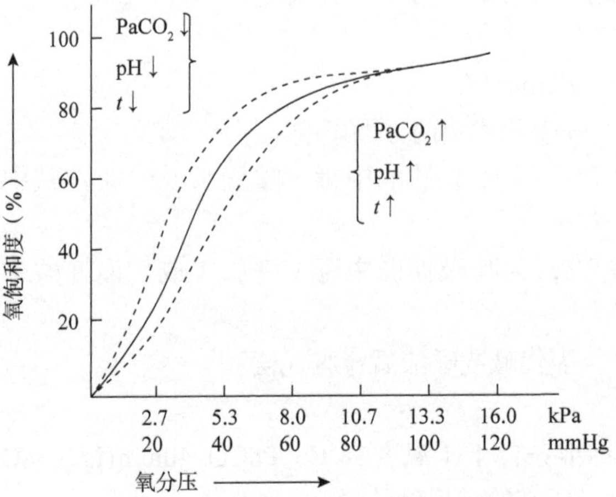

图14-1　影响氧离曲线位置的主要因素

AG=UA－UC=Na^+－（Cl^-＋HCO_3^-）=142－（103＋27）=12mmol/L（8～16mmol/L）

（2）临床意义：反映代谢性指标，可鉴别代酸类型及混合酸碱失衡。

1）若AG＞30mmol/L，几乎都有代酸。

2）若AG在20～30mmol/L，常为代酸。

3）若AG轻度升高，可能为其他非代酸原因所致：①脱水；②输入有机阴离子钠盐（乳酸钠、枸橼酸钠、抗生素-青霉素、羧苄西林等）；③碱中毒时，ΔAG↑＜（3～5）mmol/L，是由于促进糖酵解，使乳酸轻度增加；④输入白蛋白，导致暂时性高蛋白血症，白蛋白释放的H^+与HCO_3^-缓冲，使AG轻度升高；⑤低镁血症时，常伴Ca^{2+}和K^+降低，使与之伴随的Cl^-降低，导致AG轻度升高。

【血气分析结果的判定】

目的为判断酸碱失衡是否紊乱，何类型，有无代偿，以指导治疗。具体步骤如下。

1.了解原发病：呼吸、神经系统疾病——呼吸指标为原发。循环、腹泻、休克、肾衰竭——代谢指标为原发。

2.找出主要（占优势）的酸碱失衡：先不用计算，根据pH、$PaCO_2$及HCO_3^-初步估计主要酸碱失衡。①根据pH推测酸中毒或碱中毒。②结合$PaCO_2$和HCO_3^-判定主要酸碱失衡性质。具体见表14-6。

3.判断单纯或二重酸碱失衡的类型：计算预计代偿公式，在上述初步估计的基础上再分析其他指标是否与这一诊断相符合。如其他指标不相符，则考虑是否存在混合酸碱失衡，根据预计代偿公式计算预计代偿范围来进一步确定有无混合酸碱失衡。使用酸碱紊乱预计代偿公式时，应考虑到酸碱紊乱的代偿程度及代偿极限，还应考虑到时间因素，急慢性呼吸性酸、碱中毒之间代偿程度差异极大，应动态观察，不该仅凭一次血气分析结果即作诊断。另外，还应考虑代偿极限，即机体发挥最大代偿能力所能达到的代偿值，若超过此极限，不管正常与否应判断混合酸碱紊乱。酸碱失衡预计代偿公式见表14-7。

表14-6　判断主要酸碱失衡

pH	$HCO_3^-/PaCO_2$	HCO_3^-	$PaCO_2$	类型
＜7.35	＜20/1	↓↓		代酸
		↑	↑↑	呼酸
		↓	↑或正常	代酸＋呼酸
		↓或正常	↑	代酸＋呼酸
＞7.45	＞20/1 ↑	↑	↑	代碱
		↓	↓↓	呼碱
		↑	或正常	代碱＋呼碱
		或正常		代碱＋呼碱

表14-7　单纯酸碱失衡预计代偿公式

主要酸碱失衡	预计代偿范围	代偿时限	代偿限值
代酸	$PaCO_2=1.5\times HCO_3^-+8\pm2$	12～24h	10mmHg
代碱	$\Delta PaCO_2=0.9\times\Delta HCO_3^-\pm5$	12～24h	55mmHg
呼酸	急性$\Delta HCO_3^-=0.1\times\Delta PaCO_2\pm1.5$	几分钟	32mmHg
	慢性$\Delta HCO_3^-=0.4\times\Delta PaCO_2\pm3$	3～5d	45mmol/L
呼碱	急性$\Delta HCO_3^-=0.2\times\Delta PaCO_2\pm2.5$	几分钟	18mmol/L
	慢性$\Delta HCO_3^-=0.5\times\Delta PaCO_2\pm2.5$	3～5d	12～15mmol/L

正确使用酸碱预计代偿公式的步骤：①必须首先通过pH、$PaCO_2$、HCO_3^-三个参数，并结合临床确定原发失衡；②根据原发失衡选用公式；③将公式计算所得结果与实测HCO_3^-或$PaCO_2$相比作出判断。

4.结合电解质及AG判断二重或三重酸碱失衡。

血气分析结果的判定，几种酸碱失衡的类型及临床举例有以下几种。

【代谢性酸中毒】

根据AG值的变化，将代酸分为AG增高型正常血氯性代谢性酸中毒和AG正常型高血氯性代谢性酸中毒。

1.AG增高型正常血氯性代谢性酸中毒　见于固定酸产生过多或肾排H^+障碍所致固定酸增加，使血浆HCO_3^-因中和H^+而降低，血氯正常，AG增高。

原因：

（1）乳酸酸中毒：乳酸生成过多，见于休克、心搏骤停、低氧血症；乳酸利用障碍，严重肝疾病、酒精中毒、低灌注；机制不明，糖尿病、低血糖、白血病。

（2）酮症酸中毒：糖尿病、饥饿、酒精中毒。

（3）肾排酸减少：急、慢性肾衰竭。

（4）水杨酸中毒：摄入大量阿司匹林。

2.AG正常高血氯性代谢性酸中毒　见于各种原因引起的血浆HCO_3^-降低并同时伴血氯代偿性增高。

原因：

（1）消化道丢失HCO_3^-：严重腹泻、小肠和胆道瘘管、肠吸引术。

（2）肾小管酸中毒。

（3）碳酸酐酶抑制剂。

（4）酸性药物投入过多：氯化铵（NH_4Cl）、盐水精氨酸、赖氨酸等。

血气特点：pH↓、SB↓、AB↓，继发$PaCO_2$↓。

例1 某肾病综合征患儿，血气结果：pH 7.32，$PaCO_2$ 30mmHg，HCO_3^- 15mmol/L。

分析

1.pH 7.32，＜7.35，为失代偿性酸中毒。

2.原为肾脏疾病，原发HCO_3^-↓↓，为代谢性酸中毒。

3.计算$PaCO_2$预计值：

$$PaCO_2=1.5\times HCO_3^- + 8\pm2=1.5\times15+8\pm2=(30.5\pm2)\ mmHg$$

实测$PaCO_2$ 30mmHg在此预计代偿范围内，故诊断：单纯性失代偿代谢性酸中毒。

例2 某糖尿病患儿，血气结果：pH 7.30，$PaCO_2$ 34mmHg，HCO_3^- 16mmol/L，Na^+ 140mmol/L，K^+ 4.5mmol/L，Cl^- 104mmol/L。

分析

1.pH＜7.35，为失代偿性酸中毒。

2.原发病为糖尿病，故HCO_3^-是原发改变，为代谢性酸中毒。

3.计算$PaCO_2$预计值：

$$PaCO_2=1.5\times HCO_3^- + 8\pm2=1.5\times16+8\pm2=(32\pm2)\ mmHg$$

实测$PaCO_2$ 34mmHg在此预计代偿范围内，故诊断：单纯代谢性酸中毒。

4.AG值：$AG=Na^+-(HCO_3^-+Cl^-)=140-(16+104)=20mmol/L$

AG＞16mmol/L，故诊断：AG增高型代谢性酸中毒。

【呼吸性酸中毒】

原因：

（1）呼吸中枢抑制：颅脑损伤、脑炎、脑血管意外、麻醉药或镇静剂用量过大等。

（2）呼吸肌麻痹：小儿麻痹、吉兰-巴雷综合征、重症肌无力、有机磷中毒、低钾血症等。

（3）呼吸道阻塞：喉痉挛、喉头水肿、气管异物等。

（4）胸廓病变：胸部创伤、严重气胸、胸腔积液、胸廓畸形等。

（5）肺部疾病：ARDS、心源性肺水肿、哮喘、重症肺炎。

（6）呼吸机使用不当。

血气特点：pH↓，$PaCO_2$↑，AB＞SB，BE正常或↑。

例1 某溺水患儿，抢救后其血气结果：pH 7.15，$PaCO_2$ 80mmHg。

分析

1.pH＜7.35，为酸中毒。

2.原发病溺水而窒息，故$PaCO_2$为原发增高，为急性呼吸性酸中毒。

3.计算HCO_3^-预计值：

$\Delta HCO_3^-=\Delta PaCO_2\times0.1\pm1.5=(80-40)\times0.1\pm1.5=(4\pm1.5)$ mmol/L

即预计HCO_3^-=正常$HCO_3^-+2\pm1.5=24+2\pm1.5=(26\pm1.5)$ mmol/L

实测HCO_3^- 27mmol/L在此范围内，故诊断：单纯急性呼吸性酸中毒。

例2　某肺炎患儿，因呼吸困难逐渐加重3d，血气结果：pH 7.33，$PaCO_2$ 70mmHg，HCO_3^- 36mmol/L。

分析

1.pH 7.33，<7.35为酸中毒。

2.原发肺部炎症，呼吸困难3d，为慢性通气功能障碍，故$PaCO_2$为原发增高，为慢性呼吸性酸中毒。

3.计算HCO_3^-预计值：

$\Delta HCO_3^-=\Delta PaCO_2\times0.4\pm3=(70-40)\times0.4\pm3=(12\pm3)$ mmol/L

即预计HCO_3^-=正常$HCO_3^-+\Delta HCO_3^-=24+12\pm3=(36\pm3)$ mmol/L

实测HCO_3^- 36mmol/L在此范围内，故诊断：慢性呼吸性酸中毒。

【代谢性碱中毒】

原因：

（1）H^+丢失

1）消化道丢失H^+：呕吐、胃肠减压、腹泻。

2）肾丢失H^+：①应用利尿剂；②盐皮质激素过多。

3）H^+向细胞内移动：低钾血症。

（2）HCO_3^-过量负荷

1）碱性物质摄入过多：过量摄入碳酸氢钠（重曹）、枸橼酸盐、乳酸盐等。

2）大量输入库存血：枸橼酸盐抗凝，可代谢生成HCO_3^-。

3）浓缩性碱中毒：应用髓袢或噻嗪类利尿剂，细胞外液丢失NaCl和水，形成浓缩性碱中毒。

4）有效循环血量不足，机体无能力将过多的HCO_3^-排出体外。

5）低钾血症、低氯血症。

6）盐皮质激素增高。

血气特点：pH↑、AB↑、SB↑、BE↑，继发$PaCO_2$↑。

例1.某肠梗阻患儿，因反复呕吐入院，血气结果：pH 7.49，$PaCO_2$ 52mmHg，HCO_3^- 36mmol/L。

分析

1.pH 7.49，>7.35为碱中毒。

2.原发病为肠梗阻，呕吐，使H^+丢失，HCO_3^-增加为原发，故为代谢性碱中毒。

3.计算$PaCO_2$预计值：

$\Delta PaCO_2=0.9\times\Delta HCO_3^-\pm5=0.9\times(36-24)\pm5=(10.8\pm5)$ mmHg

预计$PaCO_2$=正常$PaCO_2+\Delta PaCO_2=40+10.8\pm5=(50.8\pm5)$ mmHg

实测 $PaCO_2$ 52mmHg在此范围内，故诊断：单纯性代谢性碱中毒。

例2 先天性心脏病合并肺炎、心力衰竭患儿，给予利尿、强心治疗；血气pH 7.52，$PaCO_2$ 58mmHg，HCO_3^- 46mmol/L。

分析

1.pH 7.52，＞7.35为碱中毒。

2.原发病肺炎、心力衰竭，用利尿剂，可使H^+排出增多而致原发性。HCO_3^-增高，故为代谢性碱中毒。

3.计算$PaCO_2$预计值：

$$\Delta PaCO_2=0.9\times\Delta HCO_3^-\pm5=0.9\times(46-24)\pm5=(19.8\pm5)\ mmHg$$

预计$PaCO_2$=正常$PaCO_2+\Delta PaCO_2=40+19.8\pm5=(59.8\pm5)$ mmHg

实测 $PaCO_2$ 58mmHg在此范围内，故诊断：单纯性代谢性碱中毒。

【呼吸性碱中毒】

原因：

（1）低氧血症：肺炎、间质性肺疾病、肺水肿、吸入FiO_2过低。

（2）肺疾病：肺炎、肺梗死、间质性肺疾病。

（3）呼吸中枢直接受刺激：精神性过度通气、中枢神经系统疾病（脑血管意外、脑炎、脑外伤、脑肿瘤）、水杨酸氨等药物直接刺激呼吸中枢。G^-杆菌败血症、高热、甲亢等使肺过度通气。

（4）人工呼吸机使用不当。

血气特点：pH↑，$PaCO_2$↓，HCO_3^-↓，AB、SB、BE正常或↓。

例 某阑尾炎穿孔泛发腹膜炎合并败血症患儿，血气结果：pH 7.47，$PaCO_2$ 26.6mmHg，HCO_3^- 19.3mmol/L。

分析

1.pH 7.47，＞7.35为碱中毒。

2.$PaCO_2$↓↓而HCO_3^-↓，原发病为败血症，故为慢性呼吸性碱中毒。

3.计算HCO_3^-预计值：

$$\Delta HCO_3^-=\Delta PaCO_2\times0.5\pm2.5=(40-26.6)\times0.5\pm2.5=(6.7\pm2.5)\ mmol/L$$

即预计$HCO_3^-=24-6.7\pm2.5=(17.3\pm2.5)$ mmol/L

实测19.3mmol/L在此范围内，故诊断：单纯性慢性呼吸性碱中毒。

【呼吸性酸中毒合并代谢性酸中毒】

原因：

（1）呼吸、心搏骤停。

（2）慢性阻塞性肺疾病严重缺氧、进食少或并发心力衰竭、休克等。

血气特点：pH↓↓，$PaCO_2$↑，HCO_3^-↓或正常，AB＞SB。

例 某先天性心脏病合并肺炎、心力衰竭患儿，痰液不易咳出，进食少，入院验血气：pH 7.26，$PaCO_2$ 85.8mmHg，HCO_3^- 37.8mmol/L。

分析

1.pH 7.26，<7.35为酸中毒。

2.患者有肺炎，痰液黏稠，有呼吸道阻塞，且$PaCO_2$明显升高，故存在慢性呼吸性酸中毒。

3.计算HCO_3^-预计值：

$\Delta HCO_3^-=0.4\times\Delta PaCO_2\pm3=0.4\times(85.8-40)\pm3=(18.3\pm3)$ mmol/L

预计$HCO_3^-=24+18.3\pm3=(42.3\pm3)$ mmol/L

实测HCO_3^- 37.8mmol/L，低于此代偿范围，表明同时存在代谢性酸中毒。

故诊断：慢性呼吸性酸中毒合并代谢性酸中毒。

【呼吸性碱中毒合并代谢性碱中毒】

原因：

（1）慢性肝衰竭、败血症、严重创伤，加上大剂量利尿、呕吐。

（2）慢性呼酸使用呼吸机不当，过度通气。

血气特点：pH↑↑，$PaCO_2$↓，HCO_3^-↑或正常，K^+↓。

例：某先天性心脏病合并肺炎、心力衰竭患儿，数月来服用地高辛及利尿剂，pH 7.59，$PaCO_2$ 30mmHg，HCO_3^- 28mmol/L，K^+ 3.0mmoL/L

分析

1.pH 7.59，>7.35为碱中毒。

2.pH↑有两种可能：①$PaCO_2$原发降低（呼碱）；②HCO_3^-原发增高（代碱）。若为①，则HCO_3^-应代偿性降低，但HCO_3^-却增高，说明存在代碱；若为②，则$PaCO_2$应代偿性增高，而$PaCO_2$反而降低，说明存在呼碱。

故诊断：慢性呼吸性碱中毒合并代谢性碱中毒。

【呼吸性酸中毒合并代谢性碱中毒】

原因：

（1）先天性心脏病合并肺炎、心力衰竭，长期使用利尿剂。

（2）严重肺部疾病发生呕吐。

血气特点：pH正常或稍高、稍低，$PaCO_2$↑↑，HCO_3^-↑↑。

例：重度哮喘伴呕吐患儿，血气结果：pH 7.40，$PaCO_2$ 67mmHg，HCO_3^- 40mmol/L，Cl^- 90mmol/L，Na^+ 140mmol/L。

分析

1.pH虽正常，但$PaCO_2$↑↑，且原发病为哮喘，提示存在慢性呼吸性酸中毒。

2.$AG=Na^+-(HCO_3^-+Cl^-)=140-(40+90)=10$mmol/L在正常范围内，故无代酸。

3.计算HCO_3^-预计值：

$\Delta HCO_3^-=0.4\times\Delta PaCO_2\pm3=0.4\times(67-40)\pm3=(10.8\pm3)$ mmol/L

预计HCO_3^-=正常HCO_3^-＋$\Delta PaCO_2$=24＋10.8±3=（34.8±3）mmol/L

实测HCO_3^- 40mmol/L，超出此代偿范围上限，提示合并代谢性碱中毒，故诊断：慢性呼吸性酸中毒合并代谢性碱中毒。

【代谢性酸中毒合并呼吸性碱中毒】

原因：

（1）糖尿病、肾衰竭和感染性休克等伴发热。

（2）慢性肝衰竭伴肾衰竭。

血气特点：pH正常或稍高、稍低，$PaCO_2$↓↓，HCO_3^-↓↓。

例：某糖尿病患者，腹痛，呕吐，深大呼吸。血气结果：pH 7.36，$PaCO_2$ 16mmHg，HCO_3^- 10mmol/L，Cl^- 110mmol/L，Na^+ 140mmol/L。

分析

1.pH虽正常，但原发病为糖尿病，且HCO_3^-↓↓，提示有代谢性酸中毒，且AG=140－（10＋110）=20mmol/L，大于正常范围，进一步证明有代谢性酸中毒。

2.计算$PaCO_2$预计值：

预计$PaCO_2$=1.5×HCO_3^-＋8±2=1.5×10＋8±2=（23±2）mmHg

实测$PaCO_2$ 16mmHg，小于此范围下限，提示合并呼吸性碱中毒，故诊断：代谢性酸中毒合并呼吸性碱中毒。

【代谢性酸中毒合并代谢性碱中毒】

原因：

（1）肾炎或糖尿病伴剧烈呕吐。

（2）剧烈呕吐伴严重腹泻。

血气特点：pH正常或稍高、稍低，HCO_3^-正常或稍高、稍低。

例：某慢性肾功能不全患儿，因上腹部不适、剧烈呕吐急诊入院。血气结果：pH 7.39，$PaCO_2$ 43.8mmHg，HCO_3^- 26.2mmol/L，Cl^- 96.5mmol/L，Na^+ 142mmol/L。

分析

1.pH、$PaCO_2$，HCO_3^-均在正常范围内，似乎无酸碱失衡，但需计算AG值。

2.AG=142－（26.2＋96.5）=19.3mmol/L，大于正常范围。

ΔAG=19.3－12=7.3mmol/L，比正常AG高7.3mmol/L，且原发病为慢性肾功能不全，提示有AG增高型代谢性酸中毒。

3.根据电中性定律，AG升高数应等于HCO_3^-下降数，若体内HCO_3^-未被AG升高的H^+消耗，则体内实际HCO_3^-=实测HCO_3^-＋ΔAG=26.2＋7.3=33.5mmol/L，大于正常范围，加之患儿有呕吐、H^+丢失，且血氯降低，提示合并代谢性碱中毒。

故诊断：AG增高型代谢性酸中毒合并代谢性碱中毒。

【三重酸碱失衡】

三重酸碱失衡只能有两种类型，同一患者不能有呼酸与呼碱同时存在，此两种类型为：

（1）呼吸性酸中毒合并代谢性酸中毒和代谢性碱中毒。

（2）呼吸性碱中毒合并代谢性酸中毒和代谢性碱中毒。

血气特点：pH、$PaCO_2$，HCO_3^-可增加、减少或正常而无固定结果。

例1. 某重症肺炎患儿因心力衰竭伴水肿应用呋塞米（速尿）利尿，其血气结果：pH 7.34，$PaCO_2$ 66mmHg，HCO_3^- 36mmol/L，Cl^- 75mmol/L，Na^+ 140mmol/L。

分析

1.$PaCO_2$ 66mmHg超出正常，结合原发病为重症肺炎，提示有呼吸性酸中毒存在。

2.$AG=Na^+-(HCO_3^-+Cl^-)=140-(36+75)=29$mmol/L，明显超过正常（12mmol/L），提示存在高AG型代谢性酸中毒。

3.根据电中性定律$\varDelta AG=\varDelta HCO_3^-$，则实际体内$HCO_3^-$=实测$HCO_3^-+\varDelta AG=36+(29-12)=53$mmol/L。

预计$\varDelta HCO_3^-=0.4\times\varDelta PaCO_2\pm3=0.4\times(66-40)\pm3=(10.4\pm3)$ mmol/L

预计$HCO_3^-=24+\varDelta HCO_3^-=24+10.4\pm3=(34.4\pm3)$ mmol/L，实际体内HCO_3^- 53mmol/L大于此范围，结合此患儿用呋塞米，且血氯低，提示有代谢性碱中毒。

故诊断：呼吸性酸中毒合并AG增高型代谢性酸中毒和代谢性碱中毒。

例2. 某脑病患儿合并多器官功能衰竭，出现呼吸困难3h，血气：pH 7.7，$PaCO_2$ 16.6mmHg，HCO_3^- 20mmol/L，Cl^- 70mmol/L，Na^+ 120mmol/L。

分析

1.pH 7.7＞7.35，为碱中毒。

2.$PaCO_2$↓，结合患儿原发病为脑病，有呼吸困难，提示有慢性呼吸性碱中毒。

3.$AG=Na^+-(HCO_3^-+Cl^-)=120-(20+70)=30$mmol/L

AG＞16mmol/L提示：AG增高型代酸。

4.计算HCO_3^-预计值$=\varDelta PaCO_2\times0.5\pm2.5=(40-16.6)\times0.5\pm2.5=(11.7\pm2.5)$ mmol/L。

预计HCO_3^-=正常$HCO_3^--\varDelta HCO_3^-=24-11.7\pm2.5=(12.3\pm2.5)$ mmol/L

实测HCO_3^-为20mmol/L，超出此范围上限，提示代谢性碱中毒（实际HCO_3^-=实测$HCO_3^-+\varDelta AG=38$mmol/L）。

故诊断：慢性呼吸性碱中毒合并AG增高型代酸及代碱。

（裴　亮）

第三节　遗传代谢病诊断技术

遗传代谢病（inherited metabolic disorders，IMD）又称先天性代谢缺陷（inborn errors of metabolism，IEM）是指维持机体正常代谢所必需的酶或转运蛋白等功能缺陷导致相应代谢途径阻断，从而造成代谢底物和（或）旁路代谢产物在体内蓄积，或终末代谢产物缺乏的一大类遗传性疾病。IMD涉及体内广泛的代谢途径及各类生化代谢物异常，病因复杂且多数病种临床症状缺乏特异性，增加了临床诊断的难度。近年来随着生物化学和分子遗传学的不断发展和检测技术的不断完善，越来越多的患儿得到早期诊断和及时治疗。

遗传代谢病的诊断遵循临床诊断→生化诊断→酶学诊断→基因诊断的原则，对患儿进行早期诊断及治疗。

【临床表现】

1.神经系统异常　最常见，表现为发育迟缓或倒退、智力低下、惊厥、共济失调、锥体外系运动障碍等。

2.代谢性酸中毒　主要见于小分子有机酸代谢病，发病早，病情危重。表现为嗜睡、喂养困难、发作性呕吐、呼吸异常等。

3.严重呕吐　常与进食蛋白质有关，常见于氨基酸病、有机酸代谢病、尿素循环障碍等。

4.肝脏肿大或肝功能不全　常见于糖原贮积症、半乳糖血症、黏多糖病、神经鞘脂病、肝豆状核变性等。

5.容貌及五官畸形　如黏多糖病、糖原病患者可有容貌异常。黏多糖病、半乳糖血症、神经鞘脂病、同型半胱氨酸尿症等疾病可能出现视力及听力障碍。

6.特殊气味　由于代谢物的蓄积，一些患儿尿、汗可有异味，如苯丙酮尿症患儿常有鼠尿味，异戊酸血症患者常有“汗脚味”。

7.皮肤及毛发异常　如白化病、苯丙酮尿症患者皮肤白、毛发黄，而先天性肾上腺皮质增生症、肾上腺脑白质营养不良患者肤色较黑，常有色素沉着。

【生化诊断】

1.一般检查　尿常规，血常规，电解质，肝、肾功能，心肌酶谱，血气分析，脑电图，脑CT，磁共振成像。

2.一般代谢检查　血糖、血氨、血乳酸、丙酮酸、酮体、尿氨基酸、黏多糖测定。

3.特殊检查　血苯丙氨酸测定，血、尿、脑脊液氨基酸分析，有机酸、脂肪酸、肉碱分析，血液脂酰肉碱谱分析，负荷试验，激素测定。气相色谱-质谱联用分析，串联质谱分析，尿蝶呤谱分析，组织活检。

【酶学诊断】

血二氢蝶呤还原酶测定，各种相关缺陷的酶活性测定。

【基因诊断】

随着目前测序技术的发展，临床基因检测日益广泛，为临床诊断遗传代谢性病提供了强有力的支撑。常见测序方法的选择：

1.Sanger测序　主要适用于已知致病基因，也是二代测序致病基因验证及家系筛查最常用的检测方法。

2.二代测序技术　许多遗传代谢病的临床表型类似，然而致病基因却异常复杂，临床难以锁定某一基因，Sanger测序常常漏诊，临床多采用二代测序Panel法达到最佳性价比，检测基因覆盖数十到数百个致病基因，可大大提高临床基因诊断效率。然而这类测序的缺点是不能包含未知致病基因，而且不同公司检测的基因差别显著，常常出现漏检情况。

3.全外显子组及全基因组测序技术　这两种测序方案价格偏贵，然而它们既检测了已知致病基因，也是发现未知致病基因的利器。对于某些临床考虑遗传代谢病而致病基因可能不明确的患者，可以采用这两种测序方案。

【治疗原则】

1.控制代谢产物的蓄积　限制饮食摄入；控制内源性毒性底物产生；抑制底物合成；加速毒性产物的清除。

2.替代终末代谢产物　反应产物替代；基因产物替代。

3.辅助因子替代治疗　B族维生素，如B_1、B_2、B_6、B_{12}；生物素；叶酸，辅酶Q等。

4.基因转移治疗　器官移植（肝移植，骨髓移植）；单基因转移治疗。

5.正确及时对症处理　包括惊厥、低血糖、水电解质紊乱、酸中毒、高血氨等。

【遗传代谢病的营养管理】

1.急性期　急性发作期往往病情凶险，病死率和伤残率高。原则为停止摄入可能的毒性物质（蛋白质、脂肪、乳糖、半乳糖、果糖等）；提供足够的热量和液体；防止分解代谢；清除毒性代谢产物；对症支持治疗。

2.慢性期　需根据具体病情制订个性化的营养支持方案；监测患者的生长发育、身体状态及各项生化指标；各种营养物质及微量营养素的摄入均需要终身监测及管理。

（佟玉静）

第四节　儿童重症营养疗法

PICU中危重患儿的营养评估及治疗是儿科危重症诊疗的重要部分，合理安全的营养支持对于缩短患儿的病程及改善预后具有十分重要的作用。

肠内营养（EN）是临床营养支持的首选方式，如果患儿胃肠道功能存在，但不能进食以满足其营养需求，就应考虑给予肠内营养，当无法通过口服补充时，可选择管饲喂养。当患儿无法经肠道摄取营养或摄入不足时，应考虑通过完全或部分肠外营养供给热量、液体、营养素。

一、肠内营养支持

危重患儿只要肠道可以利用，应尽早（48h内）开始肠内营养，早期肠内营养对降低病死率有益处。肠内营养制剂多选择水解配方奶粉。危重患儿的能量消耗可采用Schofield公式计算，建议1～8岁儿童50kcal/（kg·d）或5～12岁儿童880kcal/d作为急性期预估能量消耗参考目标值。蛋白供给量比能量更值得重视，建议蛋白1.5g/（kg·d）作为最低摄入参考值。

【应用途径与方法】

肠内喂养的途径主要有口鼻管、鼻胃管及鼻空肠管（表14-8）。如果肠内营养预计时间较短（＜6周），可选择鼻饲喂养，操作简单且费用较低，是临床上最常用的方式。

胃排空延迟的婴儿可以采用空肠喂养。

表14-8 常见肠内营养途径及适应证

途径	适应证	注意事项
口胃管（OG）	多用于早产儿，或鼻后孔闭锁者	
鼻胃管（NG）	短期应用（＜4～6周）且无吸入风险的患者	合并严重肺疾患者应避免间隙推注造成短时的胃过度膨胀致膈肌上抬，引起呼吸困难
鼻空肠管（NJ）	易发生吸入者；胃排空延迟；严重胃食管反流	置管前应用促胃动力药物有助于提高成功率；连续喂养（推注式喂养易发生腹胀和腹泻）

管饲喂养常用的方法有间歇推注、间歇输注和连续输注3种。连续输注的适应证包括胃食管反流、胃排空延迟、胃肠动力不足、吸收障碍或间歇喂养不耐受。如果出现呕吐、腹胀、腹泻等症状，或胃潴留量大于每小时滴注量的2倍时，应当减缓喂养速度或喂养的增加速度。

开始喂养时，通常先增加配方的浓度，然后再增加液体量。但空肠喂养则应先增加液体量，然后再增加配方的浓度。管饲开始速度要慢，然后逐渐加快。喂养的速度根据患儿的胃肠道耐受度来决定，如出现呕吐、腹胀、明显胃潴留、吸入、腹泻等情况，应考虑减少喂养量或减慢喂养速度。

【并发症】

常见肠内营养（管饲）并发症见表14-9。

表14-9 常见管饲并发症

并发症	可能病因
腹泻	灌注速度过快、使用高渗溶液配方、在配方中加入了具高渗能力的药物、胃管移位进入小肠、胃排空功能紊乱、对液体膳食不耐受、血清白蛋白过低、膳食纤维摄入减少、大便干结或大便过稀
呕吐	灌注速度过快、胃排空延迟、胃排空功能紊乱、胃食管反流、导管置于胃与食管连接处之上
便秘	膳食纤维摄入不足、液体摄入不足、生理功能障碍
脱水	浓缩配方、液体摄入不足、液体丢失增加
喂养管阻塞	不及时冲洗喂养管
呼吸困难和缺氧	有呼吸困难的患儿管饲速度过快，造成胃过度膨胀
吸入性肺炎	输注速度过快，输注时未采用半卧位

1.鼻胃管压迫鼻腔黏膜造成鼻黏膜充血或糜烂。

2.鼻胃管发生移位，压迫局部消化道黏膜，引起黏膜损伤。空肠喂养时，如导管移位，严重时可造成肠穿孔。

3.管饲时可出现呕吐、腹泻、腹部不适等胃肠道症状。

4.液体失衡和电解质紊乱。

二、肠外营养支持

如患儿无法经肠道摄取营养，或肠道内营养未达到目标能量，应考虑完全或部分肠外营养。危重患儿入PICU 1周后添加肠外营养，不会增加病死率，且能够减少新发感染、缩短住PICU时间。

【输注途径】

进行肠外营养治疗时，根据营养液输注天数与营养液配方渗透压浓度，选择合适的静脉置管途径。

周围静脉能耐受缓慢均匀输注常规能量与蛋白质密度的全合一肠外营养配方溶液，但不建议连续输注时间超过10～14d；当营养液配方的渗透压超过900mOsm/L时，建议采用中心静脉置管途径。

【肠外营养成分组成及剂量】

1.液体　小儿每天液体量可按照以下方法估计。早产儿，体重＜2kg，液体量为150ml/kg；第1个10kg（≤10kg），液体量为100ml/kg；第2个10kg，液体量为1000ml/kg+50ml/kg；第3个10kg，液体量为1500ml/kg+20ml/kg；具体液体量根据患儿病情进行适当增减。

2.热量　热量供给旨在补充患儿的基本需求合成代谢。过多能量摄入可能引起高血糖症、脂肪贮积、脂肪肝及其他并发症。能量摄入不足则可能导致营养不良、免疫低下及生长受限。各年龄段的热量推荐见表14-10。

表14-10　儿童肠外营养能量、氨基酸和脂肪推荐用量表

年龄（岁）	能量［kcal/（kg・d）］	氨基酸［g/（kg・d）］	脂肪［g/（kg・d）］
～1	60～70	2.0～3.0	2.0～3.0
～3	50～70	1.5～2.5	1.5～2.5
～6	40～60	1.0～2.0	1.0～2.0
＞6	30～50	1.0～2.0	1.0～2.0

3.氨基酸　是维持生命的基本物质，可使机体保持正氮平衡。各年龄段的氨基酸推荐用量见表14-10。氨基酸应从0.5～1.0g/（kg・d）开始逐渐增加。注意输注氨基酸时应给予足够的热量，否则氨基酸被作为热量消耗致负氮平衡。营养液中含氮量与非蛋白（糖类、脂肪）热量比以1:（150～200）为宜。氨基酸含氮量计算公式：氮（g）=氨基酸（g）÷6.25，1g糖提供热量16.7kJ（4kcal），1g脂肪提供热量37.6kJ（9kcal）。

4.脂肪　脂肪乳能提供热能、促进生物合成、提供必需脂肪酸、增加氨基酸的利用率。脂肪乳的应用剂量见表14-10。应注意：①脂肪乳应从0.5g/（kg・d）开始，逐日增加，每日增加0.5～1.0g/(kg・d)，至足量3.0g/(kg・d）止。②输入时全天量在6～24h完成，即速度为0.15g/（kg・h）。③定期监测血脂，避免高脂血症的发生。④在黄疸、出血倾向或凝血功能障碍、严重感染等情况时，脂肪乳剂减量或停用。

5.葡萄糖　是肠外营养热量的主要来源。应用周围静脉输注时，葡萄糖浓度应≤12.5%，经中心静脉输注时，浓度最高可达25%,葡萄糖输注率为5～8mg/(kg・min)。

肠外营养时应严格控制输入的葡萄糖量、浓度、速度及停药方法，避免高血糖或低血糖的发生。推荐量见表14-11。

表14-11　静脉输注葡萄糖推荐量［g/（kg·d）］

	第1天	第2天	第3天	第4天
1～3岁	6	8	10	12～14
3～6岁	4	6	8	10～12
＞6岁	3	5	8	＜10

6.*电解质*　儿童各年龄段钠、钾离子的推荐量均为2.0～4.0mmol/（kg·d）。

7.*维生素*　肠外营养时需补充13种维生素，包括4种脂溶性维生素和9种水溶性维生素，补充维生素的推荐量见表14-12。临床上一般应用维生素混合制剂，如水乐维他（水溶性维生素）、维他力匹特（脂溶性维生素）等，剂量为1ml/（kg·d），最大量不超过10ml/d。

表14-12　儿科肠外补充维生素推荐摄入量

	婴儿［剂量/（kg·d）］	儿童（剂量/d）
维生素A（μg）	150～300（500～1000IU）	150（500IU）
维生素D（μg）	0.8（32IU）	10（400IU）
维生素E（mg）	2.8～3.5	7
维生素K（μg）	10	200
维生素C（mg）	15～25	80
维生素B_1（mg）	0.35～0.50	1.2
维生素B_2（mg）	0.15～0.20	1.4
维生素B_6（mg）	0.15～0.20	1
维生素PP（mg）	4.0～6.8	17
维生素B_{12}（mg）	0.3	1
维生素B_5（mg）	1.0～2.0	5
生物素（mg）	5.0～8.0	20
叶酸（mg）	56	140

8.*微量元素*　参与体内许多代谢过程。临床上一般应用混合制剂（安达美，仅用于15kg以上儿童）。

【完全肠外营养（TPN）液的配方】

1.首先计算出每日所需液体总量并根据不同疾病因素酌情增减液体量。

2.分别计算出小儿每日所需脂肪乳、氨基酸、维生素及微量元素液体量。

3.按每100ml总液体量中给10%氯化钠2～3ml、10%氯化钾1～2ml，算出每日所需10%氯化钠、10%氯化钾液体量，可根据每日血气分析及电解质结果适当增减钠、钾、钙、氯等离子量及5%碳酸氢钠溶液量。

4.最后计算出葡萄糖液体量。50%葡萄糖溶液（ml）=所有非糖液体÷4，余量由

10%葡萄糖补足，这样使全营养液糖浓度恒定为10%。

【TPN并发症】

1.与中心静脉导管相关的并发症　感染、阻塞、中心静脉血栓、肺栓塞和意外损伤。

2.代谢并发症　糖代谢异常、脂代谢异常、微量元素和维生素失调、电解质紊乱。

3.其他组织系统并发症　肝胆疾病、代谢性骨病和生长障碍等。

【TPN监测指标】

长期接受肠外营养的儿科患者需要常规监测生长和机体组分，具体见表14-13。

表14-13　肠外营养监测项目

项目		第1周	稳定后
摄入量	能量［kcal/（kg·d）］	qd	qd
	蛋白质［g/（kg·d）］	qd	qd
	脂肪［g/（kg·d）］	qd	qd
	葡萄糖［g/（kg·d）］	qd	qd
临床体征	皮肤弹性，囟门	qd	qd
	黄疸，水肿	qd	qd
生长参数	体重	qd ～ qod	biw ～ tiw
	身长（高）	qw	qw
体液平衡	出入量	qd	qd
实验室检查	血常规	biw ～ tiw	qw ～ biw
	血Na，K，Cl	biw（或调整电解质后第1天）	qw（或调整电解质后第1天）
	血Ca	biw	qw
	血P，Mg	qw	prn
	肝功能	qw	qw ～ qow
	肾功能	qw	qw ～ qow
	血脂a	qd ～ qid	prn（调整配方后，或血糖不稳定时）
	尿糖（无法监测血糖时）	同上	同上

注：血脂测定标本采集前4～6h，应暂停输注含有脂肪乳剂的营养液。

（佟玉静）

第五节　常用穿刺技术

一、胸腔穿刺术

胸腔穿刺术是指对有胸腔积液或积气的患者，因诊断和治疗疾病的需要而通过胸膜腔穿刺的方式抽取积液或积气的一种技术。

【适应证】

1.诊断　对抽取的积液进行常规、生化、培养及细胞学检查，明确积液的性质，寻找引起积液的原因。

2.治疗　抽取胸腔内大量积液或积气以减轻液体或气体对肺组织的压迫，缓解呼吸困难等症状，或对脓胸患者进行抽液灌洗或胸膜腔内注射药物等。

【禁忌证】

（1）体质衰弱、病情危重难以耐受穿刺术者。

（2）凝血功能障碍，有严重出血倾向者。

（3）穿刺部位有炎症、肿瘤、外伤者。

（4）对穿刺过程不能配合者。

【方法】

1.体位　年长儿可取坐位，骑坐在靠背椅上，面向椅背，两前臂环抱置于椅背上，前额伏于前臂；不能起床者可取半坐位，患侧前臂上举抱头；婴幼儿可由助手抱坐于腿上使患儿稍前倾。

2.穿刺部位

（1）胸腔穿刺抽液：选择在胸部叩诊实音最明显部位，常选择肩胛线或腋后线第7～9肋间，也可于腋中线第6～7肋间或腋前线第5～6肋间。

（2）局限性或包裹性胸膜积液可结合超声波定位在引导下进行穿刺。

（3）气胸抽气减压：一般选取锁中线第2肋间或腋中线第4～5肋间。

3.操作步骤

（1）碘伏常规消毒皮肤，打开胸腔穿刺包，戴无菌手套，覆盖消毒洞巾，2%利多卡因在下一肋骨上缘的穿刺点由表皮至胸膜壁层进行局部浸润麻醉，边进针边抽吸，避免将麻醉药物注入血管，至回抽有积液或积气为止。

（2）以左手示指与中指固定穿刺部位的皮肤，右手持穿刺针与抽液用注射器连接，并关闭两者之间的开关，穿刺针沿麻醉处缓慢刺入，当针锋抵抗感消失时助手用止血钳协助固定穿刺针，术者打开开关进行抽液，当注射器抽满后，关闭开关，推动注射器排出液体至引流袋内，如此反复进行至抽液结束，记录抽液量。

（3）抽液结束后，碘伏消毒穿刺点周围皮肤，迅速拔出穿刺针，无菌纱布覆盖穿刺点，手掌稍用力压迫片刻，用胶布固定。

【注意事项】

（1）对于年长儿操作前应与其充分沟通，消除顾虑。

（2）操作过程中应密切观察患者的反应，如有剧烈咳嗽、面色苍白、大汗、晕厥或患者自诉头晕、心悸、胸部压迫感或剧痛等胸膜过敏反应或抽出血性液体时，立即停止抽液并进行对症处理。

（3）严格无菌操作，操作中要始终保持胸膜负压，防止空气进入胸腔。

（4）抽液或抽气不应过多、过快。诊断性穿刺年长儿50～100ml即可，减压抽液时首次不应超过600ml，以后每次不超过1000ml，如为脓胸，每次尽量抽尽，婴幼儿酌减。

（5）操作前、后监测患者生命体征，操作后患者卧位休息30min。

二、腹腔穿刺术

腹腔穿刺术是通过穿刺针从腹前壁刺入腹膜腔内抽取腹水，用以协助诊断和治疗腹部某些疾病的一项技术。

【适应证】

1.诊断　对抽取的积液进行常规、生化、细胞学检查，鉴别渗出液和漏出液，寻找癌细胞等。

2.治疗　对于大量腹水造成的呼吸困难、胸闷、气短等压迫症状或难以忍受的腹胀，可通过适当抽取腹腔内积液减轻症状，或腹腔内注射药物等。

【禁忌证】

（1）体质衰弱、病情危重难以耐受穿刺术者。

（2）凝血功能障碍，有严重出血倾向者。

（3）穿刺部位有炎症、肿瘤、外伤者或患有广泛腹膜粘连、肝性脑病或肠麻痹者。

（4）对穿刺过程不能配合者。

【方法】

1.术前准备　穿刺前嘱患者排空尿液，以免穿刺时损伤膀胱。

2.体位　根据病情和需要可取坐位、半卧位、平卧位，腹腔内少量积液者可取侧卧位。

3.穿刺部位　一般选择左下腹部穿刺点即脐与左髂前上棘连线的中、外1/3交界处，也可选择脐与耻骨联合上缘间连线的中点上方1cm、偏左或偏右1～2cm处，对于侧卧位时可选择脐平面与腋前线或腋中线交点处。

4.操作步骤

（1）碘伏常规消毒皮肤，打开胸腔穿刺包，戴无菌手套，覆盖消毒洞巾，2%利多卡因在自皮肤至腹膜壁层进行局部浸润麻醉，注药前应回抽，观察无血液、腹水后，方可推注麻醉药。

（2）术者左手固定穿刺部位皮肤，右手持穿刺针经麻醉处稍倾斜刺入皮肤后斜行刺入腹壁，待针锋抵抗感突然消失时，示针尖已穿过腹膜壁层，助手用血管钳协助固定穿刺针，术者抽取腹水，大量放液时，可于穿刺针针座处接一根橡皮管，以输液夹调整速度，将腹水引入容器中计量并送检。

（3）抽液完毕后，拔出穿刺针，穿刺点用碘伏消毒后无菌纱布覆盖，稍用力压迫穿刺部位数分钟，胶布固定。

【注意事项】

（1）术中患者如有恶心、头晕、心悸、气短、脉搏增快及面色苍白等症状，应立即停止操作，并进行适当处理。

（2）放液不宜过快、过多，一次放液不应超过1000ml，过多放液可诱发肝性脑病和电解质紊乱。

（3）注意无菌操作，以防止腹腔感染。

（4）放液前后应测量患者腹围、脉搏、血压，检查腹部体征，以观察病情变化。

（5）术后嘱患者平卧，并使穿刺点处于上方，以免腹水漏出。

三、腰椎穿刺术

腰椎穿刺术是指利用腰椎穿刺针经腰椎间隙内抽取脑脊液对神经系统疾病进行诊断和治疗的一项技术，是神经科临床常用的检查方法之一。

【适应证】

1.诊断　对采集的脑脊液进行常规、生化、培养、细胞学及病原学检查，确诊中枢神经系统感染性疾病、肿瘤性疾病及脑血管意外等。

2.治疗　腰椎穿刺鞘内注射化疗药物治疗脑膜白血病或注射抗炎药物治疗脑脊膜感染；测定颅内压及了解脑脊液循环通路是否通畅。

【禁忌证】

（1）休克、败血症、心肺功能不全等病情危重难以耐受穿刺术者。

（2）凝血功能障碍，有严重出血倾向者。

（3）穿刺部位有炎症、外伤、肿瘤、血管病变及骨骼或神经系统畸形者。

（4）颅后窝或小脑占位性病变及严重颅内压增高者。

【方法】

1.体位　嘱患者侧卧于硬板床上，背部与床面垂直，年长儿可嘱其头向前俯屈至胸，两膝弯曲至腹，双手抱膝紧贴胸部，对于婴幼儿可由助手在术者对面用右手抱住患者头部，左手挽住双下肢腘窝处用力抱紧，使脊柱尽量后凸以增宽椎间隙，便于穿刺。

2.穿刺部位　年长儿可选择髂嵴连线与后正中线的交会处即第3～4腰椎间隙，而婴幼儿应选择第4～5腰椎间隙为穿刺点。

3.操作步骤

（1）碘伏常规消毒皮肤，打开腰椎穿刺包，戴无菌手套，覆盖消毒洞巾，2%利多卡因由皮肤至椎间韧带逐层作局部浸润麻醉，边进针边抽吸。

（2）术者用左手固定穿刺点皮肤，右手持穿刺针以垂直背部的方向缓慢刺入，一般进针深度为2～4cm，当针头穿过韧带与硬脊膜时，可感到阻力突然消失，停止进针，缓慢抽出针芯可见脑脊液流出。

（3）连接测压管测定脑脊液压力，测定完毕后撤去测压管收集脑脊液2～5ml送检。

（4）插入针芯，消毒穿刺针周围皮肤，拔出穿刺针，无菌纱布覆盖穿刺点，胶布固定，术后患者去枕平卧4～6h，以免引起术后低颅压头痛。

【注意事项】

（1）严格掌握禁忌证。

（2）操作过程中应密切观察患者的反应，如有呼吸增快或停止、脉搏增快或面色苍白等情况，或不能配合时应立即停止操作并进行对症处理。

（3）严格无菌操作，避免引起微血管损伤。

（4）若出现脑脊液混血可选择上一椎间隙或下一椎间隙穿刺，若仍有混血应3d后重新穿刺。

（5）若婴幼儿不能配合操作，可利用5%水合氯醛或其他镇静药物使患儿镇静睡眠后操作。

四、骨髓穿刺术

骨髓穿刺术是指通过骨髓穿刺的方式采集骨髓液用于血细胞形态学检查、细胞遗传学分析及病原生物学检查以协助疾病诊断、观察疗效及判断预后的一项操作技术。

【适应证】

1.血液系统疾病　各种原因所致的贫血、血小板减少、白血病、骨髓瘤、恶性组织细胞病、骨髓发育异常综合征等。

2.非血液系统疾病　某些传染病、寄生虫病（如疟疾、黑热病等）及恶性肿瘤可疑骨髓转移者。

3.其他　长期发热，肝、脾、淋巴结肿大者可行骨髓穿刺检查，以协助诊断。

【禁忌证】

（1）凝血因子缺乏，有严重出血倾向者。

（2）穿刺部位有感染者。

【方法】

1.穿刺部位及体位　根据患者年龄及个体情况，穿刺点可选在髂后上棘、髂前上棘、胫骨前侧、胸骨柄和脊椎棘突。

（1）髂后上棘穿刺术：患者取侧卧位或俯卧位，下肢屈曲，骶椎两侧、臀部上方骨性突出部位作为穿刺点，适用于2岁以上儿童。

（2）髂前上棘穿刺术：患者仰卧位，髂前上棘向后1～2cm髂缘最宽处作为穿刺点，适用于年长儿。

（3）胫骨骨髓穿刺术：患者取仰卧位，于胫骨结节平面下约1cm（或胫骨中、上1/3交界处）之胫骨内侧面作为穿刺点，适用于2岁以下婴幼儿。

（4）胸骨骨髓穿刺术：患者取仰卧位，肩部稍垫高以使胸部稍突出，于胸骨正中线、第2肋骨平面水平作为穿刺点，适用于年长儿或其他部位穿刺失败时。

（5）脊椎棘突穿刺术：多选择腰椎棘突作为穿刺点，由于腰椎为活动部位，穿刺后影响患者活动并有发生骨折风险及患儿哭闹可能伤及周围血管神经，故一般不推荐作为儿童常规穿刺部位。

2.操作步骤

（1）碘伏常规消毒皮肤，打开骨髓穿刺包，戴无菌手套，覆盖消毒洞巾，2%利多卡因局部浸润麻醉直至骨膜。

（2）以左手拇、示指固定穿刺部位皮肤，右手持针于骨面垂直刺入（若为胸骨柄穿刺，穿刺针向头侧偏斜与骨面成30°～40°角斜行刺入），当穿刺针接触到骨质后左右旋转数次缓缓刺入骨质，当阻力消失且穿刺针已固定在骨内时，表示已进入骨髓腔。

（3）拔出针芯，连接10ml注射器，用适当力度缓慢抽吸0.1～0.2ml骨髓液推于玻片上，由助手迅速制作涂片，送检细胞形态学及细胞化学染色检查，如需做骨髓培养，连接注射器，抽吸骨髓液2～3ml注入培养瓶内。

（4）插入针芯，轻微转动拔出穿刺针，覆盖无菌纱布，稍加按压，用胶布加压固定。

【注意事项】

（1）局部麻醉时应至骨膜，减轻穿刺时疼痛感。

（2）穿刺过程中如感到骨质坚硬难以进入骨髓腔时不可强行进针，以免断针。

（3）骨髓细胞形态学检查时抽取骨髓量应少于0.2ml，以免混血影响骨髓增生程度的判断、细胞计数及分类结果。

（4）胸骨骨髓穿刺时注意避免穿透胸骨造成纵隔血管损伤。

五、硬膜下穿刺术

硬膜下穿刺术是利用穿刺技术诊断与治疗患有硬膜下积液、积脓或血肿的前囟未闭患儿的方法。

【适应证】

1.诊断　前囟未闭的患有硬膜下积液、积脓或血肿者。

2.治疗　化脓性脑膜炎合并硬膜下积液时排液减压。

【禁忌证】

（1）体质衰弱、病情危重难以耐受穿刺术者。

（2）凝血功能障碍，有严重出血倾向者。

（3）穿刺部位有感染者。

【方法】

1.术前准备　剃去前囟及其周围头发，5%水合氯醛或其他镇静药物使患儿镇静熟睡。

2.体位　将患儿用被单包裹固定，取仰卧位，由助手固定患儿头部及肩部。

3.穿刺部位　通过影像学或颅骨透照实验选择穿刺侧，于穿刺侧前囟侧角内0.5cm为穿刺点。

4.操作步骤

（1）碘伏常规消毒皮肤，打开穿刺包，戴无菌手套，覆盖消毒洞巾。

（2）术者左手固定穿刺部位皮肤，右手持穿刺针经穿刺点垂直刺入0.25～0.5cm，穿过硬脑膜感觉阻力突然消失即达硬脑膜下腔，助手用止血钳协助固定穿刺针，术者拔出针芯，可见数滴澄清液体流出，若见较大量的含血性液体或黄色液体时，证明硬脑膜下有血肿、积液或积脓；放出液体，留取标本。

（3）穿刺完毕后放回针芯，拔出穿刺针，以无菌棉球压迫数分钟，敷盖无菌纱布，以宽条胶布加压固定。

【注意事项】

（1）准确选择进针点，避免损伤静脉窦及脑内血管，操作轻柔，穿刺针固定牢固，不可摇晃，不可刺入过深，尤其不能用力抽吸，以免损伤脑组织。

（2）重复穿刺时勿于同一点重复进针，可于左右前囟侧角交换进针。

（3）放液时应令液体自然流处，切勿抽吸，每侧放液不超过10～15ml，两侧放液总量勿超过20ml。

六、心包穿刺术

心包穿刺术是利用穿刺针经皮肤刺入心包腔抽取积液、积血或心包腔内注药的一种诊断和治疗心包疾病的操作技术。

【适应证】

1.诊断　对抽取的积液进行生化、培养、细胞学及病原学检查，明确积液的性质，寻找引起心包积液的原因。

2.治疗　大量心包积液有心脏压塞症状者进行抽液以降低心包腔内压力，或化脓性心包炎时抽取积脓并行心包腔内注射药物等。

【禁忌证】

（1）凝血功能障碍，有严重出血倾向者。

（2）穿刺部位有感染者。

（3）对穿刺过程不能配合者。

（4）主动脉夹层致心包积液及以心脏扩大为主而积液量少者。

【方法】

1.体位　患者一般取坐位或半卧位。

2.穿刺部位

（1）胸骨下穿刺：取胸骨剑突与左肋弓夹角处为穿刺点，穿刺方向与腹前壁成30°～45°，针刺向上、后、稍向左而刺入心包腔的后下部。

（2）心前区穿刺：取左侧第5肋或第6肋间隙，心浊音界内侧1～2cm为进针点，向后、向内指向脊柱方向刺入心包腔。

3.操作步骤

（1）碘伏常规消毒皮肤，打开穿刺包，戴无菌手套，覆盖消毒洞巾，2%利多卡因自表皮至心包外层进行局部浸润麻醉。

（2）夹闭连于穿刺针上的橡皮管，右手持穿刺针在选定的穿刺点缓慢进针，边进针边抽吸，见到液体流出时，提示穿刺针已进入心包腔，助手用止血钳固定针体，术者将注射器接于橡皮管上，放开钳夹处，缓慢抽液，当针管吸满后，取下针管前，应先用止血钳夹闭橡皮管，以防空气进入；记录抽液量，留取标本送检。

（3）抽液结束后碘伏消毒穿刺点周围皮肤，拔出穿刺针，无菌纱布覆盖穿刺点，稍用力压迫片刻，用胶布固定。

【注意事项】

（1）对于年长儿操作前应与其充分沟通，以消除顾虑，嘱其切勿深呼吸或咳嗽，婴幼儿可于操作前镇静。

（2）术前应进行超声检查，确定心包内积液量多少及确定穿刺部位，在超声指导下进行穿刺抽液更为准确、安全。

（3）操作过程中应行心电监护，发现异常时，酌情处理或停止操作。

（4）抽液过程中应注意随时夹闭橡皮管，以免空气进入心包腔，抽液速度要慢，首次抽液量以100ml左右为宜，以后每次抽液300～500ml，婴幼儿酌减。

（5）注意无菌操作，动作轻柔，进入心包后应随时观察针尖感觉，如有搏动感，应立即退针，如抽出鲜血应立即停止抽液。

（6）术后应绝对卧床4h，监测患者心率、血压、脉搏、呼吸至术后24h。

第六节 常用外科技术

一、侧脑室穿刺引流术

【适应证】

（1）脑室管膜炎的诊断及经脑室注药治疗。

（2）蛛网膜下腔阻塞，须行脑脊液检查者。

（3）脑室内积血急需清除或脑积水导致昏迷、脑疝等急需紧急降颅压者。

【禁忌证】

（1）凝血功能障碍，有严重出血倾向者。

（2）穿刺部位有感染者。

（3）有大脑半球血管畸形或血供丰富的肿瘤者。

（4）有广泛脑水肿、脑室狭小者或中线过度偏移者。

【方法】

1.*术前准备* 剃去头顶部头发，5%水合氯醛或其他镇静药物使患儿镇静熟睡或于外科全身麻醉下进行。

2.*体位* 将患儿用被单包裹固定，取仰卧位，下颌保持水平位，矢状缝与诊疗台台面垂直，由助手固定患儿头部及肩部。

3.*穿刺部位*

（1）前囟未闭者：常选择前囟两侧角连线中点矢状线旁1.0～1.5cm，向同侧眼外眦方向进针。

（2）前囟已闭者：选取两耳尖连线中点矢状线旁1.0～1.5cm或眉弓上8～10cm，正中线旁1～2cm处颅骨钻孔，向同侧眼外眦方向进针；无颅锥但需紧急穿刺放出脑脊液减压时可选取眶上缘中点下后0.5cm，向上45°、向内15°进针。

4.*操作步骤*

（1）碘伏常规消毒皮肤，打开穿刺包，戴无菌手套，覆盖消毒洞巾，局部麻醉。

（2）右手持穿刺针，由穿刺点沿进针方向缓慢刺入，注意进针深度，避免穿刺过深，进针约3cm后，每加深0.5cm即稍拔出针芯，以观察有无脑脊液流出，通常进针4～4.5cm即达脑室，进针深度不得超过5cm，须视患者的年龄及脑脊液的多少而异，放出液体，留取标本。

（3）穿刺完毕后放回针芯，拔出穿刺针，以无菌棉球压迫数分钟，敷盖无菌纱布，以宽条胶布加压固定。

（4）若需持续侧脑室内液体引流应选择带探针的脑室导管经上述方式进针，穿刺成功后拔去探针留置导管，外接无菌引流袋，固定引流管，无菌敷料包扎。

【注意事项】

（1）严格无菌操作，避免感染。

（2）穿刺时应避免骤然进针过深，不可将针头左右摇动，以防损伤脑组织，如欲改换方向，必须拔出穿刺针重新穿刺。

（3）持续侧脑室引流时外接引流装置的最高点应高于侧脑室水平10～15cm。

（4）颅内压过高时脑脊液引流不应过多过快，防止脑组织塌陷导致颅内出血或脑疝发生。

（5）引流持续时间一般为1周左右，拔管前应夹闭引流管24～28h。

二、胸腔闭式引流术

胸腔闭式引流是将引流管一端置入胸腔内，另一端置入比其位置低的水封引流瓶内，以便排出胸腔内气体或液体，用于治疗各种胸腔积液、积脓和气胸等，使得肺组织重新膨胀而恢复功能的一项操作技术。

【适应证】

（1）开放性气胸或张力性气胸，破口不愈合，肺脏持续不复张者。

（2）中等量以上血胸、支气管胸膜瘘、脓胸脓液黏稠不易抽出、大量脓胸或包裹性脓胸者。

（3）外科开胸术后。

【禁忌证】

（1）凝血功能障碍，有严重出血倾向者。

（2）穿刺部位或周围有感染者。

（3）严重肺结核及肺气肿等。

【方法】

1.体位　患者取半卧位，生命体征未平稳者，可取平卧位。

2.穿刺部位　胸腔内气体引流多选取锁骨中线第2肋间，液体引流可选取肩胛线、腋后线或腋中线第7～8肋间，若为包裹性积液或积液量较少时应依据B超和影像学资料确定穿刺点。

3.操作步骤

（1）碘伏常规消毒皮肤，打开胸腔穿刺包，戴无菌手套，覆盖消毒洞巾，2%利多卡因在下一肋骨上缘的穿刺点由表皮至胸膜壁层进行局部浸润麻醉，边进针边抽吸，至回抽有气体或液体时证明已进入胸腔，拔出麻醉针。

（2）沿肋间走行于皮肤切开1～2cm切口，用2把血管钳沿肋骨上缘交替钝性分离胸壁肌层，穿破壁胸膜进入胸腔，见有液体或气体涌出时立即置入远端钳闭的引流管，其末端侧孔位于胸腔内2～3cm。

（3）助手协助固定引流管，术者将引流管末端与盛有液体的水封瓶相连接，松开引流管末端血管钳，嘱患者咳嗽或深呼吸运动，可见气体或液体自引流管流出，水封瓶内液体随呼吸上下运动，证明胸膜腔内引流管位置合适，切口缝合1～2针并结扎固定引流管，皮肤切口周围引流管处凡士林纱布封闭，无菌纱布覆盖，胶布固定。

【注意事项】

（1）严格无菌操作，避免感染。

（2）使用前注意引流装置是否密封，搬动患者或更换引流瓶时，必须先夹闭引流管，以防空气进入胸膜腔。

（3）留置在胸膜腔内的引流管长度一般应控制在5cm左右，水封瓶内玻璃管下段在水平面下2～3cm为宜，引流瓶平面低于胸腔引流口平面至少60cm。

（4）术后嘱患者半卧位，以利于呼吸和引流，鼓励患者进行有效咳嗽和深呼吸运动。

（5）注意水柱波动情况，定时挤压引流管，保证引流管通畅。

（6）定期胸部X线摄片，了解肺膨胀和胸膜腔内积液或积气引流情况。

（7）拔管指征：24h引流液小于50ml，脓液小于10ml，无气体溢出，X线摄片见肺组织膨胀良好，患者无呼吸困难或气促等即可考虑拔管，拔除引流管时，若患者可配合应嘱患者深吸气后屏气，用凡士林纱布盖住引流口，迅速拔管，压紧纱布避免空气进入胸腔。

三、骨折固定术

骨折固定术是利用夹板或石膏等外固定物将骨折发生处固定于合适位置，避免断端进一步移位，刺伤皮肤、血管和神经，减轻患者疼痛，促进骨折愈合的一项外科操作技术。

【适应证】

外伤性骨折、关节脱位或骨折切开复位、畸形矫正术后。

【禁忌证】

（1）肢体严重肿胀，血液循环障碍者。

（2）骨折肢体已有神经损伤，局部加压可能加重神经损伤者。

【方法】

1. *夹板固定*　适用于除关节骨折、关节附近骨折及股骨骨折外的四肢闭合性管状骨折，最常用于桡骨远端骨折。

（1）根据伤肢的位置及长度，制成不同形状适合伤肢固定的夹板，准备衬垫、固定垫、纱布绷带或布带等固定所需材料。

（2）根据骨折断端的移位情况由助手对抗牵引进行手法整复，整复满意后维持整复位置，在相应部位缠绕2层衬垫，如骨折移位明显，整复满意后可于对抗位置放置固定垫，利用加压作用维持骨折断端于良好位置。

（3）依次放置前后内外侧夹板，用绷带或布带在夹板上利用叠瓦式绷带缚扎法（关节处利用“8”字交叉缚扎法）缠绕固定夹板，松紧度以绷带可上下移动1cm为宜，。

（4）上肢骨折小夹板固定后可用三角带托起悬吊于胸前，下肢骨折可直接用绷带悬吊制动。

2. *石膏固定*　适用于稳定型骨折、关节扭伤、关节脱位复位后、骨折切开复位后、先天畸形纠正术后及某些夹板难以固定的骨折。

（1）根据骨折的位置、骨折局部皮肤及软组织情况和所需固定的牢固程度选择石膏夹板或石膏管型，若选择石膏夹板应事先将石膏绷带叠成6～10层适宜长度的石膏夹板，准备温水、棉垫及袜套。

（2）采取舒适体位，确定固定肢体部位，脱掉衣物，暴露固定位置，术后或整复后由助手维持固定位置，剪裁适宜大小的袜套套于固定位置，并于袜套外缠绕棉垫2～3

层，骨突部位加厚棉垫，将准备好的石膏夹板或石膏卷放于温水中浸透后挤出水分。若为石膏夹板，展平后置于缠绕好棉垫的位置，利用绷带由远端向近端缠绕固定，固定后可靠双手掌适当塑形，使石膏与固定位置尽量贴附；若为石膏管型，将石膏卷在放好棉垫的位置自近端向远端缠绕，相邻重叠1/3左右，适度拉紧展平，反复缠绕12～14层，边缠绕边抹平石膏，同时进行塑形。

（3）修剪石膏两端，标记注明石膏固定日期，上肢骨折固定后可用三角带托起悬吊于胸前，下肢骨折可直接用绷带悬吊制动。

3.高分子石膏固定　高分子材料制成的石膏具有塑形好、透气性佳及固定牢固的优势，目前临床上对于手法整复后骨折固定、骨折切开复位或畸形矫形术后固定多采用高分子石膏，其固定方法及步骤基本同普通石膏。但是，由于其价格昂贵及质地较硬容易造成皮肤压迫，多脏器损伤合并骨折临时固定时仍多采用普通石膏。

【注意事项】

（1）如为开放性骨折，必须先止血，再包扎，最后进行骨折固定。

（2）骨突处应加厚棉垫避免压疮发生。

（3）绷带缠绕松紧适宜，避免过松影响固定效果或过紧导致血液循环障碍、神经压迫、压疮或骨筋膜室综合征发生。

（4）石膏固定时一般需超过骨折部位的远端及近端关节。

（5）如无特殊要求，固定关节位置时尽量将关节固定于功能位。

（6）四肢石膏固定时应将患肢抬高，预防或减轻肢体水肿。

（7）四肢骨折固定时应露出指（趾）端以便观察末梢血液循环情况，如出现疼痛难以忍受、苍白、发冷、麻木及发绀等情况应立即剪开绷带或拆除夹板或石膏重新固定，以免造成肢体缺血或坏死。

（8）对于多脏器损伤合并肢体骨折时可利用夹板或石膏对受伤肢体进行简单固定，待生命体征平稳后择期行手术治疗。

四、脓肿切口引流术

脓肿切口引流术是对有明显波动的浅表脓肿及已证实形成的深部脓肿利用切开引流的方式放出脓液，减少毒素吸收，防止感染扩散，并对获取的脓液进行病原学分析指导临床治疗的一项外科操作技术。

【适应证】

（1）体表组织的化脓性感染伴有脓肿形成。

（2）影像学或穿刺证实脓液形成的深部感染。

【禁忌证】

（1）体质衰弱、病情危重难以耐受手术者。

（2）凝血功能障碍，有严重出血倾向者。

（3）化脓性炎症早期脓肿尚未形成者。

（4）抗生素应用有效，炎症有消退趋势者。

【方法】

1.体位　根据脓肿位置，患者取适当体位。

2.操作步骤

（1）准备手术用品，碘伏常规消毒皮肤，戴无菌手套，覆盖消毒洞巾，2%利多卡因行局部浸润麻醉。

（2）脓肿切开前用注射器刺入脓肿腔内抽取脓汁，除定位脓肿位置外可将抽取的脓汁送细菌培养及药敏试验。

（3）对于浅表脓肿，于波动最明显处用尖刀将脓肿切开一小口，把刀刃翻转，由里向外挑开脓肿壁；对于深部脓肿，首先切开皮肤、皮下组织，于脓肿突出、肌肉薄弱处，用止血钳钝性分离肌层，到达脓腔，排出脓液，随后用手指或止血钳伸入脓腔，探查脓腔大小，并分开脓腔内间隔。

（4）用止血钳把凡士林纱布条一端送至脓腔底部，稍用力塞满脓腔压迫止血，另一端留在脓腔外，碘伏消毒切口及其周围皮肤，垫放无菌纱布，胶布固定。

（5）术后第2天，常规消毒后取出脓腔内凡士林纱布条更换为雷夫诺尔纱布条，松松塞入脓腔，以后每日消毒，更换雷夫诺尔纱布条直至脓腔愈合。

【注意事项】

（1）表浅脓肿切口应尽量达到脓腔边缘，把脓肿完全切开，如脓肿较大，或因局部解剖关系，不宜做大切口者，可做对口引流。

（2）深部脓肿引流时要逐层切开组织，避免损伤重要血管及神经。

（3）切口应尽量避免跨越关节，以免影响关节功能。

（4）操作过程中避免挤压脓肿，以免脓肿扩散。

五、清创缝合术

清创缝合术是对新鲜开放性伤口，及时、正确地清除伤口内异物，切除坏死、失活或严重污染的组织，缝合伤口，使之尽量减少污染甚至变成清洁伤口，达到一期愈合，有利于受伤部位功能和形态恢复的一种手术方法。

【适应证】

（1）伤后6～8h的新鲜伤口。

（2）污染较轻，伤后不超过24h的伤口。

（3）对于头面部伤口，伤后24～48h争取清创后一期缝合。

【禁忌证】

（1）超过伤后24h，严重污染或化脓性伤口。

（2）合并有活动性出血、休克或重要脏器损伤严重危及生命者。

【方法】

1.创面清洗消毒　术者戴无菌手套，用无菌纱布掩盖创面，剔除伤口周围毛发，用软毛刷蘸取肥皂水刷洗伤口周围皮肤2～3次，直至清洁为止，用生理盐水冲洗肥皂泡；去除覆盖伤口的无菌纱布，首先用生理盐水简单冲洗伤口，用3%过氧化氢溶液冲洗，再用生理盐水大量反复冲洗伤口，同时可用异物钳取出伤口内异物；术者重新洗手后常规碘伏消毒，铺无菌洞巾。

2.清理创面　术者穿无菌衣，戴无菌手套，2%利多卡因对伤口及其周围组织进行局部麻醉，仔细检查伤口，必要时扩大伤口充分暴露，四肢创口可沿肢体长轴切开，关节处创口可做“S”形、“Z”形或弧形切开，清除创口内血凝块、异物及组织碎片，切除明显失活的组织，修剪出整齐的健康组织创面和边缘。

3.缝合创面　对创面彻底止血，对于较深或污染较重的伤口于创口内留置橡皮引流条，符合一期缝合条件的伤口立即进行间断缝合。

4.消毒包扎　对缝合创口利用碘伏消毒后无菌纱布包扎。

【注意事项】

（1）伤后24h内注射破伤风抗毒素，早期预防性应用抗生素避免感染。

（2）清创时既要彻底切除已失去活力的组织又要尽量保留存活的组织，促进愈合，保存功能。

（3）坏死组织清除后创面应彻底止血，以免形成新的血肿。

（4）组织缝合避免张力太大，以免造成缺血或坏死，缝合时按照伤口层次自内向外逐层缝合，避免留有无效腔。

（5）伤口内引流条根据引流物情况，一般于术后24～48h拔除。

（6）缝线拆除时间：头面颈部伤术后4～5d，下腹部及会阴部6～7d，胸背部、上腹部及臀部7～9d，四肢术后10～12d，关节处缝线、手指及足趾缝线、减张缝线术后14d拆除，伤口出血或感染时，应立即拆除缝线。

附：特殊类型皮损的处理

对于严重湿疹、重症多形性红斑及中毒性表皮坏死松解症等严重类型的皮损多伴有局部皮肤的丘疹、水疱、脓疱、渗出、糜烂、坏死或结痂，此时对于破损皮肤的处理有如下方法。

1.脱去衣物，避免污染创面，保持皮肤清洁干燥，生理盐水清洗皮肤损害处，床上铺无菌纱布，并定时更换，用无菌纱布遮盖身体，使用支架支撑被单，定时变换体位，防止摩擦皮肤。

2.对于未破溃的水疱或脓疱，局部消毒后用无菌注射器抽出液体，脓疱送细菌培养及药敏试验。

3.对于渗出或糜烂创面，生理盐水棉球擦拭表面分泌物后用3%硼酸溶液湿敷30min，再用雷夫诺尔纱布湿敷，急性期过后红肿减轻、脓性分泌物及渗液减少时，清洁创面后外涂氧化锌油搽剂。

4.对于坏死表皮，需清创后用人造膜或生物敷料覆盖，可加速愈合，减少瘢痕、疼痛及感染。

5.对于已形成厚痂或血痂的皮肤，应先用植物油除去厚痂或过氧化氢清洗血痂后按照渗出或糜烂皮肤处理。

6.对于特殊部位的皮肤损伤，如口腔黏膜损伤应保持口腔清洁，生理盐水擦拭口腔后用康复新溶液漱口；会阴部损伤用0.02%高锰酸钾溶液坐浴后保持局部干燥；眼睑肿胀、分泌物增多时生理盐水棉球清洗后用左氧氟沙星眼药水滴眼，夜间涂以红霉素眼膏。

7.除上述皮肤处理外应调节病房内适宜温度及湿度，定期消毒；专人看护，减少探视，避免交叉感染；调整患者饮食，保证热量、蛋白质和维生素的需要；早期应用抗生素预防感染；足量补液，纠正酸碱失衡及电解质紊乱；合理应用糖皮质激素及丙种球蛋白；同时给予支持疗法，输注新鲜血浆、全血或白蛋白等。

（任 雪）

第七节 病原检测技术

一、感染性疾病诊断方法概述

病原的检测对感染性疾病的诊断和治疗有重要意义。病原体的直接检测和培养阳性可以明确诊断，临床上利用免疫学方法检测病原的特殊抗原和特异性抗体可为疾病的诊断提供重要依据。

【病原微生物的检测】

1.病原体微生物的直接检测 很多感染性疾病可以通过肉眼或显微镜直接检测病原体从而明确诊断，一般来说这部分病原体都有其形态学特征而易于识别。寄生虫的检测可以利用显微镜从粪便查出，如各种寄生虫虫卵及阿米巴原虫等。从血液或骨髓涂片中可以查出疟原虫及利什曼原虫，从血涂片中可查出微丝蚴及回归热螺旋体；脑脊液直接涂片检测病原菌对脑膜炎早期诊断有一定帮助。革兰氏染色方法可以直接看到细菌，但由于染色和形态学上的变异，很难确定何种细菌；墨汁染色可以查到隐球菌。电镜下可看到被感染的机体细胞内病毒的形态。

2.病原体分离 细菌、螺旋体和真菌通常可以在实验室通过培养基人工培养分离，如伤寒杆菌、痢疾杆菌、霍乱弧菌、钩端螺旋体和隐球菌等。立克次体和病毒则需要动物接种或组织培养才能分离出来。从感染部位检测到纯的病原体一般被认为是“黄金标准”，是感染性疾病的病原学诊断依据。

【特异性抗原检测】

病原体侵入机体后被免疫系统吞噬，血液及体液中就有该病原体的成分，这些成分通常可以成为抗原刺激机体产生相应的抗体。不同的病原体抗原具有种属特异性及型特异性，是血清型分型的依据。用免疫学方法检测某种病原体的特异性抗原具有一定的诊断价值，其方法简单、快速，常较抗体检测更为可靠。但抗原检测与细菌培养相比，不足之处为不能做药敏试验。抗原检测常用的方法是对流免疫电泳（CIE）、协同凝集试验（COA）和乳胶凝集试验（LA），还有免疫荧光技术、酶联免疫吸附测定（ELISA）和放射免疫测定（RIA）。

【特异性抗体检测】

病原体侵入机体后产生特异性抗体。近期感染过某一病原体，可以有特异性抗体升高。若再次感染该病原体，可使原来的抗体升高。因此，在急性期和恢复期取双份血清检测其IgG抗体水平，升高4倍以上常有诊断意义。测定抗体的常用方法有凝集试验、中和试验、补体结合试验、免疫荧光试验、放射免疫测定、酶联免疫吸附测定等。

【其他检查】

1.分子生物学技术 聚合酶链反应（PCR）对多种病原的检测和诊断很有帮助，其特异性与敏感性均较高。但应注意避免污染的发生，以免影响检测结果。

2.体液与细胞免疫方面的检查　血清免疫球蛋白降低常见于各先天性免疫缺损，这些患儿除了常见病原体感染外还容易感染条件致病菌；T细胞亚群检测可评估细胞免疫功能。

3.影像技术的临床应用　X线检查常规用于诊断肺部炎症；超声技术用于诊断脏器的炎症和脓肿；CT可用于化脓性脑膜炎并发脑脓肿的诊断。

4.常规实验室检查　血常规检查，白细胞计数、中性粒细胞升高，常见于化脓性细菌感染。革兰氏阴性杆菌感染往往白细胞总数升高不明显甚至降低，如铜绿假单胞菌感染。病毒感染时白细胞总数通常减少或正常。寄生虫感染时嗜酸性粒细胞通常增多。

二、常见病原实验室诊断

【细菌】

细菌是许多疾病的病原体，包括肺结核、淋病、梅毒等疾病都是由细菌所引发。其受环境影响，形态、大小和染色特性均有变化，所以涂片检查时应注意以上影响因素。

1.细菌的生理生化检查　包括生长条件、糖类、蛋白质与氨基酸代谢试验、有机酸盐与铵盐利用试验、呼吸酶类和毒性酶类试验等。

2.细菌的形态学检查　包括标本直接形态学检查和培养物形态学检查。标本直接形态学检查可以快速了解标本中有无细菌，可通过形态、结构及染色大致决定其种属。培养物形态学检查可验证是否为纯种。

（1）染色检查：染色后在光学显微镜下可看到细菌的形态。

（2）染色方法：分为单染色法、复染色法、特殊结构染色法、负染色法和荧光染色法等。其中特殊结构染色法能显示荚膜、芽孢、鞭毛等结构。快速诊断可采用荧光染色法①革兰氏染色法，可将细菌分为两大类，不被乙醇脱色保留紫色的为革兰氏阳性菌，脱色而被复染成红色的为革兰氏阴性菌。②抗酸染色法，可用于分枝杆菌属细菌检测。

3.细菌培养与分离

（1）无菌操作：可能因污染影响实验结果判定。也可因操作不当导致污染。

（2）培养基：不同的细菌有不同的营养需要，病原不明时要兼顾多种细菌的营养需要。

（3）培养条件：常用培养方法有需氧培养法、厌氧培养法、二氧化碳培养法等。一般血细菌培养应同时采用需氧和厌氧两种方法。部分细菌（如脑膜炎球菌等）需要二氧化碳培养法。

4.药物敏感试验　不同细菌对抗生素的敏感性不同。敏感与耐药，通常以抗菌药物治疗浓度（抗菌药物常用量在血清中的浓度）与该抗菌药物对细菌的最小抑菌浓度（MIC）的关系而定。

5.特异性抗原检测　快速抗原检测能迅速提供病原学诊断依据，但不能做药物敏感试验，并且有时会出现假阳性或假阴性结果。

6.特异性抗体检测　感染后特异性抗体的产生需要时间，多数情况下只能是“回顾性诊断”。一般双份血清检测抗体水平具有意义，如直接凝集试验（肥达试验）用于伤寒诊断；间接凝集试验用于诊断沙门菌感染。

【真菌】

真菌中浅部真菌可感染浅表组织如皮肤、毛发、指（趾）甲；深部真菌可侵犯内脏或深部组织。

1.标本的采集　浅部真菌感染时，标本收集前应忌用各种药物，用器具取损害部位组织。深部真菌感染时，取病变部位体液和体内排泄物。

2.直接涂片　直接采取病变部位标本，显微镜观查有无菌丝及孢子存在。

3.分离培养　通常需要培养1～2周，然后根据菌落外形、生长速度及显微镜下菌丝及孢子的特征进行判断。

4.血清学检查　部分真菌性疾病可有血清特异性抗体增高。①补体结合试验，如球孢子菌、荚膜组织胞浆菌及念珠菌感染者，测得其特异性抗体增高。②其他如乳胶凝集试验、对流免疫电泳及其他免疫扩散方法，如ELISA等对隐球菌感染患儿血液和脑脊液中的抗原、抗体检测具有诊断价值。

【支原体】

目前已知的支原体大约有150种。导致人类发生疾病的常见有5种：肺炎支原体（*Mycoplasma pneumoniae*）、解脲支原体（*Ureaplasma urealyticum*）、人型支原体（*M. homins*）、生殖性支原体（*M. genitalium*）及发酵支原体（*M. fermentans*）等。肺炎支原体是学龄期儿童呼吸道感染的主要病原之一。

1.标本的采集　标本包括咽拭子、痰液、呼吸道分泌物。由于支原体对干燥敏感，标本应立即接种于培养基中。标本可在4℃放置48h，或-70℃保存。

2.染色检查　支原体革兰氏染色阴性，还可用免疫荧光标记方法观察。

3.分离培养　支原体可人工培养，营养要求较高。因为生长缓慢，初次分离培养时，需7d甚至更长时间才能观察出生长现象。典型的集落呈“油煎蛋”状。

4.血清学检测　感染后，血清中可出现具有保护性的表面抗原的抗体，同时尚可有部分患儿非特异性冷凝集素和GM株链球菌凝集素增高。

【病毒】

病毒的病原学诊断，对疾病的预防、治疗、预后等方面均具有重要的意义，并可对病毒疫苗接种是否成功或有效进行监测。早期诊断有助于采取及时的隔离防护措施，防止疾病传播；快速诊断可以缩短住院时间、避免滥用抗生素，指导抗病毒药物的应用。

1.标本采集　标本一般不应冷冻或暴露于22℃以上的温度。如需要暂存，应在4℃下保存，但时间短于5d。避阳光，因为紫外线能使病毒灭活。

2.实验室诊断

（1）病毒分离：病毒分离技术是诊断病毒性感染疾病的“黄金标准”。其方法是将标本接种于生长良好的培养细胞上，经过一定时间（数日至数周），受感染的细胞出现具有一定特征的改变，再用特异性抗血清做中和试验判定病毒血清型等。病毒分离技术的优点为特异性强；缺点为检测需要的时间较长，技术上的要求比较严格。

从感染部位，如体液、活检组织、脑脊液、血液等标本中分离到病毒具有诊断意义。

（2）病毒的直接检查：主要使用电子显微镜（电镜）来完成，在电镜下根据病毒的形态特点来作出诊断。

（3）抗原的检测：病毒感染后一定时间内宿主的体液、组织、细胞中存在病毒的抗原成分（可溶性抗原），在感染的早期甚至潜伏期，直至完整病毒在体内消失。抗原检测可以做到早期、快速诊断。

病毒抗原检测分为以下两类：①检测组织、细胞内病毒抗原的方法。一般用免疫组织化学法，包括免疫荧光（IF）、免疫酶染（EIA）及免疫电镜等技术检测。该方法特异性强。②检测病毒可溶性抗原的方法。早期使用的技术有免疫扩散法、对流免疫电泳等。这类方法特异性较强，但敏感度较低。敏感度较高的方法有血球凝集、乳胶凝集、酶联免疫吸附测定（ELISA）、放射免疫法（RIA）等方法。此外，抗原检测对某些病毒感染不能很好区分是急性感染、慢性感染或病毒携带状态，需要临床医生结合临床资料综合考虑。

（4）病毒核酸的检测：检测病毒核酸的技术主要是核酸探针杂交技术和聚合酶链反应（PCR）技术。

1）核酸探针杂交技术：最常用的是斑点杂交法，其特异性强，如阳性则反映传染性。

2）PCR技术：其敏感度高，特异性强，可用于检测与宿主细胞基因组整合存在的病毒核酸。PCR检测结果不能说明是急性还是慢性感染以及病毒的携带状态。另外，PCR方法的敏感度极高，能够检出极微量的病毒核酸，所以检测结果需要临床医生结合病情综合分析。

（5）特异性抗体的检测：一般用双份血清标本，急性期一份，恢复期一份，两次采样间隔2～4周。如恢复期抗体滴度达到急性期滴度的4倍或更高，可以诊断为急性感染，作为回顾性诊断。在多数病毒急性感染的早期体内便出现病毒特异性IgM抗体，特异性IgM抗体的检出，可以作为急性或近期感染的诊断，不足之处是在复发或再感染时不一定呈现阳性；小婴儿及免疫妥协的人群发生某些病毒感染时不能或推迟产生特异性IgM抗体。

【衣原体】

衣原体是一组极小的、非运动性的、专在细胞内生长的微生物，可分为4种，即肺炎衣原体、鹦鹉热衣原体、沙眼衣原体和牛衣原体。肺炎衣原体被认为是肺炎、支气管炎及其他呼吸道感染的常见病因；牛衣原体仅存在于牛和羊；鹦鹉热衣原体可引起鹦鹉热，人类因吸入受感染的鸟的排泄物的干燥尘粒而感染，发病时常有高热、头痛、肌肉痛、寒战和上、下呼吸道不适，部分患者可并发脑炎、心肌炎或血栓性静脉炎。沙眼衣原体除可导致沙眼外，还是性传播疾病的传染源之一。在非淋菌性尿道炎中，几乎一半是由沙眼衣原体感染造成的。它还可以引起尿道综合征和性病性淋巴肉芽肿、男性尿道炎、附睾炎、女性不育、宫颈炎、盆腔炎等。新生儿通过产道感染可引起新生儿眼炎或新生儿肺炎。沙眼衣原体还可引起成人肺炎，对孕妇危害也较大，可造成异位妊娠、流产、死胎、绒毛膜羊膜炎、早产等。衣原体的分离培养比较容易做到，一般采用McCoy细胞或HeLa细胞培养分离。可应用荧光素标记的单克隆抗体检测培养细胞内的衣原体抗原。

衣原体抗原检测：直接免疫荧光法或免疫酶染法检测宫颈或尿道标本的结果与培养分离的结果相似。沙眼衣原体在受感染细胞内产生小而致密的、边界清晰的、含有糖原的包涵体。这些包涵体呈嗜碱性，用碘染色时呈红褐色，革兰氏染色呈阴性。

（裴　亮）

第八节　抗生素的临床应用

对于感染性疾病的治疗，应用抗生素针对性地杀灭或抑制致病的病原体是最首要的措施。抗生素的不断发展，极大地提高了对感染性疾病的救治效果。尽管不断推出新的抗生素，但抗生素使用的增多和不合理使用，造成了日益增多的药物不良反应和病原体对药物产生了耐药性，为此必须重视合理使用抗生素。以下介绍危重感染患儿常用的抗生素（如无注明用法，均为静脉滴注剂量）。

一、抗生素

【β-内酰胺类抗生素】

β-内酰胺类抗生素是指化学结构中均具有β-内酰胺环的一大类抗生素，包括青霉素类、头孢菌素类、头霉素类、青霉烯类、单环类及其他一些β-内酰胺类。可选择性地与细菌细胞壁上的青霉素结合蛋白（PBP）结合，抑制细菌细胞壁黏肽的合成使之不能交联，造成细菌因细胞壁缺损、破裂而死亡。可被β-内酰胺酶（β-lase）所破坏。该类药物对人体细胞毒性很低，尤其适用于新生儿。

1.青霉素类（penicillin antibiotics）　已从抗革兰阳性（G^+）菌的窄谱青霉素G发展到抗革兰阳性（G^+）和阴性（G^-）菌、高效低毒的广谱青霉素及针对耐药菌的抗青霉素。

（1）抗G^+菌的窄谱青霉素

1）不耐酶青霉素：代表药物青霉素G（penicillin G），对多数G^+菌、G^-球菌、个别G^-杆菌（噬血杆菌属）、螺旋体、放线菌属均有抗菌活性，至今仍是很多感染如感染性心内膜炎、流行性脑脊髓膜炎、炭疽、气性坏疽、梅毒、钩端螺旋体病、肺炎链球菌感染、除脆弱类杆菌外的各种厌氧杆菌感染等的首选药物或选用药物。但耐药菌株不断增加。剂量为5万～10万U/（kg·d），分2～3次。

2）耐酶青霉素：苯唑西林（oxacillin）、氯唑西林（cloxacillin）、氟氯西林（flucloxacillin）及萘夫西林（nafcillin）。特点为①通过酰基侧链（R1）的空间位障作用，保护了β-内酰胺环，使其不被酶水解。②对G^+球菌作用比青霉素差，肠球菌对此类药物耐药。对产青霉素酶金葡菌的抗菌活性依次逐渐增强，是产酶金葡菌感染的首选药。临床仅用于治疗产酶金葡菌和凝固酶阴性葡萄球菌感染。剂量为50～100mg/（kg·d），分3～4次。

（2）抗G^-菌的窄谱青霉素：美西林（mecilline）、匹美西林（pivmecilline）、替莫西林（temocillin）。对肠杆菌科细菌和部分G^-菌如克雷伯菌属有较好的抗菌活性，用于敏感肠杆菌科细菌的尿路、胆道感染及伤寒感染。剂量为30～60mg/（kg·d），分3～4次。替莫西林是第一个上市的对多种β-内酰胺酶稳定的青霉素类抗生素。对大多数革兰氏阴性菌有较强的抗菌活性，但对G^+菌活性低。近几年的研究证明替莫西林有望成为

"碳青霉烯类抗生素"的替代者。

（3）抗一般G^-菌的广谱青霉素：氨苄西林（ampicillin）、阿莫西林（amoxicillin）、匹氨西林（pivampicillin）、海他西林（hetacillin）。特点为①对G^+菌、G^-菌，尤其对G^-菌有较强抗菌活性，但对铜绿假单胞菌无效。②对β-lase不稳定，对耐药金葡菌感染无效。③医院内分离的大肠埃希菌对氨苄西林常耐药，多数其他肠杆菌科细菌和铜绿假单胞菌对本组药耐药。④氨苄西林抗菌活性弱于阿莫西林，但可用于病原菌尚未确定的儿童脑膜炎（大多数病原菌对本药敏感）。上述药物均用于治疗呼吸道、胆道、尿路敏感菌所致感染，剂量均为50～100mg/（kg·d），联合制剂阿莫西林/氧氯西林，利用耐酶青霉素氟氯西林抑制β-lase，以增强阿莫西林抗G^+与G^-菌的作用。氨苄西林目前已较少使用。匹氨西林、海他西林则在体内水解为氨苄西林。

（4）抗假单胞菌广谱青霉素：对假单胞菌属有良好的抗菌活性，对大多数G^+与G^-菌及厌氧菌包括脆弱类杆菌亦有良好抗菌活性。主要用于铜绿假单胞菌、变形杆菌及肠杆菌科细菌感染。

1）羧苄青霉素类：羧苄西林（carbenicillin）、替卡西林（ticarcillin），剂量为100～400mg/（kg·d）；磺苄西林（sulbenicillin）抗菌谱与羧苄西林相同，抗菌活性略强，剂量为50～150mg/（kg·d）。

2）脲基青霉素类：阿洛西林（azlocillin）、美洛西林（mezlocillin）、呋洛西林（furazlocillin）。抗铜绿假单胞菌作用以呋洛西林最强，但不良反应较多。阿洛西林虽次之，但更常用于治疗铜绿假单胞菌为主的G^-杆菌感染。美洛西林抗铜绿假单胞菌作用较弱而抗肠杆菌科细菌作用最强。剂量为100～200mg/（kg·d）。

3）哌拉西林（piperacillin，氧哌嗪青霉素）、呋苄西林（furbenicillin）：哌拉西林对铜绿假单胞菌有良好的抗菌活性，对革兰氏阳性菌作用与氨苄西林及羧苄西林相仿，对常见革兰氏阴性菌如大肠埃希菌、克雷伯菌等也有很强的活性。剂量为200～300mg/（kg·d）。

（5）青霉素类抗生素不良反应

1）变态反应：可引起各种类型的过敏反应，包括出现药疹、血清病、溶血性贫血及粒细胞减少。一般以各种类型的皮疹为主要症状（占不良反应的77.33%，占变态反应的83.13%），病情一般较轻。在皮肤反应中以大疱性表皮松解性皮炎最为严重，可引起死亡。更严重的是青霉素引起的即刻型过敏性休克，表现为喉头水肿、支气管痉挛性哮喘、血压下降、循环衰竭、惊厥、昏迷，抢救不力可致死亡。

2）赫氏反应（Herxheimer reaction）：青霉素治疗梅毒或钩端螺旋体病时，可出现症状加剧现象，一般发生于治疗开始后6～8h，表现为全身不适、寒战、发热、咽痛、头痛及心动过速等症状，严重者可危及生命。新生儿可于过量青霉素治疗先天梅毒后，于用药0.5～24h出现黄疸并迅速加剧、发热、烦躁、哭吵不安、呼吸浅促等。赫氏反应可能与大量螺旋体被杀灭后释出大量异性蛋白及内毒素有关，可对症治疗。

3）中枢神经系统反应：表现为头晕，多发生于使用阿莫西林/克拉维酸、舒他西林（优立新）、哌拉西林/三唑巴坦、青霉素钠、青霉素钾、哌拉西林等之后。

4）消化系统反应：多发生于使用哌拉西林、阿莫西林之后。可有呕吐、腹泻、腹痛，严重者可出现假膜性结肠炎及急性出血性腹泻。

5）肝脏损害：发生于使用阿莫西林、青霉素钾之后。

2. *头孢菌素类抗生素*（cephalosporins antibiotics）具有抗菌谱广、抗菌活性强、耐酶、不良反应少及疗效突出等优点。

（1）第一代：主要作用于G^+球菌，G^-杆菌或球菌也有效，但对耐甲氧西林表皮葡萄球菌、耐甲氧西林金黄色葡萄球菌（金葡菌）、铜绿假单胞菌无效。头孢唑林临床应用较多，疗效好，剂量为40～100mg/（kg·d）。头孢硫脒为我国研制，其特点是对肠球菌有较强的活性，剂量为50～150mg/（kg·d）。

（2）第二代：对G^+菌如金葡菌、脑膜炎球菌具有很强的抗菌活性，作用相当或略逊于第一代头孢菌素；对G^-菌包括多数肠杆菌科细菌如痢疾杆菌和沙门菌，抗菌活性强于第一代而弱于第三代；对不动杆菌、铜绿假单胞菌效果差；对耐甲氧西林表皮葡萄球菌、耐甲氧西林金葡菌、肠球菌无效。有头孢孟多（cefamandole）、头孢呋辛（cefuroxime，西力欣）、头孢替安（cefotiam）、头孢尼西（cefonicid）、头孢雷特（ceforanide）。常用头孢呋辛治疗大肠埃希菌、克雷伯菌、吲哚阳性变形杆菌等敏感菌所致呼吸道、尿路、皮肤软组织、腹腔感染及败血症等严重感染，剂量50～100mg/（kg·d）。

（3）第三代：抗菌谱广，对G^+菌作用弱于第一、第二代，对G^-菌包括肠杆菌属、铜绿假单胞菌及厌氧菌如脆弱拟杆菌活性甚强，对流感杆菌、淋病奈瑟菌亦有良好的抗菌活性；对β-lase高度稳定，组织穿透力强，脑脊液药浓度高，肾毒性少。

1）抗一般G^-菌的头孢菌素：头孢噻肟（cefotaxime）、头孢唑肟（ceftizoxime）、头孢甲肟（cefmenoxime）、头孢曲松钠（ceftriaxone sodium，头孢三嗪）、头孢匹胺（cefpiramide）、头孢地秦（cefodizime）。对革兰氏阴性菌尤为肠杆菌科细菌有极强抗菌活性，对产与不产β-lase的流感杆菌及淋病奈瑟菌亦高度敏感，主要用于重症耐药G^-杆菌所致各部位严重感染。剂量为50～100mg/（kg·d）。头孢噻肟脑脊液中药浓度高，可用于婴幼儿感染性脑膜炎。头孢唑肟对厌氧菌尤其对脆弱类杆菌活性最强。头孢三嗪则因半衰期长而有长效作用，并因脑脊液药浓度高而用于细菌性脑膜炎。头孢地秦有免疫促进作用，为免疫缺陷患儿的首选药物。

2）抗铜绿假单胞菌的头孢菌素：头孢他啶（ceftazidime）、头孢哌酮（cefoperazone）、头孢匹胺（cefpiramide）、头孢磺啶（cefsulodin）、头孢咪唑（cefpimizole），均对铜绿假单胞菌及肠杆菌科细菌、葡萄球菌属具有高度活性。剂量为50～100mg/（kg·d）。头孢他啶为目前头孢菌素中对G^-菌尤为肠杆菌科细菌及铜绿假单胞菌抗菌活性最强者。头孢哌酮对铜绿假单胞菌有良好作用，但对G^-菌作用弱于头孢噻肟，虽难透过血脑屏障，但在胆汁中浓度较高。头孢匹胺作用与头孢噻肟相似而半减期长，可每12小时静脉注射1次。头孢咪唑抗菌活性比其他第三代者差。

（4）第四代：头孢吡肟（cefepime）、头孢匹罗（cefpirome）。特点为对G^+菌、G^-菌及厌氧菌均有强效抗菌活性。抗G^-菌作用比第三代最好的头孢他啶优越和全面；对某些耐第三代头孢菌素的细菌及多重耐药菌的肠杆菌属、枸橼酸杆菌，以及对耐头孢他啶的克雷伯菌、大肠埃希菌及肠球菌等均有强大的作用。对β-lase比第三代稳定，半衰期长，剂量为30～80mg/（kg·d）。此类药主要用于重症耐药G^-杆菌感染，特别是威胁生命的严重G^-杆菌感染及免疫功能低下或中性粒细胞减少的严重感染。

3.其他β-内酰胺类抗生素

（1）头霉素类抗生素：与头孢烯类比较，①对β-lase更稳定，尤其对产酶厌氧菌如脆弱类杆菌，稳定性更高；②对厌氧菌有很强的抗菌活性；③有免疫促进作用。第一代头霉素类抗生素有头孢西丁（cefoxitin）、头孢美唑（cefmetazole，先锋美他醇）、头孢替坦（cefotetan）。抗菌谱广，对G^+菌、G^-菌、厌氧菌、需氧菌均有较强活性，但以头孢替坦最强，头孢西丁最差（抗菌活性与第二代头孢菌素相似），对假单胞菌属及不动杆菌属的抗菌活性弱。用于治疗敏感菌所致各部位严重感染及免疫缺陷感染。第二代头霉素类抗生素有头孢拉宗（cefbuperazone）、头孢米诺（cefminox）、拉氧头孢（latamoxef）、氟氧头孢（flomoxef），抗菌谱与第三代头孢菌素类似，但对G^-菌及厌氧菌的抗菌活性更高，半衰期长，用于治疗敏感菌所致严重感染。

（2）碳青霉烯类抗生素（carbapenem antibiotics）：特点为①在所有β-内酰胺类药物中，其抗菌谱最广；②抗菌活性比第三代头孢菌素强，对除耐甲氧西林金葡菌（MRSA）外的G^+菌、G^-菌、需氧菌和厌氧菌以及多重耐药菌或产β-lase酶的细菌均有良好作用；③本身是β-lase酶的有效抑制剂；④具有免疫促进作用。

1）第一代：亚胺培南（imipenem）。抗菌谱极广，抗菌活性甚强，但缺点为①对肾脱氢肽酶不稳定，故需与该酶的抑制剂西司他丁合用；②易引起抽搐，尤其对有肾功能减退、中枢神经系统疾患及有癫痫史者；③半衰期短；④产碳青霉烯酶的脆弱类杆菌对其耐药性有增加趋势。联合制剂泰能（亚胺培南/西司他丁）可用于治疗严重院内感染、免疫缺陷感染、多重耐药菌感染、多重混合感染及其他抗菌药物治疗失败者，但不宜用于脑膜炎。

2）第二代：美罗培南（meropenem）、帕尼培南（panipenem）。美罗培南对G^-菌的作用比亚胺培南更强，尤其是对铜绿假单胞杆菌及鲍曼不动杆菌，但对G^+球菌作用稍差，对肾脱氢肽酶稳定，可用于脑膜炎患儿。克倍宁（帕尼培南/倍他米隆）中帕尼培南抗菌活性高于亚胺培南，对甲氧西林敏感葡萄球菌、金葡球菌、大肠埃希菌、变形杆菌、枸橼酸杆菌、类杆菌属等作用强，对铜绿假单胞菌也有效。大于3个月儿童两种药剂量均为30～60mg/（kg·d），分3次静脉滴注。对重症或难治性感染症，后者可增至100mg/kg·d（总量＜2g）。

3）第三代：厄他培南（ertapenem）、法罗培南（faropenem）。为新型碳青霉烯类抗生素，厄他培南为注射剂，法罗培南为口服剂。由于尚不清楚它们在儿童中的安全性和疗效，不推荐年龄小于18岁的患儿使用本品。

（3）单环β-内酰胺类抗生素（monobactams antibiotics）：是一类高效、抗G^-需氧菌（包括大肠埃希菌、铜绿假单胞菌、克雷伯菌属、沙雷菌属、淋病奈瑟菌属）的窄谱抗生素。抗铜绿假单胞菌作用仅次于头孢他啶而强于其他第三代头孢菌素，对其他需氧G^-菌产生的β-lase较广谱青霉素更稳定，很少诱导细菌产生耐药性，尤其适用于敏感菌引起的院内感染或免疫缺陷感染。氨曲南（aztreonam）、卡芦莫南（carumonam）少有胃肠反应及与青霉素类、头孢菌素类的交叉过敏反应。吡拉莫南（pirazmonam）对铜绿假单胞菌、大肠埃希菌、不动杆菌作用比氨曲南更强。

（4）β-内酰胺酶抑制剂（β-lactamase inhibitors）：微生物产生的各种β-lase酶已形成一个大的酶系家族，它们能水解β-lase环而使β-lase类抗生素失活。β-内酰胺酶抑制剂与β-内酰胺类抗生素合用可抑制耐药菌，扩大抗菌范围及增强抗菌活性，包括以下3类：①克拉维酸（clavulanic acid）类：其抗菌谱广，但抗菌活性甚差，对G^+和G^-菌的β-lase酶抑制作用强。其联合制剂有阿莫西林/克拉维酸、替卡西林/克拉维酸。②舒巴坦（sulbactam）：其抑酶作用与克拉维酸类似，对G^+菌的抑酶作用强于对G^-菌。其联合制剂有氨苄西林/舒巴坦、头孢哌酮/舒巴坦。头孢哌酮/舒巴坦与磷霉素合用，可治疗免疫缺陷患儿严重的耐甲氧西林金葡菌（MRSA）感染、铜绿单胞菌感染或两者混合感染。③他唑巴坦（tazobactam）：为舒巴坦的衍生物，抑酶作用强于舒巴坦并广于克拉维酸。其联合制剂哌拉西林/他唑巴坦对哌拉西林耐药菌、厌氧菌尤其对产酶脆弱类杆菌作用强。本药不推荐用于12岁以下儿童。

二、氨基糖苷类抗生素

该类抗生素作用于细菌细胞蛋白合成全过程，属杀菌剂。其抗菌谱广，对G^+葡萄球菌属、需氧G^-菌均有良好的抗菌活性。某些品种对结核分枝杆菌及其他分枝杆菌也有作用。细菌对不同品种药物有部分或完全性交叉耐药。阿米卡星（amikacin）对肠杆菌科细菌有强大的抗菌活性。在庆大霉素、妥布霉素普遍耐药时，可作为治疗G^-菌的首选药。此类药物有不同程度的耳、肾毒性及对神经肌肉接头的阻滞作用。氨基糖苷类在儿科中应慎用，6岁以下儿童应避免使用。

三、氯霉素类抗生素

氯霉素（chloramphenicol）为广谱抑菌剂，对需氧菌作用好，对厌氧菌作用也强，对衣原体、支原体、立克次体也有一定作用，易透过血脑屏障。曾广泛用于临床，尤其在治疗伤寒流行中取得了良好效果，但因可致骨髓抑制、致死性再生障碍性贫血、灰婴综合征及降低免疫功能，仅必要时用于敏感沙门菌感染、流感杆菌脑膜炎及腹腔感染。早产儿、新生儿不宜应用。

四、多肽类抗生素

该类抗生素抗菌谱狭窄，抗菌作用强，不产生耐药性，均为杀菌剂，尤为对耐甲氧西林金葡菌及耐甲氧西林表皮葡萄球菌（MRSE）、难辨梭状杆菌有强大的抗菌活性。有肾毒性等不良反应。临床不作为首选药，且适应证较严格，慎用于新生儿。仅用于治疗严重G^+菌感染，尤其对其他抗生素耐药的上述细菌感染。常用药有万古霉素（vancomycin）、去甲万古霉素（norvancomycin）、替考拉宁（teicoplanin）。

五、林可酰胺类

林可霉素（lincomycin）、克林霉素（clindamycin）均为抑菌性抗生素，但在高浓度时对某些细菌具有杀菌作用。对需氧G^+菌如金黄色葡萄球菌（包括耐青霉素G者）、表皮葡萄球菌、β溶血性链球菌、草绿色链球菌和肺炎链球菌等有较高抗菌活性，对G^-厌氧菌如破伤风杆菌、白喉棒状杆菌和产气荚膜杆菌等也有良好抗菌作用，对G^-需氧菌肠球菌属、脑膜炎双球菌、淋病奈瑟菌和流感嗜血杆菌等无活性，与大环内酯类有部分交叉耐药。克林霉素为林可霉素的衍生物，抗菌活性较林可霉素强4～8倍，与林可霉素有完全交叉耐药。

六、大环内酯类

大环内酯类是一类具有12～16碳内酯环共同化学结构的抗生素，对支原体、衣原体、军团菌、弯曲菌等有良好活性，对分枝杆菌、弓形虫等也有较强活性。红霉素（erythromycin）常用作青霉素过敏患者或其他药物的替代药物。近年来越来越多地用于支原体、衣原体、军团菌感染患儿，尤其是对其他大环内酯类药物耐药者。柱晶白霉素（leucomycin）抗菌谱与红霉素相仿。阿奇霉素（azithromycin）抗菌谱比红霉素广，对革兰氏阴性球菌、杆菌和厌氧菌有较强活性。其半衰期长，使用方便，每天1次，连用3～5d后停用，可维持其后4d有效血药浓度。

七、喹诺酮类

喹诺酮类（fluoroquinolones）抗菌药为以喹诺酮为基本结构的一大类合成抗菌药。自1962年用于临床以来，已发展到第四代。

1. 第三代喹诺酮类（又称氟喹诺酮类） 特点为①抗菌谱广，抗菌活性强，尤其对G^-杆菌有强大的杀菌作用（环丙沙星最高，氧氟沙星次之），对G^+球菌尤对金葡菌（环丙沙星、氧氟沙星最强）及淋病奈瑟菌等也有较好活性。对胞内菌如分枝杆菌、衣原体、支原体、军团菌、沙门菌（特别是伤寒菌）作用好（环丙沙星、氧氟沙星），临床适应证广。②口服吸收好，生物利用度高，半衰期长，蛋白质结合率低，服药次数少，使用方便。③除脑脊液外，组织液及血液药物浓度高（氧氟沙星最高，依次为培氟沙星、依诺沙星、环丙沙星及诺氟沙星）。④能产生极好的抗生素后效应。

2. 第四代喹诺酮类 妥舒沙星（tosufloxacin）、左氧氟沙星、司帕沙星（sparfloxacin）、加替沙星（gatifloxacin）、莫西沙星（moxifloxacin）、吉米沙星（gemifloxacin）、普卢利沙星（prulifloxacin）。与第三代相比，既保留了前三代抗G^-菌的活性，又增强了抗G^+菌的活性，并且明显提高了对厌氧菌的抗菌活性，对军团菌、支原体、衣原体亦有较强作用，与其他抗菌药物间交叉耐药现象较少。其口服吸收快，组织分布广泛，组织浓度大于血药浓度，可每天给药1～2次，既可用于治疗需氧菌感染，也可治疗厌氧菌感染及混合感染。

主要不良反应有胃肠道反应、变应性反应、中枢神经系统反应、光毒性、心脏毒性、肝肾毒性、对软骨发育的影响、肌腱病变、对新生儿及胎儿的影响。这类药物不适宜用于18岁以下的青少年，因它可能会影响软骨的生长发育，有可能不利于孩子长高。

八、硝基咪唑类

甲硝唑（metronidazole，灭滴灵）于1959年引入临床治疗阿米巴原虫及滴虫感染，其后发现其对厌氧菌具有强大的杀菌作用，易进入脑脊液，大剂量可出现神经系统不良反应。目前主要用于厌氧菌感染所致的腹腔、盆腔感染及脓胸、肺脓疡、肠道及肠道外阿米巴。替硝唑（tinidazole）对脆弱类杆菌、梭状杆菌作用较甲硝唑强，对梭形芽孢杆菌属作用略弱于甲硝唑。

九、其他

磷霉素（fosfomycin）具有广谱抗菌活性，较青霉素类、头孢菌素类为差。对葡萄球菌属、大肠埃希菌、志贺菌属、沙雷菌属有高效抗菌活性，对铜绿假单胞菌、产气杆菌、变形杆菌属、肠球菌、部分厌氧菌等也有一定作用。常与β-内酰胺类等抗生素联合应用。

利奈唑胺（linezolid）为人工合成的唑烷酮类抗生素，2000年获得美国FDA批准，为细菌蛋白质合成抑制剂，作用于细菌50S核糖体亚单位。与其他药物不同，利奈唑胺不影响肽基转移酶活性，不易与其他抑制蛋白合成的抗菌药发生交叉耐药，在体外也不易诱导细菌耐药性的产生。利奈唑胺对甲氧西林敏感或耐药葡萄球菌、万古霉素敏感或耐药肠球菌、青霉素敏感或耐药肺炎链球菌均显示了良好的抗菌作用，对厌氧菌也具有抗菌活性。用于治疗G^+球菌感染，包括由MRSA引起的疑似或确诊院内获得性肺炎（HAP）、社区获得性肺炎（CAP）、复杂性皮肤或皮肤软组织感染（SSTI），骨和关节、心内膜感染以及耐万古霉素肠球菌（VRE）感染。

（文广富）

第九节　气管插管（经口、经鼻、气管切开）

气管插管术

【适应证】

1.经口气管插管

（1）窒息、心肺复苏抢救。

（2）自主呼吸障碍（如呼吸肌麻痹）、呼吸衰竭。

（3）喉水肿、气管痉挛，奶汁或胃内容误吸，气管外受压等。

（4）肺内感染时气管内冲洗、吸痰、气管内给药，气管内痰标本留取。

2.经鼻气管插管

（1）年龄至少1岁以上，需要较长时间留置插管的呼吸肌麻痹、呼吸衰竭或重度昏迷等患儿。

（2）多数需在有一定自主呼吸下进行。如当时病情不允许，也可先行经口气管插管，待病情稳定后再经鼻气管插管。

3.优缺点比较

（1）经口气管插管

优点：所需器具简单，方法易学，操作迅速；可一人完成；适合任何年龄；损伤少。

缺点：不适于上气道急性梗阻患儿（如喉异物、严重喉水肿等）；导管固定性差，易滑脱；不适合长时间留置插管患儿。

（2）经鼻气管插管

优点：导管固定性好，不易滑脱；口腔分泌物少，易于护理，不易脱管；可经口进食；可较长时间保留导管。

缺点：适合年龄稍大小儿；操作相对复杂，不易迅速完成，需助手配合；较经口插管无效腔量大；对鼻黏膜有一定损伤，易使局部出血。

【操作准备】

1. 器械及物品（图14-2）

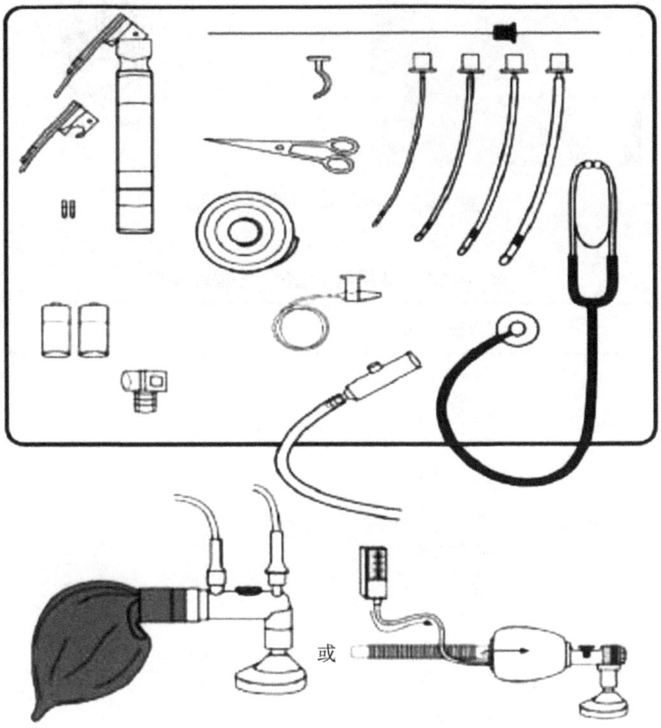

图14-2　气管插管相关物品准备

（1）喉镜及不同型号的镜片：直接喉镜由柄及镜片组成，柄是握持部分，内装电池，镜片是功能部分，插入口腔直达会厌以暴露声门（图14-3）。镜片可分为直叶片及弯叶片两种。直叶片主要用于新生儿及幼婴，因为新生儿穹窿部弯曲度较小，会厌不易为弯曲的镜片挑起。弯镜片则适用于新生儿以外的任何年龄。

（2）与患儿气管内径相符的气管导管分为有套及无套两种。无套导管主要用于新生儿及幼婴，有套导管主要用于成人及年长儿。导管内径的选择以体重或年龄而定（表14-14）：极低体重儿2.0mm；早产儿2.5 mm；足月新生儿3.0mm；以后每半年增加0.5mm，2岁以上可用公式：4＋年龄/4=ID（mm）计算。因个体差异，常需另备较计算值大及小0.5mm的导管各1支，以备视声门大小更换。紧急时亦可用估计法选择导管，即导管之外径约等于患儿之小指粗细。

（3）插管钳（经鼻插管用）；复苏器；铜丝；氧气；牙垫；胶布；吸痰管（气管内及气管外）；负压吸引器；注射器。

（4）心肺复苏抢救药品。

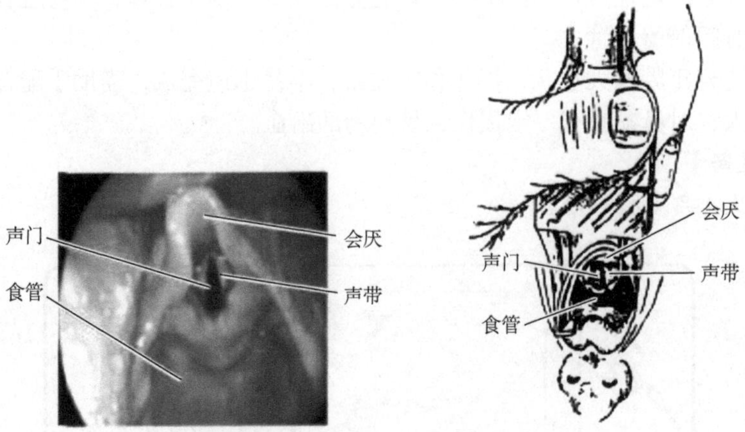

图14-3　会厌声门的解剖标志

表14-14　常用导管型号及插管深度

年龄	导管内径（mm）	从口插入长度（cm）	从鼻插入深度（cm）
早产儿	2.5	8	11
新生儿	3.0	9	12
6个月	3.5	10	14
1岁	4.0～4.5	12	16
2岁	5.0～5.5	14	17
2～4岁	5.5～6.0	15	18
4～7岁	6.0～6.5	16	19
7～10岁	6.5～7.0	17	21
10～12岁	7.0～7.5	20	23
12～16岁	7.5～8.0	21	24
成人	8.0～9.0	22	25

2.患儿准备（紧急抢救时例外）

（1）病情允许时口腔内吸痰，最好下胃管，建立静脉通道。

（2）烦躁予以镇静；心电监护。

【操作方法】

1.经口气管插管

（1）取患儿仰卧位，肩部略垫高，头后仰，吸引鼻咽部分泌物，如牙关紧闭或意识清楚可用地西泮镇静，必要时使用肌松药，一般情况下应使血氧饱和度在正常范围后再行插管。

（2）术者立于患儿头侧，手持喉镜（通常左手），从右口角将镜片轻柔插入，将舌推向左侧。操作时应注意：①勿用力过猛，否则易将唇夹在牙齿和镜片之间使下唇受伤；过深易伤及咽后壁。②勿以门齿为喉镜支点，以免门齿损伤脱落。

（3）喉镜通过舌及硬腭沿中线向前插入，小心挑起会厌，暴露声门。

（4）术者用左小指或助手轻压环状软骨，待声门开放时轻轻插入导管。注意：该步骤的关键是辨认出气管和食管。气管在上边，呈圆形或略呈三角形，周边隆起，口径较食管细；食管在气管下方，呈扁平形，开口处光滑、平坦，口径较气管粗。勿反复试插，如30s内未成功应暂停，戴面罩抱球呼吸，发绀缓解后再重新插管。

（5）插入初始深度约过声门2cm为宜，然后据左右肺呼吸强度再进行调整（详细见下）。插管成功后迅速气管内吸痰，纯氧抱球呼吸，胶布固定气管插管后准备连接呼吸机，如果有套囊则应向套内注入一定量气体使套囊膨胀。

2.经鼻气管插管

（1）体位及导管口径选择同上，管外涂少许润滑剂，选一稍大鼻孔轻轻插入。

（2）捻动导管并向前向后略带垂直小心推进。当前推阻力突觉减低且较易进管时，提示导管顶端已出鼻后孔，接近声门。

（3）按经口气管插管法在明视下暴露声门。然后，术者用右手持插管钳从喉镜右侧将钳端伸入咽部。

（4）夹住导管近尖端，调整管端方向将其对准声门。助手在术者松动钳端瞬间将鼻外导管轻柔推进，二人共同使导管插入气管，送达所需深度。

3.插管后判定

（1）插管成功：插管后抱球给氧，如果发绀缓解，双肺呼吸幅度及呼吸音一致，说明插管成功，插入深浅合适。此时可将导管附以牙垫用医用胶布固定稳妥。

（2）插管误入食管

1）抱球呼吸发绀不缓解，胸廓无起伏。

2）送气时听诊腹部进气声大于胸部，上腹部逐渐膨隆。

3）患儿仍能发声。

4）气管内吸痰无痰液吸出，但可吸出胃内容物。

（3）插管过深或脱落

1）插管过深易进入右侧支气管（但也可进入左侧），此时右侧呼吸幅度大于左侧，呼吸音明显强于左侧；反之则相反。若有以上情况可将导管缓慢退出，直至双肺呼吸音一致。

2）插管脱落表现为导管口外留置距离较前增大，原正常通气不能维持；患儿能发声。

【注意事项】

（1）稳妥固定导管插管成功并确定合适深度后，用“工”字形胶布下端将导管连同牙垫环绕缠紧，上端固定于唇鼻间皮肤。稳妥固定后，标明导管口外留置距离，如果以后该距离有变化，提示插管的深浅有变，可及时进行调整。

（2）保持导管通畅，维持气道湿润。痰液阻塞是导致导管不畅的重要原因，故必须及时清理气管内外痰液及分泌物，有痰随时吸。氧气应加温湿化。

（3）定时翻身叩背，该法利于痰液流入气道而顺利吸出。痰液黏稠时于叩背前可向一侧气管内注入含有适当抗生素的生理盐水（每次0.5～2.0ml），然后利用引流体位叩背。

（4）拍X线片插管后应及时拍床头胸部X线片，以明确插管顶端位置（正常于第2～3胸椎）。及时检查血气。

（文广富）

第十节 机械通气

正确使用呼吸机能起到预防和治疗呼吸衰竭、挽救或延长患儿生命的作用；反之，若使用呼吸机不当，则可加重病情使其恶化，甚至危及生命。所以，应掌握适应证，正确选用呼吸机类型和通气方式，合理调节通气参数，以有效地达到人工通气治疗的目的，并尽可能地减少并发症的发生。

【呼吸生理】

1.顺应性（弹性阻力） 胸廓和肺脏的弹性称为顺应性，是机械通气时需要克服的阻力之一，即单位压力作用下胸廓或肺脏容量的改变（compliance，CL）。

$$顺应性（CL）=\frac{容量改变（\Delta V）}{压力改变（\Delta P）}$$

$$胸肺总顺应性=\frac{肺\Delta V}{肺\Delta P+胸壁\Delta P}$$

临床常用的是总顺应性，因为胸壁顺应性在同一患儿短期变化不大，故总顺应性基本可以反映肺顺应性的改变。静态顺应性可较准确地反映弹性阻力的变化，但由于较烦琐，临床也常用动态顺应性，动态顺应性除了弹性阻力外，还包括气道阻力的成分，通常比静态顺应性小10%～20%。在新生儿和小婴儿，年龄越小顺应性越差。胸廓畸形、肺水肿、出血、肺不张、RDS（ARDS）时CL下降，此时应用机械呼吸治疗，需要较大压力才能使肺容量扩大。各年龄肺顺序性值见表14-15。

表14-15 各年龄肺顺应性值

年龄	顺应性（ml/cmH_2O）
新生儿	1～10
6岁	32～96
10岁	6～142
14岁	64～194

注：$1cmH_2O=0.098kPa$。

2.气道阻力（非弹性阻力） 呼吸力量的消耗除用于克服弹性阻力外，还有一部分用于克服非弹性阻力。非弹性阻力主要包括气流通过呼吸道的阻力和呼吸器官组织变形时所受到的黏性阻力。

气道阻力是以单位流速所需呼吸道两端压力差表示，呼吸道两端分别为口鼻和肺泡，故呼吸大气时两端压力差为大气压与肺泡压差，以公式表示：

$$气道阻力=\frac{大气压-肺泡压（cmH_2O）}{气流速度（L/s）}$$

因此，气道阻力的影响因素主要有气道内径及气流速度。由于小儿气道狭窄，呼吸道阻力明显高于成人，随年龄增大，气道阻力下降（表14-16）。在支气管平滑肌痉挛、黏膜水肿及充血、分泌物阻塞情况下行机械通气时应选择较细的插管。导管内血痂、痰痂堵管及导管打折、扭曲等情况下，因管径变细及产生紊流，可使气道阻力明显增加。此外，流速越快越易形成紊流，因而阻力就越大。

表14-16 各年龄组的气道阻力

年龄	气道阻力［cmH_2O/（L·s）］
早产儿	60～80
1～6个月	28～56
7～12个月	21～35
13～22个月	20～28
成人	1～3

注：1cmH_2O=0.098kPa

应用机械呼吸时，要注意气道阻力，阻力高者应适当延长吸气时间，减低流速。

3.时间常数（*T*） 肺的充气和排气所需的时间决定于肺的机械性能，尤其是肺顺应性及气道阻力。时间常数为顺应性和呼吸道阻力的乘积，以s为单位，反映肺泡充满气体或气体排出所需时间（表14-17）。

表14-17 时间常数与肺泡充气情况

时间常数（*T*）	肺泡充气（%）
1	60
2	81
3	95
5	100

新生儿时间常数为0.12s，年长儿为0.4s，其余介于两者之间。新生儿吸气时间=5*T*=5×0.12s=0.6s，即在吸、呼时间＞0.6s时，可保证充分的气体交换及气体呼出（吸、呼时间相等）。

机械通气治疗过程中，调节呼吸频率及吸气时间、吸/呼比时，要考虑时间常数。若吸气时间过短，肺泡充气不足，造成通气障碍。在气道阻力增加的情况下（如MAS），呼气时间短，气体不能充分排除，可致功能残气量增加，并产生内源性PEEP（非调定PEEP），易产生肺气压伤等。RDS时，肺顺应性显著降低，气道阻力多正常，因此时间常数很短，可短至0.05s或以下。所以，RDS患儿行机械通气治疗时，可使用较长吸气时间甚至吸气时间长于呼气时间，吸/呼比（I∶E）为1∶1，甚至I∶E倒置，因而避免使用高吸气峰压及高浓度氧吸入。

4.潮气量（tidal volume，TV） 平静呼吸时，一次吸入或呼出的气体容量。小儿潮气量为6～8ml/kg，是机械通气时设定潮气量的依据（表14-18）。

有效潮气量=潮气量－解剖无效腔

每分通气量=TV×呼吸率（RR）

5.呼吸频率 年龄越小，呼吸频率越高。呼吸频率是机械通气设定频率的参考（表14-19）。

表14-18　不同年龄小儿潮气量值

年龄	潮气量（ml）
新生儿	15～20
1岁	30～70
2岁	86
4岁	120
6岁	150
8岁	170
10～12岁	230～260
14～16岁	300～400

表14-19　不同年龄小儿呼吸频率

年龄	每分钟呼吸次数	呼吸：心率
新生儿	40～50	1：3
～1岁	30～40	1：（3～4）
～3岁	25～30	1：（3～4）
～7岁	20～25	1：4
～14岁	18～20	1：4

6.通气血流比例（V/Q）　V/Q通常为0.8，＞0.8或＜0.8均可造成PaO_2下降。

解剖无效腔：存在于终末细支气管以上气道内的气体容量，即未参加肺泡通气的部分。小儿约为2ml/kg。新生儿尤其是早产儿、低出生体重儿，气管插管可使解剖无效腔增大。

肺泡无效腔：通常将进入肺泡而没有进行气体交换的那部分气体称为肺泡无效腔。

生理无效腔=肺泡无效腔＋解剖无效腔

7.吸/呼比（I/E）　吸气与呼气时间之比，正常为1：（1.5～2）。

【呼吸机的适应证及常见疾病】

1.适应证

（1）呼吸停止或呼吸暂停＞20s，反复发作经内科治疗无效。

（2）CO_2潴留：$PaCO_2$＞9.3kPa（70mmHg）或$PaCO_2$＞8.0kPa（60mmHg），但上升速度每小时＞1.3kPa（10mmHg）者。

（3）低氧血症：吸入100%氧气或CPAP吸入60%氧气，而PaO_2＜6.7kPa（50mmHg）者。

2.常见疾病

（1）呼吸系统：RDS（ARDS）、MAS及各种感染性肺炎所致呼吸衰竭，肺水肿、肺出血、各种原因所致窒息、呼吸心搏骤停、重症哮喘等。

（2）中枢神经系统：早产儿频发呼吸暂停、颅内高压致脑病呼吸衰竭、过度通气、药物中毒所致呼吸抑制、新生儿破伤风、使用大剂量镇静剂有呼吸抑制时。

（3）神经肌肉类：吉兰-巴雷综合征（格林-巴利综合征）、脊髓灰质炎（脊灰）、重症肌无力、脊髓炎等合并呼吸肌麻痹时。

（4）循环系统：循环衰竭、休克、新生儿持续胎儿循环、过度通气。

（5）呼吸肌疲劳：尤其是小婴儿及早产儿。

（6）预防性作用：心、胸、腹等大手术后短时间内继续应用机械通气，以减轻呼吸、循环负担，预防呼吸衰竭的发生。

注意临床工作中不能单以血气某项指标作为机械通气的绝对指征，必须结合患儿各方面的情况，综合判断。对于年龄小、体重低者，一般状态差，病情处于进展状态，保守治疗效果不佳者，要尽早应用呼吸机，不要待全身情况已衰竭时再用，此时常已失去抢救机会。

【呼吸机的基本类型及性能】

分类方法很多，根据吸气与呼气转换方式分为5种。

1.定容型呼吸机：根据预调潮气量进行吸呼切换，当达到预调潮气量后转为呼气相。压力大小取决于潮气量、肺容量、阻力及顺应性。

2.定压型（压力切换）呼吸机：吸气达到预调压力值即转为呼气相，肺顺应性差时容易使潮气量不足。

3.定时型（时间切换）呼吸机：吸气时间达到预调值后转为呼气相。潮气量=吸气时间×流速（FR）。

4.流速控制型呼吸机：流速低于某一预调值后转为呼气，缺点较多，不能控制压力，流速不稳定，吸气时间不定。

5.混合型多功能呼吸机：是近来较为先进的呼吸机，如定时限压（限容）恒流呼吸机，将定容、定压、定时结合到一起，也可进行压力调节容量控制通气（PRVC），目前儿科使用较多。

【呼吸机类型的选择】

（1）较大儿童只要调节适宜，定容或定压方式均可满足通气需要。只是在定容型时气道压力不能控制，而定压型时潮气量也不易保证，需适当监测并进行调整。

（2）新生儿及婴儿由于潮气量小，且顺应性及气道阻力易变，气道压力波动较大，定压通气很难保证合适的潮气量。由于气管插管不带套囊造成漏气及呼吸机管道可压缩容积的丢失，此时定容方式也不适宜。而定时限压方式（压力控制）在呼吸机送气达到预定压力水平时并不转换至呼气，在维持该压力水平的同时，肺继续膨胀，直至达到预定的吸气时间方停止送气，发生切换，这样能较好地保证通气量。但新生儿及婴儿，呼吸频率快，吸气力量弱，因此，呼吸机很难与之同步。患儿吸气时，无新鲜气体送入，呼吸肌无效做功，额外增加耗氧量，极易造成呼吸肌疲劳，需要采取持续恒定气流，使自主呼吸得到满足。因此，目前认为适合新生儿及婴儿的呼吸机为定时限压、持续恒流型。

【通气方式及选择】

1.控制通气间歇正压通气（IPPV）　不管患儿自主呼吸如何，呼吸机按调定的频率，在吸气相产生正压，将气体送入肺内，每分通气量由呼吸机调节决定。控制通气可采取定容、定压、定时或定时限压（定容）恒流方式，该方式能减少机体能量消耗，适合于小婴儿及病情危重或无自主呼吸者。

2.辅助通气　呼吸机辅助患儿完成通气需要是通气技术的进步。临床常用的辅助通气方式有IMV、SIMV、PSV、PEEP、CPAP、SIMV＋PSV、A/C等。其中以SIMV最为常用。辅助通气有助于自主呼吸的锻炼，主要用于自主呼吸较好，病情相对较轻，预计待机时间较短及准备撤离呼吸机的患儿。

IMV：间歇指令通气。在患儿自主呼吸的同时，间断给予IPPV通气，即自主呼吸＋IPPV。

SIMV：同步间歇指令通气。每隔一定的时间行同步IPPV。

PSV：压力支持通气。自主呼吸期间，患儿吸气相一开始，呼吸机即开始送气并使气道压迅速上升到预调的压力值（支持压力），并维持气道压在这一水平。当自主吸气流速降低至最高吸气流速的25%时，送气停止，患儿开始呼气。

PEEP：呼气末正压。吸气由患儿自发或呼吸机产生，而呼气终末借助于装在呼气端的限制气流活瓣等装置，使气道压力高于大气压，可避免呼气末肺泡萎陷，增加功能残气量，利于氧合。一般与IPPV合用。儿科PEEP多采用0.02～0.29kPa（2～3cmH_2O）。

CPAP：持续气道正压。用于有自主呼吸时，作用同PFFP。

A/C：辅助/控制通气模式。若患儿自主呼吸率充分，则以辅助通气为主，类似PSV，不同的是辅助通气的压力与机械通气（控制通气）压力预设值一致。若自主通气率不足，则呼吸机按预设的频率及压力施行控制通气。

【参数调整】

1.基本初调

（1）潮气量：定容型呼吸机需调节潮气量，机械通气时按10～15ml/kg计算，较生理情况下高，因为考虑到管道漏气、气体的压缩等因素。潮气量可以直接显示，结合观察胸廓起伏及两肺送气情况，可初步判断通气效果。

定时型：潮气量=吸气时间（Ti）×流速（FR）

定压型：主要通过压力大小来控制潮气量大小，最好有监测。

（2）呼吸频率：一般情况下与同龄生理呼吸频率相同，辅助通气时则可减低。

（3）峰压（PIP）：在定压及定时限压恒流方式通气下，PIP是决定潮气量的主要参数，呼吸系统无病变者，PIP一般为0.98～1.96kPa（10～20cmH_2O），肺顺应性差时为1.96～2.9kPa（20～30cmH_2O），重者可超过2.9kPa（30cmH_2O）。原则上尽量以较低的吸气峰压维持血气在正常低限即可。

（4）呼气末正压（PEEP）：具有增加功能残气量（FRC）、防止肺泡萎缩、改善肺顺应性及通气血流比例失调的作用。气管插管后生理的FRC被破坏。一般给予0.2～0.29kPa（2～3cmH_2O），一般肺部病变为0.29～0.49kPa（3～5cmH_2O），肺顺应性差者可大于0.49kPa（5cmH_2O），但有梗阻及气胸时应降低，甚至下调至0。

（5）吸/呼比（I：E）及吸气时间：正常婴儿自主呼吸时I：E为1：（1.5～2.0）。吸气时间为0.4～0.8s（至少超过3个时间常数），应根据呼吸系统病理生理特点作调整。肺部病变以FRC减少、顺应性降低为主，在气道阻力增加不明显的情况下，可提高I：E至1：（1～1.2），相应延长吸气时间，保证呼气充分及CO_2的排出。

（6）流速（FR）：婴儿呼吸机FR设定至少为其每分通气量的2倍，一般为4～10L/min。流速快时产生方型波，有利于氧合，但易产生气压伤；流速慢时，产生正弦波，较少产生气压伤及影响循环功能。低流速时，若频率过快，可能达不到预定的峰压，使潮气量减少。定容型呼吸机根据潮气量大小决定FR。

（7）吸入氧气浓度（FiO_2）：调节原则是以最低的FiO_2，维持PaO_2在8.0～12.0kPa（60～90mmHg）。FiO_2一般为40%～60%，心肺复苏初期可为60%～80%，以＜60%为宜，以避免发生氧中毒。

（8）调节温、湿化器：婴幼儿机械通气时，对吸入气必须加温加湿，以免影响体温。吸入气温度应控制在32～35℃。

（9）人机对抗的处理：①去除原因（任何原因导致的通气不足，包括呼吸机及患儿方面）；②同步呼吸方式；③肌肉松弛剂及镇静剂。

2.复调　血气分析是调节呼吸机参数的主要依据。用呼吸机稳定通气20～30min后或病情发生变化时应采取血气分析，初期可间隔4h一次，病情稳定后可延长至6h、8h、12h一次。

（1）适宜血气值：pH 7.35～7.45，PaO_2 8.0～12.0kPa（60～90mmHg），$PaCO_2$ 4.7～6.0kPa（35～45mmHg）。

（2）提高PaO_2的方法

1）提高FiO_2。

2）增加平均气道压、增加通气量：提高PIP；提高潮气量、呼吸频率；延长吸气时间。

3）降低$PaCO_2$的方法：分钟通气量=TV×VR。

增加通气量：提高PIP；增大潮气量，提高呼吸频率；降低PEEP（功能残气量增高时）。

保证充分的呼气时间：呼气时间过长，并不能进一步增加CO_2的排出。

一般每次调整1～2个参数，最多不超过3个，以免血气波动很大。调整范围：PIP 0.20～0.29kPa（2～3cmH_2O）；VR每分钟5～10次；吸气时间或呼气时间0.25～0.5s；FiO_2 5%～10%［PaO_2＞13.3kPa（100mmHg时为10%）］，FiO_2不可降低过快，可能使PaO_2发生较大波动，诱发肺血管痉挛，使肺血管阻力增加，可致右向左分流。

在提高参数时，宜先提高参数条件偏低者；而在降低通气条件时，应先降低参数条件较高者，调整完毕后复查血气看是否适宜。

参数的调节除主要依据血气结果外，还应了解临床通气状况，如胸廓起伏程度、两肺进气情况、缺氧征象是否改善等，结合其他监测结果，可对呼吸机参数预先作适当的调整，待条件稳定后，再查血气进一步调整，这样可适当减少采血的次数，避免增加患儿痛苦。

【应用呼吸机时的监护】

机械通气对呼吸起支持作用，但同时也会给各器官系统带来不利影响。在小儿，年龄越小，机械通气的不利影响越易产生，此外，上机当中可能会出现一些并发症或意外情况。因此，在机械通气时应注意以下方面的监护，使呼吸机的应用更为合适、有效、安全。

（1）记录生命体征变化，如神志、瞳孔、对刺激反应、肌张力、心率、血压、自主呼吸等。

（2）记录液体出入量，观察肢体有无水肿，以便掌握对液体的耐受情况。

（3）经皮血氧饱和度监测，SaO_2为92%～96%即可。

（4）潮气末CO_2：分压监测（$P_{ET}CO_2$）在肺通气/灌流良好的情况下，$P_{ET}CO_2$与$PaCO_2$相近。两者差值大，提示肺内病变重，差值缩小，提示病情好转。

（5）压力、流速曲线的监测有利于了解肺机械特性，判断有无漏气及指导呼吸参数调节。

（6）通气条件监测

1）TV、分钟通气量，PIP，PEEP。现在有的呼吸机可进行肺力学检测，包括气道阻力、潮气量、动态顺应性等。

2）MAP：最佳MAP，无肺部病变的婴儿，MAP维持在0.49kPa（5cmH_2O）。MAP＞1.18kPa（12cmH_2O）称为高MAP。

（7）其他：气道是否漏气、有水、打结，湿化装置是否正常工作，气管插管位置，胸部X线片监测。

【呼吸机的撤离】

患儿病情好转，即可逐步降低机械通气条件，为撤机做准备。

1.撤机的条件

（1）导致机械通气的原发病症消除或基本控制。

（2）具备保持气道通畅、维持足够通气量的条件：肺部感染基本控制，呼吸道分泌物减少，咳嗽有力，自主呼吸较强。

（3）心血管及中枢神经系统功能稳定。

（4）患儿营养状况得到改善（早产儿尤应注意）。

（5）FiO_2＜40%时，PaO_2＞（6.7～8.0）kPa（50～60mmHg），PIP＜0.98kPa（10cmH_2O），VR＜10次/分或CPAP。

2.撤机的方法　根据患儿不同的病情采用适当的撤机方法，有的患儿不需要过渡阶段，可直接从机械通气转为自主呼吸，有的则需要相当长的过渡过程，反复试验才能成功。

（1）直接撤机：状态好、不耐受气管插管者可直接拔管。

（2）间断T形管过渡试验性撤机：流量＞10L/min时，FiO_2可达50%左右，注意为避免CO_2的重吸收，流量＞MV（每分通气量），管道储气容积不能太大。可逐渐增加T形管的使用时间直到可以脱离呼吸机。

（3）SIMV过渡撤机：SIMV或IMV可使患儿不脱离呼吸机即能间断进行自主呼吸，并可随意调节FiO_2，所以目前被广泛用于呼吸机的撤离，每3～4小时减少SIMV频率2次/分，当SIMV频率减至＜10次/分（2～3次/分）动脉血气维持正常时可停用呼吸机改用T形管吸氧，自主呼吸观察。

（4）PSV过渡撤机：每2～4小时减少0.10～0.20kPa（1～2cmH_2O）。

（5）SIMV＋PSV过渡撤机：更优越，可防止呼吸肌疲劳。

（6）CPAP过渡撤机：呼吸机设定在自主呼吸方式，给2～3cm PEEP。

3.撤机失败的原因

（1）呼吸道感染未控制、分泌物多、痰液黏稠阻塞气道影响通气，可造成肺不张，使$PaCO_2$明显升高。

（2）呼吸肌疲劳：长时间正压通气，呼吸肌可发生失用性萎缩，呼吸道分泌物增多、肺部感染未控制，使呼吸肌做功增加，加之热量摄入不足、镇静剂的应用，造成呼吸肌疲劳、通气衰竭，尤其在低出生体重儿常见。

【气管拔管注意事项】

1.拔管指征

（1）上呼吸道梗阻解除或基本解除。

（2）下呼吸道分泌物已充分引流、冲洗，痰液量明显减少；感染已得到控制，患儿咳嗽有力。

（3）自主呼吸规则，有足够通气量，断离氧后无明显呼吸困难及发绀。

（4）患儿循环及中枢神经系统功能稳定。

（5）满足其他撤离呼吸机条件。

2.拔管及拔管后的护理

（1）拔管前1h内不进食，并抽出胃内容物。

（2）拔管前1～2h静脉给予地塞米松0.5mg/kg，或氢化可的松5mg/kg。

（3）充分叩背、吸痰，吸引口、鼻、咽腔分泌物连同吸痰管将导管一起拔出。

（4）拔管后立即吸氧，吸氧浓度较原来吸氧浓度高5%～10%，如缺氧严重可采用鼻塞CPAP。

（5）听诊双肺呼吸音，了解通气情况。保证上呼吸道通畅。

（6）拔管后根据情况禁食8～12h，如有喉头水肿等并发症，应鼻饲喂养至症状消失。摄入不足可由静脉补充。

（7）拔管后3d内定时为患儿雾化、翻身、叩背、吸痰、变换体位。

（8）避免应用有呼吸抑制作用的镇静剂或减少用量。

（9）拔管后加强监护，1～2h后复查血气。

【呼吸机治疗的意外及并发症】

1.脱管　常由于固定不好、患儿躁动、气管内吸痰或抱球时未固定好而发生。脱管时有如下情况：①压力报警，PIP、PEEP下降；②双肺呼吸音机械通气减弱，主要是自主呼吸音；③血氧饱和度下降，发绀；④患儿可能发出声音。

2.堵管　常由于分泌物、痰栓、血块、坏死组织等侵入导管或气管插管弯曲部位。常见表现：①突然发绀，SaO_2下降；②呼吸动度下降；③双肺呼吸音减弱甚至消失。需要即刻通管或拔管后重新再插。

3.呼吸机故障　呼吸机电脑部分、管道部分，呼气阀、气源及电源故障。

4.气压伤

（1）原因：①吸气峰压过高，PEEP过大，MAP升高；②吸气流速过快，气体分布不均，导致部分肺泡过度膨胀，甚至破裂；③吸气时间过长；④未发现的肺大疱；⑤气管黏膜溃疡，气管破裂；⑥气管切开处漏致皮下气肿；⑦抱球不当，插管过深。

（2）临床表现：间质肺气肿、纵隔气肿、心包积气、张力性气胸，气腹、皮下气肿、空气栓塞等，肺纤维化、慢性肺病。在上呼吸机时出现不好解释的呼吸困难、人机对抗时应注意。

（3）防治：为减少气压伤发生现多采取以下措施：①压力控制通气（PCV）：允许$PaCO_2$适度增高，低压、低潮气量；②高频通气；③使用表面活性物质；④吸入NO；

⑤体外膜肺（ECOM）；⑥液体通气。

5.循环障碍　表现为低血压、休克、心排血量减少。

（1）原因：机械通气→胸腔内压升高→静脉回流减少、压迫心脏等→心排血量减少，血压下降→休克。

（2）防治：①采用确保通气的最低气道压力；②降低平均胸腔内压（缩短吸气时间，减少呼气阻力，吸/呼比在1∶2以上，减少无效腔）；③补充血容量；④必要时可应用血管活性药物如多巴胺。

6.肺不张　其发生率约为10%。

（1）原因：①通气不足；②插入导管过深；③痰液阻塞；④肺部感染；⑤吸入纯氧致吸收性肺不张。

（2）防治：①增加通气量；②使用叹息通气；③ FiO_2 限制在60%以内；④纠正过深导管；⑤加强翻身、叩背、吸痰、湿化。对肺不张的肺区（尤其是左上肺、右下肺）加强体位引流。

7.肺部感染　机械通气相关性肺炎的发生率较高，约为40%，是呼吸机治疗失败的一个重要原因。原因：①患儿抵抗力弱；②上呼吸道、口鼻腔分泌物易经插管周围进入下呼吸道，是引起肺部感染的主要原因；③呼吸机消毒不彻底，不洁的呼吸机管道凝水，细菌含量可达20万个/ml；④病室交叉感染；⑤医务人员无菌操作不严。

8.喉损伤和气管损伤　因气管插管时呼吸机使用时间较长、气管插管管径过粗，气管局部感染、溃疡而造成。一般喉头水肿多无后遗症，但若有溃疡形成或有明显肉芽组织增生则后果比较严重。

9.其他　通气不足、通气过度或呼吸性碱中毒，以及水潴留、胃肠充气、消化道出血等。

（文广富）

第十一节　血液净化疗法

血液净化是借助一些特殊方法，从血液中直接、迅速地清除内外源性有害物质，终止其对机体靶器官的毒性作用，维持内环境稳定，从而迅速缓解病情，提高救治成功率。近年来，血液净化技术及净化装置采用最新电子自控技术和高分子化学材料，使净化装置小型化、高效化，在安全性能方面达到了理想水平，应用领域逐渐拓宽，目前已越来越多地应用到危重症抢救当中。如同呼吸机的出现使大量呼吸衰竭的患者得到救治一样，血液净化疗法的广泛应用也大大提高了抢救成功率，为一些过去无法医治的重症抢救提供了新的手段。

一、腹膜透析

腹膜透析是利用腹膜的生物半透膜性能，使灌入腹腔内的透析液与腹膜毛细血管内血液中的物质通过腹膜进行相互扩散，将体内蓄积的有害物质经过透析液排出，而血液中缺少的物质可从透析液中得到补充和调整，反复不断更替透析液，使失衡的血液酸碱度与电解质达到平衡。水、电解质、尿素、肌酐及一些中分子毒素和某些药物均可透过腹膜。1923年，Ganter首先将腹膜透析（peritoneal dialysis，PD）应用于治疗急性肾衰竭。1946年开始应用间歇性腹膜透析（intermittent peritoneal dialysis，IPD）作为尿毒症的治疗方法，20世纪70年代开始应用一种新的、较简单而又合乎生理的持续性非卧床腹膜透析（continuous ambulatory peritoneal dialysis，CAPD）。小儿腹膜面积按体重比值计算，约为成人的2倍，大于肾小球滤过总面积，显然透析效果较成人好。腹膜透析较血液透析简便易行，不受设备条件限制，已成为治疗小儿急慢性肾衰竭的常用方法，尤其适用于做血液透析、滤过有困难者。

【适应证】

1.急性肾衰竭（ARF）　急性肾衰竭经保守治疗无效，出现下列情况可行腹膜透析。

（1）水负荷过重伴心力衰竭、肺水肿和（或）高血压危象。

（2）血钾＞6.5mmol/L。

（3）BUN＞35.7mmol/L，血Cr＞（884～442）μmol/L。

（4）严重代谢性酸中毒。

2.急性药物或毒物中毒　PD能清除多种可透析性或以非结合的形式存在于血液循环中的药物或毒物，但一般对分子量小于5000的物质清除效果相对较差。急性中毒且病情危重或中毒量大估计病情还可能进展者均为腹膜透析的指征。

【操作方法】

1.间歇性腹膜透析（IPD）　多用于急性或慢性肾衰竭做CAPD的最初几天，每日透析8～10次，每次透析液量30～50ml/kg，透析液在腹腔内保留2h左右。

2.持续性非卧床腹膜透析（CAPD）　是一种24h连续透析并且能够自由活动的透析方式。白天每3～4小时进行一次液袋交换，每次交换需要30min左右（20min液体引流出来，10min液体进入腹腔）。每日最后1次透析是在晚上睡前进行，液体在腹腔内保留8～10h。一昼夜共透析4～5次。其优点是可以比较自由地进食和饮水；连续地清除毒素，使血肌酐、尿素氮的水平比较稳定；能给予患者较多的活动机会，因而改善了患者的生活质量。

3.腹膜透析管置管方法　婴幼儿应根据体重选择腹膜透析导管。当患儿体重＞30kg时，可使用成人Tenckhoff腹透导管（腹腔段长15cm，内径0.25～0.3cm）；当体重＜30kg时，使用小儿腹透导管（腹腔段长7.0～1.0cm，内径1.8mm）；当体重＜5kg时，应选用新生儿导管。在局部麻醉、静脉或硬膜外麻醉下，在右下腹近麦氏点或左下腹相对应部位切开，植入Tenckhoff腹透导管于膀胱直肠窝处，该导管一般为双涤纶套导管（短期透析患儿也可选用单涤纶套管）。儿童腹膜较成人脆嫩，为减少腹透液外漏，应使导管入口处的腹膜收紧。通常采用腹膜荷包缝合，牢牢固定于导管上，腹膜外再加固缝扎。儿童大网膜相对较长，为减少大网膜包裹或导管出液障碍，手术时可切除部分大网膜。再于腹壁脂肪层下分离一约5cm的隧道，从隧道上口拉出导管，再连接体外短管或“Y”形管道装置。置管后即可透析，通常采用美国Baxter公司双联系统袋装腹膜透析液，常用CAPD法，最初2～3d每日6～8次，每次10～20ml/kg，逐渐加量至30～60ml/kg。腹透导管用作透析液进入和排出的通路，可以长期使用不需更换。

4.适时选用腹透液　根据腹透液所含葡萄糖的浓度不同（4.25%、2.5%、1.5%），分为高渗液、等渗液及低渗液。当患儿出现严重水中毒、高血压、抽搐、充血性心力衰竭时，需用高渗液透析来提高超滤。但高渗液会降低腹膜吞噬功能，增加感染机会，并提高腹膜通透性，增加蛋白质的丢失，且葡萄糖浓度过高，被吸收后可引起高渗性非酮性昏迷，故高渗液不宜连续多用。

5.腹透导管不畅时的处理　腹透导管不通畅主要见于血块、纤维素、大网膜或肠壁等阻塞，可用带肝素盐水的注射器推入、吸出，借以冲洗管道小孔上凝结的物质或转动导管位置或令患儿改变体位。如导管被大网膜包裹，必要时手术切除。

【护理措施】

1.术前准备：引流管、输液器、“Y”形管、透析管、透析液等，透析液应预热至38℃。

2.定时测量患儿的体重、体温、脉搏、呼吸及血压并进行详细记录，随时观察患儿全身状况，及时发现各种并发症。

3.严格无菌操作，在无菌手术室或室内行插管术　配制透析液、换管、换袋，要执行无菌操作，按规定洗手、戴口罩和工作帽、穿工作衣等，每日室内用紫外线照2次，地面和室内用具用1%强力消毒液早、晚各消毒1次。

4.做好管道护理：观察透析管周围有无渗液、出血或炎症，定期更换敷料，保持局部干燥。管道接头应牢固，防止滑脱，通气道要密封，防止空气进入腹腔；对腹透导管必须保持良好的护理，尽可能避免使用止血钳，防止折叠、扭曲等。

5.准确记录每次透出液的量，观察其颜色每周送2～3次透出液常规检查，定期做透出液细菌、真菌等培养。

6.注意腹膜透析的并发症

（1）腹膜感染：腹膜炎是腹膜透析的主要并发症，发现后要及时处理；对怀疑导管感染者，首先应抗感染治疗，不急于拔管。

拔管指征：①体温超过38℃，未找到其他发热原因；②血培养阳性；③临床有感染征象，抗生素治疗48～72h后仍未缓解者；④皮下隧道感染者。拔管后24h内临床症状好转也有助于导管相关感染的诊断。拔管24～48h后可以在另一侧重新置管。不主张通过导丝在原位更换导管或有计划预防性地更换导管。

（2）腹痛：包括进液或出液时疼痛。透析过程中或透析后发生持续性腹痛应考虑有腹膜炎的可能。

（3）水、电解质紊乱：高钠血症、高钾血症、低钾血症等。

（4）低蛋白血症：CAPD中蛋白质丢失较多，儿童每日丢失5～10g，故限制钾、磷、水摄入的同时，提高蛋白质摄入1.2～1.6g/（kg·d），正常人为1g/（kg·d）。

（5）代谢性酸中毒：一般多见于伴有肝功能受损的患儿，可使用乳酸透析液。由于不能充分将乳酸转变成HCO_3^-以发挥缓冲作用，从而导致乳酸性酸中毒。

（6）心血管疾病：据报道，紧急PD且透析液输入或输出快速，有时会导致心律失常和心搏骤停。其发生的机制可能与超滤过快而致低血容量，或快速纠正高血钾、低血钙，或与酸中毒和洋地黄中毒等有关。另外，腹内压骤增、呼吸受限致低氧血症或过冷的透析液灌入都有可能引起心血管的反应，严重者可导致死亡。

（7）肺部感染：腹膜透析患儿因长期卧床，腹腔内大量透析液使横膈抬高，影响肺泡扩张，导致肺部感染，如支气管肺炎、坠积性肺炎或肺不张等。应早期鼓励患儿深呼吸、加强活动，并减少透析液入量，常可减少肺部感染的发生。

（8）急性腹部并发症

1）气腹：往往由于输入透析液时管道漏气，自动腹膜透析机失控所致。

2）血腹：原因很多，如感染、手术损伤、腹透管刺激、血小板减少等，一般轻度出血，主要应加强抗感染、应用全身支持疗法、严密观察，如有急性大量出血，则需紧急处理，包括输血或手术。

二、血液透析

血液透析（hemodialysis，HD）是利用溶质浓度梯度差、溶质弥散运动的原理，使血液经体外循环进入血液透析器内，通过透析膜与透析液间形成溶质浓度梯度差，血液内溶质透过半透膜弥散运动至透析液内，以达到清除血液内毒物及过多水分的目的。1943年Kolff第一次将人工肾应用于临床。小儿血液透析始于1955年，通过多年来的经验，小儿透析装置和透析技术都有了很大改进，并发症日趋减少，透析效率及存活率不断提高，已成为目前儿科急救医学领域中重要的治疗技术。

【适应证】

1.急性肾衰竭　同腹膜透析。

2.药物中毒　用于可经肾脏排泄的可透析性药物或毒物中毒。一般药物或毒物中毒在3h内行血液透析疗法是最佳时机。此时血液中药物或毒物浓度达到最高峰。一般认为，在12h后再进行治疗则效果不佳。

（1）严重的临床中毒症状伴异常生命体征，出现深度昏迷，同时伴有一种或多种生命体征异常，如低血压、低体温、低通气或呼吸暂停、低血氧等。

（2）经积极对症处理或常规解毒措施无效，病情仍有进行性恶化，且估计药物或毒物有可能被继续吸收。

（3）药物或毒物损害了正常排泄途径，或存在主要代谢或排泄器官功能的基础疾病，如心、肝、肾功能障碍等。不可透性药物中毒一旦出现肾衰竭，亦是透析指征。

（4）服用未知种类、数量、成分及体内分布情况的药物或毒物而出现深度昏迷者。

（5）已知产生延迟性毒性的毒物中毒，尚未出现严重临床中毒症状，晚期才出现生命危险，若治疗延误，则可能失去抢救机会者。

【操作方法】

1.透析装置　包括透析机、透析器。透析机在结构上分为两大部分，即体外循环系统和透析液系统。体外循环系统包括血泵、肝素泵、血流量表、动脉压表、静脉压表、空气探测器。系统的主要配件是透析器和动静脉血液管道。透析液系统包括比例泵、透析液流量计、加温装置、漏血探测器、负压泵、电导度计等。现在应用的有瑞典Gambro AK-系列、美国Baxtcr550和日本旭化成等。透析器有管型Coli透析器、平板型透析器和空心纤维型透析器等。目前主要使用空心纤维型透析器。

2.透析液的成分　目前临床应用的各型血液透析机多配有固有浓缩透析液配方。经透析机比例泵自动调配稀释后，其成分和浓度基本与正常血浆水平相一致。

3.血管通路的建立　是实现体外循环的先决条件，对危重症最适合的是暂时性血管通路，目前多利用Seldinger法穿刺技术经皮股静脉和（或）股动脉插管建立暂时性通路。亦可应用颈内或锁骨下静脉穿刺。把透析器和血液管道连接好，并安装在透析机上，透析液管道分别与透析器的透析液室出入口相接，使透析液与血流方向相反。然后把动脉侧泵段嵌在血泵上，将静脉捕气室固定好，透析器静脉端朝上，侧压管分别与相应接口连接。用含肝素生理盐水预充管道、排气，把动脉管道与动脉分流管相连，徐徐开动血泵，在静脉端排除预充的生理盐水，血流到达后接静脉血管，开大血流开始透析。

4.肝素抗凝的掌握　首剂肝素用量为20U/kg，维持剂量10～15U/（kg·h）。维持体内凝血时间在30min（试管法），透析结束前30～60min停止给肝素，透析结束时一般不用鱼精蛋白中和。

5.体外循环容量（即透析器预充血量加血路管道容量）　应限制在8ml/kg以下（约为小儿总血容量的10%）。可选择小儿专用的血路管道和净化装置，或可用全血预冲体外装置，如Gambro AK-10系列血液透析机是体重＜20kg小儿理想的透析机。体重超过20kg的患儿可酌情选用成人血路管道或净化器。血流量的调控通常按每分钟3～5ml/kg计算。由于婴幼儿血容量小，极易发生低血压。若行血液透析，则需要严格控制超滤速度，应选择带自动容量控制调节器的透析机为宜。婴幼儿在治疗过程中应在灵敏的称床上，注意每次透析液所超滤排出的量控制在体重的5%以下。治疗时间多为4～5h，根据患儿的具体情况可酌情延长或反复多次透析治疗。

【监护措施】

1.透析中的监护

（1）透析全过程对患儿进行连续重复的观察，每半小时记录患儿的血压、呼吸、脉搏、体温1次。

（2）观察患儿的心理状态及透析反应、副作用，并分析其原因，加以处理。

（3）观察静脉压，每半小时记录1次。

（4）测定体外循环血流量，开始测量1次，如无特殊情况，中间1次，结束透析时1次。

（5）应紧密观察透析液浓度、流量、负压、温度等，记录血液回路通畅情况，以及食物或液体的摄入、凝血时间、血流率。

（6）透析前后测体重、尿素氮、肌酐、血气、电解质。必要时检查血常规及血小板。

2.注意透析过程中可能出现的紧急情况

（1）静脉压增高、逐渐增高或减低：静脉压一般为2.67～9.33kPa（20～70mmHg）或稍高，如＞13.3kPa（100mmHg）时，不能进行透析。

（2）血流量不足：血流量少于100ml/min，系血流量不足。血流量不足出现后，静脉侧血管通路内血色暗，血细胞与血浆分离，必要时可更换透析器，经过处理也不能解决时，应停止透析。

（3）透析液气泡过多：主要原因为透析液流程过程中有漏气之处，或为供液泵供液不足，负压过大等所致，要注意纠正。

（4）漏血、凝血、溶血：漏血的主要原因是透析膜破裂，凝血主要是肝素用量不足，溶血症较少发生，可能为透析液温度过高等，应针对不同情况做相应处理。

（5）紧急血液透析的并发症

1）常见并发症

a.血管通路因素：血肿、气胸（锁骨下静脉途径多见）、腹膜后出血（股血管径路）。

b.低血压：由于体外循环致有效血容量相对不足或血液透析超滤脱水过多所致，可在治疗过程中输用全血、血浆、白蛋白等，必要时应用升压药辅助。

c.出血：体内肝素化抗凝、弥散性血管内凝血（DIC）或存在吸附等因素，易诱发或加重原有轻微渗血或有出血倾向的患儿出现较大量的出血。此类患儿可选择小剂量、短时间应用肝素或无肝素法抗凝。

2）特殊并发症

a.低磷血症：因中毒而急诊透析的患儿通常无尿毒症性的磷代谢异常，故血浆磷酸盐不高。由于标准透析液中没有磷酸盐，故急诊加强透析可能严重降低血浆磷水平并导致呼吸功能不全或其他并发症。对此可施行个体化透析，即将磷补充入透析液中（含磷透析液），以避免透析中的低磷血症。

b.碱血症：标准碳酸氢盐透析液中含有非生理性高浓度碳酸氢盐产生的碱基（含HCO_3^- 35～38mmol/L），通常用其矫正尿毒症代谢性酸中毒。而在急性药物或毒物中毒时往往同时伴代谢性或呼吸性碱中毒，对这类患儿进行透析时，应适当减少碱基，否则会加重碱血症。

c.失衡综合征：对中毒伴急性尿毒症患儿，往往一开始就采用长时间的高效透析，可能会诱发或加重失衡综合征。主要是因为透析中随尿毒症患儿体内小分子物质等被快速清除，血浆溶质水平迅速下降，血浆渗透压减低而呈低张状态，从而形成血液-脑脊液之间渗透压梯度差加大，导致急性脑水肿、脑压升高。轻者表现为恶心、呕吐、头痛。重者可出现反应迟钝、抽搐或昏迷。应立即降低血流量以减低溶质排除速率，辅以高渗葡萄糖溶液或25%甘露醇溶液，提高血浆渗透压，减轻脑水肿，必要时可终止透析。

三、连续动静脉血液滤过

连续动静脉血液滤过是危重症抢救当中最常用的血液净化技术之一。血液滤过是模仿肾小球的滤过原理，通过两种方式即对流和弥散来达到清除溶质的目的。将动脉血或静脉血引入具有良好通透性的半透膜滤过器中，血浆内的水分和溶于其中的中小分子质量（5000Da以下）的溶质以对流的方式被清除，即依靠半透膜两侧的压力梯度（跨膜压力）达到清除水分及溶质的目的。血液滤过透析则是在血液滤过的基础上在滤器外膜增加透析液，依靠膜两侧的溶质浓度差所产生的弥散作用，进一步增加溶质的清除，对纠正氮质血症及代谢性酸中毒有较好的效果。

【适应证】

1.急性肾衰竭　常规的血液透析不适合动力学不稳定的危重患儿及婴幼儿，而连续血液滤过方法简便，可床边连续进行，安全、有效。对急性肾衰竭患儿在采取了内科保守疗法仍无效的情况下，应尽早行连续动静脉血液滤过（CAVH），纠正氮质血症、酸中毒及离子紊乱等，使机体的内环境尽快稳定，阻断疾病的恶性循环，提高存活率。一般来说采用CAVH的指征与血液透析基本一致。由于CAVH体外循环血量减少，血流速度相对较慢，可床边进行，所以特别适合于不能耐受血液透析的危重患儿及婴幼儿，采用CAVH不必顾虑液体入量的限制，可以补充机体所需的各种营养成分，有利于疾病的恢复。

2.高血容量性心力衰竭、肺水肿、脑水肿　CAVH可有效清除多余的水分，迅速减轻病情。

3.高钾血症　各种原因所致高钾血症危及生命者。

4.药物或毒物中毒　药物及毒物中毒患儿病情较重者，尤其伴有肾衰竭、肝衰竭者更适合CAVH。但需注意必须是可经肾脏排泄的药物方可采用此方法清除，如乙醇（酒精）、地西泮等，效果优于常规血液透析和腹膜透析。

5.全身炎症反应综合征及多脏器功能障碍综合征　已证实炎症介质在全身炎症反应综合征（SIRS）→多器官功能障碍综合征（MODS）发展当中起关键作用，持续存在高浓度促炎介质及抗炎介质与病死率相关。因此，有效清除炎症介质可能会阻断该过程，提高治愈率，肿瘤坏死因子（TNF）主要通过吸附清除，其他介质可通过对流、吸附清除。近年有人用TNF的单克隆抗体加到滤器中，可特异性吸附TNF，增加清除率。动物实验表明该疗法改善预后明显，此外还可清除其他一些有毒物质如心肌抑制因子等（免疫吸附）。对SIRS患儿CAVH时可改善其心功能，提高生存率。

6.其他　ARDS、挤压综合征、乳酸酸中毒、重症急性胰腺炎、肝性脑病、先天性代谢障碍等。

【操作方法】

1.血滤装置　主要包括血滤器、管路系统和血液净化机。血滤器外形为圆柱形，内含数量不等的空心纤维作为滤过膜，该膜具有良好的生物相容性，能抗高压，物理性质稳定。管路系统分为动脉及静脉管路（出血端及回血端），有婴儿型和儿童型。血液净化机主要是提供体外循环动力系统，该机器配有4个动力泵和4个压力监测器，分别控制和监测滤器动静脉端、滤出液和置换液管路内的流速和压力，并配有血液加温和气泡监测装置，可进行安全、快捷的血滤、换血、透析和血灌流等多种血液净化操作。无血液净化机的单位可用简易系统即用一个血泵来提供动力，进行体外循环血滤，不过需密切监测流速、压力及液体出入平衡情况，比较费人力。无血泵则采取动静脉血液滤过，利用动静脉间压差来维持体外循环。

2.实施方法

（1）血管通道建立：采用Seldinger技术进行动静脉插管。若有血液净化机或血泵，可采用双腔导管（5F或7F）股静脉或锁骨下静脉、颈内静脉插管（一根导管即可）。若无血泵则要分别于股动静脉插管或其他较粗大的动、静脉插管，新生儿可放置于脐静脉内。

（2）连接滤器和管道：根据不同年龄选择不同型号的滤器和管道，用（2500U/500ml）肝素生理盐水冲洗，排出滤器和管道内的空气，如果患儿血容量不足可用库血预充滤器。连接动脉端及静脉端于相应的血管通路上构成体外循环通路，一般年龄越小，滤过器滤过面积应越小，管路管径也应相对较细，否则超滤量太大或体外循环血量过多，易导致患儿血流动力学不稳定。

（3）抗凝：使用肝素抗凝。滤过前给予肝素20U/kg静脉侧入，此后用肝素泵持续由动脉端注入肝素10U/（kg·d），维持肝素化，保持试管法凝血时间在30～45min或部分凝血活酶时间（APTT）比正常延长20～30s或活化凝血时间（ACT）在180～240s。

（4）置换液：滤过当中需根据滤出液的多少补充一定量的置换液，置换液可用乳酸林格液或根据需要补充一定量的碳酸氢钠、白蛋白、血浆或全血等。由动脉端输入置换液称为前置换，由静脉端输入称为后置换，各有利弊。

（5）连续血液滤过透析：使用1.5%乳酸腹膜透析液，通过滤器第2孔使其通过滤器半透膜的外侧并与血流方向相反，用输液泵控制流速在3ml/min。

【监护措施】

1.术前护理　进行床旁CAVH前，清洁病室并消毒，有条件可用单间病房，给患儿测量生命体征及体重并记录，连接心电监护仪，固定体位，一般取仰卧位，保持患儿安静。

2.术中及术后护理

（1）生命体征的监测：给予持续心率、呼吸、血压的监测，每小时记录1次，床旁CAVH的患儿血液在体外停留时间较长，易出现低体温，所以在护理过程中根据体温情况给予保暖或调节床温，滤过管道用40～50℃暖水袋或热毛巾包裹，以维持体温的正常。使用机械通气的患儿在滤过的过程中，保持患儿安静，及时清理呼吸道的分泌物。

（2）保持管道通畅，防止管道脱出，确保血泵流速准确：由于患儿持续静脉输入，管道较多，检查各管道连接是否密闭，有无气泡、脱落、渗漏、阻塞、扭曲等，准确掌握抗凝剂剂量及速度，持续输入的药物不能停药及更改速度，防止液体外渗，有计划地合理使用静脉。

（3）穿刺部位及创面的保护：保持穿刺部位及创面干燥、清洁，观察局部有无红肿、渗漏及渗血，定时更换穿刺部位的贴膜，固定体位，躁动患儿遵医嘱给予镇静。在取血标本时，注意严格执行无菌操作，防止并发症。

（4）保持液体出入量平衡：严格准确记录出入量。入量包括置换液与常规液体，进行CAVH时必须备1个血泵和2个输液泵，一方面可排除治疗前体内潴留的水分；另一方面有部分液体可作营养支持及其他治疗之用。输液泵均匀泵入，保持滤过液和补充液平衡。婴幼儿体重越低，出入量平衡越重要，否则会引起血容量过度损失。出量包括滤出液和尿量，应每小时观察，测量并记录。

（5）连续动静脉血滤的监护

1）超滤率下降。

原因：低血压；管道扭曲；心排血量降低；形成蛋白膜；脱水。

表现：超滤率降低；血细胞比容增高。

处理：每小时测1次超滤率、滤器清除率；每2～4小时测1次血细胞比容；用生理盐水50ml冲洗滤器，增加输液量。

2）凝血。

原因：管道梗阻；肝素量不足；心排血量降低。

表现：超滤量降低；滤器颜色黑暗；滤器出现条纹。

处理：测凝血时间；测流出量；持续注入肝素，增加肝素用量；更换滤器。

3）电解质丢失。

原因：输液不当；监测不严。

表现：心律失常（缺少钾、钙）；抽搐（缺少钙、磷）；酸中毒。

处理：每4～6小时测电解质1次；恒速输液，必要时使用输液泵。

4）漏血。

原因：空心纤维滤器破裂。

表现：血性超滤液。

处理：更换滤器。

5）出血。

原因：肝素过量。

表现：胃肠道出血；穿刺部位出血。

处理：调整肝素用量。

6）感染。

原因：无菌操作不严格。

表现：发热、白细胞增高。

处理：自静脉端取血做培养，应用抗生素治疗。

四、血浆置换

血浆置换（plasma exchange，PE）是将患儿血液引入血浆交换装置，分离血细胞与血浆，弃去血浆，补充与弃去血浆等量的正常新鲜血浆和白蛋白或血浆代用品、电解质等生理平衡液，从而清除存在于患儿血浆中与血浆蛋白结合的毒性物质。血浆置换适用于清除与血浆蛋白结合率高（大于60%），又不易被血液透析或血液灌流所清除的药物、毒物或其他疾病因子。目前血浆置换在急救领域的应用越来越广。

【适应证】

1.肾脏疾病　主要是排出造成肾脏病变的循环致病性因子，这些免疫因子包括循环自身抗体、循环免疫复合物和肾脏原位免疫复合物，还包括血浆蛋白、溶血性尿毒症综合征中损伤微血管的不明循环因子、炎症介质等。如肺出血肾炎综合征（Goodpastures syndrome，GS）、急进性肾炎、狼疮肾炎等过去认为预后很差的疾病，应用PE后取得了明显疗效。

2.神经系统疾病　重症肌无力、吉兰-巴雷综合征（GBS）、多发性硬化等，GBS早年治疗方法比较被动，只能等到呼吸肌麻痹上呼吸机治疗，耗费大量人力物力，还容易合并肺炎，治疗困难。采用PE后可早期积极治疗，阻断疾病进展，明显缩短疗程。

3.血液病　如自身免疫性溶血性贫血、自身免疫性血小板减少性紫癜、新生儿溶血病等。

4.多器官功能障碍综合征　可有效清除体内炎症介质等内外源性有害物质，用于肝性脑病的治疗，取得了明显疗效。

5.毒物中毒　血浆置换适用于清除与血浆蛋白结合率高（＞60%），又不易被血液透析或血液灌流所清除的药物、毒物。

【操作方法】

1.血浆置换装置

（1）可应用血浆置换机，包括单滤膜血浆滤过器、血路管道、动静脉导管等整套设备。目前多选用膜式血浆滤过器，它可以将血液中的绝大部分细胞和血浆分离出来。

（2）简易血浆置换装置：由血泵、肝素泵、输液泵、压力监护器、空气探测器、加温装置等组装而成。

2.血浆置换技术操作

（1）依次将动脉段血路管道、血泵、血浆滤过器、静脉段血路管道相连接。

（2）先用1000ml生理盐水冲洗血路管道和血浆滤过器，再用2000ml肝素生理盐水（含肝素6000U）密闭式循环冲洗20min后待用。

（3）若为不带加温装置的血液透析或血浆滤过主机，则可应用37～38℃电热恒温水浴箱，加温血浆置换液。

（4）穿刺置管建立血管通路后，将血路管道及血浆滤过器与患儿动、静脉导管相连接，启动血泵，以40ml/min为初始流量，以后可以逐渐增加至100～200ml/min。血浆滤出速度控制在20～30ml/min，婴幼儿滤出速度宜慢，可通过控制血泵流速、血路管道或滤过器内压力及滤出废弃血浆收集袋垂直高度加以调节。

（5）动态观察、记录滤出废弃血浆量，同时从静脉段血路（即血浆滤过器后）输入基本等量、等速的置换液。

3.血浆滤过量的估算　根据体重及血细胞比容可估算出全身固有血浆容量，一般一次治疗血浆排出量应不低于患者血浆容量65%～70%。患儿按50～100ml/kg计算。

4.如何补充血浆置换液　应用新鲜冷冻血浆、新鲜冻干血浆或人血白蛋白，以电解质生理平衡液为主补充。置换液中一般电解质溶液可占总量的1/3～1/2。补充时先补电解质离子液，而后补血浆、白蛋白等胶体液，防止输入血浆白蛋白后再被滤出丢失。输入置换液总量，可略超过滤出血浆总量的10%。

5.血浆置换抗凝问题　由于血浆置换时血流量相对较小，血液中部分肝素随血浆滤出液清除，故肝素用量可能要相对较多。用量以使活化全血凝固时间（ACT）增加2倍为准。但一般由于血浆置换时间相对较短，很少发生凝血。

6.护理措施

（1）术前护理

1）心理护理。术前向家属说明操作程序及术中要求，同时对清醒患儿加强床边看护。尽量满足患儿心理及生理上的需要，语言交流时做到语言亲切、态度和蔼，消除患儿恐惧和焦虑心理，保持良好情绪，使患儿能愉快地配合治疗。

2）了解病情。了解患儿身体状况，如血红蛋白、血细胞比容、心肺功能及能否耐受大量快速输入，以便做好换浆中的相应准备。

3）熟悉静脉血管。主要选择四肢大静脉，以供血细胞分离机抽吸、回输和液体输入。

4）换浆日术前的护理。测患儿体温、脉搏、呼吸、血压、体重，呼吸道分泌物多的患儿应吸净痰液，保持呼吸道通畅。

（2）术中护理：由1～2名临床经验丰富的护士担任换浆护理，她们应熟悉换浆规程、操作步骤及并发症，并掌握抢救措施，同时备好抢救物品和药品。

1）术前30min给患儿注射镇静剂。取半卧位，床头抬高30°，有利回心血量的增加。

2）维持体液平衡，建立输液通道：采用8～9号头皮针穿刺，保持输液通畅，输液中根据病情及操作程序及时适量补充血容量，随时调节输液速度。在采血阶段体外循环最大量时，需加快补液，以免血容量减少而发生低血压或休克，回输阶段应减慢补液速度，以防止血容量迅速增加，加重心肺负担，发生肺水肿、心力衰竭。

3）换浆中的监护及护理：密切观察脉搏及血压，一般5～10min测量1次，注意患儿神态、呼吸、面色等改变；换浆完毕拔除血细胞分离机穿刺针头后，一定要注意保护针眼，先涂碘酒，再用棉签按压5min或更长时间，以避免出血，待观察30min后，再送患儿回病房，做好交班。

（3）术中常见不良反应及处理

1）一般反应：畏寒、口干、疲倦，由于大量血液成分反复抽出分离，回输身体后不适所致。可对症处理，术中开始换浆时回抽稍延迟，采血和输液速度减慢，使患儿逐步适应，注意患儿保暖，饮热饮料，症状会很快减轻或得到控制。

2）心血管反应：低血容量的脉搏增快、血压下降、出现休克症状，应立即报告医师迅速加快回输及输液速度，或放慢回抽，使液体平衡，3～4min后脉搏、血压将逐渐恢复；高血容量时表现为肺水肿、心力衰竭，应注意液体平衡。

3）枸橼酸反应：因新鲜冷冻血浆或5%白蛋白含有枸橼酸盐，大量快速输入引起枸橼酸酸中毒反应时（如低血钙、肢体抽搐），可输入适量10%葡萄糖酸钙处理。术前常规给葡萄糖酸钙口服。

4）过敏反应：常与置换液中输入的血浆或白蛋白有关。可应用激素等措施预防过敏反应的发生。如遇有严重反应而出现过敏性休克者，可考虑终止置换治疗。

（4）血浆置换术的并发症

1）出血症状：因血浆置换过程中全身血液肝素化，血浆分离过程中大量血小板、凝血因子丢失，输入置换液中缺乏凝血因子，枸橼酸反应发生低血钙，故治疗过程中或治疗后易发生出血倾向。加上患儿血管病变，术中、术后有大出血的可能，护理过程中须密切观察有无出血倾向，尤其要预防大咯血造成窒息。

2）感染：患儿体质差或置换手术中无菌操作不严，极易造成感染，除应加强手术无菌操作外，术后更应强调消毒隔离，严格控制探视人员，保证休息，加强营养，提高患儿抵抗力。观察体温变化，一旦出现感染征象，尽早使用抗生素。

（5）血浆置换术的术后护理

1）患儿休息30min后若无不适，返回病房，当日避免剧烈活动，注意保暖。

2）治疗当日观察穿刺部位有无渗血、淤血，局部有无肿痛并及时处理。

3）嘱患儿勿用手搔抓患处，保持皮肤清洁，避免感染。

（裴　亮）

第十二节　出血、凝血评估和血液成分治疗技术

出血性疾病系指机体止血功能障碍引起机体自发性出血或损伤后难以止血的一类疾病，包括疾病本身所致的凝血机制异常引起的出血和外伤造成的出血性疾病。由于该类疾病不同的临床特点和病理机制，其输血治疗原则不尽相同。其中，因血管壁本身缺陷所致出血者，很少需要输血；而血小板数量和（或）功能异常或凝血功能障碍所致出血者，应针对病因治疗，并根据临床情况适当补充所缺少血液成分的相应浓缩物，避免输注全血。由于外伤引起的出血，应根据出血量及出血部位，结合患儿的临床表现，给予合理的输血治疗。

1.根据出血的病因，PICU中常见的出血性疾病分为以下几类。

（1）血管因素所致出血性疾病（vascular disorder）：包括血管壁本身和血管周围支撑组织先天性（遗传性）或后天获得性异常。

（2）血小板因素所致出血性疾病：包括血小板数量异常和血小板功能障碍两大类。

（3）凝血因子异常所致出血性疾病：包括遗传性和获得性凝血因子数量和质量异常。

（4）纤溶亢进和循环抗凝物质增多所致出血性疾病。

（5）复合性因素所致出血性疾病：临床上以弥散性血管内凝血（DIC）和严重肝病最为常见。

（6）外伤所致出血。

2.出血性疾病的评估：包括临床评估和实验室评估。

（1）临床评估：为出血性疾病的诊断及鉴别诊断的重要组成部分。有出血倾向的患儿病史的详细采集及其临床表现，有助于判断出血性疾病的病因。

出血相关病史：下述出血特征往往提示存在出血性疾病或出血倾向。

1）出血年龄：自幼起病、反复出血提示先天性或遗传性出血性疾病。

2）诱因和程度：自发性出血或轻微外伤后出血不止，或出血程度与外伤程度严重不成比例。

3）出血部位和分布：呈全身性分布，不能以局部原因解释。

4）出血频率：反复多次出血，并具有相似出血临床表现，如血友病、关节血肿等。

5）家族史：家族中具有类似出血性疾病患者有助于诊断，但阴性不能排除。应注意特定出血性疾病的遗传方式，了解血友病患者母系家族成员是否存在血友病患者，重点关注遗传性血小板功能障碍性疾病患儿父母是否近亲婚配，同胞是否因不明原因出血死亡等。

药物暴露史、严重脏器疾病、DIC和骨关节异常等相关病史：这些病史对于了解出血性疾病病因，指导临床诊治非常重要。

出血的临床特征：止血机制不同环节异常所致出血性疾病往往具有不同的临床出血特征，有助于判断出血性疾病的类型。如血管和血小板因素所致出血，多表现为皮肤和黏膜的出血，皮肤表面有典型的出血性皮疹或多发性的小瘀斑；凝血障碍性疾病造成

的出血，通常表现为软组织、深部肌肉和关节出血，血肿表现较为常见，多数具有外伤诱因。

（2）实验室评估：出血性疾病患儿的诊断，临床常用的实验室检查包括血常规和血涂片、凝血五项和血栓弹力图检查。

1）血常规和血涂片检查：血常规中要监测血小板、红细胞、白细胞及血红蛋白水平，同时通过血涂片检查细胞的数量和形态。如发现幼稚细胞，应首先考虑白血病等血液肿瘤性疾病。血小板减少伴贫血，但贫血程度与临床失血程度不一致时，应结合临床表现考虑急性白血病、再生障碍性贫血和噬血细胞综合征等基础疾病。仔细观察血小板体积和形态有助于对遗传性血小板疾病进行分类，为临床诊断提供重要线索。

2）凝血五项：主要包括凝血酶原时间（prothrombintime，PT）、部分凝血活酶时间（activated partial thrombin time，APTT）、凝血酶时间（thrombintime，TT）、纤维蛋白原（fibrinogen，FIB）、D-二聚体测定。

PT：是检查外源性凝血因子的一种过筛试验，用来证实先天性或获得性纤维蛋白原、凝血酶原和凝血因子Ⅴ、Ⅶ、Ⅹ的缺陷或抑制物的存在，同时用于监测口服抗凝剂的用量，是监测口服抗凝剂的首选指标。还可作为肝脏合成蛋白质功能的检测。PT延长（＞参考值高值3s）见于肝脏损伤、先天性外源凝血因子Ⅱ、Ⅴ、Ⅶ、Ⅹ减少及纤维蛋白原的缺乏、获得性凝血因子缺乏及血循环中有抗凝物质存在。PT缩短见于DIC早期呈高凝状态、血栓栓塞性疾病和其他血栓前状态、先天性凝血因子Ⅴ增多。

INR（国际标准化比值）是从凝血酶原时间（PT）和测定试剂的国际敏感指数（ISI）计算出来的，使不同实验室和不同试剂测定的PT具有可比性，便于统一用药标准。用于抗凝治疗监控。

APTT：是检查内源性凝血因子的一种过筛试验，用来证实先天性或获得性凝血因子Ⅷ、Ⅸ、Ⅺ的缺陷或是否存在它们相应的抑制物，同时，APTT也可用来检测凝血因子Ⅻ、激肽释放酶原和高分子量激肽释放酶原是否缺乏，由于APTT的高度敏感性和肝素的作用途径主要是内源性凝血途径，所以APTT成为监测普通肝素首选指标。APTT延长（＞参考值高值10s）见于凝血因子Ⅷ、Ⅺ、Ⅻ缺乏症、血友病甲、血友病乙（Ⅸ）部分血管性假血友病患者、严重的凝血酶原（因子Ⅱ）及凝血因子ⅤⅩ减少和纤维蛋白原缺乏、血循环中有抗凝药物存在、系统性红斑狼疮及一些免疫性疾病；APTT缩短见于凝血因子Ⅷ、Ⅹ活性增高、血小板增多症、高凝状态、DIC高凝期、血栓前状态和血栓性疾病。

凝血酶时间（TT）：是反映血浆内纤维蛋白原水平及血浆中肝素样物质的多少。前者增多和后者减少时TT缩短，否则延长。可用于肝素用量的检测。TT延长（＞3s）见于纤维蛋白原减少、纤维蛋白原降解物（FDP）的增加、纤维蛋白原功能障碍、纤维蛋白原分子异常；TT缩短见于高纤维蛋白血症。

纤维蛋白原（fibrinogen，FIB）即凝血因子Ⅰ，是凝血过程中的主要蛋白质，FIB增高除了生理情况下的应激反应外，主要出现在急性感染、烧伤、自身免疫性疾病、多发性骨髓瘤、急性肾炎、尿毒症等。其增加主要见于机体感染、毒血症、肝炎、肾病综合征、恶性肿瘤、风湿性关节炎、糖尿病酸中毒等。其减少主要见于慢性肝炎、肝硬化、DIC、原发性纤维蛋白原缺乏症、原发性纤溶活性亢进、恶性贫血等。

D-二聚体（D-Dimer）：是纤维蛋白（原）降解产物中的一个片段，它是交联后纤维蛋白被纤溶酶降解的特异标志物之一，是确定体内有无血栓形成及继发性纤溶的指标。D-二聚体的含量变化可作为体内高凝状态和纤溶亢进的标志。对DIC的诊断有较高的预报价值。

3）血栓弹力图：（thrombelastography，TEG）是一种动态反映凝血、血小板聚集和纤溶功能的方法，可对凝血和纤维蛋白原溶解过程进行全面的评估。TEG的主要参数包括R值、K值、α值、CI、LY30、EPL。

R值（凝血反应时间）：从凝血系统启动直到纤维蛋白凝块形成之间的一段潜伏期，主要反映凝血因子的功能。参考范围5～10min。

K值（凝血形成时间）：评估血凝块强度达到20mm时的时间，主要反映纤维蛋白原的功能和水平。参考范围1～3min。

α值（Angle角度）：主要反映纤维蛋白原的功能。Angle角减小，表示纤维蛋白的功能减低；Angle角增大，表示纤维蛋白原的功能增强。参考范围53°～72°。

MA值（血栓最大振幅）：即最大振幅，主要反映血小板的数量和功能，也受纤维蛋白原的影响。参考范围50～70mm。

CI（凝血综合指数）：反映整体凝血水平，CI增高提示高凝状态，CI减低提示低凝状态。参考范围-3～+3。

LY30（纤溶指数）：测量MA值确定后30min内血块消融的比例（%）。参考值＜7.5%。

EPL（预测纤溶指数）：预测在MA值确定后30min内血凝块将要溶解的百分比。参考范围＜15%。

【出血性疾病的输血原则】

出血是不同疾病、不同出血机制的共同表现，其对机体的影响取决于出血量、出血速度和出血部位。而是否需要输血，必须依据出血的性质、原因和临床症状及实验室检查结果而定。成分输血是出血性疾病治疗的重要手段之一。输血治疗前，应对输血效果作出预期评价，充分考虑输血或血液成分对患者产生的疗效和远期潜在危险。

【成分输血的临床应用】

成分输血的临床应用见表14-20～表14-23。

表14-20　红细胞的临床应用

品名	特点	保存方式及保存期	作用及适应证	备注
浓缩红细胞（CRC）	每袋含200ml全血中全部RBC，总量110～120ml，血细胞比容0.7～0.8，含血浆30ml及抗凝剂8～10ml，运氧能力和体内存活率等同一袋全血 规格：110～120ml/袋	（4±2）℃ ACD：21d CPD：28d CPDA：35d	作用：增强运氧能力 适用：①各种急性失血的输血；②各种慢性贫血；③高钾血症、肝、肾、心功能障碍者输血；④小儿、老年人输血	交叉配合试验

续表

品名	特点	保存方式及保存期	作用及适应证	备注
少白细胞红细胞（LPRC）	过滤法：白细胞去除率96.3%～99.6%，红细胞回收率＞90% 手工洗涤法：白细胞去除率79%±1.2%，红细胞回收率＞74%±3.3% 机器洗涤法：白细胞去除率＞93%，红细胞回收率＞87%	（4±2）℃ 24h	作用：同CRC 适用：①由于输血产生白细胞抗体，引起发热等输血不良反应的患者；②防止产生白细胞抗体的输血（如器官移植患者）	与受血者ABO血型相同
红细胞悬液（CRCa）	4400ml或200ml全血高速离心后除去血浆，加入适量红细胞添加剂后制成，所有操作在三联袋内进行 规格：由400ml或200ml全血制备	同CRC	同CRC	交叉配合试验
洗涤红细胞（WRC）	400ml或200ml全血经离心去除血浆和白细胞，用无菌生理盐水洗涤3～4次，最后加150ml生理盐水悬浮。白细胞去除率＞80%，血浆去除率＞90%，RBC回收率＞70% 规格：由400ml或200ml全血制备	同LPRC	作用：增强运氧能力 适用：①对血浆蛋白有过敏反应的贫血患者；②自身免疫性溶血性贫血患者；③阵发性睡眠性血红蛋白尿症；④高钾血症及肝肾功能障碍需要输血者	主侧配血试验
冷冻红细胞（PTRC）	去除血浆的红细胞加甘油保护剂，在-80℃保存，保存期10年，解冻后洗涤去甘油，加入100ml无菌生理盐水或红细胞添加剂或原血浆。白细胞去除率＞98%；残余甘油量＜1%。洗除了枸橼酸盐或磷酸盐、K^+、NH_3等 规格：200ml/袋	解冻后 （4±2）℃ 24h	作用：增强运氧能力 适用：①同WRC；②稀有血型患者输血；③新生儿溶血病换血；④自身输血	加原血浆悬浮红细胞要做交叉配血试验；加生理盐水悬浮只做主侧配血试验

表14-21　血小板的临床应用

品名	特点	保存方式及保存期	作用及适应证	
手工分离浓缩血小板（PC-1）	由200ml或400ml全血制备。 血小板含量：≥$2.0×10^{10}$袋，20～25ml≥$4.0×10^{10}$袋，40～50ml 规格：20～25ml/袋，40～50ml/袋	（22±2）℃（轻振荡）24h（普通袋）或5d（专用袋制备）	作用：止血 适用：①血小板减少所致出血；②血小板功能障碍所致出血	需做交叉配血试验，要求ABO相合，一次足量输注
机器单采浓缩血小板（PC-2）	用细胞分离机单采技术，从单个供血者循环血液中采集，每袋内含血小板≥$2.5×10^{11}$，红细胞含量＜0.4ml 规格：150～250ml/袋	同PC-1	同PC-1	ABO血型相同

表14-22　白细胞的临床应用

品名	特点	保存方式及保存期	作用及适应证	备注
机器单采浓缩白细胞悬液（CRANa）	用细胞分离机单采技术由单个供血者循环血液中采集。每袋内含粒细胞≥$1×10^{10}$	（22±2）℃ 24h	作用：提高机体抗感染能力 适用：中性粒细胞低于$0.5×10^9/L$，并发细菌感染，抗生素治疗48h无效者（从严掌握适用证）	必须做交叉配血试验 ABO血型相同

表14-23　血浆的临床应用

品名	特点	保存方式及保存期	作用及适应证	备注
新鲜液体血浆（FLP）	含有新鲜血液中全部凝血因子血浆蛋白为6%～8%；纤维蛋白原0.2%～0.4%；其他凝血因子0.7～1单位/ml 规格：根据医院需要配定	（4±2）℃ 24h（三联袋）	作用：补充凝血因子，扩充血容量 适用：①补充全部凝血因子（包括不稳定的凝血因子Ⅴ、Ⅷ）；②大面积烧伤、创伤	要求与受血者ABO血型相同或相容
新鲜冷冻血浆（FFP）	含有全部凝血因子。血浆蛋白为6%～8%；纤维蛋白原0.2%～0.4%；其他凝血因子0.7～1单位/ml 规格：自采血后6～8h（ACD抗凝剂）；6h内（CPD抗凝剂）；8h内（速冻成块） 规　格：200ml，100ml，50ml，25ml	-20℃以下 1年（三联袋）	作用：扩充血容量，补充凝血因子 适用：①补充凝血因子；②大面积创伤、烧伤	要求与受血者ABO血型相同或相容 37℃水浴融化
普通冷冻血浆（FP）	FFP保存1年后即为普通冷冻血浆 规　格：200ml，100ml，50ml，25ml	-20℃以下 4年	作用：补充稳定的凝血因子和血浆蛋白 适用：①主要用于补充稳定的凝血因子缺乏；如Ⅱ、Ⅶ、Ⅸ、Ⅹ因子缺乏；②手术、外伤、烧伤、肠梗阻等大出血或血浆大量丢失	要求与受血者ABO血型相同
冷沉淀（CYO）	每袋由200ml血浆制成。含有Ⅷ因子80～100单位；纤维蛋白原约250mg；血浆20ml 规格：20ml	-20℃以下 1年	适用：①甲型血友病；②血管性血友病（vWD）；③纤维蛋白原缺乏症	要求与受血者ABO血型相同或相容

【常见出血性疾病的成分输血】

1.特发性血小板减少性紫癜（ITP）　ITP是临床上较常见的一种出血性疾病，又称免疫性血小板减少性紫癜，因患者血液中存在针对血小板膜的抗体，从而引起免疫性血小板破坏而发病。血小板输注不是治疗本病的主要手段，因患者体内存在自身抗血小板抗体。只有在血小板显著减少（$<20\times10^9$L），并伴有明显出血症状而威胁患者生命或疑有中枢神经系统出血，或脾切除术前、术中有严重出血者，严密监控的基础上，才考虑输注血小板。急、慢性型重症ITP或拟手术者，也可用大剂量免疫球蛋白静脉输注，每次0.4g/kg，连用5d，有明显提高血小板的效果，或在血小板输注前注射1个单剂量，能延长血小板寿命，止血效果更好。血浆置换（PE）能短期去除循环血液中的抗血小板抗体，减少血小板的破坏，迅速控制出血，缓解病情．因属对症治疗，疗效不持久，仅作为重症ITP患者的紧急处理。

2.血友病　是一组遗传性凝血因子缺乏引起的出血性疾病．其中凝血因子Ⅷ缺乏或功能缺陷引起的血友病A（血友病甲）较多见，凝血因子Ⅸ缺乏引起的血友病B（血友病乙）少见，而凝血因子Ⅺ缺乏的血友病C（血友病丙）罕见。血友病患者常因轻微外伤后出血不止，而需相应凝血因子替代治疗。凝血因子应尽早、足量应用，使之迅速达到止血所要求的活性水平，避免出血及并发症的发生。

（1）血友病甲：可选用新鲜冷冻血浆（FFP）、冷沉淀和凝血因子浓缩剂等输注，以补充所缺乏的凝血因子Ⅷ。

1）FFP：含有全部凝血因子，包括不稳定的因子Ⅷ和因子Ⅴ。可用于轻型血友病甲，为避免大量输注引起循环超负荷，一次最大安全量为10～15ml/kg。

2）冷沉淀：该制品是新鲜冷冻血浆在2～4℃条件下，不溶解的白色沉淀物，1IU含凝血因子Ⅷ 80～120IU，纤维蛋白原200～250mg，以及一定量的血管性血友病因子和纤维结合蛋白，容量20ml左右，主要用于轻、中型血友病甲。剂量为所需凝血因子Ⅷ的剂量（IU）÷80（因每袋冷沉淀含凝血因子Ⅷ 80～120IU）。

3）凝血因子Ⅷ浓缩剂：本品是用特殊方法提纯冷沉淀中的因子Ⅷ而制成的。其特点是凝血因子Ⅷ浓度和纯度高、容量少和使用方便。可用于各种血友病甲患者的预防和治疗。使用剂量可按下列公式计算：所需凝血因子Ⅷ剂量（IU）=血浆容量（ml）×（预期达到的因子Ⅷ水平－原有因子Ⅷ水平）。一般输入凝血因子Ⅷ浓缩剂1IU/kg可提高循环血中因子Ⅷ活性2%。输注后10～15min升高，半衰期为8～12h。

（2）血友病乙：可选用FFP、凝血酶原复合物和凝血因子Ⅸ浓缩剂。

1）FFP：1ml含凝血因子Ⅸ 1IU，输注剂量15～20ml/kg可提高血中因子Ⅸ活性水平5%～10%，主要用于轻型血友病乙。

2）凝血酶原复合物：本制品是用混合人血浆经消毒、稳定和冻干制成。内含维生素K依赖性凝血因子Ⅱ、Ⅶ、Ⅸ，Ⅹ和少量其他蛋白，其中因子Ⅸ含量为5%左右，可用于各种血友病乙，特别是中、重型者。所需剂量按凝血因子Ⅸ单位数折算。

3）凝血因子Ⅸ浓缩剂：该制品系采用多克隆或单克隆抗体免疫亲和层析法制备。因子Ⅸ含量达20%～30%，活性＞50IU/mg蛋白，纯度高，效果好，无引起血栓的危险。临床上用于各型血友病乙，特别是重型血友病乙患者。剂量计算方法与因子Ⅷ方法相同。使用FFP或凝血酶原复合物时均可按此单位数折算，但应注意因子Ⅸ输注后，循环血中活性水平仅升高预期值的50%左右（因输入的因子Ⅸ相当一部分分布在血管外）。

（3）血管性血友病：该病主要是由于循环血中缺乏一种特异性血浆凝血因子（血管性血友病因子vWF）所致，vWF在调节血小板黏附受损血管壁的过程中起关键作用。同时vWF还是凝血因子Ⅷ的载体，具有稳定因子Ⅷ活性的功能。轻症患者应用DDAVP（1，8-去氮基-右旋-精氮酸加压素）和局部止血即可。重症伴严重出血者，可选用FFP、冷沉淀和富含vWF凝血因子浓缩剂。

1）FFP：10ml/（kg·d），可使因子Ⅷ：C水平保持在30%以上。

2）冷沉淀：本品含有丰富的vWF和因子Ⅷ，能同时纠正出血时间和因子Ⅷ：C水平，剂量为1U/10kg。由于1U冷沉淀中所含vWF量各异，取得适当止血和正常vWF活性水平所需的冷沉淀量，须依据不同个体的实验室和临床指标来确定。

3）富含vWF凝血因子浓缩剂（Humate-P）：该制品是一种含有高浓度vWF和因子Ⅷ：C的浓缩剂，能同时提高vWF和因子Ⅷ：C活性水平。使用剂量按因子Ⅷ：C活性单位数计算，初始剂量40IU/kg，维持量根据出血严重程度而定。

（4）血栓性血小板减少性紫癜（TTP）：是一种少见的多系统的微血管血栓-出血综合征。主要临床特征为消耗性血小板减少、微血管病性溶血性贫血、中枢神经系统症象和肾功能异常。TTP一经确诊应立即输注血浆制品，可选用制备冷沉淀后的上清血浆（冷上清）或FFP输注。冷上清疗效较FFP好，剂量为30ml/（kg·d）。有条件者，尽快开展血浆置换。血浆置换能去除患者体内血小板聚集因子，补充正常抗聚集因子，从而抑制血小板栓子的形成，是治疗TTP的有效方法之一。置换量和间隔时间视病情及疗效而定。严重贫血者可输注红细胞制品（如浓缩红细胞、洗涤红细胞等）。血小板输注有可能加重TTP血栓形成，导致病情恶化，应禁忌使用。

（5）弥散性血管内凝血（DIC）：是许多疾病发展过程中的一种病理状态。在某些致病因素作用下机体发生广泛的血管内凝血，继发性血小板、凝血因子消耗和纤溶亢进。重者病情变化迅速，如不及时治疗，往往危及生命。临床应积极治疗基础疾病，消除凝血原因和诱发因素，并在维持有效循环血容量和肝素化的基础上，适当补充凝血因子（凝血因子缺乏是导致出血的主要原因）。DIC患者补充何种血液成分应根据患者基础疾病、出血或血栓形成的严重程度、年龄和其他个体因素，可选用FFP、冷沉淀和（或）纤维蛋白原和（或）浓缩血小板，剂量依病情和实验室指标而定。通常纤维蛋白原每次2～4g，使血中纤维蛋白原含量达到1g/L以上即可。如血小板数＜20×10^9/L，伴明显出血者，可输注浓缩血小板，一般将血小板升至50×10^9/L较适宜，DIC病理过程控制与否均可输注。若抗凝血酶Ⅲ（AT-Ⅲ）水平降至正常的50%以下，就应及时补充AT-Ⅲ浓缩剂，平均1IU/kg，可使血中AT-Ⅲ活性升高1%。如出血过多，贫血严重，有输血指征者，可选用红细胞制品。其他凝血因子制剂（如因子Ⅷ浓缩剂、凝血酶原复合物等）也可根据DIC的病情适当选用。

（6）血管性紫癜：是由于血管壁本身缺陷导致出血的一类疾病，如遗传性出血性毛细血管扩张症、过敏性紫癜和单纯性紫癜。由于出血程度较轻，一般很少需要输血。除非合并有凝血因子或血小板异常，否则输血不能取得止血效果。如贫血严重，有明显症状者，可选用红细胞制剂，合并凝血因子或血小板异常，可选用相应的血液成分输注，剂量随病情而定。

（7）白血病：血小板减少是引起出血的最主要原因。强烈化疗后的血小板输注是患者安全度过“骨髓抑制期”的重要保证。输注血小板的指征：血小板计数＜20×10^9/L，伴有明显出血症状者；血小板计数＜20×10^9/L，无明显出血者不输，但有发热、感染，或存在潜在出血部位者也可输注；或虽无严重出血，但在化疗过程中也应预防性输注。血小板计数＜5×10^9/L，很易发生颅内出血，这种患者不论现在有无出血，都应尽快预防性输注血小板。对于贫血患者，当血红蛋白＜60g/L，伴有明显的贫血症状者，需输入红细胞治疗。白血病患者短时间内出现进行性出血，且出血量大、速度快，失血量＞机体血容量20%时，如并发消化道出血、阴道出血等，则按外科急性失血的输血原则和方法处理。并发DIC者，应在抗凝的基础上补充相应的凝血因子。

（8）溶血尿毒综合征：是以急性微血管性溶血性贫血、急性肾衰竭、血小板减少三联征为特点的疾病。临床治疗通常按急性肾衰竭治疗原则，或对症治疗、激素治疗及抗感染等。但是成分输血，尤其是新鲜冷冻血浆的输注及血浆置换在该病的治疗中具有重要的不可替代的作用。由于溶血尿毒综合征患儿血浆中存在异常水平的促血小板聚集因子（如Von Willebrand因子、血小板激活因子等），或缺乏正常抑制血小板聚集的因子（如前列环素、PGI_2），从而导致微血管血栓形成，使血流中红细胞和血小板受损，导致红细胞破碎溶血，出现微血管性溶血性贫血和血小板减少。血浆疗法是治疗溶血尿毒综合征的一种有效方法。因为输入新鲜冷冻血浆不仅能补充患儿血浆中缺乏的抑制血小板凝集因子，还能去除血浆中抑制PGI_2合成的物质，恢复PGI_2活性，而使病情缓解或改善，尤其是血小板严重持续减少的患儿。由于普通冷冻血浆是由长期存放或即将过期的全血制备而成，许多凝血因子含量减少，不宜给溶血尿毒综合征患儿输用，最好使用新鲜冷冻血浆。虽然本病患儿血小板严重减少，但不能轻易输血小板，以免加重微血管栓塞。对贫血患儿应尽可能少输红细胞，以免加重微血管内溶血。如患儿贫血严重，影响生命体征，可酌情考虑输入红细胞。Coombs试验阴性的患儿输悬浮红细胞即可，而Coombs试验阳性的患儿则应输洗涤红细胞。Coombs试验阳性的患儿输洗涤红细胞是为了避免带入过多补体和抗体，导致患儿自身红细胞溶解。另外，Coombs试验阳性的患儿输新鲜冷冻血浆也应慎重，以免加重溶血。

（9）外伤：严重的外伤可以引起机体急性大量失血，导致机体血量在正常有效循环中锐减，使灌流全身组织器官血液急剧减少，引起组织器官无氧代谢、细胞损伤，进而发生严重的后果。进行有效扩容是治疗急性失血性疾病的关键。因此，在机体处于危机状态时，积极补充应用晶体液和胶体液的同时，均需要输血治疗。临床输血作为外伤失血或其他危重患者抢救的重要手段，也是临床对大量失血超过血容量20%～30%的患者最常见的一种治疗措施。根据患者病情进行成分输血，可以增加患者的机体血量，升高血浆蛋白，补充凝血因子，提高血液的携氧能力和增强抵抗力，确保外伤急性失血患者生命体征的平稳。

【成分输血的注意事项】

1.出血性疾病应避免输注所谓的“新鲜血”来补充所缺乏的凝血因子或血小板。因“新鲜全血”所含的凝血因子和血小板浓度，难以达到止血所要求的有效治疗剂量。如贫血严重，有输血指征者，也应输注红细胞制品，避免输注全血。

2.血液成分输注剂量依据出血程度、所缺乏血液成分的性质和严重程度，以及所输成分的药动学特性而定，没有必要使之恢复到正常水平，只要能维持机体所需止血水平的最低限度即可。如血小板升至（20～50）$\times 10^9$/L以上，出血即可停止。但要行重要部位的手术（如脑、眼等），血小板数最好提升至100×10^9/L，而凝血因子止血水平一般只需达到正常水平的30%～40%就可维持有效止血，尤其是因子Ⅷ和因子Ⅸ在应用于中枢神经系统的止血时，仅需分别维持正常水平的20%和10%。

3.血液成分替代治疗过程中必须监测其血中含量变化和患者的出血情况，以决定是否继续应用或调整其使用剂量，如补充凝血因子时，应监测凝血功能的变化。

（佟玉静）

第十三节　NO吸入技术

NO吸入（iNO）技术作为一项新兴的医疗技术，具有显效快、非创伤性、高选择性等特点，其适应范围包括原发性和继发性肺动脉高压及许多由于肺血管缺氧性痉挛导致的低氧血症，iNO技术为小儿呼吸系统疾病急救提供了新的方法和新的治疗手段。

【NO作用机制】

NO由气道吸入后通过肺泡壁进入肺毛细血管平滑肌细胞，激活细胞内可溶性鸟苷酸环化酶，使大量三磷酸鸟苷转化为环鸟苷酸，促进钙离子外流，使血管平滑肌舒张，降低肺动脉压和肺血管阻力，改善肺泡通气-血流比，改善氧合；由于NO半衰期短，仅为3～5s，当NO弥散于血流后，立即与红细胞内的血红蛋白结合而失去活性，故仅局限于肺血管，而不影响体循环血压。

【iNO主要临床应用】

1.呼吸衰竭　低氧的环境下可增加肺部血管阻力，进而使受损的血管内皮细胞合成内源性NO减少，导致局部血管收缩，形成持续性肺动脉高压，甚至导致心功能不全。iNO可迅速降低肺动脉压，改善氧合，纠正低氧血症。低氧血症导致肺循环压力和阻力增高，右心室后负荷增加，心肌缺血缺氧加重，iNO可减轻心肌损伤。

2.急性呼吸窘迫综合征（ARDS）　ARDS的病理生理特征主要为低氧血症及肺动脉高压，进行iNO治疗时，在通气良好的区域，NO可以改善通气-血流比例，增加血氧含量；但在通气不良的区域，NO无法进入或很少，不能很好地扩张局部血管，通气-血流比改善不明显；总地来说，患者的低氧症状能够有所缓解。同时，NO与氧自由基生成的硝酸和亚硝酸盐，可清除活性氧类，抑制核因子κB的活性，减少促炎细胞因子、肿瘤坏死因子等分子的表达，促进肺泡增殖修复，抑制肺纤维化，抗炎及保护肺组织。

3.小儿重症肺炎　小儿呼吸道淋巴管丰富，气道管腔较为狭窄，排痰及咳嗽能力较差，感染后易导致气道狭窄。因为存在神经液体及肺动脉高压因素，可伴发心力衰竭，重症肺炎合并心力衰竭小儿患者中，联合吸入NO治疗，能够改善心功能和肺功能。

【iNO剂量与使用方法】

iNO目前尚无明确的使用剂量，但小剂量可以减少不良反应的发生，关于iNO治疗浓度的选择目前尚无统一标准，采用浓度为（5～40）$\times 10^{-6}$是安全的。

NO的使用方法为吸入（iNO），使用时NO仪器管道与无创持续气道正压（CPAP）或气管插管呼吸机进气管道连接，NO与氧气混合后输送到患儿呼吸道，在近呼吸道端口取样监测气道中NO和NO_2浓度，临床上根据氧合情况调整NO浓度。

【iNO治疗的风险】

1.iNO可抗血小板聚集、延长出血时间，增加患者出血风险，对血小板聚集和黏附有一定影响，可能激活血小板内的环鸟苷酸，进而增加出血风险。在有出血倾向的患者中，需要严密监测iNO治疗过程。

2.iNO具有氧化应激性，进入人体后可与血红蛋白生成高铁血红蛋白，阻止氧气和血红蛋白结合，进而加重组织缺氧。

3.吸入低浓度NO对肺有保护作用，但是高浓度吸入会加重促炎与抗炎失衡，特别是在短时间内大量吸入NO会造成NO在肺部大量堆积，生成过多的NO_2，进而可生成硝酸盐和亚硝酸盐，增加肺部上皮细胞和微血管的渗透性，严重者可出现肺水肿或肺纤维化，加重肺损伤。

在临床应用中实时监测凝血功能、高铁血红蛋白及NO浓度，防止由于吸入NO浓度过高引起不良反应。

（佟玉静）

第十四节　镇痛镇静技术

PICU患儿病情危重，常因各类插管、机械通气、创伤等引起疼痛和焦虑，且离开父母，产生心理恐惧。因此，为达到有效治疗及促进患儿舒适的目的，镇痛镇静已成为PICU患儿治疗的一部分。

镇痛和镇静治疗是指应用药物手段消除患儿疼痛，减轻焦虑和躁动，催眠并诱导顺应性遗忘的治疗。若镇痛镇静治疗应用不当将会引起许多不良后果，如镇痛镇静不足会导致患儿出现人机不协调、焦虑、躁动、意外拔管等不良事件，而深度镇静与重症患者病死率的增加有关。故适宜的镇痛镇静对重症患儿的治疗具有十分重要的作用。

【PICU患儿镇痛镇静的评估】

1.*疼痛评估*　疼痛的评估方法包括自我描述、生理学评估和行为学评估。后两者适用于无法提供疼痛自我描述的婴儿、幼儿或生理缺陷的儿童。应根据患儿的年龄和生理状态选择最合适的评估量表。

（1）自我描述

1）数字疼痛分级法（numeric rating scale，NRS）：由0到10共11个数字组成，让患儿用这些数字描述疼痛强度，数字越大疼痛程度越严重。适用于学龄期儿童。数字0代表不痛，5为痛但可忍受，10为疼痛难忍。

2）视觉模拟评分法（visual analogue scale，VAS）：该方法与数字疼痛分级法类似。在纸上画一条直线，通常用10cm标记，线的一端为剧痛，另一端为不痛，让患儿在线上标出疼痛的相应位置，该数字即为疼痛的强度。适用于学龄期儿童。数字0为不痛，10为疼痛难忍。

（2）行为和生理学评估：根据患儿的行为表现和生命体征进行客观评估，主要包括CRIES评分法、FLACC评分法、脸谱疼痛评分法（faces pain scale，FPS）、东安大略儿童医院评分法（children' s hospital eastern Ontario pain scale，CHEOPS）和客观疼痛评分法（objective pain scale，OPS）等。

1）CRIES评分法（表14-24）：适用于新生儿和婴儿手术后疼痛评估。1～3分为轻度疼痛，4～6分为中度疼痛，7～10分为重度疼痛。＞3分应进行镇痛治疗。

2）FLACC评分法（表14-25）：适用于2个月至7岁儿童术后疼痛评估，共有5项指标，分值=0为无痛，分值=10为最痛。

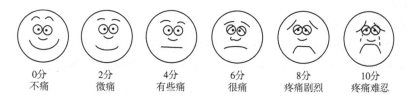

表14-24　CRIES评分法

项目	0分	1分	2分
啼哭	无	高声	不可安抚
SpO_2＞95%时对FiO_2的要求	无	＜30%	＞30%
生命体征升高（与术前比较）	HR，BP无变化	HR，BP上升＜20%	HR，BP＞20%
表达	无	做鬼脸，面部扭曲	咕哝
不能入睡	无	间断性苏醒	经常苏醒

表14-25　FLACC评分法

部位	0分	1分	2分
脸	微笑或无特殊表情	偶尔出现痛苦表情，皱眉，不愿交流	经常或持续出现下颚颤抖或紧咬下颚
腿	放松或保持平常的姿势	不安，紧张，维持于不舒服的姿势	踢腿或腿部拖动
活动度	安静躺着，正常体位，或轻松活动	扭动，翻来覆去，紧张	身体痉挛，呈弓形，僵硬
哭闹	不哭（清醒或睡眠中）	呻吟，啜泣，偶尔诉痛	一直哭闹，尖叫，经常诉痛
可安慰性	满足，放松	偶尔抚摸拥抱和言语可安慰	难于安慰

3）FPS评分法（图14-4）：在标尺刻度旁标有不同程度的微笑、皱眉、哭泣等脸谱示意图，根据患儿面部表情与疼痛表情图谱比较后进行评估，该方法适用于婴幼儿。

0分
不痛
2分
微痛
4分
有些痛
6分
很痛
8分
疼痛剧烈
10分
疼痛难忍

图14-4　脸谱疼痛评分法

4）其他：如CHEOPS评分适用于1～7岁儿童，共有6项指标，分值=4为无痛，分值=13为最痛。OPS评分适用于8个月至13岁儿童，共有5项指标，分值≥6分需镇痛治疗。

2.镇静评估　儿科临床镇静评分系统有多种，常用的主观评估有Ramsay评分（Ramsay sedation scores）、舒适度-行为量表（comfort-behavior scale，comfort-B）评分、Brussel镇静评分、镇静-躁动评分（sedation-agitation scale，SAS评分）、镇静程度评分（richmond agitation-sedation scale，RASS评分），客观评估有脑电双频指数（bispeetral index，BIS）。

（1）Ramsay评分法（表14-26）：Ramsay评分是PICU镇静评估最常用的方法。大多危重儿Ramsay评分2～4分是理想的临床镇静终点。人工通气的患儿可能需要更深程度的镇静，Ramsay评分可达3～5分。

表14-26 Ramsay评分法

分值	临床表述
1	焦虑、紧张、躁动不安
2	合作、安静、良好的定向力、对机械通气耐受良好
3	只对指令有反应
4	对轻叩眉间或巨大声响刺激反应敏捷
5	对轻叩眉间和或巨大声响刺激反应迟钝，对疼痛刺激无反应
6	对轻叩眉间和巨大声响刺激无反应

（2）Comfort-B评分法：该评分系统由6个变量组成，每个变量1～5分，共30分，对各年龄段患儿均适用。但此评分相对复杂且更为费时。

（3）BIS：是一种数字化脑电图监测方法，近年也被证明可用于PICU患儿。BIS用0～100分来表示不同的脑电活动度，100分表示患者完全清醒，小于40分则提示深度镇静或麻醉，较为理想的镇静水平为65～85分。

（4）其他：Brussel镇静评分与Ramsay评分相似，但比Ramsay评分更简练。SAS评分共7级，1级=不可唤醒，7级=危险躁动，SAS相对Ramsay较为烦琐。RASS评分亦被推荐用于镇静评估，从（-5）～（+4）共10级，其中0级为正常警觉且安静状态，+4为极度躁狂，-5则为不可唤醒且对刺激无反应。

【PICU中常用镇痛药物】

PICU中常用镇痛药物有三类：阿片类镇痛药、非阿片类镇痛药及非甾体抗炎镇痛药（NSAIDs）。

1.阿片类镇痛药（表14-27）

（1）吗啡（morphine）：是目前PICU中最常用的阿片类镇痛药，其通过模拟内源性抗痛物质脑啡肽的作用，激动中枢神经阿片受体而产生强大的镇痛作用。对一切疼痛均有效。吗啡可抑制呼吸中枢、咳嗽中枢，兴奋血管平滑肌，使平滑肌血管张力增加，且吗啡可促进内源性组胺释放而导致外周血管扩张、血压下降，脑血管扩张、颅内压增高，这种反应可被纳洛酮拮抗。纳洛酮0.1mg/kg可特异性拮抗吗啡产生的呼吸抑制。

表14-27 常用阿片类镇痛药参考剂量

药品	首剂量（μg/kg）	维持量［μg/（kg·h）］
吗啡	100	10～40
芬太尼	1～2	1～4
舒芬太尼	0.1～0.3	0.03～0.05

注：均为静脉滴注。

（2）芬太尼（fentanyl）：为人工合成的强效麻醉性镇痛药，是阿片受体激动剂，作用强度为吗啡的60～80倍。芬太尼作用迅速、维持时间短、不释放组胺、对心血管功能影响小，能抑制气管插管时的应激反应。芬太尼对呼吸的抑制作用弱于吗啡，但静脉注射过快则易抑制呼吸。有成瘾性。纳洛酮能拮抗本品的呼吸抑制和镇痛作用。

（3）舒芬太尼（sufentanyl）：为强效麻醉性镇痛药。其镇痛作用强度为芬太尼的

5～10倍。与芬太尼相比，本品起效较快，麻醉和换气抑制恢复亦较快，适宜术后镇痛。

2.非阿片类镇痛药（表14-28）　氯胺酮（ketamine）：属于静脉全身麻醉药，具有显著镇痛、浅镇静及遗忘效应。氯胺酮能使泪液、唾液分泌增多，血压、颅压及眼压升高，能增强心肌收缩力，从而致心肌耗氧量增多，故严重高血压、肺动脉高压、心功不全、颅压或眼压过高者禁用。用药前应加用阿托品0.02mg/kg可减少气道分泌物。

3.非甾体抗炎镇痛药（表14-28）　NSAID以对乙酰氨基酚、布洛芬等为代表。NSAID产生中等程度的镇痛作用，镇痛作用部位主要在外周。对各种创伤引起的剧烈疼痛和内脏平滑肌绞痛无效。NSAID不抑制呼吸，也不会产生长期依赖。

表14-28　常用非阿片类和非甾体抗炎镇痛药参考剂量

药品	剂量
氯胺酮	0.2～0.75mg/kg静脉滴注，5～20μg/（kg·min）静脉滴注
对乙酰氨基酚	10～15mg/kg每4小时口服1次
布洛芬	10mg/kg每4小时口服1次

【PICU中常用镇静剂和肌松剂】

1.苯二氮卓䓬类　是PICU中最常用的镇静剂，我国目前以地西泮、咪达唑仑最为常用（表14-29）。

表14-29　常用镇静剂和肌松剂参考剂量

药名	首剂量	维持量
地西泮	0.1～0.3mg/kg静脉滴注	
咪达唑仑	0.1～0.3mg/kg静脉滴注	1～5μg/（kg·min）静脉滴注
水合氯醛	20～75mg/kg口服	
维库溴铵	0.08～0.1mg/kg静脉滴注	1～5μg/（kg·min）静脉滴注

（1）地西泮：具有镇静催眠、抗焦虑、遗忘及骨骼肌松弛作用，由于其对呼吸抑制作用较强且易造成静脉炎，现已逐渐被咪达唑仑替代。

（2）咪达唑仑：具有典型的苯二氮䓬类药理活性，其作用特点为起效快而持续时间短，无耐药性和戒断症状或反跳。毒性小，安全范围大。长期用药无蓄积作用。对呼吸循环抑制小，且药效比地西泮强4倍，故广泛应用于儿科重症患者。可产生短暂的顺行性记忆缺失，使患者不能回忆起在药物高峰期间所发生的不愉快事情。

2.水合氯醛　该药催眠作用温和，无明显后遗作用，可以口服和直肠给药，常用于非创伤性操作和影像学检查之前。

3.肌松剂　维库溴铵是常用的肌松剂。其通过与乙酰胆碱竞争位于横纹肌运动终板的烟碱样受体而阻断神经末梢与横纹肌之间的传导。当接受机械通气的危重患儿出现人机对抗时，需要使用肌松剂以减少对抗。但肌松剂容易引起肌肉麻痹、咳嗽反射消失、带机时间延长及神经肌肉病等，影响患儿病程及预后，因此临床应用肌肉松弛剂

（NMBAS）需慎重。

【镇痛镇静药物的撤离】

1.镇痛镇静药物的使用时间不宜超过1周。

2.若需要长时间镇痛镇静，可尝试变换不同种类镇痛镇静药物，以避免单一药物的蓄积与依赖。

3.对使用时间超过1周的患儿应逐步停药，以避免戒断症状。

【镇痛镇静常见并发症】

1.*呼吸抑制*　阿片类药物和苯二氮䓬类药物具有呼吸抑制作用，当出现呼吸抑制时，需要立即停用该类药物，同时给氧、呼吸支持和应用纳洛酮（0.1mg/kg）拮抗，均能迅速控制病情。咪唑安定的拮抗剂为氟马西尼。

2.*低血压*　血流动力学不稳定、低血容量或交感神经张力升高的患儿应用阿片类镇痛药与苯二氮䓬类药物时均易引发低血压。芬太尼对循环的抑制作用较吗啡轻，故血流动力学不稳定、低血容量的患儿宜选择芬太尼镇痛。

3.*戒断综合征*　无论镇痛还是镇静药物，在长时间应用后若突然停药或快速减量，均可引起戒断综合征。患者表现为呕吐、腹泻、肌肉疼痛、流泪流涕、瞳孔扩大、出汗、发热等，故药物使用时间过长，切记要逐步停药。

（佟玉静　刘春峰）

第十五节　床旁纤维支气管镜技术

【术前准备】

1.*术者准备*

（1）术前必须详细了解患者的病史、体格检查、实验室检查等各项辅助检查情况，以便评估病情，有目的地进行纤维支气管镜检查，防止镜检过程中发生意外，减少并发症，提高检查效果。

严格掌握适应证，全身状况极差或精神异常不能合作者，最好不进行检查，以免发生意外。

了解患者术前病情变化，对呼吸道急性炎症期、气道反应较高、严重高血压及严重心脏病患者，如果检查不能避免时，术前应给予必要的对症治疗。

了解患者上呼吸道情况，检查有无鼻息肉、鼻中隔偏曲及化脓性病灶，避免插入时损伤或感染下呼吸道。

了解患者血小板计数、出凝血时间等凝血机制情况，防止进行活检时引起大出血。对重症患儿及有慢性心、肺疾病的患者，应了解其血气分析、肺功能、心电图的检查结果。一般认为，进行纤维支气管镜检查时，患者的动脉血氧分压下降10～20mmHg，并有可能发生心律失常。因此，上述患者在检查时应给予较高浓度吸氧、心电监护，以保证安全。

术者必须阅读患者近期正侧位胸部X线片，必要时须有体层摄影或肺部CT，以便明确病变位置，协助诊断。

（2）向患儿家属讲明检查的目的、意义、安全性及配合检查的有关事项，简要介绍检查方法，讲清操作要点，使患者消除顾虑，解除紧张情绪，主动配合检查。

（3）所需药品提前1天开出；交代病情并签同意书。药品准备：500ml生理盐水3～4瓶，甲硝唑1瓶，2%利多卡因2支，利多卡因胶浆1支，氨溴索（沐舒坦）5支，普米克3支，肾上腺素1支，巴曲酶（立止血）1支，芬太尼和丙泊酚（异丙酚）等麻醉药品及地西泮或咪达唑仑，阿托品1支，无菌纱布，吸引装置，灌洗液的回收容器。

（4）术者操作时应按照无菌操作要求进行。

2.患者准备

（1）术前常规检查血小板计数、出凝血时间、肝功能、乙型肝炎表面抗原、正侧位胸部X线片，必要时检查心电图、血气、肺功能。

（2）术前4～6h禁食、禁水。

（3）取下口腔义齿。

（4）检查时患者头部用无菌巾包裹（或戴消毒帽），并用75%乙醇纱布擦拭鼻、唇周围皮肤。

3.器械准备

（1）术前应仔细检查纤维支气管镜是否清晰，管道是否通畅，弯曲调节钮是否灵活，将自动吸引接头接在纤维支气管镜吸引管外套内，连接吸引器并检查吸引装置有无堵塞，检查冷光源亮度、曝光系数是否适宜，检查使用的电源必须接可靠地线、装置稳压器、连接光源。

（2）检查前纤维支气管镜的插入部分和活检钳、细胞刷、吸引管等应浸润在1∶2000氯己定溶液中消毒20min。用氧氯灵溶液，器械浸泡2～5min即可使用。气管镜的操作部和目镜部用75%乙醇纱布擦拭。

（3）选择合适尺寸的纤维支气管镜（纤支镜）。气管直径因年龄不同相差很大。新生儿总气管直径仅5～6mm，成年人则为20～25mm。术前应根据患儿年龄选择合适尺寸的纤支镜，年龄越小应选择越细的纤支镜，一般认为3.6mm直径或更细的纤支镜可用于新生儿至5岁的患儿，而4.9mm直径的纤支镜多用于5岁及5岁以上的患儿。更细的结合型电子支气管镜其插入部分的外径为2.8mm。

4.术前用药

（1）术前根据患者情况适宜给予镇静、平喘、抗胆碱能类药物，防治患者过度紧张，减轻支气管痉挛，减少支气管内分泌物。

（2）分泌物较多者，术前0.5h皮下注射阿托品0.5mg。沙丁胺醇、喘乐宁气雾剂均为β_2肾上腺素受体选择性兴奋药，可舒张支气管。对于气道反应较高的患者，术前适量吸入此类药物，可减轻镜检刺激引起的气道痉挛。

（3）术前15min可以给予2%利多卡因5ml稀释后超声雾化吸入麻醉。

（4）可以给予地西泮或氯硝西泮镇静并可持续用药。效果不理想者可以应用芬太尼或丙泊酚镇静，此类药物易有呼吸抑制，用药后应该严格吸氧，进行血氧饱和度监测。

【患者的体位】

目前国内多采取卧位检查，可使患者感到舒适，全身肌肉放松，适宜于老年、体弱、精神紧张者的检查。患者仰卧于检查床上，肩部略垫高，头正位略后仰。术者位于患者头端，经鼻或口插入纤维支气管镜。

坐位检查，患者通气较好，纤维支气管镜容易插入。呼吸困难或颈、胸部畸形等情况不能平卧者，可采用此体位。患者坐在靠背椅上，头略后仰（头部最好有支撑），术者位于患者对面或后背，位于患者对面时，镜检所见标志与仰卧位相反。

【纤维支气管镜插入途径】

一般采用经鼻或经口插入，也可经气管套管或气管切开造口插入。插管途径根据患者病情以及检查目的、要求选用。

1.经鼻插入　在我国此方法最常用。其操作方便，较容易插入，并避免了插入部被咬损，患者痛苦小，能自行咳出痰液，咽部敏感者用此法好，检查中还可全面了解鼻咽腔病变。但经鼻检查也有一些不利，不便于反复插入，不便于大咯血时抢救，标本经过鼻腔容易污染，经鼻腔弯曲较多，镜容易损坏。

2.经口插入　由于各种原因不能从鼻腔插入者可以选用经口插入方法。此法便于纤维支气管镜反复插入，而且能插入较粗的支气管镜，进行有效的吸引或取活检，紧急情况下插入气管套管利于抢救。缺点是容易引起恶心反射及舌翻动，使纤维支气管镜不易固定，甚至容易插入困难，呼吸道分泌物不便于自行咳出，需置咬口器，以免插入部被咬损。

3.经气管套管及气管切开造口插入　主要用于已行气管插管和气管切开的危重患者。

【纤维支气管镜的检查操作】

1.操作步骤　开启冷光源，调节好光源亮度，用屈光调节环调整视野清晰度。

操作时术者左手握纤维支气管镜的操作部，拇指拨动角度调节钮（向下），使插入管末端略向上（向前）翘，以适应鼻腔的弧度，再用右手将镜末端徐徐送入鼻腔，窥清下鼻甲，沿下鼻道送至鼻咽腔；将角度调节钮拨回原位，沿咽后壁进入喉部，找到会厌，于会厌下向前插入，接近声门并观察声门活动情况；将镜对正声门，在声门张开时（可嘱患者深吸气），迅速将镜送入气管。在直视下一面向前推进，一面观察气管内腔直至隆突，观察隆突尖锐、活动度及黏膜情况。看清两侧主支气管再分别插入。进入支气管前可由助手协助，经活检孔注入利多卡因追加麻醉。检查顺序，一般先健侧后患侧；病灶不明时，先查右侧后查左侧。插入右主支气管时，将镜旋转90°，拨动角度调节钮，使镜末端向右弯曲，沿支气管外侧壁插入，见有上叶开口，继续插入可见上叶前、后、尖段支气管开口；然后退回原位，沿中间支气管继续插入，使镜末端向上，进入中叶开口，见中叶内侧和外侧段开口，退出镜，使镜末端向下或向背侧弯曲，可见中叶对侧的下叶段开口；稍向前插入可见下叶基底段各支气管开口，内基底支开口于基底干内前壁，中叶开口下约0.5cm，其余各基底支开口略低于内侧支。右侧支气管检查完毕，将镜退至隆突分叉处，再将镜向左旋转，拨动角度调节钮，使镜末端向左弯曲，插入左主支气管，在支气管外侧壁可见左上叶及舌叶开口，继续伸入可见下叶基底段、背段各支开口。检查完毕退镜。

纤维支气管镜末端直径小者，比较容易进入亚段支气管。目前超细型纤维支气管镜进行外周气道检查国内外均有报道，其镜末端外径＜2mm，可视范围2～20mm，能直接观察外周气道。

纤维支气管镜检查时，应始终保持视野位于支气管腔中央，避免碰撞管壁，以免刺激管壁引起支气管痉挛或造成黏膜损伤。为此，术者开始掌握操作前，最好经过一段时间手与眼的训练（在模型上）。

2.标本采取　在纤维支气管镜检查过程中，为了进一步明确诊断，应采取标本进行病理学、细菌学检查，常规有以下几种方法。

（1）活组织检查（活检）：活检必须调整好内径的深度、方向及末端弯曲度，使选定的活检部位恰当地呈现在视野中；助手插入活检钳控制钳舌关闭，术者在视野中看到钳末端伸出，再将钳送至靠近活检的部位，此时，请助手张开钳舌，继续推进，准确压住病变部位，嘱助手关闭钳舌，同时，术者迅速将活检钳向外拽出，不宜用力过猛。

标本采取后放在小片滤纸上，立即浸入盛有10%甲醛（福尔马林）溶液的小瓶内固定送检。

活检是获得确切诊断的重要手段，取材是否得当是镜检成败的关键。因此，①采取标本前应吸除支气管内分泌物，窥清病变部位；②若活检前病灶已有渗血，或者估计到钳夹后出血较多，可能造成视野模糊，应给予活检局部先滴入1∶10 000肾上腺素；③尽量吸除病灶表面的坏死物，活检钳深入病灶中钳取；④取不同部位的组织3～4块，除病灶处外，在病灶边缘与正常组织交界处取材，往往能显示组织学改变。

（2）细胞学、细菌学刷检：细胞学、细菌学检查常常在活检后进行。

1）标准刷检法。刷检一般在直视下进行，必要时在X线透视下进行。将细胞刷缓缓插至病变部位，稍加压力旋转刷擦数次，然后将细胞刷退至末端部（不要插入末端钳孔内），与纤维支气管镜一起拔出，立即涂片送检（3～4张），送细胞学检查的涂片置95%乙醇中固定。

2）保护性套管刷检法。肺部感染的确切病原学诊断比较困难，常被上呼吸道细菌污染，采用保护性毛刷减少了污染率。保护性套管刷检，包括单套管毛刷、双套管毛刷、加塞或不加塞等方法，双套管加塞或单套管加塞保护效果较好。

双套管毛刷有里外两层，外套管顶端有小塞封闭管口，毛刷在内套管中。刷检时，将内套管向前推送，外套管末端的小塞被顶掉，再将毛刷向前推送，伸出内套管刷检，取毕标本退入内套管中。纤维支气管镜与套管毛刷一起拔出，剪除外套管顶端有污染的部分，伸出毛刷浸入少许消毒盐水中做细菌培养。

3）冲洗法。将生理盐水5～10ml注入病变部位进行冲洗，再用吸引器将标本收集入标本瓶中送检。

纤维支气管镜检查常规标本采取在大多数情况下可获得确切诊断，对于直视下窥见的肺癌，阳性诊断率高达94%～100%；对周围型肺癌诊断差异较大，总阳性率达50%～80%。采取标本时，一般对管腔增殖型为主且病灶明显的，以活检为主，对浸润型、周围型病灶必须刷检。

纤维支气管镜检查结束，患者咳痰，应继续将痰液送检，可提高诊断阳性率。

标本采取除以上常规方法，支气管肺泡灌洗术、经支气管针吸与活检的开展进一步提高了临床诊断水平。

（3）摄像：纤维支气管镜备有特制的照相机，可摄取必要的检查所见，便于收集资料存档及教学。

使用方法：①将装有胶卷的照相机装在目镜卡口，照相机与目镜接口黄色指标相对，插入照相机顺时针（向右）拧紧；②曝光系数一般设在3或者4；③快门系数为1/4s；④转动目镜调节环，使所照物显示清晰；⑤嘱患者屏住呼吸，按快门拍摄；⑥卸下照相机，重新调节视野清晰度。

（4）录像：近年来，采用微电子技术将内镜直视影像经主机处理后显示在监视器屏幕上，并通过录像机将所需图像等清楚地记录、储存在磁带上，为教学、诊断治疗、科研、资料保存提供了优越的条件。

【纤维支气管镜检查顺序及记录】

1.检查申请单　在得到患者同意后，写出纤维支气管镜检查申请单，应详细记录患者姓名、性别、年龄、门诊号、住院号、工作单位、家庭住址、主诉及病史摘要、体检情况，重点描述X线检查结果，病变大小及病变的部位（最好局限到肺叶或肺段）。患者的临床诊断及本次检查目的、要求均要写清楚。

2.检查预约单　纤维支气管镜室在接到申请单后，给予注册登记。然后给患者进行预约，交代纤维支气管检查前、后的注意事项。关于预约单基本格式见表14-30。

表14-30　纤维支气管镜检查预约单

姓名_______　性别_______　年龄_______
定于____月_____日上（下）午____时，来我院________________室行纤维支气管镜检查
请您认真阅读检查须知
检查前应禁食、禁水、禁药1餐。
患者在检查前30分钟（min）到达纤维支气管镜室，如体弱者，最好有亲属陪同，以便检查前后照顾
应携带门诊病历、住院病历、胸部X片、CT片等有关检查资料
患者若有义齿，应在检查前取下，交亲属或有关人员保存
检查后2小时（h）内禁止饮水及进食，以防水及饮食误入气道
检查后1～2天（d）可能出现痰中带血，一般能自行停止，如出血不止或大量出血者请来我院就诊

3.检查报告单　检查报告单要有患者姓名、年龄、性别、职业、门诊号或住院号、纤支镜检查号、工作单位及地址、邮编、电话、检查日期、麻醉方法、麻醉剂量、插管方法、纤维支气管镜型号等。

检查所见应从上到下，如从会厌、声带、主支气管、气管隆嵴到左、右支气管及肺。病变部分要重点进行描述，有条件者可附彩图。如对患者行纤维支气管镜治疗，要重点描述治疗方法、治疗部位、药物名称、剂量、患者对治疗的即刻反应等。

如对病变部位活检，刷洗、灌洗等也需描述部位、次数等。

应写出纤维支气管镜镜下诊断，等有病理结果后，将病理结果填入报告单内。最好检查医师签字。

（赵　莹）

第十六节　儿童肺功能检查

肺功能检查是临床胸、肺疾病及呼吸生理评估的重要内容。能够确定并量化呼吸系统功能的缺陷和异常，有助于确定肺功能异常的类型（如阻塞性或限制性），追踪病程中肺功能损害程度。肺功能检查对于早期检出肺、气道病变，鉴别呼吸困难原因、病变部位，评估疾病严重程度及其预后，评定药物疗效，评估手术耐受力等均必不可少。由于其能为临床提供大量的信息，尤其是在儿童哮喘及慢性咳嗽的诊断及鉴别诊断中具有重要的作用，肺功能检查在儿科中越来越受到重视。

【儿童肺功能检查的临床应用】

1.呼吸功能的评价　用于评价患儿的生存状态、生活质量。除呼吸系统本身的疾病以外，其他系统如心脏、血液、神经等系统疾病也会影响呼吸功能。

2.呼吸困难原因的鉴别　除呼吸系统外，心脏、神经系统及精神因素均可引起呼吸困难（如胸闷、大叹气、喘憋等）。而呼吸系统又分成上呼吸道和下呼吸道。肺功能检查可以了解病变的原因，鉴别呼吸困难的部位及严重程度等。

3.生长发育的评估　儿童呼吸功能的发育与身高、体重、年龄、性别密切相关，尤其是身高。故若孩子生长发育差、营养不良、肥胖等都可导致肺功能的异常。

4.肺部病变程度及性质的评估　肺部病变的严重程度在肺功能上会有客观的反映，病变性质也会有所体现，如哮喘、支气管肺炎以阻塞性病变为主，大叶性肺炎、肺不张、婴儿支气管肺发育不良、间质性肺病等则以限制性病变为主。

5.疾病的诊断和鉴别诊断　肺功能在呼吸系统疾病中有诊断和鉴别诊断的价值，如慢性咳嗽、不典型哮喘等患者。肺功能检查能协助临床，结合其他证据明确病因。

6.病情评估、治疗反应和预后的判断　临床常用来进行呼吸系统疾病的严重程度评估、疗效评估及预后判断等，尤其是哮喘。

7.肺功能检查在手术前后的应用　可用于评估患儿能否耐受手术及全身麻醉，也可预测术后可能的并发症、术后生命质量及术后康复等。

8.呼吸肌功能检查　各种原因引起呼吸肌运动能力和功能下降，称为呼吸肌疲劳。检测最主要的指标是最大吸气压（maximal inspiratory pressure，MIP）、最大呼气压（maximal expiratory pressure，MEP），反映全部吸气肌、呼气肌的功能。

【常用肺功能检查方法】

儿童肺功能检查有很多方式，不同的检查方法各有优势，但不能同时涵盖所有方面，如脉冲振荡只能获得阻力及继之所推算出来的顺应性，得不到肺的容量；常规通气可获得容量、流量指标，但不能得到阻力的参数；小婴儿中的阻断测试，只能测阻力和顺应性，而不能获得功能残气量；婴儿体描可测得阻力、功能残气量，而不能得到流量等指标。所以若有条件，同一儿童可进行几种方式的检测以获得最多的数据来协助评价。另外，还要结合患儿年龄、配合能力等选择肺功能检查方式，见表14-31。

除年龄外，还要关注原发疾病，如支气管哮喘，更多关注的是阻力、气道反应性和可逆性的情况，可以选择肺通气功能、脉冲振荡、体描、支气管舒张试验、支气管激发试验等；如间质性疾病，应选择与肺容量和弥散功能相关的检测，如肺通气功能、体描、弥散等。总之，需结合临床表现、随诊情况合理选用肺功能检查项目。

表14-31　不同年龄阶段儿童的肺功能检查技术及内容

年龄	检测技术	测定内容（参数）
学龄儿童（＞6岁）	肺量仪：最大呼气流量-容积曲线	容积、流量
	脉冲振荡肺功能（IOS）	气道阻力
	最大用力呼气峰流量仪（PEFR）	流量
	体描仪（body plethysmograph）	气道阻力和功能残气量
	氦/氮稀释法	功能残气量
学龄前儿童（3～6岁）	肺量仪：最大呼气流量-容积曲线	容积、流量参数
	脉冲振荡肺功能（＞3.5岁）	气道阻力
婴幼儿（＜3岁）	潮气呼吸肺功能（TBFV）	容积、流量参数
	婴幼儿体描仪	气道阻力和功能残气量
	阻断法	气道阻力
	快速胸腹挤压法（RTC）	流量

【肺功能检查的要求】

1.肺功能仪校正　每天开机后首先进行容积、外界温度、湿度、大气压的校正，以达到BTPS（body temperature and pressure saturated）状态，即正常体温（37℃）、标准大气压（760mmHg）、饱和水蒸气的状态，同时进行容积校正，容积误差应在±2.0%～±3.0%的范围内。

2.患儿准备　常规测体重、身高（精确到0.5cm）。记录性别、出生年月，放松衣服。检测年长儿时，需详细讲解检测方法和要求及配合要领。婴幼儿检测一般在进食后30min进行，以防止胃食管反流。因年幼儿童不能配合，需水合氯醛口服或灌肠镇静催眠后开始操作；鼻塞的儿童可鼻腔滴入血管收缩剂［0.5%麻黄碱（麻黄素）1～2滴］缓解鼻塞，减少鼻腔阻力。仰卧时头略后仰，面罩罩住口鼻并压紧，不能漏气。

3.肺功能室抢救设备的要求　肺功能室必须备有氧气、加压面罩等抢救设备，以防检测过程中出现紧急情况，如婴幼儿检测时面罩可能压迫三叉神经导致呼吸骤停、支气管激发试验可诱发严重哮喘等。

4.正常预计值的选取　预计值是指同年龄、同性别、同身高、同体重的正常儿童的检测值，不同预计值选择将影响检测结果的判断。需要强调的是，肺功能检查提供给医师的应该是原始资料、具体数据，而不仅仅是结论，这样才能使医师从具体的数据中得到更多的信息，便于准确地诊断和鉴别诊断。

【肺容积测定】

原理：肺内气体的含量即为肺容积。在呼吸周期中，肺容积随着进出肺的气体量而变化，变化幅度与呼吸深度有关。

1.肺容积　主要包括4种基础肺容积（lung volume）及4种基础肺容量。

（1）潮气容积（tidal volume，TV）：在平静呼吸时，每次吸入或呼出的气量。

（2）补吸气容积（inspiratory reserve volume，IRV）：在平静吸气后所能吸入的最大气量。

（3）补呼气容积（expiratory reserve volume，ERV）：在平静呼气后能继续呼出的最大气量。

（4）残气容积（residual volume，RV）：补呼气后，肺内不能呼出的残留气量。

以上4种为基础容积，彼此互不重叠。

（5）深吸气量（inspiratory capacity，IC）：平静呼气后能吸入的最大气量，由TV＋IRV组成。

（6）肺活量（vital capacity，VC）：最大吸气后所能呼出的最大气量，由IC＋ERV组成。

（7）功能残气量（functional residual capacity，FRC）：平静呼气后肺内所含有的气量，由ERV＋RV组成。

（8）肺总量（total lung capacity，TLC）：深吸气后肺内所含有的总气量，由VC＋RV组成。

此4种容量是由2种或2种以上的基础容积组成。

肺容积随年龄、性别、身高和体重的不同而变化，一般以占预计值的百分比来表达。实测值占预计值的80%以上为正常，60%～79%为轻度下降，40%～59%为中度下降，＜40%为重度异常。

2.测定方法　受检者站立位，含一次性（或消毒）咬口，夹鼻夹，经口平静呼吸，然后做用力呼吸测定。可有两种测定程序：一种是当潮气曲线稳定后，于平静呼气末用力最大深吸气，再慢慢用力最大呼气至残气位，再用力吸气；另一种是平静吸气末用力呼气，再用力吸气，再用力慢慢呼气至残气位。儿童中一般提倡前者，连续3～5次。共测量3次，3次测得的差值应＜5%。

3.临床意义　肺容积测定为最基本的肺功能测定内容，通常和通气功能同时测定。肺容积受吸气肌力量、胸廓和肺的弹性回缩力及呼气相气道陷闭等的影响。功能残气量改变常与残气容积改变同时存在。阻塞性肺部疾病如支气管哮喘、肺气肿等可伴残气容积增加。功能残气量减少，见于肺间质纤维化、肺切除后。限制性肺部疾病主要见于胸廓疾病、弥漫性肺间质纤维化、肺占位性疾病、胸廓畸形等肺容积减少的疾病，部分患儿可同时出现残气容积减少等情况。

【通气功能的测定】

肺通气功能测定包括最大自主通气量（MVV）、呼气峰流量（PEF）、用力肺活量（FVC）等。可通过肺量仪描绘用力呼气流量-容积曲线确定，是肺功能测定的最主要内容，支气管舒张试验、支气管激发试验亦多通过此检测进行。

1.测定原理　肺量仪用来测定个体呼吸时的流量。将容积信号作为x轴，流量信号作为y轴，通过计算机程序处理，即描绘出个体吸气-呼气过程的流量-容积曲线。若同时要求个体进行用力呼吸，即获得临床上常用的用力呼气流量-容积曲线，亦称用力呼气肺功能。该项技术同时测定了肺容量和通气功能。

2.操作与质量控制

（1）操作：受检者取立位，夹鼻夹，含口器，平静呼吸2～3次后，做最大吸气，屏气1s，尽快用力将全部气体呼入肺量仪，共测量3次，最佳FVC及$FEV_{1.0}$的变异率应＜5%。取FVC及$FEV_{1.0}$均为最大值者为最佳曲线。

（2）质量控制

1）充分吸气至肺总量位，无双吸气，FVL闭合。

2）突发呼气，迅速最大用力，使PEF尖峰迅速出现（外推容积＜150ml或＜5%FVC）。

3）呼气要平稳，用力要均匀，曲线平滑。

4）呼气要充分，呼气时间≥［3s（10岁以下）～6s（10岁以上）］。

5）呼气过程中无咳嗽、无中断和自然转向吸气相。

3.禁忌证

（1）有气胸或肺大疱者。

（2）有明显心脏病病史或严重的心律失常。

（3）近1个月内有过咯血。

（4）中耳炎合并鼓膜穿孔。

（5）呼吸道传染性疾病如活动性肺结核等。

（6）近1～3个月有过胸、腹部手术者。

（7）癫痫发作需要药物治疗者。

4.临床应用

（1）主要参数及临床意义：多数肺功能仪上能够提供两个曲线图，即用力呼气流量-容积曲线（图14-5）及用力呼气容积-时间曲线（图14-6），在以上两个曲线上，可以获得多项参数。

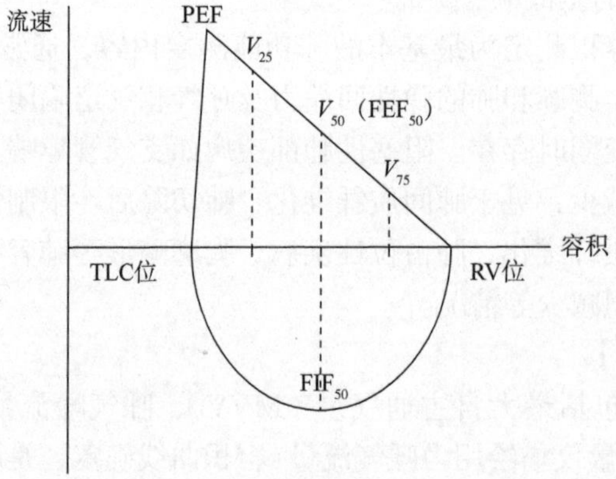

图14-5　用力呼气流量-容积曲线及其主要参数

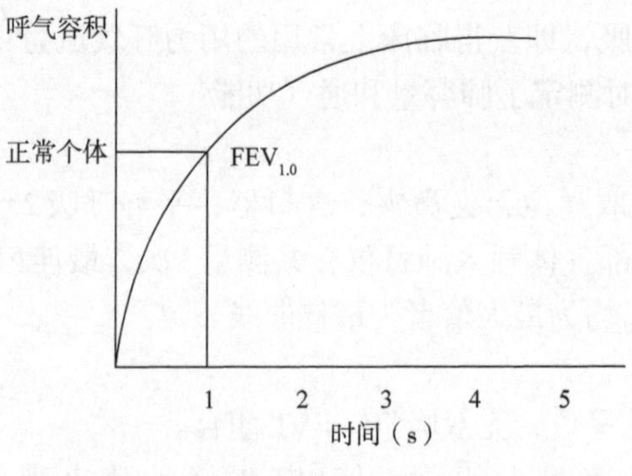

图14-6　用力呼气容积-时间曲线及$FEV_{1.0}$

1）FVC：深吸气至肺总量（total lung capacity，TLC）位后以最大用力、最快速度所能呼出的全部气量，是肺容量测定的重要指标之一。

2）PEF（呼气峰流量）：用力呼气时的最高流量，反映大气道功能。

3）$FEV_{1.0}$：最大吸气到TLC位后，用力快速呼气，在第1秒内所呼出的最大气量，简称1秒量。$FEV_{1.0}$既是容积指标，也是流量指标。故对于肺容积的改变或是否存在阻塞性病变均有重要的诊断价值。

4）1秒率：1秒呼出容积占用力肺活量之比［$FEV_{1.0}$/FVC（%）］，是判断气道阻塞的重要指标，但若同时存在限制性病变，其变化可能被掩盖。故$FEV_{1.0}$/FVC（%）应在80%以上，年幼者可＞90%；年龄越小，此值越高，故建议以实测值占预计值的92%以上作为正常。若低于92%，但实测值＞80%，需结合其他指标（如$FEV_{1.0}$），考虑患儿是否仍存在阻塞性病变。

5）FEF_{25}、FEF_{50}、FEF_{75}：用力呼出25%、50%、75%肺活量时的呼气流量，FEF_{25}反映呼气早期流量，FEF_{50}、FEF_{75}反映呼气中后期流量，其临床意义与最大呼气中期流量（MMEF）相似。$FEF_{25\sim75}$是指用力呼出肺活量25%～75%的平均流量，是判断气道阻塞（尤为小气道病变）的主要指标之一。

6）流量-容量环：可以直观地反映肺功能是否正常，是否存在阻塞性病变和（或）限制性病变及其程度，以及指控是否合格、患儿配合是否良好等。

（2）通气功能障碍严重度分级：FVC、$FEV_{1.0}$、PEF≥80%预计值为正常，60%～79%为轻度下降，40%～59%为中度下降，＜40%为重度异常；MMEF、FEF_{50}、FEF_{75}≥65%预计值为正常，55%～64%为轻度下降，45%～54%为中度下降，＜45%为重度异常。

（3）通气功能障碍的类型：通常分为三类：阻塞型、限制型及混合型通气障碍。阻塞型通气功能障碍以$FEV_{1.0}$/FVC（%）下降为主，继之$FEV_{1.0}$明显减少，RV增加，TLC增加，RV/TLC（%）增高；限制型通气功能障碍则肺的各组成部分容积均有减少，$FEV_{1.0}$/FVC（%）正常或增加；混合型通气功能障碍则肺活量减少的同时兼有阻塞性通气改变。不同通气功能障碍的肺功能的改变见表14-32。

表14-32 通气障碍分型评定

	参数	阻塞型	限制型	混合型
通气功能	FVC	正常或↓	↓↓	↓
	$FEV_{1.0}$	↓↓	正常或↓	↓
	$FEV_{1.0}$/FVC	↓↓	正常或↑	↓
	MMEF	↓↓	↓或正常	↓
容积参数	VC	正常或↓	↓↓	↓
	FRC	↑↑	↓↓	不定
	TLC	正常或↑	↓↓	不定
	RV/TLC	↑	正常或↑	不定

在一些疾病，如儿童哮喘发作时，很多患儿出现$FEV_{1.0}$和FVC的同时，甚至同等程度下降，$FEV_{1.0}$/FVC正常，故不能单纯根据一些参数的改变定性通气功能障碍的类型，必须结合患儿临床具体情况，或测定患儿肺总量（TLC），来判断其通气功能障碍的类型。临床肺通气功能障碍常见疾病类型见表14-33。

表14-33 通气功能障碍的病理基础

类型	常见疾病
阻塞型：气道阻塞或狭窄导致气流下降	气管与支气管疾病 气管肿瘤、狭窄 支气管哮喘 慢性阻塞性肺病 闭塞性细支气管炎
限制型：肺容积受损引起肺容量减少，不伴随气体流量的下降	肺间质疾病：间质性肺炎、肺纤维化、肺水肿 肺占位性病变与肺切除：肺肿瘤、肺囊肿、肺不张、大叶性/节段性肺炎 胸膜疾病：胸腔积液、血胸、气胸 胸壁疾病：漏斗形、鸡胸、脊柱后侧凸 其他：肥胖、腹水、神经肌肉疾病

【脉冲振荡肺功能测定技术】

脉冲振荡技术（impulse oscillometry，IOS）是基于强迫振荡原理对脉冲振荡下的静息呼吸进行频谱分析，以此测定呼吸阻抗的各组成部分。其突出优点是抛弃了传统肺功能测试要求的用力呼气，仅要求患者自主平稳呼吸，所以基本无禁忌证，尤其适用于老人、儿童和重症患者。由于测试过程是在患者既定生理状态下进行，因此所得的结果更能反映患者的呼吸生理状况，重复性好。

1.检测原理　脉冲振荡肺功能测定技术是利用振荡源产生的矩形电磁脉冲，通过外置的扬声器叠加在受试者的自主呼吸上，经过快速傅里叶转换（fast Fourier transform，FFT）可以分解成无数个不同频率不同波长的正弦波，通过连续测定呼吸道对其响应后反馈的压力和流量，经过数字化转换后由计算机记录并进行频谱分析，演算出不同频率、不同性质的呼吸阻抗值（Z），包括黏性阻力（R）、弹性阻力（C）及惯性阻力。由于频率低、波长长的声波能量较高，故可到达远端小气道；反之只能到达近端大气道。其与传统的用力通气肺功能检查方法最大的不同就是除包含受试者自主呼吸信号外还含有外置信号源。

2.呼吸阻抗的组成和分布

（1）呼吸阻抗（Respiratory impedance）：俗称呼吸阻力，根据其物理性质分为黏性阻力（气道阻力）、弹性阻力和惯性阻力。

（2）黏性阻力（resistance）：分布于大、小气道和肺组织，但绝大部分来自气道，包括中心气道和周围气道。

（3）弹性阻力（capacitance）：主要分布在肺组织、肺泡和细小支气管，临床上常用顺应性来描述。

（4）惯性阻力（inertance）：主要存在于大气道和胸廓，有频率依赖性。

克服呼吸阻抗的总压力是指克服黏性阻力、弹性阻力、惯性阻力的压力之和。黏性阻力即维持一定流量所消耗的压差；弹性阻力即引起容积变化所需的压差，容积是流量对时间的积分；惯性阻力为压力差与加速度之比，而加速度是流量对时间的微分。由此可见，测定了压力和流量，并换算出容积和加速度即可计算出各阻抗值。

3.检测方法　患儿取坐位，放松，头保持水平位或微微向上，含住咬口，双唇裹紧，夹鼻夹，检测者双手轻压患儿两颊，患儿做均匀平静呼吸，待基线平稳后进入数据采集，每次采样时间30～60s。

4.注意事项 检测过程中避免咳嗽、发声、吞咽等动作；双唇裹紧，避免漏气；患儿舌应放于咬口之下；避免穿过紧的衣服。

5.主要参数及其临床意义

（1）Fres：响应频率（或共振频率），惯性阻力随着振荡频率的增加而增高，弹性阻力随着振荡频率的增加而减少。正常情况下响应频率一般不超过10Hz，阻塞性和限制性通气障碍因素均导致其增加。

（2）*R*：呼吸阻抗中的黏性阻力部分，其中

1）*R*5：为外加振荡频率为5Hz时的气道阻力，代表总气道阻力。实测值小于预计值的120%为正常，若大于预测值的120%，表示总气道阻力增加。

2）*R*20：为外加振荡频率为20Hz时的气道阻力，代表中心气道阻力，实测值＜预计值的120%为正常。

3）*R*5-*R*20：为总气道阻力与中心气道阻力之差，代表外周气道阻力，正常应接近0。

（3）*X*：呼吸阻抗中的弹性阻力和惯性阻力之和，也称电抗。

*X*5：为周边弹性阻力，小于［预计值－0.2Pa/（*L*·*S*）］为异常，负值越大，表明周边弹性阻力越大。

以上指标为IOS数据参数，IOS检测内容还包括频谱分析图、结构参数图、阻抗容积图、频谱微分均值图和质控图等。

6.临床应用

（1）IOS测定对患者配合度要求较低，故多数学龄前儿童可完成操作，对于难以完成最大用力呼气肺功能检测的学龄前儿童有着特殊的意义。

（2）临床主要用于阻塞性肺疾病的诊断，是判断病情严重程度的有力工具。患者气道阻塞时*R*5明显增高，部分患者*R*20亦增高，*R*5～*R*20差值增大，*X*5负值加大。

（3）正常儿童由于气道口径小，而气道阻力与气道口径成反比，因而，低年龄儿童较高年龄儿童气道阻力高，儿童呼吸阻抗和气道阻力较成人高。对呼吸阻抗的影响，身高是最主要的因素，年龄次之，体重的影响最小。因此，使用IOS检测儿童判断其肺功能时，一定采用相应的预计值作为参考。

【潮气呼吸肺功能】

潮气呼吸肺功能测定技术是针对婴幼儿完全不能配合的情况而设计的肺功能评价方法，亦可用于危重患者和年老体弱患者。

1.测定原理 潮气呼吸肺功能检测的原理比较简单，即在婴幼儿安静睡眠的状态下，通过与面罩连接的流量传感器，测定个体平静呼吸时的流量，并积分出相应容积，描绘潮气呼吸状态下的流量-容量曲线，从而得出一系列参数，用于反映肺功能状况。

2.主要参数及其意义

（1）潮气量（VT）：为6～10ml/kg，与成人接近，但年龄越小，潮气量越小。气道阻塞患儿其潮气量下降。

（2）吸呼比：正常儿童吸呼比为1∶1～1∶1.5（1～0.67）。气道阻塞患儿由于

气道阻力增加、呼气时间延长，吸呼比降低。在吸气性呼吸困难的小儿，如先天性喉鸣，吸气时间明显延长，此时吸呼比可大于1。

（3）达峰时间比（TPTEF/TE）：达峰时间与呼气时间的比值，是反映小气道阻塞的一个重要指标，阻塞越重，TPTEF/TE比值越低。正常范围，28%～55%；轻度阻塞，23%～27%；中度阻塞，15%～22%；重度阻塞，＜15%。

（4）达峰容积比（VPEF/VE）：达到呼气峰流量时呼出的气体容积与呼气容积（潮气量）之比，是反映气道阻塞的另一个主要指标，其变化基本与TPTEF/TE同步。正常范围，28%～55%；轻度阻塞，23%～27%；中度阻塞，15%～22%；重度阻塞，＜15%。

（5）TEF_{75}、TEF_{50}、TEF_{50}：呼出25%、50%、75%潮气量时的呼气流量，与年长哮喘儿童小气道功能参数类似，一些喘息婴幼儿潮气呼吸流量-容量环呼气相降支明显凹陷，表现为这些参数的下降，主要反映小气道的阻塞程度。

（6）潮气呼吸流量-容量环的形态特点：潮气呼吸流量-容量环的横轴为潮气量，纵轴为呼气和吸气流量，因此呼气流量和潮气量的改变决定了环的形态。幼儿FVL图形近似椭圆形，小婴儿更为明显。随月龄增大，呼气高峰后移，降支抬高，呼气曲线渐趋圆滑，环增宽。阻塞性通气障碍患者因呼气流量下降，呼气峰流量提前，故流量-容量环呼气相变低，降支明显下降倾斜，阻塞越重，呼气的下降支斜率越大，甚至降支凹陷。限制性通气障碍患者因潮气量下降，流量-容量环显著变窄，呈瘦长形。

3.*检测方式*　儿童需在安静入眠后检测，戴面罩，通过流量传感器测得流量-容量指标，选取5次（每次15～20次呼吸）最佳（呼吸曲线最平稳）检测结果，取其平均值。

4.*注意事项*　患儿呼吸平稳后开始记录数据；每次检测（呼吸次数不低于15次）结果主要参数（以TPTEF/TE、VPEF/VE为参考）之间的差异＜10%；面罩不能漏气。

5.*临床应用*　潮气呼吸流量-容量曲线测定是一项相对新的肺功能检测技术，2005年美国胸科学会（ATS）/欧洲呼吸学会（ERS）对其技术操作进行了规范，可参照执行。

（1）用于判断婴幼儿喘息性疾病气道阻塞的程度，判断病情。潮气呼吸肺功能指标TPTEF/TE、VPEF/VE等，能敏感地反映婴幼儿呼吸系统疾病（小气道病变），尤其是哮喘引起的气道阻塞性病变，而且无须儿童配合，重复性好。

（2）用于明确诊断大气道阻塞（如上呼吸道梗阻）、喉气管疾病（如先天性喉软骨发育不良、非对称性的声带麻痹、蹼颈等），这些情况下可出现明显异常的流量-容量环，可作为大气道阻塞的筛查手段。

【支气管舒张试验】

1.*原理*　可逆性支气管痉挛是支气管哮喘重要而又特异的表现。支气管舒张试验应用一定吸入性支气管舒张剂（通常为速效β受体激动剂），通过观察气流阻塞改善的程度，来判断气道阻塞是否为可逆性以及可逆的程度。临床上主要用于：①哮喘的诊断和鉴别诊断；②评价支气管舒张剂的效果，即观察急性重症患者给药后肺功能恢复的情况，指导进一步临床用药。

2.*适应证*　以下情况可进行支气管舒张试验。

（1）初诊患者怀疑哮喘。

（2）支气管哮喘治疗随访。

（3）部分肺功能“正常”患者，但怀疑哮喘发作或哮喘可能性较大时，亦可适当进行。

（4）患者肺功能异常，即$FEV_{1.0}$＜80%预计值，提示明显的气流受限或呼吸道阻塞。

3.操作方法

（1）注意事项：受检者试验前12h内停用短效β_2受体激动剂，48h内停用长效β_2受体激动剂，对茶碱缓释片应停用24h，阿托品类药物应停用8h。

（2）程序：首先测定受试者基础肺功能（$FEV_{1.0}$），然后雾化吸入短效β_2受体激动剂［如沙丁胺醇（喘乐宁）溶液或定量吸入气雾剂MDI］，吸入药物结束15～20min后重复测定肺通气功能$FEV_{1.0}$，计算吸药后$FEV_{1.0}$改善率。使用MDI时，通常吸入β_2受体激动剂（喘乐宁200～400μg）。为保证检测结果的可靠性，在给药前对初次吸入MDI患者，应示范正确使用方法，对使用过MDI的患者，应检查其使用方法是否正确。

4.结果评价判断指标

$$FEV_{1.0}\text{改善率}=\frac{\text{用药后}FEV_{1.0}-\text{用药前}FEV_{1.0}}{\text{用药前}FEV_{1.0}}\times 100\%$$

如$FEV_{1.0}$改善率≥12%，即为舒张试验阳性。

5.临床应用　由于哮喘患者的气道阻塞为可逆性，故支气管舒张试验阳性可协助明确哮喘诊断。部分轻症患者肺功能不是太差，但吸入支气管舒张剂后肺功能明显改善，结合临床情况，也可以诊断。另一方面，试验结果阴性并不能完全排除支气管哮喘，原因在于：①轻症患者由于肺功能接近正常，用药后无明显改善；②重症患者由于支气管严重痉挛药物不易吸入，影响药物效果；③有些重症哮喘或合并支气管炎的患者对β_2受体激动剂反应差，用药后支气管舒张效果不明显。为充分了解这些患者气道阻塞是否真正不可逆，对这部分患者可进行口服强的松试验，0.5～1mg/kg，或给予吸入激素，使用1周，之后重新测定$FEV_{1.0}$，如1周后改善率≥12%，同样可认为舒张试验阳性。在成人，对基础$FEV_{1.0}$过低的患者，由于吸药后肺功能轻微改善即可超过12%，为减少假阳性，支气管试验阳性还要求$FEV_{1.0}$增加的绝对值＞200ml，年长儿可作参考。

【支气管激发试验】

1.原理　支气管激发试验是临床上常用的肺功能检查方法，用来确定个体是否存在气道高反应性。气道高反应性是哮喘的重要病理生理特征。

支气管激发试验即使用某种刺激物来诱发支气管平滑肌收缩，通过测定刺激前后肺通气功能的改变，判定支气管缩窄的程度，对气道反应性作出定性或定量的判断。

支气管激发试验按吸入刺激物性质是否为特异性抗原可分为特异性激发试验与非特异性激发试验。前者使用特定过敏原，对患者进行气道反应性测定，由于直接吸入特异性过敏原，往往可引起受试者的喘息样发作，具有一定的危险性，通常只用于职业性哮喘的病因诊断；后者则使用非特异性刺激物，对个体进行气道反应性测定，相对安全，临床应用广泛，除用于可疑哮喘的诊断、病情判断及疗效评价外，尚可用于相关基础与临床研究。非特异性支气管激发试验根据激发物的性质，又可分为药物激发（组胺、乙酰甲胆碱等）和非药物激发（运动激发试验、冷空气激发等）。另外，支气管激发试验按给药的方法及肺功能测定方法不同，其操作和结果判断又有所不同，此处只涉及通过常规肺功能检测方法进行的药物激发试验。

2.操作与结果判断　通过磷酸组胺或乙酰甲胆碱进行的激发试验是目前应用最为广泛的气道反应性测定的方法，简单易行。临床对这两种试验方法已积累了丰富的经验，操作已标准化。一般来说，这两种试剂相同剂量的药物，其对气道作用的程度是一致的。在使用较大剂量时，乙酰甲胆碱的副作用较组胺小。再者，组胺试验后有一个短暂的不应期，在此期间重复试验支气管平滑肌不起反应，用乙酰甲胆碱则无此现象。

（1）试验前准备：通常是预先将组胺或乙酰甲胆碱配制成5%的“原液”储存，检测以生理盐水将原液稀释成各实验室自己需要的浓度。

（2）支气管激发剂的吸入方法：吸入方法很多，各有优缺点，临床使用取决于仪器设备和各实验室的经验。激发剂的吸入方法有Chai测定法（间断吸入法）、Yan测定法（简易手捏式雾化吸入法）、Cockcroft测定法（潮气吸入法）。目前应用较多的是计算机控制给药的APS法。

（3）操作过程：首先测定PEF或$FEV_{1.0}$的基础值，受试者休息15min，测基础$FEV_{1.0}$，重复3次，取高值，激发前$FEV_{1.0}$应＞70%预计值。然后吸入生理盐水，使受试者熟悉吸入方法，并证实对生理盐水无反应。以吸入盐水后的$FEV_{1.0}$作为对照数值，如果吸入生理盐水后$FEV_{1.0}$下降≥10%，则休息5 min，然后重复，若仍≥10%则终止；若$FEV_{1.0}$下降＜10%，则继续。按程序由低浓度至高浓度，吸入组胺或乙酰甲胆碱溶液。每一剂量吸入后2min测定肺通气功能，若$FEV_{1.0}$下降＜20%，则吸入下一浓度，直至$FEV_{1.0}$下降达20%以上基线值。当已达到程序的最高剂量，则终止吸入组胺或乙酰甲胆碱，并记录吸入的累积剂量。试验过程注意观察受试者的症状、体征，询问受试者的感受。试验结束立即停止激发，吸入支气管舒张剂。

（4）结果判断：以$FEV_{1.0}$下降20%时组胺或乙酰甲胆碱的累积剂量（PD）或累积浓度（PC）作为定量指标，判断气道反应性是否增高以及增高的程度，即$PD_{20}FEV_{1.0}$或$PC_{20}FEV_{1.0}$。

当$FEV_{1.0}$下降大于20%时，以累积剂量计，若吸入组胺的累积剂量$HisPD_{20}\text{-}FEV_{1.0}$＜7.8μmol（2.2mg），或吸入乙酰甲胆碱的累积剂量$MchPD_{20}\text{-}FEV_{1.0}$＜12.8μmol（2.2mg）为支气管激发试验阳性。

当$FEV_{1.0}$下降大于20%时，以累积浓度计，$PC_{20}\text{-}FEV_{1.0}$＞16mg/ml，正常；4～16mg/ml，可疑；＜4mg/ml，轻度。

3.禁忌证和注意事项

（1）一些药物的使用会影响支气管平滑肌的舒缩功能从而影响激发试验的结果判断，受试者在检查前48h停用抗组胺药物［如氯苯那敏（扑尔敏）、异丙嗪（非那根）］、色甘酸钠及皮质激素类药物。12h前停用支气管舒张剂［如氨茶碱、沙丁胺醇（舒喘灵）、丙卡特罗（美喘清）等］。

（2）支气管激发试验通常在基础肺功能正常的情况下进行，成人要求$FEV_{1.0}$占预计值的70%以上，儿童一般要求$FEV_{1.0}$占预计值的80%以上，方进行此试验。受试者应处于病情非急性发作阶段，病情较轻或处于缓解期。

（3）绝对禁忌证：①对激发剂过敏；②基础肺功能严重损害（$FEV_{1.0}$＜60%预计

值）；③曾有过致死性哮喘发作，或近3个月内曾有因哮喘发作需机械通气治疗者；④不能解释的荨麻疹，不宜做用力肺功能检查的患者（肺大疱、气胸）；⑤主动脉瘤；⑥哮喘发作或急件加重期。

（4）相对禁忌证：①基础肺功能呈中度阻塞（$FEV_{1.0}$＜70%预计值），可改行支气管舒张试验；②肺功能检查已经诱发气道阻塞，在未吸入激发剂下（通常是吸入生理盐水）$FEV_{1.0}$下降＞20%或双肺已出现哮鸣音，则停止检测给予吸入支气管舒张剂；③癫痫需用药物治疗；④近期呼吸道感染（＜4周），正在使用胆碱酶抑制剂的患者不宜用乙酰甲胆碱作激发剂，正在使用抗组胺药物的患者不宜行组胺激发试验。

（5）支气管药物激发试验有一定的危险性，应备有急救药品，如β_2受体激动剂的吸入剂、1∶1000注射用肾上腺素、氧气与输液设备，试验时需有经验的临床医师在场。个别患者可有咳嗽、一过性声嘶、面部潮红等，可自行缓解。阳性反应时有气短、胸闷、喘息者可给β_2受体激动剂等支气管解痉药物雾化吸入。

4.临床应用

（1）可疑哮喘的诊断与鉴别诊断。对于临床表现不典型的哮喘患者（如仅表现为咳嗽或胸闷）、病史不详的患者（就诊时无明显气喘症状或肺部阳性体征），或常规肺功能检查亦正常的患者，进行气道反应性测定有助于确定诊断。支气管激发试验阳性，或激发过程中出现哮喘样症状，结合临床情况，则基本上可诊断为支气管哮喘。

（2）评估哮喘病情严重度。哮喘的严重程度与气道反应性增高的程度呈正相关，气道反应性越高，哮喘越严重。

（3）协助哮喘治疗的效果评估及指导用药。哮喘患者经长期抗炎治疗后，病情缓解，维持哮喘良好控制水平，此时可进行支气管激发试验，若为阴性，可调整治疗方案，降级治疗。如治疗后气道反应性无下降则可能需要维持，甚至升级治疗。

（4）了解其他可能伴有气道反应性增高疾病的气道反应性情况，如过敏性鼻炎、慢性支气管炎、病毒性上呼吸道感染、长期接触污染环境或被动吸烟等。

（5）了解哮喘的流行病学情况。在某些关于哮喘的流行病学研究中，AHR可作为诊断支气管哮喘的重要指标。

（陈　宁）

第十七节　消化道腔镜技术

消化内镜的历史大约有200多年，1958年美国学者Hirschowitz发明的纤维胃镜堪称胃镜的革命性变革。目前内镜技术经历了硬式内镜、纤维内镜、电子内镜三大阶段。儿科内镜于20世纪80年代末开始使用，目前临床应用广泛。当前一些医疗机构不但可以开展小儿胃镜、结肠镜、双气囊小肠镜、超声内镜、内镜下逆行胰胆管造影（ERCP）、胶囊内镜检查等项目，在此基础上，更进一步开展了内镜下异物取出术、内镜下上消化道狭窄球囊扩张术、内镜引导下置管术、胃镜下胃黏膜剥离术等一系列介入治疗技术。

【概述】

1.消化内镜的清洗消毒（洗消）

（1）消毒剂的种类

1）2%戊二醛（glutaraldehyde）：浸泡20min可100%灭活细菌、HIV、肠病毒、乙型肝炎病毒（HBV）、高滴度结核分枝杆菌。缺点是引起皮肤结膜的刺激及过敏反应、破坏环境，需注意医护人员的职业暴露问题。目前广泛使用。

2）过氧乙酸（peracetic acid）：强氧化剂，浸泡10min可杀死分枝杆菌、细菌孢子、HBV、丙型肝炎病毒（HCV）、HIV。缺点是费用昂贵，可腐蚀内镜，有刺激气味。

3）邻苯二甲醛（adjacent benzene two formaldehyde）：对细菌繁殖体、酵母菌和细菌芽孢灭活效果好，性能稳定，腐蚀性小。

4）70%乙醇（酒精）（alcohol）：可灭活细菌、病毒（除外肠病毒），但对细菌孢子效果差，对内镜有损害作用。

5）超氧化水（superoxidised water）：可灭活结核分枝杆菌、枯草杆菌、大肠埃希菌（包括O157型）、铜绿假单胞菌、白念珠菌、HIV等，被认为是今后的发展趋势。

（2）内镜室合理配置

1）内镜室应按检查部位分区：胃镜室、肠镜室、超声内镜室、ERCP室等。

2）内镜室应划分内镜消毒区、候诊室（区）、内镜检查区、内镜贮藏室、复苏区。消毒室内配置专用的流水洗涤槽、酶洁液洗涤槽、消毒浸泡槽、洁净水冲洗槽、全管路冲洗器等。

（3）内镜洗消方法（全浸泡式消毒）

1）第一阶段：使用后纱布擦拭，放入流水洗涤槽内清洗，送水送气按钮和活检阀用清水冲洗干净并擦干。

2）第二阶段：擦干的内镜置于酶洁液洗涤槽中，用注射器抽吸多酶洗液冲洗送水送气管道，附件在超声清洗器内清洗5～10min。

3）第三阶段：采用2%碱性戊二醛浸泡消毒≥10min，结核分枝杆菌等特殊感染需浸泡≥45min，当天不再继续使用者浸泡30min。

4）第四阶段：向各管腔注入空气去除消毒液，置内镜于冲洗槽中反复冲洗各孔道，纱布擦干内镜外表面，用于下例病患的诊疗。

目前许多医疗机构已经应用内镜自动消毒机，可按照说明书实施。

2.内镜检查术前准备

（1）患儿准备

1）心理准备：检查前告知患儿及家长检查的必要性、检查过程、检查地点、复苏过程，必要时可应用镇静剂减轻患儿焦虑。

2）内镜检查前晚9时前禁食，可适当摄入水分，常规药物可继续服用，如有活检，抗凝药、抗血小板应提前一定时间停用（华法林3～4d、阿司匹林2d）。

3）结肠镜检查前3d无渣饮食，检查当天0时口服恒康正清（复方聚乙二醇电解质散）两盒（共计2000ml，根据患儿体重适当调整剂量）进行肠道准备，至患儿排便至清水，必要时可于检查前应用温生理盐水灌肠至清洁。

（2）其他准备

1）签署知情告知同意书：内镜操作、麻醉必须获得患儿父母的知情同意并签署同意书，使家长了解内镜操作可能出现的并发症等有关信息。需要麻醉操作的患儿在麻醉前一天必须请麻醉师进行麻醉前评估。

2）术前评估：主要评估内镜操作的适应证，是否存在禁忌证，是否有麻醉药物过敏及主要脏器的功能紊乱。

3）对于较深水平的镇静，应准备心电监护仪及包括呼吸机在内的抢救设备。

3. 内镜诊疗的并发症及处理

（1）严重并发症

1）出血：较常见并发症，多为活检引起，剧烈呕吐致贲门黏膜撕裂，机械损伤也可引起出血。操作需轻柔，可在出血局部喷冰肾上腺素盐水等止血。

2）穿孔：食管、胃及结肠均可发生，活检、过度充气、息肉摘除、扩张狭窄段等为常见原因，穿孔后立即外科干预。

3）心血管意外：心律失常、血压升高，偶见心搏骤停。内镜应在心电监护下进行，同时需要常备各种急救药物及抢救设备。

4）感染：少见，可能引起咽后壁脓肿、纵隔炎等，严格的洗消可减少感染的发生。

（2）轻微并发症

1）下颌关节脱臼：操作应轻柔，避免暴力操作，手法复位即可。

2）腮腺、下颌腺增大：患儿剧烈恶心所致，做好解释工作，等待患儿自行恢复。

3）头面部皮肤、结膜出血：做好解释工作，等待患儿自行恢复。

4）误入气管：立即拔出，安抚患儿。

【分类】

1. 胃镜检查

（1）适应证

1）反复上腹痛，尤其是伴有厌食、泛酸、嗳气、上腹饱胀、胃部灼热感等症状者。

2）上消化道出血者，表现为呕血、黑便，以及进行性贫血原因不明者。

3）上消化道异物、息肉、胃扭转复位等。

4）不能用心肺疾病解释的胸骨后疼痛。

5）食管梗阻或异物感者。

6）临床高度怀疑腹型过敏性紫癜暂时无皮疹患儿；某些少见疾病，如肠淋巴管扩张、嗜酸细胞性胃肠炎、炎性肠病及不明原因的营养不良，考虑与肠道因素有关，有可能在十二指肠或胃内黏膜存在病变，需行胃镜检查并取病理进一步确诊。

7）已有上消化道疾病需复查者。

（2）禁忌证

1）严重心肺疾病、休克、脏器功能衰竭者。

2）上消化道大出血生命体征不平稳者。

3）有咽部急性炎症者。

4）腐蚀性食管炎急性期。

5）已有上消化道穿孔者。

6）患儿脊柱畸形、智力障碍不能配合者。

（3）体位摆放：松开腰带，左侧卧位于操作床上，双下肢屈曲，咬住牙垫，下颌微抬。患儿有活动性牙齿需高度注意避免牙齿脱落。助手扶住患儿头部，固定患儿牙垫。

（4）操作方法

1）术前10min口服消泡剂或复方达克罗宁液20ml，并用2%利多卡因胶浆咽部麻醉。婴幼儿检查可适当应用镇静药物。

2）患儿左侧卧位，摆好体位后，放置牙垫，如遇到特别拒绝配合的患儿，还需要2～3名助手协助固定患儿。

3）检查者左手握胃镜操作部，以拇指调节上下、左右旋钮。右手持镜身远端经牙垫对准口咽部插入。胃镜前端通过舌根，沿着左侧梨状窝进镜即进入食管。

4）进入食管后适量注气，循腔进镜，逐步观察齿状线、贲门、胃窦，幽门等。

5）通过幽门进入十二指肠球部，注意观察前壁、后壁、大弯侧、小弯侧，顺时针进入十二指肠降部。

6）将胃镜退至胃窦、幽门，依次观察胃窦大弯侧、小弯侧、前壁、后壁，胃角、胃底贲门、食管等，逐步退镜结束检查。

2.结肠镜检查

（1）适应证

1）有腹痛、腹泻、便血等下消化道症状而病因不清者。

2）经X线钡灌肠发现阳性病灶但不能定性。

3）各种原因的慢性腹泻，原因不明的下消化道出血。

4）对已确诊的肠道病变，如炎性肠病、慢性结肠炎、过敏性胃肠病、结肠息肉等病例，进行随访观察，以确定疗效。

5）息肉摘除，取结肠内异物。

6）原因不明的低位肠梗阻、营养不良、贫血。

7）临床体检。

（2）禁忌证

1）严重心肺疾病、休克、脏器功能衰竭者。

2）休克、肠坏死等严重症者。

3）中毒性巨结肠。

4）腹膜刺激症状，如肠穿孔、腹膜炎等。

5）烈性传染病者。

6）患儿脊柱畸形、智力障碍不能配合者。

（3）术前准备

1）了解相关病史，查血常规、肝功能、肝炎标志物，签署肠镜检查知情同意书。

2）术前3d食无渣或少渣半流食，术前1d无渣流食，检查当日禁食、禁水4～6h。

3）术前1d用1%番泻叶代茶饮，检查当日凌晨口服洗肠液，术前1h洗肠2～3次。

4）对不合作患儿可给予镇静剂。

（4）操作方法（单人操作法，注意时刻保持轴短缩法）

1）患儿左侧卧位，下肢弯曲，背向检查者。

2）先检查肛门有无异常，检查者左手握结肠镜操作部，放在与胸平行的高度握住内镜的角度操作部，右手握住距离肛门20～30cm处的内镜镜身。

3）将结肠镜头端纳入肛门，循腔进镜，动作要轻柔，直达回盲部，必要时进入回肠末端，然后依次退镜观察各部分病变，必要时取活检。

（5）结肠镜插入基本技术应注意以下几点。

1）确保内镜与肠壁间的适当距离。

2）旋转镜身与调节角度的协调操作，保持镜身自由度。

3）空气量的调节（吸引）。

4）合理应用辅助手段（助手用手按压）。

5）必要时可更换体位。

3.胶囊内镜检查

（1）适应证

1）原因不明的消化道出血。

2）高度怀疑小肠病变者。

3）无法耐受常规胃镜、肠镜检查者。

4）观察克罗恩病及乳糜泻的病变范围及复发情况。

（2）禁忌证

1）消化道梗阻、严重消化道畸形、狭窄或瘘管。

2）严重消化道动力障碍者，如贲门失弛缓症等。

3）严重吞咽困难。

4）患儿体内有心脏起搏器等电子设备。

5）对胶囊内镜成分过敏者。

（3）术前准备

1）术前3d无渣饮食。

2）术前2d：番泻叶2～3g，日3次，口服。

术前1d：番泻叶2～3g，日3次，口服；西甲硅油50滴，日3次口服。

检查当日：0：00恒康正清2000ml口服洗肠；8：00为力苏50mg，西甲硅油50滴口服。

（4）操作方法

1）给患儿穿好接受传感器。

2）吞咽胶囊内镜。

3）吞服胶囊后8h或指示灯停止闪烁10min后，取下患儿身上的传感器记录仪。

4）从记录仪中下载图像数据至工作站进行处理。

5）内镜医生根据所采集的视频图像进行分析，给出报告。

（5）注意事项

1）胶囊打开后应尽快吞下以避免电池电量无谓消耗。

2）胶囊吞服后应确认进入胃内医生方可离开，如吞服1h后胶囊仍滞留在胃内，应在胃镜直视下将胶囊送入小肠。

3）吞服胶囊内镜后患儿可自由走动，但不要远离检查场所，7h内应在医学监护之下。

4）胶囊内镜大约有1%需要手术取出，多发生于小肠病变后的狭窄或瘢痕的病变，所以术前评估非常重要。

（滕　旭）

第十八节　血管置管技术

一、中心静脉置管

【中心静脉置管指征】

中心静脉置管在危重症患者抢救和治疗中非常重要，以下情况需要中心静脉置管。

1.测定中心静脉压。

2.快速输液，尤其在休克需快速输液或需输入高渗液体及对周围血管有强烈刺激性的液体时。

3.需检测混合静脉血氧饱和度或者反复采取血标本做实验检查时。

4.心排血量监测（PiCCO）循环功能时。

5.静脉放血、血液净化治疗或换血疗法。

6.心房心电图记录或安装起搏器。

7.心导管检查。

【中心静脉插管方法】

1.中心静脉导管插入的一般方法：

（1）器械

1）针头：长6～10cm的薄壁穿刺针头。

2）导管：中心静脉导管一般采用优质硅胶管制成。导管分为有鞘导管及无鞘导管。有鞘导管之导管鞘与针头一同插入血管，针头与导管鞘进入血管后取出针头，将导管鞘留在血管内，然后再将导管经导管鞘送入，导管可以经鞘自由前进或后退，便于将导管向前推进及重新插入。无鞘导管由软质硅胶管制成，使用时须有金属引导丝引导送入血管内。导管还可根据需要制成单腔、双腔、三腔以至四腔。导管前端装上气球即为气球漂浮导管，常用于做心导管检查及肺动脉楔压测定。

3）金属引导丝：为不锈合金材料制成的细丝，细丝缠于柔软、富于弹性的金属丝上成为引导丝。引导丝可为直形，也可以前段弯曲以减少对血管壁的损害。在做深静脉插管时，将引导丝经针头插入血管，然后拔出针头，用引导丝作为引导将硅胶管送入血管。

（2）儿童常用的中心静脉插管部位：①股静脉；②颈内静脉；③锁骨下静脉。

（3）穿刺方法：常用的中心静脉导管插入方法有两种。

1）以金属引导丝为引导的导管插入法：①按一般常规方法消毒皮肤、铺巾、戴手套；②根据儿童的年龄及体重选择恰当型号的穿刺针、金属引导丝、导管、导管塞、注射器及局部麻醉药；③将针头安装在装有肝素生理盐水的注射器上；④选择合适的部位做静脉穿刺；⑤待穿刺成功，顺利地流出大量回血后取下注射器金属引导丝插入针头内；⑥在将金属引导丝顺利送入血管的同时退出穿刺针头；⑦在引导丝通过皮肤的部位做一个小切口；⑧沿金属引导丝以旋转方式插入硅胶导管；⑨取出引导丝，用肝素生理盐水冲洗导管然后用导管塞封闭导管外口；⑩用丝线将导管缝合固定于皮肤上；⑪将导管通过“三通”接上输液装置及测压装置。

2）以导管鞘为引导的中心静脉导管插入法：①按常规方法消毒皮肤、铺巾、戴手套；②根据儿童的年龄及体重选择适当型号的穿刺导管盒；③将穿刺针、导管鞘及装有肝素生理盐水的注射器安装好；④选择合适的部位用带鞘的静脉穿刺针做深静脉穿刺；⑤当注射器顺利地抽到大量回血后停止进针；⑥缓慢地取出金属针头同时轻轻地将导管鞘旋转式地沿金属针头向前推进一直至其根部；⑦完全取出针头后用左手拇指将导管鞘的外口堵塞以免流血或空气进入血管；⑧用右手将硅胶静脉导管通过导管鞘插入血管内；⑨拔出导管鞘，将导管缝一针固定于皮肤上。

2.股静脉穿刺置管术

（1）解剖位置：股静脉是下肢的主要静脉干，其上段位于股三角内。股三角位于股前部上1/3，为底在上、尖朝下的三角形凹陷。底边为腹股沟韧带，外侧边为缝匠肌内侧缘，内侧边为长收肌的内侧缘。股三角的尖位于缝匠肌与长收肌相交处，此尖端向下与收肌管的上口相连续。股三角的前壁是阔筋膜，其后壁凹陷，自外向内依次为髂腰肌、耻骨肌和长收肌及其表面的筋膜。股三角内有股神经、股动脉及其分支、股静脉及其属支和腹股沟淋巴结等。股动脉居中，外侧为股神经，内侧为股静脉。寻找股静脉时应以搏动的股动脉为标志。

（2）操作要点

1）部位选择：穿刺点选在髂前上棘与耻骨结节连线的中、内段交界处下方2～3cm处，股动脉搏动处的内侧0.5～1cm。

2）患者取仰卧位，膝关节微屈，臀部略垫高，髋关节伸直并稍外旋外展。

3）穿经层次：需穿经皮肤、浅筋膜、阔筋膜、股鞘达股静脉。

（3）股静脉穿刺方法

1）在腹股沟韧带中部下方2～3cm处，触摸股动脉搏动，确定股动脉走行。方法是左手示、中、环指并拢，成一直线，置于股动脉上方。临床上因患者过度肥胖或高度水肿，致股动脉搏动摸不到时，穿刺点选在髂前上棘与耻骨结节连线的中、内1/3段交界点下方2～3cm，穿刺点不可过低，以免穿通大隐静脉根部。

2）能摸到股动脉搏动时，手指感觉摸实动脉的走行线，以股动脉内侧0.5cm与腹股沟皮褶线交点为穿刺点；胖人穿刺点下移1～2cm。

3）右手持穿刺针，针尖朝脐侧，斜面向上（很重要），针体与皮肤成30°～45°。胖人角度宜偏大。

4）沿股动脉走行进针，一般进针深度2～5cm。持续负压。

5）见到回血后再做微调。宜再稍进或退一点。同时，下压针柄10°～20°，以确保导丝顺利进入。

（4）股静脉穿刺技巧

1）股静脉穿刺的要点，关键在于找准股动脉搏动的位置，左手摸到股动脉位置后，穿刺时左手不宜压迫动脉过紧，以免在左手的压迫下使静脉移位。

2）股静脉的穿刺点旁开股动脉0.5cm即可，如旁开1cm，有时易导致股静脉在穿刺点近动脉侧，如此进针易穿到动脉。

3）小腿是否成90°并不关键，如遇到肥胖者或体位不理想者，适当加大一些穿刺的角度或把穿刺点更靠近腹股沟韧带一点可能会好一些。

4）穿刺点下方的硬结可能为误穿股动脉后出现的渗血所致，不要再在此处反复穿刺，局部应用利百素，效果较好。

5）有时静脉靠在动脉的后面。

6）股静脉穿刺时，切不可盲目用穿刺针向腹部方向无限制地进针，以免将穿刺针穿入腹腔，引起并发症。

7）股静脉穿刺的关键是找准部位，只要找准部位，边进边吸，一般都能做成。找部位的简单方法：在腹股沟稍下方，紧贴腹股沟，先用左手中指及示指顺动脉方向并排摸准股动脉走向，然后左手中指及示指与动脉方向垂直并排，把股动脉卡在中间，然后沿中指（股动脉内侧）指尖穿刺，一般一针见血。可以概括为一句话：两指卡动脉，内侧穿指尖（下）。

8）刚学穿刺时，最好注射器不抽肝素盐水，而用等渗盐水，或穿刺针不接注射器，可避免反复穿刺，穿刺点渗血。

9）穿刺3次不进时，心情比较烦躁，特别是在病房，还有其他床患者或家属在旁观看时，最好换人穿刺或等心情平静后再穿刺。

10）有时患者血压偏低或休克血压时，回血较慢，不要以为没有穿刺入股静脉。

11）患者贫血较重时，回抽入注射器中的血较鲜红，不要误认为穿入股动脉。

（5）股静脉穿刺的并发症：①感染；②下肢静脉血栓形成和肺栓塞；③动静脉瘘；④假性静脉瘤；⑤出血和血肿；⑥穿透大隐静脉根部（穿刺点过低）；⑦心律失常；⑧气体栓塞；⑨血管和心脏穿孔、心脏压塞。

3. 锁骨下静脉穿刺及插管术　锁骨下静脉是在危急情况时容易穿刺成功的几条大静脉之一。所有临床医师都应熟悉它的解剖位置与穿刺插管方法，并应有充分信心在紧急情况下应用。锁骨下静脉插管有如下优点：①其解剖标志明显，即使在严重外伤或危重患者也易于识别；②不影响气管插管和人工呼吸；③复苏后不影响患者活动，便于护理。

（1）解剖位置：锁骨下静脉位于锁骨中段的后方，起自腋静脉，跨第1肋骨上方，经锁骨中段的上方，在胸锁关节后与颈内静脉汇合形成无名静脉进入胸腔。锁骨下静脉后方隔前斜角肌与锁骨下静脉后下方约5mm处，因而误伤胸膜是经皮锁骨下静脉穿刺可能遇到的最大危险。

1）锁骨下静脉的第1标志点：第1肋骨在胸骨外缘紧紧地并行于锁骨之下，于锁骨的中段处突然转向深部。在第1肋骨突然转弯部位，锁骨与第1肋骨形成夹角。该角可用手指于锁骨中段下方触及。穿刺时用手触知该角并向外下方移动1～2cm即为穿刺点。

2）锁骨下静脉的第2标志点：从胸锁关节处沿锁骨往外触摸，当锁骨突然向上后方改变方向时即为进针点之标志。

3）锁骨下静脉的第3标志点：锁骨的中1/3段与外1/3段的交界点的下方，该处即为锁骨下静脉穿刺点。

（2）禁忌证：①凝血异常或血小板明显减少；②上腔静脉综合征。

（3）操作方法

1）头胸部放低，低头10°～20°，使静脉充盈并避免中心静脉压低于零时，空气进入静脉。

2）两肩胛间及穿刺侧肩胛下放入一小毛巾卷以抬高穿刺侧。

3）患儿头转向对侧。

4）常规消毒、铺巾、戴手套、穿手术衣。

5）对意识清楚的患儿局部以2%利多卡因麻醉。

6）以18号长6～10cm的薄壁穿刺针连接5ml注射器，注射器内装入肝素盐水3～5ml（每毫升盐水内含肝素5～10U）。

7）从穿刺点进针，与额面成30°～35°，针尖指向胸骨上凹上方2cm处，也可以直接指向锁骨上凹处。

8）当针头触及锁骨下缘时，将针头转向深部避开锁骨，然后将注射器及针头转至与胸壁几乎平行之角度，向注射器施以轻微负压，继续将针头向胸骨上凹稍上方推进。当针头进入锁骨下静脉时，即有大量的血液流入注射器，此时，再继续前进2～3cm。

9）左手固定穿刺针，右手取下注射器，同时用左手拇指堵住针柄以防空气进入锁骨下静脉。

10）通过针头插入金属引导丝，然后拔出针头，并在引导丝处皮肤上做一小口。

11）将导管通过金属引导丝以旋转方式送入，直至预期位置，即右心房与上腔静脉交界处近端数厘米处（此长度为穿刺点至胸锁关节加上胸锁关节至第2胸肋关节之长度）。

12）退出金属引导丝，用盖帽封闭导管出口。

13）用丝线将导管缝于皮肤上以固定导管。

14）也可以按上节所述方法用导管鞘引导插入导管。

15）接上输液或测压装置。

（4）合并症

1）气胸：锁骨下静脉非常接近胸膜顶，因此易致气胸，国外气胸发生率为1%～10%。穿刺时，使针在锁骨下缘前进，并时时保持注射器有轻度负压以便遇到回血及时停止进针，这样可以防止针头进入过深，减少这种并发症。

2）锁骨下动脉损伤或撕裂：常表现为血胸或局部血肿。在进针时始终注意保持注射器负压，这样，当针头进入锁骨下静脉时，可及时看到回血，从而防止针头继续前进刺伤锁骨下动脉。

3）血栓性静脉炎：表现为穿刺侧上肢水肿。

4）导管相关败血症：国外导管相关败血症发生率为3%～30%。

3.颈内静脉穿刺及插管术　颈内静脉是人体的大静脉之一。它位置比较固定，较少变异，在休克情况下亦不易萎缩；且不因年龄、胖瘦而改变。因此，在抢救重危患者时是较易穿刺成功的大血管之一。并且右侧颈内静脉与右心房几乎成一直线，特别适合于紧急情况下插入起搏电极，是安装临时起搏器的最佳途径。但颈内静脉插管不易固定，尤其坐位时，而且在既需气管插管又需颈内静脉插管时，很难同时进行，因此在一定程度上限制了它的应用。

（1）解剖位置：颈内静脉起自颅后窝后部，最初在颈内静脉外侧走行，然后转至前外侧，在胸锁乳突肌下段位于其两脚间，在胸锁关节后方与锁骨下静脉汇合成无名静脉，几乎全长均为胸锁乳突肌覆盖。右侧颈内静脉较左侧粗而直，因而常首选此处穿刺。

（2）方法：分高位进针法及低位进针法两种。

1）高位进针法：进针点在胸锁乳突肌两脚之上方，约于胸锁乳突肌之中点处，或胸锁乳突肌与颈外静脉交点处。取胸锁乳突肌后缘作为进针点。穿刺时患者仰卧，头转向非穿刺侧，肩下垫一小枕以利于暴露血管。针头与矢状面成30°，方向指向胸锁关节。注射器保持负压，枕头进入血管后就可抽吸到大量回血。

2）低位进针法：进针点在胸锁乳突肌的两脚之间或其后脚之后缘，针头与矢状面成45°，方向指向剑突。

当针头进入颈内静脉后，按锁骨下静脉穿刺的步骤插入金属引导丝及硅胶导管，最后拔出引导丝，缝合、固定硅胶管。

（3）注意点：穿刺针深入到一定深度，未见回血，可边回吸边退针，退针至皮下，稍变方向，再次穿刺。绝对不允许退出少许又反复穿刺。凝血障碍患儿禁用。一般不做左侧颈内静脉穿刺，因恐伤及胸导管。必须操作时采用后位进针，必须谨慎。

颈内静脉穿刺合并症较少，但仍需注意气胸、血胸、Horner征、乳糜胸、臂丛损伤、膈神经损伤、气管穿孔等。

置管成功后，应再次消毒手术区域，并固定置管。通知护士进行深静脉置管护理。若有需要，可行影像学检查确定置管位置。临床应密切监测不同部位置管可能发生的并发症，积极处理。

二、动静脉切开置管

此处所说的动静脉切开置管是指VA-ECMO切开插管技术，主要包括婴幼儿动、静脉插管和成人及大体重儿童动、静脉插管。

【婴幼儿动、静脉插管】

1. *颈动脉-静脉插管*　适用于新生儿及体重＜25kg的儿童。

方法：将颈肩部垫高，头面部后仰并略偏向左侧。沿胸锁乳突肌前缘做切口，切开颈阔肌及浅筋膜，显露出胸锁乳突肌前缘，打开颈动脉鞘，将颈内静脉牵向外侧，显露出颈总动脉分叉部。颈外动脉在起始部位于颈内动脉的内侧，应注意两者的区别，颈外动脉分出的分支较多，而颈内动脉在起始段无分支发出。分别在颈内动、静脉表面用6-0或7-0滑线缝荷包，插入相应口径动脉供血管及静脉引流管，然后用套管勒紧、固定，以防出血。插管深度对维持体外膜氧合（ECMO）系统正常运转至关重要，动脉供血管尖端应进入主动脉弓，静脉引流管尖端应处于下腔静脉开口位置，以便充分引流。

2. *主动脉-右心房插管*　主要适用于开胸心脏手术后的患者。

主动脉插管：在升主动脉远端接近无名动脉开口处用5-0滑线或3-0丝线做双重荷包，然后向主动脉弓方向插入合适口径的动脉供血管，插管深度1.0～1.5cm，开口一定要置于主动脉弓部，切忌将动脉供血管尖端指向主动脉瓣开口方向，否则ECMO后会使高速血流冲击主动脉瓣，加重左心室前、后负荷，导致心脏过度膨胀。

右心房插管：用5-0滑线在右心耳缝双重荷包，插入合适口径静脉引流管，静脉引流管尖端应置于下腔静脉开口处。对于成人患者也不建议采用二阶梯的腔房管，临床上此类二阶梯管在ECMO终止后拔出时发生管内血栓的可能性极大。右心耳收紧荷包线并用7号丝线固定荷包线套管，避免活动性出血。

注意点：婴幼儿患者经正中开胸安置ECMO管路时，胸骨应保持敞开状态。胸骨间隙可用较硬的支撑物如硅塑管固定管路从胸骨间隙引出，以防止感染，切口可用硅胶膜覆盖，或游离皮缘尽量缝合皮肤切口。

3.*左心房引流管*　在一些左心室功能不全较严重的病例，单纯靠右心房引流时左心系统容量负荷过多的状况仍然会存在，因此安置左房引流管同时进行左心引流非常重要。左房引流管的安置主要有三种途径，即左心耳、房间沟后侧近右上肺静脉开口处以及主动脉和肺动脉之间的左房顶部。左房引流管可通过Y形分叉连接于静脉引流管上。左房引流管直径的选择同常规体外循环手术。

在一开始没有安置左心引流的患者如果后期需要增加左心引流，可以通过介入方法在导管室行房间隔造孔以达到左心引流的目的，尤其是那些通过长股静脉插管引流的VA-ECMO患者。

【成人及大体重儿童动、静脉插管】

1.*股动-静脉插管*　适用于成人及体重＞25kg的儿童，是常用的外周置管方法。

方法：患儿取仰卧位，大腿略外展并外旋。在腹股沟韧带中点略向外下方触摸股动脉搏动，沿缝匠肌内缘略向外做弧形切口，于缝匠肌内侧切开深筋膜，暴露股动脉鞘，切开其外膜游离出股动脉上段及其后内侧的股深动脉。股静脉位于股动脉后内侧，两者同位于股动脉鞘内。用血管带分别绕过股动、静脉然后套入乳胶管。在股动脉表面用5-0滑线缝双重荷包，插入合适口径的动脉供血管，收紧荷包线和股动脉套管并结扎固定好。股动脉插管之前，可短时间阻断股深动脉以防出血。用6-0滑线在股静脉表面缝双重荷包，先在线圈内穿刺，插入导丝直至心房水平，然后插入右心房-下腔静脉引流管，收紧套管并固定。

注意点：长时间股动脉插管可导致股动脉远端缺血，甚至造成下肢肢体坏死。为防止这一严重并发症的发生，可在动脉供血管连接一旁路，插入股动脉远端（8～12F的整体动脉插管），以供血给远端肢体。亦可采用在股动脉上吻合一段人工血管，再将股动脉插管置入人造血管内实现双侧供血。目前该方法使用较少，因为这样容易导致肢体远端奢侈灌注的发生。

2.*主动脉-右心房插管*　适用于心脏开胸手术后的患者，亦被称为“中心置管法”。外周置管不能为严重心功能不全患者的左心卸载负荷，这可能会影响后期心肌负荷。而采用中心置管时，方便增加左心房引流，而有利于衰竭心肌的功能恢复。

注意点：成人患者中使用主动脉-右心房插管最大的并发症为创面的严重渗血。由于置管后胸骨往往难以闭合，胸骨切缘及整个切口创面在ECMO辅助期间肝素化治疗的作用下会严重渗血。因此一定要细致止血：用骨蜡临时封闭整个胸骨游离缘以减少渗血，并尽可能临时缝合皮肤切口，只在管道穿出皮肤处留有小口。常规放置心包及纵隔引流管，观察引流量。

3.腋动脉插管　不常用，但在遇到股动脉严重钙化或狭窄性病变的患者时，可采用腋动脉-股静脉置管来实现外周置管VA-ECMO辅助。

4.左房引流管　较为严重的左心室功能不全的病例应及时考虑加用左房引流管，卸载左心负荷。

附：VV-ECMO静脉插管

在新生儿和婴幼儿，主要选择右侧颈内静脉插管。在体重＞25kg的儿童及成人，可选择右侧颈内静脉或股静脉插管。切开置管技术同VA-ECMO的静脉插管技术。

（赵　莹）

第十九节　心导管检查及心脏起搏器置入

一、心导管检查

心导管检查是自外周血管将不透X线的塑料导管送至心腔和大血管，进行血流动力学和血氧含量等各种功能的检测以及心血管造影。作为先天性心脏病，尤其是严重和复杂类型先天性心脏病诊断和治疗的重要方法，目前已在儿科心血管领域得到广泛应用。

【适应证】

1.诊断性导管术

（1）复杂型先天性心脏病外科手术前需进行的解剖和生理功能评价。

（2）评价先天性心脏病合并肺动脉高压的性质。

（3）周围血管病变及部分主动脉弓病变的评价。

（4）先天性心脏病术后效果及心功能评价。

（5）电生理检查及心肌活检。

2.介入性导管术　包括通过特种导管进行房隔造口术及房隔切开术、球囊血管及瓣膜成形术、心内缺损及心外异常血管交通堵塞术等。

【禁忌证】

无绝对禁忌证。相对禁忌证包括发热、化脓性疾病、急性或亚急性心内膜炎、活动性风湿热、急性心肌炎、重症心力衰竭、未控制的严重室性心律失常、高度房室传导阻滞伴阿-斯综合征，严重肝肾疾病、明显出血倾向、未纠正的严重电解质紊乱及洋地黄中毒等。

【操作过程】

1.术前准备

（1）掌握病史，进行体格检查，尤其注意导管插入处皮肤是否适合穿刺。

（2）术前检查包括化验血常规、电解质、肝肾功能、出凝血指标，心电图，胸部X线，超声心动图等。

（3）进行药物（碘、麻药、抗生素等）过敏试验。

（4）＜1岁患儿术前禁食至少4h，1岁以上至少6～7h。

2.镇静及麻醉　最常用的术前镇静用药是水合氯醛、地西泮（安定）、冬眠合剂等。术时辅以浅度全身麻醉，如氯胺酮等。

3.检查方法　通常经股动脉、股静脉穿刺置入动静脉鞘管和心导管，递送导管至各心腔及血管的各个部位进行测压、采集血样和造影等检查。

（1）右心导管检查：将导管从周围静脉插入达上腔静脉，随后下撤至右心房上、中、下，下腔静脉，右心室流入道、流出道及中部，肺动脉干，左、右肺动脉及肺小动脉进行测定检查。

（2）左心导管检查：通常从周围动脉（如股动脉、肱动脉）逆行插管，经升主动脉至左心室心尖部。还可利用右心导管经过畸形的通路进入肺静脉、左心房等，或用右心导管经房间隔穿刺进入左心房进行测定检查。

4.撤除导管和动静脉鞘　局部压迫止血，加压包扎。

5.并发症及处理　对操作过程中可能出现的心律失常、心搏骤停、低血压、心脏及大血管穿孔、血管栓塞、缺氧发作及造影剂过敏反应等并发症予以及时处理。

二、心脏起搏器置入

心脏起搏器是一种置入体内的电子装置。应用脉冲发生器发放人工脉冲电流，刺激心脏使之激动和收缩，以模拟心脏的冲动发生和传导等电生理功能，治疗某些由于心律失常所致的心脏功能障碍。

【置入指征】

1.永久起搏器的置入适应证　美国心脏病学会/美国心脏协会/美国心律协会（ACC/ AHA/HRS）2008年修订儿童、青少年及先天性心脏病患者起搏器置入指征。分类方式：Ⅰ类为无争议的起搏指征；Ⅱ类为有争议的起搏指征，其中Ⅱa类为倾向于置入起搏器，Ⅱb类为倾向于不置入起搏器；Ⅲ类为无须起搏治疗的心律失常。每一指征的强度按其资料来源的客观性又可分为A、B、C三级。A级为文献报道的资料，来自多个随机临床试验且涉及较大的病例数；B级为文献报道的资料，来自为数不多的临床试验且涉及的病例数也不多；C级为该指征来自专家意见。

Ⅰ类：①高二度或三度房室传导阻滞合并症状性心动过缓、心室功能异常或低心排血量（C级）。②合并有与年龄不符的心动过缓症状的窦房结功能异常患儿；心动过缓的定义依据患儿的年龄及预期心率（B级）。③术后高二度或三度房室传导阻滞无缓解趋势或至少持续心脏术后7d(B级）。④先天性三度房室传导阻滞伴宽QRS逸搏心律，复杂室性异位心律或心室功能异常（B级）。⑤先天性三度房室传导阻滞的婴儿心室率＜55次/分；合并有先天性心脏病者心室率＜70次/分（C级）。

Ⅱa类：①先天性心脏病伴窦性心动过缓者为预防反复发作的心房内折返性心动过速；窦房结功能异常者可以是原发性的或继发于抗心律失常治疗（C级）；②年龄大于1岁的先天性三度房室传导阻滞患儿平均心率＜50次/分或有突发的RR长间歇，持续时间为基本心动周期的2～3倍，或因心脏变时性功能不全而有临床症状者（B级）；③合并复杂先天性心脏病的窦性心动过缓患儿静息心率＜40次/分或心动长间歇＞3s(C级)；④先天性心脏病患儿因窦性心动过缓和房室收缩不同步而导致血流动力学异常（C级）；⑤先天性心脏病术后出现短暂完全性房室传导阻滞，伴残留束支传导阻滞发生不能解释的晕厥，并排除其他原因者（B级）。

Ⅱb类：①一过性术后三度房室传导阻滞转为窦性节律，伴双束支传导阻滞（C级）；②先天性三度房室传导阻滞的儿童或青少年，心率在可接受范围，窄QRS波，心室功能正常，无临床症状（B级）；③先天性心脏病双室修补后无症状性窦性心动过缓，静息时心率＜40次/分或有＞3s的长间歇（C级）。

Ⅲ类：①术后一过性房室传导阻滞，恢复正常房室传导且无任何临床症状者（B级）；②先天性心脏病术后发生无症状的双束支阻滞，伴或不伴一度房室阻滞，无先前一过性完全性房室传导阻滞者（C级）；③无症状的二度Ⅰ型房室传导阻滞（C级）；④无症状性窦性心动过缓，最长RR间期＜3s，最低心率＞40次/分（C级）。

2.临时起搏器的置入适应证　①由于心肌炎、某些药物过量或心肌梗死所导致的高度或三度房室传导阻滞的儿童；②撤离更换永久性起搏器时，有起搏器依赖的患儿；③刚进行了心脏外科手术的患儿。

【置入技术】

选择结构简单、耗电量较少的起搏器；选择合适长度的电极导线；选择合适安全的起搏器置入位置。

1.起搏器类型的选择　年龄较小者多选择单腔VVI（R）型起搏器，在合适的时间升级为双腔起搏器。对于单纯房室传导阻滞的患者，若窦房结功能正常，可选择单导线的VDD起搏器。

2.置入方式　目前心内膜技术为主导的植入方式，对于年龄相对过小、存在心内右向左分流、无合适的静脉置入途径、肺血管阻力升高、三尖瓣置换术后、严重的右室扩大或心内膜纤维化以及高凝状态等不适合心内膜置入的患者可选择心外膜技术以缓解症状，待起搏器置入患儿年龄及血管条件合适再改为心内膜起搏。

3.电极导管的选择　取决于应用心外膜还是心内膜置入技术。心外膜置入时最常用单极心外膜起搏电极导管，而当采用心内膜或经静脉置入技术时，双极电极导管优于单极电极导管。患儿较小或先天性心脏病术后的患儿放置心房电极导管时宜采用主动固定的螺旋电极导管，被动固定的锡电极导管可放置于心室。心室电极导管的预留长度不宜过短，目前，年龄＜3岁的患儿预留长度一般为190mm，3～10岁患儿预留长度为190～100mm，而年龄＞10岁的患儿预留长度一般为100mm。对于心房电极预留程度要小一些。

4.起搏器参数设置　1个月至3岁的婴幼儿起搏心率可设置为80～120次/分，学龄前儿童（3～7岁）的起搏心率可设置为70～100次/分，学龄儿童（7～14岁）的起搏心率可设置为60～100次/分。

【并发症】

常见于电池过早耗竭、电极导管断裂及电极移位、感染及起搏器故障等。

【随访】

观察有无并发症发生，了解起搏器功能是否正常及电池寿命。

（邢艳琳）

第二十节　亚低温技术

亚低温技术是采用物理手段（降温毯和降温仪）把患儿体温降至亚低温水平的治疗手段，用以治疗严重颅脑损伤，能够降低血-脑屏障通透性、脑血流和脑氧代谢（每下降1℃可降低5%～6%），减少氧自由基生成和细胞内钙超载及减轻脑水肿等。亚低温疗法（降低脑温2～4℃）对缺氧、缺血性脑损伤具有明显的保护作用；同时对全身各器官和内环境无明显不良影响。

低温治疗包括全身降温（冰毯）、局部降温（冰帽）、药物亚低温（冬眠合剂）及联合方式，一般分为深低温（17～27℃）、中度低温（28～32℃）和亚低温（33～35℃）治疗。

【适应证】

新生儿缺氧缺血性脑病、急性颅脑损伤、心肺复苏后、持续高热、脑出血、脑梗死、中暑、溺水、脑卒中、肝性脑病、颅内感染严重脑水肿者及昏迷患者。

【禁忌证】

全身衰竭的终末期患儿、合并低血压或休克未纠正者、疑有颅内出血未确诊者、有严重心血管功能不全者、脑电无活动的昏迷者或认知功能障碍者。

【设备与耗材】

1. 亚低温治疗仪　多数具备自动控温、升温和恒温作用。

2. 降温毯　有包裹四肢大动脉型、床单型，同时有包裹脑部的冰帽。

【治疗时机】

1. 损伤后3～6h，越早越好，但有学者认为24h内均有效。对于严重颅脑损伤需要紧急手术的病例，应该在手术结束后开始，以免为手术而临时终止亚低温治疗。

2. 心搏停止者应最初5min，甚至心外按压同时即行脑部降温。

【温度控制】

1. 目标温度　32～35℃。

（1）可通过直肠、耳温、食管温度进行检查，常用肛温。

（2）对于大龄儿童、单纯脑损伤而其他系统稳定的儿童，采用32～34℃。

（3）婴幼儿，多器官损害尤其循环不稳定的儿童，采用33～35℃。

（4）高热患儿一般实施的是控温，控制在37.5℃以下即可。但该法可能误导临床对体温的判断，延误治疗。需严格掌握指征。

2. 降温速度　一般脑外伤要求降温速度以每小时降低1～1.5℃为宜，在3～4h实现目标温度；有研究提出给心搏骤停后缺血缺氧性脑病降温速度要快，1～1.5h降至所需温度。

3. 持续时间　存在争议。一般使用24～48h，不超过72h，最长不超过7d。

【复温步骤】

1.自然复温　关闭冰毯机，自然复温，无须采取人工加温措施。体温回升速度每小时不超过0.5℃，复温时间控制在12h以上，维持在37～38℃。

2.控制性复温　逐步调节降温仪预设温度，体温回升速度尽量控制在每小时＜0.5℃。

【并发症】

1.降温并发症　主要有心律失常、肺部感染、寒战、凝血功能障碍、高血糖、电解质紊乱、代谢性酸中毒、低血压、压疮。

2.复温并发症

（1）快速复温时血管扩张，回心血量减少，易导致低血容量性休克，因此复温速度宜缓慢。一旦出现血压下降，应及时补充血容量。

（2）颅内压增高。

（3）急性肺炎、肺水肿。

（4）反弹性高温。

（张　涛）

第二十一节　ECMO应用及管理

【引言】

体外膜肺氧合（extracorporeal membrane oxygenation，ECMO）是以体外循环系统为基本设备，采用体外循环技术进行操作和管理的一种辅助治疗手段。ECMO是将静脉血从体内引流到体外，经膜式氧合器氧合后再用驱动泵将血液灌入体内，临床上主要用于对呼吸功能不全和心脏功能不全的支持。ECMO能使心脏和肺脏得到充分休息，有效地改善低氧血症，避免了长期高氧吸入所致氧中毒和机械通气所致气道损伤，使心脏功能得到暂时的辅助支持，增加心排血量，改善全身循环灌注，保证循环的稳定，为心肺功能的恢复赢得时间。

ECMO系统的主要硬件包括体外循环管道、血管导管、泵系统、氧合器、供气系统、加热系统等。按照引流和注入血液的血管类型，ECMO有两种类型：从静脉系统引出动脉分支注入为VA-ECMO；从静脉系统引出又注入静脉为VV-ECMO，另外，还有几种特殊形式的ECMO，如AV-ECMO等，在临床工作中有时根据患者治疗的需要，一名患者可以联合使用两种辅助方式。

1989年体外生命支持组织（Extracorporeal Life Support Organisation，ELSO）正式成立，ECMO的命名近年来也有所变化。狭义的ECMO含义只限于经典的心肺支持技术模式，而广义的ECMO已被体外生命支持系统（ECLS）所包含。ECLS涵盖了所有与膜交换有关的连续体外循环治疗，如体外CO_2清除（$ECCO_2R$）、心室辅助装置（VAD）、连续血液净化（CBP，CRT）和体外肝脏替代（MARS）等。体外循环和膜交换已成为对危重患者不同体外脏器支持的重要治疗技术。

【ECMO治疗适应证】

目前ECMO治疗适应证的制订主要遵循三条原则：其一是重症心肺疾病或衰竭，经非ECMO全力治疗无效；其二是原发致命疾病为可逆性或可纠治性疾病；其三为技术上可行，如体重满足、无抗凝禁忌证等。根据上述原则，针对不同疾病已形成了相应的治疗入选标准，但在不同地区及不同ECMO中心，各自的治疗适应证之间仍存在一些差别。儿科患者ECMO指征按疾病可分为3类：原发性呼吸衰竭、原发性心力衰竭及心肺同时衰竭。目前国际公认的ECMO治疗适应证及禁忌证如下。

1.儿科ECMO治疗适应证

新生儿：

（1）OI＞40（$OI=MAP\times FiO_2\times 100/PaO_2$）。

（2）存在可逆性心肺疾病：MAS，CDH，肺炎，脓毒症，NRDS，PPHN，窒息，先天性心脏病。

（3）胎龄＞33周，体重＞2kg，HE＜Ⅲ级，IVH＜Ⅱ级。

（4）机械通气：持续肺泡气漏；MAP＞2kPa，PIP＞4kPa。

（5）无严重心脏畸形（无法手术纠治）。

（6）无致死性染色体病。

（7）无活动性出血或严重出血性疾病。

儿科呼吸衰竭：

（1）各种急性心肺功能障碍：ARDS，重症肺炎，肺出血，气道意外，创伤，严重气漏综合征。

（2）严重低氧血症：经常频通气、肺表面活性物质、高频通气、一氧化氮等治疗无效。

（3）PEEP≥10cmH_2O时PaO_2/FiO_2＜50mmHg。

（4）氧合指数：OI＞40或持续＞30。

儿科心血管衰竭：

（1）心肺移植、心脏手术后无法脱离体外分流者。

（2）低心排综合征，通过药物等治疗无效，CI＜2L（min/m^2）。

（3）SvO_2＜50%者，以及难治性高乳酸代谢性酸中毒。

（4）暴发性心肌炎伴循环不稳定者（心力衰竭，严重心律失常）。

（5）心包炎或心肌病合并心力衰竭或难治性心力衰竭。

（6）急诊心肺复苏后伴循环不稳定者（病因可逆性）。

其中：OI为氧合指数；MAP为平均气道压；MAS为胎粪吸入综合征；CDH为先天性膈疝；NRDS为新生儿呼吸窘迫综合征；PPHN为持续肺动脉高压；HE为缺血缺氧性脑病；IVH为脑室内出血；PIP为气道峰压；ARDS为急性呼吸窘迫综合征；CI为心指数。

2.ECMO相对禁忌证

（1）存在不可逆性的心肺功能异常，如免疫耐受、骨髓抑制。

（2）无法纠治的心脏畸形、主动脉离断、主动脉瓣严重反流。

（3）机械通气持续时间超过14d。

（4）多脏器功能衰竭无法控制者。

（5）严重神经功能障碍、脑死亡。

（6）严重凝血功能障碍：创伤、多发性活动性出血。

（7）染色体病、晚期恶性肿瘤、致死性先天性畸形或疾病无法纠治。

（8）心肺复苏（CPR）：CPR＞60min，无效CPR。

【ECMO的治疗操作】

1.动静脉插管需要有经验的2名儿外科医生行无菌手术完成。新生儿首选的插管位置为右颈部，年长儿可选择股静脉股动脉。颈内动静脉置管一般需要手术切开进行，或在直视下进行穿刺置管，在实施VA-ECMO中，需要右颈总动脉切开置管，置管前同时给予全身肝素化（50～100U/kg）。静脉引流是否充足是ECMO转流是否成功关键环节，一般来说在血容量充足和导管口径达标的情况下，导管顶端放置在右心房或接近心脏的腔静脉处，出现引血不足的情况较少。股动静脉置管的动脉插管需要接上一动脉血分支注入插管远端动脉，防止下肢出现缺血坏死。插管或插管后可通过胸部X线或心脏超声确定插管位置是否处于最佳状态。

2.ECMO预冲：ECMO系统管道首先分别给予晶体液和白蛋白预冲。白蛋白预冲时可附着于管壁，可以降低管壁与管道内ECMO血流的相互作用。血液预冲一般需要2U少浆血红细胞及若干血浆、血液用于替换出前两次预冲后管路内的晶体液和胶体液。血液预冲要求在ECMO开始运转前，预冲血内环境与患儿血液保持基本相同，从而防止ECMO接入后出现病情波动。在预冲最后阶段，根据预冲血的血气报告，在预冲血内补充葡萄糖酸钙（预防心律失常）和碳酸氢钠（纠正酸中毒）。此外，ECMO系统加热器应将预冲血加温至正常体温水平。

3.血泵操作：ECMO运转的重要目标是按要求维持泵血流量（相当于心排血量），血泵将血向前推进，以便达到满意的器官组织氧灌注。患儿得到的氧输送取决于血泵的流速。在VA-ECMO模式，氧输送效果可以从引血端（氧合器前血）混合静脉血pH及氧分压检测报告获得。ECMO治疗的基本目标值为PaO_2 37～40mmHg，SvO_2 65%～70%。在VV-ECMO模式中，静脉血氧分压检测结果的参考价值不高，因为静脉引血口与回血口很近，两者之间存在“ECMO血流重复循环”，可造成静脉血氧假性增高。此时需要参考其他相关指标，如存在持续代谢性酸中毒、少尿、惊厥、肝酶增高及低血压等。这些指标间接提示存在氧输送不足，需要提高泵转速来增加氧灌注或转为VA-ECMO。

4.氧合器的使用：应根据患者体重选择相匹配的氧合器，以保证满足流量和气体交换的需要。氧合器内存在血栓形成的风险，在低血流量时容易发生。氧合器长时间使用也会出现磨损，表现为气相渗液或漏血，此时需要更换氧合器或整套ECMO管路系统。

5.液体疗法：ECMO治疗中，患者出入液量（包括尿量、粪便、各种体液引流量、机械通气、远红外辐射失水，氧合膜蒸发水量及采血量）应每天记录统计。在ECMO初期，部分液体会渗入组织间隙，患者在治疗第1～3天会因毛细血管渗出及水肿而体重增加，可能出现有效血容量不足，此时应注意适度输血以维持正常血压及灌注。以后水肿会随利尿或利尿剂的作用而逐步消退。利尿的开始通常预示病情开始恢复。

6.ECMO中的呼吸管理：当目标氧输送供给得到满足后，应降低呼吸机参数以预防氧中毒及气压伤。ECMO中的这种“休息参数设置”目前尚无统一标准。一般认为在保持目标血气值基础上，儿童休息参数可设置吸入氧浓度（FiO_2）为21%，PEFP为

$5cmH_2O$，吸气峰压（PP）为20～$25cmH_2O$，呼吸频率12次/分，吸气时间0.5s。如果患儿在足量ECMO运转下仍存在低氧灌注情况，可以适度提高呼吸机参数。ECMO期间应定时进行轻拍胸部、改变体位等呼吸护理。

7.药物治疗：ECMO治疗开始后，在血压稳定的情况下可以考虑降低血管活性药物的剂量。患者出现抽搐时，可给予地西泮或苯巴比妥止痉，并维持给予抗惊厥药预防再发作，惊厥患者应同时注意鉴别颅内出血。ECMO患者应注意营养补充，营养方式根据情况进行选择。应尽可能给予肠内营养及补充维生素，不能肠内营养者可给予静脉营养。应监测钾、钠、钙、镁等内环境变化，及时进行纠正。对肾功能不全或氮质血症者应注意减少氨基酸剂量或进行透析治疗。

8.输血及抗凝治疗：ECMO治疗要求患儿血红蛋白达到15g/dl水平（或血细胞比容＞30%）以获得理想的氧输送能力。血红蛋白低于10g/dl时，应考虑给予输血。ECMO血液经过氧合器及塑料管壁时会导致血小板破坏和损失，应注意定时补充，尽量使血小板计数保持在10万/mm^3以上。在肝素首剂注射后，ECMO维持期间可给予30～60U/（kg·h）持续输注以防止体外管路内血栓形成。抗凝水平监测采用活化凝血时间（ACT）方法进行监测，ACT推荐目标值为180～220s。每天监测凝血功能、D-二聚体等。凝血活酶时间保持在正常值的1.5～2倍。

【ECMO并发症】

因大量人工装置的长时间介入、ECMO辅助对机体呼吸和循环系统的非生理性干预、患者本身的病理生理状态及临床对原发疾病的治疗等众多因素，ECMO过程中普遍容易出现各种并发症，主要表现为ECMO系统机械性相关并发症和患者相关并发症两个方面。ECMO并发症的出现与其使用装置、使用方式、使用对象、术中控制和患者管理密切相关。对相关并发症的认识、预防和采取及时、准确的判断和处理，是ECMO心肺支持成功的关键之一。

1.机械性相关并发症　①血栓形成：ECMO系统内的血栓形成是呼吸及循环支持过程中最常见的机械性并发症之一，常见原因有抗凝不充分及ECMO非生物表面、全血活化凝血时间（ACT）监测不及时、血流过缓等。大量的血栓形成，一方面可导致ECMO系统失功能；另一方面可引起因凝血因子的大量消耗，导致患者凝血功能严重障碍，或血栓进入患者动脉或静脉系统，导致体循环或肺循环栓塞。②插管问题：在VA-ECMO时，新生儿一般选择右侧颈内静脉、右颈总动脉；VV-ECMO时，小儿多选择右侧颈内静脉置入双腔管，插管时及插管后辅助过程中，可因操作或患者的原因发生意外状况，如插管位置异常、插管松脱、插管处血管受损等。③氧合器功能异常：主要表现为血浆渗漏、气体交换功能下降、血栓形成等。在长时间辅助的ECMO过程中，氧合器失功能是无法避免的并发症之一。④空气栓塞：ECMO为密闭系统，如果ECMO系统形成空气栓塞，不仅影响循环或呼吸辅助效果，更可能导致患者体内空气栓塞，危及生命。

2.患者相关并发症　①出血：出血不仅是ECMO过程中最常见的并发症之一，也是对ECMO患者最具威胁和最难处理的并发症之一。临床可直接表现为血液通过切口渗出至体表或流至体腔，还可间接表现为血红蛋白浓度的进行性降低、静脉引流量下降、中心静脉压降低、脉压降低和心率增快等。出血最常发生的部位为插管位置；如果患者为外科手术后，出血也可以出现在手术野；此外，由于全身性凝血功能障碍和患者对ECMO和外科手术及体外循环的应激反应，出血还可以发生在颅内、胃肠道、尿道、气管内等部位。②肾功能不全：少尿是ECMO过程中的常见现象，特别是在ECMO开始后的24～48h。肾功能不全是ECMO除出血外最常见的并发症，主要表现为血清肌酐（SCr）水平上升、氮质血症、尿量减少以及电解质和酸碱平衡紊乱等。临床上常需要进行连续肾脏替代治疗（CRRT），以维持机体内环境相对稳定及等待和帮助肾脏功能恢复。③感染：脓毒症既是ECMO的使用指征，也是ECMO术中的并发症之一。尽管ECMO过程中常规使用抗生素，但感染仍是其常见并发症之一，特别是在心脏手术后及长时间ECMO支持的患者。感染主要表现为血液细菌培养阳性和临床表现为全身性感染征象，如患者一般情况恶化、肺功能进一步下降、血清C反应蛋白上升以及肝、肾衰竭等。ECMO过程中严重感染多伴发多器官功能衰竭，并与患者的预后密切相关。④中枢神经系统损伤：是导致ECMO失败的重要原因之一，尤其是对婴幼儿患者。主要临床表现包括脑水肿、脑缺氧、脑梗死和颅内出血等。与VV-ECMO相比，VA-ECMO由于其直接的动脉灌注及颈部血管插管，更容易出现脑组织出血、供血不足或脑梗死，完全性脑梗死是ECMO最严重的并发症。⑤溶血：ECMO人工装置及其控制过程无法避免导致不同程度的红细胞完整性破坏，血红蛋白逸出形成溶血。临床主要表现为血红蛋白浓度下降、血浆中游离血红蛋白水平上升及血红蛋白尿等。ECMO的溶血程度通常随辅助流量的增加、辅助时间的延长及血细胞比容（HCT）的增加而加重。⑥循环系统并发症：由于患者术前存在心肌缺氧和（或）明显心功能不全，ECMO辅助一方面为循环系统功能及血液携氧提供了不同程度的支持作用；另一方面人工循环的介入可能导致循环系统的并发症，主要表现为动脉血压不稳定、心排血量降低、心肌顿抑、心腔内血栓形成、心律失常和心搏骤停等。⑦末端肢体缺血：在股动、静脉插管时，插管侧下肢血液供应及静脉血液回流将受到不同程度的影响，即引起末端肢体缺血，严重时可导致肢体缺血性坏死。此外，在缺血肢体恢复血供后，局部积聚的代谢产物进入血液循环，可产生全身性毒性作用。

【ECMO的撤离】

在患儿病情好转后，应及时评估患儿自主心肺功能。可逐步调低ECMO流量观察患儿氧合反应。患儿心肺功能代偿良好者不会出现缺氧症状。新生儿VV-ECMO模式者可参考SaO_2值，VA-ECMO则参考SvO_2值。ECMO治疗期血流通常达到100ml/（kg·min）。撤离开始后，逐步将流量向20ml/（kg·min）目标下调，并对应上调呼吸机参数。ECMO撤离过程中要求患者能维持基本氧合及血流灌注。VV-ECMO撤机也可通过调低并关闭氧合器氧流量进行，当氧合器气流为零时可考虑停机。ECMO停机时同时需拔去ECMO插管，需要通过无菌手术完成，拔除插管后需结扎插管处的静脉和动脉（目前大多数ECMO中心不做血管修补）。有关动脉修补重建问题仍存在争议。

【儿童ECMO患者预后】

由于ECMO患者的原发病因很多，不同疾病的治疗效果存在差别，不同年龄、不同疾病分类的存活率不同。有关预后预测因素，至今仍有争议。ECMO远期预后也同样受到关注。婴儿存活的患者中有1/3出现喂养问题，发育落后者多与原发基础疾病有关。ECMO期间出现的并发症如脑梗死等，也影响着患儿的预后。

【小结】

随着医疗条件的改善，目前每年全球ECMO治疗例数有增加趋势，尤其是中国等发展中国家。一方面，由于呼吸支持及管理技术的提高及一些低创伤性的治疗技术的应用，使许多重病患儿免于ECMO治疗，使ECMO病种分布出现一些变化。另一方面，ECMO治疗技术和心脏外科技术的不断提高，使ECMO适应证也出现了相应修改和调整。ECMO适应证正在逐步细化，目标方向为提高治疗存活率和避免用于不可逆疾病。

（杨　妮）

第二十二节　危重患儿转运技术

一、危重患儿院际间转运

随着重症医学和急救技术的发展及医疗资源的相对区域化、中心化，危重症患儿院际转运日益增多，将危重患儿安全转运到救治能力强的上级医院，使危重患儿得到快速、高效的救治，可以降低危重患儿病死率及减少并发症的发生。安全有效的转运利于及时向患儿家长解释病情，对减少医疗纠纷、缓解医患矛盾具有积极作用。但在转运途中的安全问题、死亡风险需要临床医生予以重视。

【转运流程】

（1）临床医生病情评估。

（2）家属签署转运同意书。

（3）提出申请的转运单位与转运目的地单位进行沟通。

（4）准备转运需要的设备与药品。

（5）车辆采用“120”急救中心转运车辆或采用本医院法定救护系统。

（6）备好静脉通路。

（7）评估途中可能发生的病情变化。

（8）填写转运医嘱、护理记录单。

【转运准备】

1.要求　医护人员应具有独立处理儿科危重症的能力，掌握基础生命支持、儿科高级生命支持技能，能够熟练进行气管插管、气道管理、休克救治、稳定患儿呼吸循环情况，熟练操作呼吸机、除颤仪、监护仪等各种急救设备，能够积极应对转运过程中各种突发事件，包括突发病情变化等。

2.转运设备物品要求　①救护车：救护车应当符合卫生行业标准。②仪器设备：供氧设备（氧气瓶）、便携式呼吸机、心电监护仪、脉氧仪、血压计、血糖仪、输液泵、电动负压吸引器、体温表、备用电池、担架等。③急救箱：各种型号的喉镜、气管导管、管芯、牙垫、吸痰管、面罩、复苏球囊及常用急救药物等。④常用急救药物：肾上腺素、去甲肾上腺素、多巴胺、多巴酚丁胺、毛花苷C（西地兰）、阿托品、利多卡因、胺碘酮；地西泮、咪达唑仑、苯巴比妥钠；生理盐水、葡萄糖液、碳酸氢钠、葡萄糖酸钙、氯化钾；地塞米松、解热药等。⑤医疗文书：转运同意书、病重/病危告知书、转运病历、转运医嘱单、转运护理单等。

【转运禁忌】

（1）生命指征不稳定无法完成转运，转运途中可能死亡的患儿。

（2）恶性肿瘤、慢性疾病等疾病终末阶段。

（3）相对禁忌：①恶性颅高压，可能发生脑疝；癫痫持续状态不能控制。②未纠正的休克状态；未控制的恶性心律失常。③未控制的严重哮喘发作状态；未处理的张力性气胸；机械通气不能改善的低氧血症。④需要紧急手术治疗处理。

（杨　妮）

二、危重患儿院内转运

危重患儿院内转运是指将院内各病区的危重病例转诊PICU。院内转运是救治的组成部分，但在转诊过程中存在潜在的风险。Kanter等报道，院内转运患儿的死亡率比平常高9.6%，但成功转运对降低危重患儿死亡率有着重要意义。患儿在普通病区发生危急情况，应现场抢救，然后评估转运风险，组织转运。

【转运流程】

（1）普通病区医生先评估病情，呼叫急救医学专业医生到场会诊进一步评估转运风险。若情况紧急，先急救，待生命体征相对稳定后转运。

（2）与家属沟通告知转运风险，签署转运同意书。

（3）转运准备：转运设备、药品、转运车及床位联系。

（4）转运前再次病情评估，预计转运途中可能发生的风险及抢救应对措施。

（5）转运过程中固定好患儿，适度镇静镇痛。

（6）填写转运医嘱、护理记录单。

【转运准备】

1. 医护人员要求　院内转运的工作由经过专门培训的专职转运小组负责，负责人由较高资历的医生担当，其优点有：①专业本身即为急危重病专业，医生有较好的基础理论知识，具有独立处理儿科危重症的能力，能熟练操作呼吸机、除颤仪、监护仪等各种急救设备；②大部分转运对象转运前后的治疗都与急危重病救治中心有关，可以保持监护及治疗上的连续性；③便于及时调配工作与保养仪器设备，此做法与国际接轨并值得推广。

2. 转运设备物品要求　转运的仪器包括血压监护仪、脉氧仪、便携式心电监护/除颤仪及便携式呼吸机。监护仪最好是带有记忆功能的，可以储存患儿的监护数据，以便回顾转运过程中患儿的资料。携带尺寸合适的气管插管、喉镜、简易吸痰设备等气道管理器材。转运时，应携带急救药品箱，箱内须放置肾上腺素、碳酸氢钠、镇静止痉药等，静脉用液体及注射器、输液器等用物准备充足、齐全，并及时补充准备好，随时处于备用状态。

【转运禁忌】

（1）生命指征不稳定无法耐受转运，预计途中可能发生极危重事件包括死亡等，均需相对稳定后才能转运。恶性肿瘤、慢性疾病等疾病终末期不是转入重症监护室的适应证。

（2）休克状态未纠正、严重心力衰竭、心源性休克；恶性心律失常未控制。

（3）呼吸系统危重症如哮喘危重状态、张力性气胸未置闭锁引流、机械通气后血氧不能改善。

（4）其他经评估途中可能发生致死性问题的状况。

（杨　妮）

第15章 PICU监护技术

第一节 脑功能监测

【经颅多普勒（TCD）脑血流监测】

经颅多普勒检查是利用人类颅骨自然薄弱的部分作为检测声窗（如颞骨嶙部、枕骨大孔、眼眶），采用低频率（2.0MHz）的脉冲多普勒探头对颅内动脉病变所产生的颅底动脉血流动力学变化提供客观的评价信息。

1.适应证　包括：①脑动脉狭窄和闭塞；②颈动脉狭窄和闭塞；③脑血管痉挛；④脑血管畸形；⑤颅内压增高；⑥脑死亡；⑦脑血流微栓子监测；⑧颈动脉内膜剥脱术中监测；⑨冠状动脉旁路移植术中监测。

2.禁忌证和局限性　TCD常规检测通常无禁忌证。当患儿出现以下情况时，检查存在一定局限性：①患儿意识不清晰，不配合；②检测声窗穿透不良，影响检测结果的准确性。

3.设备与耗材　TCD仪和配套探头。

4.检查方法

（1）探头频率：2.0MHz的脉冲多普勒探头用于颅内血管；4.0MHz的探头用于颅外血管。

（2）检测部位：颞窗、眼窗、枕窗。

5.注意事项

（1）动脉血流信号的连续性，是观察血流动力学正常与否的重要因素。

（2）动脉血流频谱方向的改变，是判断颅内侧支循环开放的标志。

【床旁视频脑电图和脑功能趋势图监测】

脑电活动为大脑生理功能的基础，相对于传统脑电图，现代数字化床旁视频脑电图结合脑功能趋势图监测，在PICU重症患儿的脑功能监护上具有无可比拟的优势，其不仅可以动态反映脑功能的变化，还可以显著提高对可导致脑损伤的非惊厥发作和非惊厥性癫痫持续状态的检出率。脑功能趋势图监测为临床非脑电图医生提供了高效便捷的脑功能评估手段。

1.床旁视频脑电图

（1）适应证

1）中枢神经系统疾病：有惊厥和发作性疾病，特别是发现非惊厥性癫痫持续状态发作。

2）心肺复苏后和危重患儿脑功能监测。

3）不明原因昏迷的患儿。

4）脑外伤及术后脑功能监测。

5）脑死亡的辅助诊断。

（2）禁忌证

1）颅脑外伤及颅脑手术后头皮破裂。

2）颅脑手术切口未愈合时。

（3）器材

1）床旁视频脑电图和中央脑功能监护系统。

2）盘状电极、专用头皮清洁和导电膏。

（4）注意事项

1）长程记录时应注意观察，电极压迫可导致局部皮肤坏死，数小时即可发生，尤其是意识障碍的患儿。

2）改变仪器记录参数来消除伪迹是非常错误的，可以导致波形、波幅失真。

2.脑功能趋势图监测　主要包括基于振幅分析的趋势图（如振荡整合脑电图、包络趋势图等）和基于频率分析的趋势图（基带能量图、光谱图等），共10余种趋势图，临床最常用的是振荡整合脑电图和基带能量图。与床旁视频脑电图相比较，脑功能趋势图监测可动态连续监测，具有操作方便、图形直观、容易判别等优点，主要用于脑电图背景和惊厥发作分析，但对于极小惊厥的探查尚不能发现，故而实际临床应用中，应将两者有机结合，从而达到全面评价脑功能的目的。适用于非脑电图专科医生对危重症脑功能的判断。

【诱发电位监测】

诱发电位监测是一项评估和监测脑功能的无创技术。按照刺激的形式可分为视觉、听觉、体感等诱发电位。目前临床常用的有视觉诱发电位和听觉诱发电位。

1.视觉诱发电位　包括闪光视觉诱发电位（FVEP）和图形翻转视觉诱发电位（PSVEP）。

（1）用途

1）视觉诱发电位可用于检测视网膜神经节细胞、视神经功能及中枢视觉通路的病变。

2）PSVEP灵敏度较高，评估较客观，应用更广泛。

3）检查不配合者（如婴幼儿、智能低下者）、不能凝视图形刺激者、意识或精神障碍者、不能采用PSVEP的屈光障碍者，以及某些视力损害者首选FVEP。

（2）材料：诱发电位仪、护目镜、电极和导线、导电膏、磨砂膏、胶布、棉签等。

（3）波形分析注意事项

1）每个实验室需要建立自己的正常参考值。

2）不同年龄儿童潜伏期不同，需要建立各年龄组儿童的正常参考值。

2.听觉诱发电位　以脑干听觉诱发电位（BAEP）为例。

（1）用途：包括①听力检查；②颅脑外伤或颅脑手术患儿脑功能监护；③脑血管

病、多发性硬化症、肝豆状核变性等疾病的协助诊断；④昏迷的鉴别及协助预后判断；⑤脑死亡判断。

（2）材料：同视觉诱发电位，另外还需要耳机。

（3）波形分析

1）正常BAEP可记录到5～7个波，分别用罗马数字命名为Ⅰ～Ⅶ，通常Ⅰ、Ⅲ、Ⅴ波较明显，易于分析。Ⅴ波产生于中脑下丘，是最明显而稳定的波，临床可用于听阈的测定。

2）分析的指标主要为各波的绝对潜伏期、波幅、各波之间的峰间期。

3）BAEP受年龄影响，不同实验室之间数据有差异，故儿童BAEP需要建立各个实验室相对固定环境下各年龄阶段的正常参考值。

3.体感诱发电位　现在常进行正中神经短潜伏期体感诱发电位。

（1）用途：感觉传入通路各部位病变的协助鉴别及诊断，如周围神经、脊髓及脑干、大脑半球等病损，脑损伤患者脑功能监护，脑死亡的辅助判断。

（2）材料：诱发电位仪、电极和导线、导电膏、磨砂膏、胶布、棉签。

（3）注意事项

1）环境温度控制在20～25℃。

2）保持被检测肢体皮肤温度正常（低温可使诱发电位潜伏期延长）。

3）电极安放部位外伤或水肿、锁骨下静脉置管、周围环境电磁场干扰等均可影响检查。

4）使用独立电源，并停止其他干扰设备。

5）闪光视觉诱发电位需在暗室中进行。

（张　涛）

第二节　心功能监测

PICU床旁心功能监测手段包括无创和有创两种。无创手段主要为床旁超声心排血量监测；有创手段应用较多的有脉搏指示持续心排血量血流动力学监测（PiCCO）及肺动脉漂浮导管。

【超声心排血量监测】

1.适应证

（1）PICU内危重患儿。

（2）需要监测心排血量的患儿。

2.禁忌证　无明显禁忌证。

3.器材　超声心排血量监测仪及专用超声探头（3.3MHz）。

4.探查部位

（1）主动脉监测：动脉瓣（AV）区测量左心心排血量（CO），探头位置在胸骨上窝，将探头对准主动脉瓣。

（2）肺动脉监测：肺动脉瓣（PV）区测量右心心排血量（CO）；将探头放在胸骨

左缘第2～5肋间隙，探头指向头部，采集最响和最强的信号音。

5.可获得的参数和意义　具体见表15-1。

表15-1　超声心排血量的参数及其临床意义

参数（英文缩写）	参数（中文）	临床意义
Vpk（ms）AV	主动脉瓣峰值流速	反映心肌收缩力
Vpk（ms）PV	肺动脉瓣峰值流速	反映心肌收缩力
MD（m/min）AV	主动脉瓣分钟距离	反映循环状态
MD（m/min）PV	肺动脉瓣分钟距离	反映循环状态
HR（bpm）	心率	反映心脏工作能力
ET（%）	净射血时间百分率	反映心脏收缩功能
FTe（ms）AV	主动脉校正流量时间	反映左室前负荷
FTe（ms）PV	肺动脉校正流量时间	反映右室前负荷
SV（ml/kg）	每搏量	反映心功能
SVI（ml/m^2）	每搏量指数	反映心功能
CO（L/min）	心排血量	反映心功能
CI［L/（$min \cdot m^2$）］	心指数	反映心功能
SVR［dyn/（$s \cdot cm^5$）］	外周血管阻力	反映心脏后负荷
SVRI［dyn/（$s \cdot cm^5 \cdot m^2$）］	外周阻力指数	反映心脏后负荷
DO_2（ml/min）	氧输送	反映循环系统运输功能
DO_2I［ml/（$min \cdot m^2$）］	氧输送指数	反映循环系统运输功能

6.注意事项

（1）对同一患儿在不同时间进行监测时，最好由同一操作者进行。

（2）主动脉瓣和肺动脉瓣病变时会影响监测结果。

（3）制订不同操作者、不同时间的操作标准是关键。

【脉搏指示持续心排血量血流动力学监测】

脉搏指示持续心排血量（PiCCO）监测是脉波波形轮廓连续心排血量和肺热稀释心排血量两者联合的应用技术。通过置入1根中心静脉导管和1根股动脉导管，用温度指示剂注入中心静脉后，分布于胸腔内各个腔室，根据股动脉测得的温度衰减曲线，计算出各个腔室容量的分布情况，用于监测和计算血流动力学参数。PiCCO脉波波形轮廓心输出法以心排血量与主动脉压力曲线的收缩面积成正比，与顺应性及系统阻力成反比为依据来测定心排血量；以热稀释法测量单次的心排血量（pulse contour artery cardiac output，PCCO），同时通过分析动脉压力波形曲线下的面积而获取连续的PCCO，并可同时监测容量指标和血管阻力变化。该监测仪仅需中心静脉及动脉导管置管，无须置入肺动脉导管，具有创伤小、更加直观的特点，能够较全面地反映血流动力学参数及心脏舒缩功能的变化。

1.适应证　任何原因引起的血流动力学不稳定，或存在可能引起这些改变的危险因素；任何原因引起的血管外肺水增加或存在可能引起血管外肺水增加的危险因素。PiCCO导管不经过心脏，尤其适用于肺动脉漂浮导管禁忌的危重患儿。

2.禁忌证　无绝对禁忌证，对于下列情况应谨慎使用。

（1）肝素过敏。

（2）穿刺局部疑有感染或已有感染。

（3）严重出血性疾病，或溶栓和应用大剂量肝素抗凝药物。

（4）接受主动脉内球囊反搏治疗（IABP）的患儿，不能使用本设备的脉搏轮廓分析方式进行监测。

3. 器材与耗材

（1）穿刺针。

（2）PiCCO监护仪。

（3）PiCCO配套导管。

4. 穿刺部位

（1）静脉：一般选择颈内静脉或锁骨下静脉。

（2）动脉可选择股动脉或腋下动脉，儿科多选择股动脉。

5. 主要参数　PiCCO正常值，见表15-2。

表15-2　PiCCO正常值及其临床意义

监测指标	正常值	临床意义
心脏搏出指标		
心指数（CI）	3.0 ～ 5.0L/（min·m^2）	反映心脏前负荷
心功能指数（CFI）	4.5 ～ 6.5L/min	反映心脏肌力情况的变量
全心射血分数（GEF）	25% ～ 35%	反映心脏负荷的射出比例
连续心排血量（PCCO）	数值依据年龄而异	反映心排血量变化情况
每搏输出量指数（SVI）	40 ～ 60ml/m^2	反映心排血量变化情况
左心室收缩力指数（dPmx）	1200 ～ 2000mmHg/s	反映左心的最大收缩力
血管外肺水指标		
血管外肺水指数（ELWI）	3.0 ～ 7.0ml/kg	反映肺部状态和肺通透性损伤
容量指标		
全心舒张末期容积指数（CEDI）	680 ～ 800ml/m^2	直接反映心脏前负荷容积
胸腔内血容量指数（ITBI）	850 ～ 1000ml/m^2	反映心脏前负荷的敏感指标
每搏变异量（SVV）	≤10%	每搏输出量的变化情况
每搏输出量变异率（SVVI）	≤10%	代表每搏输出量的变化情况
血管舒缩指标		
外周血管阻力指数（SVRI）	1200 ～ 1800dyne·s/cm^5（儿童800 ～ 1200）	反映外周血管阻力高低

6. 并发症　包括①穿刺部位出血，尤其是凝血功能障碍的病例可发生血肿；②导管相关感染；③血栓或空气栓塞；④低血压；⑤心律失常。

7. 注意事项

（1）将换能器压力调零，并将换能器参考点置于腋中线第4肋间心房水平。

（2）每次动脉压修正后，都必须通过热稀释测量法对脉搏指示分析法进行重新校正。

（3）注意选择合适的注射液温度和容积，注射液体容量必须与心排血量仪器预设液体容积一致，注射时间在5s以内。

（4）动脉导管置管一般不超过10d。如出现导管相关性感染征象，应及时将导管拔出并且留取血标本进行培养。

（5）长时间动脉留管，注意肢体局部缺血和栓塞。

（6）每次校正需要以CVP为基准。

（7）静脉连接导管不能回抽血液，否则极易导致静脉传感器发生堵塞。

【肺动脉漂浮导管】

肺动脉漂浮导管（PAC），即Swan-Ganz导管，是将带球囊导管漂浮至肺动脉用以检测肺毛细血管楔压（PCWP）、肺动脉压（PAP）、中心静脉压（CVP）和心排血量（CO），测定静脉血氧含量，为目前各类血流动力学监测方法参考的金标准，对危重患儿的诊断和处理具有重要的作用。

1.适应证　各种原因心力衰竭的血流动力学评估及监测、持续肺动脉高压、难治性休克、急性心肌梗死。

2.相对禁忌证　凝血功能异常、患儿状态极不稳定、严重心律失常、近期置起搏导管、急性肺栓塞、右心系统占位或血栓形成、三尖瓣或肺动脉瓣狭窄。

3.设备与耗材

（1）穿刺套管针、相应导引钢丝、带静脉扩张器和旁路输液管的静脉扩张鞘。

（2）四腔球囊漂浮导管。

（3）导管保护套。

（4）压力测量装置（换能器）。

（5）抢救用品。

4.穿刺部位

（1）部位：颈内静脉、锁骨下静脉、股静脉。

（2）左侧颈内静脉常为首选：婴幼儿置管时，颈内静脉或锁骨下插管，因穿刺部位到肺动脉末梢的长度都小于导管体内部分的近、远端长度，可能会有导管尖端已至肺动脉末梢，而近端开口仍未到达正确位置的情况。因此，婴幼儿置管时，推荐股静脉置管，并精确测量穿刺部位至胸骨角长度。

5.PAC参数正常值及其意义

（1）前负荷相关参数（目前仍缺少小儿参数正常值）

1）CVP：正常值为5～12cmH_2O；＜5cmH_2O表示心腔充盈欠佳或血容量不足，＞12cmH_2O表示右心功能不全或输液超负荷。

2）右心房压：5～10cmH_2O。

3）右心室舒张末期容积（RVEDV）：正常值为40%～60%。RVEDV反映右心室前负荷，不受胸腔内压及腹内压影响。

4）肺动脉楔压（PAWP）：等于肺静脉压，即左房压。正常值为12～18mmHg。PAWP＞20mmHg提示肺淤血和左心功能不良，PAWP＜8mmHg提示血容量不足，PAWP＞30mmHg提示出现肺水肿。

（2）后负荷相关参数

1）体循环阻力（SVR）：正常值为900～1500dyne·s/cm^5。＜900dyne·s/cm^5提

示全身血管阻力低，可能使血压降低，如药物影响、脓毒症等；＞1500dyne·s/cm^5提示全身血管阻力高，可能会影响组织器官的血流灌注量，如高血压、低心排血量等。

2）肺循环阻力（PVR）：正常值为150～250dyne·s/cm^5。＜150dyne·s/cm^5提示肺血管阻力低，如脓毒症；＞250dyne·s/cm^5提示肺血管阻力高，如原发性、继发性肺动脉高压等。

（3）心肌收缩力相关参数

1）每搏量（SV）和每搏量指数（SVI）：SVI正常值为25～45ml/m^2。SVI主要反映心脏的泵功能，即心脏排血的能力，它取决于心肌收缩力和心室后负荷，是关键的血流动力学参数。

2）右心室射血分数（EF）：正常值范围为40%～60%。EF协助诊断右心室功能衰竭。

3）心排血量（CO）和心指数（CI）：CI正常值为2.5～4.4L/（min·m^2），用于评价心功能。

（4）压力相关参数

肺动脉压（PAP）：正常值为18～25mmHg/6～10mmHg，平均压12～16mmHg。静态下如果平均PAP＞25mmHg，动态下平均PAP＞30mmHg，即可诊断肺动脉高压。

（5）全身氧供平衡参数

1）混合静脉血氧饱和度（SvO_2）：正常值范围为70%～75%。SvO_2＜60%反映全身组织氧合受到威胁，＜50%提示组织缺氧严重；＞80%提示氧利用不充分，＞90%通常为测定不准确。

2）氧输送量（DO_2）：DO_2的正常范围为600～1000ml/min。

3）氧耗量（VO_2）和氧耗指数（VO_2I）：VO_2I正常值范围为100～125ml/（min·m^2），反映全身氧利用情况。

6.并发症 ①心律失常；②气囊破裂；③肺栓塞；④肺动脉破裂；⑤导管打结；⑥导管相关感染。

（张 涛）

第三节 微循环监测

【经皮氧分压和经皮二氧化碳分压监测】

经皮氧分压（$PtcO_2$）及经皮二氧化碳分压（$PtcCO_2$）监测是用一个含有加热材料的电极提升皮下组织的温度，加快毛细血管血流速度，溶解死亡表皮和角化的细胞及脂质层，增加皮肤对气体的通透性，测定皮下组织的气体分压，反映微循环的动态变化及器官组织的氧含量情况。

1.使用方法

（1）仪器校正定标。

（2）加热氧电极直接放在皮肤表面，如足背、胸前区或腹壁等位置，电极温度为42℃，连续监测时每4小时更换电极部位。

（3）通常需要至少测量2～3个位点才能提供准确的评估。位点越多，评估效果越佳。

2.意义

（1）$PtcO_2$及$PtcCO_2$反映测量部位局部组织灌流（如流量、供氧）和代谢，$PtcO_2$正常值为15～40mmHg。<13mmHg提示组织结构受损。

（2）$PtcO_2$具有呼吸、血液和循环变化三重反应特性，$PtcO_2$降低时，应同时检测PaO_2加以鉴别。

（3）循环稳定、外周灌注充足时，$PtcO_2$接近于PaO_2；$PtcO_2$值也取决于皮肤的厚度，新生儿$PtcO_2$与PaO_2几乎一致，成人约为PaO_2的80%。

（4）外周灌注减少时，$PtcO_2$随局部流量变化，反应快捷。心排血量下降时$PtcO_2$变化<2min。

3.注意事项

（1）组织氧分压监测需与其他监测技术，如CVP等联合应用，才能发挥更大的作用。

（2）可在身体任意位置获得结果，具有无创监测及数值准确的特点，可用于治疗效果监测及科学研究。

（3）本监测价格偏高，操作时较SpO_2复杂，体积偏大。

【舌下微循环监测】

舌下微循环的改变主要用于描述脓毒症相关患者的状态变化。然而，由于现在以及研究出来其他的疾病状态，需要对变化的类型进行鉴别诊断。微循环改变的类型可以归为以下几类：①毛细血管完全停滞（循环骤停，过量使用升压药物）；②流动的毛细血管数量减少（血液稀释）；③流动的血管旁有堵塞的血管（脓毒症，出血和血液稀释）；④毛细血管内高动力循环（血液稀释，运动，脓毒症）。

1.适应证

（1）各种原因所致休克进行复苏时评估组织灌注。

（2）全身和局部器官组织灌注的评估。

2.禁忌证

（1）口腔外伤。

（2）严重感染或出血。

3.仪器　侧流暗视野成像仪。

4.注意事项

（1）避免舌下黏膜给药。

（2）测量结果可能受触觉刺激、口腔唾液分泌、口腔细菌感染等影响。

（3）舌下黏膜对缺血、缺氧不如胃、食管黏膜敏感，因此在休克早期舌下微循环可能无改变。

（张　涛）

第四节 呼吸功能监测

PICU对于呼吸功能的监测，除床旁心电监护及床旁血气离子分析等常规方法外，较常用的还有呼气末二氧化碳监测以及气道压和呼吸力学监测等手段。

【呼气末二氧化碳监测】

呼气末CO_2监测（$ETCO_2$）是无创性持续监测呼气末CO_2压力或浓度。体内CO_2产量（VCO_2）和肺通气量（VA）决定肺泡内二氧化碳分压（$PetCO_2$），$PetCO_2=VCO_2\times0.863/VA$。生理状态下，由于少量生理性无效腔和解剖分流，$PetCO_2$＜肺泡$PACO_2$＜肺动脉$PaCO_2$，$PetCO_2$正常值为35～40mmHg，动脉血和呼气末二氧化碳分压差1～3mmHg；病理状态下，肺泡通气/肺血流（V/Q）及交流（Qs/Qt）的变化，两者差值为3～5mmHg；麻醉状态下为5～10mmHg。红外线CO_2分析仪可连续无创监测呼吸周期中的CO_2浓度，根据气体采样的方式分为主流式和旁流式两类。

1.适应证

（1）危重症患儿的无创监测。

（2）评估患儿的通气、循环、代谢状态。

2.$ETCO_2$临床应用及注意事项

（1）指导调节呼吸机参数和指导呼吸机的撤除：当自主呼吸时SpO_2和$PetCO_2$保持正常时，可以考虑撤除呼吸机；必要时与血气分析结果对照。

（2）及时发现呼吸机或麻醉机故障。

（3）确定气管的位置：证明气管导管在气管内的正确方法之一是$ETCO_2$监测为正常波形，$ETCO_2$对导管误入食管有较高的辅助诊断价值。

（4）监测循环功能和肺栓塞：$PetCO_2$为心肺复苏是否有效的重要无创监测指标，而且对判断其预后作用更加显著。当空气、羊水、脂肪和血栓栓塞时，$PetCO_2$突然降低，而低血压时$PetCO_2$逐渐降低。

（5）代谢监测及早期诊断恶性高热：高代谢、脓毒血症、体温升高可使CO_2产量增多；恶性高热时，$PetCO_2$不明原因突然升高至正常的3～4倍，经有效治疗后，$PetCO_2$首先开始下降，故$PetCO_2$是恶性高热早期诊断和疗效评定的有效指标。静脉滴注$NaHCO_3$过快、过多可引起血液中CO_2突然升高，$PetCO_2$增加。

（6）非气管插管患儿监测：了解危重症患儿通气功能和呼吸频率。经鼻采样的$PetCO_2$为操作简便、连续、无创和反应迅速的定量呼吸监测方法。严重心肺疾病患儿V/Q比例失调，$Pa\text{-}etCO_2$差值增大，经鼻氧管采样测定的$PetCO_2$需同时与血气中$PaCO_2$比较来判断通气功能。

（7）$ETCO_2$监测中需要注意其他影响因素：①如呼吸频率太快，呼出气体不能在呼气期完全排出，而CO_2监测仪来不及反应，可产生$PetCO_2$的监测误差；②采样管可因分泌物堵塞或扭曲影响$PetCO_2$；③旁流式CO_2监测仪可因气体弥散、采样管的材质和气体管中暴露的长度等引起误差。

【气道压和呼吸力学监测】

呼吸力学监测主要用于评估呼吸衰竭患儿（机械通气患儿）的呼吸功能状态，除用于病情评估外，还可用于指导机械通气患儿的合理治疗，使疗效最大化，以及降低并发症。力学参数中主要涉及时间、容量、流量及压力等参数。

1.适应证

（1）气管插管机械通气患儿。

（2）重症ARDS机械通气患儿（肺保护性通气策略）。

2.实施方法

（1）监测采样口选择：患儿气道近端或呼吸机内部采样口。

（2）气道压力监测：主要用于机械通气及持续呼吸道正压患儿治疗的场合，需要有图形及相关数据显示。监测内容包括吸气峰压（PIP）、停顿压（PAUSE）、呼气压（PEEP或CPAP）。

（3）呼吸力学监测：包括顺应性、气道阻力及呼吸功。目前顺应性监测应用较多。这些数据尚无儿童正常值，一般以观察动态变化为主。

3.呼吸力学监测注意事项

（1）气道压力监测主要用于呼吸机治疗患儿。

（2）呼吸力学一般在定容模式下进行监测，在监测中观察动态变化更为重要。

（3）各种监测中患儿的自主呼吸及气管插管漏气会影响检测结果的准确性。

（4）内源性PEEP阻断法结果可能偏高。

（张　涛）

第五节　重症护理

近年来，随着儿童重症护理技术与护理管理的不断发展与进步，医院和社会对PICU护士提出了更高的要求：应熟练掌握各种监护抢救操作技术；当患儿病情发生变化时能够予以正确的判断，并做出相应的对症处理；能够为医生提供有效、详细的资料，为疾病判断与诊治提供依据，并为患儿的救治争取时间；在重症患儿治疗期间重视医院感染的预防与控制，将措施落在实处；同时，重症护理是一个从医院到家庭的连续过程，在临床开展延续护理，是优质护理服务的创新与拓展，能够不断提升儿童重症护理的服务品质。

【常见危重症状的观察与护理】

1.呼吸困难

（1）病情观察：因肺部疾病所致的呼吸困难一般表现为节律规则，而中枢性呼吸困难节律则大多表现为不规则，常为潮式呼吸、点头样呼吸或抽泣样呼吸，有时可出现呼吸暂停，且常在呼吸停止前出现。患儿发热、贫血、心功能不全、肺炎、胸腔积液等可出现呼吸频率增快的表现。严重代谢性酸中毒时患儿可出现呼吸加深加快的表现。患儿肺顺应性下降时为保持足够的通气量而用力呼吸，表现为三凹征，而长期用力呼吸则可引起呼吸肌疲劳。若有腹水、肝脾大等则表示胸式呼吸增强而腹式呼吸减弱；若有肺炎、胸腔积液等则表示腹式呼吸增强胸式呼吸减弱。患儿上呼吸道梗阻（急性喉炎、气管异物等）表现为吸气性呼吸困难；支气管哮喘、喘息性肺炎等常表现为呼气性呼吸困难。呼吸困难患儿应注意观察患儿有无发绀、发热、心率增快、神志改变、腹胀、呕吐、循环障碍等。

（2）护理：①患儿呼吸困难一般由缺氧所致，应积极纠正缺氧状态，根据患儿呼吸困难、发绀程度、血气离子分析选择合适的给氧方式。②为患儿开放气道，保持头轻度后仰位，应用雾化吸入治疗使痰液湿化，预防痰痂的形成；对于口腔及咽喉部分泌物过多而不能自行清除的患儿，应及时吸痰以保持呼吸道通畅；神志不清的患儿应注意使患儿头偏向一侧，防止误吸的发生。③注意患儿的体位应保持头高足低位或半坐卧位，以使膈肌下降增大胸腔的容积，从而减轻呼吸困难。④对于呼吸困难的年长患儿常会出现紧张及恐惧的心理变化，医护人员应注意心理护理。⑤准备气管插管、气管切开等相关物品，床旁备抢救车以保证患儿出现病情变化时及时抢救。

2.发绀

（1）病情观察：发绀在口唇、鼻尖、颊部及甲床等部位表现较为明显。患儿出现发绀的表现则一般存在缺氧状态，但缺氧与发绀并非完全并行，如重度贫血的患儿虽存在严重的缺氧但其可无发绀的表现。发绀伴有呼吸困难常见于重症心肺疾病，而高铁血红蛋白血症与硫化血红蛋白血症发绀表现明显但一般无呼吸困难的表现。

（2）护理：①发绀是缺氧的典型症状，治疗中通过给氧提高患儿肺泡内氧分压从而提高动脉血氧分压，以改善患儿缺氧症状。因此，应根据患儿的发绀程度表现或血气离子分析，选择合适的氧疗方式并密切观察患儿发绀的改善情况。②患儿应卧床休息并保持安静，若患儿出现剧烈烦躁可适当镇静治疗。③对于高热的患儿给予降温治疗，使患儿体温控制在37℃以下。④在患儿机体耗氧量增加时，应适当提高吸入氧浓度以保证机体的供氧。

3.高热

（1）病情观察：患儿高热时应注意观察其体温、意识、面色、心率、呼吸、皮肤温度、是否出现皮疹或出血点、是否出现寒战表现等。体温每升高1℃，患儿颅内血流量增加8%，可使颅内压升高，导致大脑皮质过度兴奋或高度抑制，患儿出现烦躁、头痛、惊厥或昏睡、昏迷表现。患儿体温每升高1℃，心率增快15～18次/分，呼吸增快5～7次/分。因此，在患儿出现呼吸、心率加快明显时，除考虑排除乏氧、心力衰竭等，还应考虑患儿高热的因素，应及时测量体温。体温上升期，可出现皮肤苍白、皮温下降、畏寒或寒战。高热时部分患儿出现皮肤潮红且温度升高的表现，部分患儿则出现肢体发凉，伴有精神萎靡、昏睡甚至昏迷的表现，多见于严重感染的患儿。麻疹、风疹等疾病常有皮疹伴高热的表现，应观察皮疹的出现时间、性质、分布等情况，协助医生诊断。高热伴皮肤、黏膜出血常见于重症感染、血液系统疾病、部分急性传染病的患儿，如败血症、急性白血病、流行性出血热等。患儿高热伴寒战表现者，常见于败血症、急性肺炎、急性肾盂肾炎、静脉输液（血）反应等。由于肌肉强烈收缩大量产热则出现寒战，寒战后体温会显著升高，因此寒战时应给予患儿保暖，寒战停止后应及时为患儿测量体温，积极降温。小儿对发热的耐受能力较好，且退热后恢复较快。年长儿高热时全身状况较差，则可能为较严重的疾病。

（2）护理：①物理降温：新生儿、小婴儿可宽衣解包，利用热辐射作用散热。患儿高热时，可以用20～30℃冷水浸湿软毛巾湿冷敷前额，每3～5分钟更换一次，也可使用退热贴降温。给予患儿头部枕冰枕，利用传导散热的原理降温，并减少脑细胞耗氧，应用中需注意患儿枕部皮肤有无冻伤。还可以将冰袋置于患儿腋下、腹股沟等大血管走行处。对于急性起病的高热患儿可温水浴，但危重患儿监护设施及管路多，不适于选用温水浴，可选择酒精擦浴降温。擦浴时禁擦颈后、胸前区、腹部及足底。血液病患儿凝血机制差，酒精擦浴可使皮肤出现出血点，新生儿及小婴儿因皮肤薄，毛细血管丰富，可经皮肤吸收导致酒精中毒，均不宜使用。②药物降温：布洛芬悬浊液、对乙酰氨基酚均为解热药，有解热镇痛作用，口服吸收迅速，副作用少，安全范围大。采用降温处理后应注意观察降温效果，避免体温骤降，观察患儿是否出现面色苍白、心搏加快、血压下降、大汗、脉搏细速、四肢冰凉、软弱无力等虚脱表现。若出现虚脱表现，应注意保暖、饮温热水，严重者及时给予静脉补液治疗。

4.惊厥及惊厥持续状态

（1）病情观察：轻症的惊厥仅表现为眼球上翻、四肢略抽动。惊厥发作时可有憋气、发绀、大汗、体温上升、大小便失禁等表现，惊厥发作持续数秒至数分钟不等。首先，观察患儿惊厥发作是否为突发性的，是否有前驱症状，婴幼儿于惊厥发作前是否有情绪不良、行为变化等，学龄期患儿于发作前是否有腹部不适、眩晕、头痛、恶心、心悸、视觉、听觉等异常表现。其次，观察惊厥是在何种情况下发生的（如高热、睡前、吃饭或高兴时），惊厥开始的部位，惊厥蔓延的部位，惊厥的开始时间及持续时间。观察患儿惊厥发作时是否伴有意识障碍及伴随症状，尤其注意观察生命体征变化和一般情况。最后，对于突然惊厥的患儿，在紧急止痉的同时，需详细了解患儿是否存在外伤或误服毒物、有无感染及发热、有无诱因、既往是否有惊厥史、发作类型有无变化、有无智力障碍或发育异常等病史。对既往存在高热惊厥史的发热患儿，应密切观察体温的变化，及时予以降温，警惕高热惊厥的发生。患儿在应用抗惊厥药物及脱水剂等对症处理后，注意观察药物效果、用药反应及药物副作用表现，并记录药名、时间、用法等。

（2）护理：①惊厥发作时的护理：发现患儿惊厥，立即呼叫医生，注意同时迅速、果断且有条不紊地给予急救措施，并安抚家长使其情绪稳定。患儿惊厥发作时，可能伴有憋气、呼吸暂停的表现，取平卧或半卧位，头偏向一侧，避免口腔内分泌物或呕吐物流入气管而引起窒息。护士及时清理口、鼻、咽部分泌物或痰液，颈后垫小枕使患儿下颌托起开放气道，以防患儿意识丧失过程中出现舌后坠。用消毒纱布包裹压舌板，置于患儿一侧上、下磨牙之间，防止舌咬伤，注意在患儿牙关紧闭时勿强行撬开。惊厥引起的严重通气不良、呼吸暂停，可导致低氧血症，急救时应及时给予氧气吸入，防止组织缺氧及脑损伤的发生。惊厥发作时，为患儿解松衣领及裤带，尽量减少被服对患儿身体的压迫而影响呼吸，但需注意对患儿保暖的护理。同时，遵医嘱立即给予有效的镇静、抗惊厥药物。患儿惊厥时，应专人看护。患儿病床使用护栏，发作时护士轻微握持患儿肢体，避免关节损伤、跌倒、坠床等意外伤害；将枕头或海绵垫放置床头以保护头顶部，约束带约束患儿四肢，防止患儿头部碰撞到床头。②日常护理：保持室内安静，减少对患儿的刺激，操作集中进行，保证患儿充足的睡眠，避免诱发惊厥的各种因素，避免惊厥再次发作。高热惊厥者应密切监测体温的变化。注意患儿口腔、眼睛、皮肤护理，防止并发症的发生。惊厥停止后，注意口腔护理，及时清理口腔分泌物，保持皮肤清洁干燥，必要时更换内衣和床单，酌情翻身，预防坠积性肺炎。体温不升者，注意保暖。观察患儿病情变化，监测生命体征，注意观察瞳孔和神志的变化，如有异常，及时通知医生对症处理。

5.昏迷

（1）病情观察：患儿体温调节中枢受到损害时，可出现低体温或发热，感染性中枢神经系统疾病时，除昏迷表现外常有不同程度的发热。注意观察脉搏的快慢、强弱及节律等，颅内高压时脉搏常缓慢有力。注意呼吸的频率、节律、深浅度等变化。颅内高压时血压常高于正常，血压过低则常见于休克、阿-斯综合征等。注意观察患儿双侧瞳孔的变化，观察瞳孔大小时，应注意对光反射为灵敏、迟钝或是消失。注意观察患儿的肌张力和身体姿势，触摸患儿肌肉时有坚实感，被动检查时阻力增加为肌张力增强；触摸患儿肌肉时其肌肉松软，被动运动时无阻力为肌张力减弱。

（2）护理：①头部降温：可采用冰帽、冰袋等，通常脑温降至28℃（肛温32℃）时达到满意效果。降温过程注意要平稳，不宜过快，以平均每小时降低1℃为宜。低温持续致患儿出现听觉反应、四肢活动等大脑皮质功能恢复表现时开始逐渐复温，复温亦不宜过快，以每天上升1～2℃为宜，若体温不升可采用保暖措施。②保持呼吸道通畅：昏迷患儿可能存在舌后坠或因吞咽反射减弱而口腔涎液增多的表现，导致气道堵塞。护理中，患儿应取平卧位，头偏向一侧或侧卧。及时清理口鼻腔分泌物，防止痰液、呕吐物等吸入气道引起窒息。吸痰时应动作轻柔，避免过度刺激患儿气管黏膜引起咳嗽而导致颅内压增高。③预防压疮：昏迷患儿注意勤翻身，翻身时避免拖、拉、推等动作。对出汗多、分泌物多及大小便失禁的患儿，应保持皮肤清洁干燥，被服污染要及时更换。经常检查受压部位，受压部位发红立即解除受压。④保持肢体功能位：被动活动关节及按摩肢体，给予康复功能锻炼，预防肌肉萎缩、关节僵硬等问题的发生。

6.腹胀

（1）病情观察：观察腹部左右是否对称、腹壁的弹性、紧张程度、腹围及叩诊是否呈鼓音。若患儿有呕吐症状，观察呕吐物的颜色、性状、气味、量与黏稠度，以及患儿呕吐的频率、伴随症状、呕吐后腹胀是否缓解。腹胀伴有腹泻症状者应注意观察患儿大便的颜色、气味、量、黏稠度及排便的次数，排便后腹胀是否缓解。腹胀伴有腹痛症状时，应注意观察腹痛的部位与性质，腹痛程度是否进行性加重。密切观察患儿生命体征、神志及精神状态的变化。

（2）护理：①环境：病室环境清洁，保持空气清新。②休息和体位：患儿取半卧位并经常更换体位，当呕吐频繁时，应头偏向一侧，以防误吸引起窒息，并可考虑给予患儿暂禁食。③饮食：若为麻痹性肠梗阻引起的腹胀，患儿须禁食采用全静脉营养。待患儿肠鸣音减轻、大便隐血试验转阴、腹胀消失后，试进饮食。进食应从少量开始然后逐渐增多，从流质到半流质再到少渣饮食，宜采取高热量、高维生素饮食。恢复饮食时需慎重，密切观察患儿腹部变化，避免饮食不当造成病情恶化或病程延长；若为急性胃肠黏膜病变所致的腹胀，合理饮食可促进止血，并维持患儿的营养需求。对于不能经胃肠道进食者，可给予肠外营养治疗。④肛管排气：肠胀气引起的腹胀必要时应用肛管排气。操作者右手持肛管轻轻插入患儿肛门6～10cm，将肛管的另一端放入盛水的治疗碗中观察排气情况，如能连续见气泡排出则肛管排气有效；如未见气泡排出，可缓慢转动肛管并上下移动，轻柔按摩腹部的同时观察排气情况，排气结束后协助患儿采取舒适卧位。

7.少尿与无尿

（1）病情观察：观察患儿排尿的形态，包括排尿形式、排尿量、尿液特征，排尿异常时的伴随症状及程度，如水肿、高血压、头痛、恶心、呕吐、食欲差等，观察尿液的性质并记录尿量。观察患儿的生命体征及神志，并详细记录。水肿是无尿或少尿时的常见症状，注意观察水肿的部位、性质、程度、持续时间及伴随水肿的症状，如眼睑水肿致不能睁开、阴囊水肿致行走不便、腹水等。注意观察药物的疗效及副作用，静脉注射利尿剂时，应密切观察有无尿液排出并详细记录。应用降压药时，应注意监测血压的变化及降压效果。注意药物的用法、用量及并发症，出现异常情况时，应立即通知医师及时处理。

（2）护理①环境与休息：注意保持病室安静，治疗与护理操作应集中进行，减少噪声。患儿应绝对卧床休息，保证充足的睡眠。②饮食护理：原则为低盐、高糖饮食，注意维生素B和维生素C的补充及严格控制饮水量。对患儿食欲差者，应注意美化食物的外观，更换烹调方法等使患儿食欲提高。不能经消化道进食者，应用肠外静脉营养治疗，可减缓患儿血尿素氮及肌酐的上升速度，延缓血钾升高。③严格记录24h出入水量：对于少尿或无尿的患儿，因过多摄入液体及盐类，同时代谢旺盛，机体内生水增加，患儿的肾脏泌尿减少，则表现为全身水肿、高血压、心力衰竭、肺水肿，因此应注意保持体液平衡。④一般护理：少尿的患儿多伴有全身软组织水肿须绝对卧床，护理中应定时给予患儿翻身更换卧位并按摩受压部位，预防压疮的发生。剪短指甲，避免抓伤皮肤，必要时约束双手。注意保持口腔清洁卫生，预防感染，增进食欲。注意会阴护理，并保持阴囊及肛周皮肤清洁干燥，避免尿液、大便浸渍皮肤，导致感染的发生。⑤心理护理：对于年长的少尿或无尿患儿，常表现为紧张、恐惧、烦躁等，护理工作中应注意调节患儿的心理失衡。

8.窒息

（1）新生儿窒息复苏的抢救：轻度窒息者，给予清理呼吸道后立即轻拍患儿足底、臀部或给予温干毛巾擦身，新生儿一般会迅速出现啼哭及自主呼吸，全身情况立即得到改善。若全身情况改善不明显，可使用简易呼吸气囊和面罩加压呼吸。对于重度新生儿窒息者，应立即彻底清理气道后摆正体位，进行间歇正压给氧，维持PaO_2在8kPa（60mmHg）以上。注意面罩应完全罩住患儿口鼻，边缘与面部完全贴合保证密闭，吸入氧浓度达到或接近100%（氧气需加温湿化）才能尽快纠正低氧血症。一旦建立通气，立即用听诊器听诊心率，正压给氧30s后，心率仍小于100次/分，则继续进行；若心率小于60次/分，须气管内正压给氧，30s后再评估；若心率仍小于60次/分（新生儿心率＜100次/分），立即给予胸外心脏按压，直至心率大于60次/分时（新生儿心率＞100次/分），方可暂停。护士需迅速建立静脉通路，遵医嘱及时正确给药。强心、升压、脱水利尿、酸中毒的纠正等是治疗窒息的重要措施，这些药物均对患儿静脉具有较强的刺激性，如稀释不当或外渗，轻者引起静脉炎，重者则导致组织坏死。因此，护士在使用中应做到“三准确、一观察”，即使用方法准确、抽出剂量准确、确认在静脉内，注意观察用药效果。经过紧急复苏抢救后，患儿虽自主呼吸已建立，但须加强对呼吸、心率及皮肤颜色的观察与监测，并详细记录。

（2）儿童窒息复苏的抢救：发现患儿窒息，首先清理呼吸道，清除呼吸道分泌物及异物，保持患儿呼吸道通畅。呼吸停止者应立即给予人工呼吸及心肺复苏，待患儿心搏呼吸恢复后，迅速给予高级生命支持。如为呼吸道异物，需要立即取出。对于已经发生窒息的患儿，应立即将患儿翻转颜面朝下，放在操作者双膝上，用手掌拍患儿背部4次，以便将异物从气管内推出。若为婴儿，可使其仰卧在硬板上或将其放在操作者的双膝上，用双手的示指与中指顶于患儿上腹部，快速向上猛推。以上无效时立即请专科医生准备气管切开。如患儿出现自主呼吸消失，应立即给予患儿气管插管，加压给氧或机械通气治疗。此外，注意保持室内适宜的温度、湿度，并注意为患儿保暖。

【常见导管的护理】

1.*气管插管的护理*　气管插管操作时，护士应立即备好插管用物，将患儿头部移至床边，颈下垫软枕使头部略向后仰。清除口腔、鼻腔及咽喉部的分泌物，医生行气管插管时，护士协助固定患儿体位，若声门暴露不佳，用手指轻压环状软骨处使气管向下以暴露声门裂，气管导管插入后，拔除气管插管导丝，立即用连接氧气的简易呼吸气囊给氧，由医生听诊判断两肺呼吸音是否一致并调整气管导管位置。确认导管位置恰当后，固定导管，将患儿摆放舒适体位，调节合适的呼吸机参数后连接呼吸机进行机械通气治疗。治疗中患儿床头需抬高30° ～ 45°，注意为患儿翻身及叩背护理。保持气管导管通畅，保证有效的气道加温湿化，防止痰痂堵塞导管，注意翻身叩背后气管内吸痰，及时清理呼吸道。对于带气囊的气管导管，护理时应注意气囊充气量要适宜，应选择专用套囊测压计测量气囊内压力。患儿拔除气管导管后，可应用其他合适的给氧方式继续治疗，观察并记录患儿的血氧饱和度、心率、呼吸情况，是否有烦躁不安的表现等。给予雾化吸入治疗，同时根据痰量、喉头水肿程度的改善情况等调整雾化次数。雾化后给予翻身叩背，保持患儿呼吸道通畅，分泌物多时及时吸痰。

2.*气管切开套管的护理*　护理气管切开的患儿时，床旁应备有负压吸引装置，以及时彻底清理呼吸道分泌物。吸痰时注意严格无菌操作，选择应用小于气管套管内径1/2的吸痰管。对年长配合度好的患儿，指导其收缩腹部深呼吸，吸气末屏气数秒后进行短促有力的咳嗽，以帮助患儿有效地咳嗽排痰。注意观察患儿的术后切口，常规每日消毒换药一次，如有血痂或分泌物污染时，应及时换药，保持切口局部皮肤清洁干燥，避免感染的发生。金属气管套管的内套管常规每日取出清洗消毒4 ～ 6次。一般为患儿准备2只内套管，在为患儿清洗消毒取出的内套管时，更换使用另一只内套管，以防止在清洗消毒过程中痰液堵塞外套管。取出内套管先温水冲洗而后置于沸水中煮沸消毒5min，取出刷洗并去除痰痂、痰液，再煮沸10min冷却后放回至气管套管中。固定套管的系带松紧度以能放进一个示指为宜，应打死结，每班检查系带固定情况并调整松紧度。待窦道形成后，每2 ～ 4周更换内套管一次。对于气管切开机械通气治疗的患儿，其湿化方法与气管插管机械通气治疗相同，可利用呼吸机的加温湿化装置进行湿化，必要时加用振动网筛式雾化吸入治疗。对于未实施机械通气治疗的患儿可应用空气压缩式雾化器连接管路直接对套管口进行雾化治疗。此外，注意维持患儿治疗环境的温湿度，患儿床旁可放置加湿器使其空气相对湿度达到60% ～ 70%，有条件者可应用人工鼻。

3.胸腔闭式引流管的护理　治疗期间，患儿床头需抬高或坐位，增大胸腔的容积，有利于患儿呼吸及引流。水封瓶位置应低于引流部位60cm以上，且水封瓶长管置于水面下深度一般为液面下2cm。更换水封瓶应执行严格的无菌操作，防止感染的发生，更换前注意夹紧引流管，以免空气进入及液体逆流入胸腔。注意保持引流管通畅，按时检查引流管有无扭曲、打折或受压。注意观察水封瓶长管水柱的波动情况，按时用手离心方向挤压引流管。护士应鼓励年长患儿咳嗽、深呼吸或吹气球，以促进患儿肺复张，排除胸腔内积液与积气。密切观察引流情况，水封瓶瓶身应标记液面高度，以准确记录引流液量及性状。血胸的患儿引流时，密切观察并记录引流量及生命体征，若每小时超过5ml/kg时，应考虑患儿可能存在活动性出血，报告医生并及时处理。每班观察患儿伤口敷料有无渗血及感染，及时更换敷料。若引流管连接处发生松脱、水封瓶长管未插入液面下、水封瓶倒翻或打破等情况时，应立即夹紧引流管或尽快调整好水封瓶装置、更换水封瓶后再开放引流管。若引流管脱出，应立即用无菌凡士林纱布按压住伤口处，使其密闭，并通知医生重新置管。当患儿患侧呼吸音恢复、呼吸困难改善、引流管内无液体或脓液流出、无气泡溢出、胸腔积液或积气消失或已不多时，可夹管观察24～36h，无异常时则拔出引流管。协助医生拔除引流管时，立即用凡士林纱布和无菌纱布覆盖于伤口上，给予加压包扎至伤口愈合。

4.腹腔引流管的护理　将腹腔引流管置于腹腔伤口或切口内，以将伤口内残存的液体引出，达到保护伤口、预防感染并促进愈合的目的。护理中首先应保持腹腔引流管的通畅，定时检查，避免引流管折叠、扭曲或受压。如病情需要，遵医嘱用无菌生理盐水缓慢冲洗管腔，注意无菌操作并记录出入液体量。引流袋应持续保持低于患儿的位置，对于不能配合治疗的患儿，给予适当的约束，必要时实施镇痛镇静治疗。严密观察患儿的病情变化，是否有腹痛、腹胀的表现，病情需要时遵医嘱定时测量腹围。保持切口敷料清洁干燥，观察切口皮肤情况及引流液的颜色、性状及量，一般术后引流出淡红色液体，量不超过50ml，及时准确地书写护理记录。

5.中心静脉导管（CVC）的护理　置管前护士备好中心静脉插管用物及配制好加入肝素的生理盐水备用。根据患儿的穿刺部位摆好体位，医生操作中心静脉插管过程中，护士应床旁配合操作，固定好患儿的体位。待穿刺成功后，立即用输液接头封闭导管的出口，然后妥善固定中心静脉导管。操作中，患儿需保持安静，若出现烦躁不安不能配合时，遵医嘱给予镇静。插管成功后可做床边X线摄片确定导管的位置，护士须测量并记录导管外置长度，经常观察静脉输液是否通畅、导管内是否有回血等，发现异常应及时调整导管位置。护士每班检查导管的固定是否牢靠，及时更换胶布。密切观察穿刺局部有无肿胀及捻发感。必要时给予患儿肢体适当的约束，并加强巡视，防止勒伤患儿皮肤或影响肢体的血液循环，必要时遵医嘱使用镇静药物治疗。每次静脉输液前为评估导管功能和预防并发症，应冲洗和抽吸血管通路装置。每次输液后需将输入的药物从导管腔内清除，冲洗导管，降低不相容药物之间的接触风险。在输液结束冲管后封闭导管，以减少管腔内闭塞及导管相关血流感染的发生风险。

【常用监护抢救技术及护理】

1.动脉血气分析　是PICU常用的检测技术，能监测患儿有无酸碱失衡、有无电解质紊乱，能客观地反映呼吸衰竭的性质和程度，对指导氧疗、调节机械通气的各种参数以及纠正酸碱失衡有重要的指导意义。穿刺部位首选桡动脉、足背动脉或颞浅动脉，扪及动脉搏动后，常规消毒采血，操作者的左手示指在患儿动脉搏动最明显处固定血管，右手持动脉血氧采集器进针，对于浅动脉，针头与皮肤成30°～45°进针为宜，深部动脉应垂直进针，见回血抽取足够的血标本后拔针，注意用无菌干棉签压迫穿刺点3～5min止血，避免局部出现血肿，有凝血障碍者应延长压迫止血的时间。拔针后立即将针头插入橡皮塞内，使血标本隔绝空气，两手掌将标本搓动混匀以防凝血，及时送检，有条件者可使用床旁快速血气分析仪。

2.呼气末二氧化碳分压监测　呼气末二氧化碳分压（$PetCO_2$）监测作为一种持续的无创监测手段，不仅可指导医护人员及时、准确地发现病情变化，而且是重要的肺通气指标。$PetCO_2$目前已被认为是除体温、动脉血氧饱和度、呼吸、血压及脉搏之外的第六个基础生命体征。PICU通常应用配有$PetCO_2$分压监测模块的持续床旁心电血压血氧监护仪，将传感适配器直接置于机械通气患儿气管导管与呼吸机管路接口之间的气道中，连续监测$PetCO_2$。其具有反应快、延迟时间短、不会减少潮气量、不需患儿主动配合等优点。将$PetCO_2$监测装置连接患儿前，首先应注意标定，即进入监护仪菜单选择标定，将传感器置于空气中后，再把传感器连接于零池之上，待标定处显示归零，说明标定成功。标定稳定后，再将$PetCO_2$监测装置连接于患儿气管导管与呼吸机管路接口之间的气道中，常规每24小时重新标定一次，每4小时用酒精棉签清理传感器内壁，防止痰液及气管内湿化蒸气挂壁影响$PetCO_2$的监测数值，清洁待干后接续使用。监测中应注意观察$PetCO_2$的数值及波形的变化，必要时遵医嘱为患儿急检血气离子分析以进行对比分析。

3.持续有创动脉血压监测　有创动脉血压监测是PICU必备的监测技术，可及时、准确、动态、客观地反映患儿血压情况，为医生提供有效的诊断依据。动脉穿刺部位以桡动脉为首选。操作时注意严格执行无菌操作，预防感染的发生。正确连接管路，注意调试零点时，先关闭动脉通道，使传感器与大气相通，调节监护仪使其归零。测压装置需定时校对，以确保有创血压监测的准确性。为患儿变换体位或经此动脉采集血标本后，应注意重新调节零点校准，以确保测压结果的无误。如发现监测结果与预期值差异较大，需先校准归零后再查找其他原因。在抽血及冲管时，应注意防止气泡进入管路内，避免发生空气栓塞。当数值或波形发生异常变化时，应及时观察患儿，同时观察导管及传感器内是否有回血、气泡及阻塞等情况，并及时给予处理。注意保持动脉测压管路通畅，测压管道连接须紧密，并充满肝素盐水，每24小时更换肝素盐水液体，监测中保证管道、三通接头内无回血，防止血液凝固堵塞管路影响压力监测的准确性。注意妥善固定动脉导管，标示清晰，与静脉明确区分。监测中患儿应适当约束，防止躁动导致脱管的发生。动态观察患儿动脉置管远端肢体血供及皮温情况，发现异常应及时处理。

4.亚低温治疗的护理　亚低温治疗在PICU危重患儿脑复苏、颅脑功能恢复中起着关键性的作用。亚低温的治疗效果与开始使用亚低温的时间有关，凡具有使用低温指征的患儿应尽早使用。对心肺复苏术后患儿，在心搏呼吸恢复或心搏恢复及机械辅助呼吸后即可应用降温，甚至在胸外心脏按压的同时应用头部降温。在33～34℃时，亚低温对大脑有较好的保护作用，应用中须注意监测肛温的变化，严密观察生命体征、意识、瞳孔、电解质及体液平衡、凝血功能等，若患儿发生严重的生命体征紊乱，应及时复温。亚低温治疗期间，患儿各种生理反射下降，护理中应注意清理呼吸道，由于皮肤温痛觉敏感性下降，容易引起局部冻伤和压疮，应加强皮肤护理，亚低温治疗期间应用一层单布将控温毯与患儿皮肤隔开。复温宜采用自然复温方法，停止物理降温后停用药物，最后撤除患儿头部冰帽，同时注意补液治疗及血压的监测，避免出现复温后低血压。

5.腹膜透析的护理　临床常用的腹膜透析包括间歇性腹膜透析、持续性非卧床腹膜透析、持续循环腹膜透析。对于慢性肾衰竭患儿，腹膜透析是一种长期维持性的治疗，护理时首先要注意并发症的发生。给予患儿进食高热量、优质蛋白及低磷的饮食以增强机体免疫力，蛋白质摄入总量宜为1～2g/（kg・d），尽量少食用豆制品等植物蛋白以及虾、动物内脏等含磷高的食物。护理操作注意严格的无菌操作技术，换液之前护士应仔细检查腹透液的质量。早期发现腹膜炎可有助于患儿得到及时的治疗，护理时应严密观察患儿生命体征及一般情况，体温升高一般为腹膜炎的最初表现，继之可出现透出液混浊、腹痛、恶心呕吐等消化道症状。在排除女性患儿月经期后，可用未加温的腹透液冲洗腹腔，如透出液颜色变淡，可不做特殊处理；如仍为血性液体，应当报告医生及时处理。若患儿出现腹痛，可减慢灌入液体或引流液体的速度，透析液温度过高或过低均可刺激腹膜引起弥漫性腹痛，因此灌入的透析液应加温至37℃左右。若患儿导管出口处疼痛、局部组织红肿、可见分泌物、隧道周围皮肤有灼热感、沿隧道方向出现压痛，以及周围组织肿胀硬结等，伴有畏寒、发热等全身症状，则考虑皮肤隧道口感染发生，通知医生及时处理。同时，护士应重视腹膜透析患儿的发育及心理问题的护理。

6.血液净化治疗的护理　血液净化技术主要包括血液透析、血液滤过、血液透析滤过、血液灌流、血浆置换等治疗。患儿行血液净化治疗前护士需连接配套管路并进行管道的预冲。治疗期间，应注意生命体征的监护，应用床旁心电监护及有创血压监测，密切观察患儿心电图、血氧饱和度、血压及中心静脉压的变化。定期检查患儿内环境的情况，动态监测电解质及肝肾功能。观察患儿凝血功能情况，对于高出血风险的患儿，需严密监测APTT、ACT等凝血功能指标，根据指标结果动态调整抗凝剂的用量。血液净化治疗中须保证管路无脱落、扭曲、贴壁、漏血等情况发生，观察置管部位，若有污染时应及时更换敷料，预防感染的发生。治疗中对于常见的故障应及时查找原因并处理：①若静脉压过高报警，常见原因为静脉壶至静脉回血端不通畅，应检查是否存在静脉端回血不畅或考虑有血凝块等，可调整中心静脉置管位置或对管路及滤器进行冲洗。②静脉压过低报警时，排除管路连接不紧密的问题后，确认报警限制的范围。③出现动脉压高报警时，表示动脉壶至静脉回血端不通畅，若静脉压高于动脉压，其原因及处理方法与静脉压增高相同；若动脉压增高而静脉压增高不显著，首先考虑滤器出现凝血，需冲洗管路及滤器，并上调抗凝药物的剂量，必要时更换滤器及管路。④若废液压增高报警，应检查是否有夹子未打开，若动静脉压过高报警，应确认脱水速度是否过慢。⑤跨膜压增高报警原因及处理与动脉压、静脉压或废液压增高相同，以上三种压力的变化均可引起跨膜压的改变。

7.支气管肺泡灌洗术的护理　支气管肺泡灌洗术是在纤维支气管镜检查基础上发展起来的一项新技术，是利用支气管镜向支气管肺泡内注入灌洗液，通过反复灌洗和吸引而达到清除支气管内分泌物及痰栓的作用，同时可以收集肺泡表面有效液体，检查其细胞成分和可溶性物质。操作过程中应密切观察血氧饱和度、心率、血压、唇色的变化，血氧饱和度低于90%或心率减慢时，立刻报告操作者，退出纤维支气管镜，暂停操作，加大吸氧量，待血氧饱和度≥90%，心率恢复正常后，重新进行操作。对于呼吸道分泌物较多的患儿及时吸痰，保持呼吸道通畅，随时观察痰液的量及颜色，准确及时做好标本的采集。灌洗时，吸引时间不宜过长以免造成气道损伤或其他严重并发症。灌洗结束后，密切监测生命体征，观察呼吸道出血情况，观察患儿是否有声音嘶哑或咽喉疼痛、胸痛等不适症状，如有声音嘶哑或咽喉疼痛，可给予雾化吸入。若术后发热，可适当应用抗生素。术后患儿应禁食、禁水，以免因咽喉仍处于麻醉状态而导致误吸，2h后试饮水若无呛咳，可进食流质或半流质饮食。机械通气的患儿氧合稳定后，须及时调整通气参数，及时做好纤维支气管镜的清洗及消毒。

【医院感染的预防与控制】

首先管理者应强化院感的管理意识及管理力度，建立预防与控制医院感染的相关制度、措施及岗位职责。PICU的建筑设计与布局需有利于预防和控制医院感染，病室需配有适量的单人病室，便于收治特殊感染的患儿或高度耐药菌感染患儿。PICU工作人员应确保为非传染病者，且定期参加体检。进入PICU时应着工作装，严格执行手卫生管理制度，按照洗手的五个时刻进行洗手。入室人员应进行限制，尽量减少人员流动。严格执行探视制度，感染流行期严禁探视，患儿用物进入科室前应清洁或消毒。认真且规范落实《医院消毒技术规范》《医院感染管理规范》，除对诊疗器材、隔离措施、输入液体与药品等进行质量管理外，注意保持配餐或配奶环境的清洁，注意食品卫生。加强对医院感染的监测，应达到卫生标准要求，定期留取患儿的血液、体液、排泄物及分泌物标本进行检验及细菌培养，并对患儿的标本培养结果进行分析，及时鉴别与确诊医院感染病例。发现或疑似出现感染病例时，立即留取细菌培养标本与药敏试验，及时隔离并采取有效措施控制感染，防止感染的扩散。

【重症患儿的延续护理】

延续护理是优质护理服务理念的创新与拓展，在儿科重症疾病的护理中的作用非常重要，可避免患儿从医院过渡到家庭时出现脱节，有利于提高家庭照护的顺应性，促进患儿及家长生活质量的提高。延续护理的本质是“以患者为中心”的护理服务延伸到家庭、社区、社会的体现。延续护理的开展方法：①成立有专人负责的重症患儿护理团队，在重症患儿住院期间及出院后为患儿提供全程、专业、连续的优质护理服务，具体内容包括对患儿家长进行住院期间的病房介绍、患儿疾病的护理健康宣教、重症患儿家庭护理指导、电话随访等。对家长提出的疑问用护理的专业知识给予及时的解答和指导，同时给予心理支持，帮助家长树立护理患儿的信心。②建立全面的重症患儿电子档案及出院随访登记档案，应用健康管理软件在住院期间记录疾病的基本情况、治疗过程、饮食治疗、随访、健康宣教等内容，可作为患儿在社区、家庭护理中的参考依据。出院随访登记档案内容包括随访项目、年龄、出入院时间、出院状况、医患双方联系电话、随访记录、随访结果及特殊处理等内容。③给予多样化健康宣教，可通过幻灯片示范讲解、模具示范、宣传册、答疑等方法，根据家长文化程度的不同及心理状态，进行通俗易懂的讲解。④对家长相关知识掌握情况进行评估，结合患儿及家长的需求制订出院护理计划，内容设置包括疾病知识介绍、专科医师简介、复诊专家门诊时间、联系电话等。⑤构建医护患健康交流平台，参与成员包括医护人员、患儿、家长、志愿者等，对疾病的诊治、护理、康复等进行内容进行交流。组织儿童重症疾病俱乐部，开展讲座、小组讨论、联谊会、知识竞赛、文艺演出等形式的活动。⑥选择各专科的护理骨干，定期为社区提供相关护理知识培训，到学校普及健康知识。

（贺琳晰　杨　芳）

第六节　术后护理

【循环系统疾病术后护理】

1.循环的监测与护理

（1）心率、节律的监测：术后早期多因心肌损伤和缺氧，易出现室上性心动过速，带有临时起搏器的患儿应固定好起搏器导线，观察心电监护波形及起搏器的工作情况。

（2）血压监测：①有创动脉血压（IBP）：小儿动脉留置常选择的部位是桡动脉（首选）、股动脉或足背动脉等。注意压力传感器位置正确（右心房水平），定期校零，管内不允许有气泡和血凝块。②无创血压（NBP）：选择合适宽度的血压袖带（上臂长度的1/2～2/3），合适的位置（袖带边缘距肘窝2～3cm），与右心房处于同一水平，松紧合适。

（3）中心静脉压（CVP）监测：通常穿刺部位是颈内静脉（常选）、锁骨下静脉、大隐静脉等，通过静脉插管不仅能监测中心静脉压，还可输液。

（4）心排血量（CO）监测：某些复杂心脏病术后，血流动力学发生很大变化，监测心排血量十分重要，它是反映心泵功能的主要指标。

（5）预防发生肺高压危象：肺动脉高压的患儿肺阻力高，顺应性差，可导致广泛肺泡性肺不张，使通气功能降低，引起呼吸功能不全或衰竭。加之伤口疼痛、痰液黏稠，可使病情加剧。仔细观察病情变化，若患儿突然出现烦躁、呼吸增快、发绀、心率增快、血压下降等，应立即给予紧急处理。

（6）维持良好的循环功能：及时补充血容量，密切观察血压、脉搏、静脉充盈度、末梢温度及尿量。

2.呼吸的监测与护理

（1）观察有无急性进行性呼吸困难、发绀、喷射性血痰和难以纠正的低氧血症等灌注肺的临床表现，如有异常立即通知医生给予处理。

（2）密切监测呼吸机的各项参数，特别注意气道压力的变化。应用机械通气可使胸腔内压升高，静脉回流量减少，又加重了低心排血量，为尽量消除此影响，应采用较小排气量和较快的呼吸频率。

（3）保持呼吸道通畅，及时吸出呼吸道分泌物，观察痰液的颜色、性状及量的变化。吸痰次数不应过频，防止患儿躁动。

3.体液和电解质的监测与护理　心脏术后由于体外循环血液稀释和机体对创伤及手术的反应，会出现水、钠潴留和钾排出增加，在新生儿和小婴儿可能会出现“毛细血管渗漏综合征”，导致组织间隙水肿。因此，术后应以水、钠平衡和补钾为前提进行液体和电解质的管理治疗与监测。术后当天开始加强利尿，尿量不充分时会出现肝大，每日触诊肝脏，记录出入水量，出量应略多于入量。观察尿液的颜色及量，避免应用肾毒性药物，保护肾功能。

【神经系统疾病术后护理】

1.神经系统症状及生命体征监护

（1）准确评估意识状态：意识状态是判断神经系统疾病术后病情轻重的重要标志之一，可直接反映中枢神经系统受损及颅内压增高的程度。

（2）观察瞳孔变化：对瞳孔进行动态观察，有助于判断病情及治疗效果和及早发现脑疝。在病情危重或瞳孔已出现异常的患儿，应在短时间内反复观察瞳孔的大小及对光反应情况。

（3）观察有无头痛、呕吐、惊厥、肢体张力异常等与神经系统病变有关的症状和体征，详细记录其表现形式、发作次数、持续时间及程度等。

（4）因术中采用全身麻醉行气管插管，极易因呼吸道分泌物而导致窒息的危险。应保持患儿呼吸道通畅，及时清除口腔及呼吸道分泌物，必要时行雾化吸入治疗。

（5）密切监测生命体征，持续心电监护，检测体温、呼吸、心率、血压、血氧饱和度的动态变化，保持患儿血氧饱和度在95%以上，根据血氧饱和度调节氧流量。

2.切口及脑室引流管护理

（1）术后密切观察手术切口局部有无红肿、压痛，观察术后切口部位敷料有无污染，如发现有污染及时换药，以保证切口清洁干燥，减少切口污染甚至颅内感染的机会，遵医嘱应用抗生素。

（2）确保引流管通畅：按时用双手顺行捏挤引流管，防止阻塞。避免扭曲、打折及受压。

（3）密切观察引流液的颜色、性状、量及引流速度，并准确记录。

（4）保证引流管位置正确，防止脑脊液倒流。

（5）随时调整引流调节瓶的悬挂高度以控制脑脊液流速：引流调节瓶悬挂的高度可控制脑脊液的流速，防止颅内压力的过高或过低，保证其在适当的压力范围。

【消化系统疾病术后护理】

（1）消化系统疾病术后监护中除注意密切观察生命体征的变化外，还须注意对神志、尿量及四肢末梢循环情况的观察。

（2）保持胃肠减压的管路通畅，注意观察引流物的颜色、性状及量，并准确记录。

（3）观察患儿腹胀的情况、肠鸣音及有无肠功能恢复、排便、排气情况。如出现腹部胀痛、持续发热、白细胞计数增高，腹壁切口处出现红肿而后流出较多液体并伴有粪臭味，应及时告知医生并积极配合处理。

（4）观察伤口有无渗血、渗液，及早发现伤口裂开迹象，发现有血便排出，应留取标本并报告医生，及时送检。

（5）护理中根据医嘱合理补液，以纠正或预防水、电解质紊乱及酸碱失衡。

（6）鼓励患儿早期下床活动，防止粘连性肠梗阻的发生。

（7）待肠功能恢复，肛门排气、排便后，停止禁食医嘱，改为流质饮食，若无呕吐腹胀的发生，逐步改为普通饮食。

【外伤及骨折术后护理】

（1）密切观察患儿意识、心率、血压、血氧饱和度及尿量的变化。

（2）注意观察切口渗血情况，保持敷料清洁干燥，防止切口感染。早期切口疼痛，遵医嘱给予镇痛药物。

（3）骨折患儿患肢需制动，并抬高15°～20°，观察患肢肿胀情况的变化，是否存在感觉和自主活动异常等。若有肢端发绀、肿胀、发凉、麻木等血管、神经受压的症状，应立即通知医生及时处理。

（4）负压封闭引流术（VSD）的护理

1）保持创面持续有效的负压是引流及治疗成功的关键，也是护理的重点内容。引流负压值一般设置为0.04～0.06MPa，负压过大或过小，都不利于创面的愈合。

2）妥善固定引流管，确保各管道通畅，紧密连接。

3）在用VSD负压封闭吸引时，需对敷料塌陷情况进行观察，负压吸引时，敷料应该呈现塌陷状态，若出现敷料鼓起的情况，除了考虑由引流管堵塞所致外，还可能是负压源出现异常所致，因此，需密切观察，一旦发现异常，及时给予处理。

4）避免尖锐物体刺破封闭膜，注意观察各接头处半透明膜粘贴是否漏气，引流管内液体柱是否流动。

5）每日更换负压引流瓶，引流量占引流液2/3时，应更换引流瓶。更换引流瓶时，需用两把止血钳夹住引流管，关闭负压源，然后实施更换。

6）负压引流时，因创面组织当中除了有渗出液外，还有坏死组织，因此，引流管经常出现被引流物阻塞的情况，使得负压吸引无法持续。对此，可逆行将生理盐水注入引流管进行冲洗，确保负压引流通畅。

（5）饮食护理：患儿麻醉完全清醒时，若无恶心呕吐表现可先给予流质饮食。确认无胃肠道反应后选择高维生素、高蛋白、高钙、易消化食物，以不影响治疗为原则根据患儿喜好调整饮食。

（贺琳晰）

第七节　常见重症皮肤问题的护理

1.重型药疹的护理

（1）一般护理：重型药疹患儿全身皮疹溃疡渗出，抵抗力低，随时有感染的危险。应尽量入住单间病房，进行保护性隔离。为患儿修剪指甲，避免抓伤皮肤。护理人员进行护理操作时严格无菌操作。限制陪护及探视人员。病室地面及病房内用物均用500mg/L含氯消毒液擦拭，每日至少2次。床单、被套、枕套等经高压蒸汽灭菌后使用。

（2）眼部护理：患儿眼结膜充血、畏光，病室光线应稍暗，白天光线强烈时可拉上窗帘，及时用生理盐水棉签清除眼部分泌物，洗净后点眼药水，注意防止球、睑结膜粘连，闭眼困难者可辅助闭合双眼或用油纱布覆盖以防止角膜长久暴露而损伤。眼药水可选用阿昔洛韦滴眼液、氧氟沙星滴眼液和妥布霉素滴眼液交替使用，药膏常选用氧氟沙星眼膏和红霉素眼膏等。密切观察有无角膜溃疡及穿孔，以免造成失明。

（3）皮肤、黏膜护理：是保证治疗效果和预防感染的关键。本病宜采用全身暴露疗法，支被架保护，减少暴露皮肤与被单的接触，但要注意保暖。对于皮损面积广、糜烂渗出重者应在无菌床单上加铺无菌纱布。瘙痒、红肿和有水疱的患儿，涂复方氧化锌搽剂或炉甘石洗剂；如水疱较大，可在局部消毒后在疱底部用无菌注射器抽吸疱液，然后外用抗生素软膏（莫匹罗星等）保护；对红斑性损伤面积大并伴有大量渗液者，先用4～6层无菌纱布浸呋喃西林、0.1%乳酸依沙吖啶液（雷夫努尔）或康复新液湿敷30min，再涂多黏菌素B或抗生素软膏，必要时可加喷表皮生长因子。然后用湿盐水纱布覆盖创面，避免感染。每4～6小时可重复一次；为防止痂下化脓损伤真皮，及时清除硬的痂皮，痂壳下的新生皮肤长出后，为防止新生皮肤皲裂，应保持创面湿润，防止新生表皮损伤，可用凡士林纱布覆盖创面。定时翻身，避免长时间受压形成压疮。

（4）口腔护理：患儿口腔黏膜糜烂，口唇皲裂继而形成血痂，张口困难，疼痛难忍。进行口腔护理时可用香油或生理盐水使口唇充分湿润，以免引起血痂开裂出血而加剧患儿疼痛。可用2%碳酸氢钠液、浓替硝唑含漱液做口腔护理或漱口，彻底清除口腔内分泌物，创面涂康复新液。

（5）会阴、肛周皮肤护理：会阴、肛周有溃疡者，可用纱布条浸复方黄柏液湿敷溃疡面，每次便后用温水清洗，并用无菌纱布吸干。女性患儿时应特别注意用凡士林纱布条将大、小阴唇隔开，避免发生外阴部黏膜粘连。男性患儿可将阴囊托起以保持皮肤皱褶处干燥。

2.重症湿疹的护理

（1）一般护理：详细询问病史，尽量找出可能病因，并加以去除，避免再次接触致敏因素。保持病室适宜的温湿度，室温不宜过高，湿度不宜过大，尽量减少包被，暴露皮损。避免外界各种刺激，避免食用易过敏与刺激性食物。

（2）皮肤护理：①急性期可选用氧化锌搽剂或炉甘石洗剂外擦，渗出明显时可用3%硼酸溶液、生理盐水或康复新液湿敷，之后涂氧化锌油剂，渗出减少后可加用糖皮质激素霜剂，并发细菌感染时可涂抗生素软膏，如莫匹罗星（百多邦）、红霉素软膏等。②亚急性期，皮损较红，没有渗出，或渗出很少，继续使用激素软膏即可。

3.尿布疹的护理

（1）一般护理：勤换尿布，便后及时用温水清洗臀部，保持局部干燥清洁。

（2）局部护理：仅有红斑、丘疹者可涂爽身粉；有糜烂渗出者可0.02%呋喃西林或复方黄柏液湿敷，然后涂氧化锌油剂或五倍子软膏，也可配合可见光照射治疗。出现细菌感染，可使用抗生素软膏，合并有真菌感染者需要使用抗真菌软膏。

（贺琳晰）

第八节　急危重症医护患沟通

【PICU的医护沟通与协作】

随着医学模式的转变及护理学科的发展，医护关系已由最初的主导-从属模式逐渐向并列-互补模式转变，医生与护士成为合作伙伴关系。医护间的沟通与协作是医疗活动的重要组成部分，建立“交流-尊重-合作”的和谐医护关系，对提高PICU医疗护理工作质量、降低不良事件发生率、提高满意度具有重要意义。

1.影响PICU医护合作关系的因素

（1）医护角色认知不一致。

（2）医护双方对彼此角色的期望不同。

（3）医护的文化背景差异。

（4）医护沟通不畅。

2.抢救中医护的沟通与协作　临床抢救中，医护配合直接影响到抢救的效率和质量，关系到患儿的生死。抢救中涉及的医嘱多、处置多，如何争分夺秒地抢救患儿的生命，有赖于医护之间高效默契的配合，而抢救中有效的沟通与协作对抢救医嘱快速有序地执行非常重要。小儿疾病起病急，发展迅速，护士在病情观察中要做到细微缜密，抢救中在与医生沟通时，要有条理地快速汇报病情变化经过等，为医生的诊治提供有利的依据。在PICU各种危重疾病的抢救中均应具有程序化的规范操作流程，包括抢救过程中指挥抢救者的指定、医生发出医嘱和护士执行医嘱的规范性等，医护人员各居其位，严格按照抢救流程操作，做到急而不乱。

3.促进医护沟通与协作的策略　在学校教育课程中开设多学科跨专业授课，从根本上转变医护人员对沟通与协作的认知和态度。在医疗系统中，引入模拟演练，营造既真实又安全的学习环境，提高医护人员的专业技能；将标准化沟通（SBAR）模式应用于医护病情沟通、医护交接班中；开展医护一体化模式，医护间形成相对固定的诊疗护理团队，提高配合默契度，达到医护患之间的无缝衔接；此外，医护共同培训模式、医护职业兴趣培养等方法，都是营造和谐的科室氛围，促进医护沟通与协作的有效策略。

【与重症患儿及其家长的沟通】

1.与患儿沟通的技巧　首先，护士要根据不同年龄段的患儿语言表达能力及理解水平，选择合适的沟通方式。沟通中语言应通俗易懂，注意语调及声调，语言尽可能简单、简短并且重点突出。医护人员要耐心聆听患儿的表达，关注患儿的观点和想法，不要过早判断或取笑患儿的想法。医护人员主动让患儿建立信任感，帮助患儿消除由疾病带来的紧张感和压力感，保护患儿的隐私，允许并创造其自我幻想的环境和空间。医护人员在沟通中面带微笑可增加患儿交流的主动性，除治疗需要外，应尽量避免戴口罩与患儿沟通，面带微笑的抚摸、拥抱、拍哄患儿，可缩短护患双方的情感距离。此外，在与患儿沟通中尽量与患儿的视线相平行，使患儿感受到医护人员喜欢且尊重其表达的情感。在病情允许的情况下，适当的游戏或画画等活动是与患儿沟通及建立良好护患关系的有效途径。随着优质护理工作的不断开展，护理的人文理念与措施也在重症患儿的护理中越来越得到重视。重症患儿的早期功能锻炼、护理宣教、情感护理等可通过治疗性的游戏、鼓励患儿绘画等方式在临床开展。临床医护人员可应用更多新形式的沟通方法与技巧促进护患关系的和谐发展，并建立深厚的情感。

2.与患儿家长的沟通　儿童的语言表达能力较差，对于重症患儿的护理评估、健康宣教等需要家长的积极配合。而由于患儿病情危重入住PICU，家长大多容易情绪激动。在与家长沟通的过程中，医护人员应理解家长因子女病情危重而焦虑的心情，在沟通中本着互相尊重的原则，主动与患儿家长沟通且应言语温和，给予适当的安慰，充分取得患儿家长的信任。接诊后首先自我介绍，然后鼓励家长详细叙述病情经过、既往健康状况。在患儿的治疗中根据需要给予必要的疾病护理宣教。在患儿出现病情变化时，护士可鼓励家长向护士倾诉内心感受，护士须认真倾听并劝解和安慰。经过治疗病情有所好转时，要告知患儿家长已改善的症状和体征，使家长对患儿战胜疾病充满信心。抢救无效时，要向患儿家长讲明疾病的自然转归，以减少患儿家长的自责和对他人的指责，避免医疗纠纷。现代护理模式倡导以家庭为中心，特别是对于危重症患儿，护士应通过语言及非语言等多种方式与危重症患儿家长进行沟通，适当地应用沉默、倾听、观察，并配合尊重、移情等方法取得互信，建立起顺畅的沟通渠道，促进家长更好地支持重症患儿的治疗和护理工作。

（贺琳晰　郭明明）